인체해부생리학

대표저자 이 성 호

도서출판 정담

인체해부생리학

발행일 2022년 1월 28일

저자 이성호 외

발행처 도서출판 정담

발행인 김정찬

주소 서울특별시 송파구 송이로17길 50-27
(가락동 13-10) 2층

전화 02-443-2791

팩스 02-430-7370

홈페이지 www.jdb.co.kr

등록 제 22-135호

정가 43,000원

ISBN 978-89-8085-866-8

집필진

대표저자

이 성 호

저 자

강설아 가톨릭상지대학교
강은희 경남정보대학교
고국진 안산대학교
고한철 동아보건대학교
권미형 배재대학교
권민지 경일대학교
김동희 부산대학교
김미선 문경대학교
김성길 선문대학교
김성혜 동명대학교
김정회 순천제일대학교
김지윤 혜전대학교
김혜랑 호원대학교
노소영 송원대학교
류다정 목포과학대학교
박공주 김해대학교
박복남 용인예술과학대학교
박선화 문경대학교
박정숙 남부대학교
박정은 광주여자대학교
박찬경 진주보건대학교
서영미 원광보건대학교
서희주 포항대학교
소은선 전북대학교
손혜경 고신대학교
송미순 충청대학교
송미승 세한대학교
심가가 상명대학교
양경미 중부대학교
오향순 순천대학교
오혜경 대구대학교
유경원 조선간호대학교
윤재현 DIT
이경민 수성대학교
이경아 아산병원
이선옥 신라대학교
이영미 포항선린대학교
이예나 수원대학교
이재기 남서울대학교
이하나 동아보건대학교
이현주 수원과학대학교
임동영 경복대학교
임영숙 삼육보건대학교
임은정 대진과학기술대
장현정 가톨릭꽃동네대학교
전승훈 김해대학교
정종희 전북과학대
정진영 여수전남병원
정 현 대전보건대학교
제남주 창신대학교
조영미 선문대학교
조은하 영남외국어대학교
최선미 유원대학교
최성남 두원공과대학교
하승한 충북보건과학대학교
하윤주 호남대학교
황경미 여수한영대학교
황영희 울산대학교

(가나다 순)

머리말

인체해부생리학은 인체의 구조와 기능을 다루는 간호학, 보건계열 학과에서 공부해야 할 기초 임상과목으로 매우 중요한 학문이다.

지난 30여 년 간 대학에서 해부학과 생리학을 강의하고 관련 책도 여러 권 출간하였다.

돌이켜 보면 수강생의 입장에서 강의하고 집필하였다고 하기 보다는, 나의 입장에서 학생들에게 지식을 알려주려 하였다. 시대의 모든 사회적 구조의 변화에 따라 교육도 가르치는 사람보다는 배우는 사람의 입장에서 강의하고 집필함이 마땅하지 않을까 생각한다.

이 책은 이러한 면에서 그간의 경험을 토대로 강의에 적합하며, 또한 학생들의 눈 높이에도 맞도록 여러 교수님들과 숙의를 거듭하여 집필하였다. 무엇보다도 해부생리학을 처음 접하는 학생들에게 가장 중요한 것은 흥미를 일으킬 수 있는 내용이어야 할 것이다. 이를 위해 이 책은 아래와 같이 집필하였다.

첫 번째; 해부도를 대부분 우리나라 사람을 토대로 그려, 종전의 서양 사람의 해부도의 이질감에서 벗어나 친밀감을 느끼도록 하였다.

두 번째; 인체 부위의 관련된 그림과 내용을 한 눈에 볼 수 있도록 하였기 때문에 공부에 흥미를 느낄 수 있도록 하였다.

세 번째; 해부생리학을 처음 공부하는 학생에게 꼭 필요한 내용의 핵심을 쉽게 이해할 수 있도록 하였다.

네 번째; 처음 공부하는 학생들이 어려움을 호소하는 것이 '의학용어'이다. 이 책은 의학용어에 친밀하도록 대제목, 중제목, 소제목에 신용어와 구용어 그리고 영문명을 표기 하였다. 또한 본문 중에도 신용어와 구용어를 중간 중간에 반복해서 용어가 낯설지 않도록 하였다.

이를 토대로 인체의 구조와 기능에 대해 이해가 깊어지면서 학생들의 학습의욕이 새로워질 것이다. 아무쪼록 이 책이 교육자와 피교육자 모두에게 좋은 책이 되기를 바란다. 아울러 어려운 이 시기에 독자들의 건강을 기원하며, 책을 실용적으로 꾸며준 편집부 직원 모두에게 감사한다.

끝으로 정담의 사훈인 자리이타(自利利他: 나를 이롭게 함이 곧 남을 이롭게 함이요), 이타자리(利他自利: 남을 이롭게 함이 곧 나를 이롭게 함이로다)를 떠올리면서, 좋은 인연으로 이어진 김정찬 대표에게 감사드린다.

대표저자 이 성 호

2022년 1월

목차

chapter 04 관절계통

chapter 05 근육계통

chapter 06 외피계통

chapter 07 신경계통

chapter 08 감각기관

chapter 09 내분비계통

chapter 10 혈액과 심혈관계통

chapter 11 림프계통과 면역계통

chapter 12 호흡기계통

chapter 13 소화기계통과 영양

chapter 14 비뇨기계통과 체액

chapter 15 생식기계통: 남성, 여성, 유전

CHAPTER 01

인체의 기초에 대한 이해

Basis of Human Body

학습목표

1. 해부학과 생리학 용어를 알자.
2. 인체기관의 구조 단계를 알자.
3. 12개의 주요 기관계통을 기술한다.
4. 해부학적 자세를 알자.
5. 방향에 관한 용어, 인체의 가로면을 알자.
6. 인체의 부위별 해부학적 용어를 알자.
7. 인체기능의 균형을 알자.
   - 항상성, 음성되먹임과 양성되먹임.

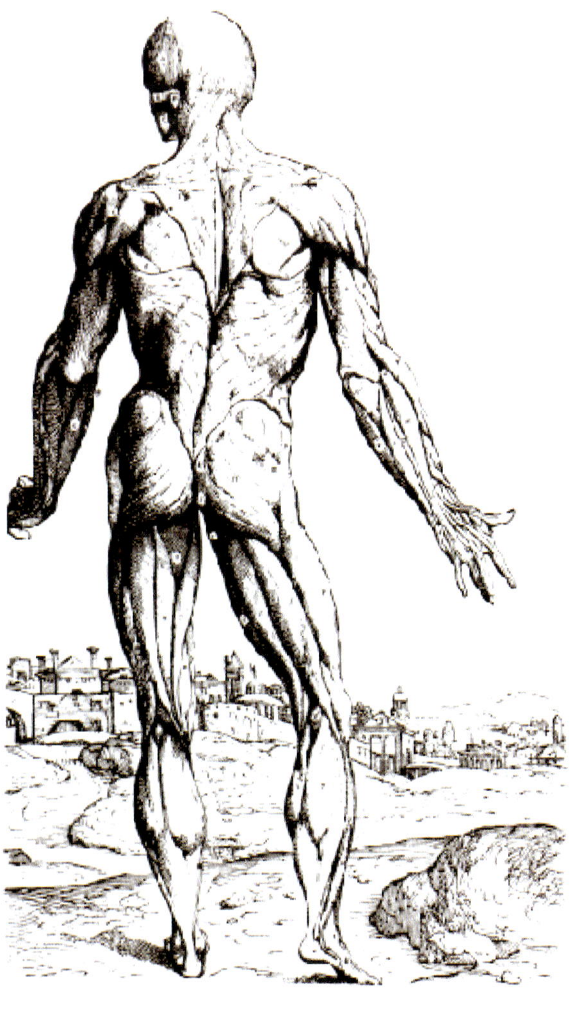

생명(BIOSIS, VITAL)

생명의 특징

화학물질(chemical material)로 구성된 인체의 모든 물질은 더 이상 나눌 수 없는 원자(atom)로 구성되어 있으며, 원자가 서로 결합하여 더 큰 물질인 분자(molecule)를 형성한다.

특정한 활동을 수행하는 세포(cell)는 공통된 기능을 수행하는 층(layers) 이나 덩어리로 조직화되어 있다.

- 각각의 세포(cell)들이 모여 조직(tissue)을 형성하고,
- 조직과 조직이 모여 전문화된 기능을 수행하는 기관(organ)을 형성하며,
- 이 기관들이 모여 기관계(organ system)를 형성한다.
- 상호작용하는 기관계가 모여 하나의 완전한 개체(organism)를 구성한다.

생명이란?

생로병사(生老病死)라는 자연의 섭리에서, 노화(aging, senescence)와 질병(disease)에 의한 죽음의 순간을 맞이하면, 사람들은 탄생에서 죽음에 이르는 생명에 대해 생각하게 된다.

생명(biosis, vital)은 아주 작은 개체로 시작하여 생식과 성장을 거듭하는 과정에서 음식섭취(ingestion), 소화(digestion), 흡수(resorption), 동화(assimilation) 과정을 통해 에너지를 얻는다.

또한 인체에 흡수된 음식의 신진대사와 호흡을 통해 생명유지에 필요한 에너지 생산하여, 손상된 신체를 회복하여 생명활동을 유지하는 과정이다.

생명체는 **대사**(metabolism)를 통하여 에너지를 생성하고, 그 과정에서 물리, 화학적 반응들이 일어나며, 크게 분해대사와 합성대사로 나누어진다.(표 1-1)(그림 1-1)

표 1-1 생명의 특성

작용	예
운동(가동역, excursion)	신체나 신체 일부의 위치 변화, 내부기관의 움직임
소화 (digestion)	음식물을 흡수, 사용 가능한 형태로 전환
반응성 (reactivity)	체내 외 환경에 따른 신체의 변화
흡수 (resorption)	막(membrane)을 통한 물질의 체액(body fluid)으로의 이동
성장 (growth)	형태 변화 없는 신체 크기의 증가
호흡 (respiration)	산소 흡수, 음식물로부터의 에너지 생성에 산소 이용, 이산화탄소(carbon dioxide) 제거
순환 (circulation)	체액에 의한 물질의 이동
생식 (reproduction)	새로운 개체나 세포(cell)의 생산
동화 (assimilation)	흡수된 물질의 화학적 변화
배설 (excretion)	대사반응에 의해 생성된 노폐물 제거

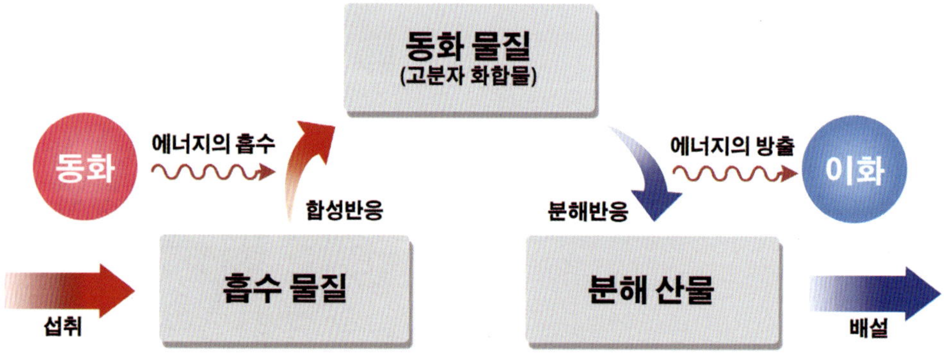

그림 1-1 물질의 대사과정

생명 유지의 필수요소

- 인체에서 가장 풍부한 물(water)은 다양한 대사과정에서 물질운반과 체온조절에 사용된다.
- 음식물은 물 이외에 인체에 필요한 영양분을 세포(cell)에 제공한다.
- 산소(oxygen)는 섭취된 영양분으로부터 에너지를 생성하는 과정에서 사용되며, 유리된 에너지는 대사(metabolism)과정에 사용된다.
- 열(heat)은 대사반응(metabolic reaction) 속도를 조절하는 에너지의 한 형태이다.

신체기능의 균형

인체의 항상성(homeostasis) 유지를 위해 우리 몸의 세포는, 인체 밖의 외부 환경에 대응하여 내부환경(internal environment)을 유지할 수 있도록 하는 것을 항상성(Homeostasis)이라 하며, 이것은 대사 에너지 항상성 유지에 중요하다.

항상성(homeostasis) 기전의 한 예로 사람의 체온조절을 보면, 정상적인 체온은 시상하부(hypothalamus)의 뇌(brain) 조절부에 있는 온도 감지부위가 있고, 건강한 사람의 체온 설정 온도(set point)는 37°C(98.6°F) 정도이다. 인체의 체온이 떨어지면 시상하부(hypothalamus)는 그 변화를 감지하여 열(fever)을 보존한다.

반대로 체온이 상승되면 체열(body heat)을 발산하여 항상성을 유지하고 심장(heart)에서 멀리 떨어진 혈관에서의 혈압(blood pressure)을 조절하며, 격렬한 운동 시 호흡 조절을 통해 혈액(blood) 내 산소 수치를 조절한다.

항상성(homeostasis)은 음성피드백(negative feedback)이라는 자가조절기전(self-regulating control system)으로 얻어지며, 또한 음성 피드백 기전은 화학반응의 속도와 호르몬(hormone) 분비를 조절한다.(표 1-2)

표 1-2 개체의 필수요소

요소	특징	사용
물	화학물질	대사과정에 관여, 대사반응의 장소 제공, 물질이동, 체온조절
음식물	다양한 화학물질	에너지와 체내 필요물질 생산을 위한 기초재료 공급, 생명반응 조절
산소	화학물질	음식물로부터 에너지 생성에 관여
열	에너지의 한 형태	대사반응의 속도조절
압력	힘	호흡(breath)과 혈액순환(blood circulation)에 관여하는 대기압과 수압

생명유지 징후(vital sign)

생명유지 징후는 생명에 필수적인 대사활동을 반영하는 신체기능을 말하며, 사람이 생존해 있는 동안에는 이 신호가 관찰된다.

생명유지 징후에는 체온, 혈압, 맥박, 호흡의 횟수와 종류가 포함되며 이 징후가 감지되지 않다는 것은 죽음을 의미한다.

죽은 사람은 자발적인 근육운동, 호흡과 심장박동 등과 자극(윤리적으로 허용되는 최대 범위)에 대한 반응, 반사(무릎반사, knee-jerk reflex)와 동공반사(papillary reflex of eye)를 보이지 않으며, 뇌파(electroencephalogram, EEG)를 생성하지 않는다. 두뇌활동이 정지되면 뇌파도 관철되지 않는다.

의학(MEDICINE)

의학은 인체의 **구조**(structure)와 **기능**(function)이 어떻게 서로 통섭(統攝, consilience)하면서 생명활동을 유지하는지, 그리고 그 구조와 기능에 이상이 생겼을 때 발생하는 질병(disease)은 어떤 것인지 연구하는 학문이다.

해부생리학(human anatomy and physiology)

인체의 **구조를 다루는 인체해부학**(human anatomy)과 **기능을 연구하는 생리학**(human physiology)은 각각 다른 학문이지만, 인체는 구조(structure)와 기능(function)이 동시에 작용할 때 생명활동을 수행할 수 있기 때문에 이 두가지를 합쳐 해부생리학이라고 한다.

해부학이라는 용어는 '자른다(cutting apart)'라는 그리스어에서 유래되었다.

육안해부학(gross anatomy)은 육안으로 볼 수 있는 해부학을 말하며 **미세해부학**(microscopic anatomy)은 현미경을 통해서 인체를 볼 수 있는 해부학을 말한다. 여기에는 '세포학(cytology), 조직학(histology), 그리고 발생학(embryology), 분자생물학(molecular biology)' 등이 포함된다.

생리학(physiology)은 비교생리학(comparetive physiology), 일반생리학(general physiology), 사람생리학(human physiology), 병태생리학(pathologic physiology)으로 나누어 연구가 진행된다.

생리학(physiology)은 동물과 식물유기체의 정상 생명과정과 관련된 학문으로, 정상유기체에서 얼마나 정상적으로 기능하는가와 약물이나 질병에 의하여 어떻게 영향 받는가를 다루는 학문이다.

해부생리학은 일반적으로 인체를 세포(cell), 조직(tissue), 기관(organ), 기관계(system)로 분류하여 구조를 연구하는 학문이다.

서양의학

서양에서 이미 기원전 16C 경 이집트시대 해부학적 용어인 머리뼈(두개골, skull), 봉합(sutura)선, 뇌막(meninges encephali) 같은 것이 등장하지만, 의료에 어떻게 사용했는지 밝혀지지 못했다.(그림 1-2)

- **인체의 구조**(structure)와 **기능**(function)에 대한 현대의학의 역사는 그리스의 **히포크라테스**(Hippocrates: BC 460-377)를 시발점으로 본다. 이후 알렉산드라 의학교에서 에라시스트라토스(Erasistratos: BC 310-250)는 순환계(circulatory system)의 구조와 기능을 가르쳤지만, 로마는 시신해부를 종교적으로 금지하면서 천년 이상 의학의 암흑기를 맞는다.
- **르네상스시대**(15~16C)를 접하면서 예술과 과학이 발전하고 의학이 발전을 시작하여 1543년 안드레아스베살리우스(Andreas Vessalius)의 인체의 구조

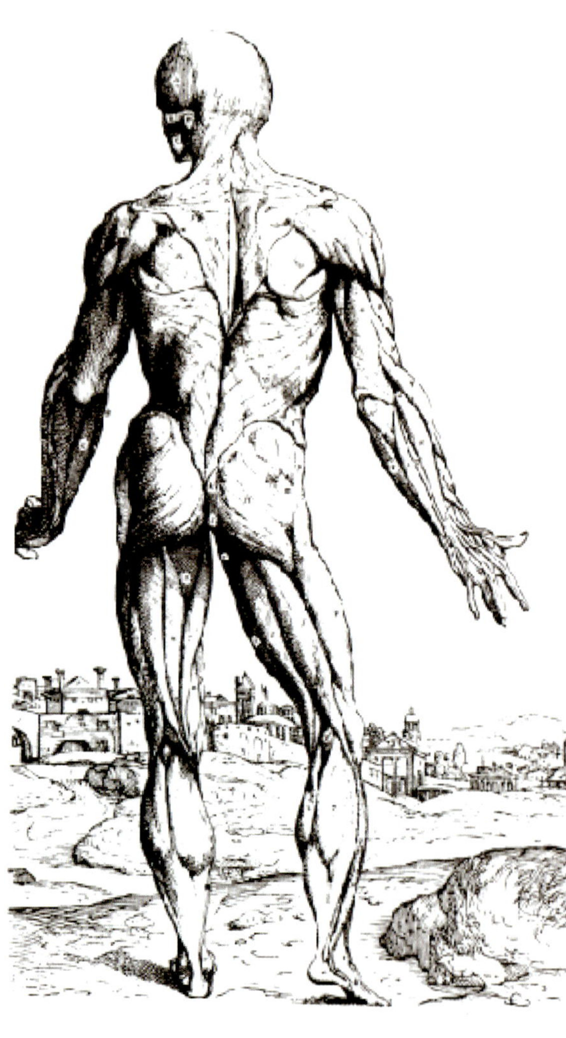

그림 1-2 안드레이스 베살리우스의 책 삽화

(De Humani Coporis Fabrica) 발간으로, 인체연구는 계속되었으며 1590년대 현미경이 세상에 나오면서 급진전 하였다.

- 20C 들어와서 1931년 독일 시멘스가 개발한 전자현미경과 1950년대 초음파 발생기, 1970년에 컴퓨터 단층촬영기 CT, MRI, fMRI 등의 시대에 접하면서 해부학은 급격히 발전해 왔다.

동양의학

동양의학은 중국을 모태로 약 5000여년의 역사를 말할 수 있으며, BC 23~18세기경 夏나라시대 '서경'이라는 책속에는 고(股), 굉(肱), 이(耳), 목(目), 구(口) 등이 등장하기 시작하여 춘추전국시대(BC 5C 경)는 '황제내경, 편작내외경, 백씨내외경' 등을 중심으로 전통치료를 하였으며, 한나라시대(AD 1~3C경) '**인도의학과 그리스의학**'이 접목되었다. (그림 1-3)

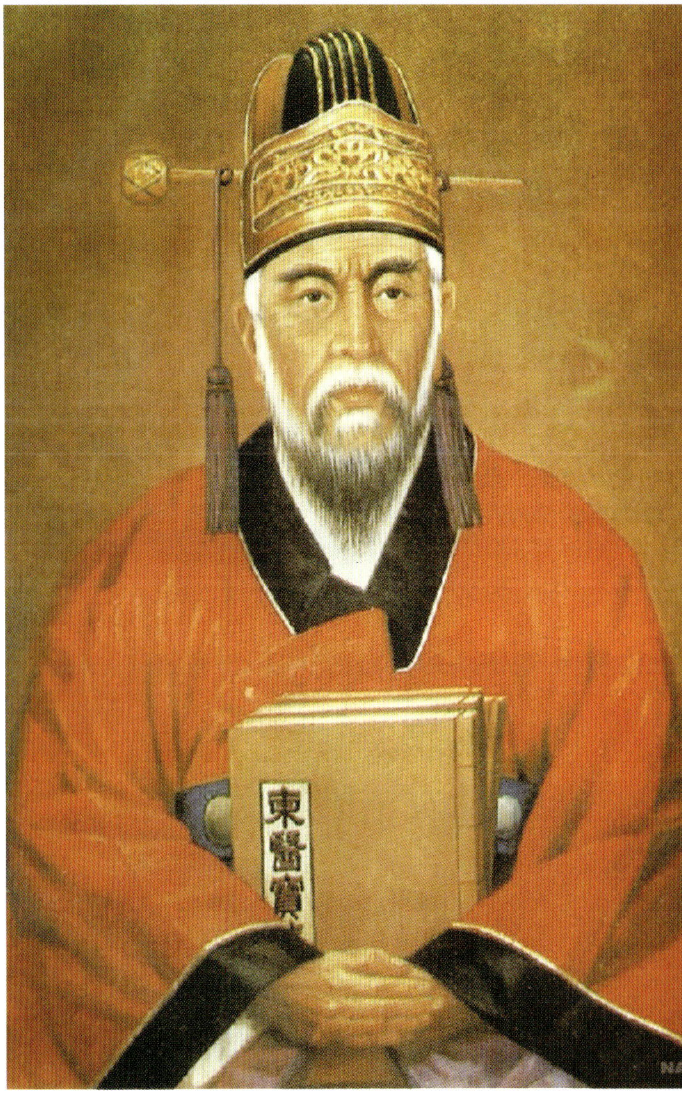

그림 1-3 허준

- **중국**의 현대의학은 17C 명나라 때 '주제군징(主制群徵)'에서 카톨릭 교리와 함께 해부생리학 이론이 기술을 시작으로 현대의학이 문을 열었다. 이후 윙푼, 딩푸바오, 양 등이 활동하고 시행했던 의학은 1937년 일본 침입으로 현대의학 1세대가 마감하게 되었고 이후 현재의 중국에 이르렀다.
- **일본**은 일본전통의학에 의존하다가 17C경 선교사들에 의해 현대의학을 받아 들였으며, 1774년 '**해체신서**'라는 책을 통하여 본격적인 일본 의학 발전을 시작하였다.
- **한국**의 의학은 전통적으로 산 사람 보다 죽은 사람을 더 소중히 여기는 풍습으로 인하여 인체 탐구가 어려웠다. 19C 말 서양 선교사에 의해 서양의학이 들어오면서 1877년 부산에 세운 일본관립병원인 제생의원을 통해 서양의학을 접했고, 1896년 고종의 명령으로 세운 '**제중원**'에서 해부학, 생리학(서양의학)을 시작으로 지금에 이르렀다.
- **북한**의 의학은 한국인 최초의 해부학 전공자인 '**최명학**'(세브란스의전, 1926 졸업)이 1936년 세브란스의전 교수직을 사임하고 함흥에 외과의원 개원과 북한에서 의학을 강의하였으며, 6.25 전쟁을 치르면서 북한의학의 최고 자리에 올라 북한의 의학교육을 이끌었다.

인체구성 용어(MEDICAL TERMINOLOGY)

인체의 구성과 계통

인체는 크게 머리(두부, capital), 목(neck), 몸통(체, body)의 체부(axial portion)와 팔다리(arm and leg)를 포함하는 부속부(appendicular portion)로 나뉜다.

배측체강(dorsal cavity)은 두개강(머리안, cranial cavity)과 척추강(spinal cavity)으로 구성되며, 복측체강(복측강, ventral cavity)은 가슴안(흉강, thoracic cavity)과 복부골반강(abdominopelvic cavity)으로 구성된다. (그림 1-4)

체강(body cavity) 내의 기관을 내장(visceral)이라고 하며, 이 외 구강(oral cavity), 비강(코안, nasal cavity), 눈확(안와, orbit), 중이강(고실강, tympanic cavity)이 있다.

몸의 공간은 걷거나 운동할 때 충격으로부터 기관을 보호하는 완충 역활을 한다.

해부학적 자세(anatomical position)

눈(eye)은 똑바로 앞을 향하고, 팔(upper limb)은 자연스럽게 내려 손바닥이 앞을 향하도록 하며, **발끝**은 약간 벌린 채 똑바로 서있는 상태를 말한다.

해부학적 자세는 모든 설명의 기본이 되며 방향, 위치의 기준이 된다. (그림 1-5)

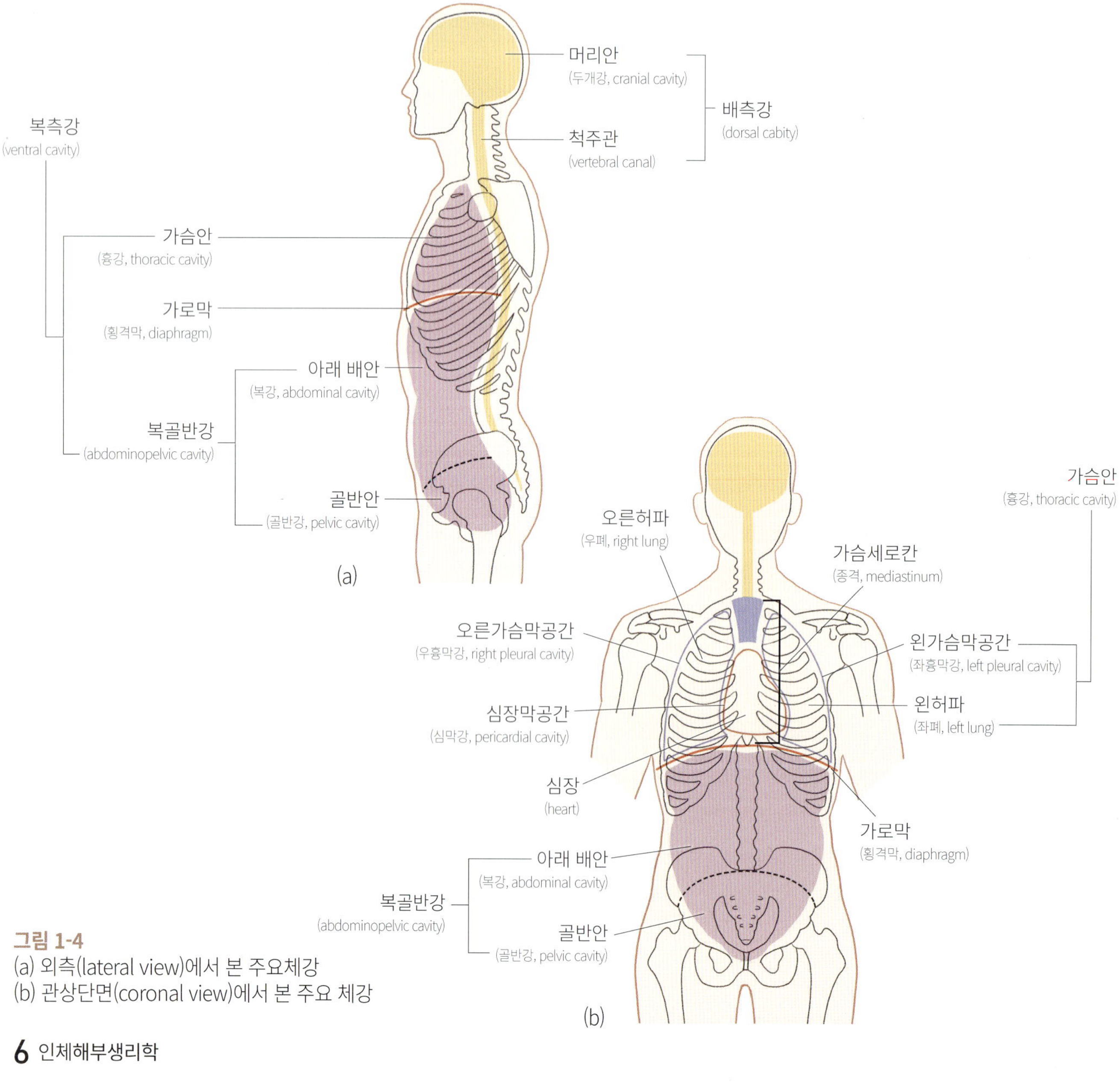

그림 1-4
(a) 외측(lateral view)에서 본 주요체강
(b) 관상단면(coronal view)에서 본 주요 체강

인체의 방향과 절단면(body sections)

- 시상면(sagittal plane)은 신체(몸이나 장기)를 좌우 부위로 나눈다.
- 가로면(횡단면, 수평면, transverse plane, horizontal plane)은 신체(몸 또는 기관)를 위 아래로 나눈 면이다.
- 이마면(관상단면, coronal plane, frontal plane)은 신체(몸 또는 장기)를 앞과 뒤로 나눈 면이다.
- 정중시상면(midsagittal plane)은 정중앙선을 따라서 좌우를 균등하게 나눌 때 정중시상단면(medial plane, midsagittal plane)이라 한다.
- 빗면(경사면, ablique plane)은 신체나 기관을 비스듬히 나눈 면이다. (그림 1-6)

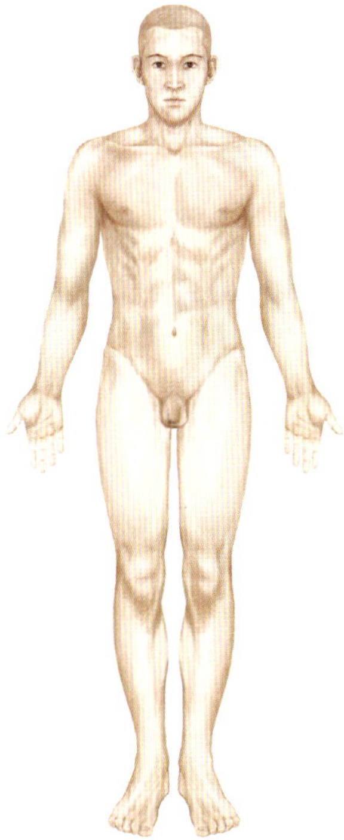

그림 1-5 해부학 자세

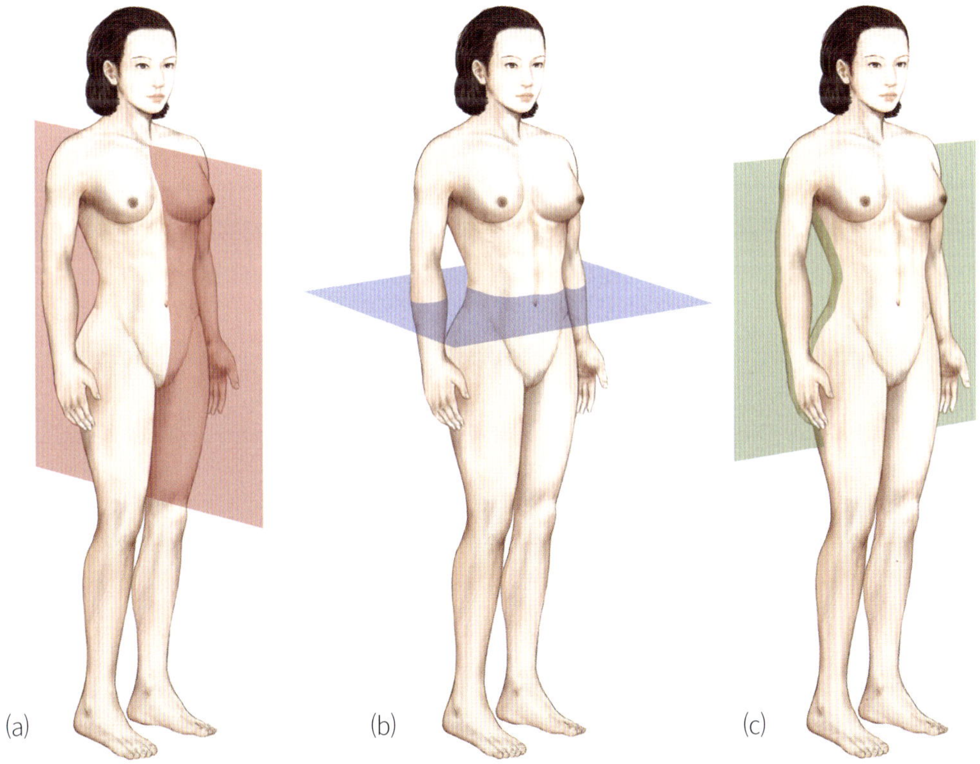

그림 1-6 신체 내부 관찰을 위해, 인체는 다양한 면으로 절단될 수 있다. (a) 시상단면(정중시상단면) (b) 횡단면(수평단면) (c) 관상단면(전두단면)

신체 부위(body regions)

신체 부위를 9개 부위와, 4개 부위로 나누면 9개 부위는 복부를 다음과 같은 부위로 세분화된다.

- **명치부위**(상위부, epigastric region): 상부 중심 부위
- **좌우 갈비밑부위**(좌우 늑하부, left and right subcostal region): 상위부의 양쪽 옆 2개 부위
- **좌우 허리부위**(좌우 요부, left and right lumbar region): 제부의 양옆 2개 부위
- **아랫배 부위**(하복부, hypogastric region): 하부의 중심부위
- **좌우 장골부**(left and right iliac region): 하복부의 양 옆 2개 부위

배(복부, abdomen)는 사분부(quadrant)로도 나뉠 수 있다

- 오른쪽 윗부위(우상부, RUQ: right upper quadrant)
- 오른쪽 아랫부위(우하부, RLQ: right lower quadrant)
- 왼쪽 윗부위(좌상부, LUQ: left upper quadrant)
- 왼쪽 아랫부위(좌하부, LLQ: left lower quadrant)

(그림 1-7)(그림 1-8)

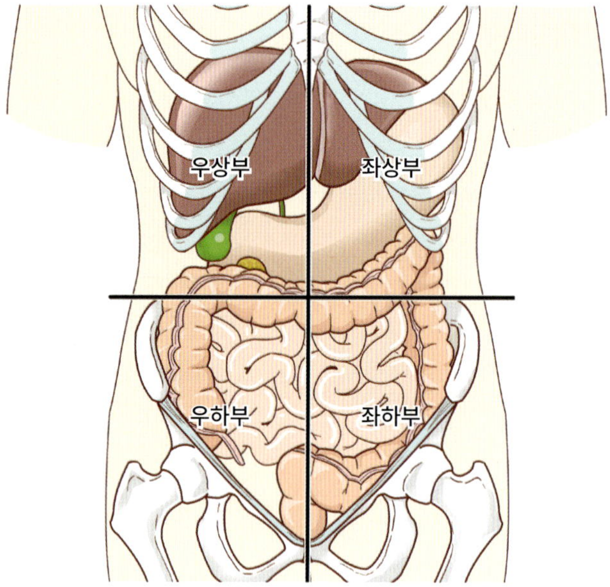

그림 1-7 복부는 4개의 사분역(quadrant)으로 나뉜다.

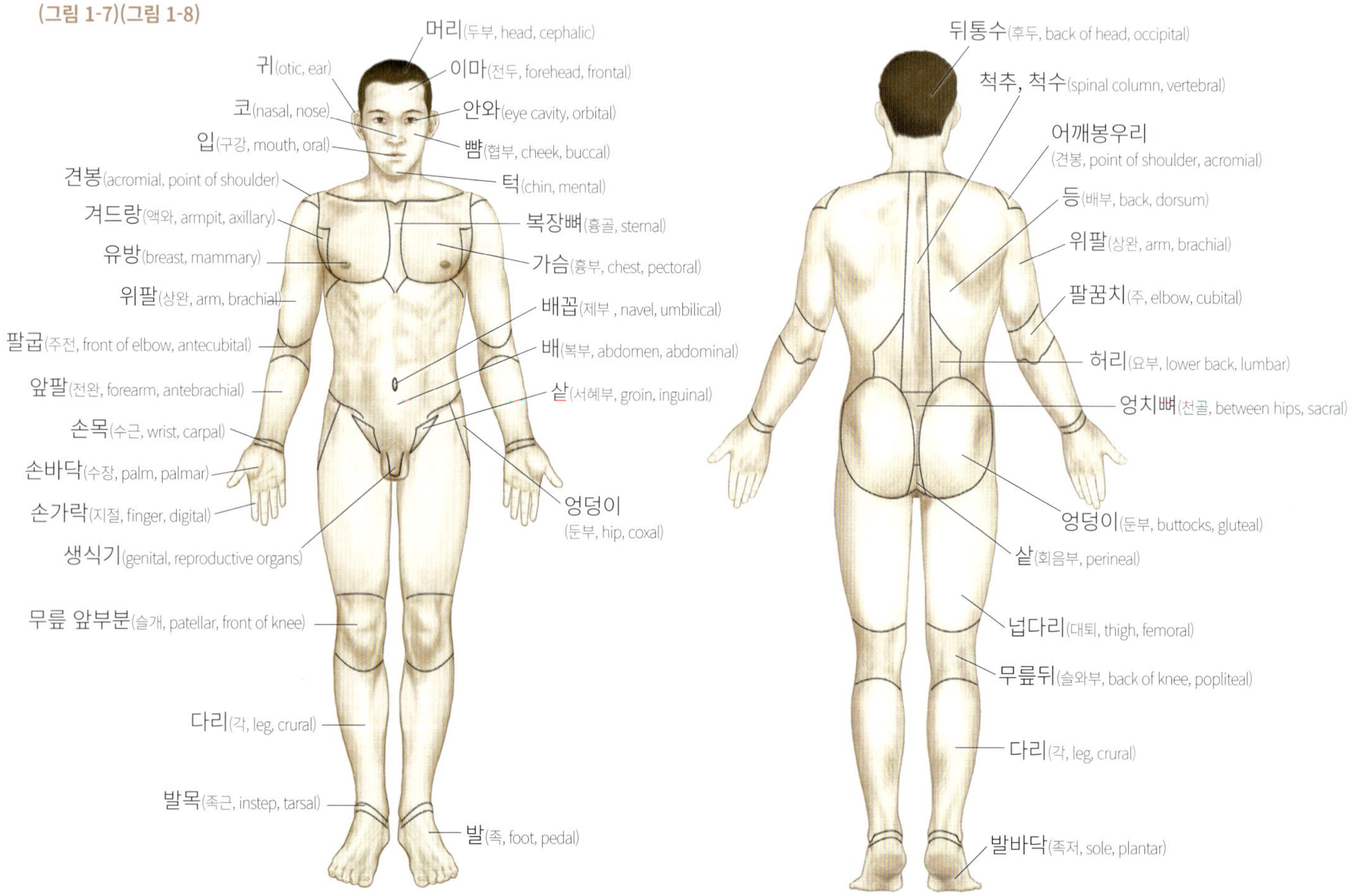

그림 1-8 신체 각 부위를 나타내기 위해 여러 용어들이 사용된다.

인체 구조의 이해

원자(atom)

원자는 화학결합에 참여하는 가장 작은 입자이다. 고체, 액체, 기체 등 모든 물질은 원자로 구성되어 있다. 각 원자의 중심에는 양성전하를 띤 양성자와 전하를 띠지 않은 중성자로 구성된 핵이 있다.

원자(atom)의 결합은 원자와 원자가 결합(bond)하여 이온결합(ionic bond)에 의한 화학결합이 형성된다. 두 원자의 핵(nucleus)을 둘러싸고 있는 2개의 전자가 원자를 안정화시키면, 이때 원자 간의 화학결합을 공유결합(covalent bond)이라고 하고, 한쌍의 전자를 공유한 것을 단일결합(single covalent bond), 두쌍의 전자를 공유하는 것을 이중결합(double covalent bond)이라고 한다. (표 1-3)

표 1-3 물질의 입자

명칭	특징
원자(atom)	원소(element)의 특징을 가진 가장 작은 입자
전자(β^-)	거의 무게가 없는 매우 작은 입자, 음전하(negative charge)를 띠며, 원자핵(atomic nucleus) 주위를 끊임없이 이동
양성자(P^-)	비교적 큰 입자; 양전하(positive charge)를 띠며 핵 내에서 발견됨
중성자(n)	양전자(positron, β^-)와 같은 무게를 가진 입자; 전하를 띠지 않아 전기적으로 중성, 핵(nucleus) 내에서 발견됨
이온(ion)	전자(electron)를 잃거나 얻어서 전하를 띤 입자
분자(molecule)	둘 이상의 원자가 화학적 결합으로 형성한 입자

화학원소(elements)

모든 물질은 원소라는 기본물질로 구성되어 있으며, 화학반응에 의해 더 작은 구조로 쪼개어지지 않은 물질이다. 자연의 모든 물질은 다양한 비율로 결합된 원소로 이루어져 있다. 인체에 필요한 다량의 산소(oxygen), 탄소(carbon), 수소(hydrogen), 질소(nitrogen), 황(sulfur), 인(phosphorus) 등을 다량원소(bulk element)라 하고, 소량으로 필요한 원소를 미량원소(trace element)라고 한다.

비소(arsenic)처럼 인체에 꼭 필요한 소량의 원소(elements)들은 초미량 원소(ultratrace element)라고 하는데, 다량 존재시 독성을 가진다. (그림 1-9)

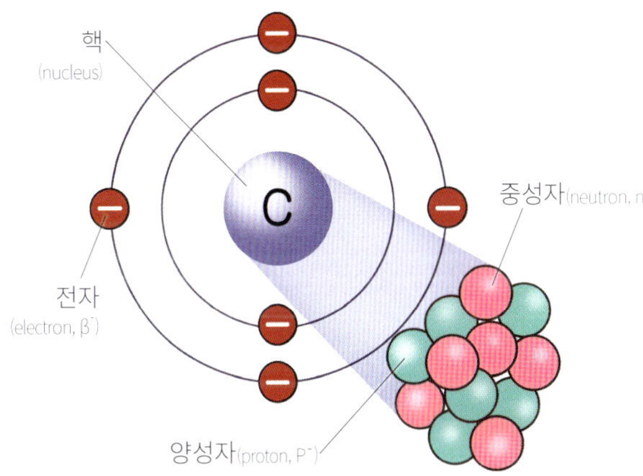

그림 1-9 원소모형 - 탄소(carbon)

화학 화합물(chemical compounds)

서로 다른 원소(elements)의 결합은 화합물을 형성하고, 이것의 가장 작은 발현체(expressomes)는 원자의 집합인 분자(molecule)이며, 전기적으로 중성(intersex)이다.

예로는 생물질(biomass)을 형성하는 화합물은 탄소원자(carbon atom)의 포함 여부에 따라 유기화합물(organic compound), 무기화합물(inorganic compound)로 구분된다. 기본적인 유기화합물에는 물(water), 단백질(protein), 탄수화물(carbohydrate), 지방(fat) 등이 있고, 덧붙여 핵산(nucleic acid)이나 스테로이드(steroid)도 포함된다. (그림 1-10)

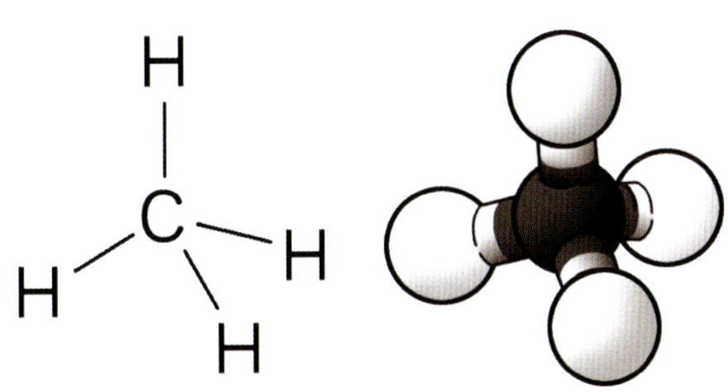

그림 1-10 탄소 화합물인 메테인(메탄, Methane, CH_4)의 구조

세포(cells)

세포는 생체의 가장 기본적인 단위이다. 여러 가지 화합물「물(water), 탄수화물(arbohydrate), 단백질(protein), 지방(fat), 핵산(nucleic acid)」등이 합쳐져 형성된 세포는 영양공급(feeding), 소화(digestion), 에너지 생산(energy production), 생식(reproduction)과 같은 복잡한 생체 기전을 일으킨다. (그림 1-11)

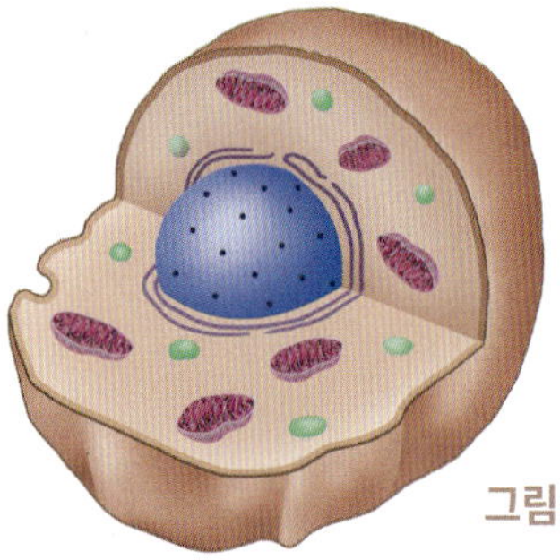

그림 1-11 세포(cells)

조직(tissues)

조직은 동일한 작용을 하며, 형태학적으로 동일하게 분화된 세포의 집단이고, 인체의 세포는 결합하여 더 복잡한 해부구조를 형성한다.

인체의 주요 조직에는 편평상피조직(squamous epithelium tissues), 결합조직(connective tissue), 근육조직(muscular tissue), 혈액조직(bloody tissue), 림프조직(lymphatic tissue), 신경조직(nervous tissue) 등이 있다. (그림 1-12)

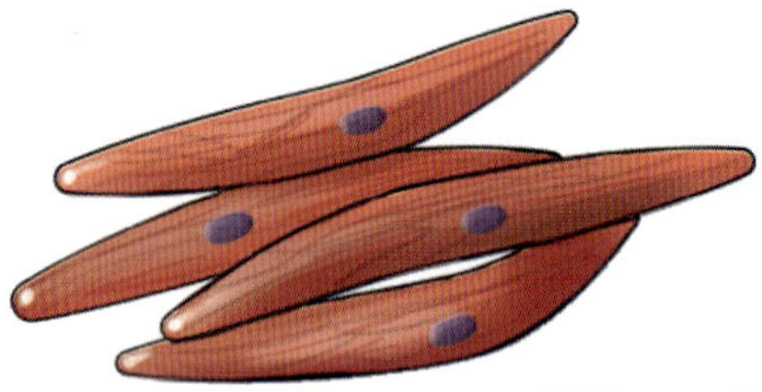

그림 1-12 조직(tissues)

기관(organs)

서로 다른 조직(tissues)은 결합하여 기관(organ)을 형성한다. 기관은 인체에서 특정한 기능을 하는 구조이다. (그림 1-13)

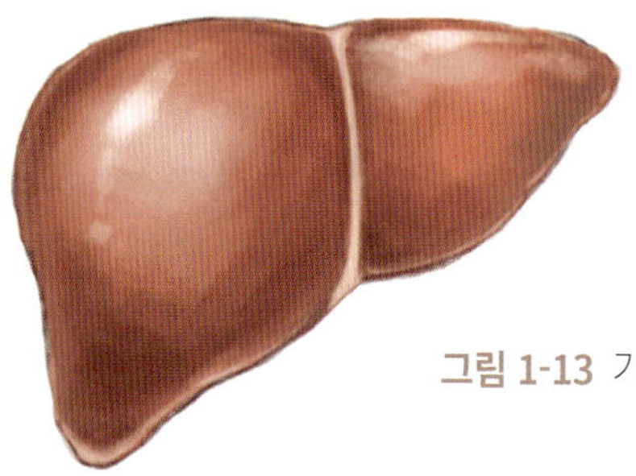

그림 1-13 기관(organs)

기관계(systems)

여러 기능을 하는 기관의 모양인 계통(system)이 모여 인체의 가시적 구조를 이룬다. 각 기관(organ)은 기본으로 한 종류 이상의 조직(tissue)으로 구성되어 영양(nutrition), 방어(defense), 해독(detoxication), 지지(support), 조절(accommodation) 등의 작용을 한다. (그림 1-14)

인체(human body)

여러 계통이 합쳐져 복잡한 구조를 이루는 인체는 출생(childbirth), 성장(growth), 생식(reproduction) 등의 생명주기(life cycle)를 갖는다. (그림 1-15)

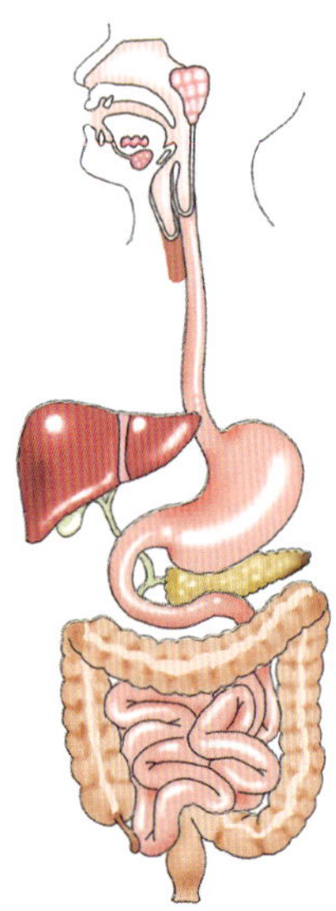

그림 1-14 기관계(systems)

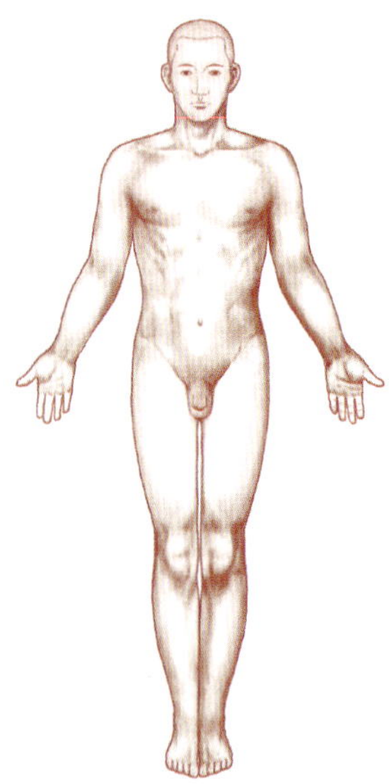

그림 1-15 인체(human body)

세포의 화학적 속 구조물

일반적으로 탄소(carbon)와 수소(hydrogen) 원자(atom)가 포함된 것을 유기(organic)라 하고, 그 외 것을 무기(inorganic)라 한다. 물에 잘 녹거나 물과 반응하여 이온(ion)을 유리하는 무기물질을 전해질(electrolyte)이라고 한다. 대부분 물에 녹은 유기화합물(organic compound)은 이온을 유리하지 않으므로, 비전해질(nonelectrolyte)이라 한다.

많은 유기화합물이 물에 녹기도 하지만, 에테르(ether)나 알콜(alcohol)은 유기용매에 더 잘 녹는다.

무기화학(inorganic chemistry)

물(H_2O)은 산소와 수소의 결합물로, 혈액(blood)과 체액(body fluid)의 주요 성분이다.

산소(Oxygen)는 원소(element) 중 무게로 양이 가장 많은 원소이며, 산소기체분자(O_2)는 호흡기관(respiratory organ)을 통해 체내로 들어가고, 혈액 중의 적혈구(eythrocyte)를 통해 체내로 운반된다.

산, 염기, 염류(acids, bases, salts)는 물처럼 극성을 띤 용매(solvent)에 녹아서 이온을 형성함으로써 전기를 통하는 물질을 전해질(electrolyte)이라 한다. 전해질은 물에서 이온을 유리하는 물질이고, 수소이온(hydrogen ion)과 결합한 이온을 유리하는 전해질을 염기(bases)라고 한다. 산(acids)과 염기(bases)는 상호 반응하여 물과 염(salt)이라는 전해질을 형성한다.

이산화탄소(carbon dioxide)는 무색 · 무취이고, 공기보다 무거운 불연성 기체이며, 대사과정(metabolic process)에서 에너지가 발생할 때 만들어진 노폐물로서 탄소(carbon)를 포함한 무기화합물(inorganic compound)이다.

무기염류(inorganic salts)는 단백질(protein), 지방(fat), 탄수화물(carbohydrate), 비타민(vitamin)과 함께 5대 영양소의 하나이며, 인체 내에서 여러 가지 생리적 활동에 참여하고 있다.

인체를 구성하는 무기염류는 체액에 풍부하게 존재하고, 원소인 칼슘(Ca), 인(P), 칼륨(K), 나트륨(Na), 염소(Cl), 마그네슘(Mg), 철(Fe), 요오드(I), 구리(Cu), 아연(Zn), 코발트(Co), 망가니즈(Mn) 등 많은 필수 이온을 제공한다.

유기화학(organic chemistry)

탄수화물(carbohydrate)은 탄소(carbon), 수소(hydrogen), 산소(oxygen)의 세 원소로 이루어져 있으며, 생물체의 구성성분이거나 에너지원으로 사용되는 등 생물체에 꼭 필요한 화합물이다. 수용성 분자이며 세포가 필요한 에너지를 제공한다.

탄수화물(carbohydrate)은 크기에 따라, 단당류(monosaccharide), 이당류(disaccharide), 다당류(polysaccharide)로 나눈다. 다당류에는 글리코겐(glycogen)과 전분이 있으며, 글리코겐은 인체에 저장된 포도당이다. (표 1-4)

지질(lipids)은 탄소(carbon), 수소(hydrogen), 산소(oxygen)로 구성된 화합물로 물에

세포를 발견한 사람은?

영어의 **cell**(세포)은 원래는 **'작은 방'**이라는 뜻을 갖고 있다.

세포는 1600년대에 영국의 과학자 **로버트 훅**(Robert Hooke. 1635~1703)이 발견했다.

- **훅**(Hooke)은 아직 세포단위까지 관찰할 수 없었던 당시의 현미경을 스스로 개량하여 조직보다 작은 단위의 해부학적 관찰을 가능하게 했다. 훅은 조직을 구성하는 세포 단위를 처음으로 발견, 이를 cell 이라고 이름 붙였다. 다만 그가 현미경으로 확인한 것은 코르크 조각의 세포구조이다.
- **마르첼로 말피기**(Marcello Malpighi . 1628~1694)는 훅과 동시대의 사람으로 동물의 조직세포를 현미경으로 확인한 최초의 인물로 알려져 있다. 말피기는 신장의 신소체(Renal corpuscle)를 최초로 발견한 사람이기도 하며 신소체를 최초 발견자인 말피기의 이름을 따서 **말피기소체**(Malpighian corpuscle)라고도 한다.

잘 녹지 않고 에테르(ether), 알코올(alcohol) 등의 유기 용매에 잘 녹는 물질이다.

지질(lipid)은 지방(fat), 인지질(phosphatide), 스테로이드(steroid)와 같은 많은 화합물을 포함하며, 세포내에서 필수적인 기능을 수행하는 세포막(cell membrane)의 중요한 성분이다. 물에 잘 녹지 않지만, 에테르, 클로로포름(chloroform), 알콜(alchol) 같은 유기용해(organic solution)에 잘 녹는다.

지방 분자의 구성단위는 **지방산**(fatty acid)과 **글리세롤**(glycerol)이다. 지질(phospholipid)은 글리세롤(glycerol) 부분과 지방산 사슬을 포함한다는 점에서 지방(fat)과 유사하지만 인지질(phosphatide)은 2개의 지방산과 인산기(phosphate group)를 포함하는 것이 다르다.

스테로이드(steroid)분자는 여러 개의 탄소고리(carbocyclic)가 연결된 복잡한 구조이다.(표 1-5)

단백질(proteins)의 구성단위 물질은 아미노산(amino acids)이며, 주로 인체구성에 사용되고, 구조물질, 에너지원, 화학적 전령(호르몬)으로서의 다양한 역할을 한다. 많은 단백질은 효소(enzyme)로서 대사반응에 필수적인 역할을 한다.

단백질의 구성단위는 20가지의 아미노산(amino acid)으로 구성된 작은 분자이며, 아미노산 분자는 한쪽 끝에 아미노기(-NH_2)를, 다른 한쪽 끝에 카르복실기(-COOH)를 갖는다.

핵산(nucleic acids)

핵산은 뉴클레오티드(nucleotides)라는 단위체 로 구성된 중합체이다. 핵산에는 DNA와 RNA라는 두 가지 유형이 있으며, 유전정보의 저장과 전달, 그리고 발현을 돕는 기능을 담당한다.

핵산(nucleic acid)은 세포 활동을 조절하는 유전자를 구성하는 성분이며, 단백질(protein) 합성에 중요한 역할을 한다.

표 1-4 세포내 유기화합물

화합물의 종류	구성원소	기본단위	기능	예
탄수화물 (carbohydrate)	C, H, O	단순당(simple sugar)	에너지,세포구조 제공	포도당(glucose), 녹말(starch, 전분)
지질 (lipid)	C, H, O (때로는 P)	글리세롤(glycerol), 지방산(fatty acid), 인산기(phosphate group)	에너지,세포구조 제공	트리글리세리드(triglyceride, 중성지방), 인지질, 스테로이드(steroid)
단백질(protein)	C, H, O, N (때로는 S)	아미노산(amino acids)	세포구조,효소,에너지 제공	알부민(albumin), 헤모글로빈(hemoglobin)
핵산 (nucleic acid)	C, H, O, N, P	뉴클레오타이드(nucleotide)	단백질(protein) 합성,세포 활동 조절을 위한 정보 저장	RNA, DNA

표 1-5 주요 지질군

군	기본분자구조	특징
트리글리세라이드 (triglyceride)	세 개의 지방산(fatty acid) 분자가 글리세롤(glycerol)에 결합	신체나 신체 일부의 위치변화: 내부기관의 움직임 인체에 가장 많은 지질: 에너지원으로 지방조직(adipose tissue)에 저장되고 지방조직은 피부(skin) 밑에서 열 발산 방지 역할을 함
인지질 (phospholipid)	두 개의 지방산 분자와 인산기(phosphate group)가 글리세롤 분자에 결합(인산기에 질소를 포함한 분자가 붙어있을 수도 있음)	세포막(cell membrane)의 구조물질로 사용. 많은 양이 간(liver)과 신경계 일부에 존재
스테로이드 (steroid)	네 개의 연결된 탄소원자(carbon atom) 고리	다양한 기능을 하며, 신체에 넓게 분포, 콜레스테롤(cholesterol), 성호르몬(androgen), 부신 호르몬(adrenal hormone)이 포함됨

미리 엿보기

조직과 그 종류

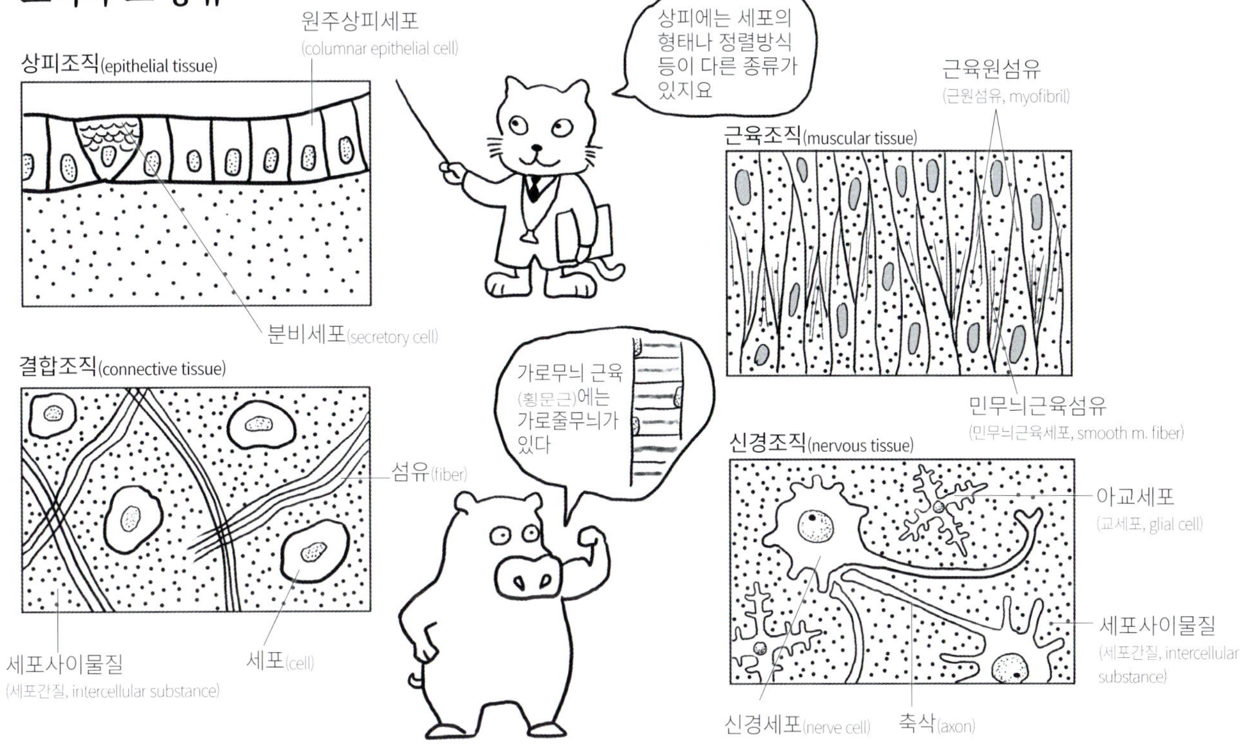

그렇구나

세포는 어떤 구조인가?

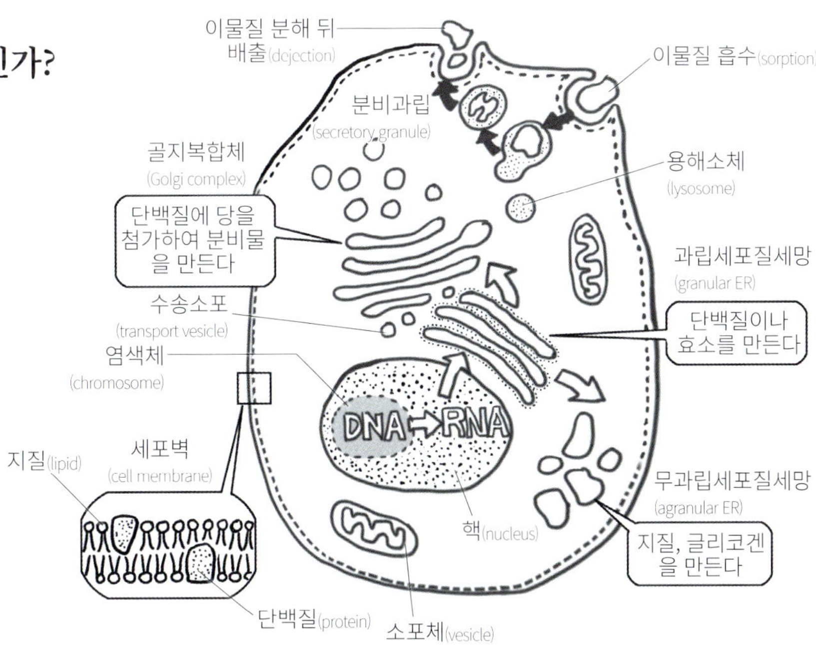

용어

가로면(횡단면, transverse plane)
가슴막공간(흉막강, pleural cavities)
가슴세로칸(종격, mediastinum)
가슴안(흉강, thoracic cavity)
공유결합(covalent bond)
교질, 콜로이드(colloid)
극성분자(polar molecule)
기관(organs)
내장(viscera)
동위원소(isotope)
등쪽안(배측강, dorsal cavity)
머리뼈공간(두개강, cranial cavity)
물질(matter)
방사능(radioactivity)
배골반안(복부골반강, abdominopelvic)
배쪽안(복측강, ventral cavity)
분역(quadrants)
분자(molecule)
산(acid)
생리학(physiology)
수소결합(hydrogen bond)
수소이온농도 (pH, pH)
수용액(aqueous solution)
시상면(sagittal plane)
심장막공간(심막강, pericardial cavity)
아데노신 삼인산염(adenosine triphosphate (ATP)
양이온(cation)
에너지(energy)
염기(알칼리, base)
용액(solution)
용질(solute)
원소(element)
원자(atom)
원자번호(atomic number)
원자질량(atomic mass)
음이온(ANION)
이마면(전두면, frontal plane)
이온(ion)
이온결합(ionic bond)
이온화(ionization)
전해질(electrolyte)
중화(neutralization)
척수안(척수강, spinal cavity, vertebral cavity)
촉매제(catalyst)
침전물(precipitate)
항상성(homeostasis)
해부학(anatomy)
해부학적 자세(anatomical position)
현탁액(suspension)
혼합물(mixture)
화합물(compoun)
효소(enzyme)

CHAPTER 02

인체의 기초성분: 세포, 조직

Basis of Human Body: Cell, Tissue

학습목표

1. 세포의 일반적인 구조와 기능에 대해 알자.
   - 핵, 세포구성의 요소, 형질막과 세포질.
   - 주요 세포 내 소기관의 기능.
2. 물질 운반기전에 대해 알자.
   - 세포막을 통한 물질이동
3. 유사분열을 포함한 세포주기의 단계를 알자.
4. DNA, RNA 비교와 단백질 합성에 대해 알자.
5. 세포성장과 생식에 대해 알자.
6. 상피조직에 대해 알자
   - 상피조직의 특성과 기능.
   - 상피조직의 분류.
   - 상피조직막의 유형.
   - 내분비샘과 외분비샘의 구별.
7. 결합조직의 특성, 기능유형을 알자.
8. 근육조직과 신경조직의 특성과 기능을 알자.
9. 손상 후 조직의 복구 과정을 알자.

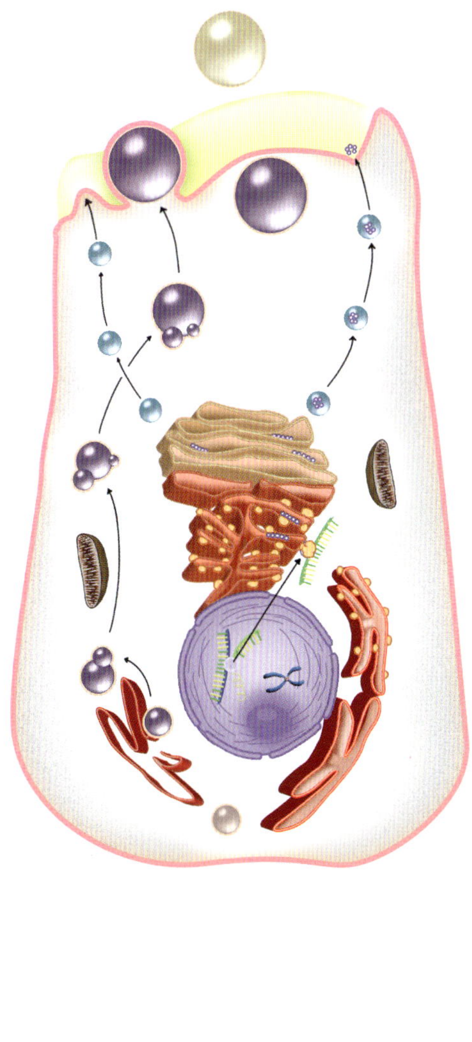

세포(CELL)의 개요

세포(cell)의 종류

세포는 생물체의 기본 단위이며 약 200종류, 약 60조 개의 세포가 인체를 구성한다. 같은 종류의 세포가 모여 조직을 이루고 각 기관을 구성하는 단위가 된다.

인체 구성의 기본단위도 물론 세포이며, 종류에 따라 크기와 모양이 다양하다.

세포를 구성하는 물질을 총체적으로 원형질(protoplasm)이라하며, 주로 다섯가지 기본적 물질인 「물(water), 전해질(electrolyte), 단백질(protein), 지방(fat), 탄수화물(carbohydrate)」을 들 수 있다.

모든 유기체(organism)는 한개 이상의 세포로 구성되고, 그 구조와 기능을 다룬 학문이 생물학(biology)이다. 세포 이론에 따르면, 세포는 모든 동식물의 기초가 된다.

세포는 크게 체세포와 생식세포로 구분된다.(그림 2-1)

- **체세포**(somatic cell)는 형태나 운동 양상이 다르더라도 몸을 구성하는 세포 전반이 이에 해당된다. 체세포는 단독으로 기능하는 것이 아니라 같은 성질의 세포집합체를 만들어 작동한다. 이 집합체를 조직(tissue)이라고 한다.

  체세포는 특성과 기능에 따라 상피조직(epithelial tissue), 근육조직(muscular tissue), 지지조직(supporting tissue), 신경조직(nervous tissue)의 4가지로 분류한다. 이러한 조직이 특정 기능에 따라 하나의 기관(organ)을 형성하는 것이다.
- **생식세포**(oophyte)는 하나의 생물 개체가 유전자 정보를 다음 세대에 전하는 역할을 전문적으로 담당하는 세포이며, 정자와 난자가 여기에 해당한다.

모든 세포는 기본적으로는 같은 구조를 가지고 있다

- 신경세포(nerve cell)와 정자는 외견상은 다르지만, 모두 세포막으로 싸여 있으며 핵(nucleus)과 세포질(cytoplasm)을 지닌 세포이다.
- 세포는 기본적으로 핵과 세포질로 되어 있으며, 세포질은 핵을 둘러싸고 있다.

세포의 기본적인 작용은 단백질을 만드는 것이다

- 세포는 세포핵(karyoplast)이 가진 정보를 토대로 해서 단백질을 합성한다.
- 세포핵에는 염색체(chromosome)가 들어 있으며, 그 염색체 안에는 유전자가 보관되어 있다.
- 핵 안에서 DNA가 복사(replicate)되고, 세포는 이 복사에 따라 단백질을 합성한다.

세포체(cytoplasm) 안에 세포내소기관이 있다

- 사립체(mitochondria)는 세포의 에너지 발생장치이다.
- 중심소체(centriole)는 세포 및 세포내물질의 이동에 관여한다.
- 과립세포질세망과 리보솜(ribosome)은 단백질 합성을 돕는다.
- 골지(Golgi)복합체는 분비물을 생성하는 작용을 한다.
- 용해소체(리소좀)는 물질의 분해 · 처리장치이다.
- 세포의 형태를 유지하는 섬유구조를 세포뼈대(세포골격, cytoskeleton)이라고 한다.

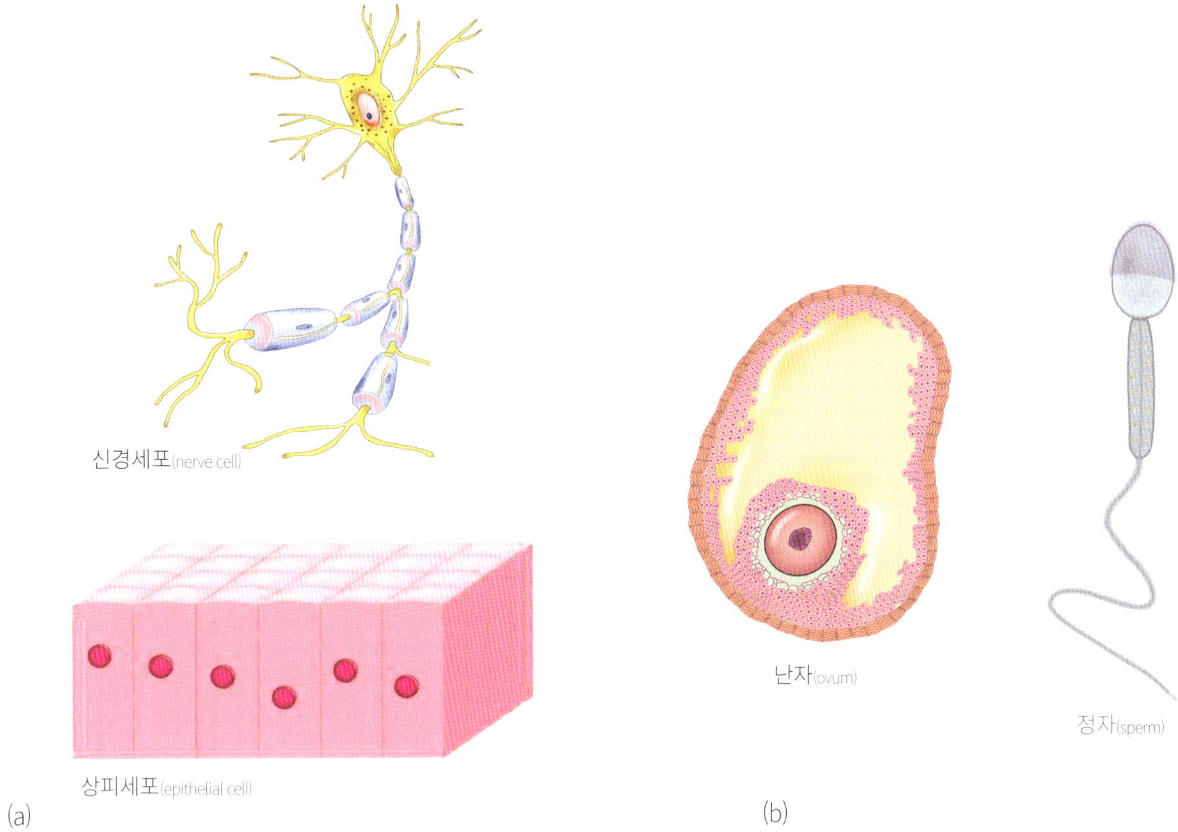

그림 2-1 (a) 체세포(somatic cell) (b) 생식세포(oophyte)

세포, 조직, 기관의 관계

세포가 모여서 조직(tissue)을 이루며, 이러한 조직들이 일정한 기능을 위한 형태로 모여서 기관(organ)을 이룬다.

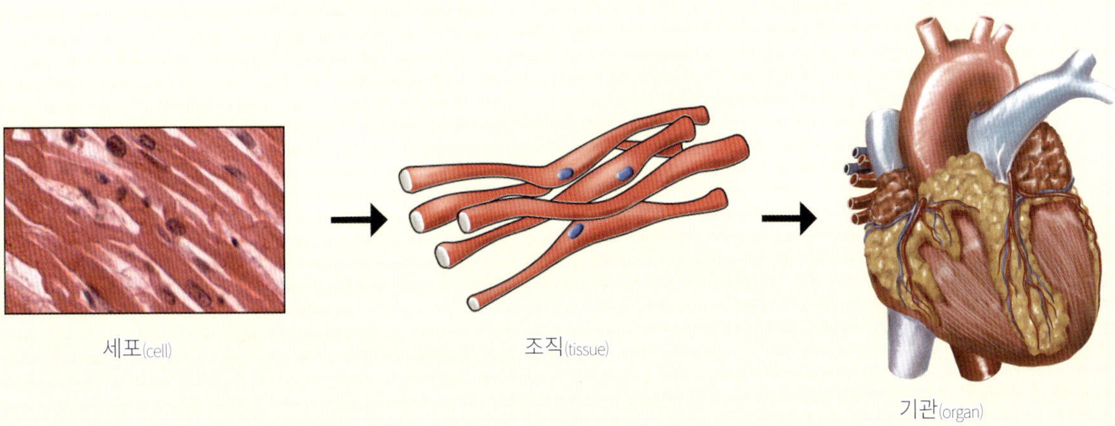

세포(CELL)의 구조

세포(cell) 모양과 구성

세포(cell)는 크게 3가지인

- **형질막**(plasma membrane)
- **세포질**(cytoplasm)
- **핵**(nucleus)으로 이루어져 있다. (그림 2-2)

모양: 세포는 매우 작아서 현미경으로만 관찰할 수 있으며, 종류에 따라 모양(납작한 모양, 벽돌 모양, 불규칙한 모양 등)이 다양하다.

구성: 세포 안에는 둥근 모양의 핵과 생체물질인 세포질과, 얇은 형질막으로 둘러싸여 있다. 형질막 안의 사이질액은 인체의 모든 세포를 감싸고 있다. 세포질액에 들어 있는 특수구조물을 소기관이라고 한다.

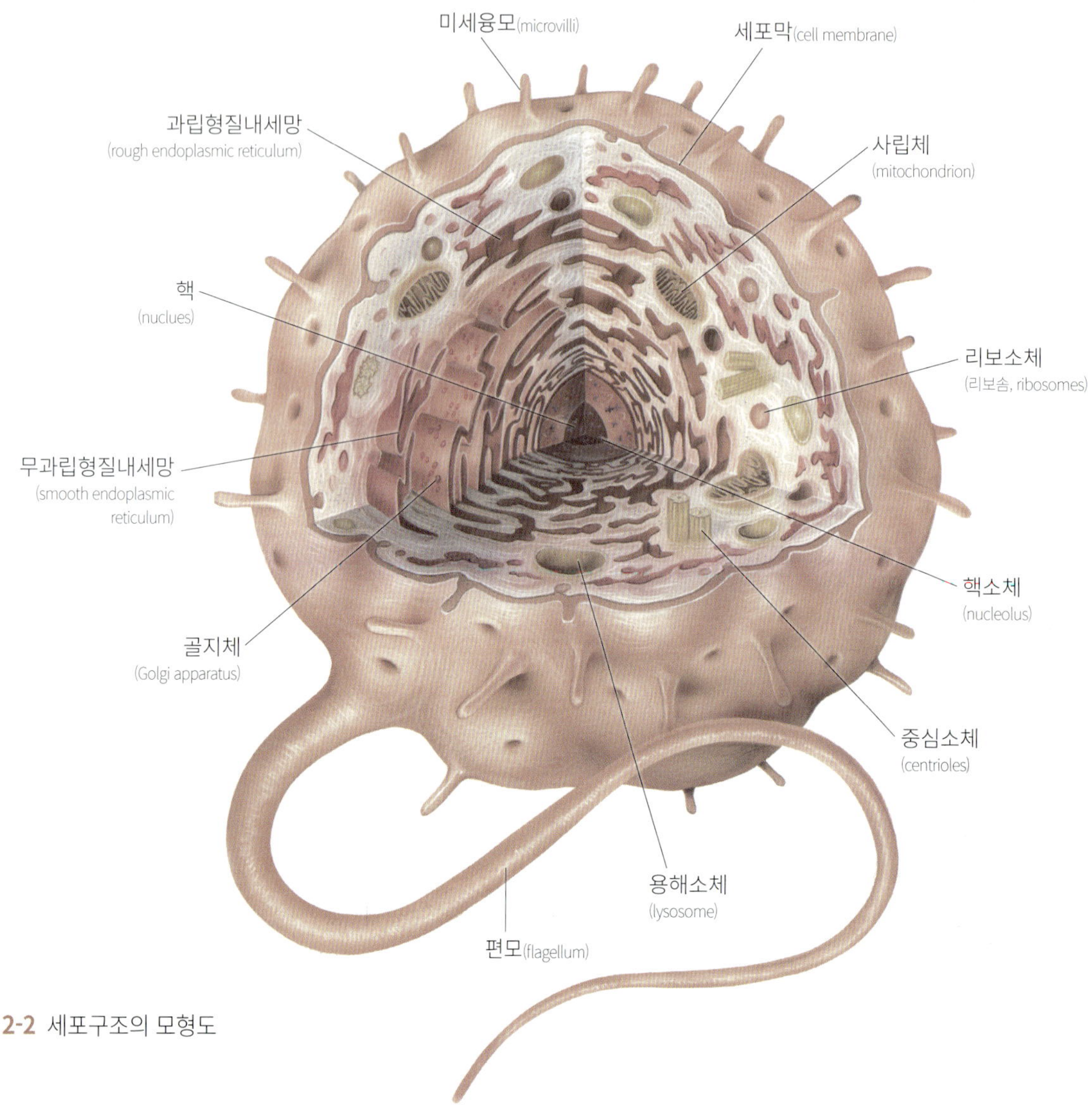

그림 2-2 세포구조의 모형도

형질막(plasma membrane; 세포막, cell membrane)

형질막은 두개의 인지질이중층(phospholipld bilayer)으로 되어있다. 형질막(세포막)의 기능적 구조는 유동모자이크모델(fluid mosaic model)로 느슨하게 결합되었으며, 분자모자이크는 거의 인지질과 콜레스테롤로 이루어지고, 당단백질(glycoprotein), 당지질(glycolipid)과 같은 단백질 분자가 점점히 박혀있다.

형질막의 기능은 특정 물질만 이동시키고 차단하며, 일부 단백질(protein)은 수용체(receptor)로 작용하고, 세포 사이에 연락을 담당하는 화학적 메시지 역할을 한다.

인지질(phospholipid)은 인산염(phosphate)을 포함한 지방 분자이며, 콜레스테롤은 인지질 분자를 안정시켜 형질막(plasma membrane)의 붕괴를 막는다.

세포질(cytoplasm)

세포질은 세포 내부에 있는 물질로써, 세포 성분에서 핵(nucleus)을 제외한 나머지 부분을 말하며, 핵 사이를 채우고 있다. 세포에서 핵과 세포벽, 그리고 세포의 활동으로 인해 생긴 지방(fat)이나 글리코겐(glycogen)과 같은 세포 함유물 등을 제외한 부분을 **세포질**이라 한다

세포질의 상당 부분을 차지하고 있는 구조물을 총칭하여 **세포소기관**(cell organelle)이라 하며, 그 작용이 우리 몸 각 장기(organ)의 작용과 매우 비슷하다.

리보솜(ribosome)

리보솜은 대표적인 세포소기관의 구조이며, 세포 전체에 퍼져있는 매우 작은 입자이다. 리보솜(ribosome)은 효소를 비롯한 단백질(protein)과 결합한 RNA(ribonucleic acid)로 이루어져 있으며, 많은 양의 단백질을 더 효율적으로 생성한다.

세포질그물(형질내세망, endoplasmic reticulum, ER)

세포질그물은 핵에서 형질막까지 액체가 채워진 세관으로 세포질 거의 전체에 분포되어 있는 소기관이다. 이 관을 통해 단백질(protein)을 비롯한 여러 물질이 세포질에서 다른 영역으로 운반된다.

세포질그물(형질내세망, ER)에 있는 **거친세포질그물**(조면형질내세망, rough ER)은 리보솜이 단백질을 합성하면 거친세포그물에 달라 붙고, 리보솜((ribosome)은 합성된 단백질을 세포질그물 속으로 떨어져 있어서 거칠어 보인다. 또한 **매끈세포질그물**(활면형질내세망, smooth ER)은 이곳에서 새로운 막이 생성되며, 세포망을 구성할 지방(fat), 단백질(protein), 탄수화물(carbohydrate) 등은 이곳에서 제조되며 매끈한 모양이다.

즉, 거친세포그물은 리보솜에서 새로 합성된 단백질을 운반하고, 매끈세포질그물은 새로운 막(membrane)을 만든다. (그림 2-3)

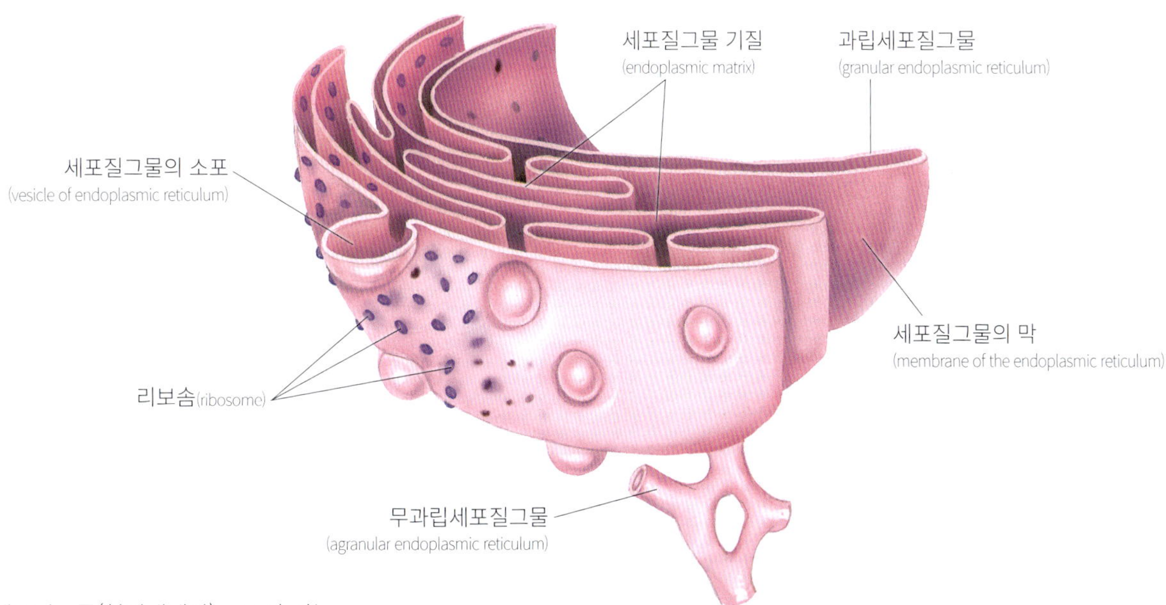

그림 2-3 세포질그물(형질내세망) 구조와 기능

골지기관(골지체, Golgi apparatus)

골지기관은 세포생물학에서 식물, 동물, 균류 등의 대부분의 진핵세포(eukaryotic cell)에서 발견되는 **세포소기관**(cell organelle)이다.

골지기관은 작고 납작한 수조(cisterna)라는 편평한 막 주머니로 되어 있으며, 단백질을 정리하고 운반한다.

간세포(hepatocyte)나 백혈구(leukocyte) 같은 세포는 당단백질(glycoprotein)을 합성하자마자 분비되지만, 호르몬단백질(protein hormone)을 합성하는 세포들은 새로 합성된 분자를 분비하는 세포내에 단계적인 **'화학처리공장'**의 기능을 한다.

세포질그물에서 생긴 분비성소포(secretory vescile)는 세포 밖으로 물질을 분비할 뿐 아니라, 새로운 세포막(cell membrane)을 제공하는 곳이 골지기관이다. (그림 2-4)

미토콘드리아(사립체, mitochondria)

미토콘드리아는 생명 활동에 필요한 ATP(adenosine triphosphate)를 합성하는 세포소기관으로, 즉 세포 호흡을 담당하는 세포 에너지 **발전소** 기능을 하고 있다.

미토콘드리아는 소량의 DNA를 가지고 있으며 대부분 핵의 DNA(Deoxyribo-Nucleic Acid) 정보를 이용하여 영양분에서 에너지를 생성하고 이를 사용 가능한 형태로 바꾸는 반응, 즉 포도당(글루코스, glucose)을 분해하여 생성된 에너지를 ATP(adenosine triphosphate)로 변환시키는 많은 **대사반응**이 일어난다. (그림 2-5)

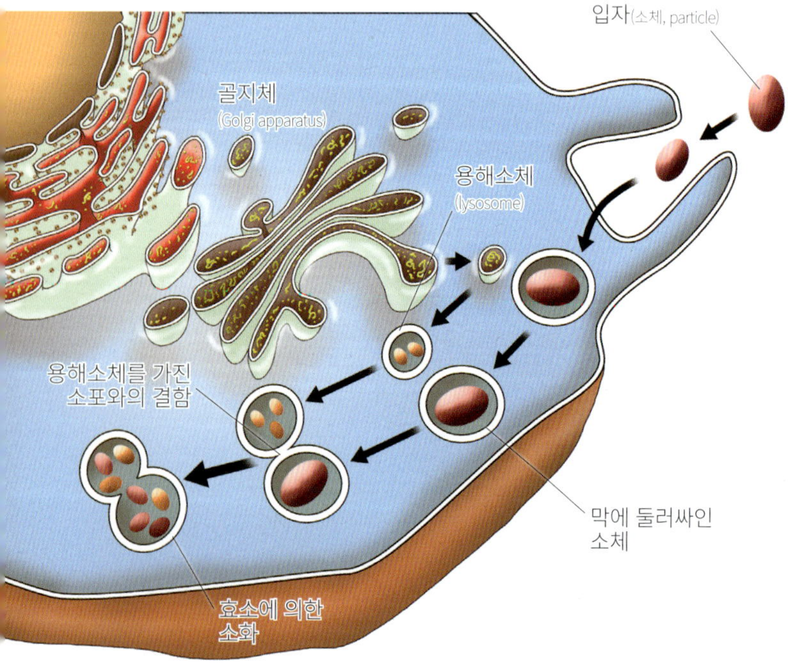

그림 2-4 포식작용

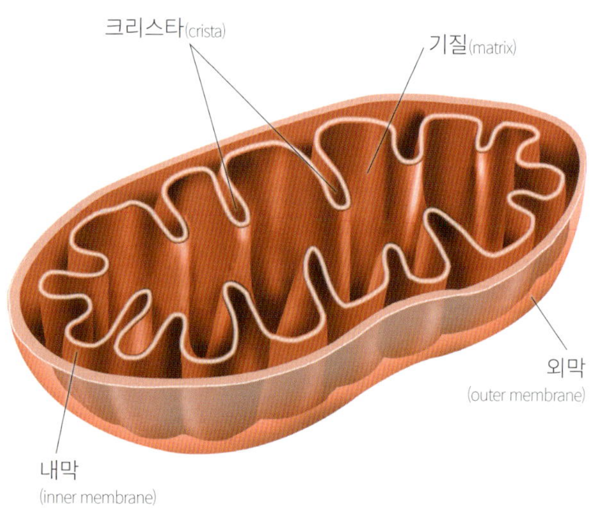

그림 2-5 미토콘드리아(사립체, mitochondria) 내부

용해소체(lysosome)

용해소체는 막성(membranous) 구조를 가지는 소기관으로, 골지체(Golgi body)의 한부분이 떨어져 나오면서 형성된 것이다. 용해소체는 가수분해(hydrolysis) 효소를 많이 함유하여 세포 내 전형적인 이중지질막(phospholipid membrane) 구조로 둘러싸여 있다.

용해소체(lysosome)는 세포 조각과 수명이 끝난 소기관(organelle) 들의 찌꺼기를 파괴하고 분해한다. 또한 가수분해를 촉진하는 효소가 있어, 세포로 침입한 미생물을 소화시켜 세포를 보호한다.

과산화소체(peroxisome)

과산화소체는 물리적으로 용해소체와 비슷하지만, 다른 점은 골지체로부터 생성된 것이 아니라 자가복제나 형질내세망(endoplasmic reticulum)으로부터 떨어져 나와서 형성되었으며, 가수분해효소가 아닌 **산화효소**(oxidase)를 포함하고 있다.

과산화소체는 미소체(microbody)라고도 불리며 과산화수소(hydrogen peroxide)를 생성 · 분해하는 효소를 함유한, 세포질(cytoplasm) 내의 작은 알갱이로써, 카탈라아제(catalase)라는 효소가 있어 인체에 유해한 물질을 **물과 산소**로 분해한다.

중심체(centrosome)

중심체는 세포안의 구조물을 배열하고 이동시키는 중요한 역할을 하며, 세포의 뼈대를 형성한다. 중심체는 세포주기의 조절에 관여하는 세포소기관(cell organelle)으로 핵주위의 세포질(cytoplasm)에 위치하고, 막이 없으며, 미세소관(microtubules)이라는 관 모양의 중심소체(centriole) 2개로 이루어져 있다.

세포분열 중에 방추사(spindle fiber)를 형성하여 새로 생긴 세포에 DNA 정보를 전달하는 염색체(chromosome)를 끌어당긴다.

섬모(cilia)와 편모(flagella)

섬모와 **편모**는 세포의 표면에서 발견되는 가늘고 머리카락 같은 이동용 세포소기관이다. 섬모와 편모는 구조적으로 동일하며, 세포에서 돌출되어 나온 부분으로 운동성이 있다.

섬모(cilia)의 상피세포(epithelium) 표면에 길이는 10μm 정도 되는 작고 털과 같은 구조로 되어 있으며, 섬모와 편모에 있는 **운동단백질**(motor protein)은 물결을 일으켜서 이동하게 한다. (그림 2-6)

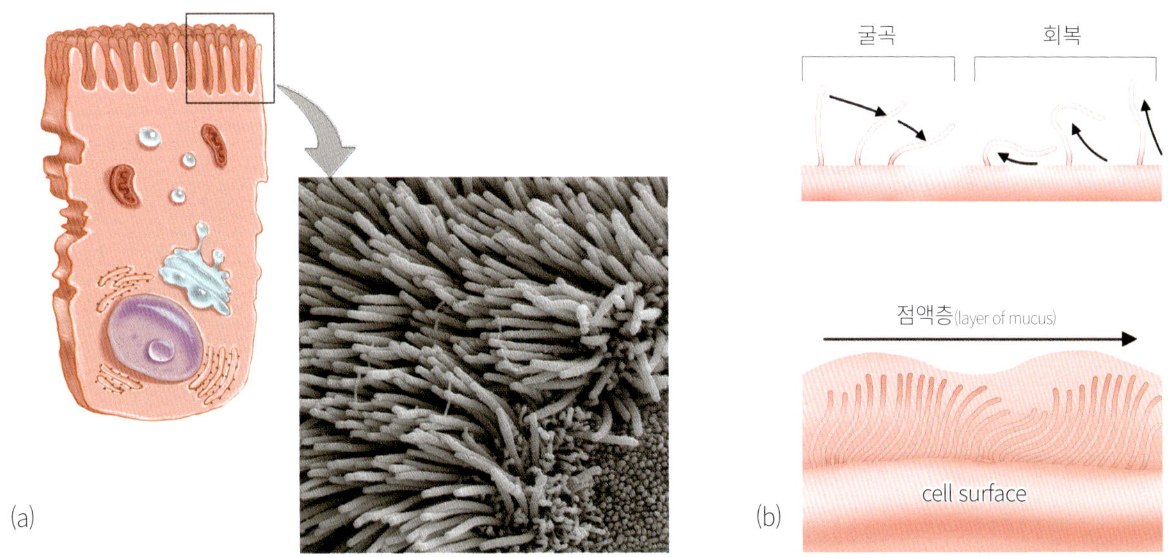

그림 2-6 (a) 섬모(화살표 부분)는 호흡기관 내부의 세포막에서 흔히 볼수 있다(×10,000). (b) 섬모는 한번 치고(power stroke), 이를 회복하는(recovery stroke) 반복작용을 통해 조직 표면의 액을 쓸어주는 이리저리(to-and-fro) 운동을 한다.

소포(vesicle)

소포(vesicle)는 직경 0.5 cm 이하의 맑은 액체를 포함하는 물집을 말하며, 직경이 0.5 cm 보다 클 경우 수포(blister)라고 한다. **여포**(follicle)는 세포내에 유입되었거나, 세포내에서 생성된 물질을 포함하는 막(membrane)으로 된 주머니이다.

미세사(microfilament)와 미세소관(microtubule)

미세사와 **미세소관**은 세포질 내에 존재하는 두 종류의 실과 같은 구조물이다. 미세사는 액틴(actin)단백질의 작은 막대형으로 다양한 세포이동에 관여한다.

미세사는 근원섬유(myofibril)를 구성하고, 이것이 세포를 짧아지거나 수축하게 만든다.

미세소관은 길고, 미세사는 직경이 두 세배 정도 되는 가느다란 관이다.

튜불린(tubulin)이라는 구형 단백질로 구성 되어 있으며, 단단하여 세포뼈대(세포골격, cytoskeleton) 구성과 세포형태 유지를 돕는다. 미세소관은 또한 세포내기관과 구조물을 이동시킨다.(그림 2-7)

그 외 세포질 포함물(inclusion body)

세포는 그 외에 세포질 포함물(inclusion body)이라는 **생명이 없는 화학물질**을 포함한다. 이 물질은 세포내에 일시적으로만 존재하며, 글리코겐(glycogen: 당원) 이나 지질 같은 영양분과 피부의 멜라닌(melanin)과 같은 색소를 포함한다.

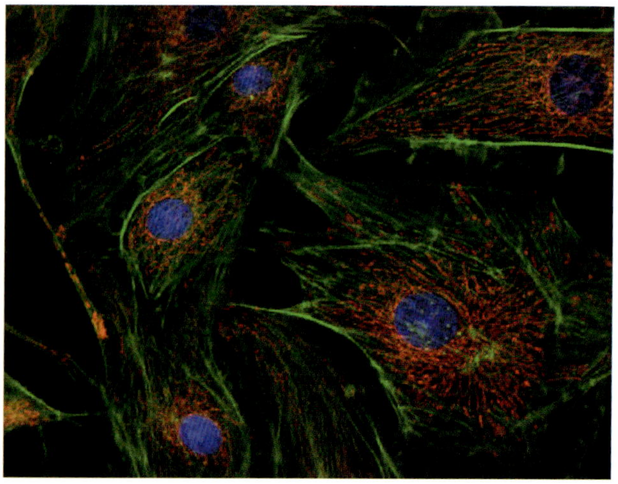

그림 2-7 세포 골격을 보여주는 전자현미경 사진

세포핵(karyoplast)

세포소기관(cell organelle)의 하나인 세포핵은 핵막(nuclear envelope)으로 둘러싸여 있다.

핵(nucleus)은 유전정보의 대부분을 가지고 있으며, 세포질의 모든 소기관과, 세포생식 과정을 조절한다.

핵구멍(핵공, nuclear pore)은 유전정보를 전달하는 전령 RNA(messenger RNA) 통로이며, 100가지 이상의 단백질(protein)로 구성된 통로로 핵(nucleus)과 세포질(cytoplasm) 간의 물질이동을 한다.

핵소체(nucleolus)는 RNA와 단백질(protein)로 구성된 작고, 불투명한 구조물로서, 그 주위를 둘러싼 막(membrane)이 없으며, **염색체**(chromosome)의 특정 부위에서 형성된다.

염색질(chromatin)은 핵(nucleus)의 액체 성분 중에 느슨하게 감긴 섬유로 구성되어 있다. 세포분열(cell division)이 시작되면 염색체(chromosome)는 히스톤(histone) 단백 8개의 덩어리를 싸고 있는 DNA분자로 구성된다.(그림 2-8)

염색체(chromosome) 세포분열이 일어나는 시기에 DNA분자가 짧은 막대 모양으로 나타나는데 이것을 염색체라 한다. 우리 몸 속 모든 세포의 핵(nucleus)에는 46종의 DNA 분자가 존재한다.

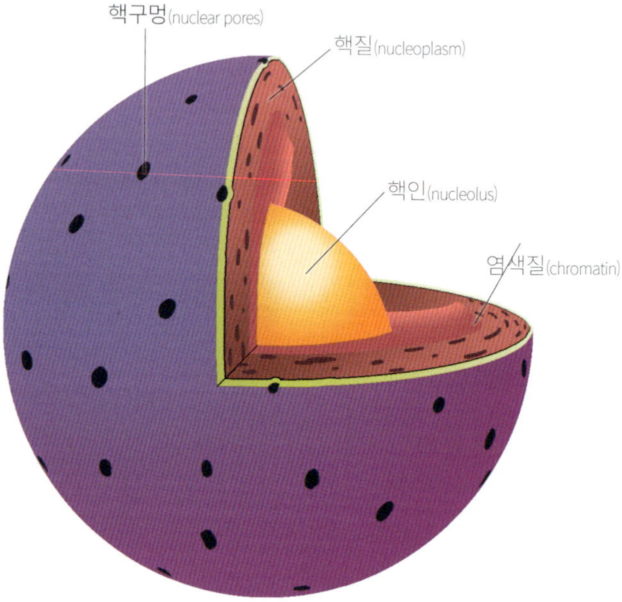

그림 2-8 핵

세포(CELL)의 생성과 성장

세포는 생명유지를 위해 많고 다양한 단백질을 지속적으로 생성하며, 단백질(protein)은 탄수화물(carbohydrate)과 지질(lipid)을 합성하고, 모든 세포의 기능을 조절한다.

단백질(protein) 합성에서는 2종류의 핵산(nucleic acid), 즉 **리보핵산**(ribonucleic acid, RNA)과 **디옥시리보핵산**(deoxyribonucleic acid, DNA)이 결정적인 역할을 담당한다.

DNA 분자

DNA(deoxyribonucleic acid)를 주성분으로 하는 **염색체**(chromosome)는 유전을 가능하게 하며, **유전정보**(genetic information)와 **유전형질**(inherited character)이 부모에서 자녀로 전달되는 과정을 결정한다.

DNA 분자는 축을 따라 꼬여 있는 사다리와 같은 모양으로 바깥쪽은 인산과 디옥시리보스(deoxyribose)로 되어 있다. 안쪽은 유전자 부호(code)를 결정하는 퓨린(purine)과 피리미딘(pyrimidine) 염기가 두 가닥을 연결시키는 이중나선(double helix) 구조를 하고 있다. 분자량은 보통 10억 정도이다.

각 DNA 분자의 뉴클레오티드(nucleotide)는 당(sugar), 염기(base), 인산염(phosphate)으로 구성된다.

염기(base)에는 아데닌(adenine), 티민(thymine), 구아닌(guanine), 시토신(cytosine)이 있다. 질소(nitrogen)를 함유하는 이 화학물질들은 높은 pH를 나타내므로 염기라고 부른다.

유전자(gene)는 염색체 속의 특정 염기쌍마디(segment)를 가리킨다. 인체의 46개 염색체들의 각 체세포는 한 종류의 사립체염색체(mitochondrial chromosome)가 있다. DNA는 1만9천 개의 단백질(protein)이 코드화된 유전자가 있으며, 그 안에는 약 30억 개가 넘는 염기쌍에 해당하는 **유전정보**가 들어있다. (그림 2-9)

RNA 분자

RNA(ribonucleic acid)는 리보스(ribose)로 구성되어 있으며, 한 가닥으로 존재한다. 염기(base)의 종류에 있어서도 DNA와 마찬가지로 네 개의 염기로 구성되어 있으며, A(adenine), G(guanine), C(cytosine)는 동일하지만 티민(thymine, T) 대신 우라실(uracil, U)을 사용하는 것이 다르다.

핵(nucleus)의 유전정보가 세포질(cytoplasm)로 전달되는 과정의 전령 RNA(messenger RNA)는 DNA와 상보적인 서열을 가지고 있다.

전령 RNA(messenger RNA)분자는 핵공(nuclear pore)을 통해 핵을 빠져나와 리보솜(ribosome)과 결합하여 **단백질**(protein) 합성을 한다.

RNA는 핵에서 유전정보를 복사하여 세포질로 전달하며, 또한 DNA 부호를 이용하여 세포 안의 다양한 기능을 조절한다.

RNA와 DNA는 뉴클레오티드 아단위(nucleotide subunits) 즉, 한 개의 당, 한 개의 인산 및 4개의 염기 중 1개로 구성된다. RNA는 단일나선(single stranded) 구조로 이루어진다.

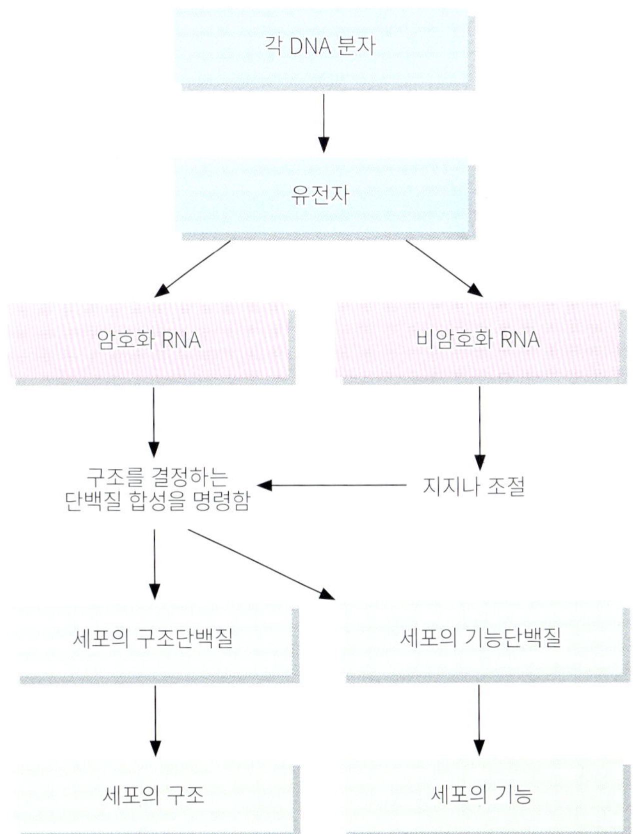

그림 2-9 유전자의 기능

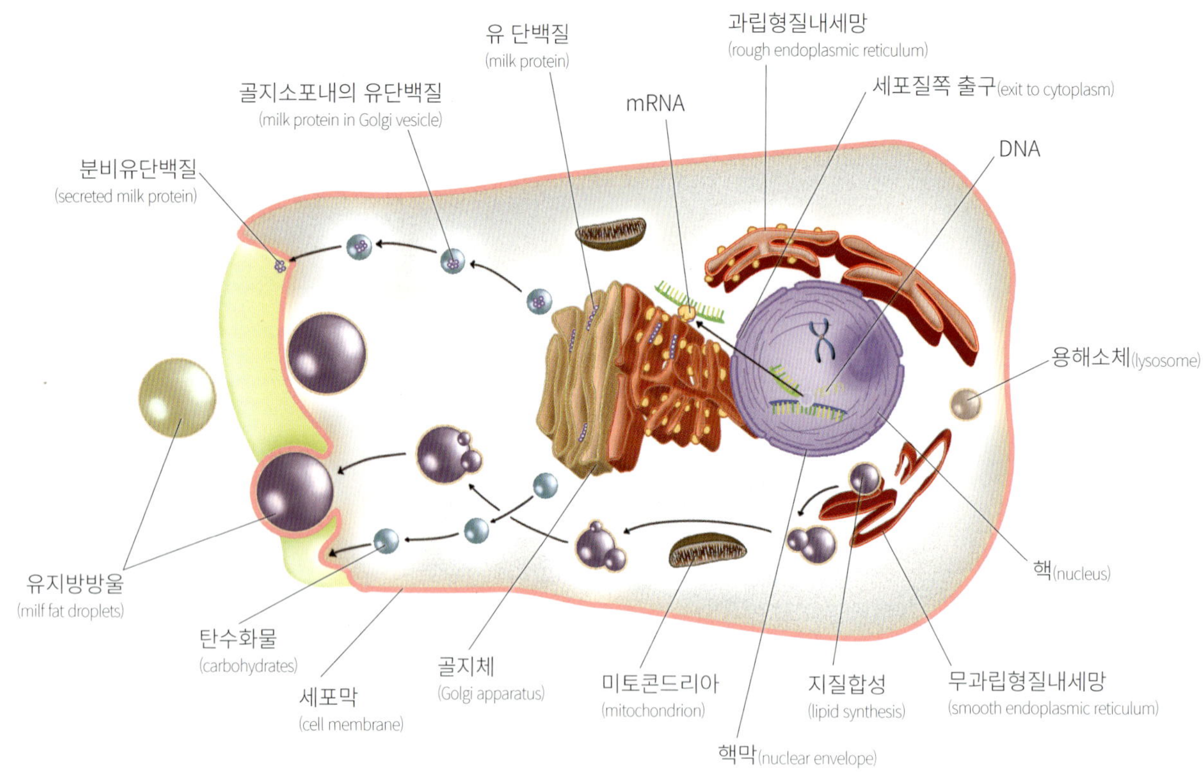

그림 2-10 세포 내 소기관들에 의한 단백질과 지질의 합성, 운송, 저장, 분비과정

핵산과 단백질의 합성 (nucleic acids and protein synthesis)

효소(enzyme)는 대사과정을 조절하여 세포가 살 수 있도록 한다. 특정한 단백질(protein)을 만들 수 있는 정보 DNA는 단백질 합성에 관계하는 정보를 유전물질(heredity)에 저장하고 유전형질을 교정한다.

유전적 정보를 보면 세포는 DNA 정보를 세포분열 할 때 유전형질의 유전정보를 새로운 세포에 전달한다.

즉 단백질을 만들 수 있는 유전정보를 갖고 있는 것을 **유전자**(gene)라 하고, 세포내 DNA에서 단백질 만드는 유전정보를 가진 부분을 **유전체**(genome)라 한다.

단백질 합성(protein synthesis)을 하기 위하여 아미노산들이 서로 연결될 수 있도록 도와주는 것이 핵에서 만들어진 전이 RNA(transfer RNA, tRNA)이다. tRNA는 70~80여 개의 뉴클레오타이드(nucleotide)로 구성되어 있으며, **핵**(nucleus) 속 유전정보를 세포질로 전달하려면, 단백질(protein)의 실제 합성장소에서 **전사**(transcription)와 **유전부호 해독**(translation)의 두 단계가 먼저 이루어져야 한다. 단백질(protein) 합성에 필요한 에너지는 ATP(adenosine triphosphate)에서 얻어지며, 단백질의 생성량은 mRNA의 양과 비례한 고유의 형태로 리보솜(ribosome)은 단백질 합성이 끝날 때까지 필요하다. **(그림 2-10)(그림 2-11)**

DNA 복제(DNA replication)

DNA분자는 DNA 복제(DNA replication) 과정을 통해 하나의 세포가 두개의 새로운 세포로 분열하기 전, 핵 속의 각 DNA분자는 자신과 똑같은 복제물을 만들 수 있다. 세포분열로 생긴 세포는 모세포(blast cell)와 동일한 구조로 대사 수행 능력이 있다.

복제(replication)가 일어나지 않을 때의 DNA는 단단하게 꼬인 이중나선 구조로 나타나지만, 복제가 시작되면 이중나선 구조가 풀리고, 두 DNA 염기쌍은 서로 분리되어 멀어지어, 염기는 짝을 이루지 못한 상태가 된다.

DNA 복제가 완료된 후, 유사분열의 첫 시기가 시작되기 전까지 세포는 성장을 계속한다.

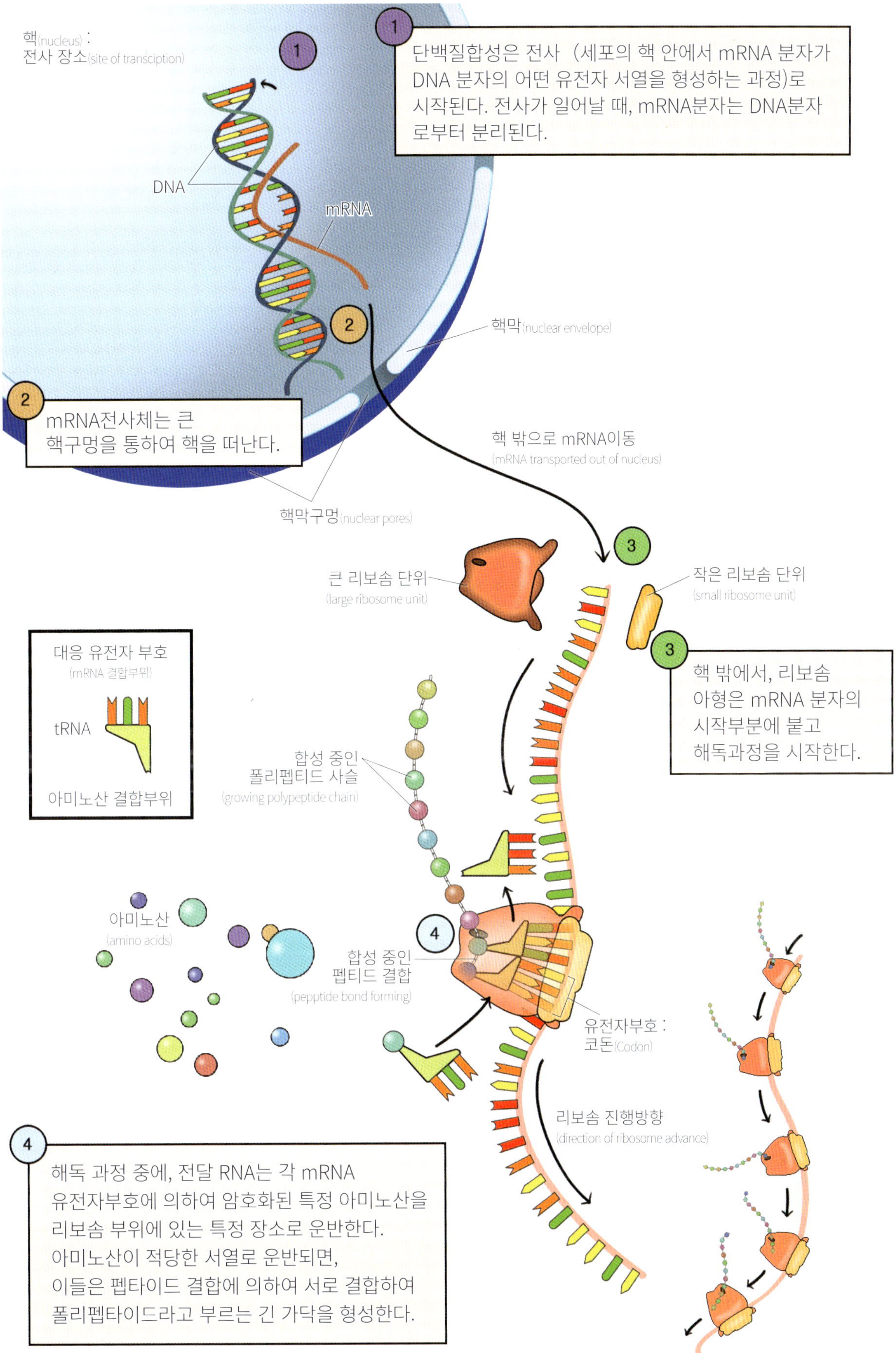

그림 2-11 단백질 합성 과정

세포막(CELL MEMBRANE)을 통한 물질이동

세포는 새로운 물질을 만들고 해체하며, ATP 생산, 음식물 소화, 노폐물 처리, 생식과 성장, 자극에 대한 반응 등을 수행한다.

막(membrane)운반

형질막(plasma membrane; 세포막, cell membrane)을 통해 물질이 양방향으로 끊임없이 이동한다. 이 과정을 2가지로 구분한다.

- **수동운반**(passive transport): 물질이 높은 농도에서 낮은 농도로 이동하는 과정에서 세포에너지가 소요되지 않는다.
- **능동운반**(active transport): 물질이 높은 농도에서 낮은 농도로 이동하려면 세포에너지가 소요된다.

확산(diffusion)

확산은 입자의 농도 차이로 인해 이동하는 현상으로, 수동운반의 좋은 예로써, 액체나 기체에 다른 물질이 섞이고, 그것이 조금씩 번져가다가 마지막에는 **일률적인 농도**로 바뀌는 현상이다.

단순확산(diffusion)은 기체(gas: 가스), 지용성(fat-soluble) 물질, 일부 저분자(low molecular) 물질 등이 세포막(cell membrane)의 인지질(phospholipid) 층을 통해 확산되는 것이다.

단순확산에 의해 산소, 이산화탄소, 스테로이드, 전신마취제와 같은 지용성(fat-soluble) 물질은 자유롭게 세포막을 통과한다. 그러나 나트륨(sodium), 칼륨(potassium), 염소(chlorine)이온 같은 지용성(fat-soluble)이 아닌 작은 용질은 막의 통로인 **단백질**(protein)을 통해 확산된다. (그림 2-12)

촉진확산(facilitated diffusion)

당(sugar)과 **아미노산**(amino acids)은 세포막(cell membrane) 구멍을 통과하기에 너무 커서, 촉진확산(facilitated diffusion)의 경로(통로매개 수동운반, 운반체매개 수동운반)를 통하여 단백질(protein)과 결합하여 운반체 역할이 이루어진다.

예컨대 당의 촉진확산에서 인슐린(insulin)은 특정 세포막을 통해 당의 촉진과 확산을 증진시킨다.

삼투(osmosis)

삼투는 선택적으로 투과되는 막을 통한 물의 확산이다. 삼투(osmosis)현상은 묽은 용액(solution)과 진한 용액이 반투과성막(semipermeable membrane)을 사이에 두고 있을 때, 농도가 더 진한 쪽으로 용매(물, water)가 이동하는 현상이다.

세포막(cell membrane)은 일반적으로 물을 투과시키므로, 물은 신체 전체에서 삼투(osmosis)에 의해 평형을 이루고, 세포내외의 모든 체액에 존재하는 물과 용질의 농도는 모두 같으며, 따라서 세포 안과 밖에 존재하는 액의 삼투압(osmotic pressure)은 같다.

여과(filtration)

여과는 막의 한면에 가해지는 힘이 다른 면에 작용하는 힘보다 클때 막을 통해 물과 물질이 이동하는 현상으로, 이 힘을 정수압이라 한다.

정수압(hydrostatic pressure)은 여과의 원동력으로써, 중력에 의한 물의 무게 때문에 생성되며, 이 힘으로 물 분자가 반대편으로 이동된다. 심장(heart)운동은 능동적으로 일어나지만, **여과**(filtration)는 수동적으로 일어난다.

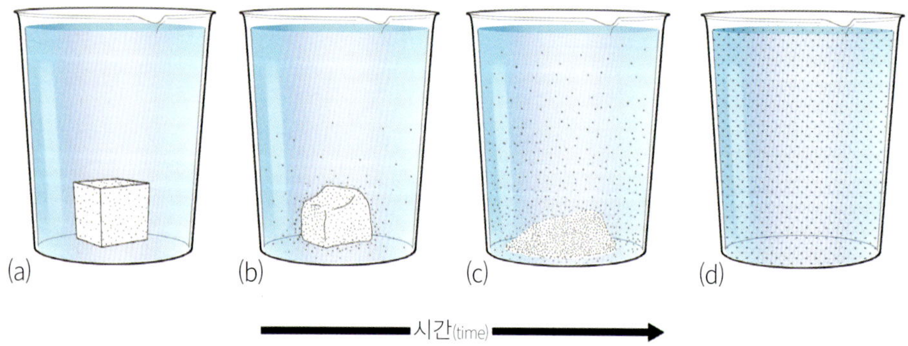

그림 2-12 확산(diffusion) (a) (b) (c)는 고농도에서 저농도로 각설탕이 녹는 과정 (d)는 설탕분자의 골고루 퍼진 상태

포음작용(pinocytosis)

포음작용은 능동적으로 액체를 삼키는 세포작용으로 세포가 주위의 작은 액체 방울을 흡입 혹은 함입체(retraction body)를 형성하는 것으로 포식작용과 유사하다.

포식작용(phagocytosis)

포식작용은 포음작용과 유사하나, 세균, 이물질 그리고 다른 세포를 섭취할 수 있는 포식세포(phagocyte)에 의해 미생물을 섭취하고 죽이며, 항원을 림프구에 전달하고, 변성물질을 청소하며, 매개체를 분비하는 작용을 말한다.

수용체 매개 세포내이입(receptor-mediated endocytosis)

수용체 매개 세포내이입은 특정 물질만을 세포 안으로 이동시킨다. 이 과정에서 작용하는 단백질(protein) 분자는 특정 물질을 결합할 수 있는 수용체(receptor)로 특정 분자와 결합하고, 막은 이를 내부로 이동시킨다.

세포외유출(exocytosis)

세포외유출은 **세포내이입**(endocytosis)의 반대작용이다. 세포(cell)가 가지는 분비의 하나로, 세포 활동에 의해 만들어낸 물질들을 세포 밖으로 배출하는 것을 말하며, 이를 세포외유출(exocytosis)이라고 한다.

양방향이동

세포내이입(endocytosis)과 **세포외유출**(exocytosis)이 조합된 기능으로, 세포의 한쪽 끝으로부터 반대편으로 물질을 빠르게 이동시킨다.

양방향이동으로 인해 단단히 연결된 세포로 형성된 장벽을 통해서도 물질이 통과할 수 있게 된다. 이렇게 양방향이동을 통한 물질은 세포를 통과할 때 특이적으로 속도가 빠르다.

예컨대 AIDS를 일으키는 바이러스인 HIV는 항문(anus)과 여성생식기의 상피세포(epithelial cell)를 통과하는 양방향 이동에 의해 인체에 감염된다.(표 2-1)

표 2-1 세포 안과 밖으로의 이동

과정			특징	에너지원	예
수동(물리적) 과정	단순확산(simple diffusion)		분자(molecule)나 이온(ion) 이 고농도에서 저농도로 이동	분자 이동	허파(폐, lung)에서 산소와 이산화탄소의 교환
	촉진확산(facilitated diffusion)		분자가 통로나 운반체분자를 통해 고농도에서 저농도 지역으로 막을 가로질러 통과	분자 이동	세포막(cell membrane)을 통한 포도당의 이동
	삼투(osmosis)		물 분자가 선택적 투과막(permeable membrane)을 통해 고농도에서 저농도로 이동	분자 이동	세포내로 유입되는 증류수
	여과(filtration)		작은 분자가 압력에 의해 다공성막을 통과	정수압	모세혈관(capillary, 실핏줄) 밖으로의 분자의 이동
능동(생리학적) 과정	능동수송(active transport)		운반체 분자가 막을 통하여 저농도에서 고농도로 분자나 이온을 이동	세포에너지	막(membrane)을 통과하는 다양한 이온과 아미노산의 이동
	세포내이입(endocytosis)	포음작용(세포흡수작용)	막(membrane)이 주위의 액체 방울을 받아들임	세포에너지	물에 용해된 큰 입자를 포함하는 막형성 소포
		포식작용(phagocytosis)	막이 주위의 고체 입자를 받아들임	세포에너지	세균을 제거하는 백혈구(leucocyte)의 세포막
		수용체(receptor) 매개 세포내 이입	막이 수용체 단백질과 선택적으로 결합한 분자를 유입	세포에너지	LDL 입자를 포함한 콜레스테롤을 제거하는 세포
	세포외유출(exocytosis)		소포(follicle)가 막과 합해져서 세포 외부로 내용물을 방출	세포에너지	단백질(protein) 분비, 신경전달물질 유리
	양방향이동		수용체 매개 세포내 이입(endocytosis)과 세포외유출(exocytosis)의 결합으로 물질이 세포를 통과	세포에너지	세포판(세포층, cellular layer)을 가로지르는 HIV

세포분열(CELL DIVISION)

세포는 1개에서 분열을 반복하여 약 60조 개까지 늘어난다

몸을 구성하는 세포 수는 성인의 경우 약 60조 개에 이르지만 원래는 1개의 수정란에서 시작된 것이다.

체세포(somatic)는 분열을 통하여 그 숫자를 늘려나간다. 체세포 분열로 인해 새로 생겨난 세포는 그 형태와 구조, 성격은 기본적으로 원래의 세포(모세포: blast cell)와 다르지 않으며 세포핵에 포함된 염색체의 수 역시 동일하다(상염색체 44개와 성염색체 2개 등 총 46개).

그러나 **생식세포**(oophyte)의 경우 모세포의 절반의 염색체밖에 계승되지 않으며 이것을 감수분열(meiosis)이라 한다. 생식세포가 감수분열을 하는 것은 정자와 난자가 결합(수정)하여 부모 쌍방의 형질이 자식에게 계승되기 때문이다.

최초의 수정란은 분열을 반복하면서 그 수를 늘려가는 과정에서 피부세포나 신경세포, 근육세포 등의 특정 기능을 가진 세포로 변화된다. 이것을 분화(differentiation)라고 한다. 아직 분화하기 전에 세포, 다시 말해 어떤 세포로도 변화할 수 있는 단계의 세포가 줄기세포(stem cell)이다.

줄기세포(stem cell)는 자가 복제능력을 가지고 있으며 신체를 구성하는 약 210가지의 조직세포로 분화할 수 있기 때문에 줄기세포를 이용해서 망가진 신체기관을 재생하기 위한 의학적 연구가 활발하다. 분화된 체세포는 분열을 반복하는 과정에서 염색체의 끝부분에 있는 텔로미어(telomere)가 점차 짧아지면서 세포분열능력이 감소하는데 이것이 노화의 중요한 원인으로 알려져 있다.(그림 2-13)

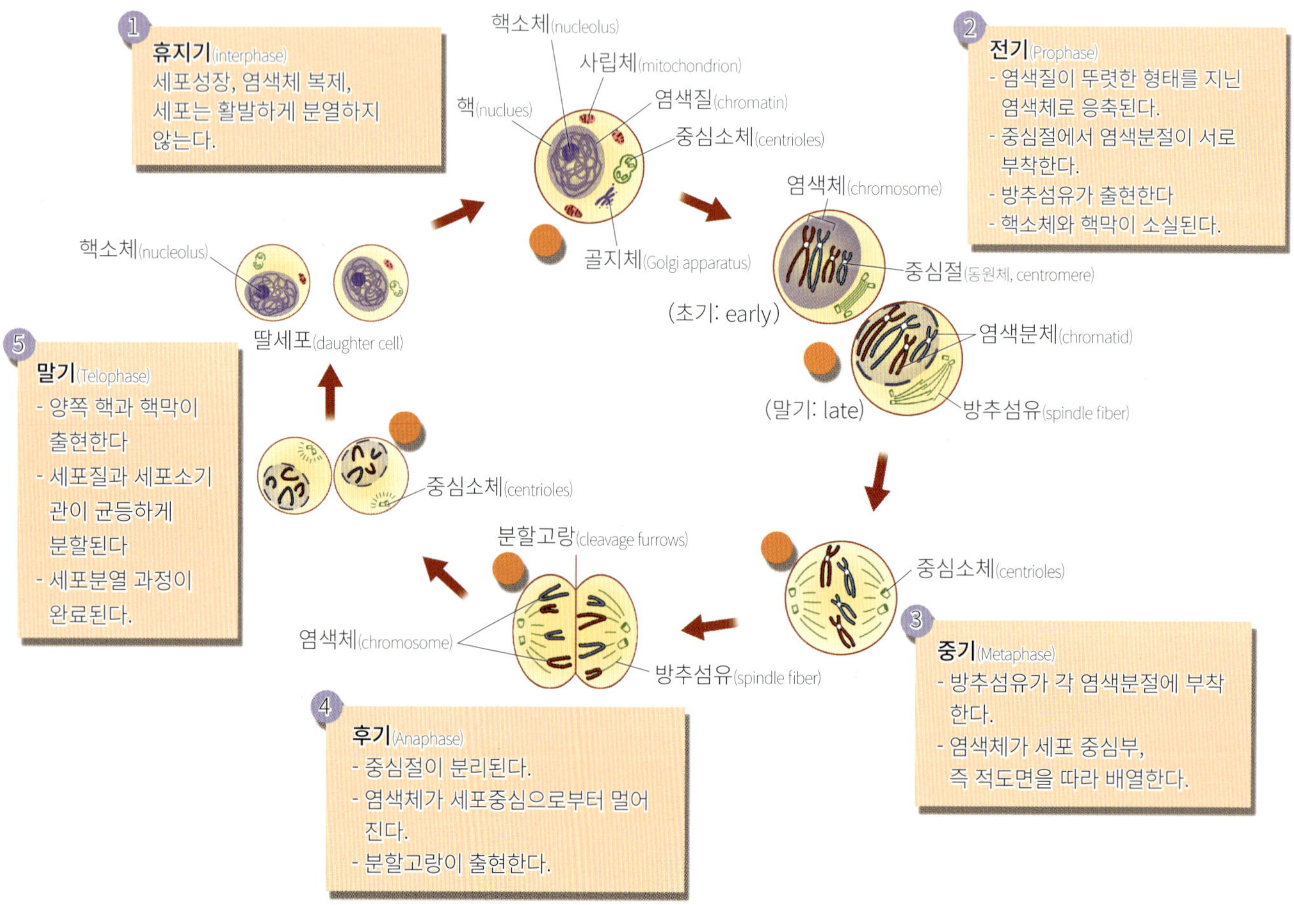

그림 2-13 세포의 주기

세포대사(CELL METABOLISM)와 작용

세포대사(cell metabolism)

세포대사란 음식을 에너지로 전환할 수 있도록 단백질(protein), 지질(lipid), 핵산(nucleic acid) 그리고 일부 탄수화물(carbohydrate)을 만들기 위한 재료로서 음식을 분해하고, 질소성 폐기물을 제거하는 과정으로, 유기체가 성장하고 번식하도록 한다. (그림 2-14)

세포작용

동화작용(anabolism)은 에너지를 이용하여 단백질(protein)이나 핵산(nucleic acid)과 같은 세포(cell)의 구성성분을 합성하는 반응으로, 작은분자에서 큰분자를 만드는 과정이다.

이화작용(catabolism)은 복잡하고 큰 물질을 분해하여 간단하고 작은 물질로 만드는 분해대사 작용이다. 이러한 작용으로 다당류(polysaccharide), 지질(lipid), 단백질(protein), 핵산(nucleic acid)과 같은 큰 분자를 단당류(monosaccharide), 지방산(fatty acid), 뉴클레오타이드(nucleotide), 아미노산(amino acids)과 같은 작은 단위로 분해하는 작용이다.

효소(enzyme)는 세포 내의 화학반응이 잘 일어나도록 유도하는 물질로서, 세포 내 활성화 에너지를 낮춰주는 역할을 한다. 효소는 구형(globular) 단백질로 이루어져 있으며, 특정한 형태의 반응물에만 작용하는 특이성이 있다.

세포주기(cell cycle)

세포주기란 세포가 복제되어서 다시 복제되기까지의 기간을 말한다. 세포주기(cell cycle)는 세포분열(cell division)로 생긴 딸세포(낭세포, daughter cell)가 다시 모세포(blast cell)가 되어 다시 세포분열을 실시해, 새로운 딸세포가 될 때까지의 과정이다.

간기(interphase), **분열기**(mitosis), **세포질 분열**(cytoplasmic division), **분화**(differentiation)의 단계로 구분된다.(표 2-2)

표 2-2 유사분열(mitosis)과 세포질분열(cytokinesis)의 주요 과정

단계	주요 과정
전기 (prophase)	염색사가 축합되어 염색체 형성, 중심소체가 세포질 반대편으로 이동, 핵막과 핵소체 소실, 미세소관이 중심소체와 염색분체에 결합
중기 (metaphase)	중심소체로부터 나온 방추사가 각 염색체의 동원체에 결합, 염색체가 중심소체 사이에 정렬
후기 (anaphase)	염색분체의 분리, 방추사가 짧아지면서 각각의 염색체를 중심소체를 향해 끌어당김
말기 (telophase)	염색체가 늘어나 염색사를 형성, 핵막이 염색체 주위에 형성, 핵소체가 나타남, 미세소관 분해

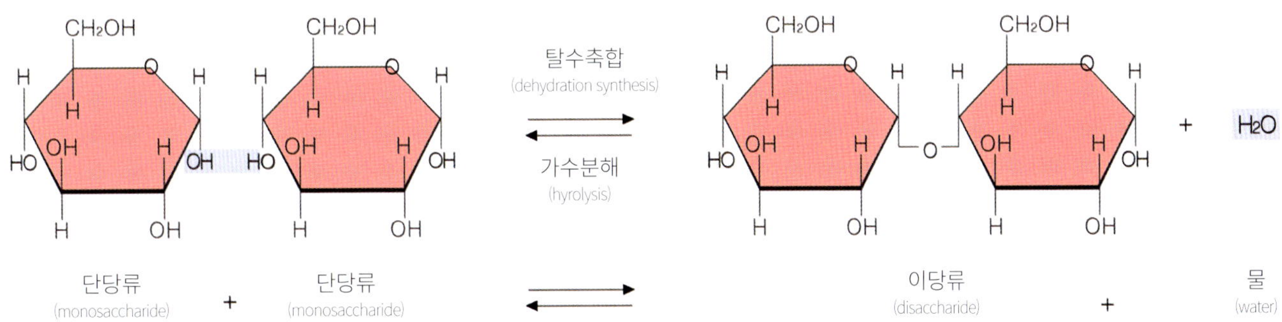

그림 2-14 동화작용과 이화작용의 예

세포분열 조절 기능상실의 결과물로 대표적인 것이 종양이다

종양(tumor)에는 두 종류가 있다. 양성종양(benign tumor)은 건강한 조직의 기능을 방해하고, 악성종양(malignant tumor)은 침투성이 강해서 주위 조직으로 확장된다.암은 기원 부위, 기원 세포의 종류에 따라 구분되며, 적어도 두 가지 형태의 유전자가 암을 유발한다.

종양유전자(oncogene)는 세포분열 속도를 증가시키는 다른 유전자를 활성화하고, 종용억제 유전자(tumor suppressor gene)는 정상적으로 분열 중지 신호를 보낸다. 종양억제 유전자가 제거되거나 불활성화되면, 세포분열 조절이 되지 않아 암이 유발된다.

암세포의 특징

- 세포주기 조절능력 상실
- 전이성- 침투성- 번식성(더 많은 암세포를 생성한다)
- 미분화성(특성화 상실)
- 접촉 저해성 상실
- 이식성(다른 개체에 암세포를 이식하면 암이 유발된다)

능동운반(active transport)

능동운반은 세포에서 농도 차이를 극복하여 물질을 운반하는 과정으로, 세포막(cell membrane)을 경계로 물질을 저농도에서 고농도로 이동하게 한다. 즉, 능동수송(active transport)은 세포막이 농도 경사를 거슬러서 낮은 농도에서 높은 농도로 물질을 이동시키는 것을 말하며 이때 ATP 에너지가 소모된다.

능동운반에 의해 세포막(cell membrane)을 통과하는 입자는 당(sugar), 아미노산(amino acids), 나트륨(sodium), 칼륨(potassium), 칼슘(calcium), 수소이온(hydrogen ion) 등이다. 이 중 일부는 세포내로, 일부는 세포외로 능동운반된다.

조직(TISSUE) 개요

조직(tissue)은 세포(cell)의 다양한 집합체로서, 어떤 조직의 세포배열은 오직 세포 한 층 정도의 얇은 층으로 형성되고, 또 어떤 조직은 수백만 개의 세포로 이루어진다. 또한 일부의 경우는 지방조직(adipose tissue)같은 단순조직(simple tissue)을 형성하고, 대부분의 경우는 신경조직(nerve tissue)같은 서로 다른 기능을 가진 세포들이 혼합된 복합조직(compound tissue)으로 나누기도 한다.

조직(tissue)은 그 구성원인 세포들이 계속하여 죽고, 동시에 계속적으로 분열하여 새로운 세포가 생기면서 조직이 유지된다. 이처럼 계속적으로 생겨나는 세포를 **줄기세포**(stem cell)라 한다.

줄기세포(stem cell)의 일부는 손상된 부위로 이동하여, 그 부위에서 분열하여 손상된 세포를 새 세포로 생성한다.

인체조직은 상피조직(epithelial tissue), 결합조직(connective tissue), 신경조직(nervous tissue), 근육조직(muscular tissue)으로 분류한다. (그림 2-15)

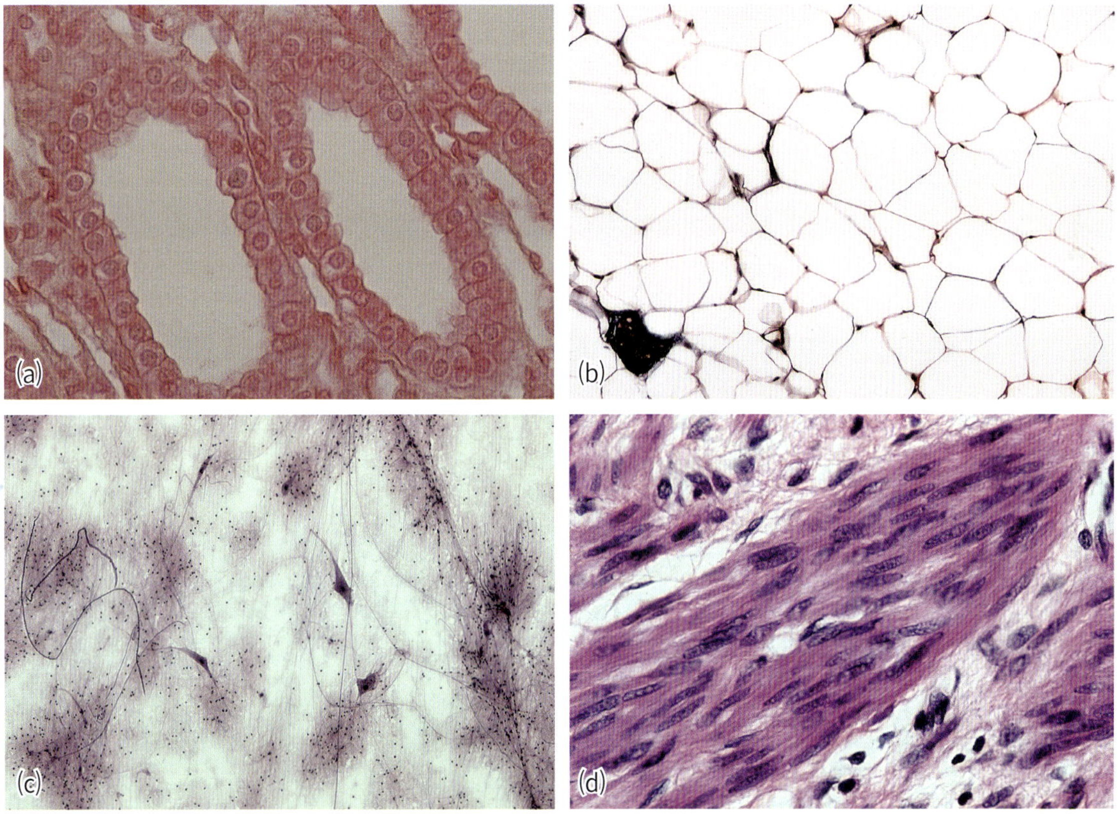

그림 2-15 각 인체 조직의 전자현미경 사진. (a) 상피조직 (b) 결합조직 (c) 신경조직 (d) 근육조직

상피조직(EPITHELIAL TISSUE)

몸과 기관의 표면과 내면을 덮고 있는 조직을 상피조직이라 한다. 상피 조직은 단층상피와 중층상피로 구분된다. 조직을 구성하는 세포의 모양이나 털의 유무에 따른 분류도 있다.

표면을 덮고 있는 상피조직(epithelial tissue)

상피조직은 몸의 외부와 내부의 표면과 장기의 내부와 표면을 덮고 있는 조직이며, 단단히 결합된 판처럼 배열되어 있고, 또한 분비상피가 잘 발달되어 있다.(표 2-3)

모양에 따른 상피세포

- **편평세포**(squamous cell): 납작한 세포
- **입방세포**(cuboidal cell): 정유면체 모양의 세포
- **원주세포**(columnar cell): 키가 폭보다 큰 세포
- **이행세포**(transitional cell): 다양한 모양의 세포

배열에 따른 상피세포

- **단층상피**(simple epithelium): 동일한 모양의 세포가 한 층으로 배열
- **중층상피**(stratified epithelium): 여러 층의 세포로 구성 된 상피

상피조직은 세포의 형태에 따라 다음과 같이 분류한다.

단층상피(simple epithelium)

상피조직(epithelial tissue)은 인체에 널리 퍼져 있으며, 몸의 표면과 다양한 구조의 안쪽 면, 즉 인체의 각 기관을 덮고 있으며, 체강(body cavity)의 내부를 형성하며, 상피조직은 분비(secretion), 흡수(absorption), 배설(excretory) 등에 관여한다.

상피세포(epithelial cell)는 매우 단단히 결합된 세포관인 상피(epithelium)를 형성하며, 상피는 혈관(blood vessel)을 갖지 않기 때문에 결합조직에 있는 혈관으로부터 산소와 영양분을 얻는다.

중층상피(stratified epithelium)

중층상피는 상층 세포의 배열에 따라 중층편평상피(stratified squamous epithelium)와 중층원주상피(stratified columnar epithelium), 중층입방상피, 중층이행상피 등으로 구분한다.

중층입방상피(stratified cuboidal epithelium)는 젖샘(mammary glands), 땀샘(sweat gland), 침샘(salivary glands), 이자(pancreas)의 큰 분비관을 따라 이어져 있으며, 두세층의 입방세포(pseudostratified epithelium)로 구성되어 있다. 여성과 남성의 생식기관인 난소(ovary)의 난포(follicle)와 세정관(seminiferous tubule)에 형성되어 있다.

중층이행상피(stratified transitional epithelium)는 중층상피

표 2-3 상피조직

종류	형태	기능	위치
단층편평상피 (simple squamous epithelium)	단층, 납작한 세포(cell)	여과, 확산, 삼투(osmosis), 표면을 덮고 있음	허파(폐, lung)의 공기주머니, 모세혈관(blood capillary)벽, 혈관(blood vessel)과 림프관(lymphatic vessel)
단층입방상피 (simple cuboidal epithelium)	단층, 입방형(cubiform) 세포	분비, 흡수	난소(ovary)표면, 콩팥세관(요세관, nephric tubule)과 분비관(secretory duct)
단층원주상피 (simple columnar epithelium)	단층, 긴 세포	보호, 분비, 흡수	자궁(uterus), 위(stomach), 장
위중층원주상피 (stratified squamous epithelium)	단층, 긴 세포	보호, 분비, 점액(mucus)의 이동	호흡기 통로
중층편평상피 (pseudostratified columnar epithelium)	다층, 상부에는 납작한 세포가 존재	보호	피부의 외층, 입안(구강, oral cavity), 뒤통수(후두, larynx), 질, 항문(anus)
중층입방상피 (stratified cubodial epithelium)	2-3층, 입방형 세포	보호	젖샘(mammary glands), 땀샘(한선, sudoriferous gland), 침샘(타액선, salivary gland), 이자(췌장, pancreatic duct) 분비관
중층원주상피 (stratified columnar epithelium)	상부에는 긴 세포, 하부에는 입방형 세포	보호, 분비	정관(vas deferens), 남성요도(male urethra), 후두의 일부
이행상피 (transitional epithelium)	입방형과 긴 형태 세포의 여러층	팽창, 보호	방광(bladder), 요관(ureter), 요도(urethra)의 일부

(stratified epithelium)의 일종으로, 주로 압력에 반응하여 늘어날 수 있는 신체 부위에서 관찰되고, 상피의 늘어나는 정도에 따라 입방상피(cuboidal epithelium) 또는 편평상피(squamous epithelium)가 된다. 방광벽에서 볼수 있는 상피이다.

샘상피(glandular epithelium)

샘상피는 주된 기능이 분비인 상피로서 분비세포로 구성된다. 외부와 연결된 분비샘을 외분비샘(exocrine gland)이라 하고, 조직액(tissue fluid)이나 혈액(blood)으로 생성물을 분비하는 샘은 내분비샘(endocrine gland)이라 한다.

단순샘(simple gland)은 곁가지가 없는 분비관을 가지고 표면과 상호작용하며, **복합샘**(compound gland)은 가지친 분비관(branched duct)을 가진다. 이 두 분비샘 중에서 상피(epithelium)로 이어진 분비샘은 **관상샘**(tubular gland)이라 하고, 끝부분이 낭처럼 분비관이 표면에 연결된 주머니 같은 늘어진 분비샘은 **포낭샘**(alveolar gland)이라 한다. (표 2-4) (그림 2-16)

섬모상피(ciliated epithelium)

섬모상피에는 표면에 섬세한 털이 있다. 상피조직은 땀과 호르몬 등을 배출하는 다양한 샘이 있는 것이 특징이다.

표 2-4 외분비샘의 종류

종류	특징	예
단세포샘(unicellular gland)	단일 분비 세포(secreting cell)	점액(mucus)을 분비하는 술잔세포(배상세포, goblet cell)
다세포샘(multicellular gland)	여러 세포로 구성된 분비샘	
단순샘(simple tubular gland)	곁가지 없는 분비관(secretory duct)을 통해 표면과 연결된 분비샘	
a. 단순관상샘(simple tubular gland)	표면으로 바로 열려있는 곧은 관 모양의 분비샘	작은창자의 장분비샘
b. 단순코일관상샘(simple coiled tubular gland)	길게 감겨진 관형 분비샘, 긴 분비관	피부의 땀샘(eccrine gland)
c. 단순분지관상샘(simple branched tubular gland)	가지를 친 고나형 분비샘, 분비관이 짧거나 없음	작은창자의 점액분비샘
d. 단순분지포낭샘(simple branched alveolar gland)	분비샘의 분비부가 분비관을 따라 주머니 같이 확장	피부의 피지샘(피부기름샘, sebaceous gland)
복합샘(compound gland)	가지를 친 분비관을 통해 표면과 연결된 분비샘	
a. 복합관상샘(compound tubular gland)	분비부가 감겨진 관형태의 구조이며, 대개 곁가지를 침	남성의 요도망울샘(bulbourethral gland)
b. 복합포낭샘(compound alveolar gland)	분비부에 주머니 같이 돌출된 부분이 많음.	침샘(타액선, salivary gland)

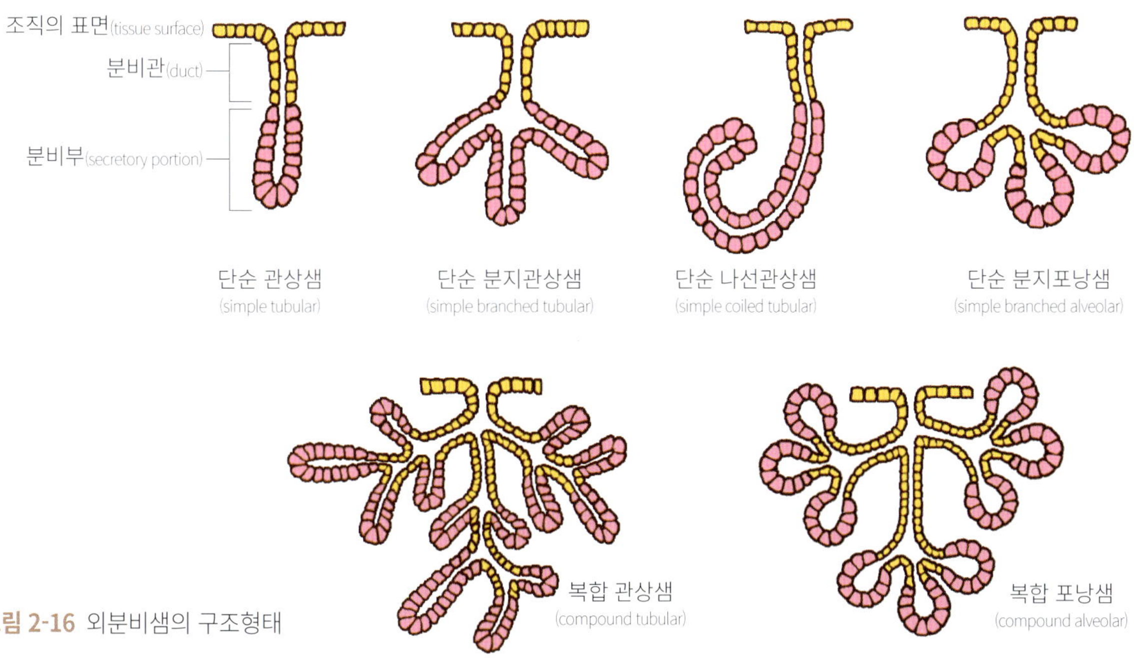

그림 2-16 외분비샘의 구조형태

결합조직(CONNECTIVE TISSUE)

결합조직(connective tissue)은 버팀세포(supporting cell)와 세포바깥바탕질(extracellular matrix)이 묶어진 조직으로 내부기관을 결합시키는 섬세하고 얇은 거미집 모양의 구조로 장기의 형태를 잡아준다. 이 조직(tissue)은 인체에서 가장 넓게 분포하며, 각종 조직보다 매우 풍부하고 다양한 형태로 존재한다.

결합조직의 **힘줄**(tendon)이나 **인대**(ligament)와 같은 바탕질은 강하면서도 유연한데, 바탕질은 GAGs(glycosaminoglycans)와 구조당단백질(structural glycoprotein)으로 구성되어 있다. 또한 **뼈의 바탕질**은 단단하고 견고하다.

결합조직(connective tissue)은 기본 구조 단위로 **연결, 지지, 보호,** 뼈대로서의 역할을 하며 체내의 공간을 채우고, '지방(fat) 저장, 혈액세포(blood cell) 생성, 감염(infection) 방지, 보호작용, 손상된 조직의 재생' 등을 담당한다. 결합조직에 분포되어 있는 혈관은 혈액을 통해 충분한 영양분을 받는다.

섬유성결합조직(고유결합조직, fibrous connective tissue)은 성긴결합조직(losse connective tissue), 지방조직(adipose tissue or fat tissue: 백색 white, 갈색 brown), 그물결합조직(reticular tissue), 치밀섬유결합조직(dense fibrous tissue: 규칙 regular, 불규칙 irregular)으로 나누며, **특수결합조직**(special connective tissue)은 뼈조직(bone tissue: 치밀 compact, 해면 cancellous or sponge), 연골(cartilage: 유리 hyaline, 섬유 fibrous, 탄력 elastic), 혈액조직(blood tissue)으로 분류한다.

결합조직(connective tissue)을 이루는 주요세포와 섬유의 종류는 **표 2-5**와 같다.

표 2-5 결합조직을 구성하는 주요세포와 섬유

성분		특징	기능
세포	섬유모세포(fibroblast)	널리 분포. 크고 별모양인 세포	섬유가 되는 단백질(protein) 분비
	대식세포(macrophage)	이동성 있는 세포이지만 때로는 섬유에 부착되어 있음	포식작용에 의해 조직으로부터 외부물질 제거
	비만세포(mast cell)	큰 세포. 대개 혈관 근처에 위치	혈액응고(blood clotting)를 막고 염증반응(inflammatory response) 촉진하는 물질 유리
섬유	아교섬유 (collagen fiber, 흰색 섬유)	큰 장력을 가지는 두꺼운 실 같은 아교섬유(콜라겐섬유, collagenous fiber)	구조지지
	탄력섬유 (elastic fiber, 황색 섬유)	탄력소(엘라스틴, elastin) 중에 박혀 있는 미세원섬유(microfibril) 다발	늘어나는 부분에 탄력성 제공
	세망섬유 (reticular fiber)	콜라겐(collagen)의 얇은 섬유	조직내의 지지 네트워크 형성

뼈조직(골조직, osseous tissue)

뼈의 바탕질(bone matrix)은 칼슘을 포함하는 무기질 결정으로 덮인 아교다발로 촘촘히 채워져 있는 단단한 결합조직이다. 뼈(bone)는 신체 구조를 지지하고, 두개강(cranial cavity)과 흉강(thoracic cavity)에 있는 생체의 구조물을 보호하며, 근육의 부착대 역할을 한다. 그리고 혈액을 만드는 적색골수(red bone marrow)를 함유하며, 무기 염류를 저장하고 유리한다.

치밀뼈(compact bone): 치밀뼈는 뼈단위(골원, osteon)로 구성되며 그 안에는 갯솜뼈(해면뼈, spongy bone)로 채워진다. 치밀뼈조직은 미세한 뼈단위(osteon) 또는 하버스계(Harversian system)와 볼크만관(Vorkmann's cannal)을 통해 혈관과 작은 세포들과 연결되어 순환계로부터 영양공급을 받게 된다. (그림 2-17)

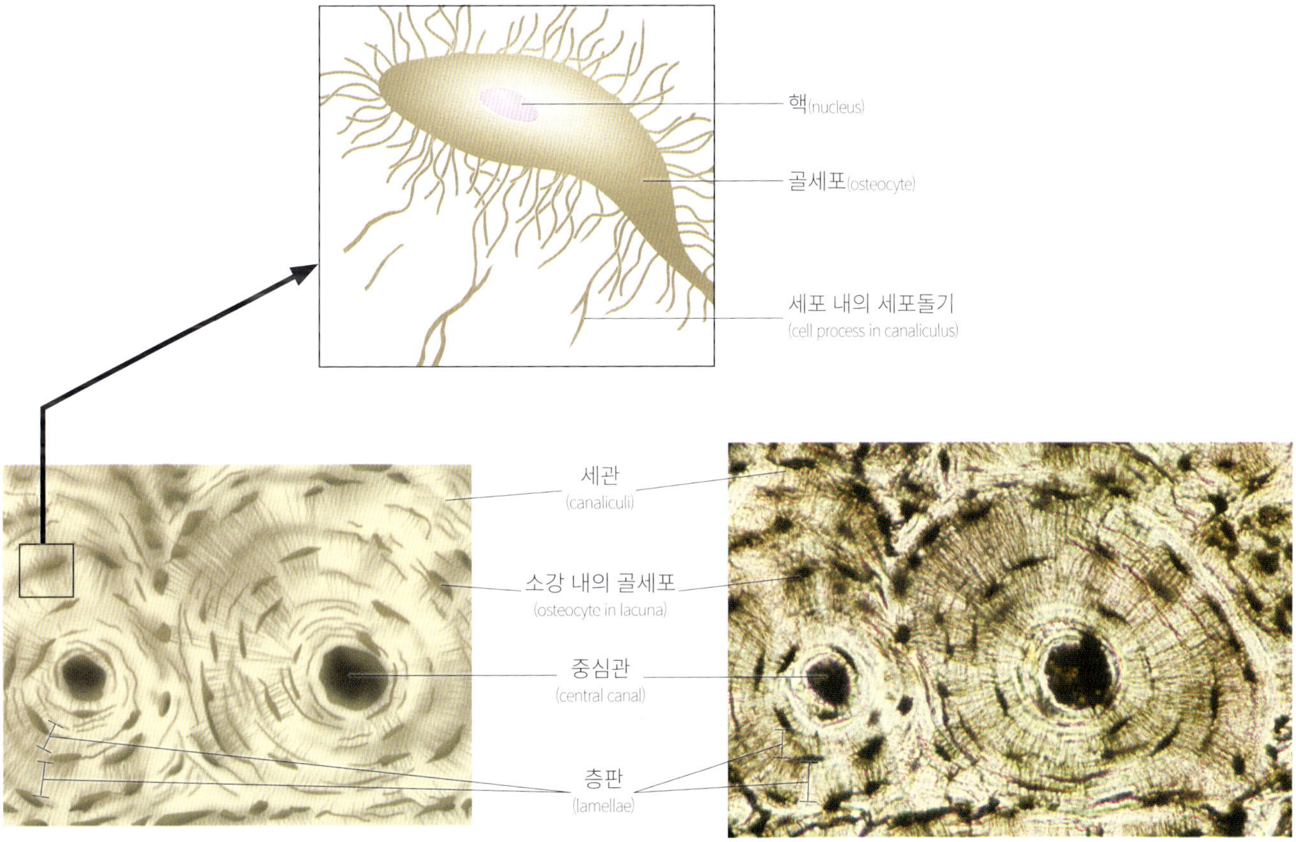

그림 2-17 뼈 조직

연골(cartilage)

연골은 **단단한 겔**(gel)의 점도를 가지며, 연골에는 혈관이 없어서 모든 영양분은 확산에 의하여 들어오는데 이는 연골을 둘러싸고 있는 연골막(pericondrium) 안의 바탕질을 통해 이루어진다.

연골막(perichondrium) 결합조직(connective tissue)은 직접적으로 혈액공급 부족으로, 손상 시 치유가 느리다.

유리연골(hyaline cartilage)은 기질에 아교섬유(collagen fiber)가 있고, 호흡관(respiratory trumpet)의 고리에서 관찰되며, 움직관절(abarthrosis: 가동관절)을 형성하는 뼈의 끝을 덮는다.(그림 2-18)

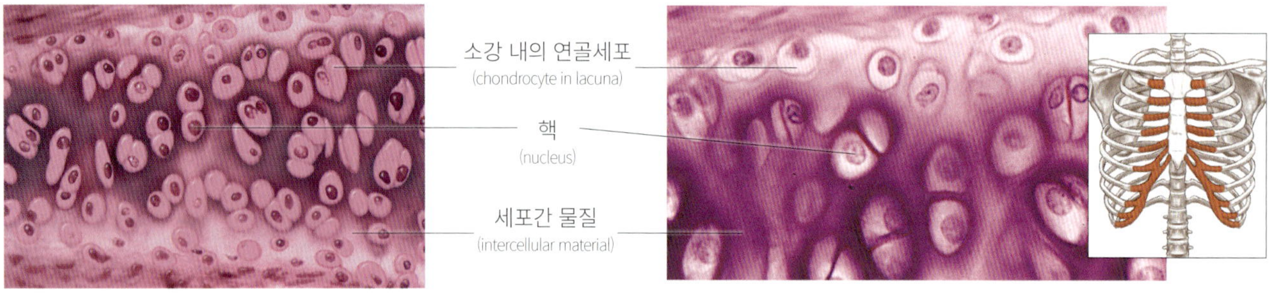

그림 2-18 유리연골세포(hyline cart,lace cell)는 소강내에 존재하고 가는 아교섬유가 포함된 세포사이물질로 둘러싸여 있다.

탄력연골(elastic cartilage)은 귀(ear)와 후두(larynx) 일부에서 기본 구조 단위가 되며, 아교섬유(collagen fiber)는 적지만 매우 치밀한 네트워크의 **탄력섬유**(elastic fiber)가 많다.(그림 2-19)

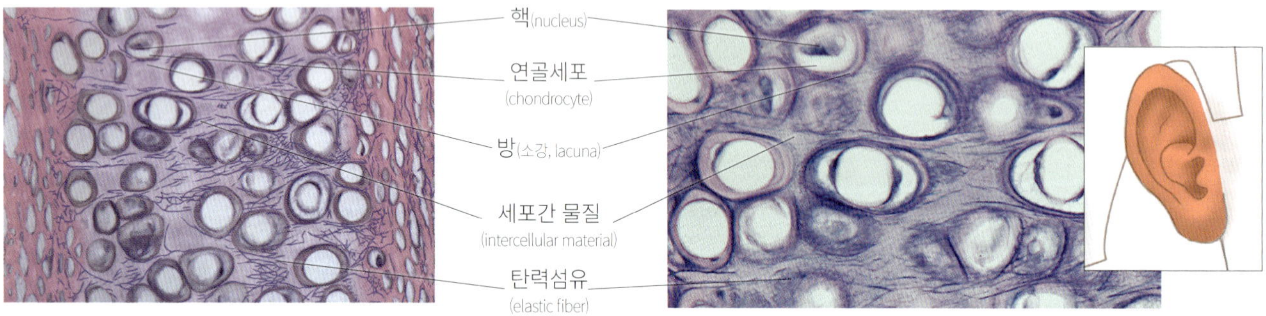

그림 2-19 탄력연골(elastic cart, lace)

섬유연골(fibrocartilage)은 매우 거친 조직으로 충격을 흡수한다. 바탕질(matrix: 기질)은 강하고, 질긴 아교섬유(collagen fiber)로 치밀하게 채워져 있으며, 섬유연골 원반은 척추뼈(척추, vertebra) 사이와 무릎관절(knee joint)의 충격을 완화한다.(그림 2-20)

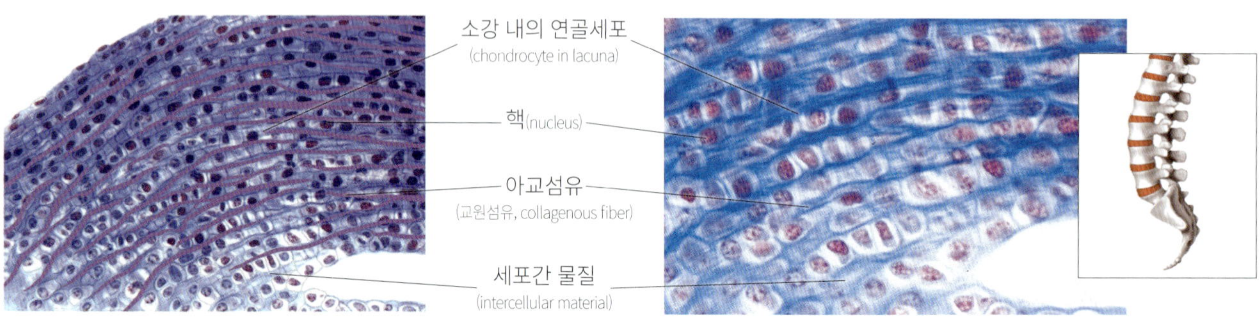

그림 2-20 섬유연골(fibrocartilage)은 세포사이물질에 아교섬유가 많다.

혈액조직(blood tissue)

혈액(blood)은 바탕질과 섬유를 포함하지 않은 **액체성 결합조직**이다. 바탕질 기능을 하는 혈장(plasma)은 혈구를 둘러싸고 있는 혈액의 액체부분이다.

적혈구(red blood cell)는 기체를 운반하고, 백혈구(white blood cell)는 면역 기능을 담당하며, 혈소판(platelet)은 혈액 응고에 관여한다. 혈액세포(blood cell: 혈구)는 뼈(bone)의 빈 부분에 존재하는 특정조직에 의해 형성된다.(그림 2-21)(표 2-6)

혈구형성조직(조혈조직, hemopoietic tissue)

혈구형성조직은 혈액과 유사한 결합조직(connective tissue)으로, 뼈의 뼈속질공간(골수공간, bone marrow cavity), 지라(비장, spleen), 편도(tonsil) 및 림프절(lymph node)과 같은 장기에 분포하며, 혈액세포(blood cell) 및 질병에 대한 방어 작용을 하는 림프계통(lymphatic system: 림프계) 세포를 형성한다.

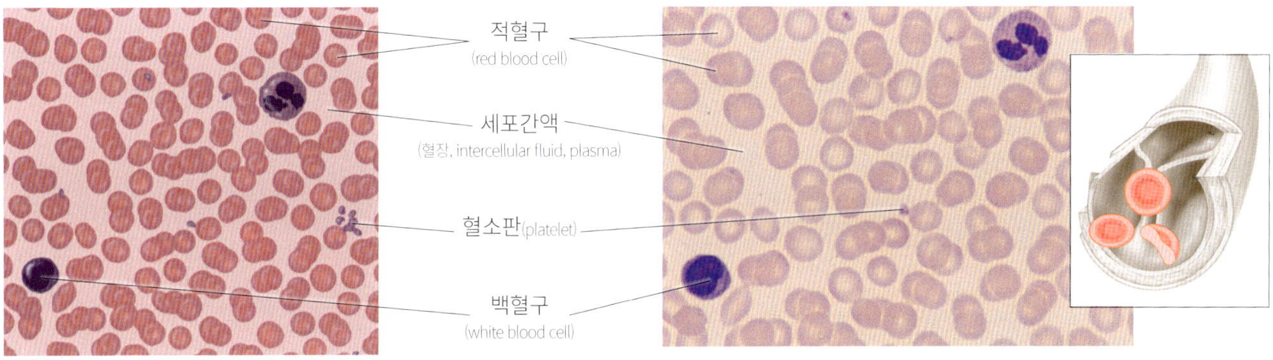

그림 2-21 적혈구, 백혈구, 혈소판

표 2-6 결합조직

형태	특징	기능	위치
성긴결합조직 (loose connective tissue)	액체-겔(gel) 기질 중의 세포	기관을 서로 결합시켜 줌, 조직액 저장	피부(skin) 밑, 근육(muscle) 사이, 상피조직(epithelial tissue) 밑
치밀결합조직 (dense connective tissue)	액체-겔(gel) 기질 중의 세포	기관을 서로 결합시킴	힘줄(tendon), 인대(ligament), 진피(dermis)
탄력결합조직 (elastic connective tissue)	액체-겔(gel) 기질 중의 세포	탄성력 제공	척추(spine) 연결부, 혈관(blood vessel)과 기도(respiratory tract, 숨길)의 벽
지방조직(adipose tissue)	액체-겔(gel) 기질 중의 세포	보호, 절연, 지방 저장	피부 밑, 콩팥(신장, kidney) 주위, 눈 뒤, 심장(heart) 표면
세망결합조직 (reticular connective tissue)	액체-겔(gel) 기질 중의 세포	지지	간(liver), 지라(비장, spleen), 림프기관
유리연골(hyaline cartilage)	고체-겔(gel) 기질 중의 세포	지지, 보호, 뼈대	뼈(bone)의 끝, 코(nose), 호흡 통로 벽의 고리
탄성연골(elastic cartilage)	고체-겔(gel) 기질 중의 세포	지지, 보호, 유연한 뼈대	바깥귀(외이, external ear)의 구조단위, 후두(larynx)의 일부
섬유연골(fibrocartilage)	고체-겔(gel) 기질 중의 세포	지지, 보호, 충격 흡수	척추관(spinal canal)의 뼈 부분 사이, 골반대(pelvic girdle)의 일부, 무릎(knee)
뼈(bone)	고체 기질의 세포	지지, 보호, 뼈대	뼈대(골격, skeletal), 중이(middle ear)
혈액(blood)	액체 기질 중의 세포와 혈소판	가스 운송, 질병에 대한 방어, 혈액응고	혈관(blood vessel) 내

근육조직(MUSCLE TISSUE)

근육세포(myocyte)는 주요한 수축세포(contractile cell)로 수축성 단백질인 액틴(actin)과 미오신(myosin)의 작용에 의해 인체의 운동을 관장한다.

근육조직(muscle tissue)은 인체의 안정성을 제공하고, 체열(body heat)을 생성한다.

뼈대근육조직(골격근조직, skeletal muscle tissue)

뼈대근육(골격근, skeletal m.)은 뼈에 부착된 근육으로 가로무늬근(횡문근, striated m.)이라고 하며, 자신의 의지대로 조절이 가능하므로 맘대로근(수의근, voluntary m.)이라고 한다. 뼈대근육이 수축하면, 맘대로 운동(수의운동)이 일어난다.

실 모양의 뼈대근육근섬유는 밝고 어두운 줄무늬가 반복되어 나타나는 가로무늬(striation)가 있으며, 각각의 세포는 많은 핵을 가지고 있다. 근섬유(muscle fiber)는 신경자극에 의해 자극받으면 수축하고 이완된다. (그림 2-22)

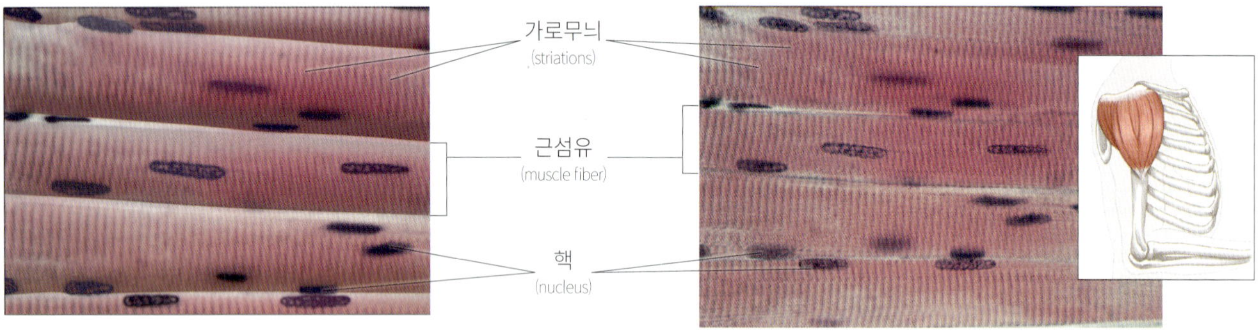

그림 2-22 골격근 조직

심장근육조직(cardiac muscle tissue)

심장근육(심근, cardiac m.)은 심장의 벽을 이룬다. 심장근육세포(심근세포, cardiac muscle cell)에는 선조(streak)가 있다.

심장근육은 불수의적(involuntary)으로 조절되기 때문에 신경자극(nerve impulse)이 없어도 계속적으로 기능할 수 있다.

이 근육(muscle)은 뼈대근육(골격근, skeletal m.)처럼 규칙적이며, 불수의적 수축으로 심박동(heart beat)이 일어난다.

근육섬유(근섬유, muscle fiber)가 수축함에 따라 심장(heart)이 펌프처럼 작동하여 혈액(blood)을 혈관(blood vessel) 속으로 내보낸다. 심장근육섬유는 수축할 수 있는 조직덩어리이다. (그림 2-23)

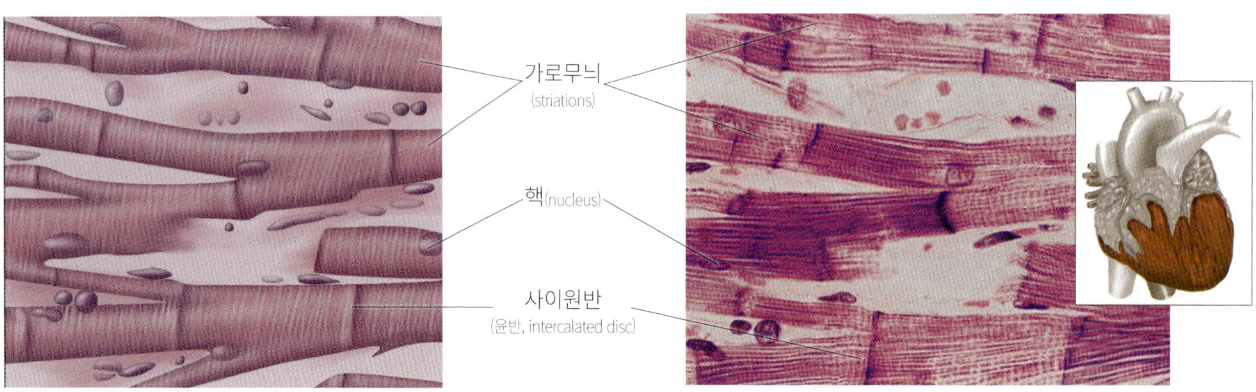

그림 2-23 심근 조직

민무늬근육조직(평활근조직, smooth muscle tissue)

민무늬근육(평활근, smooth m.) 또는 내장근육(visceral m.)은 자신의 의지적 또는 의식적으로 조절되지 않으므로 제대로근(불수의근, involuntary m.)이라고 한다. 민무늬근은 한 개의 핵(nucleus)을 가진 방추형세포(fusiform cell)로 위(stomach), 장(intestine), 방광(urinary bladder), 자궁(uterus), 혈관(blood vessel)과 같은 속이 빈 형태의 내장기관 벽을 구성한다.

민무늬근(평활근, smooth m.)이 수축하면 소화관을 따라 그 속의 음식물을 밀어내고 혈관의 직경을 조절한다. 허파(폐, lung)의 세기관지(bronchiole)와 같은 호흡계(respiratory system)에 있는 민무늬근이 수축하면, 호흡장애로 인해 천식발작(asthmatic attack)과 호흡곤란을 초래할 수 있다.

신경조직(NERVOUS TISSUES)

신경조직(nervous tissues)은 뇌(brain), 척수(spinal cord), 말초신경(peripheral nerve)에 존재한다. 이 조직은 전기적 흥분과 전도에 적합한 구조로, 신경자극을 전달하며, 인체 각 부위의 정보를 조정하고, 통합한다.

신경조직의 세포는 자극을 받아들이고 전달하는데 관여하는 신경세포와 신경세포의 기능을 보조하고 지지해주는 신경아교세포(neuroglial cell)로 이루어져 있다.

신경세포(nerve cell)의 돌기에는 2종류가 있으며, **가지돌기**(수상돌기, dendrite)는 자극을 신경세포에 전달하고, 축삭돌기(axon)는 세포체의 흥분을 말초에 전달한다.(그림 2-24)

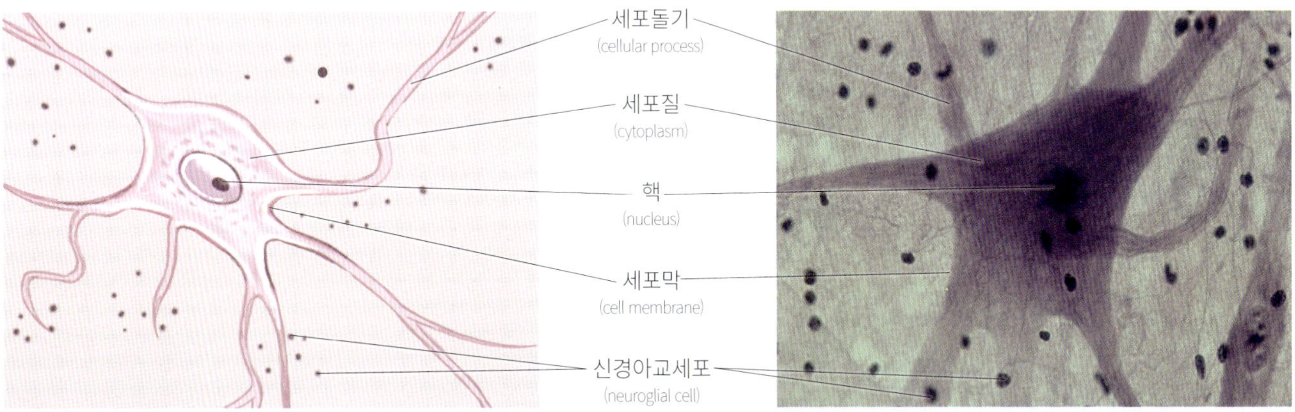

그림 2-24 신경세포

용어

감염(infection)
결합조직(connective tissue)
골지기관(골지체, Golgi apparatus)
국소감염(local infection)
근막(fascia)
근육조직(muscle tissue)
글리세롤(glyerol)
글리코겐, 당원(glycogen)
기생충(parasite)
긴장성(tonicity)
내분비샘(내분비선, endocrine glands)
내장쪽막(장막, visceral layer)
능동운반(active transport)
다당류(polysaccharides)
단당류(monosaccharides)
단백질(proteins)
대사(metabolism)
데옥시리보핵산, DNA(deoxyribonucleic acid DNA)
동물사람공통감염증(인수전염병, zoonosis)
리보소체(리보솜, ribosome)
리보핵산, RNA(ribonucleic acid, RNA)
리케차(rickettsia)
매개체, 벡터(vector)
무산소 분해대사(혐기성 이화작용, anaerobic catabolism)
미생물무리(상재미생물총, microbiota)
바이러스(virus/viruses)
벽쪽막(외막, parietal layer)
병원내감염(원내감염, 병원감염 nosocomial infection)
병원체(pathogens)
보균자(carrier)
분해대사(이화작용, catabolism)
분화(differentiate)
뼈조직(골조직, osseous tissue)
사립체(mitochondria)
산소 분해대사(호기성 이화작용, aerobic catabolism)
삼투(osmosis)
상피조직(epithelial tissue)
성근조직(소성조직, areolar tissue)
세균(bacteria)
세포(cell)
세포내섭취(세포내이입, endocytosis)
세포막(cell membrane)
세포사이바탕질(세포간질, intercellular matrix)
세포소기관(organelle)
세포외배출(세포외유출, exocytosis)
세포자멸사(apoptosis)
세포주기(cell cycle)
세포질그물(세포질세망, endoplasmic reticulum, ER)
수동운반(passive transport)
신경조직(nervous tissue)
아미노산(amino acids)
암모니아(ammonia)
여과(filtration)
연골세포(chondrocytes)
연충(helminth)
염기서열결정(염기순서 분석, base sequencing)
염기짝짓기(base pairing)
외분비샘(외분비선, exocrine glands)
요소(urea)
용해소체(lysosome)
원주상피(columnar epithelium)
원충, 원생생물(protozoa)
유사분열(mitosis)
유전부호(genetic)
유전암호해독(translation)
이당류 (disaccharides)
인대(ligamrnt)
입방상피(cuboidal epithelium)
장막(serous membranes)
전사(transcleic)
전신감염(systemic infection)
점막(mucous membranes)
접촉(contacts)
정상균무리(정상 세균총, normal flora)
줄기세포(stem cells)
지방산 (fatty acids)
지방조직(adipose tissue)
지질(lipids)
진균, 곰팡이(fungus)
진균성감염(mycotic infection)
질병(disease)
집락형성(colonization)
촉진적 확산(facilitated diffusion)
콜레스테롤(cholesterol)
탄수화물(carbohydrates)
투과성(permeable)
펩티드 결합(peptide bond)
편평상피(squamous epithelium)
평형(equilibrium)
포도당(glucose)
포도당신합성(gluconeogenesis)
포식작용(식작용, phagocytosis)
포액작용, 포음작용(음세포작용, pinocytosis)
포자(아포, spores)
포자충(sporozoa)
합성대사(동화작용, anabolism)
해당작용(glycolysis)
핵(nucleus)
확산(diffusion)
힘줄(건, tendons)

CHAPTER

뼈대계통 03

Skeletal System

학습목표

1. 몸통뼈대를 순서적으로 알자.
   - 위에서부터 : 머리, 척추, (가슴, 배, 등 부위), 위팔과 손, 엉덩이, 다리와 발의 각 뼈의 이름을 알자.
2. 뼈의 모양과 유형별로 알자.
3. 뇌머리뼈와 얼굴뼈를 이루는 뼈를 알자.
4. 눈확과 코복합체를 이루는 뼈를 구분하자.
5. 척추뼈를 종류별로 구분하자.
6. 등뼈(흉추뼈), 복장뼈, 갈비뼈의 구조를 알자.
7. 팔이음뼈와 팔뼈의 구조를 알자.
8. 다리이음뼈와 다리뼈의 구조를 알자.
9. 노화에 따른 뼈대계통의 변화에 대해 알자

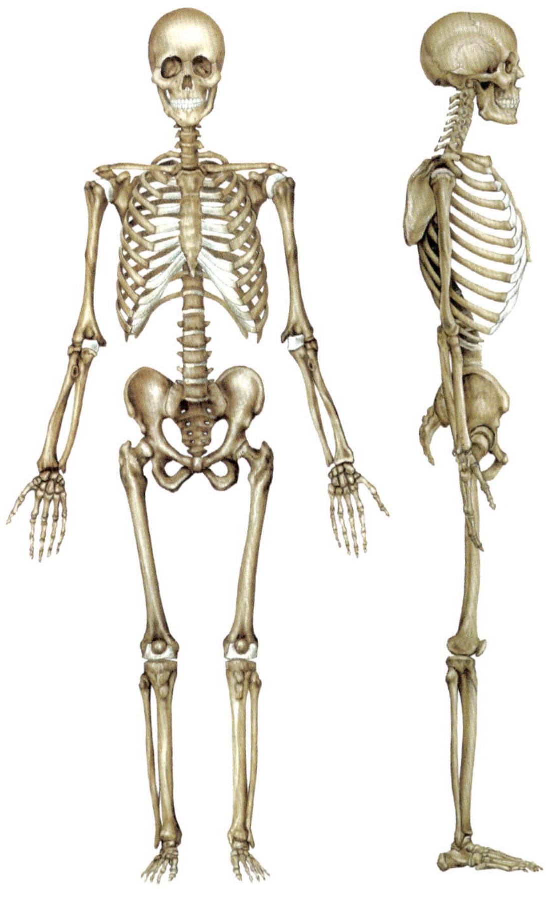

뼈대계통(골격계, SKELETAL SYSTEM) 개요

전신의 뼈

인체의 뼈대(skleton)는 출생 직후 270여개가 성인에서는 206개의 뼈로 이루어지고, 관절을 통하여 서로 연결되어 있으며, 뼈대계통(골격계통, skeletal system)은 특수한 결합조직으로 이루어져 있다. **(그림 3-1)**

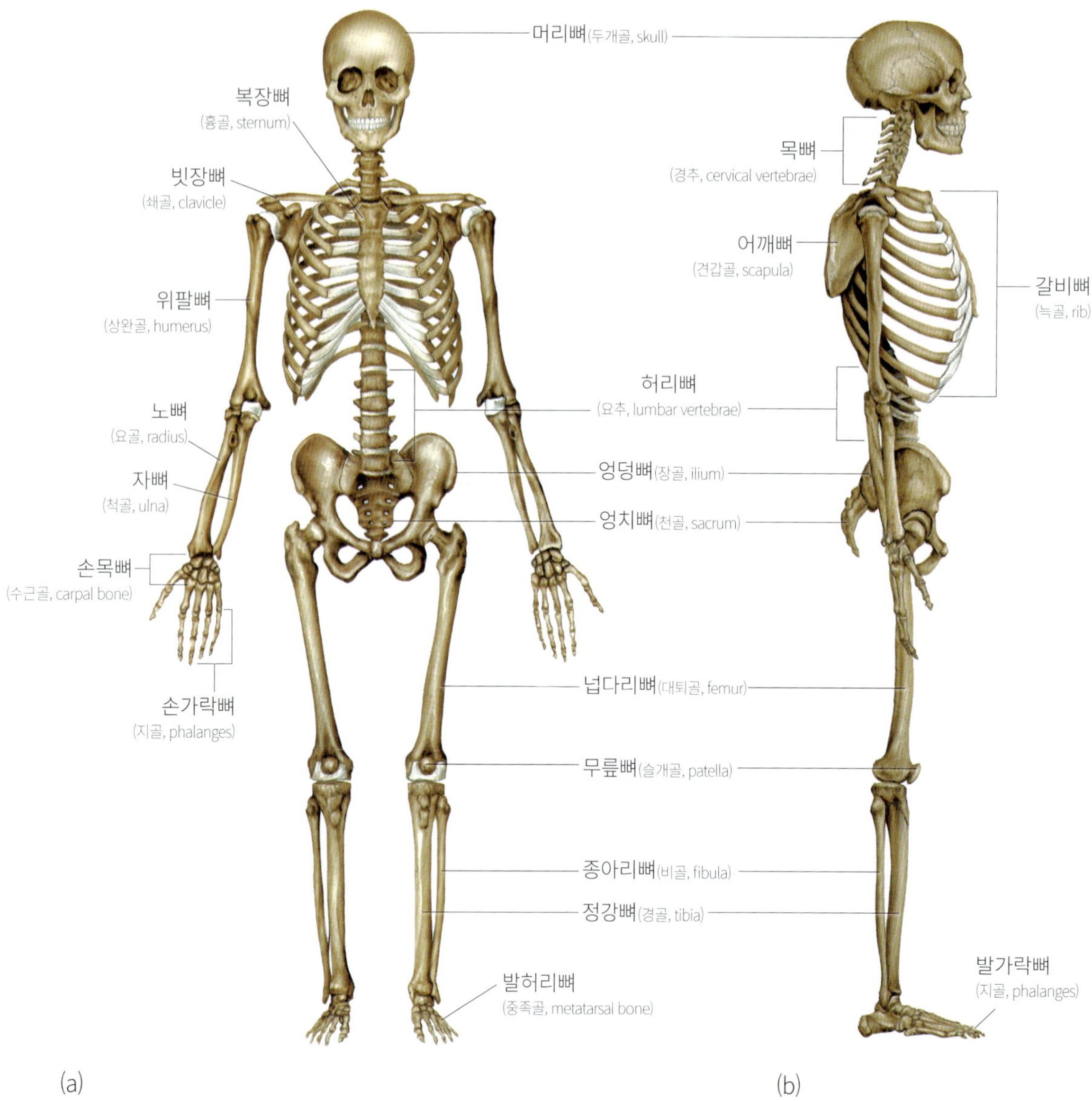

그림 3-1 전신의 뼈. (a) 전면 (b) 측면

뼈의 구성세포

뼈는 풋뼈조직(골양조직, osteoid tissue)이라고 불리는 특수화 된 세포 바탕질을 함유하며, 풋뼈조직의 생산, 유지와 개조 과정에 관여하는 세포는 다음과 같다. (그림 3-2)

- 뼈조상세포(골선조세포, osteoprogenitor cell)는 뼈의 줄기세포(stem cell)이며, 원시 중간엽세포이고, 보다 분화된 세포인 뼈모세포나 뼈세포로 분화할 수 있다.
- 뼈모세포(골아세포, osteoblast)는 뼈의 바탕질인 풋뼈조직의 유기질 성분을 형성하고, 제1형 아교질, 글리코사미노글리칸(glycosaminoglycan), 프로테오글리칸(proteoglycan)으로 구성된다.
- 뼈세포(골세포, osteocyte)는 무기질이 침착된 뼈속에 갇힌 비활성 상태의 뼈모세포를 말한다.
- 뼈파괴세포(파골세포, osteoclast)는 여러 개의 핵과 풍부한 세포질을 갖고 있는 혈액의 단핵구에서 유래한 것으로 무기질이 침착된 뼈를 침식한다.

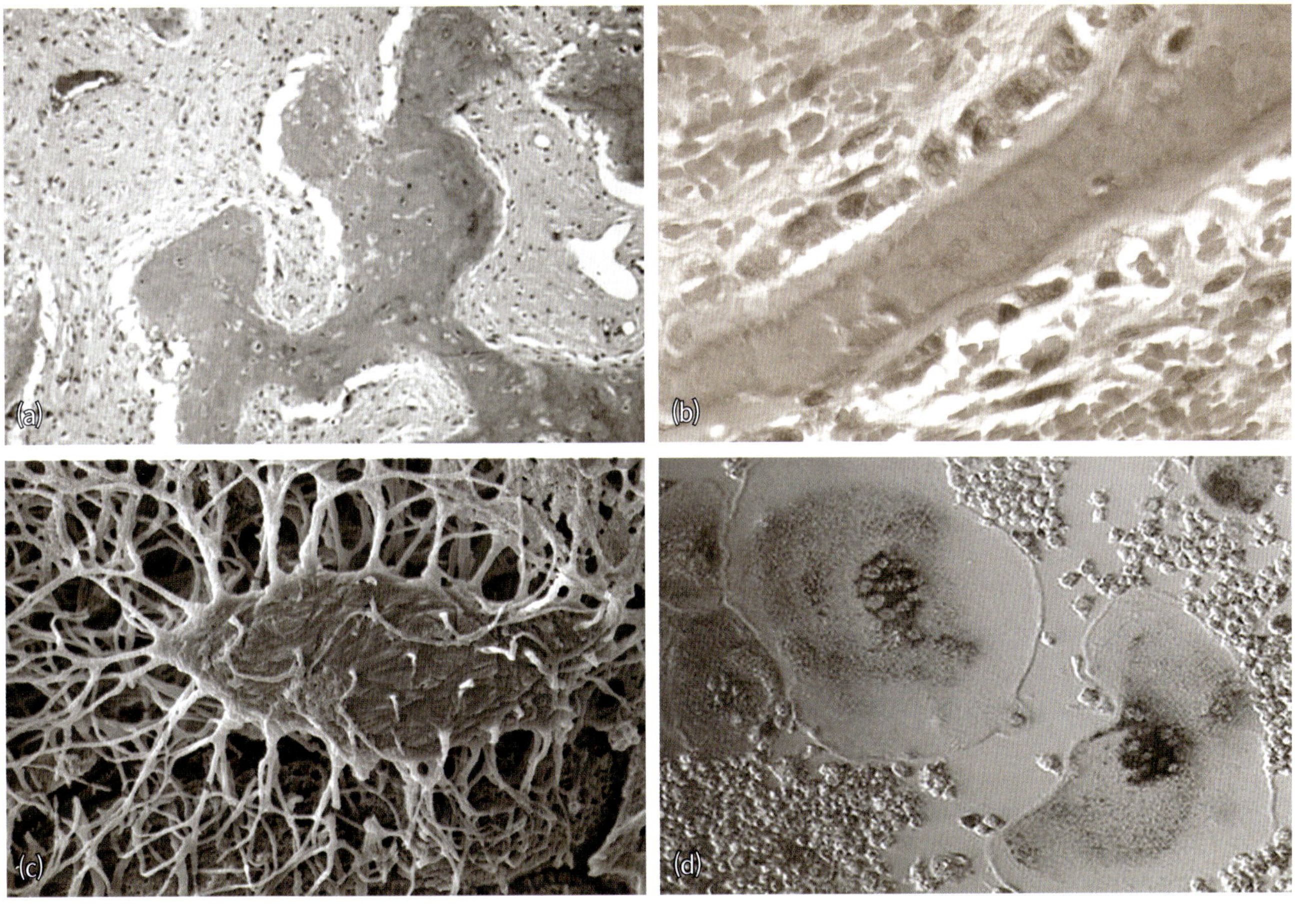

그림 3-2 뼈의 생산, 유지, 재생에 관여하는 세포들의 현미경 사진 (a) 뼈조상세포 (b) 뼈모세포 (c) 뼈세포 (d) 뼈파괴세포

뼈대계통(골격계, SKELETAL SYSTEM)

기능

지지

신체구조의 형태인 척추(vertebrae) 및 골반(pelvis)의 뼈대계통은 건축물의 골조처럼 몸무게를 지탱할 수 있도록 강하다. 뿐만 아니라 구조적으로 유연하여 하지, 골반 및 척주(spinal column)의 뼈들은 체중을 탄력적으로 지탱해 준다.

보호

머리뼈(두개골, skull)와 연계된 뼈들은 눈, 귀 그리고 뇌(brain)를 보호하고, 흉곽(rib cage)과 팔이음뼈(상지대, upper limb girdle)와 연계된 뼈들은 심장(heart)과 폐(lung)를 보호하며, 하지대(pelvic girdle)의 뼈들은 하복부기관(abdominal organ)과 내부생식기관 등의 연합조직을 보호한다.

근육부착

근육(muscle)과 뼈(bone)는 단단하게 붙어 있으며, 근육은 수축하고 단축하면서 뼈를 움직이게 한다. **뼈와 근육**은 지레(lever) 원리에 의해 ① 지렛대(rigid bar, rod) ② 지렛대를 받쳐주는 축(pivot)이나 ③ 저항에 대하여 움직이는 물체 ④ 지렛대가 움직이도록 에너지를 제공하는 힘의 4가지 기본 요소로 구성되어 있다.

조혈(hematopoiesis)

조혈은 혈액(blood)의 세포성분을 형성하는 것으로 혈액을 만드는 것을 의미한다. 적색뼈속질(적색골수, red bone marrow)에서 혈구(hemocyte)가 형성되고, 적혈구(erythrocyte)와 백혈구(leukocyte)를 생성한다.

혈구형성(hemopoiesis, hematopoiesis)은 난황낭(yolk sac)에서 시작된다. 혈구세포는 간(liver), 비장(spleen)에서 생산된 후 계속해서 골수(bone marrow)에서 형성된다. 적색뼈속질는 적혈구(erythrocyte), 백혈구(leukocyte), 혈소판(thrombocyte)을 형성하는 작용을 한다.

적색뼈속질은 혈구 생산중인 적혈구, 백혈구, 혈소판을 함유하며, 적혈구가 포함한 붉은 색의 산소운반 색소인 헤모글로빈(hemoglobin) 때문에 붉은 색을 띤다.

성인에서 적색뼈속질은 주로 머리뼈(skull), 갈비뼈(늑골, rib), 빗장뼈(쇄골, clavicle), 척추(vertebrae) 그리고 골반(pelvis) 등의 해면뼈(해면골, spongy bone)에서 발견된다.

황색뼈속질(황색골수, yellow bone marrow)은 지방을 함유하고 있으며, 혈구세포 생산에는 활동적으로 참여하지 않는다.

뼈(bone)의 칼슘

칼슘은 중요한 대사과정에 필요하다. 뼈기질(골기질, bone matrix)을 파괴하여 혈액(blood)으로 칼슘을 분비시킨다. 반면 매우 높은 농도의 칼슘은 기질 내에 과도한 양의 칼슘을 축적시킨다.

이과정에는 부갑상선(parathyroid glands)의 **칼슘조절호르몬**(부갑상선호르몬, 갑상선의 소포망세포에서 분비되는 칼시토닌)과 비타민 D가 있고, 부갑상선호르몬(PTH)은 뼈파괴세포를 활성화시켜 그 세포수를 증식 작용을 통해 혈중의 칼슘을 증가시키고 인을 감소시키는 작용을 한다.

32개의 **아미노산**으로 구성된 단백질인 칼시토닌은 PTH의 반대작용을 한다. 비타민 D는 뼈에서 칼슘의 용출을 증가시키는 작용을 한다.

뼈(bone)의 구성 성분

뼈는 세포, 섬유(fiber)와 세포의 바탕질(세포외기질, extracellular matrix)로 구성되어 있으며, 다른 결합조직과 다르게 바탕질이 섬유화되어 단단하고, 많은 콜라겐 섬유하였다. 이러한 구성은 뼈가 장력(tensile strength)을 가지게 되는 것이다.

그리고 **뼈의 바탕질** 성분은 무기염류성분에서 칼슘과 인으로 구성된 수산화인회석 결정(crystals of hydroxyapatite)정도에 따라 단단한 정도가 달라진다. 또한 무기염류구성은 수산화 인회석(85%), 마그네슘, 나트륨, 황산염, 불소 등이 있다.

또다른 바탕질성분은 유기성분(유기바탕질, organic matrix)으로 뼈의 성장, 회복, 재형성에 중요한 역할을 한다.

무기염류 저장(inorganic salt storage)

뼈(bone)는 신경(nerve)과 근육(muscle)이 정상적으로 유지될 수 있도록, 혈액 속 칼슘량이 많으면 혈액에서 뼈에 저장하고, 칼슘이 적으면 저장되었던 칼슘이 혈액(blood)으로 간다. 이와 같은 뼈에서의 칼슘 균형은 호르몬 균형으로 조절된다. 그리고 지방은 긴뼈의 뼈속질공간(골수강, medullary cavities)에 저장된다.

연골 구조

연골(cartilage)은 뼈와 비슷하지만 연골에는 세포사이물질(intercellular substance)이 더 많으며 뼈와는 다르다. 연골은 겔 안에 묻혀 있기 때문에 뼈처럼 단단하지 않고 유연하다.

연골세포(chondrocytes)는 뼈세포와 마찬가지로 뼈세포방에 있다. 뼈세포방(골소강, osteocyte lacuna)은 마치 치즈 덩어리 안의 많은 공기방울처럼 연골조직 안에 있다.

연골 안에는 혈관이 없기 때문에 영양분이 세포에 도달하기 위해서는 바탕질을 통해 확산되어야 한다. 이처럼 혈관(blood)이 없기 때문에 연골은 손상 되었을 때 매우 천천히 재생된다.(그림 3-3)

연골(cartilage)

혈관(blood vessel)이 없고 단단한 특성을 지닌 특수한 섬유성 결합조직으로, 바탕질의 양에 따라서, 또는 바탕질에 있는 탄력섬유 및 콜라겐 섬유의 상태적 양에 따라 유리연골(초자연골, hyaline cartilage), 탄력연골(elastic cartilage), 섬유연골(fibro cartilage)로 분류할 수 있다.

또한 **태아초기**에는 거의 모든 뼈대가 연골로 되어 있다가 성장하면서 뼈로 대치된다.

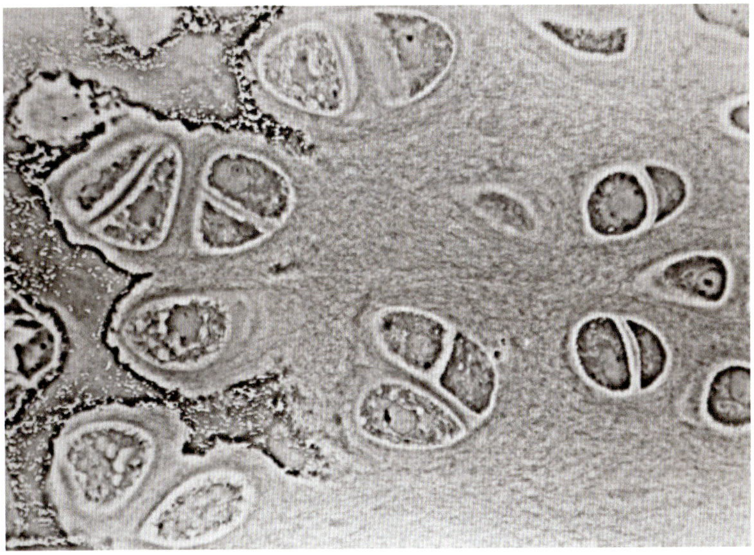

그림 3-3 석회화되지 않은 유리질연골(hyaline cartilage)의 현미경 사진 .

뼘(염좌, sprain)과 탈구(luxation)의 차이

관절(joint)의 대표적인 부상인 삠(염좌, sprain)과 탈구(dislocation: 어긋남, 이탈)는 무엇이 다른가? 그것은 관절이 빠져있는가 아닌가에 따라 다르다. 염좌는 강한 부하를 받아 관절의 지지조직이 손상되었지만 관절면의 연결구조는 유지된 상태를 의미한다.

탈구(luxation)는 가동범위를 초과한 부하를 관절(joint)이 받았기 때문에 한쪽 관절 끝이 관절포(joint capsule)의 바깥으로 탈출한 상태이다. 삠(염좌, sprain)은 운동영역이 적은 부위, 탈구는 운동영역이 큰 부위에 주로 발생한다.

뼈의 육안적 구조

뼈 구조

뼈(bone)는 그 형상에 따라 긴뼈(장골, long bone), 짧은뼈(단골, short bone), 납작뼈(편평골, flat bone), 불규칙뼈(irregular bone)로 분류된다. (그림 3-4)

- **긴뼈**(장골, long bone)는 다리와 팔의 뼈처럼 1개의 뼈 몸통과 2개의 뼈끝으로 구성되어 있는 기다란 뼈이며, 뼈 속에 뼈속질공간(골수공간, marrow cavity)이라는 공간이 있다. 긴뼈에는 긴 세로축과 팽대된 말단부위가 있다(예: 위팔뼈, 노뼈, 자뼈, 종아리뼈 등).
- **짧은뼈**(단골, short bone)는 관절을 유연하게 만들어 주는 정육면체처럼 생긴 뼈로써 손목과 발목의 뼈 등이 있다. 짧은뼈는 길이와 넓이가 거의 같은 입방체 모양이다(예: 손목뼈, 발목뼈 등).
- **납작뼈**(편평골, flat bone)는 표면이 넓은 판 모양의 납작한 뼈이다. 일부 표면을 가진 넓은 판 모양의 뼈로서 대체적으로 긴뼈들 보다 구조가 간단하다(예: 이마뼈, 어깨뼈 등).
- **불규칙뼈**(irregular bone)는 모양이 다양하여 불규칙적이다. 일반적으로 여러개의 뼈와 연결되어 있다. 등뼈를 구성하는 척추와 많은 얼굴뼈가 여기에 속한다(예: 관자뼈, 척추뼈, 볼기뼈 등).

이러한 4종류의 뼈 외에

- **종자뼈**(종자골, seasamoid bone)는 근육(muscle)의 힘줄(건, tendon) 속에 있는 참깨 모양의 둥근 뼈로서 커다란 둥근뼈는 무릎뼈(슬개골, patella)가 무릎근육 안에서 볼수 있다.
- **공기뼈**(함기골, pneumatic bone)는 뼈 속 빈공간에 공기가 들어있는 뼈이다(예: 이마뼈, 나비뼈, 관자뼈 등).

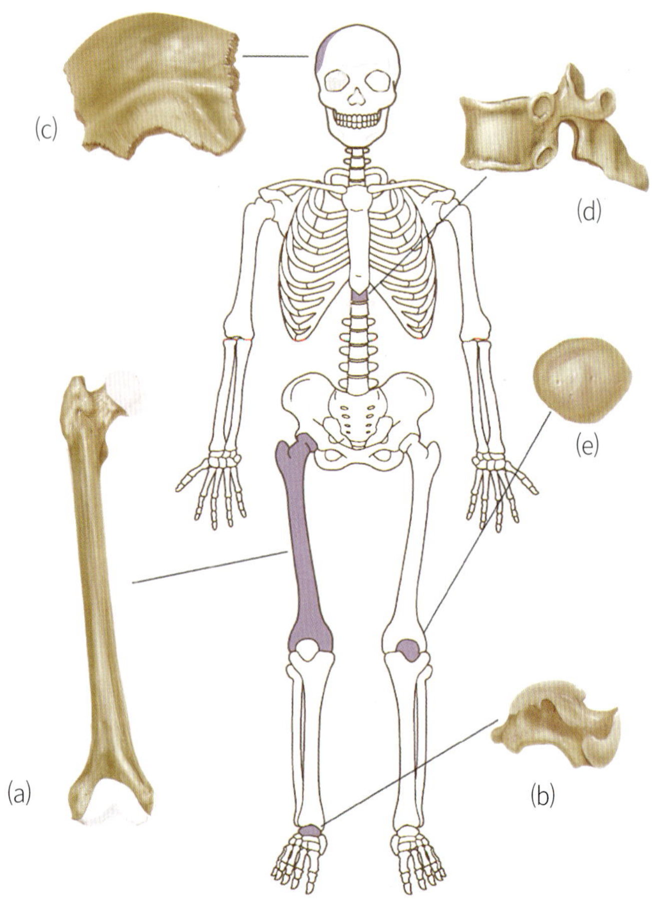

그림 3-4 뼈의 종류. (a) 대퇴부의 대퇴골(femur)은 긴뼈이며 (b) 발목의 족근골(tarsal bone)은 짧은 뼈이고 (c) 머리뼈인 두정골(parietal bone)은 납작뼈이며 (d) 등뼈인 척추(vertebra)는 불규칙뼈이고 (e) 무릎의 슬개골(patella)은 종자골이다

긴뼈(장골, long bone)의 구조

긴뼈의 양쪽 말단은 뼈끝(골단, epiphysis)의 팽대된 부위로 다른 뼈와 관절을 이루며, 관절(joint) 골단의 바깥쪽 표면은 관절연골(artrcular cartilage)이라고 하는 유리연골(hyaline cartilage) 층으로 덮여있다.(그림 3-5)

뼈막(골막, periosteum)은 관절연골로 덮인 부위를 제외한 모든 뼈는 뼈막으로 덮여 있고, 뼈막은 단단한 치밀뼈(compact bone)로서 뼈에 단단히 부착되어 있으며, 무게가 가벼워 쉽게 움직일 수 있다.

돌기(process)는 인대(ligament)나 힘줄(건, tendon)이 부착하는 자리가 되고 홈(구, groove)과 구멍(개구부, opening)은 혈관(blood)과 신경의 통로가 되며 뼈의 움푹 들어간(depression) 부위는 다른 뼈의 돌출부위와 관절을 이룬다.

뼈몸통(골간, diaphysis): 벽은 틈새가 없이 빽빽한 치밀뼈(치밀골, compact bone)로서 속이 빈 관 모양의 구조로, 무게가 가벼워 쉽게 움직일 수 있다.

뼈속막(골내막, endosteum): 뼈속질(골수, bone marrow) 공간을 덮고 있는 얇은 막이다. 골수강(bone marrow cavity)의 속질 공간과 해면뼈(갯솜뼈, spongy bone) 사이에 얇은 섬유성 막으로 뼈막처럼 조골세포(osteoblast)와 뼈파괴세포(파골세포, osteoclast)가 있다.

황색골수공간(yellow bone marrow cavity): 뼈몸통 안 빈 공간으로 유아는 이 부위가 혈구로 되어 있으며, 성인뼈에서는 비활성 상태인 비활성 상태인 연한 황색뼈속질(황색골수, yellow bone marrow)로 채워져 있다.

뼈끝(골단, epiphyses): 긴뼈(장골, long bone)의 양쪽 끝 부분에 돌출되어 있으며, 뼈끝 안에 해면뼈(갯솜뼈, spongy bone)의 작은 공간에 적색뼈속질(적색골수, red bone marrow)이 차 있다.

관절연골(articular cartilage): 뼈끝을 덮고 있는 얇은 유리질 연골막(perichondrium)은 부드럽고 미끄러워서 관절면의 마찰을 감소시켜 준다.

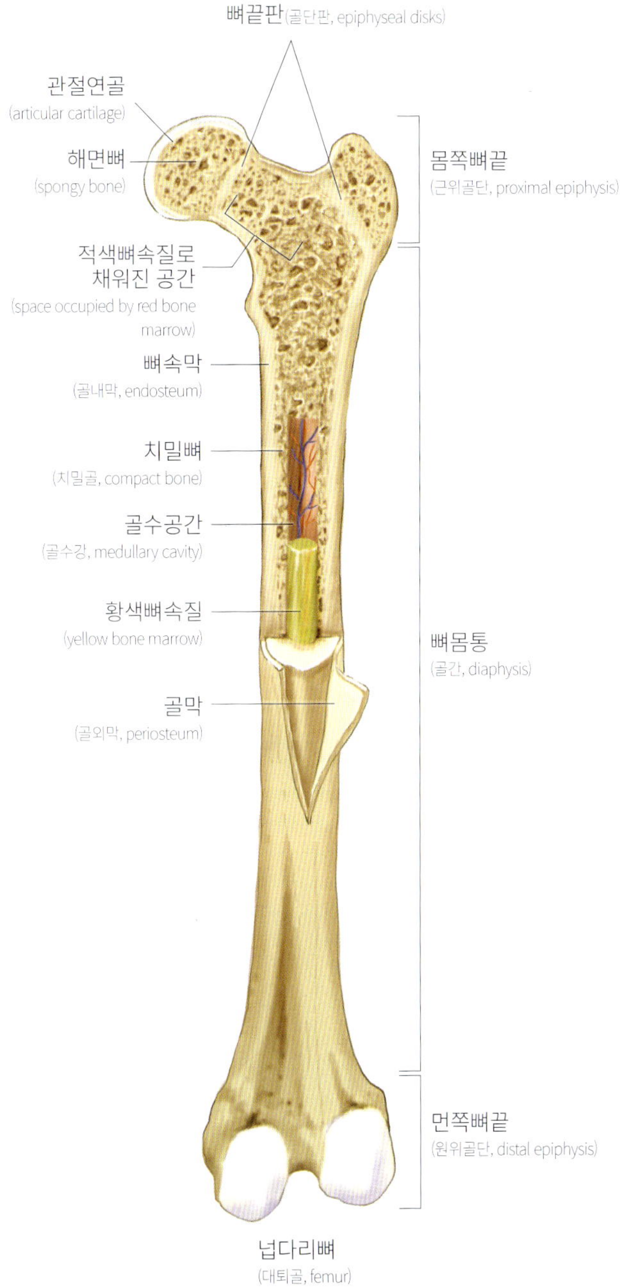

그림 3-5 긴뼈의 구조

뼈의 현미경 구조(MICROSCOPIC STRUCTURE OF BONE)

뼈들은 뼈와 연골의 두 가지 결합조직으로 구성된다. 뼈의 겉 층이 단단하고 조밀한 성질의 뼈를 치밀뼈(치밀골, compact bone)라 하고, 뼈 안쪽 다공성의 뼈 조직을 해면뼈(해면골, spongy bone)라 한다. (그림 3-6)

뼈엉성증(골다공증, osteoporosis)

골다공증은 뼈에서 무기질(칼슘)의 소실로 골밀도가 감소하고 골절이 생기는 질환으로 팔목, 볼기 및 척추에 많은 영향을 미친다.

원인: 폐경 후 에스트로겐 결핍, 칼슘 및 비타민 D의 결핍 및 인의 과다섭취 등이 주된 원인이며, 원인질환으로 부갑상선기능항진증, 스테로이드 장기복용, 성장호르몬 결핍증, 당뇨병이 있다.

증상: 움직일수록 심해지는 요통, 체중부하로 인한 후굴의 심화, 척추의 다발성 압박골절, 운동제한 및 척추 기형이 나타날 수 있다.

치밀뼈(치밀골, compact bone)

치밀뼈는 빈 공간이 없으며, 반면에 골원(osteon)이라고 하는 뼈 단위의 수많은 구조로 형성되어 있다. 이 뼈는 매우 견고한 조직으로, 뼈의 표면층을 이룬다.

중심관(Harversian cannal)에는 골원을 이루는 세포에 영양을 공급하는 혈관과 신경이 있고, 뼈기질 내에서 세로로 배열되어 있다.

가로로 놓여진 관통관(perforating canal, Volkmann's canal)은 중심관을 서로 연결시키며, 뼈의 표면이나 골수강과 서로 교통한다.

해면뼈(해면골, spongy bone)

해면뼈는 구멍이 촘촘히 뚫린 빈 공간의 엉성한 스폰지 조직으로 뼈의 표면층을 이룬다. 해면뼈의 빈 공간은 적색 또는 황색의 뼈속질(골수, bone marrow)로 채워져 있다.

뼈세포(골세포, osteocyte)는 지주 내에 있으며 얇은 뼈판은 얇은 지주의 표면으로 열리는 뼈소관을 통해 확산해 들어오는 영양분을 섭취한다.

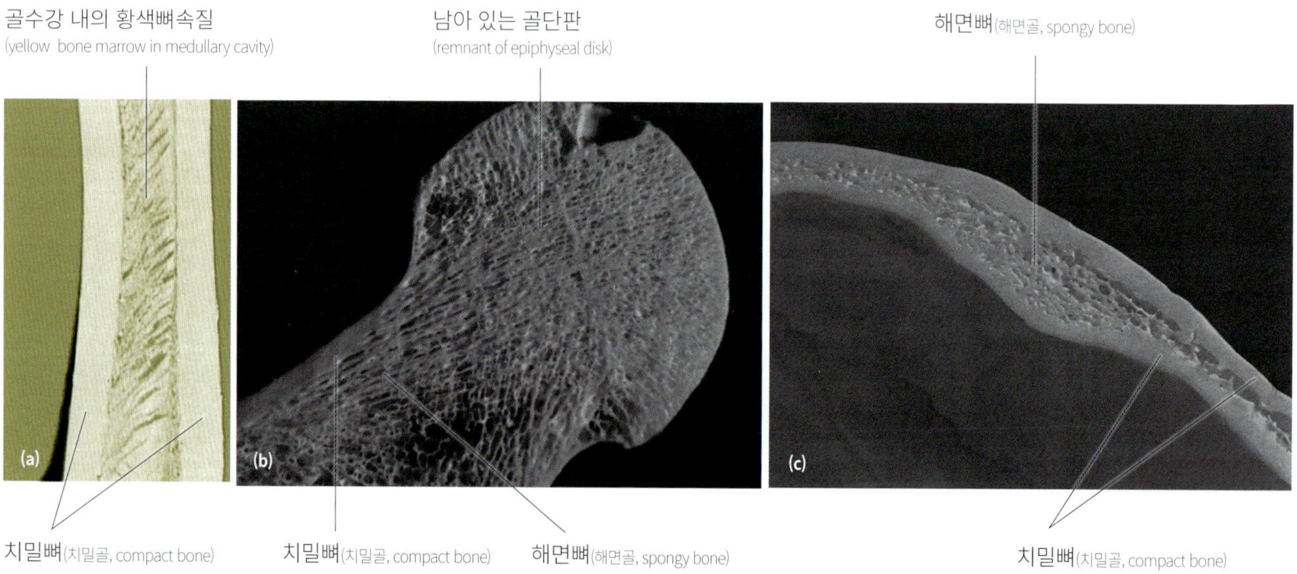

그림 3-6 치밀뼈의 구조 (a) 골간의 바깥쪽은 치밀뼈로 (b) 골단 (c)머리의 치밀판층, 해면뼈층

뼈의 발달과 성장(BONE DEVELOPMENT AND GROWTH)

뼈는 뼈막(골막, periosteum)내 골화(ossification)와 연골(cartilage)내 골화의 2가지 구조로 형성된다. 뼈가 형성된 후에도 '리모델링'되어 변화하고 있다. 뼈와 뼈는 연골(cartilage), 섬유(fibra), 윤활막(synovium)에 의해 연결된다.

뼈대계통은 발생 첫 2~3주 내에 형성되기 시작하며, 장년기까지 계속해서 성장하고 발달한다.

태아(fetus)의 뼈대형성 초기에 뼈대는 뼈가 아닌 연골(cartilage)과 뼈처럼 생긴 섬유성 구조로 되어 있다. 이 연골이 점차 석회화된 뼈기질로 바뀌면서 단단한 뼈로 되며, 이러한 과정에서 뼈흡수세포가 지속적으로 작용한다. 뼈는 뼈모세포(골모세포, osteoblast)와 뼈파괴세포(파골세포, osteoclast)의 상호 작용으로 성인뼈가 된다.

뼈(bone)의 발달, 성장 및 재생에 영향을 미치는 요인

뼈의 발달, 성장 및 재생에 영향을 미치는 요인에는 영양, 햇빛, 호르몬, 운동 등이 있다. 예를 들어 **비타민 D**는 소장에서 적당량의 칼슘이 흡수되는데 필요하다.

이 비타민 D가 결핍되면 칼슘이 적게 흡수되고 뼈기질에 칼슘부족 현상이 일어나 기질이 물러져 뼈의 모양이 변형된다. 어린이에서 이런 상태를 **구루병**(rickets)이라고 하며 어른에서는 **골연화증**(osteomalacia)이라고 한다.

뼈 형성

뼈(bone)는 뼈막(골막, periosteum)이나 뼈끝연골판(epiphyseal cartilage plate)에서 형성된다.

막속뼈되기(막내골화, intramembranous ossification)는 머리뼈(두개골, cranium)나 빗장뼈(쇄골, clavicle) 등에서 볼 수 있고 뼈막(골막, periosteum) 내층의 골아세포(osteoblastocytus)가 성장하여 뼈조직을 이루는 뼈세포(골세포, osteocyte)가 된다.

주로 긴뼈(장골, long bone)에서 발견되는 **연골속뼈되기**(연골내골화, endochondral ossification)는 일단 부드러운 뼈조직이 형성된 후, 뼈조직을 대체하는 식으로 이루어지며 긴뼈의 장축방향으로 성장한다.

뼈가 형성된 후에도, 오래된 뼈가 뼈파괴세포(파골세포, osteoclast)에 의해 파괴되고 내부에 포함된 칼슘과 인 등이 혈중으로 방출되는 신진대사가 이루어진다. 이로 인해 혈중농도가 조절된다.

뼈와 뼈는 다양하게 연결된 골연결(osseous connection), 연골연결(cartilage connection), 섬유성연결(fibrous connection), 활막성연결(junctura synovialis)에 따라 분류된다. 연골성연결이나 섬유성연결은 나이가 들면서 골연결로 변화될 수 있다. 예를 들어 성인의 볼기뼈(관골, innominate bone)는 유아기에는 연골성연결로 붙어있는 3개의 뼈(장골, 좌골, 치골)가 일체화된 것이다.

표 3-1 뼈 발생의 주요단계

막속뼈되기(막내골화, intramembranous ossification)	**연골속뼈되기**(연골내골화, endochondral ossification)
1. 앞으로 뼈가될 자리에 원시 결합조직(connective tissue)판이 나타남	1. 유리연골(hyaline cartilage) 집단이 뼈 모델을 형성
2. 원시 결합조직세포(connective tissue cell)가 혈관 주변에 모임	2. 연골조직 파괴, 골막발달
3. 결합조직세포가 뼈모세포(골모세포, osteoblast)로 분화되고 해면뼈가 형성됨	3. 골막으로부터 혈관과 분화 중인 뼈모세포가 해체된 결합조직으로 침투
4. 뼈기질(골기질, bone matrix)에 의해 완전히 둘러싸인 뼈모세포는 뼈세포가 됨	4. 뼈모세포가 연골(cartilage)이 차지하고 있던 공간 내에 해면뼈 형성
5. 발생 중인 뼈의 표면에 있는 결합조직은 골막이 됨	5. 뼈모세포는 뼈기질에 완전히 둘러싸여 뼈세포가 됨
6. 뼈막(골막, periosteum)의 안쪽에 있는 뼈모세포는 갯솜뼈(해면뼈, spongy bone) 위에 치밀뼈를 형성함	6. 뼈막 아래에 있는 뼈모세포는 갯솜뼈 주변에 치밀뼈를 형성됨

뼈조직의 **아교섬유**(교원섬유, collagen fiber)는 콜라겐이 주성분이기 때문에 뼈에 탄력을 준다. 그러나 아교섬유는 노화로 점차 소실되어 노인 뼈는 탄력이 점점 떨어지게 된다.

따라서 고령자의 골절(fracture)은 회복되는 속도가 느리다. 반대로 청소년의 뼈는 탄력과 점성이 있기 때문에 골절의 경우에도 완전히 골절부위가 분리되지 않고, 일종의 구부러진 상태가 되는 경우가 적지 않다.

뼈종양(bone tumor)

뼈종양은 골조직이 생기는 종양(tumor) 이다. 뼈의 비정상적인 성장은 암이 아닌 양성 또는 악성(골암)으로 발견된다. 원발성 골종양은 양성종양(benign tumor)과 암(cancer)으로 구별할 수 있다.

원인: 일반적인 양성 종양은 신생 종양이거나 발전적 종양, 손상적 종양, 감염성 종양, 염증성 종양일 수 있다.

증상: 가장 흔한 증상은 시간이 지남에 따라 증가하며, 종양이 커짐에 따라 통증 또한 증가한다. 그 밖의 통증으로는 피로, 발열, 체중 감소, 빈혈, 비특이성 골절이 있을 수 있다.

막속뼈되기(막내골화, intramembranous ossification)

막속뼈되기는 머리뼈(두개골, skull)의 경우 섬유질막의 석회화를 통해 형성되는데 이 과정을 막뼈되기(막내골화, intramembranous ossification)라고 한다. 신생아의 머리뼈에 있는 숫구멍(대천문, fontanel)의 부드러운 부분은 아직 석회화가 덜 된 섬유질 막이다. 나이가 들면서 점차적으로 납작뼈(편평골, flat bone)로 형성된다.(표 3-1)

연골속뼈되기(연골내골화, endochondral ossification)

인체의 대부분의 긴뼈는 연골(cartilage) 안에서 형성되고, 이 과정을 연골속뼈되기라고 한다. 연골은 임신 3개월 말에 완전히 형성되며, 점차 뼈되기 되면서 성장한다.(그림 3-7)(표 3-1)

연골속뼈(연골내골, endochondral bones)는 유리연골(초자연골, hyaline cartilage)로부터 발달되며, 골격계의 대부분은 연골속뼈이다. 유리연골이 나중에 형성될 뼈의 모양을 갖추고 있다가 연골이 흡수되고 칼슘이 침착되면서 뼈가 형성된다.

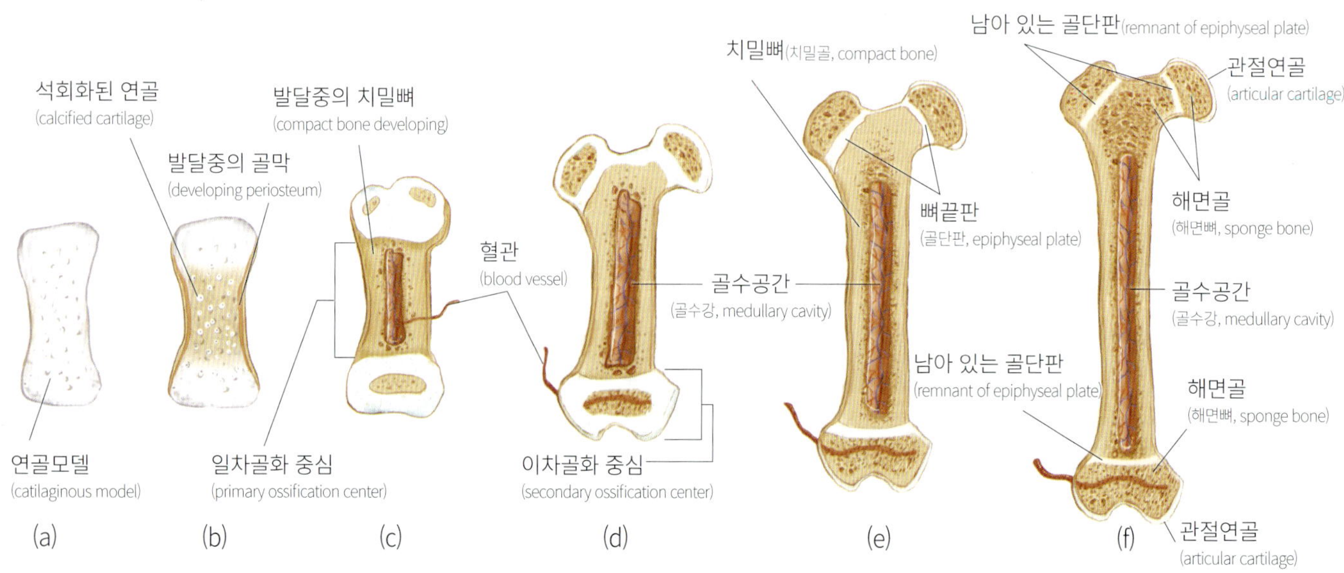

그림 3-7 연골내골의 발달과 성장 단계(a~f) 순서로 보임

골격계의 구성(SKELETAL ORGANIZATION)

일반적으로 출생 직후 270여개의 뼈들이 융합되어 성인의 골격 뼈는 206개로 알려져 있지만 경우에 따라 다를 수 있다. 그리고 봉합 내에 있는 여분의 뼈를 봉합뼈(봉합골, sutural bone)라고 한다.

골격의 분류(division of skeleton)

체간골격은 머리, 목, 몸통 내의 기관들을 지지하고 보호하는 뼈(bone)와 연골(cartilage)로 구성되어있다.

- **머리뼈**(두개골, skull)는 머리뼈(두개, cranium)와 얼굴뼈(안면골, facial bone)로 구성되어있다.
- **목뿔뼈**(설골, hyoid bone)는 아래턱과 후두(larynx)사이에 위치한다. 이 뼈는 어느 뼈와도 관절을 이루지 않으며 다만 근육(muscle)과 인대(larynx)에 의해 고정되어 있다. (그림 3-8)
- **척주**(vertebral column)는 척추 또는 척수기둥(spinl column)은 여러 개의 척추로 이루어져 있으며, 척추사이원반(추간원판, intervertebral disk)이라는 연골에 의해 분리되어 있다.
- **가슴**(흉곽, thoracic cage)은 가슴안(흉강, thoracic cavity)과 상부복강(abdominal cavity) 내부에 있는 장기들을 보호하며, 12쌍의 갈비뼈(늑골, rib), 복장뼈(흉골, sternum)와 관절을 이룬다.

사지골격(appendicular skeleton)은 팔 다리의 뼈와 사지를 체간골격에 붙여주는 뼈로 구성된다.

- **상지대**(pectoral girdle)는 어깨뼈(견갑골, scapula, shoulder blade)와 빗장뼈(쇄골, clavicle, collar bone)에 의해 형성된다.
- **팔**(상지, upper limb)은 1개의 상완골(humerus), 팔뼈(arm bone), 노뼈(요골, radius) 및 자뼈(척골, ulnar)의 2개의 뼈로 이루어진 앞팔뼈(forearm bone) 그리고 손뼈로 구성된다. 손에는 8개의 수근골(carpal), 5개의 중수골(metacarpal) 14개의 손가락뼈를 마디뼈(지절골, phalange)이라고 부른다.

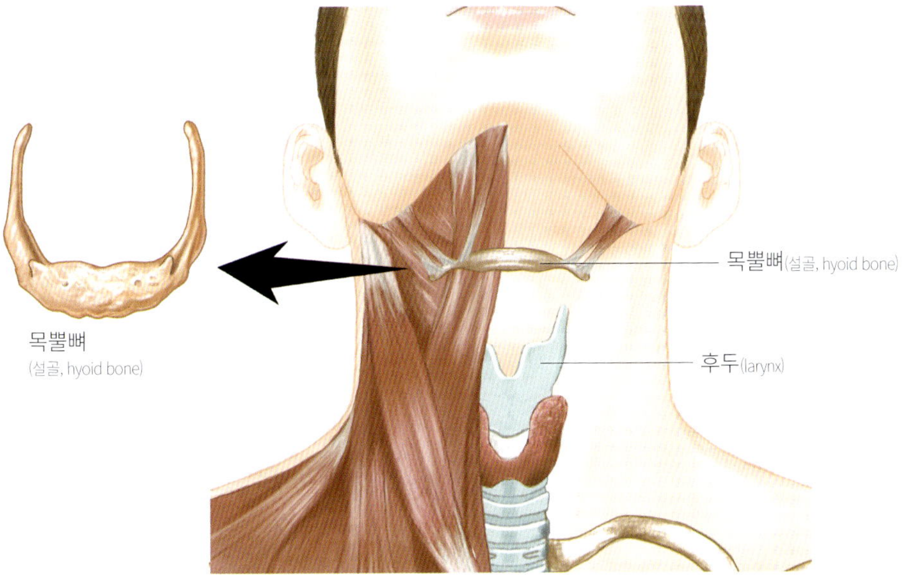

그림 3-8 설골은 혀를 지지하며, 혀를 움직이고 음식을 삼키는데 관여하는 근육들의 부착장소가 된다.

머리뼈(두개골, SKULL)

목(neck) 위에 얹어진 머리 전체를 머리라 하며, 머리는 뇌(brain)를 저장하고보호하는 **뇌머리뼈**(뇌두개골, neurocranium)와 얼굴부분을 구성하는 **얼굴머리뼈**(안면두개골, facial cranium, viscerocranium)로 이루어져 있다. 머리는 천장 부분의 머리덮개뼈(두개관, calvaria)와 바닥 부분의 머리뼈바닥(두개저, base of skull)으로 분류되며, 머리안(두개강, cranial cavity)에 뇌가 들어있다.

머리뼈는 뇌머리뼈를 이루는 8개의 뼈, 얼굴머리뼈를 이루는 14개의 뼈, 가운데귀(중이, middle ear) 안의 6개의 귓속뼈(이소골, auditory ossicles)인 작은 뼈들로 이루어져 있다. 뇌 표면에는 저작작용 근육들과 머리운동에 관여하는 근육들이 부착되어 있다.

머리뼈는 아래턱뼈를 제외하고 모두 봉합되어 움직이지 못하는 섬유관절이다. 반면 아래턱뼈(하악골, mandible)는 관자뼈(측두골, temporal bone)와 연결되어 자유롭게 움직일 수 있는 관절의 뼈이다.

일부 머리뼈에는 코곁굴(부비동, paranasal sinus)이 코안(비강, nasal cavity) 과 연결되고, 코곁굴은 머리뼈의 무게를 감소시키며, 공명통(resonant sound chamber)으로 작용하여 목소리의 강도를 증가시켜준다. **(그림 3-9)(그림 3-10)(그림 3-11)(그림 3-12)**

봉합(suture)

① **머리뼈**의 마루뼈(두정골, parietal bone) 두개는 다른 뼈와 시상봉합(sagittal suture).

② **시옷봉합**(삼각봉합, lambdoidal suture): 뒤통수뼈(후두골, occipital)와 형성

③ **비늘봉합**(인상봉합, squamous suture): 관자뼈(측두골, temporal bone), 나비뼈(접형골, sphenoid bone)와 형성

④ **관상봉합**(coronal suture): 이마뼈(전두골, frontal bone)와 형성된다. 아기 머리뼈의 6개 부드러운 숫구멍은 출생 시 머리뼈에 가해지는 압력을 보호한다.

체판(사판, cribriform plate)

벌집뼈(사골, ethmoid)의 체판에 의해서 코안(비강)과 머리안(두개강)의 분리와 작은 구멍이 후각신경가지가 머리안으로 들어가 뇌에 도달하게 한다.**(그림 3-10)(그림 3-11)**

체판(cribriform plate)은 아주 얇아서 코의 상해로 체판이 손상을 입으면, 박테리아 등이 코안으로부터 뇌오목(두개와, cranial fossa)으로 유입된다.

만약 부러진 코뼈의 일부가 체판으로 들어가면 뇌막을 찢고 뇌로 들어갈 수 있다. 그래서 임상적으로 매우 중요하다.

뇌머리뼈(뇌두개골, neurocranium)

이마뼈(전두골, frontal bone)

이마뼈는 눈 위쪽에서 머리뼈의 앞 부위, 이마와 코안의 천장, 눈확(안와, orbit)을 형성하고 있다. 혈관과 신경이 드나드는 눈확위구멍(안와상공, supraorbital foramen) 정중선 부근에 이마굴(전두동, frontal sinus)이 있다.

이마뼈는 초기 발생 시에는 두 뼈로 나누어져 있으며, 성장하여 5~6세 경에 완전하게 하나로 융합되다. **(그림 3-9)(그림 3-10)**

마루뼈(두정골, parietal bone)

마루뼈는 전두골 바로 뒤, 쌍을 이루고 있다. 양쪽 마루뼈가 만나 머리뼈의 천장을 이루고, 정중선에서 서로 융합되어 시상봉합(sagittal suture)을 이루며 관상봉합(coronal suture)을 따라 이마뼈(전두골, frontal bone)와 만난다. **(그림 3-9)(그림 3-10)**

뒤통수뼈(후두골, onoccipital bone)

뒤통수뼈는 람다상봉합(시옷봉합, lambdoidal suture)을 따라 마루뼈와 결합하며, 머리뼈 뒤쪽과 머리뼈의 바닥을 이룬다. 아래에 큰구멍(대후두공, foramen magnum)을 통해 뇌가 척추관(vertebral cannal) 내의 척수로 이어진다. 큰구멍의 양옆에는 후두관절융기(후두과, occipital condyle)인 둥근돌기가 있으며, 척주의 첫 번째 꼬리뼈(환추, atlas)와 관절을 이룬다. **(그림 3-11)**

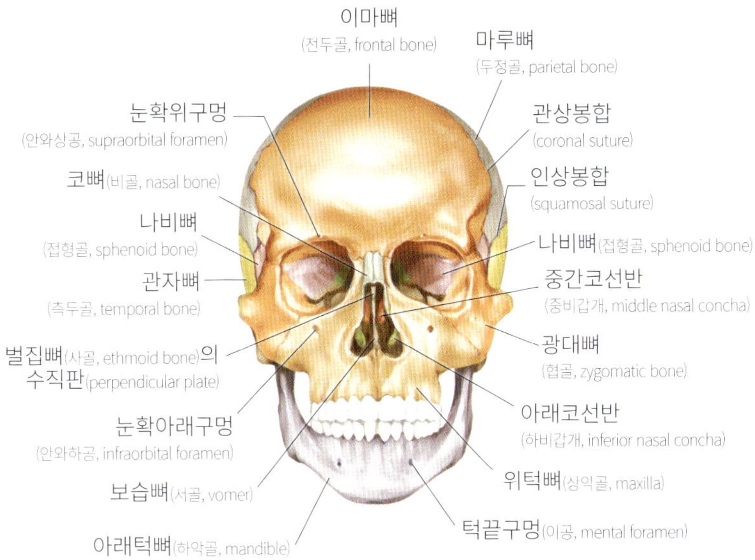

그림 3-9 머리뼈의 앞면

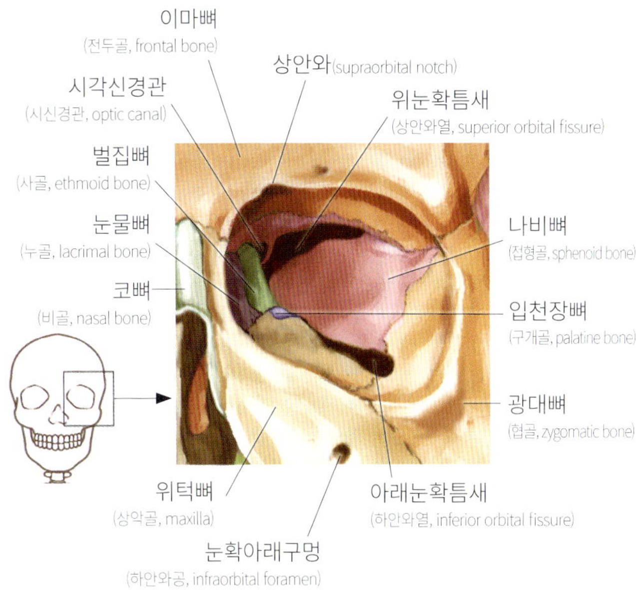

그림 3-10 눈확(안와, orbit)의 두개골과 안면골

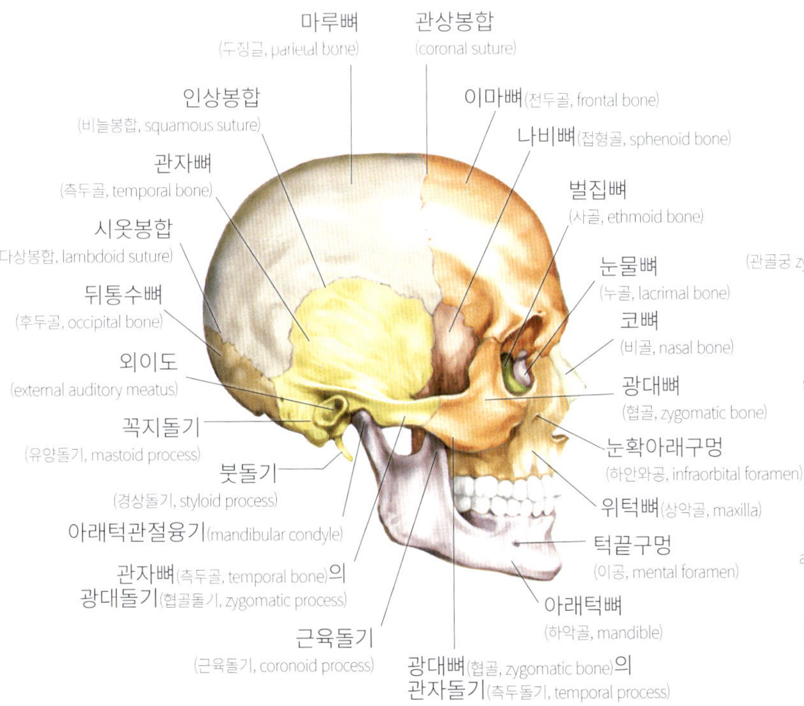

그림 3-11 머리뼈의 외측면

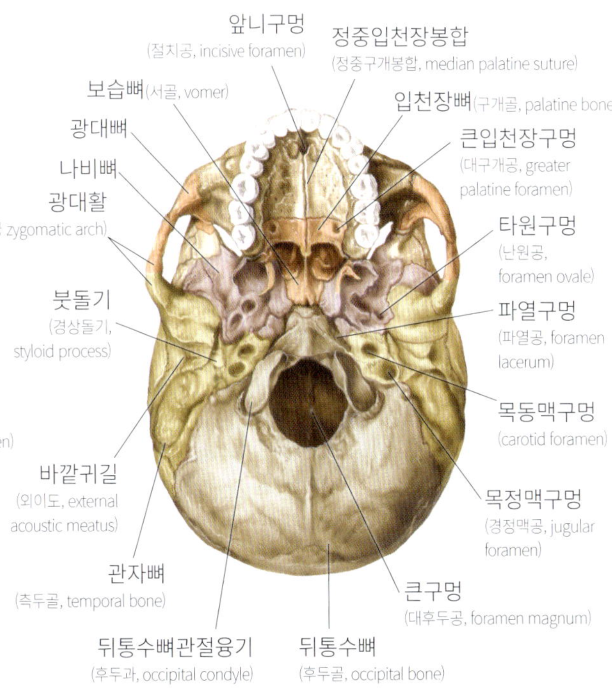

그림 3-12 머리뼈의 기저면

관자뼈(측두골, temporal bone)

관자뼈는 비늘봉합(인상봉합, squamosal suture)을 따라 마루뼈(두정골, parietal bone)와 결합하며 머리뼈의 외측과 바닥을 형성하며, 평형과 청각기를 수용한다. 관자뼈(측두골, temporal bone) 아래쪽 가장자리는 바깥귀길(외이도, external acoustic meatus)이 있다. 관자뼈 속에는 턱뼈의 턱뼈머리와 관절을 이루는 턱관절오목(하악와, mandibular fossa)라고 하는 부위가 있다. (그림 3-9)

나비뼈(접형골, sphenoid bone)

나비뼈는 두개골의 앞에서 뼈들 사이에 고정되어 있으며, 중앙 부분과 머리뼈의 양옆 외측으로 뻗은 두 개의 날개 모양으로 되어 있다. 나비뼈는 머리뼈의 기저면(proximal surface)의 일부와 머리뼈의 양쪽 옆면과 그리고 눈확(안와, orbit)의 바닥과 옆면을 형성한다. 나비뼈는 머리안(두개강, cranial cavity) 내의 정중선을 따라 안쪽으로 들어가 안장등(안배, dorsum sellae)을 형성한다. 또한 나비뼈에는 나비뼈동굴(접형골동, sphenoidal sinus)이 있다. (그림 3-13)

벌집뼈(사골, ethmoid bone)

벌집뼈는 불규칙한 모양으로 스폰지와 같이 가벼운 뼈로서 나비뼈(접형골, sphenoid bone) 앞과 코안의 양 옆에 위치하며, 얇은 체판(cribriform plate)에 의해 수평으로 결합되어 있다. 정중선에서 아래쪽 수직관(perpendicular plate)은 코중격(비중격, nasal septum)의 대부분을 이룬다. (그림 3-10)

뼈엉성증(골다공증)

- **칼슘**과 무기질의 강도 때문에 뼈의 강도가 떨어지고, 뼈가 쉽게 부서진다. 많은 여성 노인은 뼈엉성증(골다골증, osteoporosis)이 진행된다. 그 결과 뼈는 더 쉽게 골절된다. 치유되어도 불완전하며, 회복도 느리다.
- **혈중 호르몬** 농도가 줄어들면서, 새로운 뼈 성장과 뼈 질량이 감소하고 뼈엉성증의 감수성이 증가한다.
- **힘줄**(sinew)과 **인대**(ligament)의유연성이 적어지면서 관절(joint) 운동범위는 감소한다. 관절골이 얇아지고, 관절 내 뼈의 과잉 성장으로 관절강직이 발생한다.
- **척추사이원반**(추간원반, Intervertebral disc)이 축소된다. 노인은 뼈질량이 감소되어 신장이 줄어들며, 등굽이(흉추만곡)가 증가한다(후만증).

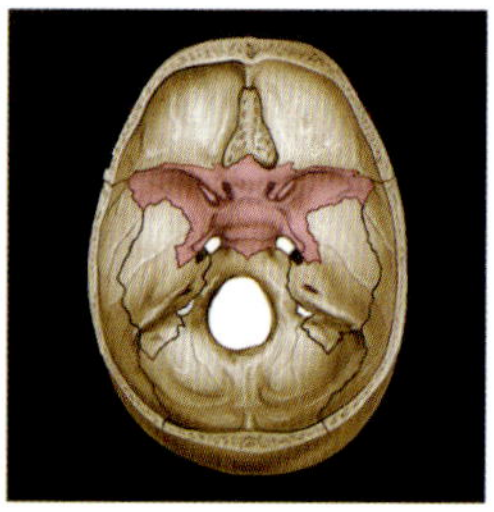

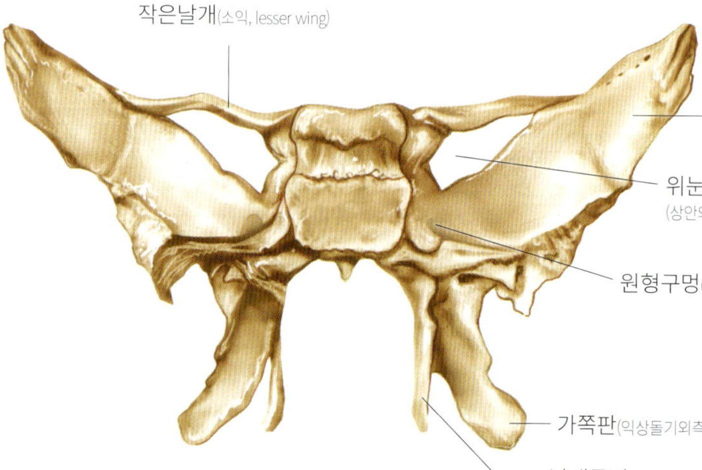

그림 3-13 나비뼈(접형골, sphenoid bone)의 뒷면

얼굴머리뼈(안면두개골, facial cranium, viscerocranium)

얼굴의 기본적인 형태를 만들고 근육이 부착하는 얼굴머리뼈(안면두개골, facial cranium, viscerocranium)는 움직일 수 없는 뼈와 움직일 수 있는 아래턱뼈(하악골, mandible)로 구성되었다. (그림 3-14)(그림 3-15)(그림 3-16)

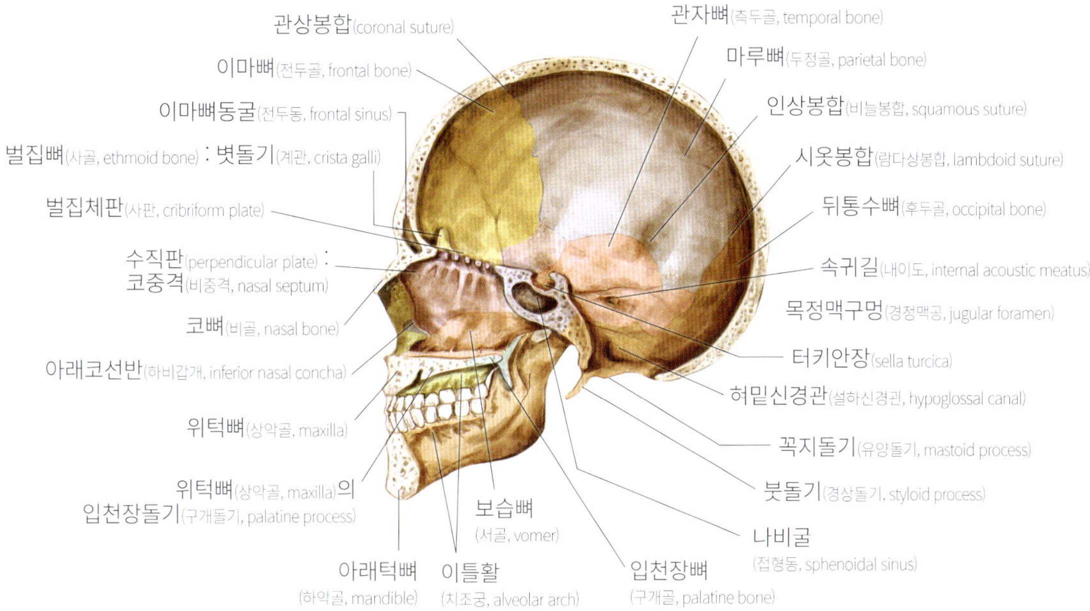

그림 3-14 시상절단된 머리뼈

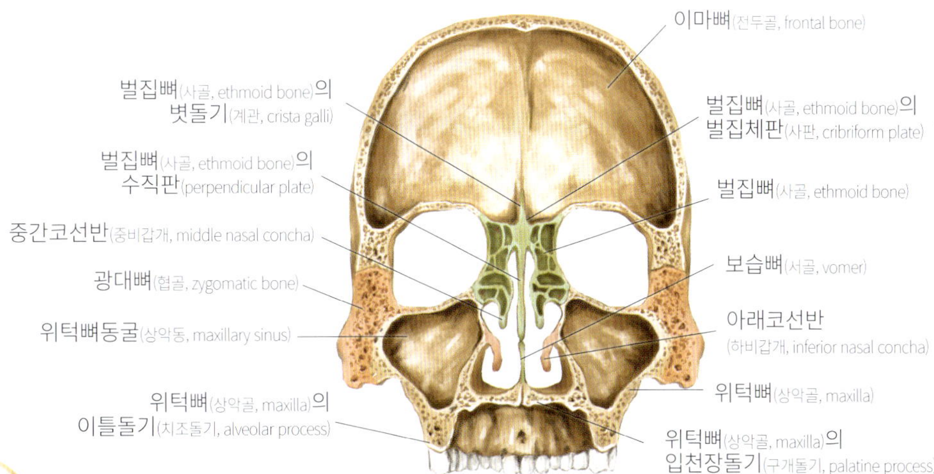

그림 3-15 관상절단된 머리뼈

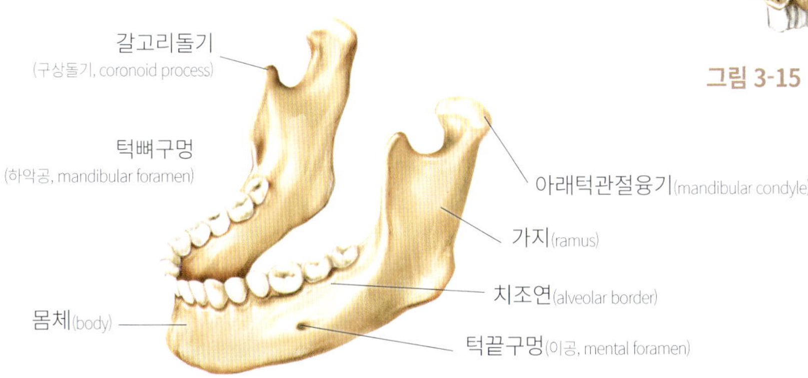

그림 3-16 하악골

위턱뼈(상악골, maxilla)

위턱뼈는 위턱을 형성하며, 얼굴의 움직일 수 없는 뼈들과 관절(joint)을 이룬다. 위턱뼈는 앞쪽 입천장(경구개, hard palate), 눈확(안와, orbit) 바닥과 코안 바닥을 구성하며, 또한 윗니가 박히는 것을 형성한다.

코안 외측, 위턱뼈 안쪽에는 위턱굴(상악동, maxillary sinus)이 있다. 위턱뼈는 아래쪽으로 돌출되어 치조돌기(치조궁, alveolar process)를 형성한다. (그림 3-17)(표 3-2)(표 3-3)

입천장뼈(구개골, palatine bone)

입천장뼈는 L자 모양으로 위턱뼈(상악골, maxilla) 뒤에 위치한다. 수평부분은 단단입천장(경구개, hard palate)의 뒷부분과 코안의 바닥을 형성하고, 수직부분은 코안 외측벽의 일부를 형성한다. (그림 3-18)

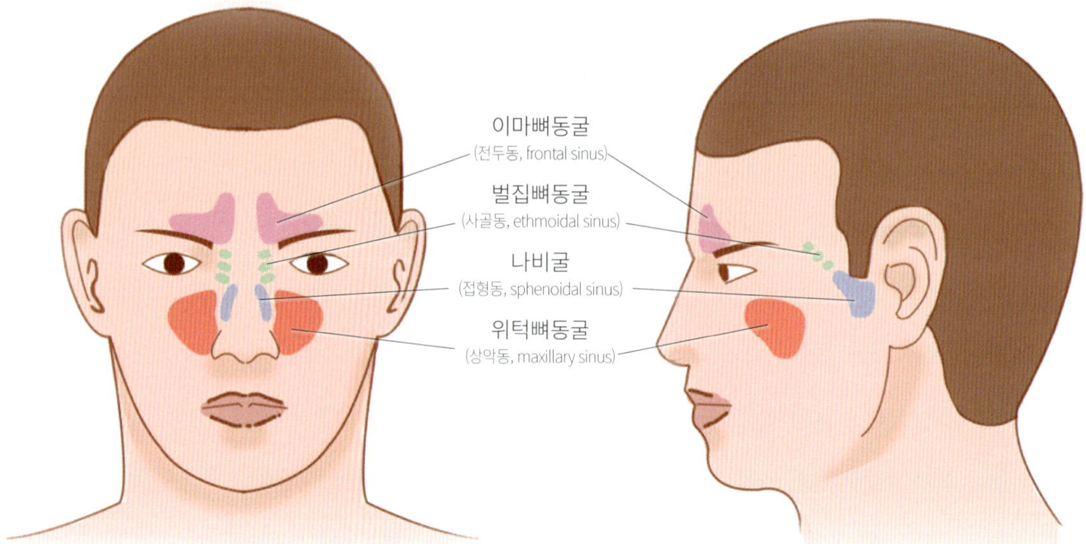

그림 3-17 부비동의 위치

표 3-2 두개골과 안면골의 부비동

부비동	갯수	위치
이마굴 (전두동, frontal sinus)	2	이마뼈(전두골, frontal bone)에서 정중선 근처 양쪽 눈위의 공간
나비굴 (접형동, sphenoid sinus)	2	나비뼈(접형골, sphenoid bone)에서 코안의 뒤쪽 부위의 위쪽 공간
벌집굴 (사골동, ethmoid sinus)	2 집단의 작은 공간	벌집뼈(사골, ethmoid bone)에서 코안의 위쪽부위의 양쪽 공간
위턱굴 (상악골동, maxillary sinus)	2	위턱뼈(상악골, maxilla)에서 코안의 외측과 눈확 바닥에서 윗니의 뿌리까지 뻗은공간

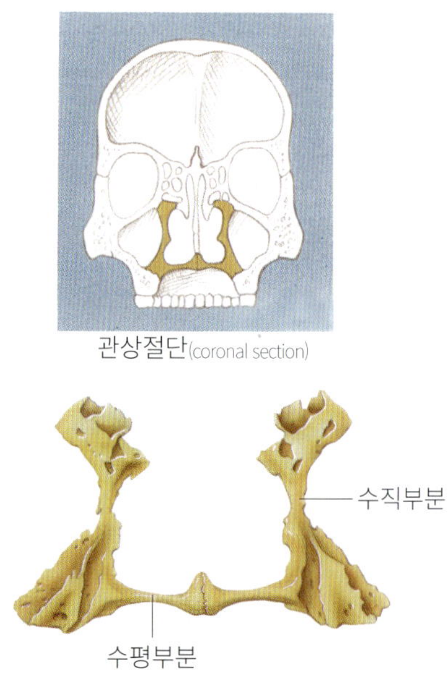

그림 3-18 입천장뼈(구개골, palatine bone) 위치

광대뼈(협골, zygomatic bone)

광대뼈는 눈 아래쪽에서 볼의 돌출부위를 형성하며, 눈확(안와, orbit)의 외측벽과 바닥을 형성한다. 관자돌기(측두돌기, temporal process), 광대돌기(협골돌기, zygomatic process)와 결합한다. 이 돌기들은 협골궁(zygomatic arch)을 형성한다. (그림 3-19a)(표 3-3)

눈물뼈(누골, lacrimal bone)

눈물뼈는 벌집뼈(사골, ethmoid)와 위턱뼈(상악골, maxilla) 사이에서 양쪽 눈확의 내측벽에 위치하는 비늘 모양의 얇은 뼈이며, 눈물뼈 앞, 고랑은 눈확으로부터 코안(비강, nasal cavity)으로의 연결 통로이다. (그림 3-19a)(표 3-3)

코뼈(비골, nasal bone)

코뼈는 길고 얇은 직사각형 모양의 뼈로서, 양쪽 코뼈는 정중선에서 콧등(dorsum of nose)을 형성한다. 이 뼈에는 코의 모양을 만드는 연골이 부착되어 있다. (그림 3-19a)(표 3-3)

보습뼈(서골, vomer)

보습뼈는 얇고 납작하며 코안의 중앙선에 위치한다. 보습뼈 뒤쪽은 벌집뼈(사골, ethmoid)의 수직판과 융합하여 코중격(비중격, nasal septum)을 형성한다. (그림 3-19b)(표 3-3)

하비갑개(inferior nasal concha)

하비갑개는 코안의 외측벽 아래에 부착되며, 코안점막(비강점막, tunica mucosa nasi)에 의해 덮여있다. (그림 3-19b)

아래턱뼈(하악골, mandible)

아래턱뼈는 수평의 말발굽 모양의 몸체와 양끝에서 뒤쪽으로 돌출된 편평한 턱뼈가지(하악지, ramus)로 구성된다. 턱뼈가지는 뒤쪽 하악관절구(mandibular condyle)와 앞쪽 근육돌기(근돌기, coronoid process)로 나뉘어진다. 아래턱(하악, jaw) 관절구는 관자뼈(측두골, temporal bone)의 턱관절오목(하악와, mandibular fossa)과 관절을 이룬다. (그림 3-19b)(표 3-3)

근육돌기(근돌기, coronoid process)는 저작작용 근육들이 부착하는 자리가 된다. 양쪽 턱뼈가지(하악지, ramus of mandible)의 중앙 아래턱뼈 내면 턱뼈구멍(하악공, mandibular foramen)으로 아랫니의 뿌리의 혈관과 신경이 지나간다. 턱끝 근처의 바깥면, 턱끝구멍(이공, mental foramen)으로, 아래턱뼈(하악골, mandible)로부터 혈관과 신경의 가지들이 나와 턱끝과 아랫입술에 분포한다. (그림 3-19)(표 3-3)

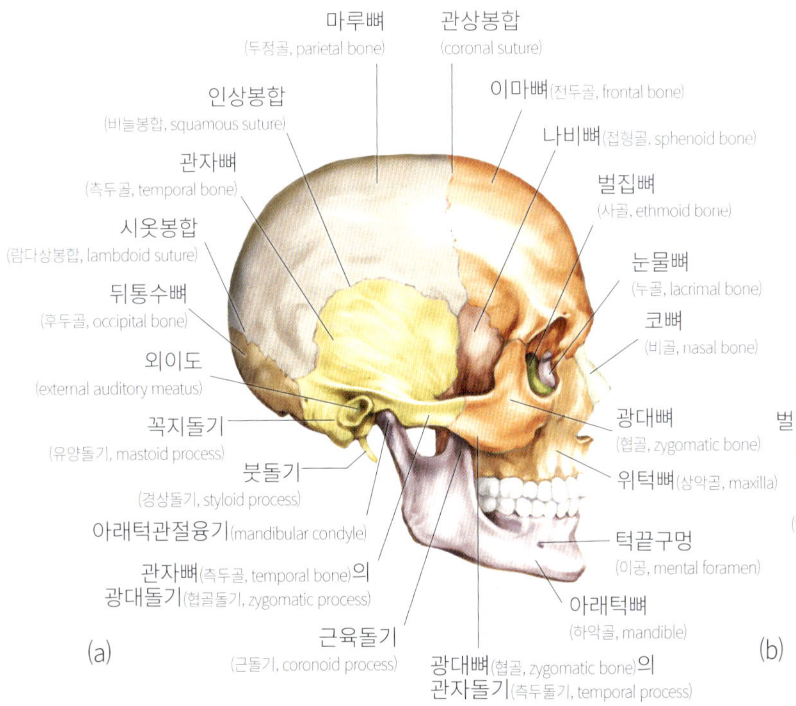

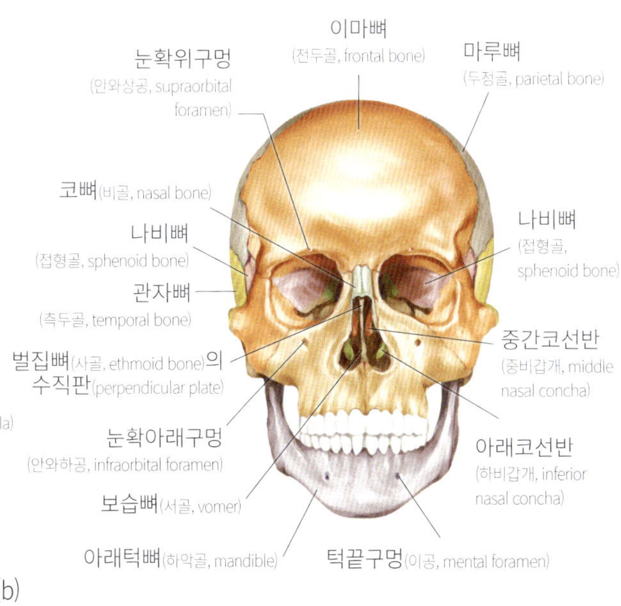

그림 3-19 머리뼈 (a) 오른쪽면 (b) 앞면

표 3-3 얼굴머리뼈

이름과 갯수	설명	특징적 모양
위턱뼈(상악골, maxilla)(2)	위턱, 입안의 앞천장, 눈확(안와, orbit) 바닥, 코안(비강, nasal cavity)의 외측면과 바닥 형성	치조돌기, 상악골동, 구개돌기
입천장뼈(구개골, palatine bone)(2)	입의 뒤 천장, 코안의 바닥과 외측벽 형성	
관자뼈(측두골, temporal bone)(2)	볼의 돌출부위, 눈확의 외측벽과 바닥 형성	광대돌기(협골돌기, zygomatic process)
눈물뼈(누골, lacrimal bone)(2)	눈확의 내측 벽 일부 형성	눈확에서 비강에 이르는 통로
코뼈(비골, nasal bone)(2)	코의 다리(bridge) 형성	
보습뼈(서골, vomer)(1)	코안 중격의 아래부위 형성	
아래코선반(하비갑개, inferior nasal concha)(2)	코안의 외측 벽으로부터 코안으로 뻗음	
아래턱뼈(하악골, mandible)(1)	아래턱 형성	몸체, 턱뼈가지(하악지, ramus of mandible), 근육돌기(processus muscularis), 치조돌기, 턱뼈구멍(하악공, mandibular foramen)

코곁동굴(부비강, paranasal sinuses)은 코안과 연결된 공간이다(그림 3-17)(표 3-2)

위턱뼈동굴(상악동, maxillary sinus), 벌집뼈동굴(사골동, ethmoidal sinus), 나비뼈동굴(접형동굴, sphenoidal sinus), 이마뼈동굴(전두동, frontal sinus)의 4가지가 있으나 기능은 명확하게 밝혀지지 않았다.

- 위턱뼈동굴은 축농증(empyema)을 가장 일으키기 쉬운 곳이다. 개구부인 반달틈새가 높기 때문에 부비강염(코곁굴염, nasosinusitis)이 발생하면 고름이 배출되기 어렵다.
- 위턱뼈동굴염이 발생했을 때에는 볼이나 위턱의 치통(dental pain)을 호소하는 경우가 많다. 위턱뼈동굴(상악동, maxillary sinus)과 위턱 치아의 감각은 같은 위턱신경(상악신경, maxillary nerve)에 의해 전달된다.
- 미간에 있는 이마뼈동굴에 염증이 생기면 눈과 볼이 아프게 느껴진다. 이마뼈동굴(전두동, frontal sinus)의 감각은 눈 주변이나 이마의 감각과 같은 시각신경(optic nerve)에 의해 전달된다.
- 눈이 물체의 충격을 받아 내압이 올라가면 눈확벽이 깨져 안구 등이 탈출한다. 이것을 눈확아래파열골절(blow-out fracture)이라고 하는데 대부분은 위턱뼈동굴(상악동, maxillary sinus)로 탈출한다. 가장 얇은 벌집뼈(사골, ethmoid bone)가 깨지지 않는 것은, 벌집뼈동굴(사골동, ethmoidal sinus)의 벌집구조 때문이다.

축농증(empyema)

축농증은 의학적으로는 **부비동염**이라고 부른다. 부비동이라 불리는 코 주위의 텅 빈 공간에 여러 원인에 의한 염증으로 인해 고름이 고여서 코막힘 콧물, 후각이상, 두통 등의 증상을 보이는 질환이다.

원인: 감기나 비염(가장 흔함), 치아나 임플란트에 의해서 자연공이라는 창문이 막히게 되면 공기주머니의 위생이 나빠지고 부비동에 염증이 생겨 발생하며, 감염되어 농이 고여 생긴다. 담배연기나 매연과 같은 자극 물질은 콧살의 섬모운동을 방해하여 축농증을 악화시킬 수도 있다. 또한 만성 축농증은 다양한 외부 자극(곰팡이균, 세균, 독성물질)에 몸이 과하게 반응하여 생긴다.

증상: 코부비동염의 증상은 일반적으로 급성과 만성의 경우로 구분된다. 급성 코부비동염은 주로 발열증상이 심하고, 만성 코부비동염은 피로감, 집중력 저하와 같은 비특이적 증상이 많다. 증상이 심한 경우 부비동에서 끈끈한 화농성의 분비물이 나오고, 윗니 부위의 치통이나 안면부(얼굴)의 심한 통증과 국소 열감이 생기며 그 부위를 눌렀을 때 심한 통증을 호소한다.

신생아기(NEONATAL PERIOD) 머리뼈(SKULL)

출생 시 머리뼈(두개골, skull)는 아직 완전하게 발달되지 않아 머리뼈를 이루는 뼈들 사이에 나타나는 섬유성 막을 천문(fontanelle) 또는 숫구멍(soft spot)이라고 한다.

뒤숫구멍(후천문, posterior fontanelle)은 생후 약 2개월, **앞가쪽숫구멍**(전측두천문, spenoidal fontanelle)은 생후 약 3개월, **뒤가쪽숫구멍**(후측두천문, mastoid fontanelle)은 생후 1년 말쯤에 닫히며, **앞숫구멍**(대천문, anterior fontanelle)은 생후 2년 반 또는 2년 말까지 닫히지 않을 수 있다.

또한 신생아 머리뼈의 **특징**은 안와가 큰 것, 턱과 코안(비강, nasal cavity)이 작고, 부비동(paranasal sinuses)은 완전하게 형성되지 않았으며, 이마뼈(전두골, frontal bone)는 아직 두 부위가 융합되어 있지 않은 것이다.

신생아기의 머리뼈를 이루는 각 뼈의 비율은 성인과 다르며 쉽게 골절되지 않는다. 또한 출생시 얼굴면적은 뇌머리뼈의 12%에 해당하며, 성인의 얼굴면적은 약 40%에 해당한다. (그림 3-20)

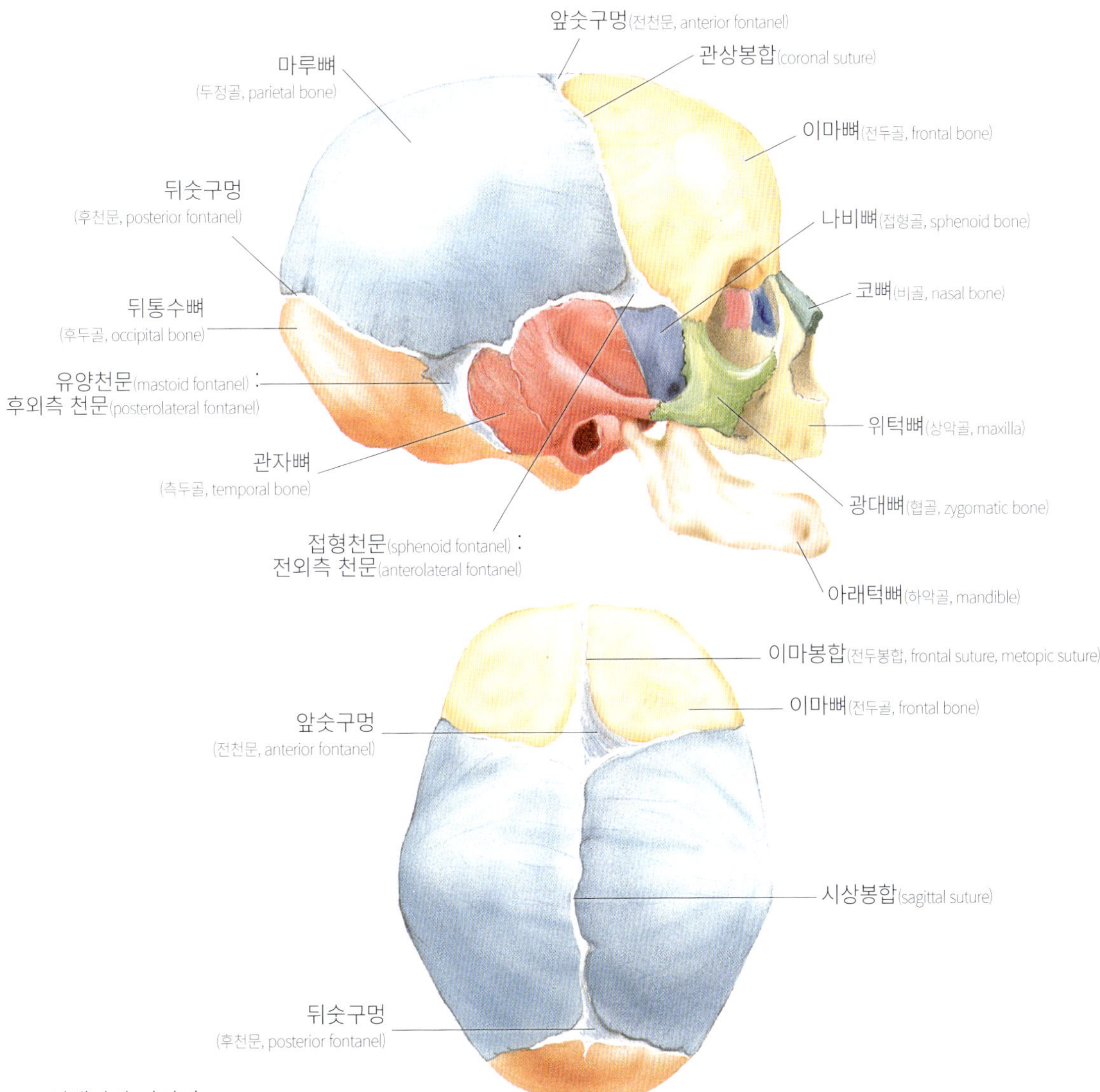

그림 3-20 신생아의 머리뼈

척주(VERTEBRAL COLUMN)

척주(vertebral column)는 출생시에 32~34개의 척추뼈(척추골, vertebrae)가 연결되어 이루어져 있다. 척추뼈는 추체(원뿔, cone)와 척추뼈고리(추궁, arch of vertebra)로 이루어진 고리 형태의 뼈로, 4종류의 돌기가 포함되어 있다.

척주(vertebral column)는 신생아 시에는 33개의 분리된 뼈에서, 성인이 되면 26개로 연결되어 머리와 몸을 지탱한다. 머리뼈(두개골,cranial bone)을 받치고 몸통을 지탱하는 척추의 형태는 원통형의 추체(body)와 척추뼈고리(추궁, arch of vertebra)로 이루어진 고리 모양으로 4종류의 가시돌기(극돌기, spinous process), 가로돌기(횡돌기, transverse process), 위관절돌기(상관절돌기, superior articular process), 아래관절돌기(하관절돌기, inferior articular process)가 붙어있다. 이 중

- 가시돌기(극돌기, spinous process)와 가로돌기(횡돌기, processus transversu)는 근육을 부착하며,
- 상하 관절돌기(articular process)는 인접된 척추뼈의 상하 관절돌기와 함께 돌기사이관절(추간관절, intervertebral jont)을 형성한다.

척추뼈(척추골, vertebrae)의 연결부위에는 추체(body)와 추체 사이에 있는 추간원판(디스크, intervertebral disc)이 있으며, 척추뼈의 세로 방향으로 이어져있는 인대(ligament: 전종인대, 후종인대)에 의해 연결을 강화하고 있다. 각 척추뼈의 척추 중앙을 따라 나 있는 척주관(vertebral canal)에는 척수(spinal cord)가 있으며 이를 보호하고 있다.

척주(vertebral column)는 크게 목뼈(경추, C1~C7), 등뼈(흉추, T1~T12), 허리(요추, L1~L5), 엉치뼈(천골, sacrum), 꼬리뼈(미골, coccyx)로 크게 5개 분류된다. 엉치뼈는 5개, 꼬리뼈는 3~5개의 뼈로 구성되어 있지만 성인의 경우 엉치뼈와 꼬리뼈는 사실상 하나로 융합되어 있다.

이 뼈들은 하나로 연결된 뼈로서 서 있을때 발란스를 잡기 위한 S자 모양의 유연한 뼈이다. 척추뼈(척추, vertebrae)는 각각의 모양이 불규칙하며, 개별적인 특징으로 운동성이 각기 다르다.

각 뼈는 추간원판(intervertebral disk)이라는 섬유연골에 의해 분리되었고, 인대로 연결되어 있다.

척주에는 탄성이 있는 4개의 만곡(cuvature)이 있다.

일차곡선(primary curve)은 등(척주)굽이(흉추만곡, thoracic curvature)과 골반만곡(peivic curvature)으로 앞으로 오목하며, 이차곡선(secondary curvature)은 목(척주)굽이(경추만곡, cervical curvature)과 허리(척주)굽이(요추만곡, lumbar curvature)이 앞으로 볼록하다. **(그림 3-21)(표 3-4)**

허리통증(요통, low-back pain)

허리통증은 추간판(intervertebral disc: 디스크)의 섬유고리(섬유륜, fibrous ring)이 파열되고 속질핵(수핵, nucleus pulposus)이 일부 혹은 전부가 돌출되거나 탈출되어 신경근육(neuromuscular)을 눌러서 허리통증과 다리 통증이 생긴다.

원인: 주로 30~50대 남자에 잘 발생되며, 장시간 앉아서 일하는 사람, 흡연자, 출산 경력 등을 주 위험 원인이다. 무리하게 허리를 굽혔다 펼 때, 무거운 물건을 들어 올릴 때, 추락하거나 넘어질 때 발생한다. 뚜렷한 원인 없이도 디스크는 발병될 수 있다.

증상: 흔한 증상은 관계없이 신경근육(neuromuscular) 자극에 의해서 다리로 연결되어 퍼지는 통증(방사통)이다. 보통은 처음에 허리의 가장 아래쪽부터 통증이 시작하고 **심할 때**는 자세를 바꾸기도 어렵고 다리 저림, 마비로 인해 걷기가 힘들다. 또는 엉덩이, 사타구니(서헤부, groin) 혹은 넓적다리(대퇴부, emoral)까지 옮겨 가며 심한 통증을 일으키기도 한다.

척추관협착증(spinal stenosis)

원인: 척추관협착증은 인대 관절이 두꺼워져 척추신경을 보호하는 중심관을 누를 때 나타난다.

증상: 주된 증상은 허리가 아프고, 엉덩이(볼기, buttock)이나 항문(anus)부위에 통증이 발생한다. 걷거나 서 있을 때 당기는 느낌이 든다. 쪼그리고 앉아 쉬면 통증이 사라진다.

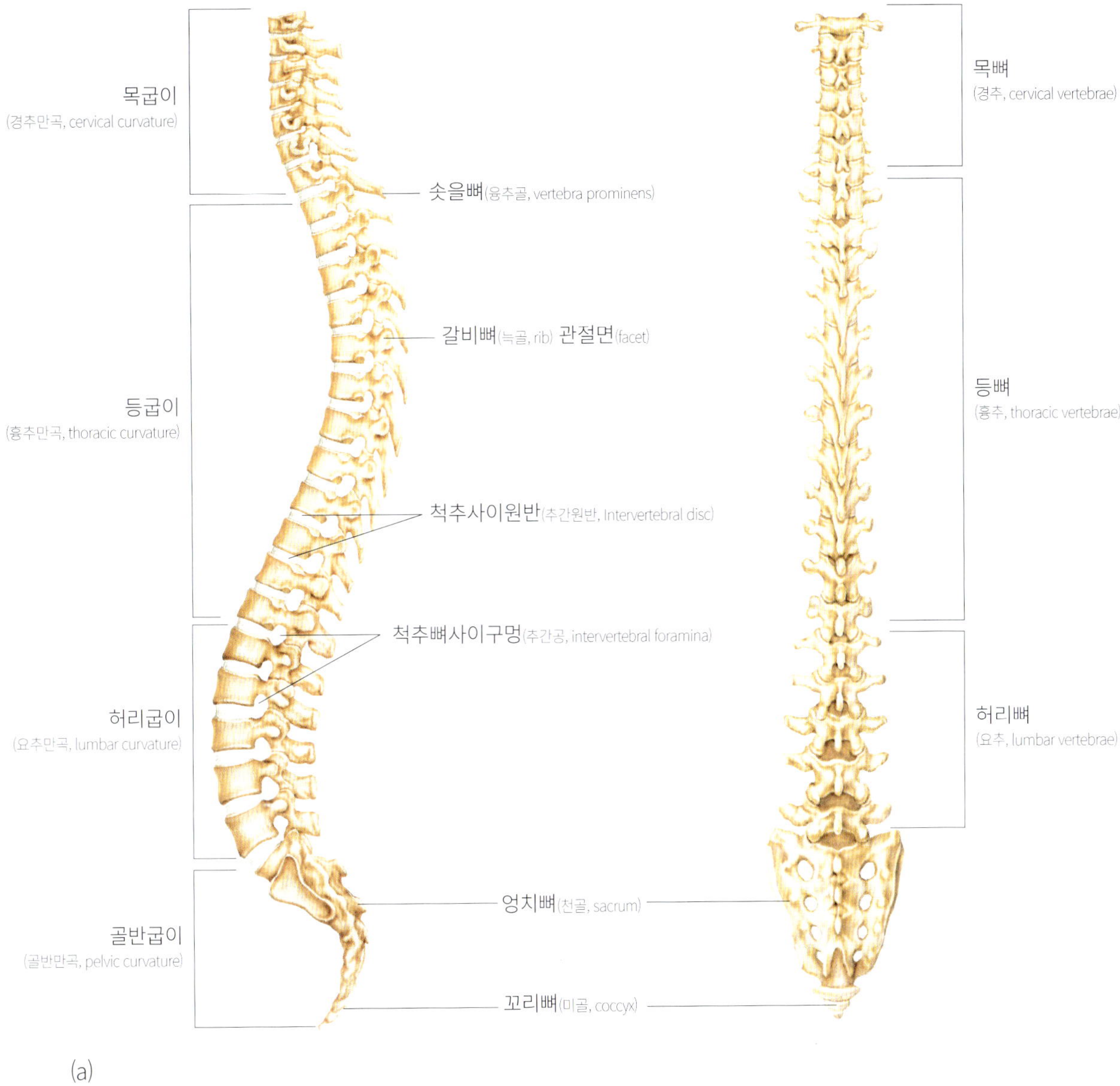

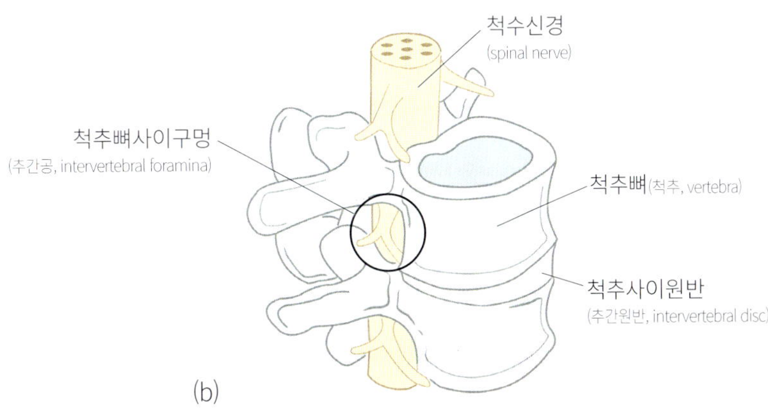

그림 3-21 (a) 척주 왼쪽과 뒷면 (b) 척수신경은 척추뼈의 척추사이구멍을 통과한다.

목뼈(경추, cervical vertebra)

목뼈는 7개(C1~C7)의 척추뼈(척추, vertebrae)로 구성되며, 뒷통수의 아랫면에서 등뼈사이에 놓여 목의 기둥을 이루며, 척추뼈 중에서 가장 작다.

척추뼈(척추, vertebra)의 가로돌기에는 특징적으로 뇌로 들어가는 동맥의 통로인 가로구멍(횡돌기공, transverse foramen)가 있다. 2~6번째 경추의 가시돌기(극돌기, spinous process)는 끝이 갈라져있으며 7번째 경추의 가시돌기는 융추(vertebra prominence)라고 부른다. (그림 3-21)

첫 번째 목뼈인 고리뼈(환추, atlas)는 머리를 지지하며, 고리뼈는 추체와 가시돌기가 없고 두 개의 횡돌기 만이 있어 고리모양으로 보인다. 머리를 상하로 움직일 수 있는 관절로 되어있다.

두 번째 목뼈인 중쇠뼈(축추, axis)의 추체에는 치아 모양의 치아돌기(치돌기, dens)가 있으며, 머리를 좌우 옆으로 돌릴 때 중쇠뼈(축추, axis)는 치상돌기를 축으로 하여 회전한다. (그림 3-22)

목디스크

목 디스크란 경추 뼈와 뼈 사이의 추간판(디스크, intervertebral disc)이 탈출하거나 파열돼 경추신경이 자극 또는 압박을 받아 목과 어깨, 상지(팔)에 통증 및 신경학적 증상을 나타내는 질환이다.

경추는 운동성이 큰 부위이다. 경추의 추간판(디스크)은 심각한 압력을 받으면 튀어나와 척수나 신경근을 압박하게 된다. '디스크'는 병명이 아니라 척추 뼈와 척추 뼈 사이를 연결하는 구조물을 뜻한다. '디스크'의 정확한 의학용어는 '추간판'이다.

원인: 교통사고, 낙상, 스포츠 사고로 인한 목 부상으로 인한 급성과 컴퓨터와 스마트폰 사용, 장시간의 독서 등으로 목뼈의 C자형 곡선이 일자목(거북목)으로 변형된 경우, 한쪽으로만 물건을 들어서 몸의 균형이 깨진 경우, 바르지 않은 자세로 앉거나 오래 앉아 있는 경우, 목에 힘이 과하게 들어가는 운동을 한 경우, 체형에 맞지 않는 베개를 사용하여 척수가 압박된 경우 등이다.

증상: 제1번과 제2번 사이, 제2번과 제3번 사이, 제3번과 제4번 목뼈사이의 디스크에 문제가 발생했을 때는 어깨와 팔이 전혀 아프지 않을 수 있다.

대신 머리 쪽에 연결되어 있어 두통이나 현기증, 가슴 답답함 등의 증상이 나타난다..

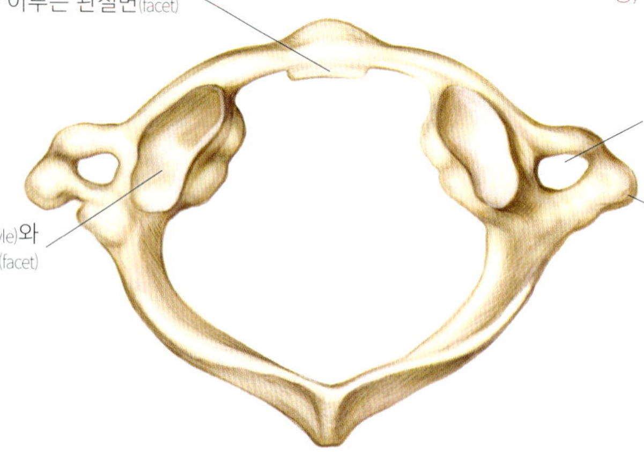

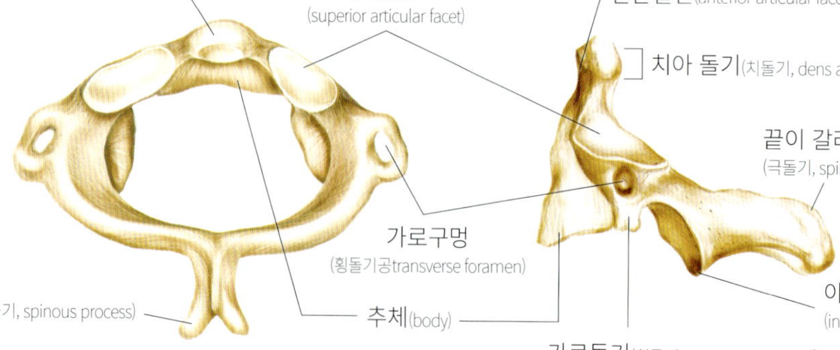

그림 3-22 (a) 환추의 윗면. (b) 축추의 윗면. (c) 축추의 외측면.

등뼈(흉추, thoracic vertebra)

등뼈는 12개(T1~T12)의 척추로 구성되며, 목뼈(경추, cervical vertebra)보다 크기가 크고, 하트 모양이고, 척추뼈구멍은 원형이고 작으며, 가시돌기(극돌기, spinous process)는 길고 가늘어서 뒤아래방향으로 돌출된다.

아래로 경사진 길고 뾰족한 가시돌기 길이가 길고, 아래쪽으로 향하며, 추체의 양옆에는 갈비뼈(늑골, rib)와 관절을 이루는 관절면이 있다. 3번째 등뼈(흉추, thoracic vertebra)부터 아래로 내려가며 추체의 크기가 점점 커지기 시작한다.(그림 3-23)

허리뼈(요추, lumbar vertebra)

허리뼈는 5개(L1~L5)의 척추로 구성되며, 척추뼈(척추골, vertebrae) 중 가장 크고, 타원형이고, 무게를 지탱 할 수 있도록 추체가 크고 강하다.

허리뼈(요추, lumbar vertebra)의 가로돌기(횡돌기, transverse process)는 날카로운 각을 이루며 뒤로 돌출되어 있고 짧고 굵은 가시돌기(극돌기, spinous process)는 거의 수평이다.(그림 3-24)

척추측만증(scoliosis)

척추측만증은 척추(vertebral)가 'C자형'이나 'S자형'으로 휘어져서 양측 어깨 높이, 골반의 높이가 좌우 비대칭 상태로 인해 몸통이 한쪽으로 치우친다.

원인: 주 원인은 체형에 맞지 않는 책상에 비정상적인 자세로 장시간 앉아있는 것, 다리를 꼬고 앉는거, 가방을 한쪽으로 메는 것 등이다. 척추측만증이 진행되면서 척추 주변의 근육, 인대, 신경이 압박을 받게 된다.

증상: 요통(허리통증, backache)이나 어깨결림, 두통(headache) 등의 증세가 먼저 나타날 수 있다.

또한 측만증(scoliosis)의 진행 정도가 심해지면 척추부터 갈비뼈(늑골, rib), 골반(pelvis)의 변형이 일어나 심장(heart)과 폐(lung)를 압박하여 **심폐기능**(cardiopulmonay function)에 이상이 생길 수도 있다.

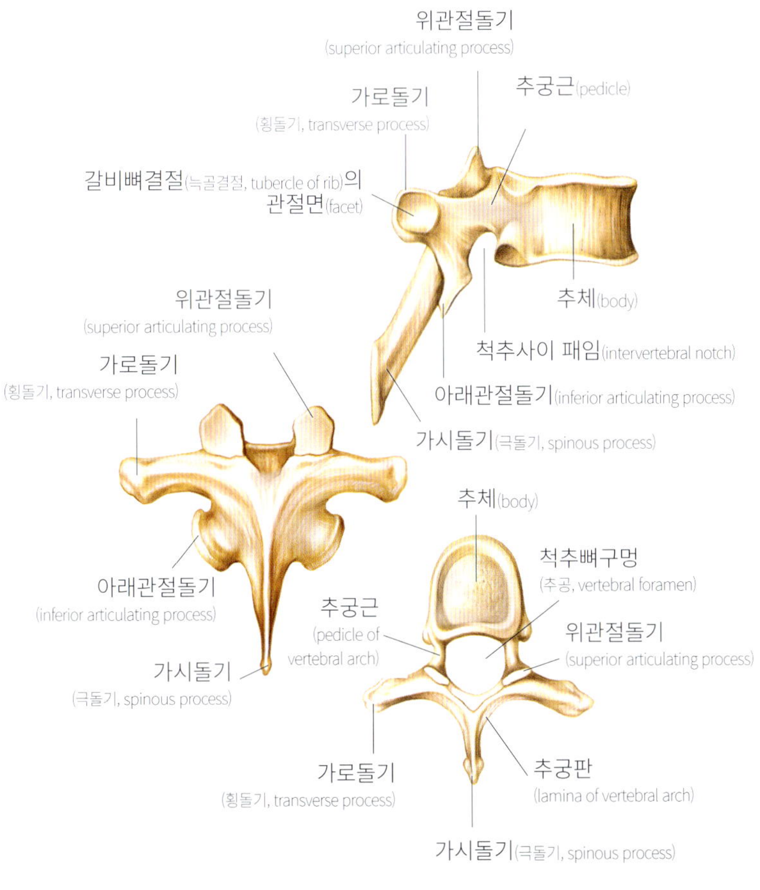

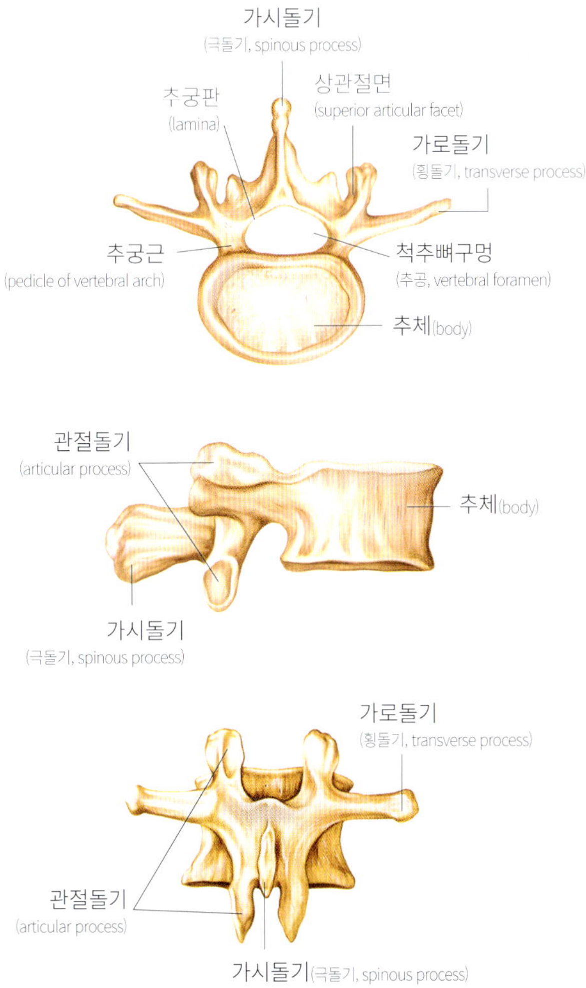

그림 3-23 상단: 흉추의 외측면. 중단: 흉추의 윗면. 하단: 흉추의 뒷면

그림 3-24 상단: 요추의 윗면. 중단: 요추의 측면. 하단: 요추의 뒷면

엉치뼈(천골, sacrum)

엉치뼈는 5개(S_1~S_5)의 척추가 융합된 뼈이며, 삼각형의 뼈로 구성되어, 각각 분리된 상태로 발달하지만, 사춘기 전후에 빠르게 융합하기 시작하여 완전한 엉치뼈가 된다.

융합된 엉치뼈의 가시돌기(극돌기, spinous process)는 뒤쪽으로 돌출된 정중엉치뼈능선(정중천골능, median sacral crest)을 형성한다. 결절의 양옆에는 신경과 혈관이 지나는 후천골공(dorsal sacral foramen)이 줄지어 배열되어 있다.

엉치뼈는 천장관절(sacroiliac joint)의 섬유연골에 의해 관절면(articular surface)에서 관골(hip bone)과 결합된다. 다리이음뼈(하지대, pelvic girdle)는 이 관절에서 체중을 다리로 전달한다. 천골은 골반강의 뒤 벽을 형성한다.

엉치뼈의 위쪽 가장자리는 첫 번째 천추(sacral)의 추체이며 이를 엉치뼈곶(천골곶, sacral promontary)이라고 한다. 질검사(vaginal examination)를 통해 이 돌출 부위를 감지하여 골반의 크기를 정하는 지표로 이용한다.

천추(sacral)의 추공은 엉치뼈관(천골관, sacral canal)을 형성하여 엉치뼈틈새(천골열공, sacral hiatus)라고 하는 끝에 위치한 다양한 크기의 구멍까지 연속된다. 엉치뼈의 앞면에는 신경과 혈관의 통로가 되는 4쌍의 엉치뼈틈새가 있다.(그림 3-25)

꼬리뼈(미골, coccyx)

꼬리뼈는 4~6개의 퇴화된 꼬리뼈(미추, coccygeal vertbra)로 유합되어 이루어진 뼈다. 이 뼈는 척추뼈(척추, vertebra)로 이루어지며 사춘기 전후 쯤 유합된다. 꼬리뼈는 인대에 의해 엉치뼈(천골, sacrum) 틈새의 가장자리에 부착되어 있으며, 앉을 때 눌리게 되며, 앞쪽으로 이동하여 충격흡수 역할을 한다.(그림 3-25)

표 3-4 척주의 뼈

뼈	갯수	특징적인 모양
경추(cervical vertebrae)	7	횡돌기공; 환추의 관절면이 머리뼈의 후두과와 관절함; 2~6번째의 극돌기는 끝이 갈라져 있음
흉추(thoracic vertebra)	12	아래로 향한 뾰족한 극돌기; 늑골과 관절하는 관절면
요추(lumbar vertebra)	5	커다란 추체; 날카로운 각으로 돌출된 횡돌기; 거의수평의 짧고 굵은 극돌기
천골(sacrum)	5개의 뼈가 융합	후천골공, 관절표면, 천골융기, 천골관, 천골공
미골(coccyx)	4개의 뼈가 융합	천골열공의 가장자리에 인대에 의해 부착

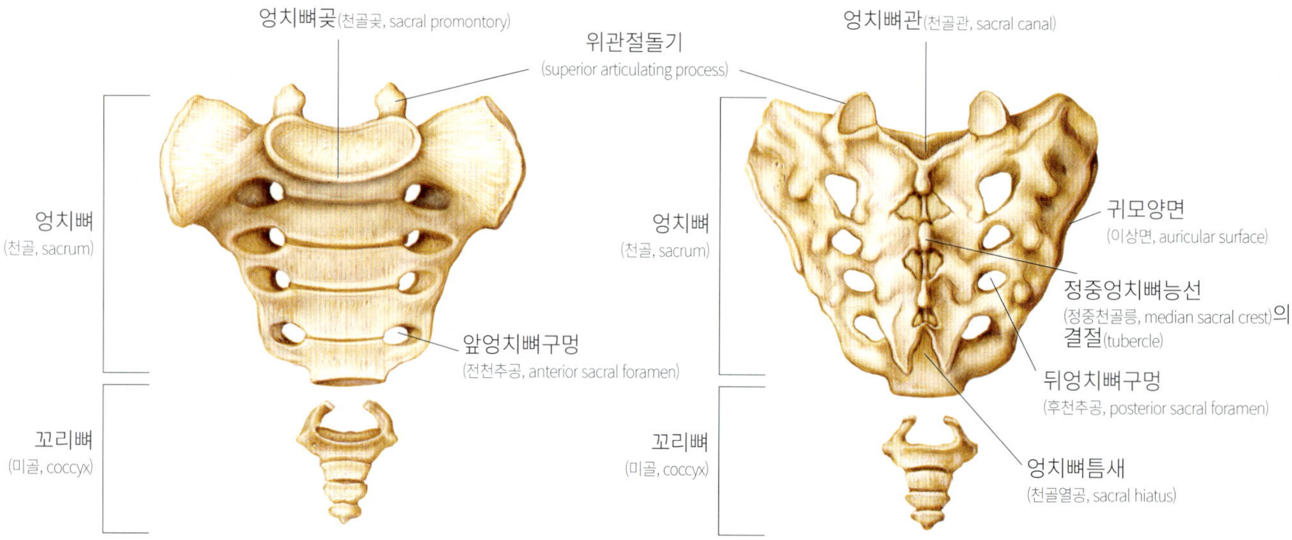

그림 3-25 천골과 미골의 (a) 앞면, (b) 뒷면

가슴우리(흉강, THORACIC CAGE)

가슴우리는 12쌍의 갈비뼈, 12개의 등뼈(흉추, thoracic vertebra), 1개의 복장뼈(흉골, sternum) 그리고 갈비뼈(늑골, rib)를 복장뼈에 부착시키는 갈비연골(늑연골, costal cartilage)로 구성된다.

가슴우리(흉강, thoracic cage)는 위팔뼈(상완골, humerus)와 위팔을 지지하고 내부 장기를 보호하며, 호흡운동에 관여한다. (그림 3-26)

갈비뼈(늑골, ribs)

갈비뼈는 가슴우리(흉강, thoracic cage)의 대부분을 구성하는 12쌍의 뼈로 한 개 또는 두 개의 등뼈와 관절한다. 이 12쌍의 갈비뼈는 척추뼈(척추, vertebra)와 직접 관절한다.

1~7번째 갈비뼈는 참갈비뼈(진늑골, true rib), 나머지 5쌍의 갈비뼈는 거짓갈비뼈(가성늑골, false rib)와 뜬갈비뼈(부유늑골, floating ribs)라고 한다.

7쌍의 갈비뼈는 갈비연골에 의해 복장뼈(흉골, sternum)와 연결하고 8번째에서 10번째 갈비뼈는 7번째 갈비뼈는 연골과 관절한다. 그리고 나머지 2쌍의 갈비뼈는 복장뼈에 붙어 있지 않기 때문에 뜬갈비뼈(부유늑골, floating ribs)라고 한다. (그림 3-27)

뒤쪽 끝은 팽대된 갈비뼈머리(늑골두, head of rib)이며, 갈비뼈머리 외측에 있는 갈비뼈목(늑골경, neck of rib)은 인대가 부착하는 장소이다. 갈비뼈머리 부근에 있는 결절(tubercle)은 척추의 가로돌기와 관절을 이룬다. 갈비연골(늑연골, costal cartilage)은 유리연골(초자연골, hyaline cartilage)로 구성되어 있다.

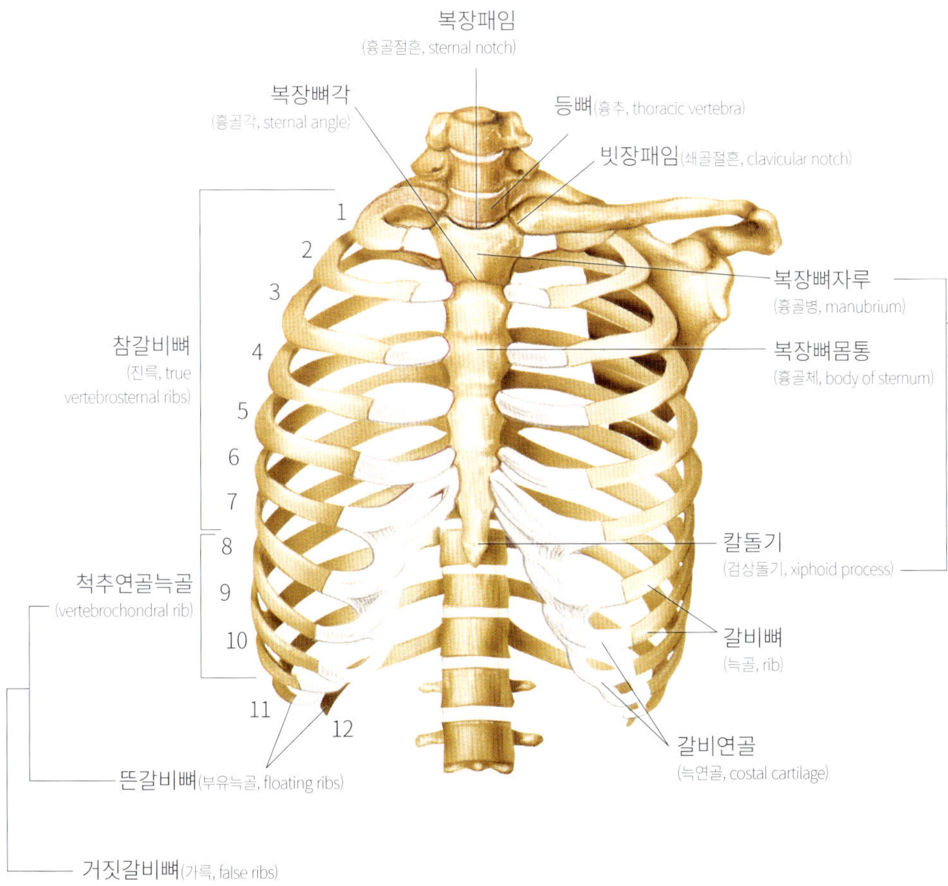

그림 3-26 가슴우리는 흉추, 늑골, 그리고 늑골을 흉골에 부착시키는 늑연골로 이루어졌다.

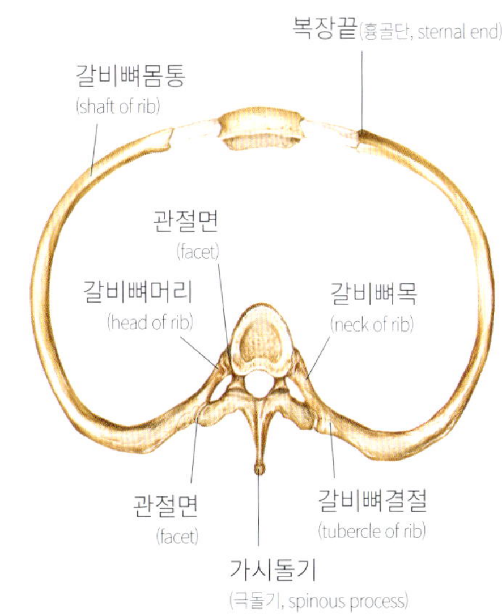

그림 3-27 상부에서 본 늑골의 형태

복장뼈(흉골, sternum)

복장뼈는 납작한 뼈이며, 가슴 앞쪽 중앙에 위치한다. 복장뼈는 복장뼈자루(흉골병, manubrium), 복장뼈몸통(흉골체, body of sternum), 칼돌기(검상돌기, xiphoid process)의 3부위로 구성되어 있다. 복장뼈자루와 복장뼈몸통의 양쪽에는 갈비연골(늑연골, costal cartilage)과 관절을 이루는 패임(절흔 notch)이 있다

복장뼈자루(흉골병, manubrium)의 위쪽 경계부는 빗장뼈(쇄골, clavicle)와 관절을 이룬다. 복장뼈자루는 사춘기 전까지는 분리된 뼈로 남아 있지만 그 이후에는 복장뼈몸통과 유합(adhesin)된다.

칼돌기(검상돌기, xiphoid process)는 초기에는 연골로 구성되어 있으나, 점차 골화되어 중년에는 복장뼈몸통과 유합하며, 복장뼈는 갈비연골(늑연골, costal cartilage) 및 빗장뼈(쇄골, clavicle)와 관절을 이룬다. **(그림 3-28)**

복장뼈(흉골, sternum)의 적색뼈속질

복장뼈 해면뼈 내에 있는 적색뼈속질에서는 성인이 되어서도 적혈구를 생성한다.

복장뼈의 치밀뼈(compact bone)는 얇고 바깥에서 쉽게 접근할 수 있는 위치에 있기 때문에, 흔히 골수를 채취하여 진단에 사용한다.

이를 흉골천자(sternal puncture)라고 하며 주사바늘을 사용하여 골수조직을 뽑아내는 방법이다.

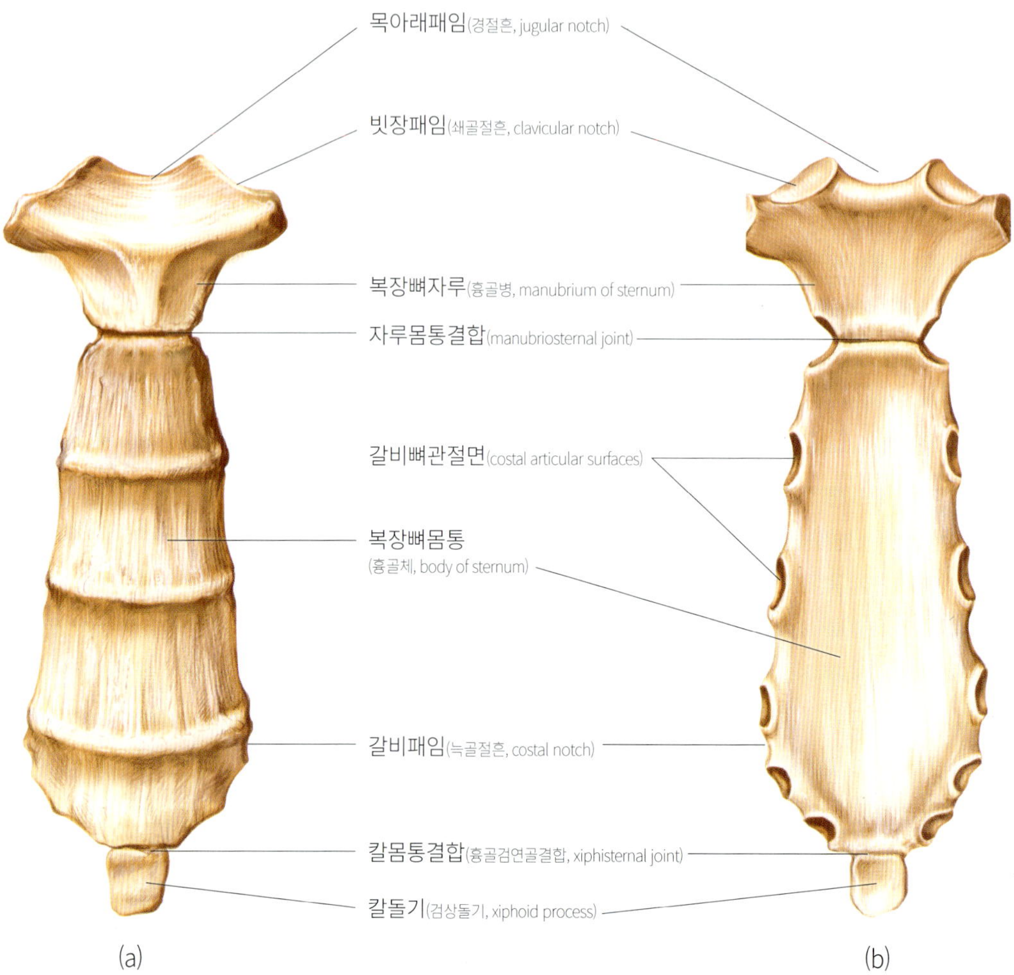

그림 3-28 복장뼈(흉골, sternum)의 (a) 앞면과 (b) 뒷면

팔이음뼈(상지대, SHOULDER GIRDLE, PECTORAL GIRDLE)

팔이음뼈는 팔과 몸통이 관절을 이루며, f자 모양의 2개의 빗장뼈(쇄골, clavicle)와 넓고 편평한 2개의 어깨뼈(견갑골, scapula)로 구성되어 있다. 팔이음뼈는 위팔(상완, upper arm)을 지지하는 불완전한 고리를 형성하며, 위팔을 움직이는 근육이 부착하는 장소가 된다.(그림 3-29)(표 3-5)

앞팔(전완, forearm) 손상

오랫동안 공을 던지지 않다가 갑자기 공을 던지면 앞팔이 손상될 수 있다.

공을 던질 때 앞팔에 느끼는 통증은 골절 가능성이 높다. 오랜만에 공을 던질 때에는 처음에 서서히 던지다가 점차 늘려나가는 것이 골절 예방에 중요하다.

빗장뼈(쇄골, clavicle)

빗장뼈는 팔이음뼈와 몸통뼈대를 연결한다. 각각의 빗장뼈는 가느다란 막대모양의 뼈로 f자 모양으로 어깨를 고정하고, 팔 무게의 일부를 몸통뼈로 옮긴다. 또한 위팔, 가슴 등의 근육들이 부착하는 장소가 된다.

빗장뼈(쇄골, clavicle) 말단은 복장뼈자루(흉골병, manubrium)와 관절을, 외측(또는 어깨봉우리) 말단은 어깨뼈(견갑골, scapula)의 관절돌기와 관절을 이룬다.(그림 3-29)

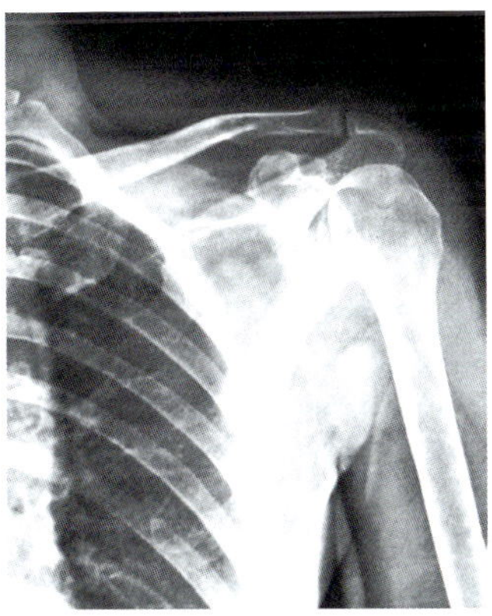

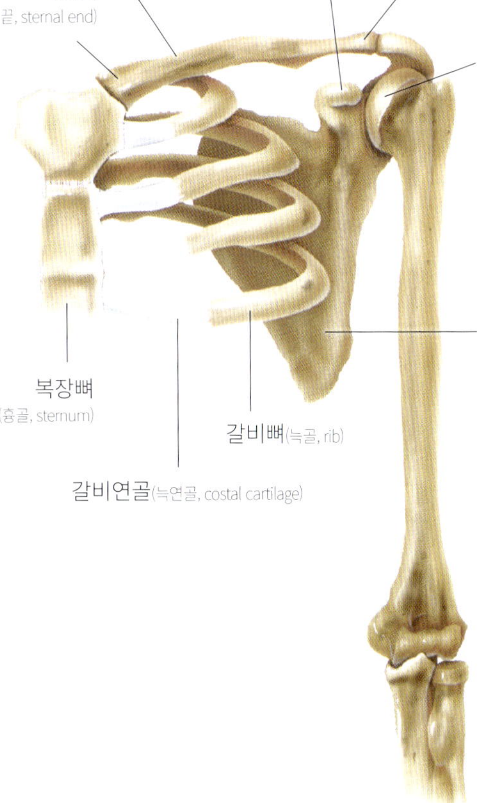

그림 3-29 상지대의 구조

어깨뼈(견갑골, scapula)

어깨뼈는 위모서리(supperior border), 안쪽(척추)모서리(medial border), 가쪽(겨드랑)모서리(lateral [axilla] border)로 삼각형을 이룬다.

어깨뼈몸통(견갑골체)은 앞면이 편평하며 오목하고, 어깨뼈의 뒷면은 어깨뼈가시(견갑극, spine of scapula)에 의해 두 부분으로 나뉘어져 있으며, 위쪽은 가시위오목(극상와, supraspinous fossa)이고 아래쪽은 가시아래오목(극하와, infraspinous fossa)이다. (그림 3-30)

어깨뼈머리(견갑골두)에는 어깨뼈봉우리(견봉, acromion process)와 부리돌기(오훼돌기, coracoid process)에는 위팔과 가슴의 근육들이 부착하고, 관절오목(관절와, glenoid cavity)에서는 팔뼈(상완골, humerus)의 상완골두와 관절을 이룬다.

어깨통증

목과 목에서 팔로 이어지는 근육이 과도하게 장시간 수축되어 어깨에 발생하는 통증을 **근막통 증후군**이라고 한다.

원인: 컴퓨터나 운전 등을 할 때 머리와 목을 오랫동안 몸 앞쪽으로 빼고 있으면 목 뒤 근육과 목에서부터 어깨로 이어지는 등세모근이 과도하게 수축된다.

증상: 근육이 심하게 수축되면 근육이 낼 수 있는 힘에 비해 과한 힘이 들어가고 혈액순환 장애, 목 . 어깨통증이 유발된다.

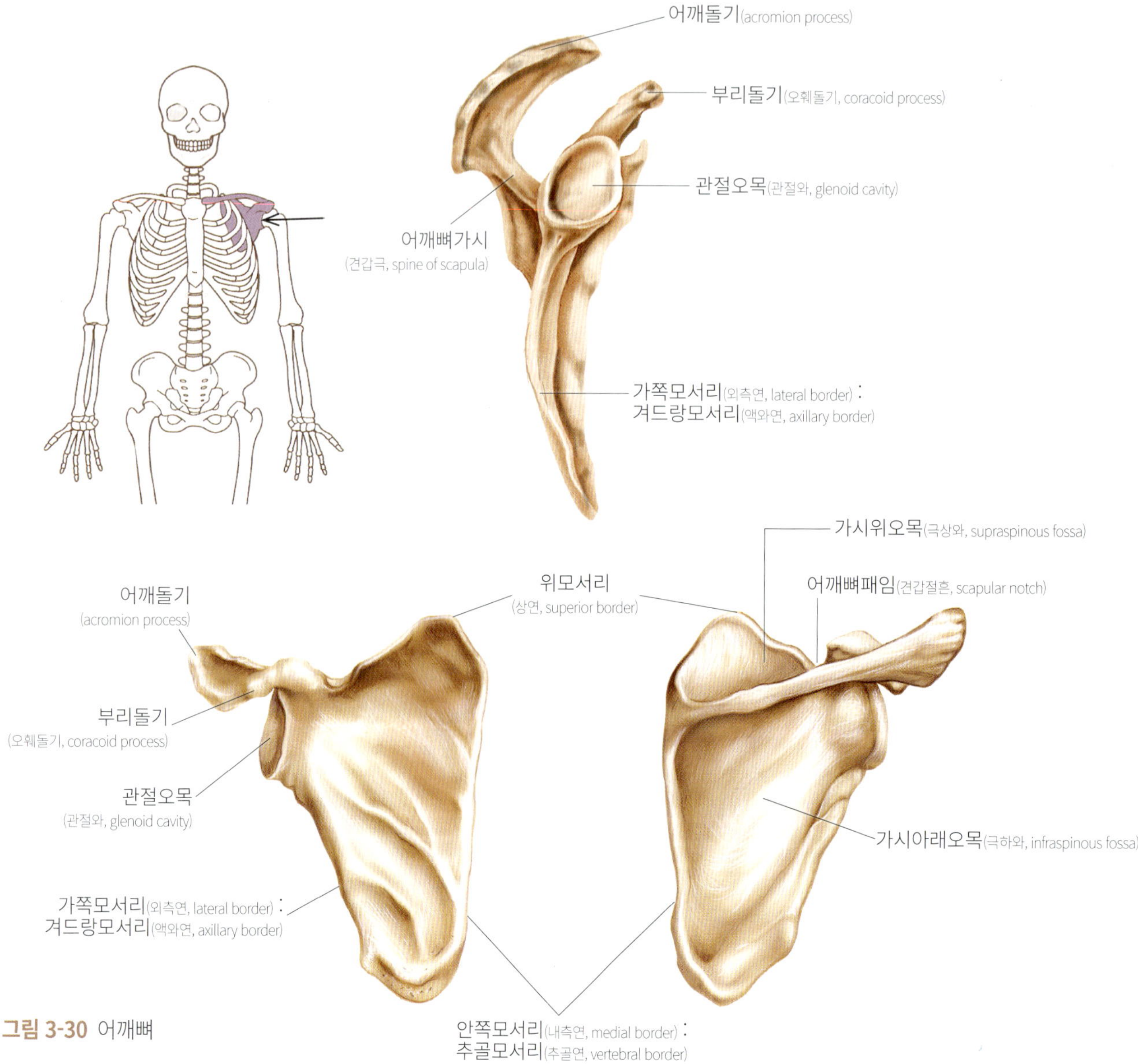

그림 3-30 어깨뼈

팔(상지, UPPER LIMB)

팔의 뼈는 위팔뼈(상완골, humerus), 자뼈(척골, ulna)와 노뼈(요골, radius), 손목뼈(수근골, carpal bone), 손허리뼈(중수골, metacarpal bone), 손가락뼈(phalanges)로 뼈대(골격, skeletal)를 이룬다. 이 뼈들은 근육들이 부착하는 장소가 되며 팔을 움직일 때 지레로 작용한다. (그림 3-31)(표 3-5)

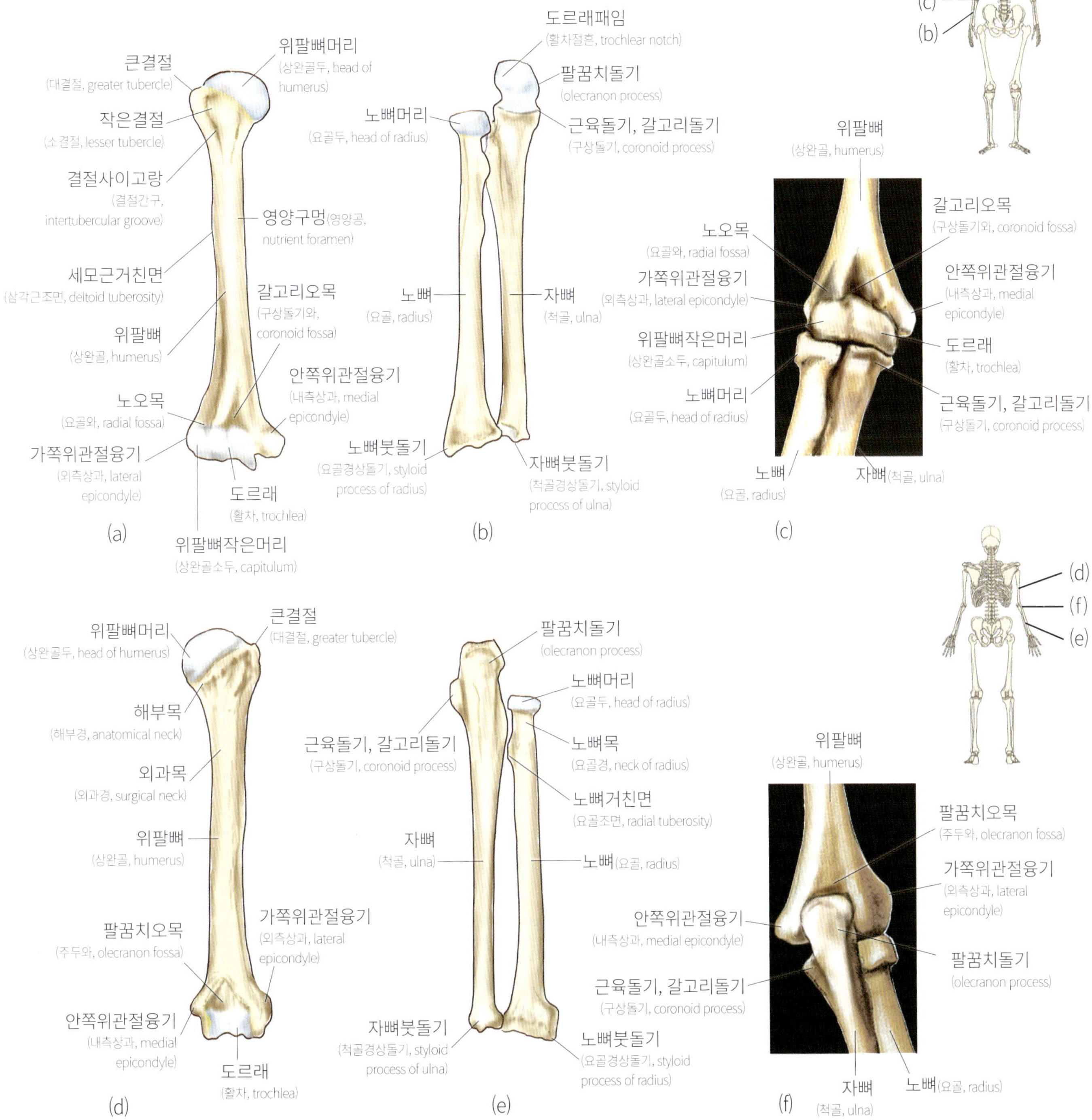

그림 3-31 오른쪽 위팔과 아래팔 (a) 위팔뼈(팔의 윗부분)의 앞쪽 모습 (b) 아래팔에 있는 자뼈와 노뼈의 앞쪽 모습 (c) 팔꿈관절(앞쪽모습) (d) 위팔뼈의 뒤쪽 모습 (e) 아래팔에 있는 자뼈와 노뼈의 뒤쪽 모습 (f) 팔꿉관절(뒤쪽 모습)

위팔뼈(상완골, humerus)

위팔뼈는 여러 개의 뼈와 관절에 의해 다양하게 움직이며, 복잡하게 연결된 형태로 구성된다. 위팔은 위팔뼈 1개, 아래팔(전완, forearm)은 노뼈(요골, radius)과 자뼈(척골, ulna)의 2개 뼈로 구성된다. (그림 3-31a, b)

손의 뼈는 손목뼈(수근골, carpal bone), 손허리뼈(중수골, metacarpal bones), 첫마디뼈(기절골, proximal phalanges), 중간마디뼈(중절골, middle phalanges), 끝마디뼈(말절골, distal phalanges)로 구분된다.

어깨관절(견관절, shoulder joint)의 끝에 붙어있는 위팔뼈, 아래팔뼈, 손을 총칭하여 위팔(상지, upper limb)이라 한다. 위팔을 구성하는 약 30개의 뼈는 말단으로 갈수록 작은 관절(joint)로 복잡하게 연결되어 있기 때문에 세밀하고 다양한 움직임이 가능하게 되어 있다.

위팔뼈(상완골, humerus)는 어깨에서 팔꿈치까지 뻗어있는 몸에서 두 번째로 긴뼈로써, 몸 쪽 뼈끝의 위쪽과 안쪽 부분의 매끄럽고 둥글다. 위팔뼈의 몸쪽 끝 근위단은 어깨뼈(견갑골, scapula)와 관절하고, 먼쪽 끝 원위단은 노뼈(요골, radius)와 자뼈(척골, ulna)와 관절하여 팔굽관절(주관절, elbow joint)을 이룬다. 위팔뼈의 도르래의 경첩관절(접번관절, hinge joint)은 팔을 움직이고 팔꿈치를 굽힐 수 있게 해 준다.

위팔뼈머리(상완골두, humeral head)는 위쪽 끝(상단, upper end)에 있으며, 바로 그 아래에는 외측의 큰결절(greater tubercle)과 앞쪽의 작은결절(lesser tubercle)의 두 돌기가 있다. 이곳에 위팔을 움직이는 근육들이 부착된다.

위팔뼈머리(상완골두, humeral head) 아래 모서리를 따라 있는 좁고 움푹한 부위는 위팔뼈머리와 결절을 분리시키며 이를 **해부경**(anatomical neck)이라고 한다. 위팔뼈머리와 결절의 바로 아래, 골절이 잘 일어나는 부위가 **외과경**(surgical neck)이다.

뼈몸통(골간, diaphysis) 외측면 중간쯤에는 V자 모양의 어깨세모근거친면(삼각근조면, deltoid tuberosity)이 있다. 팔을 수평으로 들어 올리는데 사용되는 삼각근(deltoid)이 부착한다.

팔꿈치에서 노뼈(요골, radius)와 자뼈(척골, ulna)와 각각 도르래(활차, trochlea) 관절을 이룬다. 위팔뼈(상완골, humerus)의 원위단 안쪽과 가쪽에는 팔꿈치 근육과 인대가 부착하는 위관절융기(상과, epicondyle)가 있다.

콜리스골절(Colle's fracture)

손목부위의 먼쪽노뼈(요골, radius)가 골절되는 것이다.

아래팔(전완, forearm flap)의 골절에는 노뼈(요골, radius)와 자뼈(척골, ulna)이 동시에 골절되는 경우와, 노뼈와 자뼈가 단독으로 골절되는 경우가 있다.

이 골절은 손을 편 상태에서 넘어지지 않으려다 발생하며, 부러진 조각이 뒤쪽으로 이탈된다. 빙판길, 미끄러운 빗길, 욕실바닥 등에서 넘어질 때 발생한다.

특히 **뼈엉성증**(골다공증, osteoporosis)환자에게 많이 발생하며, 넘어진 후 손목통증과 종창이 생길 수 있다.

테니스엘보

테니스엘보(tennis elbow)는 팔꿈치의 바깥쪽 돌출된 부위에 통증과 함께 발생된 염증을 말한다. 손목을 위로 젖힐 때 팔꿈치의 바깥쪽에 통증이 발생한다면 테니스엘보를 의심해볼 수 있다.

정확한 진단명은 **외측상과염**(lateral epicondylitis)이다. 손목이나 팔을 반복적으로 사용하거나 팔꿈치에 직접적인 손상을 입었던 환자에게서 주로 발생한다.

원인: 정확한 원인은 알려져 있지 않다. 그러나 손목관절을 펴는 동작을 담당하는 근육과 힘줄 등에 발생한 다양한 문제를 원인으로 본다.

반복적으로 손목을 뒤로 젖히는 동작을 할 경우, 이들 근육들에 지나친 부하가 걸리면서 근육과 뼈를 이어주는 힘줄에 반복적으로 파열 및 염증(외측상과염)이 발생하게 된다.

증상: **테니스엘보**(외측상과염)는 30~60대에 흔하고 40대에서 가장 흔하게 발견된다. 대부분 급성이며, 팔꿈치 바깥쪽에 통증, 저림, 민감한 느낌 등을 호소한다. 팔에 힘이 빠지는 경우도 있다.

예를 들어 물건을 잡을 때, 주먹을 쥘 때, 문고리를 잡고 돌릴 때, 테니스나 볼링 등의 운동을 할 때 통증이 심해진다. 이러한 통증은 팔꿈치의 바깥쪽에만 한정된 것이 아니라 손목까지 이어지는 방사통(radiating pain)으로 나타나기도 한다.

노뼈(요골, radius)

아래팔의 노뼈(요골, radius)와 자뼈(척골, ulna)는 관절하며, 팔꿈치 관절에서 위팔뼈의 먼쪽 끝과도 관절한다. 노뼈는 자뼈의 외측에 위치하며, 자뼈(척골, ulna)보다 길이와 크기가 더 크고, 삼각기둥 형태의 긴뼈로 약간 휘어있다.

노뼈(요골, radius)는 아래팔뼈로 팔꿈치부터 엄지손가락 쪽 손목 관절까지를 잇고 있으며 손을 돌려 손바닥이 뒤로 향하게 할 때 자뼈(척골, ulna)을 가로지른다.

요골머리(요골두, head of radius)는 위팔뼈작은머리(상완골소두, capitulum of humerus) 및 자뼈의 패임(요골절흔, radial notch)과 관절을 이룬다. 노뼈 몸통에는 노뼈조면(radial tuberosity)이라는 돌기가 팔꿈치에서 위팔을 구부리는데 사용하는 이두박근(biceps brachii)이 부착한다. (그림 3-32)

팔꿉굴증후군

(주관절터널증후군, cubital tunnel syndrome)

원인: 자신경(척골신경, ulnar nerve)이 압박(눌림)으로 인해 발생한다.

팔꿈치의 반복적인 사용이 팔꿉굴증후군을 야기할 수 있다.

야구 투수들은 슬라이더라는 공을 던지기 위해 과도하게 팔을 비틀어야 하므로 팔꿉굴증후군에 취약하다.

증상: 반지손가락(ring finger)과 새끼손가락(little finger)의 무감각과 저림 감각, 팔꿈치 통증 등이 발생한다. 중증의 만성 팔꿉굴증후군은 근소모(위축) 및 갈고리와 같은 손 변형을 초래할 수 있다.

자뼈(척골, ulna)

자뼈는 아래팔(전완, forearm)을 지지하는, 삼각기둥 형태로 생긴 긴뼈이며, 아래팔의 내측에 위치하고, 노뼈(요골, radius)안쪽에 위치하여 노뼈와 나란히 놓여 있다. 또한 자뼈(척골, ulna)는 노뼈보다 길며 뒤쪽에서 위팔뼈(상완골, humerus)의 말단과 겹쳐진다. 근위단에는 도르래패임(활차절흔, trochlear notch)이 있다. 도르래패임 위에 위치한 팔꿈치 주위에는 팔을 펼 때 사용되는 삼두박근(triceps brachii)이 부착한다. (그림 3-32)

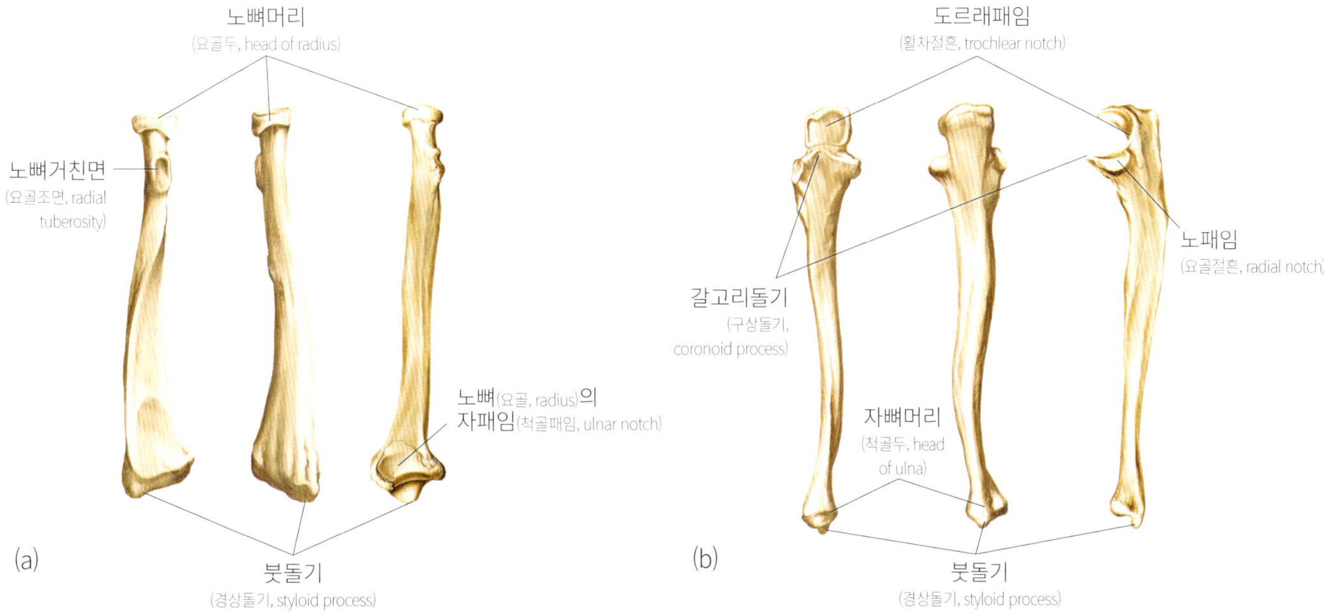

그림 3-32 (a) 요골의 앞면, 뒷면, 안쪽면 (b) 척골의 앞면, 뒷면, 안쪽면

손목뼈(carpal bone)

손목뼈는 4개씩 2줄로 단단하게 결합된 8개의 작은 손목뼈(수근골, carpal bone)로 구성되며, 이 부분을 손목(carpus)이라고 한다. 손목 앞쪽은 오목하여 손바닥으로 뻗는 힘줄과 신경이 지나는 굴(tunnel)이 형성되어 있다.

5개의 손허리뼈(중수골, metacarpal bone)는 각 손가락에 맞추어 한 줄로 배열되어 손바닥의 골격구조를 형성하며, 이 뼈들은 손가락과 관절을 이루어 주먹을 쥘 수 있게 해준다.

5개의 손허리뼈는 엄지손가락 1번으로 시작해서 5번까지 번호를 매긴다. 손가락뼈(지절골, phalanx)는 근위지골(proximal phalanx), 중간지골(middle phalanx), 원위지골(distal phalanx)의 3개의 뼈로 이루어져 있으며 엄지손가락은 2개의 뼈로 구성되어 있다. (그림 3-33)(표 3-5)

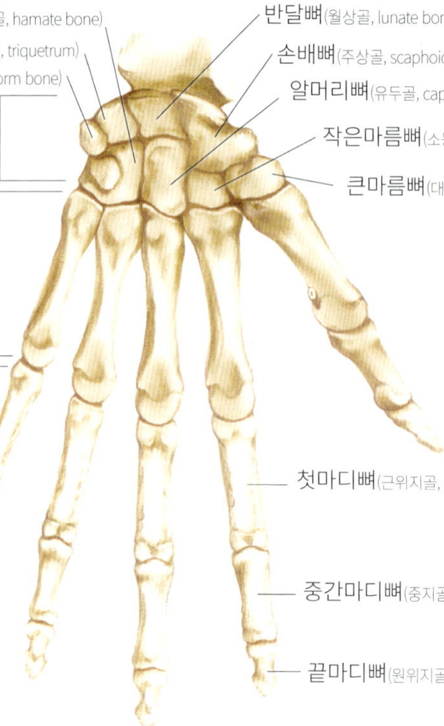

그림 3-33 손뼈의 바닥면

표 3-5 상지대와 상지의 뼈

이름과 갯수	위치	특징
쇄골(clavicle)(3)	복장뼈(흉골, sternum)과 어깨뼈(견갑골, scapula) 사이, 목의 기저부	흉골말단(sternal end), 경봉말단(acromial end)
견갑골(scapula)(2)	등(lamp)의 위쪽 부분; 어깨(견갑, shoulder)부분 형성	견갑골체, 어깨뼉가시(견갑극, spina scapulae), 견갑골두, 경봉돌기, 오훼돌기
상완골(humerus)(2)	팔(상지, upper limb), 견갑골과 팔꿈치(cubitus, 팔굽) 사이	위팔뼈머리(상완골두, humeral head), 큰결절(대결절, greater tubercle), 작은결절(소결절, lesser tubercle), 안쪽위관절돌기(내측상과, medial epicondyle), 가쪽위관절융기(외측상과, lateral epicondyle), 갈고리돌기(구상돌기, coronoid process), 부리돌기(오훼돌기, coracoid process)
요골(radius)(2)	앞팔(전완, forearm)의 외측; 팔꿈치와 손목(wrist) 사이	노뼈머리(요골두, head of radius), 노뼈거친면(요골조면, radial tuberosity), 붓돌기(경상돌기, styloid process), 자패임(척골절흔, ulnar notch)
척골(ulnar)(2)	앞팔의 내측;팔꿈치와 손목 사이	활차절흔, 오훼돌기, 자갈래(척골두, ulnar head), 경상돌기, 노페임(요골절흔, radial notch)
수근골(carpal)(16)	손목	각각의 4개의 뼈가 두 줄로 배열
중수골(metacarpal)(10)	손바닥(palm)	각 손가락에 맞춰 1줄로 배열
지절골(phalanx)(28)	손가락(finger)	각 손가락에 3개의 뼈가 있고 엄지손가락에는 2개가 있다.

다리이음뼈(하지대, PELVIC GIRDLE)

다리이음뼈는 두 개의 볼기뼈(관골, hip bone)로 구성되며, 엉덩관절뼈(고관절뼈, bone of coxa, coxal bone)라고 불리기도 한다. 앞에서는 양쪽 뼈가 서로 관절을 이루고 뒤에서는 엉치뼈(천골, sacral)와 관절을 이룬다.

엉치뼈(천골, sacrum), 꼬리뼈(미골, coccyx), 볼기뼈(관골, hip bone)는 골반(pelvis)을 이루며, 체중을 지탱하고 근육부착 장소가 되며, 내장기관을 보호한다. 볼기뼈(관골, hip bone)는 엉덩뼈, 궁둥뼈, 두덩뼈로 융합되어 있다.

또한 2개의 볼기뼈로 이루어진 다리이음뼈(하지대, pelvic girdle)의 뼈들은 생식기관과 태아(임신한 여성 포함)를 포함하는 아래쪽 골반(pelvis)과 장기를 보호하고 지지한다. (표 3-6)

볼기뼈(관골, hip bone)

볼기뼈는 엉덩뼈(장골, ilium), 궁둥뼈(좌골, ischium), 두덩뼈(치골, pubis)의 3부위 관골부위(볼기뼈절구 acetabulum)라고 하는 컵모양의 공간에서 융합한다. (그림 3-34)(그림 3-35)

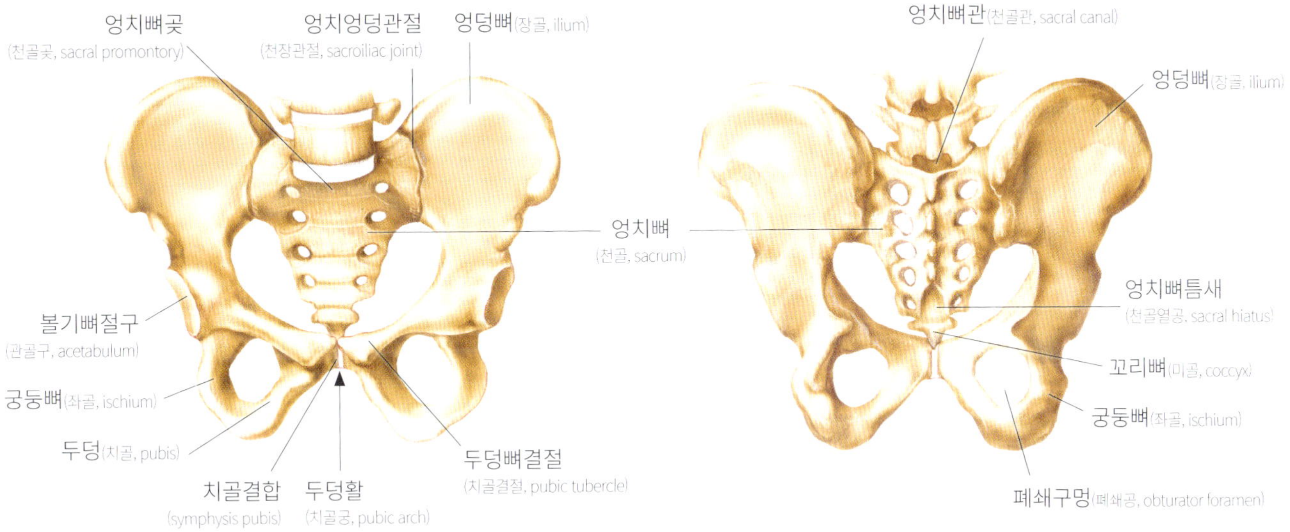

그림 3-34 볼기뼈(관골, hip bone)의 앞면과 뒷면

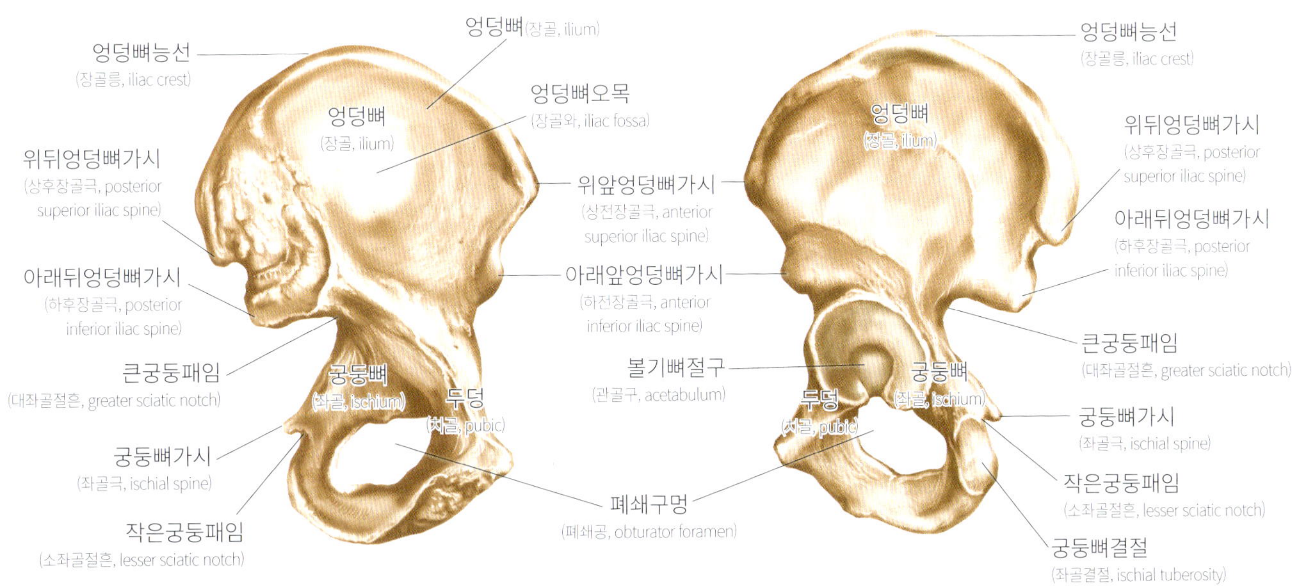

그림 3-35 볼기뼈(관골, hip bone)의 외측면과 내측면

- **엉덩뼈**(장골, ilium)의 뒤쪽은 엉치엉덩관절(천장관절, sacroiliac joint)에서 엉치뼈와 관절을 이루고, 엉덩뼈 앞쪽 돌출부위인 위앞엉덩가시뼈(상전장골극, anterior superior iliac spine)에는 근육과 인대가 부착하며 외과적으로 중요한 지표가 된다.
  아래뒤엉덩뼈가시(후하장골극, posterior inferior iliac spine) 아래에는 좌골신경(sciatic nerve)과 혈관이 지나는 깊은 함요부위인 큰궁둥패임(대좌골절흔, greater sciatic notch)이 있다.
- **궁둥뼈**(좌골, ischium)의 궁둥뼈가시(좌골극, ischial spine) 아래에는 작은궁둥패임(소좌골절흔, lesser sciatic notch)이 있다. 골반뼈(엉치뼈 및 꼬리뼈, sacrum and coccyx)의 가장 아래부위의 L자 모양의 궁둥뼈(좌골, ischium) 뒤쪽아래에 궁둥뼈결절(좌골조면, ischsal tuberosity)이 있으며, 앉아 있는 동안 체중을 지탱한다.
- **두덩뼈**(치골, pubis)는 골반뼈의 앞 부위를 형성하며, 정중앙에서 치골결합(symphsis pubis)을 이루는 각을 두덩활(치골궁, pubic arch)이라고 한다. 폐쇄구멍(폐쇄공, obturator foramen)은 페쇄막에 의해 덮여 막혀있다.

골반(pelvis)

골반(pelvis)은 아랫배(하복부, hypogastrium)의 뼈에서 볼기뼈(관골, hip bone), 후방의 엉치뼈(천골, sacrum), 꼬리뼈(미골, coccygeal bone)로 이루어진 바닥이 없는 컵 모양이다.

골반의 주요 역할은 상반신의 지지와 골반(pelvis) 안 내장보호이다. 골반의 형태는 남녀의 차이가 매우 크며, 특히 골반안(골반강, pelvic cavity)의 모양과 크기가 다르다.

골반(pelvis) 형성

볼기뼈(관골, hip bone)는 유소년기에는 분리되어 있는 3개의 뼈(장골, 치골, 좌골)가 성장하면서 융합된 것이다. 앞면에서 좌우가 두덩결합(치골결합, pubic symphysis), 뒷면에서는 엉치뼈관절(천골관절, sacral joint)로 엉치뼈와 연결되어 있다. 또한 엉덩관절(고관절, coxal articulation)에서 넙다리뼈(대퇴골, femur)와 연결되어 다리를 형성하고 있다.

엉치뼈(천골, sacrum)와 **꼬리뼈**(미골, coccyx)는 척주(vertebral column)의 일부이며, 엉치뼈와 꼬리뼈도 유소년기에는 여러 개의 뼈(엉치뼈 5개, 꼬리뼈 3~6개)가 성인이 되면서 융합되어 하나로 붙은 것이다.

큰골반과 작은골반(greater pelvis & lesser pelvis)

골반(pelvis)의 두덩뼈결합 위 가장자리까지 양쪽 골반을 따라 선을 그리면 위골반(upper pelvis, 큰골반 greater pelvis)과 아래골반(lower pelvis, 작은골반 lesser pelvis, 진성골반 true pelvis)을 분리하며 경계는 활꼴선(궁상선, arcuate line)에 의하여 나누어 진다.

큰골반(대골반, greater pelvis) 뒤쪽은 허리(요추, lumbar), 외측은 엉덩뼈(장골, lumbar)의 돌출부위, 앞쪽은 복벽에 의해 경계 지워지며, 가성골반(false pelvis)이라고 부르기도 한다. 또한 복부장기들을 지지해 준다.

작은골반(소골반, lesser pelvis)은 엉치뼈(천골, sacrum)와 꼬리뼈(미골, coccyx)에 의해, 외측과 앞쪽은 엉덩뼈 하부, 궁둥뼈(좌골, ischium) 및 두덩뼈(치골, pubis)에 의해 경계 지워진다. 분만 시 신생아는 이 공간을 통과하므로 진성골반(true pelvis)이라고 한다.

남성과 여성골반(male and female pelvis)

여성골반은 산도로 작용하기 때문에 여성의 볼기(둔부, gluteal)가 남성의 볼기보다 더 넓적하고, 두덩활(치골궁, pubic arch)의 각도가 더 크고, 궁둥뼈가시(좌골극, ischial spine)와 좌골조면(ischial tuberosity)사이가 더 떨어져 있으며, 엉치뼈의 길이도 짧고 굴곡이 완만하다.

따라서 **여성의 골반안**(골반강, pelvic cavity) 직경이 남성에 비해 크며, 여성 골반(pelvis)의 뼈가 더 가볍고 약하며 근육이 부착한 자국이 뚜렷하지 않다.

엉덩관절(고관절, coxa joint)에 작용근육 그 운동에 따른 분류

- **엉덩관절**을 구부리게 하는 근육은 엉덩허리근(장요근, iliopsoas m.)이다. 엉덩관절의 굽힘을 돕는 근육으로서 엉덩허리근(장요근, iliopsoas m.), 넙다리곧은근(대퇴직근, rectus femoris m.), 넙다리빗근(봉공근, sartorius m.)등이 있다.
- **엉덩관절**(고관절, coxa joint)을 펴게 하는 최대의 근육은 큰볼기근(대둔근, gluteus maximus m.)이다. 큰볼기근 외에 오금위 근육인 넙다리두갈래근(대퇴이두근, biceps femoris m.), 반힘줄모양근(반건상근, semitendinosus m.), 반건양근, semitendinous m.), 반막모양근(반막상근, semimembranous m.)이라고 불리는 넓적다리 뒤쪽의 근육이 엉덩관절을 펴는 데 사용된다.

선천성엉덩관절탈구(선천고관절탈구, congenital dislocation of the hip joint)

선천성엉덩관절탈구는 엉덩관절의 대표적인 질환이다.

선천성엉덩관절탈구의 직접적인 원인은 엉덩관절(고관절, hip joint)의 형성 불완전이라고 알려져 있다.

엉덩관절(고관절, hip joint)이 완성되는 것은 4세 경이다. 그 이전 단계에서 관절(joint)의 접합이 나쁘면 넙다리뼈머리(head of femur)가 어긋나 선천성엉덩관절탈구가 되는 것이다.

하지(LOWER LIMB)

넓다리뼈(대퇴골, femur)

넓다리뼈는 우리 몸에서 가장 길고, 크고, 무거운 뼈로, 키의 1/4정도이고 둔부로부터 무릎까지 뻗어있다. 위끝, 몸통, 아래끝의 3부분으로 분류한다.

둥근 넙다리뼈머리(대퇴골두, head of femur)가 볼기뼈(관골, hip bone)의 관절구를 향해 내측으로 돌출되어 인대가 부착하는 넙다리뼈오목(대퇴골두와, fovea of head of femur)이라고 하는 오목한 홈이 있다. 이어서 넙다리뼈목(대퇴골경, neck of femur), 대전자(greater trocanter), 소전자(lesser trochanter)로 이어진다.

넙다리뼈는 체중을 지탱하고 안정적으로 걷기 위한 뼈로서, 엉덩관절(고관절, hip joint)에서 아래에 붙어있는 다리(넙적다리뒤부위, 종아리뒤부위)를 총칭하며 다리뼈라 한다. 상체를 지탱하고 보행하기 위해 다리뼈는 굵고 튼튼한 형태와 구조를 갖고 있다. (그림 3-36)

무릎뼈(슬개골, patella)

힘줄 안에서 무릎 위를 앞으로 지나가는 마름모꼴의 가장 큰 종자뼈(종자골, sesamoid bone)이다.

이 뼈는 정강뼈(경골, tibia)로 연속되는 힘줄의 각도를 조절하여 넙다리네갈래근(대퇴사두근, quadriceps femoris m.)의 힘줄을 보강하고, 무릎관절 앞면을 보호하며, 넙다리네갈래근의 수축력을 증가시키고 또한 다리 운동 시 지렛대 역할을 한다. (그림 3-37)

무릎뼈(슬개골, patella) 탈구

슬개골은 대퇴골과 접촉하며 관절면을 이루는데 여러 가지 원인에 의해 대퇴골에서 탈구되어 통증 및 불편을 일으키는 경우를 말한다.

원인: 슬개골은 대퇴골과 접촉하며 관절면을 이루는데 여러 가지 원인에 의해 대퇴골에서 탈구되어 통증 및 불편을 일으킬 수 있다. 슬개골탈구는 원인에 따라 3가지로 나눌 수 있다.

① 슬개골 내측인대의 파열로 생긴 외상성 탈구
② 슬개골 외측의 구축이 원인인 습관성 탈구
③ 슬관절의 위치에 상관없이 항상 탈구되어 있는 선천성 탈구

위험요인: 전신 인대 이완증후군(Ehlers-Danlos syndrome과 같이 병적으로 유연한 경우), 이전에 탈구된 적이 있었던 경우, 외반슬(genu-valgum, X자 다리) 경우, 대퇴 전염각(femoral anteversion)이 큰 경우, 경골 외측 비틀어짐(external tibia torsion)이 큰 경우, 슬개골의 위치가 높은 경우 등이다.

증상: 성장을 하고 있는 아이들이 활동을 많이 하면 슬개건이 경골에 붙는 부분과 그 밑에 있는 성장판이 반복적으로 자극을 많이 받아 돌출되고 통증이 유발되는 병이다.

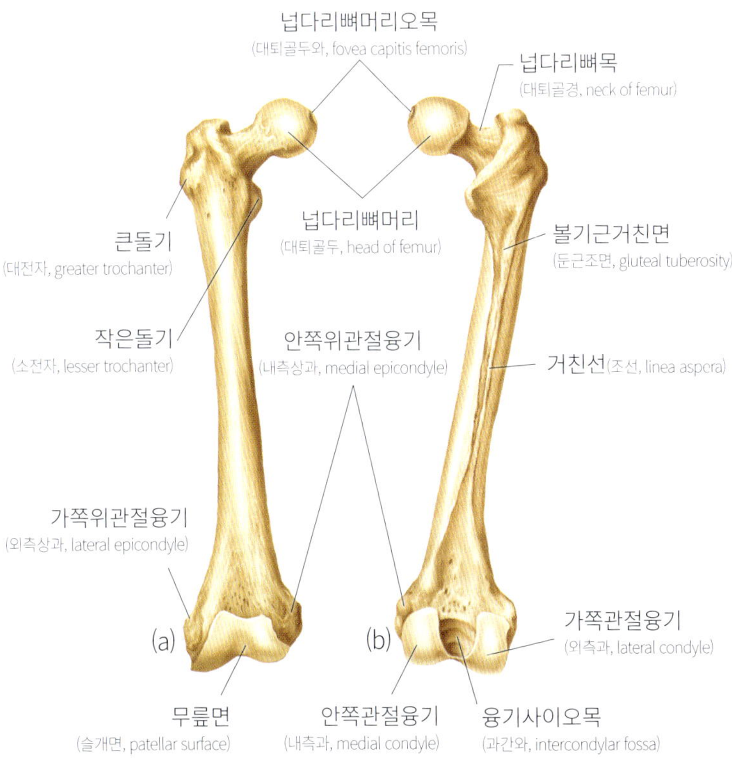

그림 3-36 대퇴골. (a) 앞면 (b)뒷면

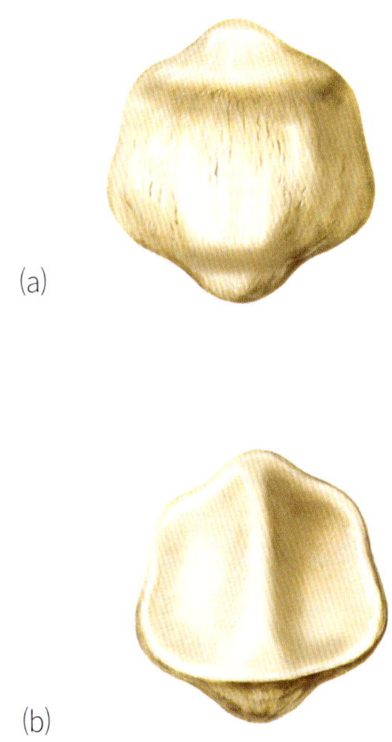

그림 3-37 무릎뼈. (a) 앞면 (b) 뒷면

정강뼈(경골, tibia)

종아리 안쪽의 큰 뼈이고, 다리의 두개의 뼈중에서 더 큰 뼈이며 내측에 위치한다. 근위단은 내측과(medial condyle), 외측과(lateral condyle)를 형성하여 넙다리뼈(대퇴골, femur)의 내·외측관절구(condyle)와 관절을 이루고 있다.

정강뼈(경골, tibia) 아래 앞면에는 정강뼈거친면(경골조면, tibial tuberosity)이라고 하는 융기부가 있으며 이곳에 무릎뼈인대(슬개골인대)가 부착한다. 정강뼈는 넙적다리로부터 받은 무게를 무릎과 발목관절을 거쳐서 발로 전달하며, 안쪽복사는 발목관절을 안쪽에서 지지하여 정강뼈가 미끄러지는 것을 방지한다. **(그림 3-38)**

종아리뼈(비골, fibula)

종아리뼈는 정강뼈(경골, tibia)의 외측에 위치한 길고 가느다란 뼈로서 정강뼈가 나란히 하고 있다.

종아리뼈머리(비골두, head of fibula) 원위부는 외측복사뼈(lateral malleolus)를 형성한다. 정강뼈와 종아리뼈는 인대를 통해 단단히 연결되고, 근육에 부착된다.

종아리뼈(비골, fibula)는 체중을 싣는 역할을 하지 않지만 정강뼈와 인대결합을 이루며, 발목관절을 이루는 가쪽복사(외과, lateral malleolus)로 인해 체중 부하에 안정성을 더해 준다. **(그림 3-38)**

오스굿-슐레터병

오스굿-슐레터병(Osgood-Schlatter disease)이란 대퇴사두근(허벅지 근육)이 붙는 부위의 정강뼈가 반복적으로 당겨져서 생기게 된다. 뼈 성장이 빠르게 일어나는 청소년에서 잘 발생하지만, 키가 크는 것에 문제를 일으키는 질환과는 관련이 없다.

원인: 축구나 농구와 같이 오랜 시간 점프하고 달리는 동작을 지속하다 보면 대퇴사두근 슬개건을 잡아당기고, 슬개건이 붙는 경골 결절 골단 및 성장판에 과도한 부하가 가해지게 되어 발생한다.

증상: 무릎 앞쪽 부위가 붓고 아픈 증상이 발생한다.

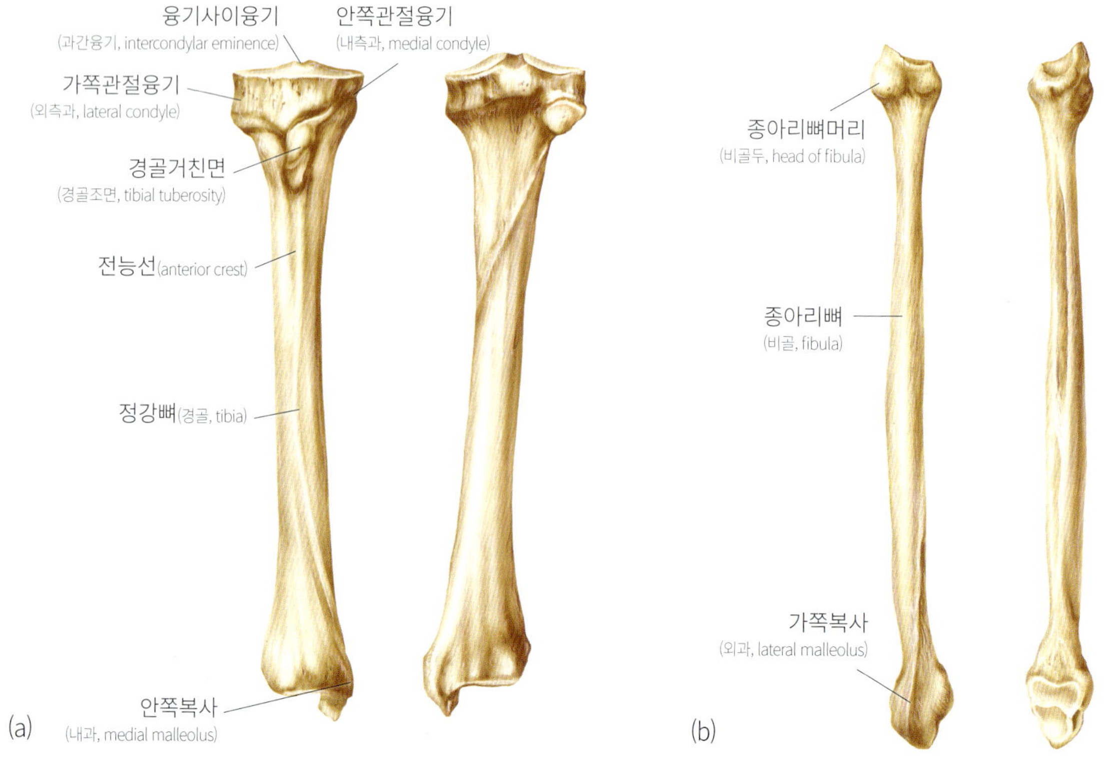

그림 3-38 (a) 경골의 앞면과 뒷면 (b) 비골의 앞면과 뒷면

발목뼈(족근골, tarsal bone)

발목은 7개의 **발목뼈**로 목말뼈(거골, talus), 종골(calcaneus) 또는 발꿈치뼈(heel bone), 발배뼈(주상골, navicular bone), 입방뼈(입방골, cuboid bone), 3개의 쐐기뼈(내·외·중간 설상골, cuneiform bone), 이어서 발허리뼈(중족골, metatarsal bone)로 이루어진다.

발목뼈와 **발허리뼈**는 인대에 의해 결합되고 발바닥이 세로궁(longitudinal arch), 가로궁(transverse arch)의 아치(arch)를 이루도록 배열되어 있다.

발가락뼈(지골, phalanges)는 첫마디뼈(근위지골, proximal phalanx), 중간마디뼈(중지골, middle phalanx), 끝마디뼈(원위지골, distal phalanx)의 3개의 뼈로, 엄지발가락은 중간마디뼈 없이 2개의 마디뼈로만 이루어진다. (그림 3-39)(그림 3-40)(표 3-6)

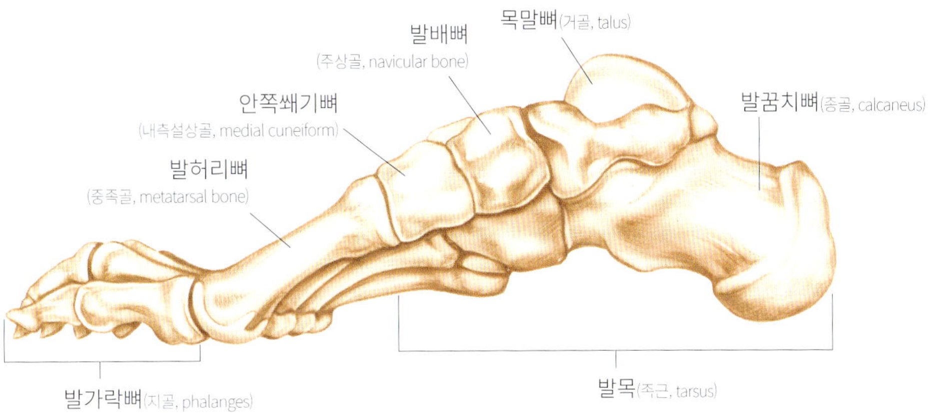

그림 3-39 발뼈의 가쪽면과 안쪽면

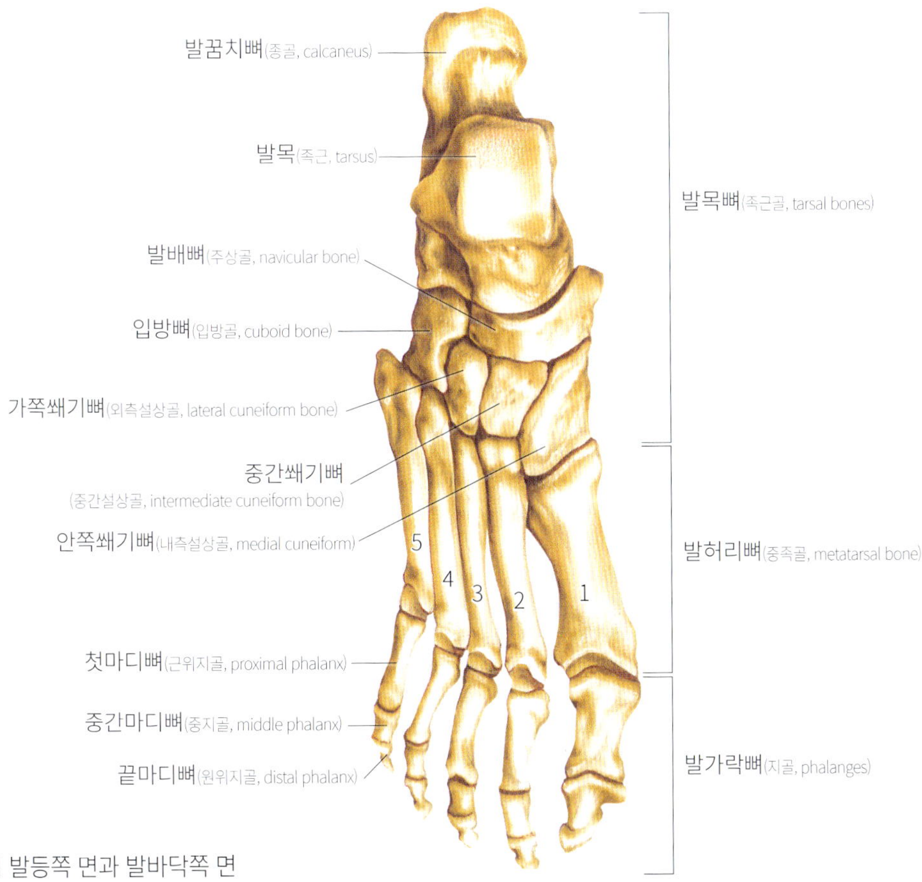

그림 3-40 발뼈의 발등쪽 면과 발바닥쪽 면

표 3-6 하지대와 하지의 뼈

이름과갯수	위치	특징
관골(coxal bone)(2)	둔부, 앞쪽은 반대편의 관골과 뒤쪽은 천골과 관절을 형성	장골, 장골능, 상전장골극, 좌골, 좌골조면, 좌골극, 폐쇄공, 관골구, 치골
대퇴골(femur)(2)	둔부와 무릎사이의 대퇴부	대퇴골두, 대퇴골두와, 대퇴경, 대전자, 소전자, 거친선, 외측과, 내측과, 둔부조면, 과간와
슬개골(patella)(2)	무릎의 앞면	편평한 종자골이 힘줄 내에 위치함
경골(tibia)(2)	다리의 내측, 무릎과 발목 사이	내측과, 외측과, 경골조면, 전능선, 내측복사뼈, 과간융기
비골(fibula)(2)	다리의 외측, 무릎과 발목 사이	비골두, 외측복사뼈
족근골(tarsal)(14)	발목	자유롭게 움직일 수 있는 거골이 다리뼈와 관절함; 다른 6개의 족근골은 견고하게 결합됨
중족골(metatarsal)(10)	발등	각각의 발가락에 맞추어 한 줄로 배열되어 있고 인대에 의해 결합되어 아치를 형성함
지절골(phalanx)(28)	발가락	각 발가락에는 3개의 뼈가 있고 엄지발가락에는 2개가 있음

넙다리뼈머리는 혹사당하고 있기 때문에 장애도 많이 발생한다

넙다리뼈머리(head of femur)는 볼기뼈(관골, hip bone)위의 신체를 지탱하고 있기 때문에 부담이 큰 부위이다. 더구나 충분한 혈액공급을 받을 수 없는 경우도 있기 때문에 장애가 일어나기 쉽다.

부담이 큰 **엉덩관절**(고관절, coxal articulation)에서는 연골의 변성 등으로 인해 변형도 일어나기 쉽다. 노화나 다른 관절질환으로 인해 변형성 엉덩관절증이 일어날 수 있다. 관절연골(articular cartilage)을 포함해 넙다리뼈머리(head of femur)나 볼기뼈절구(관골구, 넙다리뼈머리(head of femur), 넙다리뼈머리(head of femur) 에 변성이 나타난다.

혈류(bloodstream)가 불완전한 넙다리뼈머리(head of femur)는 **허혈성괴사**(ischemic necrosis)를 일으키기 쉽다. 넙다리뼈머리의 혈액공급은 주로 아래쪽에서 오는 동맥에 의존하고 있다. 이 때문에 넙다리뼈 부위 골절이나 혈관(blood vessel) 폐쇄로 혈류(bloodstream)가 중단되면 허혈성 넙다리뼈(femur)머리괴사에 걸리게 된다.

노화에 따른 변화

키가 줄어드는 것은 30세 경부터, 보통 한해에 1/16 인치씩 감소한다.

보통 35세가 되면 거의 모든 사람에서 뼈(bone)의 양의 감소되기 시작하며, 노년에 점차적으로 혈중 칼슘농도가 저하되고 뼈기질이 소실되어 골격(ossature)이 약해지고 골절이 더 쉽게 일어난다.

여성에서는 폐경기(menopause)가 시작되면서 여성호르몬 변화로 인해 뼈의 소실이 급격한 변화를 보이지만, 남성은 여성보다 뼈의 소실은 천천히 진행된다.

70세 정도 되면 남성과 여성에서 뼈의 소실은 같은 속도로 일어난다. 아주 늙은 나이에 이르면 여성은 갯솜뼈(해면뼈, spongy bone)와 치밀뼈(compact bone)의 양이 20대에 비해 반 정도 까지 줄어들게 되며 남성은 1/3 정도로 줄어든다.

더보기

강직성 척추염(ankylosing spondylitis)

척추(vertebrae)에 염증이 생기고 움직임이 둔해지는 병이다. 엉덩이의 엉치엉덩관절(천장관절, sacroiliac joint)과 척추관절(vertebral joint)을 특징적으로 침범하는 만성 염증성 질환이다.

발뒤꿈치(heel), **앞가슴뼈**(anterior breastbone)와 같이 인대(ligaments)나 힘줄(sinew)이 뼈에 붙는 부위에 염증이 생기며, 관절 외에도 눈(eye), 폐(lung), 심장(heart), 등 다른 장기도 침범할 수 있다.

원인: 정확히 밝혀져 있지 않지만, HLA-B27이라는 유전자와 깊은 연관이 있다는 것은 오래 전부터 알려져 왔다. 세균 감염, 외상, 과로 등의 환경적 요인이 영향을 준다고 생각되고 있다.

증상: 주로 허리(lumbus), 엉덩이(볼기, buttock), 말초 관절, 발꿈치(heel) 등 통증과 팔다리에도 관절염이 나타난다. 관절 외 포도막염(uveitis), 심전도장애 등 다양한 장기를 침범할 수 있다.

용어

가로발활(횡족궁, transverse metatarsal arch)
가슴(흉곽, thorax or chest)
가운데귀(중이, middle)
가쪽세로발활(외측종궁, lateral longitudinal arch)
공간(강, lacuna; pl., lacunae)
관절(articulation)
관절(articulation, joint)
관절연골(articular cartilage)
관절주머니(관절낭, joint capsule)
굴(동, sinus)
굽힘(굴곡, flexion)
궁둥뼈(좌골, ischium)
넙다리뼈(대퇴골, femur)
노뼈(요골, radius)
뇌머리뼈(뇌두개골, cranium)
다리이음뼈(pelvic)
두덩뼈(치골, pubis)
머리뼈(두개골, skull)
모음(내전, adduction)
몸통뼈대(axial skeleton)
몸통뼈대(체간골격, axial skeleton)
못움직관절(부동관절, synarthrosis; pl., synarthroses)
무릎뼈(슬개골, patella)
발꿈치뼈(종골, calcaneus)
발목뼈(족근골, tarsal)
발허리뼈(중족골, metatarsals)
벌림(외전, abduction)
복장빗장관절(흉쇄관절, sternociavicular joint)
볼기뼈(관골, coxal bone)
봉합(suture)
뼈골판(골원, osteon)
뼈끝(골단, epiphysis)
뼈끝선(골단선, epiphyseal line)
뼈끝판(골단판,epiphyseal plate)
뼈단위(하버스계, Haversian system)
뼈막(골막, periosteum)
뼈막(골막,periosteum)
뼈모세포(골모세포, osteoblasts)
뼈모세포(골아세포, osteoblasts)
뼈몸통(골간, diaphysis)
뼈몸통(골간, diaphysis)
뼈세관(골소판, canaliculi)
뼈세포(골세포, osteocyte)
뼈속막(골내막, endosteum)
뼈속질공간(medullary cavity)
뼈파괴세포(파골세포, osteoclast)
뼈파괴세포(파골세포, osteoclasts)
손가락뼈(지골, phalanges)
손허리뼈(중수골, metacarpal)
숫구멍(천문, fontanels)
숫구멍(천문, fontanels)
안쪽세로발활(내측종궁, medial longitudinal arch)
어깨뼈(견갑골, scapula)
엉덩뼈(장골, ilium)
연골(cartilage)
연골속뼈되기(연골내골화, endochondral ossification)
움직관절(가동관절, diarthrosis; pl.,diarthroses)
위팔뼈(상완골, humerus)
윤활관절(활막성 관절, synovial joint)
인대(ligament)
자뼈(척골, ulna)
잔기둥(소주, trabeculae)
절구(acetabulum)
정강뼈(경골, tibia)
조혈(hematopoiesis)
좀움직관절(반관절, amphiarthrosis; pl., amdhiarthroses)
종아리뼈(비골, tibula)
중심관(central canal)
척주(spine)
척추뼈(척추골, vertebra; pl., vertebrae)
촉진(paipable)
층판(lamella; pl., lamellae)
치밀뼈(치밀골, compact bone)
코곁굴(부비동, paranasal sinus)
팔꿈치머리(주두돌기, olecranon process)
팔다리뼈대(appendicular skeleton)
팔다리뼈대(체지골격, appendicular skeleton)
팔이음뼈(흉곽대, pectoral girdle)
폄(신전, extension)
하버스계(Haversian system)
회전(rotation)

CHAPTER

관절계통 Articular System

04

학습목표

1. 뼈와 뼈, 뼈와 연골, 뼈와 치아의 연결부위를 알자.
2. 못움직임(머리뼈 봉합)부터 움직임(팔, 다리)의 구조를 알자.
3. 아래턱뼈와 관자뼈 사이의 구조를 알자.
4. 척주와 척추뼈 사이의 관절 구조를 알자.
5. 어깨뼈를 구성하는 관절의 구조를 알자.
6. 손목과 손의 관절구조를 알자.
7. 엉덩관절과 무릎관절의 구조를 알자.
8. 발목과 발의 구조를 알자.
9. 노화에 따른 관절계통의 변화에 대해 알자

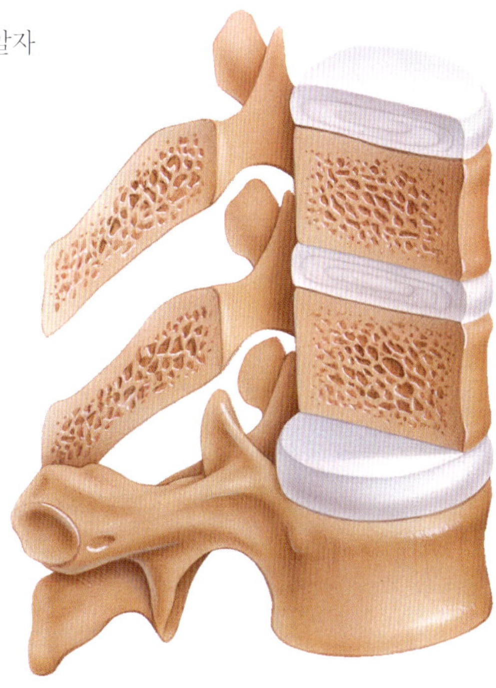

관절(JOINT)의 개요

관절(joint, articulation)은 뼈와 뼈가 기능적으로 연결되어 있는 부위로 뼈를 긴밀하게 결합시킴과 동시에, 뼈대가 움직일 수 있도록 하는 두 가지 기능을 수행한다.

관절이 없으면 팔, 다리, 어깨 등 인체의 어느 한 부분도 제대로 움직일 수 없다. 혀를 고정시키는 목뿔뼈(설골, hyoid bone)를 제외한 모든 뼈는 적어도 2개 또는 그 이상의 다른 뼈와 연결되어 있다.

관절(joint)

관절은 윤활액(활액, synovial fluid)을 내포하고 있는 윤활막(synovial membrane)의 주머니 형태로 존재한다. 관절은 인대에 의해 보강되어 있고 접합부분의 형상에 따라 다양하게 분류된다.

관절(joint)은 부드럽게 움직이지만 쉽게 빠지지 않는 연결구조이다.

인대(ligament)는 관절낭(joint capsule)의 바깥에 있지만 엉덩관절(고관절, coxal articulation)과 무릎관절(슬관절, knee joint)은 관절안(관절강, joint cavity) 내에 있어 뼈끼리의 연결고리를 강화하고 있다(관절안 인대). 무릎관절과 턱관절 등의 관절안 연골(cartilage)의 널판근(판상근, splenius m.)구조도 관절의 적합성을 높이는 구조이다. (그림 4-1)(그림 4-2)

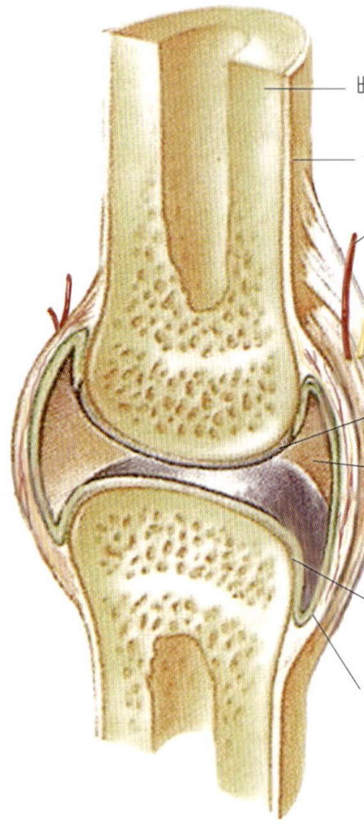

그림 4-2 움직관절 구조

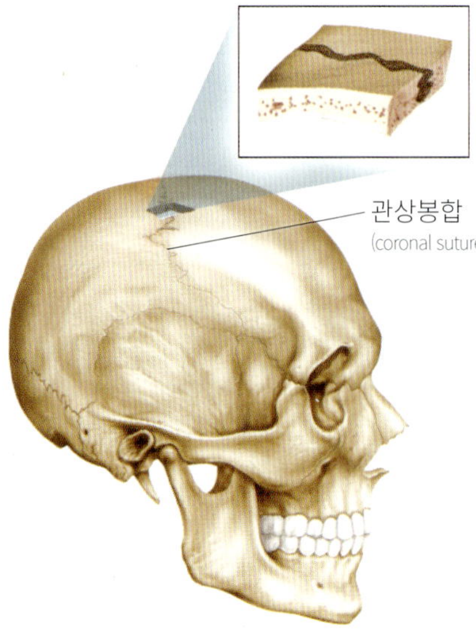

(a)

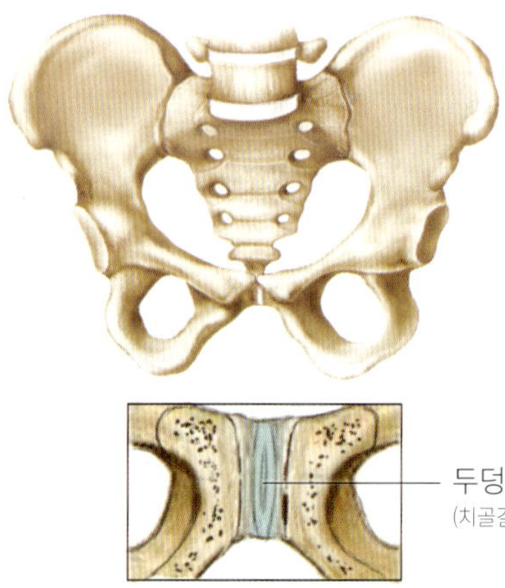

(b)

그림 4-1 (a) 못움직임관절, (b) 좀움직임관절

관절(JOINTS)의 종류

관절은 조직의 종류에 따라 **섬유관절**(fibrous joint), **연골관절**(cartilaginous joint), **윤활관절**(synovial joint)로 분류한다.

일반적으로 섬유관절은 못움직임관절(부동관절, immovable joint)이고, 윤활관절은 움직임관절(가동관절, movable joint)이다. 연골관절은 대부분 좀움직임관절(반가동관절, slightly movable joint)이다.

섬유관절(fibrous joints)

섬유관절은 못움직임관절로써 섬유성연골조직에 의해 결합되어 관절강과 운동성이 없으며 뼈들이 서로 가깝게 인접해 있어서 단단히 결합되어 있다. 섬유관절의 종류는 다음과 같다.

인대결합(syndesmosis): 섬유성 결합조직인 뼈사이막(골간막, interosseous ligament)에 의해 뼈들이 길게 결합되는 것이다. 인대는 유연하고 비틀림도 가능하여 관절의 유연성을 더 크게 한다.[예: 정강뼈(경골, tibia)와 종아리뼈(비골, fibula)를 결합시키는 인대결합](그림 4-3)

봉합(suture): 봉합인대(suture ligament)의 얇은 치밀결합조직(dense connective tissue)층에 의해 연결되며, 머리뼈(납작뼈(flat bone) 사이에만 존재하는 결합이다. 또한 작은 뼈 돌기들에 의해 서로 맞물려 있다.(그림 4-4)

못박이관절(정식, gomphosis): 못박이관절은 뾰족한 뼈돌기(골극, bony spur)와 확(소켓, socket)이 결합하여 형성되는 관절이다. 못같이 생긴 치아뿌리(치근, dental root)에 의해 아래턱뼈(하악골, mandible)와 윗턱뼈(상악골, maxilla)에 고정되어 있으며 못움직관절이다.(그림 4-5)

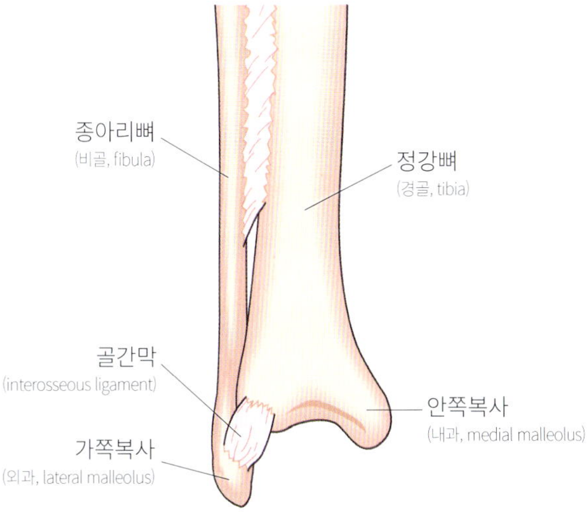

그림 4-3 인대결합(원위경비관절)

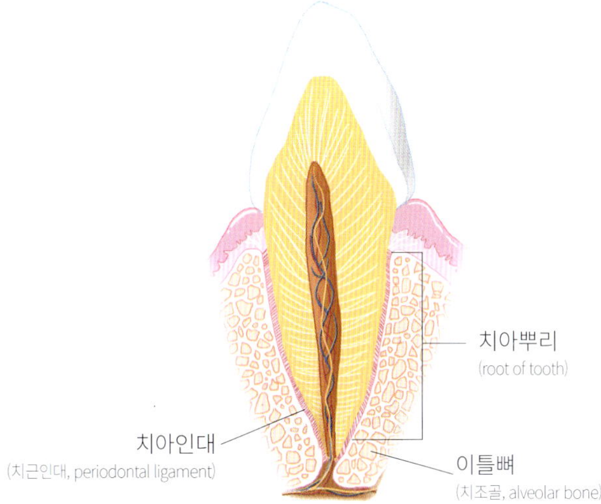

그림 4-5 못박이관절(치아와 치조골 사이 관절)

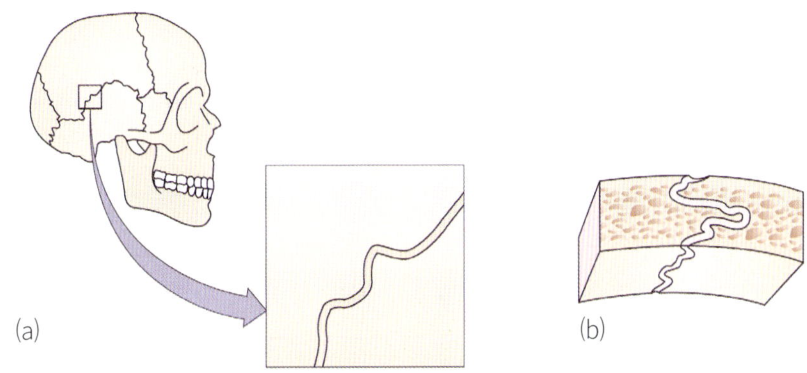

그림 4-4 (a) 봉합(섬유성 관절) (b) 봉합인대가 뼈들을 연결시켜줌

연골관절(cartilaginous joint)

연골관절은 연골(cartilage)을 사이에 두고 두 뼈가 연결되는 관절로서, 연골관절의 뼈들은 연골 층에 의해 서로 연결되며, 유리연골(초자연골, hyaline)이나 섬유연골(fibrocartilage)에 의해 연결된다.

유리연골결합(synchondrosis): 유리연골결합에서는 유리연골띠(band of hyaline cartilage)에 의해 뼈들이 결합된 관절의 일시적인 구조로 성장하는 동안 대부분 사라진다.

미성숙 엉덩뼈(장골, ilium)의 유리연골은 뼈의 길이성장에 중요한 역할을 담당한다. 시간이 지날수록 연골은 뼈로 대체되며, 이 관절은 못움직임관절(부동관절, synarthrosis)이다. (그림 4-6)

섬유연골결합(symphysis): 섬유연골결합에서 뼈의 관절 부위 표면은 얇은 층의 유리연골로 덮혀 있으며, 유리연골(초자연골, hyaline cartilage)은 탄력적인 섬유연골판(fibrous cartilage plate)에 부착되어 있다. 섬유연골판에 힘이 가해져서 연골판이 압축되고 변형될 때마다 이 관절에서는 움직임이 제한된다. (그림 4-7)

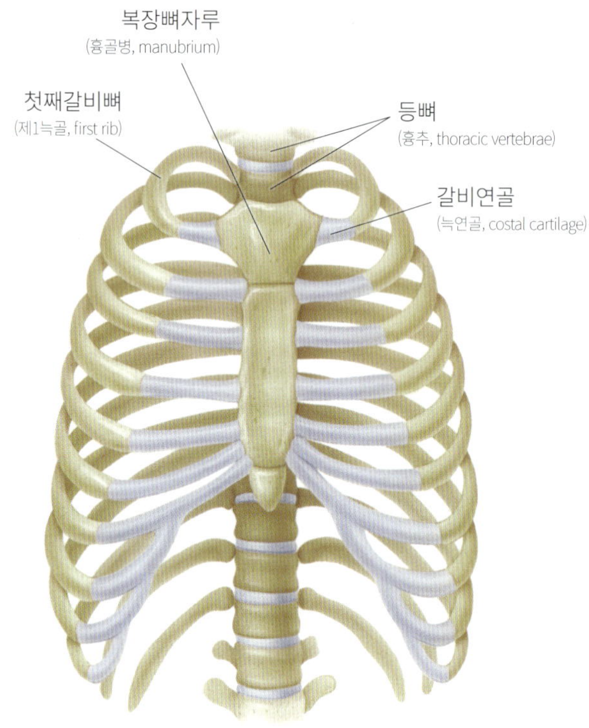

그림 4-6 유리연골 결합(제1갈비뼈와 복장뼈자루 사이 관절)

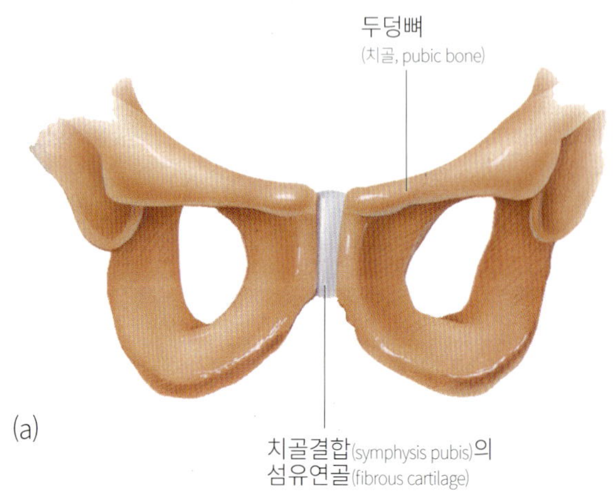

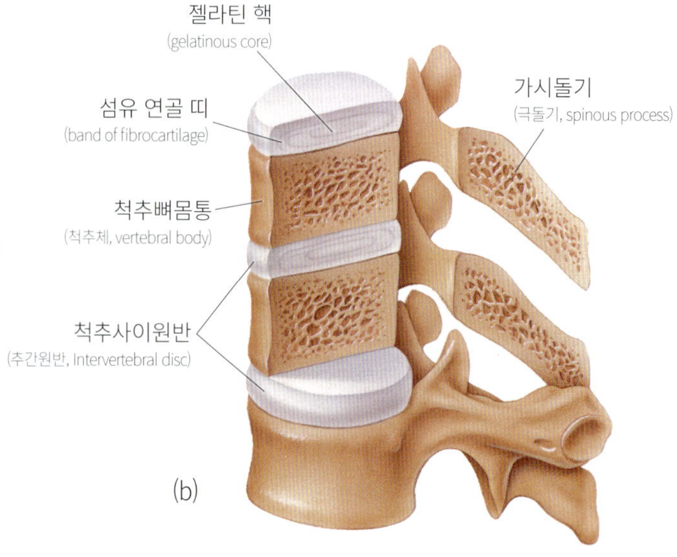

그림 4-7 섬유연골결합 (a)두덩뼈 사이 두덩뼈 결합 (b) 척추골 사이의 척추사이 원반

윤활관절(활막성관절, synovial joints)

윤활관절의 뼈끝에는 윤활액(synovial fluid)이 담긴 관절공간이 있다. 자유롭게 움직일 수 있는 관절로서, 움직관절(가동관절, diarthrosis)이며, 관절연골(articular cartilage), 관절낭(joint capsule), 윤활액(synovial fluid)을 분비하는 윤활막(synovial membrane)으로 구성되어 있다.

윤활관절 구조

관절연골(articular cartilage) 아래에 있는 뼈는 약간의 탄력성이 있는 전형적인 해면뼈(해면골, sponge bone)이다. 관절을 둘러싸고 있는 관절주머니(관절낭, joint capsule, articular capsule)는 치밀결합조직(dense connective tissue)으로 이루어진 섬유층으로 구성되어 있으며, 다음과 같은 구조물들이 있다.

인대(ligament): 인대는 질기고 강한 아교섬유다발(교원섬유속, collagenous bundle)이다. 관절주머니의 내층은 윤활막(synovial membrane)이라 하며, 윤활막은 막힌 주머니 모양의 윤활강(synovial cavity)을 둘러싸고, 그 내부로 맑고 점성이 있는 윤활액(synovial fluid)을 분비한다.

윤활막(synovial membrane): 윤활막은 관절주머니의 손상, 감염 시 윤활액을 재흡수 하는 중요한 역할을 한다.

윤활액(synovial fluid): 윤활액은 관절의 연골면을 촉촉하고 매끄럽게 한다. 관절 안 윤활액 양은 관절표면을 얇게 덮을 정도로 매우 적으며, 그 양은 0.5ml 이하이다.

관절반월(synovial meniscus): 관절반월의 가장자리는 관절의 섬유층에 부착되고, 자유면은 관절 안쪽으로 약간 돌출되어 있다.

윤활주머니(윤활낭, bursae): 윤활주머니의 내부는 관절안의 윤활막과 연속되어 있는 막으로 덮여있다. 이 주머니에는 윤활액이 들어 있다.

활액낭(synovial cyst): 활액낭은 일반적으로 피부와 뼈 돌출부 사이에 위치하며, 충격을 완화시키고 뼈를 덮고 있는 힘줄의 운동을 돕는다.(그림 4-8)

관절염(arthritis)

관절(joint)은 뼈와 뼈 사이가 부드럽게 운동할 수 있도록 연골(cartilage), 관절주머니(관절낭, articular capsule), 활막(synovium), 인대(ligament), 힘줄(tendon), 근육(muscle) 등으로 구성되어 있으며, 움직임에 따라 발생하는 충격을 흡수하는 역할을 한다.

관절염은 여러 가지 원인에 의해 관절에 염증이 생긴 것으로, 이로 인해 나타나는 대표적인 증상은 통증이다.

- **퇴행성 관절염**(degenerative arthritis)은 주로 50대 이후에 발생하고 여자에게 더 많으며 체중증가, 외상, 고령 등이 위험인자가 된다. 이는 진행이 느리고 면역학적 검사에 이상이 없으며, 염증수치(ESR, CRP)도 높지 않다.

- **류마티스 관절염**(rheumatoid arthritis)은 30-50대의 여성에서 호발하고, 원인이 명확하지는 않으나 면역기능에 이상(약 80%에서 류마티스(rheumatism)인자 양성을 보인다.

주로 손 관절의 부기(종창, swelling)가 동반되면서 아침에 손이 잘 구부러지지 않는다.

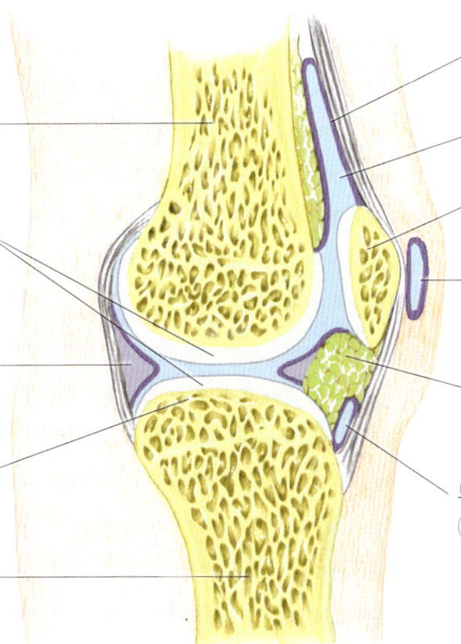

그림 4-8 윤활막낭(활액낭, bursa synovialis: 무릎관절)

윤활관절의 기능

윤활관절의 작용기능에 따라 관절종류가 다르다. (그림 4-9)(그림 4-10)

- **절구관절**(구상관절, ball-and-socket joint)은 구형 또는 달걀 모양의 머리(head)가 있는 뼈와 컵 모양의 뼈 사이에 형성되는 관절로서, 다양한 운동이 가능하다. [예: 엉덩관절(고관절, hip joint)과 어깨관절(견관절, shoulder joint)에서 관찰된다]
- **융기관절**(과상관절, 타원관절, condyloid joint)에서는 타원형의 관절구가 있는 뼈가 다른 뼈의 타원형 관절오목(articular fossa)에 맞춰진다. 즉 관절면이 굽힘, 폄, 모음, 벌림, 휘돌림 운동을 한다. [예: 손목관절(요골수근관절, wrist joint), 손허리손가락관절(중수지관절, metacarpophalangeal joint)에서 손허리뼈(중수골, metacarpal)와 손가락뼈(지골, phalanges) 사이에서 관찰된다]
- **활주관절**(전동관절, gliding joint)의 관절면은 납작하거나 약간의 굴곡이 있으며, 이러한 관절에서는 미끄럼운동이나 선후운동 및 비틀기 운동이 가능하다. [예: 손목이나 발목에 있는 대부분의 관절이 이런 유형에 속한다]
- **경첩관절**(접번관절, hinge joint)은 뼈의 가운데 볼록한 면이, 다른 뼈의 오목한 면과 만나 형성되는 관절로, 팔굽관절(주관절elbow joint)과 손가락뼈(지골, phalanges) 사이 관절에 있다. 굽힘(굴곡, flexion)과 폄(신전, extension)이 가능하다. [예: 위팔뼈(humerus) 먼쪽과 노뼈(radius), 자뼈(ulnar)의 몸쪽 사이 관절]
- **중쇠관절**(차축관절, pivot joint)에서는 실린더와 같은 면이 뼈와 섬유성 조직의 인대로 구성된 고리 안에서 회전을 한다. [예: 노뼈(radius)의 몸쪽과 자뼈(ulna)의 몸쪽 사이 관절]
- **안장관절**(안관절, saddle joint)은 오목하고 볼록한면을 모두 가지고 있는 양쪽 뼈가 서로 맞물려 있다. [예: 손목뼈(큰마름뼈)와 엄지의 손허리뼈가 이루는 관절]

돌림근띠(회전근대, rotator cuff)

일부 **근육의 힘줄**은 어깨 관절주머니(관절낭, articular capsule)의 섬유층에 자연스럽게 섞여 돌림근띠(회전근개, rotator cuff)을 형성하며, 이는 어깨관절(견관절, shoulder joint)을 강화시키고 지지해 준다. 이 돌림근띠는 야구선수가 강하게 공을 던질 때 생성되는 감속력에 의해 손상될 수 있다.

관절경검사법(arthroscopy)

관절경검사법으로 영상을 보며 관절(joint) 내부를 관찰할 수 있다. 외과의사는 관절주머니(관절낭, articular capsule)을 적게 절개하여 관절경을 삽입하는 것으로, 재래식 수술보다 훨씬 덜 친습적이다.

이로 인해 육상 선수 및 운동선수들은 치료 후 몇 주가 지나면 다시 운동을 할 수 있다.

윤활주머니염(윤활낭염, bursitis)

점액낭염이라고도 한다. 주로 어깨, 팔, 무릎, 골반, 엉덩이, 아킬레스힘줄(아킬레스건, achilles tendon)에 존재하는 윤활주머니(윤활낭, bursa)에 많이 생긴다.

원인: 관절(joint) 상처, 감염(infection), 관절염(arthritis), 통풍(gout) 등이 있다. 외상에 의해 윤활주머니(윤활낭, bursa)에 염증이 생기면 윤활액이 과잉 형성되고, 출혈이 일어나 붓게 된다. 만성은 결핵(tuberculosis), 진균(fungus), 매독(syphilis) 등에 의한 것이다. 통풍성 윤활낭염은 무릎관절(슬관절, knee joint) 윤활주머니(윤활낭, bursa)에 잘 나타나며, 발이나 발목 등의 윤활주머니에도 생길 수 있다.

증상: 통증이 생기고, 염증부위의 움직임이 어렵다. 외상에 의하여 생기는 만성 외상성 윤활낭염(주머니염, bursitis)은 윤활낭벽이 점차 두꺼워지고, 섬유화 되며, 동통성 종창(부기, swelling)이 생긴다. 합병증으로 관절운동이 어려워질 수 있다.

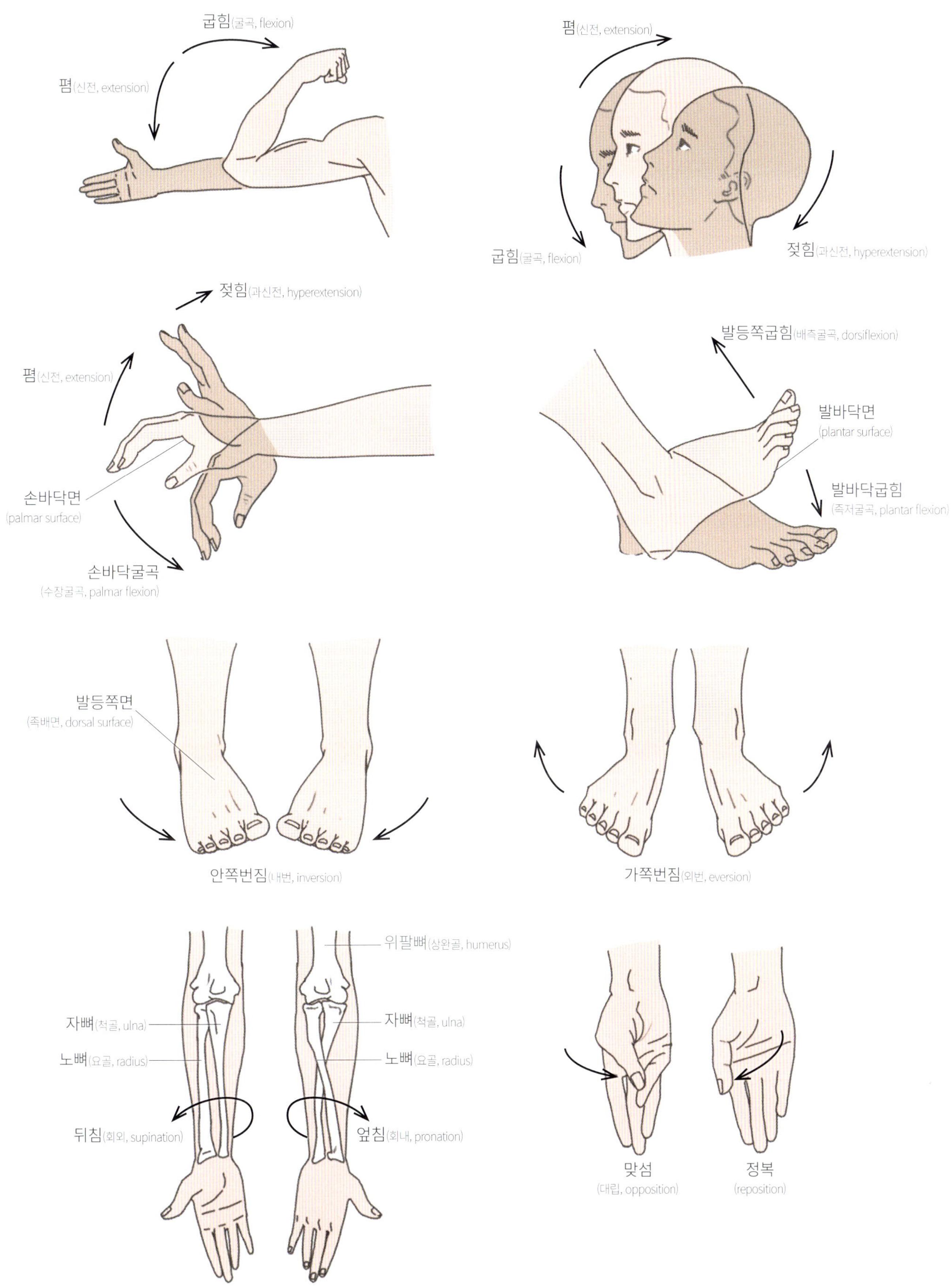

그림 4-9 윤활관절의 운동

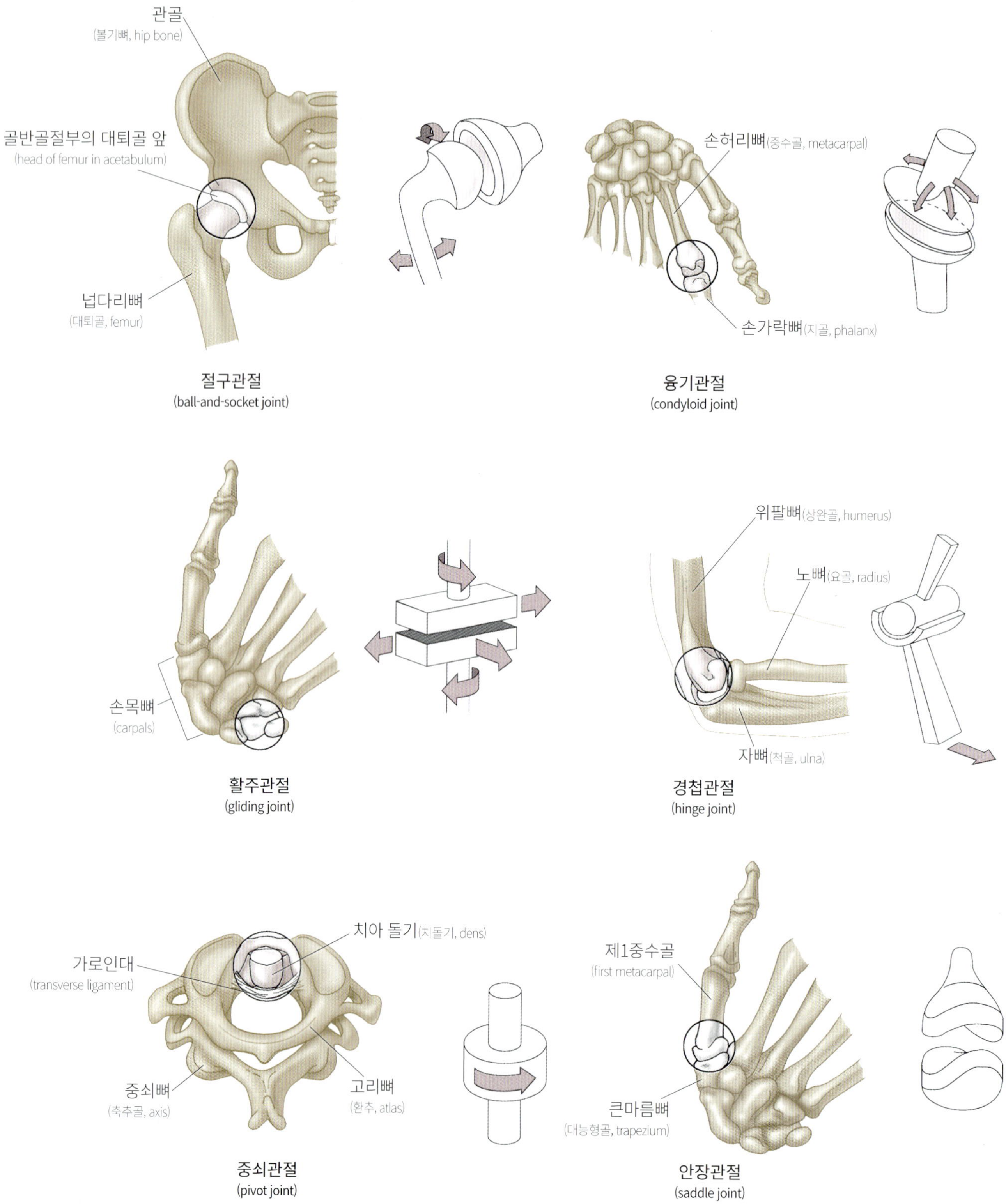

그림 4-10 윤활관절의 유형 및 예

몸통 관절(BODY JOINT)

머리뼈(두개골, cranial bone) 관절

턱관절(악관절, tempromandibular joint): 턱관절은 아래턱뼈(하악골, mandible) 관절돌기와 관자뼈(측두골, temporal bone) 턱관절오목(하악와, mandibular fossa)과의 사이에 이루어지는 **타원관절**(condyloid joint)이다.

턱관절은 어긋남(탈구)이 잘 일어나는 관절로서 어긋나게 되면 관절돌기는 턱관절오목(하악와, mandibular fossa)을 벗어나 앞쪽으로 이동한다. (그림 4-11)

턱관절 장애(temporomandibular disorder)

턱관절 장애는 턱 관절의 동통성 기능 장애, 두통을 포함한 머리, 목(두경부, head and neck) 동통장애를 의미하는 경우가 대부분이다. 흔히 턱 디스크증이라고 한다.

원인: 근육(muscle)과 인대(ligaments), 관절원판(discus articularis) 턱뼈(mandibular angle)가 함께 입 벌리기, 씹는 행위(저작), 말하기, 삼키기 등에 이상이 생겨 발생한다.

여러 요인에 의해 이러한 턱관절 기능에 이상이 생겨 발생한다.

증상: 턱관절 장애, 두통을 포함한 머리, 얼굴, 목부위 통증이 생기고, 옆얼굴아래턱에 장애가 발생한다.

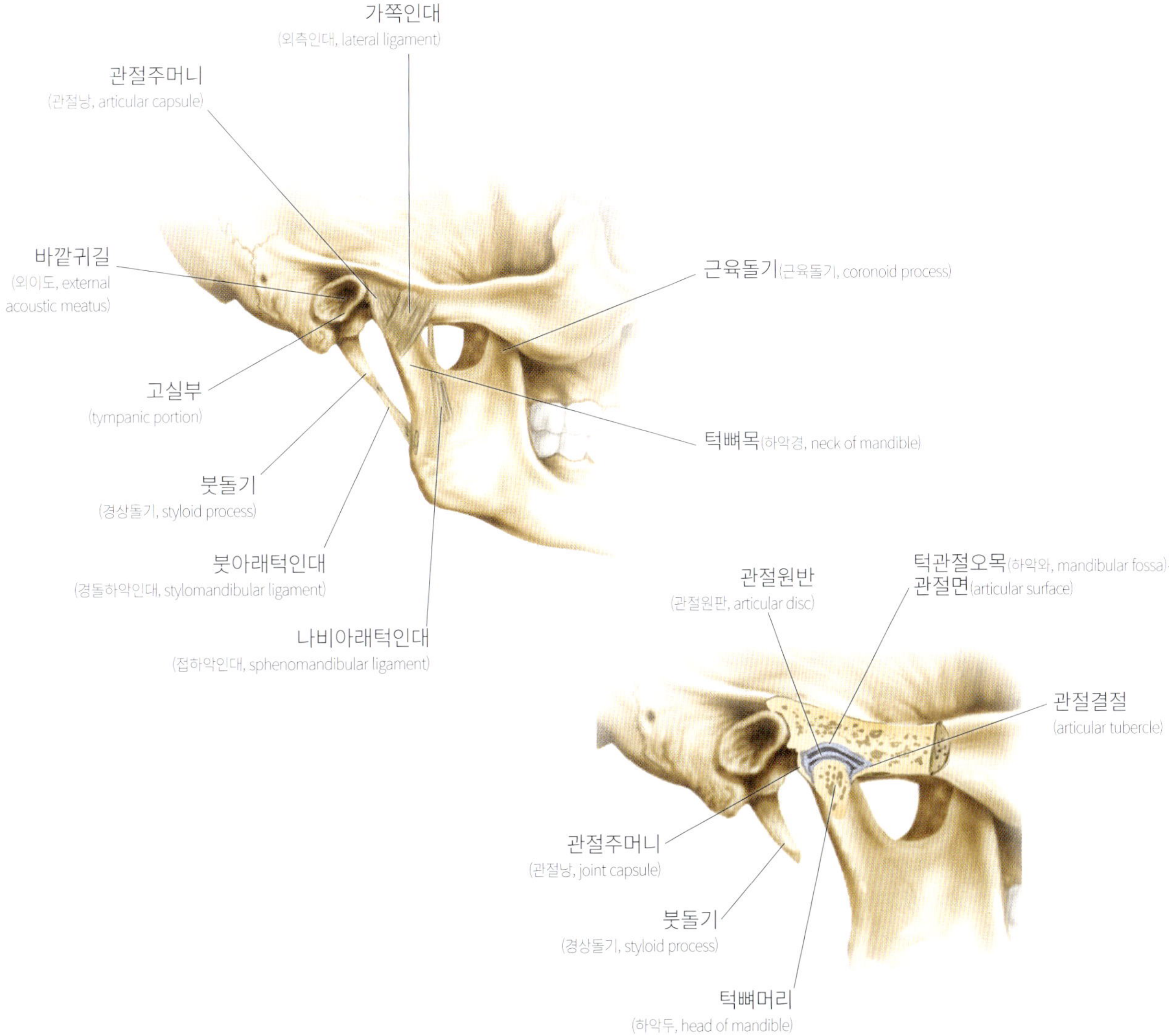

그림 4-11 턱관절

척주 관절(vertebral joints)

척추뼈몸통 관절(추체의 관절, joint of vertebral boby)

척추뼈몸통 관절은 척추뼈몸통 사이에 형성되는 섬유연골결합으로서 그 사이에 척추원반(추간판, intervertebral disc)이 끼어 있다. 이 관절은 부분적으로 약간의 운동이 허용되지만, 척추 전체를 이용하면 넓은 범위의 운동이 가능하다. (그림 4-12)

척추원반(추간판, intervertebral disc)

척추원반은 섬유연골로 형성되며 성인에서는 목뼈(경추, cervical vertebra)에서 허리뼈(요추, lumbar vertebra)까지 23개의 척추원반이 있다. (그림 4-13)

고리뒤통수관절(환추후두관절, atlanto-occipital joint)

고리뒤통수관절은 고리뼈(환추, atlas)관절면과 뒤통수관절융기 사이에 형성되는 타원관절(condyloid joint)이다. (그림 4-14)

인공관절(artificial joint)

관절염(arthritis)이나 **골종양**(osteomatoid) 등으로 인하여 관절부의 뼈가 파괴되거나 관절손상을 입은 경우에 인공관절을 사용한다. **인공관절**은 관절(joint)의 기능을 대신할 수 있는 어깨관절(견관절, shoulder joint), 팔굽관절(주관절, elbow joint), 엉덩관절(고관절, coxal articulation),무릎관절(슬관절, knee joint) 등에 사용된다.

최근에는 양측성(bilaterality)의 변형성 언덩관절에도 자주 쓰이게 되었다. 인공 관절의 사용 가능 기간은 10~20년 정도 이며, 환자의 나이나, 수명 등에 따라 평생 사용도 가능하다

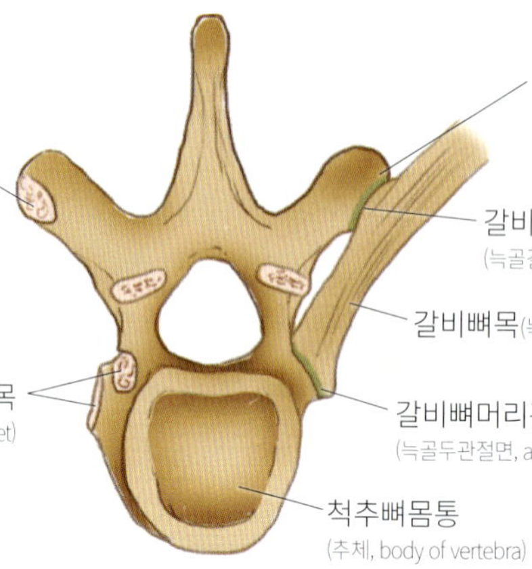

그림 4-12 척추뼈몸통

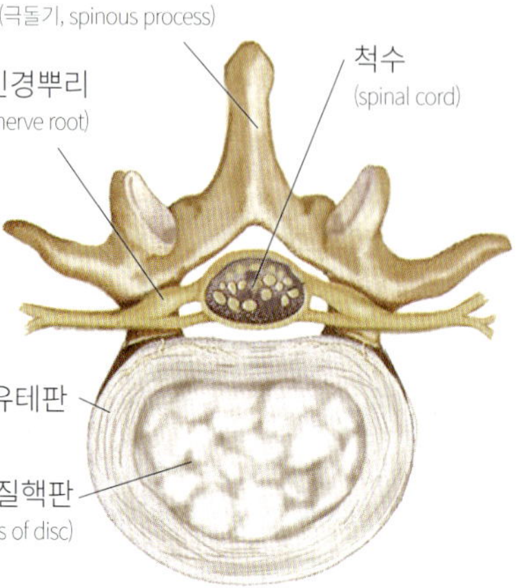

그림 4-13 척추원반

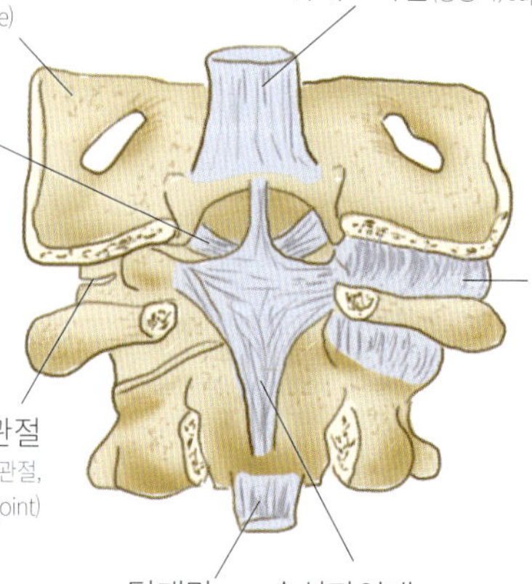

그림 4-14 고리중쇠관절과 고리뒤통수관절

가슴우리 관절(articulations of thorax)

12개의 등뼈(vertebrae), 12쌍의 갈비뼈(늑골, ribs) 및 1개의 복장뼈(흉골, sternum) 사이에 형성되는 관절들이다.

갈비척추관절(늑추관절, costovertebral joints)

갈비척추관절은 갈비뼈와 등뼈(흉추, thoracic vertebra) 두 곳에서 관절한다. 즉, 갈비뼈 머리와 등뼈의 갈비오목(늑골와, costal facet)이 만나는 갈비뼈머리관절(늑골두관절, joints of head of ribs), 등뼈의 가로갈비오목과 갈비뼈의 갈비결절 사이에 갈비가로돌기관절(늑횡돌관절, costotransverse joints)이 있고, 모두 평면관절(plane joint)이다. (그림 4-15)

복장갈비관절(흉늑관절, sternocostal joints)

복장갈비관절은 갈비연골과 복상뼈(흉골, sternum))의 갈비패임 사이에 이루어지는 관절이다. (그림 4-16)

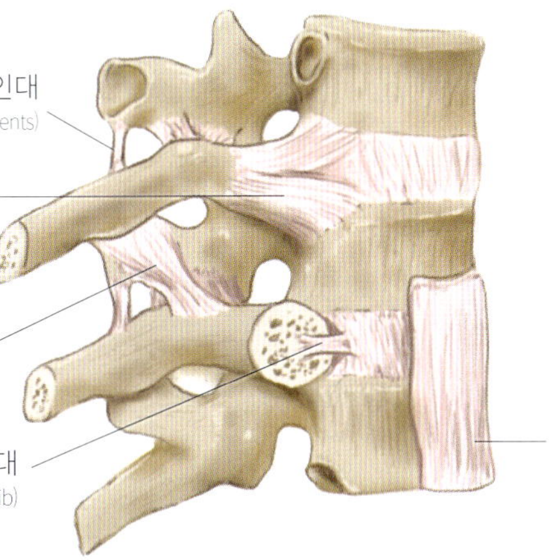

그림 4-15 갈비척추관절

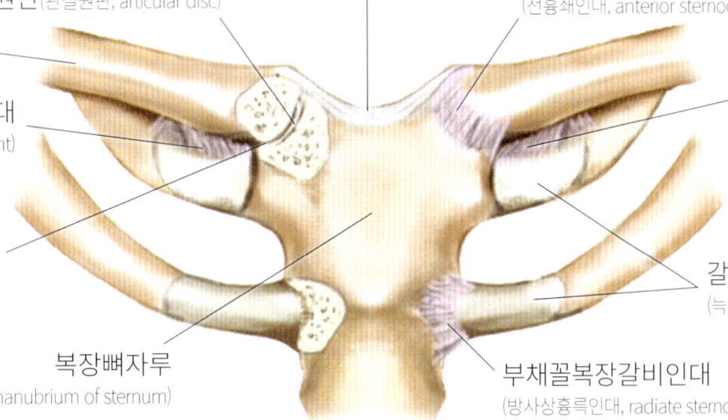

그림 4-16 복장뼈, 빗장뼈, 갈비뼈의 관절

어깨관절 재발성 탈구 (recurrent dislocation of shoulder)

어깨관절 재발성 탈구는 어깨관절(견관절, shoulder joint) 이 한 번 탈구되어 빠진 이후 반복적으로 탈구되는 것이다. 우리 몸에서 재발성 탈구가 가장 흔한 부위는 어깨이다.

어깨관절 재발성 탈구는 어깨관절(견관절, shoulder joint)을 스스로 아탈구(subluxation: 불완전 탈구)시키거나 탈구시킬 수 있는 경우와는 다른데, 이러한 경우는 수의적 아탈구 또는 탈구라고 하며, 통증이나 일상생활에 지장이 거의 없는 경우가 대부분이다.

원인: 여러 가지가 원인이 있으나, 처음 탈구(dislocation: 어긋남, 이탈)될 때의 나이가 중요하다. 보통 20세 이전에 탈구가 발생하면 재발성 탈구의 빈도가 높다고 한다. 또한 남자가 여자보다 재발성 탈구가 잦고, 운동선수에게서, 그리고 쉽게 탈구된 경우에 재발성 탈구가 흔하다.

증상: 탈구(dislocation: 어긋남, 이탈) 시 대개 심한 통증이 생긴다. 그러나 탈구 횟수가 잦아지면 탈구 시 통증은 점차 줄어들고, 상대적으로 쉽게 탈구된다.

탈구 시 신경(nerve)이나 혈관(blood vessel)이 함께 손상되는 경우에는 어깨 이하 팔 부위의 감각 이상 또는 운동장애(마비)가 오거나, 색깔 변화, 붓는 등의 혈관성 변화가 생길 수 있다.

팔관절(ARTICULATIONS OF UPPER LIMB)

어깨관절(견관절, shoulder joint)

어깨관절은 위팔뼈(상완골, humerus)의 머리와 어깨뼈의 얕은 관절오목(관절와, glenoid fossa) 사이에 형성된 절구관절(구상관절, ball and socket joint)이다. 어깨의 관절주머니(관절낭, articular capsule)는 매우 느슨하여, 그 자체만으로는 관절을 이루는 뼈들을 가깝게 부착시키지 못한다. 그러나 근육(muscle)이나 힘줄(건, tendon) 등이 있어 어깨의 관절 부분을 함께 강화해 준다. **(그림 4-17)**

어깨관절의 관절면이 정상적인 위치에서 이탈되는 것을 막아 주는 인대에는 **부리위팔인대**(오훼상완인대, coracohumeral ligament)와 **관절오목위팔인대**(관절상완인대, glenohumeral ligament)가 있으며, 몇 개의 윤활주머니(활액낭, synovial bursa)가 있다. 어깨관절 부착부위가 느슨하기 때문에 다양한 운동이 가능하다. **(그림 4-18)**

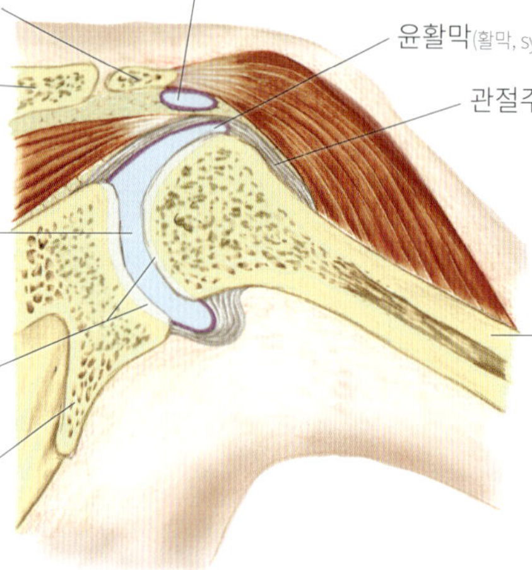

그림 4-17 어깨관절(견관절, shoulder joint) 운동 가능 범위

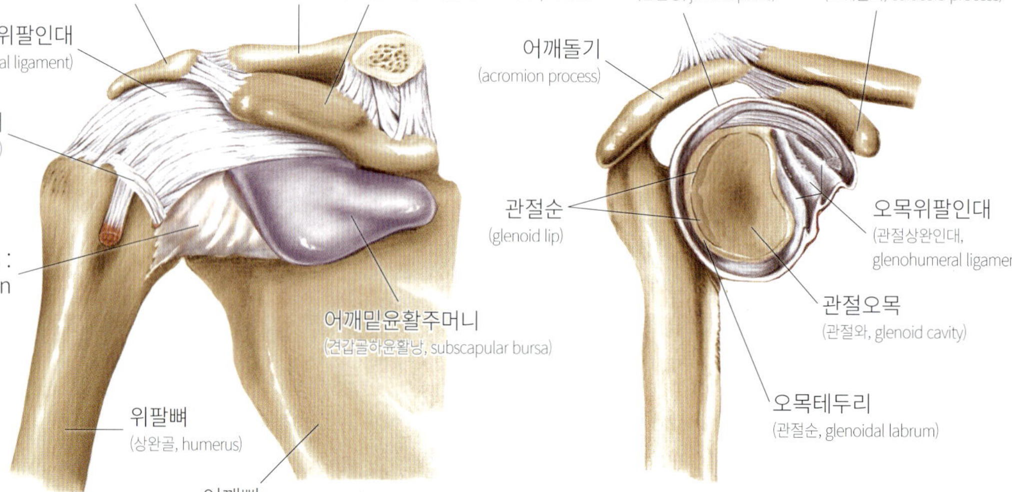

그림 4-18 (a) 어깨관절(견관절, shoulder joint) 인대 (b) 관절순 인대

팔굽관절(주관절, elbow joint)

경첩관절(접번관절, hinge joint)과 **전동관절**(활주관절, gliding joint) 두 종류의 관절이 존재하는 복합구조이다. 관절주머니는 이들 구조를 완전하게 둘러싸주며 함께 지지해준다.

안쪽곁인대(내측측부인대, ulnar collateral ligament)는 두꺼운 전동관절 띠이며, 관절주머니의 안쪽에 위치한다.

가쪽곁인대(요골측측부인대, radial collateral ligament)는 관절주머니의 가쪽벽을 강화시키며, 어깨뼈의 가쪽관절융기(외측상과, lateral epicondyle)와 노뼈(요골, radius)의 고리인대(윤상인대, anular ligament) 사이로 뻗어 있는 섬유띠이다. (그림 4-19)(그림 4-20)

엉덩관절(고관절, coxal articulation)대치술

낡거나 병든 **고관절**을 인공 고관절로 교체하여 관절의 움직임을 개선하고 통증을 치료한다.

이 모든 것이 영국 의사 존 챈리(1911~1982)의 선구적인 업적 때문에 가능했다. 존 챈리는 고관절 대체를 위한 표준방식이 된, 마찰이 적은 관절 성형술 개발에 도움을 주었다.

그는 **철강**으로 된 넙다리뼈(대퇴골, femur)용 스템 · 볼 섹션과 폴리에틸렌 엉덩뼈관절 소켓을 사용하여 엉덩뼈 대치술을 진행하였다. 이 두 가지 장치는 아크릴 본 시멘트와 뼈를 접합시킬 수 있었으며 1962년 그는 이 수술을 성공적으로 수행하였다.

사람들의 수명이 늘어나고 기존 환자들에게 시술된 인공관절의 수명이 10년을 넘어감에 따라 엉덩관절 대치술은 오늘날 계속해서 발전을 거듭하고 있다.

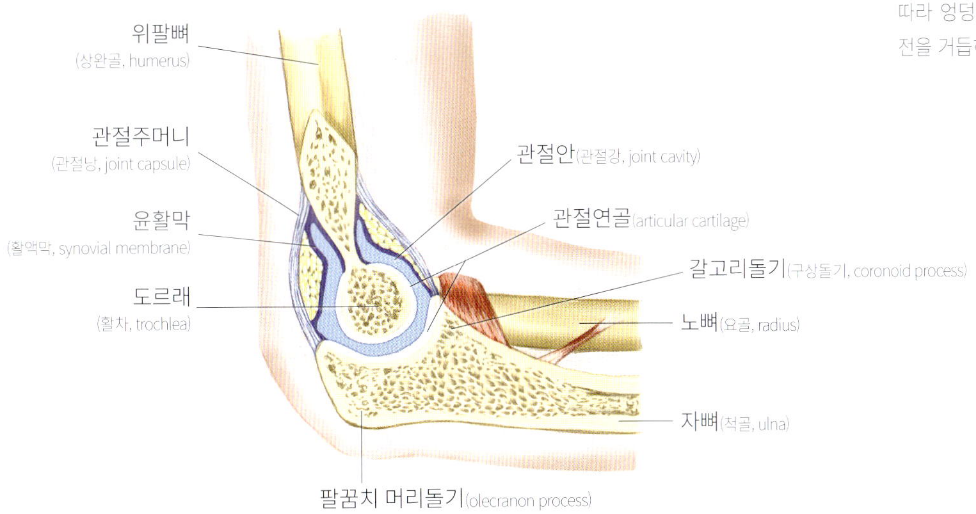

그림 4-19 팔굽관절의 경첩운동 및 회내외운동

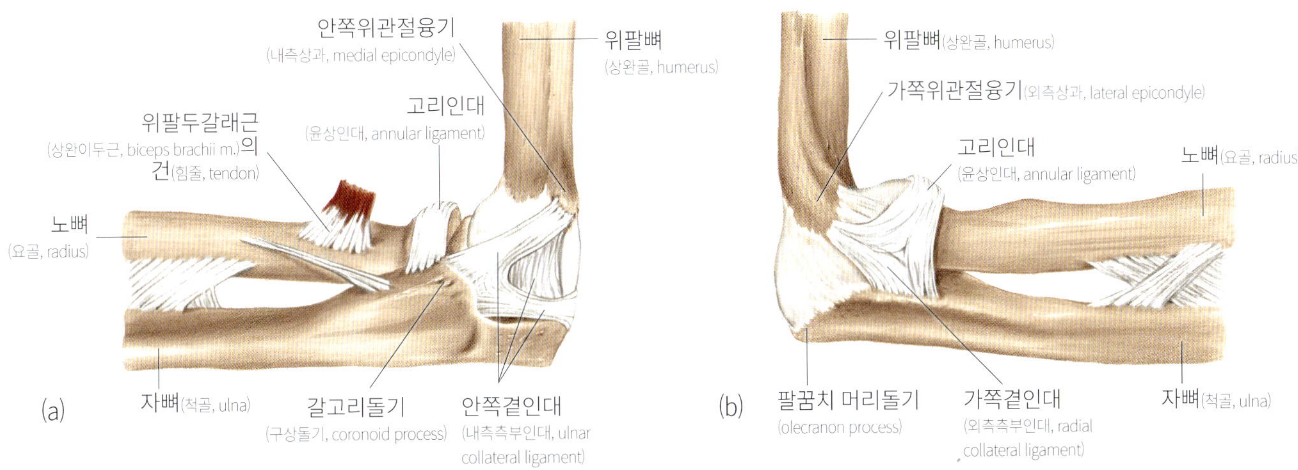

그림 4-20 (a) 안쪽곁인대 안쪽면 (b) 가쪽곁인대

다리관절(ARTICULATIONS OF LOWER LIMB)

엉덩관절(고관절, hip joint)

엉덩관절은 넙다리뼈(대퇴골, femur)의 뼈머리(골두)와 컵모양의 골반뼈절구(관절구, acetabulum)로 구성되어 있는 절구관절(구상관절, socket joint)이다. 골반뼈 절구의 테두리를 따라 있는 말발굽 모양의 섬유연골(fibrocartilage)의 고리가 골반뼈절구의 공간을 더 깊게 해준다. (그림 4-21)

엉덩관절(고관절)에 있는 주요 인대

- 엉덩넙다리인대(장골대퇴인대, iliofemoral ligament)
- 두덩넙다리인대(치골대퇴인대, pubofemoral ligament)
- 궁둥넙더리인대(좌골대퇴인대, ischiofemoral ligament)

엉덩관절은 두덩뼈(치골, pubic bone)에서 기원하는 강한 섬유띠로 역시 관절주머니(관절낭,articular capsule)의 섬유들과 섞이게 된다. 엉덩관절(고관절, coxal articulation)낭은 근육에 의해 둘러싸여 있다.

엉덩관절(고관절, hip joint)의 구조는 폄(신전), 굽힘(굴곡), 벌림(외전), 모음(내전), 휘돌림(회전) 및 원회전 운동 등, 다양한 운동을 가능하게 하며, 안정성이 높고 운동범위가 넓다. (그림 4-22)

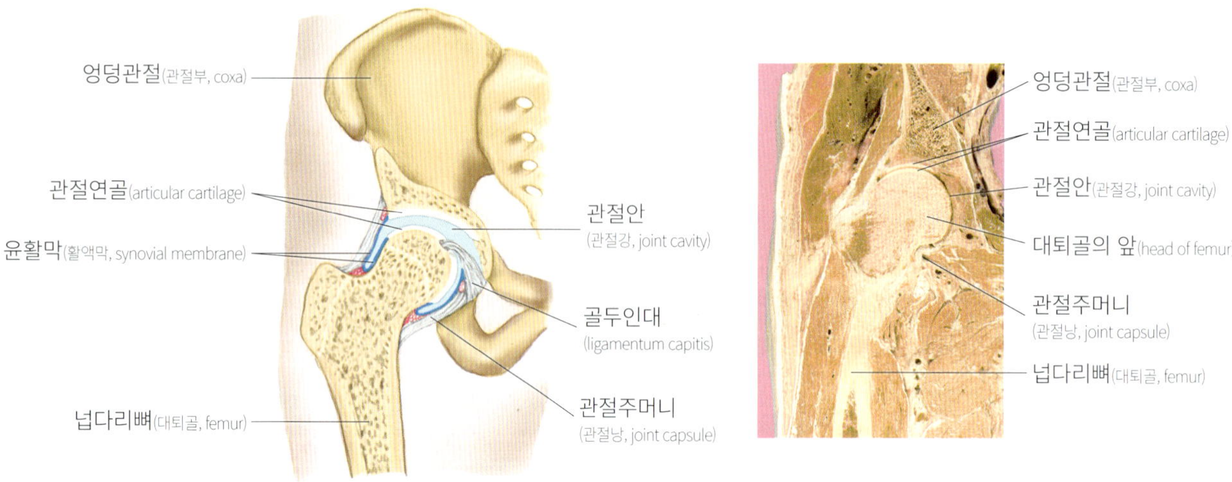

그림 4-21 엉덩관절(고관절, hip joint)

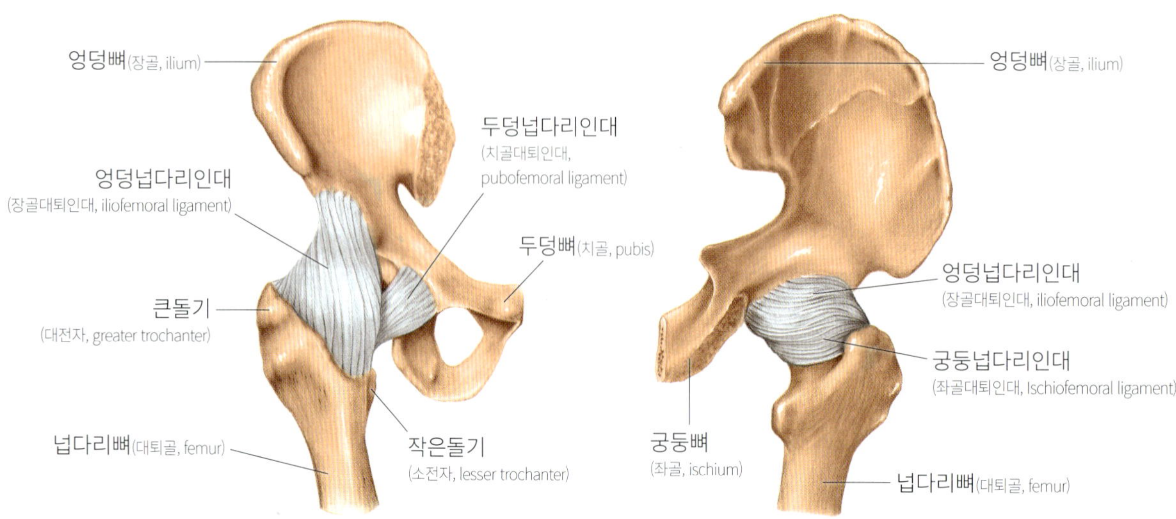

그림 4-22 엉덩관절(고관절, hip joint)의 인대(ligament) (a) 전면 (b) 후면

무릎관절(슬관절, knee joint)

넙다리뼈(대퇴골, femur) 먼쪽에 있는 안쪽 및 가쪽관절구와 정강뼈(경골, tibia)의 가까운쪽에 있는 안쪽 및 가쪽관절구로 구성되어 있다. 또한, 넙다리뼈는 앞쪽으로는 무릎뼈(슬개골, patella)와 관절을 이루고 있다.

무릎의 기능은 타원관절(condyloid joint)이며 넙다리뼈(대퇴골, femur)와 무릎뼈(슬개골, patella) 사이의 관절은 활주관절(gliding joint)이다. 무릎의 관절주머니(관절낭, articular capsule)는 상대적으로 얇지만 인대(ligament)와 일부 근육(muscle)의 힘줄에 의해 강화된다. (그림 4-23)(그림 4-24)

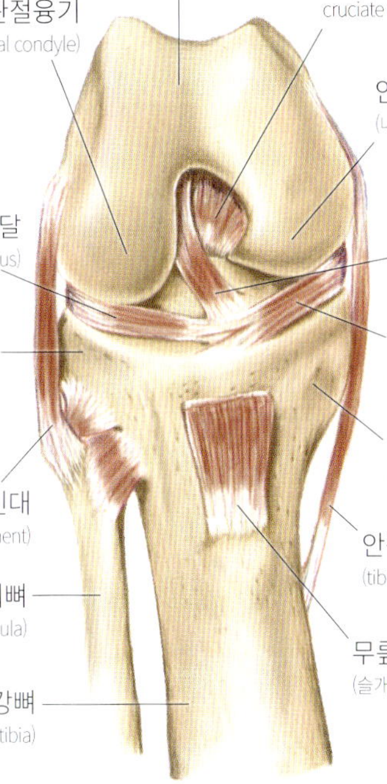

그림 4-24 무릎관절(슬관절, knee joint) 인대

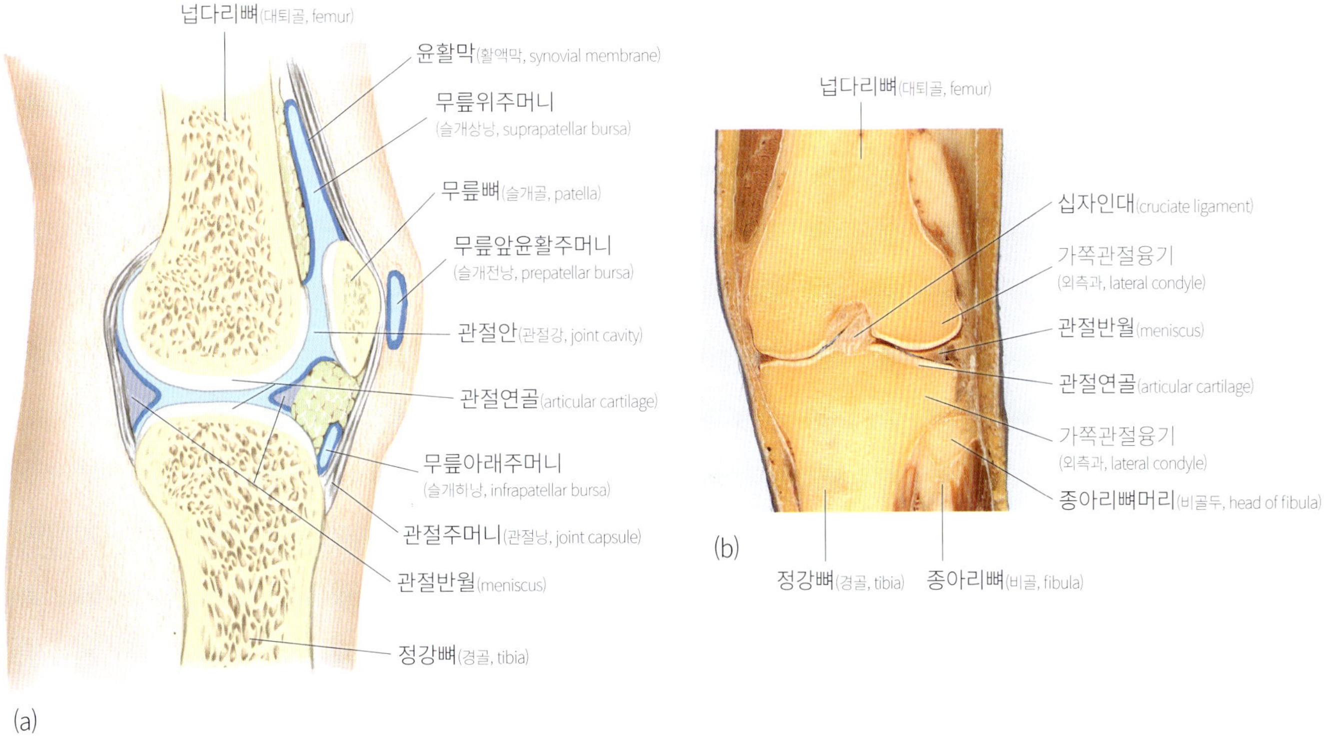

그림 4-23 (a) 무릎관절(슬관절, knee Joint) 사상 단면 (b) 무릎관절 사진

무릎관절과 연관되어 있는 인대들

- 무릎인대(슬개인대, patellar ligament)
- 빗오금인대(사슬와인대, oblique popliteal ligament)
- 활꼴오금인대(궁상슬와인대, arcuate popliteal ligament)
- 안쪽곁인대(내측측부인대, medial collateral ligament)
- 가쪽곁인대(외측측부인대, lateral collateral ligament)는 강하고 둥근 섬유띠이다. 관절주머니를 강화시키는 인대 외에, 무릎관절 속에 **십자인대**(cruciate ligaments)는 관절면의 전위(displacement)를 막아준다.

앞십자인대(전십자인대, anterior cruciate ligament)는 정강뼈 관절융기사이융기의 앞쪽에서 시작해서 넙다리뼈(대퇴골, femur)의 가쪽관절융기 안쪽면에 위치한다.

뒤십자인대(후십자인대, posterior cruciate ligament)는 정강뼈 관절융기사이융기의 뒤쪽에서 시작해서 넙다리뼈(대퇴골, femur)의 안쪽관절융기 가쪽면에 위치한다.

관절반달(관절반월, articular meniscus)은 넙다리뼈(대퇴골, femur)와 정강뼈(경골, tibia)의 관절면을 분리시키고, 이들이 제자리에 위치하도록 도와준다.

무릎관절에 무릎위주머니(슬개상낭, suprapatellar bursa)는 무릎관절강으로 이어지며, 넙다리뼈의 먼쪽 앞면과 그 위를 덮는 넙다리네갈래근(대퇴사두근, quadriceps femoris) 사이에 위치한다.

무릎관절의 기본적인 구조는 굴곡과 신전운동을 가능하게 한다.

노화의 진행

노화의 초기 아교질 구조의 변화에 의해 관절(joint)이 뻣뻣해 진다.

긴뼈에서 골단(epiphysis)을 골간(diaphysis)에 연결시키는 유연결합(synchondrosis)은 뼈대가 성장하고 발달하면서 사라진다.

나이가 들면서 추간원판이 눌리기 때문에 키가 작아진다. 윤활관절(synovial joint)의 기능저하는 20대부터 매우 천천히 진행 되면서 탄력을 읽게 된다.

윤활낭염(주머니염, bursitis)

관절(joint) 사이의 윤활액을 싸고 있는 윤활주머니(윤활낭, bursa)에 염증이 생기는 질병으로 점액낭염(bursitis)이라고도 한다.

주로 어깨, 팔, 무릎, 골반, 엉덩이, 아킬레스힘줄에 존재하는 윤활주머니에 많이 생긴다. 외상, 감염, 만성적 자극 등 외적 요인으로 인하여 염증이 생기는데, 그 통증이 심하다. 흔한 질병으로, 치료 후 7~14일 안에 사라진다.

원인: 관절(joint) 상처, 감염, 관절염(arthritis), 통풍(gout) 등이 있다. 직접적 외상에 의해 윤활주머니(윤활낭, bursa)에 염증이 생기는 경우에는 윤활액이 과잉 형성되고, 출혈이 일어나 붓게 된다. 오랫동안 앉아서 일하면 좌둔부 윤활주머니에도 이 질병이 생길 수 있다.

너비가 좁거나 높은 구두를 신는 사람은 발부위나 아킬레스힘줄 주위에 이 질병이 생길 수 있다. 감염에 의한 경우, 급성은 화농성균에 의한 것이고, 만성은 결핵(tuberculosis), 진균(fungus), 매독(syphilis) 등에 의한 것이다.

또한 **대사성**으로 혈중 요산이 증가하여 생기는 통풍성 윤활주머니(윤활낭염은 무릎관절(슬관절, knee joint), 윤활낭염(주머니염, bursa)에 잘 나타나며, 발이나 발목 등의 윤활주머니에도 생길 수 있다.

증상: 통증이 나타나고, 염증 부위의 움직임이 어렵다. 좋지 않은 수면 자세를 취할 때 불편할 수 있다(누르면 통증이 더 심해진다). 반복적 외상에 의하여 동통성종창이 생긴다.

합병증으로 관절의 운동이 어려워질 수 있다.

용어

경첩관절(ginglymus)
관절(articulation)
관절강직(ankylosis)
관절고정술(arthrodesis)
관절병증(arthropathy)
관절성형술(arthroplasty)
관절수증(hydrarthrosis)
관절연골(articular cartilage)
관절절개술(arthrostomy)
관절조영사진(arthrogram)
관절주머니, 관절안(articular capsule)
관절통(arthralgia)
관절학(arthrology)
관절혈증(hemarthrosis)
아탈구(부분탈구, subluxation)
안장관절(안관절, saddle joint)
움직관절, 가동관절(abarthrosis)
윤활관절(활막성 관절, synovial joint)
윤활막(활액막, synovial membrane)
윤활주머니(활액낭, synovial bursa)
절구관절(구관절, spheroidal joint)
주머니염, 낭염(pouchitis)
중쇠관절(차축관절, pivot joint)
타원관절(ellipsoidal condylar joint)
탈구(luxation, dislocation)
평면관절(plane articulation)
활막절제술(synovectomy)

CHAPTER

05

근육계통
Muscular System

학습목표

1. 근육의 3종류를 알자.
   - 뼈대근육, 심장근육, 민무늬근육
2. 머리와 목근육의 이름과 이는부위와 닿는 부위를 알자.
3. 팔이음뼈의 팔근육과 이는 부위와 닿는 부위를 알자.
4. 다리이음뼈, 다리근육의 이는 부위와 닿는 부위를 알자.
5. 넙다리근육과 종아리근육의 이는 부위와 닿는 부위를 알자.

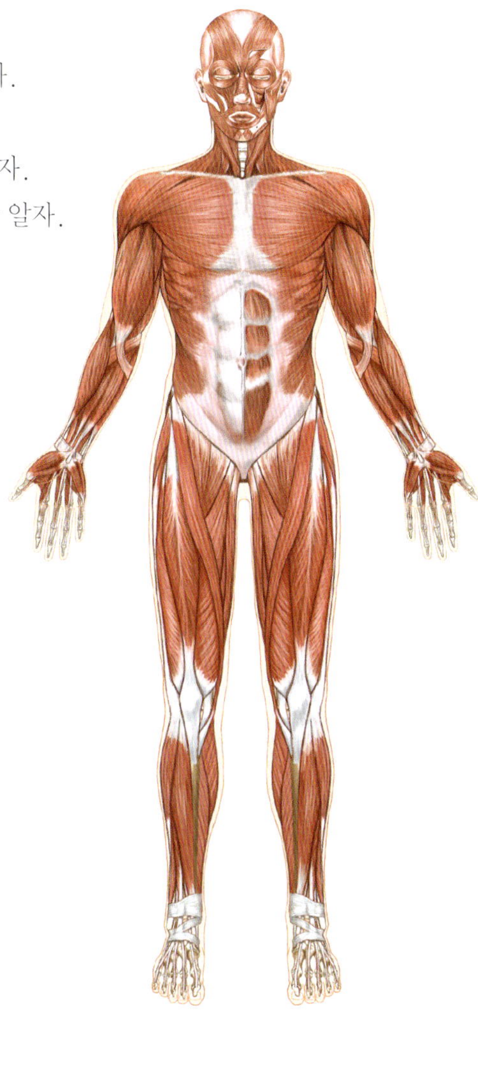

근육(MUSCLE) 개요

근육은 신축성이 있는 근육섬유다발로 이루어져 있으며 근육섬유는 가늘고 긴 끈과 같은 모양으로 신축성이 있다. 근육조직은 인체 체중의 40~50%를 구성하며, 600개 이상의 근육 움직임을 만든다.

근육은 해부학적으로 뼈대근육(골격근, skeletal m.), 심장근육(심근, cardiac m.), 민무늬근(평활근, smooth m.) 으로 분류되고, 운동신경에 의해 지배되는 맘대로근(수의근, voluntary m.)과 자율신경에 의해 지배되는 제대로근(불수의근, involuntary m.)으로 나눈다.

근육세포(근육섬유)는 근육속막(근내막, endomysium)이라 불리는 결합조직으로 덮여있고, 근육섬유다발(근속, fascicle)은 근육주위막(근주막, perimysium)이라고 불리는 두꺼운 결합조직에 의해 서로 묶여 있다.

근육바깥막(근외막, epimysium)이라 불리는 거친외장(초, sheath)은 전체근육을 덮고, 근육바깥막 주변의 섬유성 결합조직과 힘줄은 근막(fascia) 형태로 볼 수 있다. 근육조직은 탄력성(elasticity), 수축성(contractility), 신장성(extensibility), 흥분성(irritability) 등의 특징을 갖는다. (그림 5-1)(그림 5-2)

뼈대근육(골격근, skeletal muscle)

뼈대근육은 일반적으로 뼈에 붙어 있으며, 선택적으로 조절할 수 있기 때문에 수의근(voluntary m.)이라고도 한다. 뼈대근육세포는 긴 원통형, 즉 튜브 같은 모양이며, 근육이 줄을 그은 것처럼 배열된 줄무늬(striated)가 있는 단백질로 구성된다.

뼈대근육은 움직임을 만들어내고, 자세를 유지시키며, 관절을 안정시킨다. 또한 많은 열을 생성하여 체온을 유지하도록 돕는다. 뼈대근육이 손상되는 경우 재생할 수 있는 능력은 한계가 있다. (그림 5-1a)

심장근육(심근, cardiac muscle)

심장근육은 줄무늬가 없는 민무늬근(평활근, smooth m.)으로 심장을 구성하고 있으며, 뼈대근육과 마찬가지로 가로무늬를 가지고 있다. 심장기능은 심장을 수축시켜 피를 혈관과 온몸의 조직에 내보는 중요한 역할을 한다. 심장이 수축하면 내부방이 작아져 혈액이 대동맥(aorta)으로 나가게 된다. 또한 피를 심장으로 내보는데 있어 심장근육의 효율성을 증대시킨다.

심장근육세포의 수축은 뼈대근육과 동일한 방식으로 세포질의 칼슘이온농도에 의해 조절된다. (그림 5-1c)

민무늬근육(평활근, smooth muscle)

민무늬근은 일반적으로 내장근육(visceral m.)이라 하며, 위와 같은 내장벽에서 볼 수 있으며, 뼈대근육에 있는 가로줄무늬가 없기 때문에 민무늬근이라고 부른다. 또한 이 근육은 자신이 마음대로 근육의 수축을 조절할 수 없기 때문에 **제대로근**(불수의근, involuntary m.)이라고 부른다. **심장근육**은 줄무늬가 있으며, 제대로근이다. (그림 5-1b)

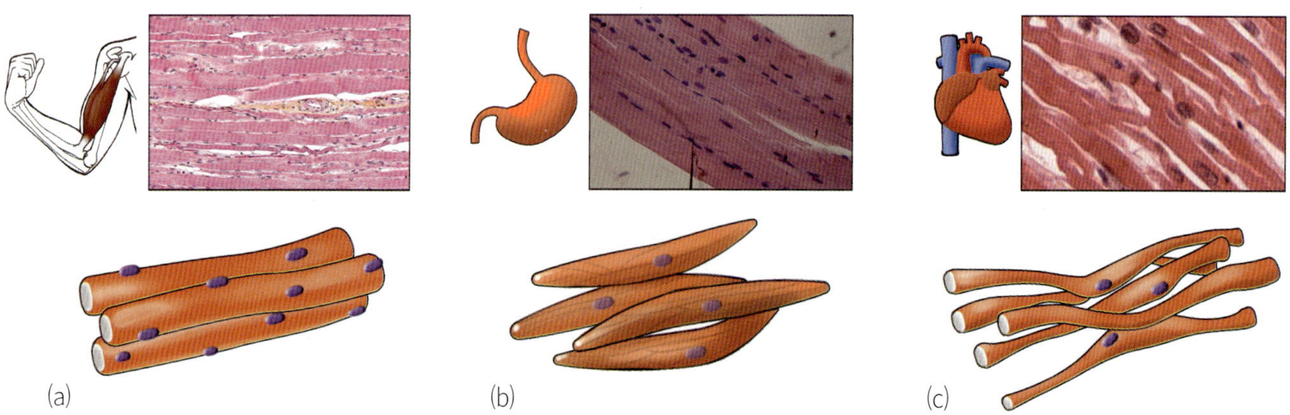

그림 5-1 근육의 유형별 분류. (a) 뼈대근육(골격근, skeletal m.) (b) 민무늬근육(평활근, smooth m.) (c) 심장근육(심근, cardiac m.)

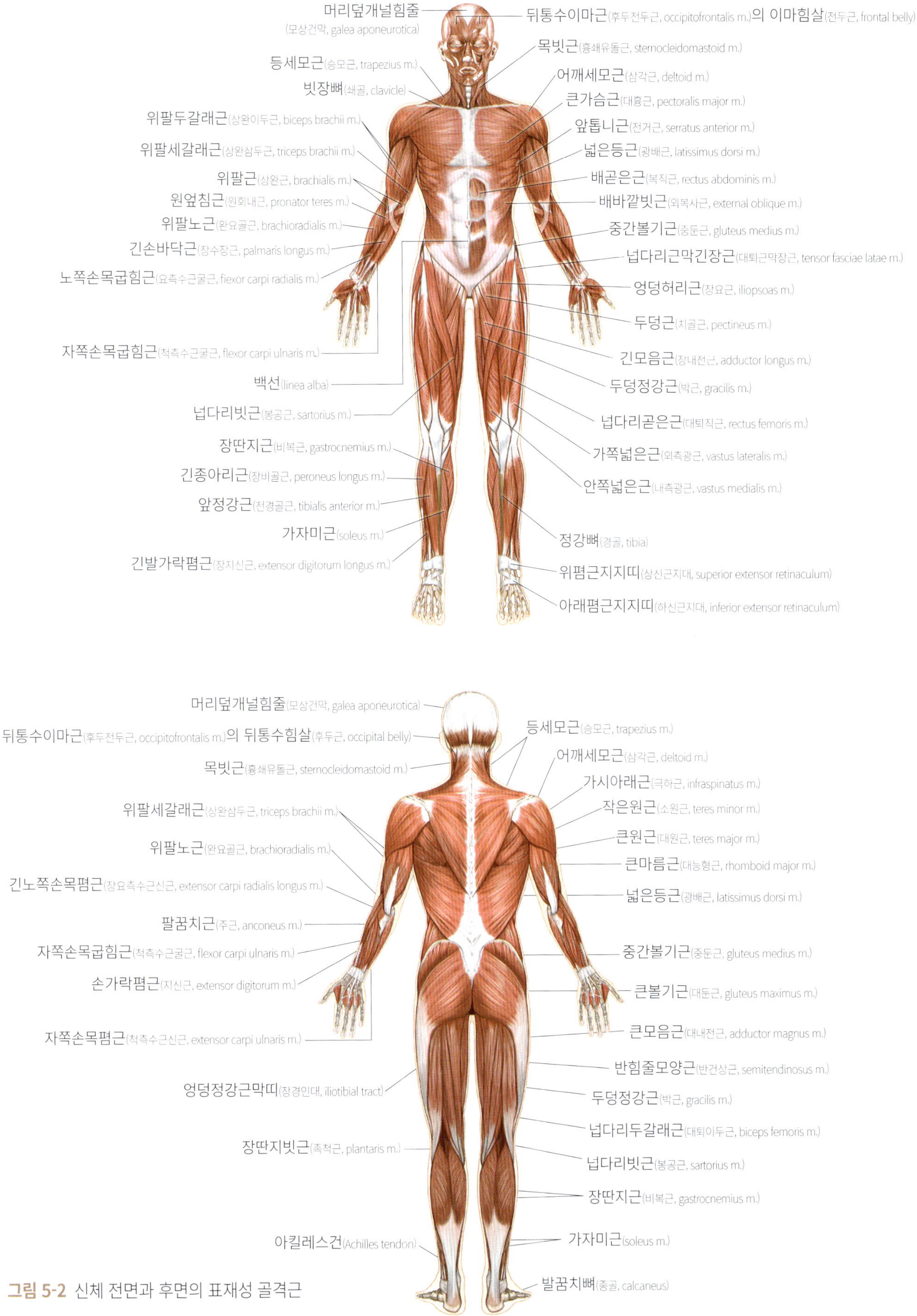

그림 5-2 신체 전면과 후면의 표재성 골격근

뼈대근육(골격근, SKELETAL MUSCLE) 구조와 기능

맨눈 해부학적 구조

뼈대근육(골격근, skeletal m.)은 대부분 두 개의 뼈에 부착되어 있으며, 두 개의 뼈 사이에는 움직일 수 있게 해 주는 관절(joint)에 여러 근육이 부착된다.

- **널힘줄**(건막, aponeuroses)은 넓은 섬유막으로 이웃한 근육의 피막(covering)에 부착된다.
- **근막**(fascia)은 근육기관 바깥의 느슨한 결합조직인데 근육과 뼈, 피부 사이에 신축성 있고 끈끈한 포장물질(packing material)을 형성한다.
- **힘줄**(건, tendon)은 뼈에 단단하게 붙어 있다. 힘줄은 두꺼운 인대로, 조밀한 섬유질 결합조직으로 되어 있어 매우 강하기 때문에 쉽게 찢어지거나 뼈에서 떨어져 나오지 않는다.
- **힘줄집**(건초, tendon sheath)은 관모양으로 힘줄을 둘러싸고 있으며, 윤활막에 연결되어 있으며, 윤활주머니와 함께 움직인다.
- **윤활주머니**(윤활낭, synovial bursa)는 액체로 차 있으며, 작은 힘줄과 힘줄 밑뼈 사이에 위치한다. 이 윤활주머니는 윤활막(활막, synovial membrane)과 연결되어 있으며 윤활액(활액, synovial fluid)을 분비한다. 윤활주머니는 힘줄과 연결되어 있으며, 근육이 수축할 때 힘줄이 뼈 위에서 쉽게 미끄러질 수 있도록 한다.

조직학적 구조(그림 5-3)

- **뼈대근육섬유**는 아주 독특한 신축성세포 또는 근섬유로 구성되어 서로 끌어 당긴다. 섬유의 내부 뼈대는 수많은 긴 원통으로 구성되어 있으며 독특한 세포뼈대 구조를 가지고 있다. 각각의 원통은 근육원섬유(근원섬유, myofibril) 의 굵은세사(thick filament)는 미오신(myosin)이라는 단백질로 가는세사(thin filament)는 주로 액틴(actin)이라는 단백질로 이루어져 있다.
- **근육세포질막**(근형질막, sarcolemma) 바로 아래에 있는 **근육형질**(sarcoplasm)에는 작은 타원형의 핵과 미토콘드리아가 많이 있다. 또한 평행하게 배열되어 있는 실모양의 근육원섬유(myofibrils)가 다량 포함되어 있다.
- **줄무늬 구조**는 I띠(I band, 밝은띠 light band)는 I띠 중앙에 있는 Z선(Z line)에 부착되는 가느다란 액틴 세사로 구성되어 있고, A띠(A band, 어두운띠 dark band)는 일부분이 가는 액틴세사와 겹쳐 있는 굵은 마이오신 세사로 구성되어 있다.

근육(muscle)이 이완될 때, 근육원섬유마디는 정지길이로 돌아오게 되고 잔섬유(미세섬유, filament)도 정지위치로 돌아오게 된다.

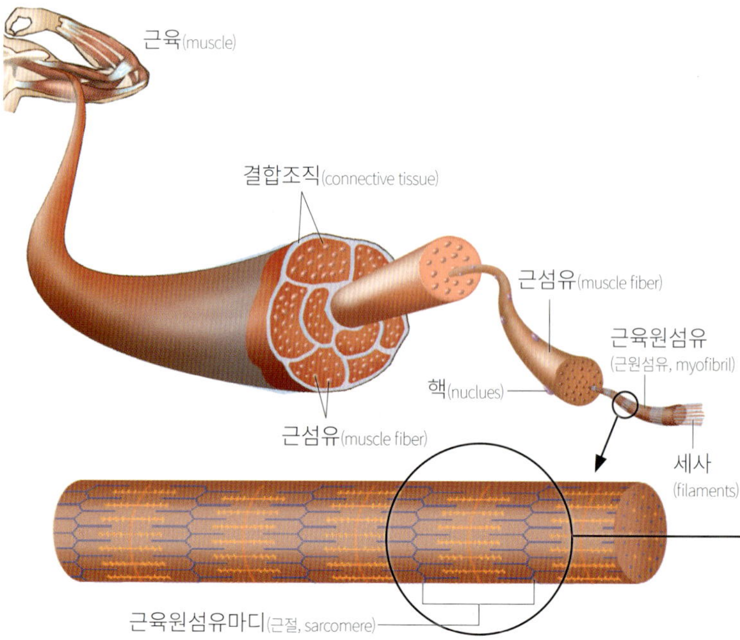

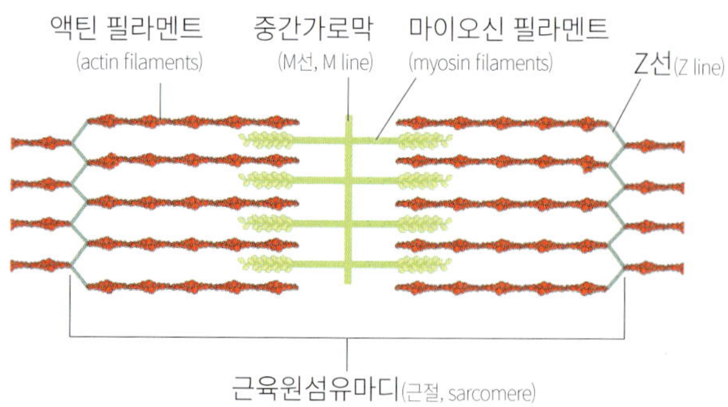

그림 5-3 뼈대근육의 조직 구조

기능

근육계통(musclar system)의 기능은 다양하다. 근육은 뼈대의 운동을 발생시켜 팔다리 및 몸 전체를 운동(움직임)시키며, 또한 근육이 긴장되면 뼈대가 긴장하여 몸의 자세를 안정시키고 열을 발생시켜 체온의 항상성을 유지시켜준다.

근육(muscle)은 우리 몸의 움직임과 자세를 유지시켜주고 관절을 연장시켜준다. 또한 심장과 내장기관을 움직여 생명유지에 중요한 기능을 수행한다.

근육수축에는 정적 수축, 동적 수축으로 나눌 수 있으며 그에 따라 근육강화 운동을 할 수 있다. 뼈대근육은 근육섬유의 수축과 신전(짧아지고 늘어남)을 통해 운동한다.

뼈대근육(골격근, skeletal m.)은 근육에서 전신의 몸 운동에 관여하는 비중이 가장 크며(체중의 약40%) 수축과 신전작용으로 운동을 일으킨다.

몸을 편 상태에서 굽힘 운동 시 각도가 작아지는 쪽의 근육은 수축되며, 반대편의 근육은 신근(extensor m.)이 된다. 이때 여러 근육이 동시에 같은 기능을 수행하는 것을 협력근(synergistic m.)이라고 하며, 움직임과 반대방향으로 작용하는 근육은 대항근(길항근, antagonistic m.)이라 한다.

골격근의 세사(filament)

A띠는 H대(H zone)로 구성되어 M선이라 알려진 두꺼운 부분이 있으며, 이 부분은 굵은세사를 고정시키는 **단백질**로 구성되어 있다.

마이오신세사도 역시 티틴(titin)이라는 분자량이 큰단백질에 의해 Z선에 부착되어 있다. 근원섬유마디는 하나의 Z선부터 이웃한 다음 Z선까지를 말한다.

마이오신 세사의 교차다리는 액틴세사와 결합하고, 액신세사와 마이오신세사 사이의 반응이 근수축의 기초가 된다.**(그림 5-4)**

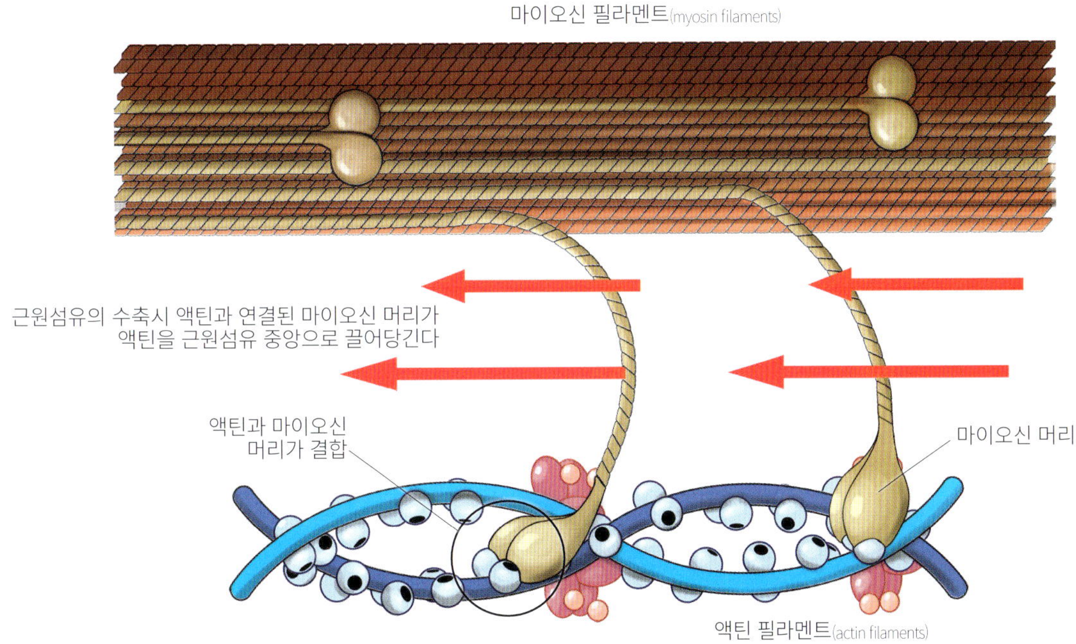

그림 5-4 액틴과 마이오신

Advance Study

근육은 어떤 구조인가?

근육(muscle)은 신축성이 있는 근육섬유다발(sarcostyle)로 이루어진, 가늘고 긴 끈 모양이다

- 근육에는 가로줄무늬 모양의 가로무늬근육(횡문근, striated m.) 모양과 민무늬근육(평활근, smooth m.)이 있다. 가로무늬근육은 다시 뼈대(골격, skeleton)운동을 담당하는 뼈대근육(골격근, skeletal m.)과 심장벽을 만드는 심장근육(심근, cardiac m.)으로 나누어진다. 민무늬근육은 혈관(blood vessel)이나 창자의 벽을 만든다.
- 근육섬유(myofiber) 안에는 근육미세섬유(myofilament'가 있는데, 가로무늬근육(횡문근, striated m.)에서는 이것이 규칙적으로 배열되기 때문에 줄무늬가 생긴다. 민무늬근육(평활근, smooth m.)에서는 불규칙적으로 배열되기 때문에 줄무늬 모양은 볼 수 없다.

모든 근육은 신경(nerve)의 작용에 의해 움직인다

- 뼈대근육(골격근, skeletal m.)은 자신의 의지로 움직일 수 있는 근육인 수의근(voluntary m.: 손발, 표정, 등)으로 몸신경(체신경, somatic nerve)에 의해 지배된다.
- 창자(intestine: 장)나 심장(heart0은 자신의 의지로 움직일 수 없다. 이 근육들은 자율신경(autonomic nerve)에 의해 지배되는 기관이며, 불수의근(involuntary m.: 제대로근)에 속한다. 특히 심장근육(심근, cardiac m.)도 불수의근이지만, 형태적으로는 가로무늬근육(횡문근, striated m.)에 포함된다.

뼈대근육(골격근, skeletal m.)은 2개 이상의 부위에 붙는다

- 뼈대근육이 붙어 있는 부위에서 상대적으로 움직임이 적은 쪽을 이는곳(origin: 기시)이라고 하며 큰 쪽을 닿는곳(insertion: 정지부)이라고 한다.
- 뼈대근육 중에는 닿는곳이 피부인 근육이 있는데, 이것을 특히 피부근육(피근, cutaneous m.)이라고 한다. 표정을 만드는 얼굴근육이 여기에 속한다.

뼈대근육의 명칭은 형태, 작용, 위치 등에 의해 붙여진다

- 두갈래근(이두근, biceps)이란 이는곳이 두갈래로 나누어진 근육을 말한다. 위팔두갈래근(상완이두근, biceps brachii m.)이나 넙다리네갈래근(대퇴사두근, quadriceps femoris m.)은 이는곳이 여러 곳 있다는 것을 의미한다. 마찬가지로, 두힘살근(악이복근, digastric m.)이란 근육이 세로로 배열되었다는 것을 의미한다.
- 운동 이름이 붙여진 근육은 그 운동을 하는 근육이다. 손가락의 굴곡운동에 작용하는 얕은손가락굽힘근(천지굴근, Flexor digitorum superficialis m.), 항문을 좁히는 바깥항문조임근(외항문괄약근, sphincter ani externus m), 어깨뼈를 들어올리는 어깨올림근(견갑거근, levator scapulae m.) 등이 있다.
- 이는곳, 닿는곳에 따라 이름이 붙여진 근육도 많다. 복장뼈(흉골, sternum)와 빗장뼈(쇄골, clavicle)에서 시작해서 꼭지돌기(유양돌기, mastoid process)에 닿기 때문에 목빗근(흉쇄유돌근, sternocleidomastoid m.)이라는 이름이 붙여졌다. 마찬가지로, 위팔노근(완요골근, brachioradialis m.)도 위팔뼈(상안골, humerus)에서 일어나 노뼈(요골, radius)에 닿기 때문에 붙여진 이름이다.

뼈대근육의 이는곳(기시, origin)과 닿는곳(정지, arrest)

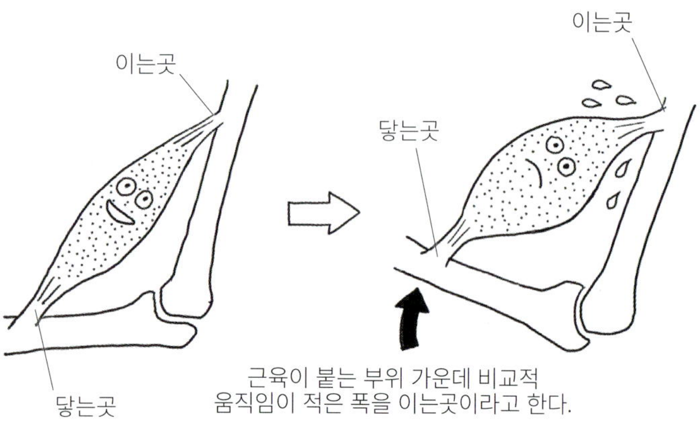

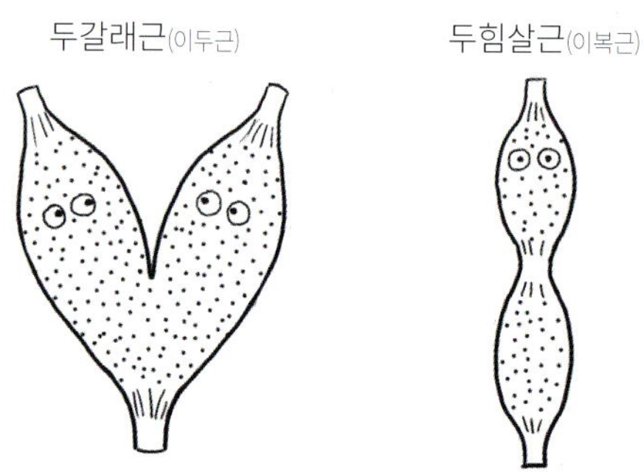

뼈대근육(골격근, SKELETAL MUSCLE) 수축과 이완

수축

뼈대근육(골격근, skeletal m.) 섬유수축은 액틴세사와 미오신세사의 미끄러지는 운동의 작용에 의해 일어나며, 그 결과 근섬유의 길이가 짧아진다.

근육수축(muscular contraction)의 기전은 근원섬유마디가 짧아지면 골격근 전체에서 수축이 일어나기 때문에 굵은세사(마이오신)와 가는세사(액틴)의 길이는 변하지 않으며, 두 세사가 서로 미끄러지면서 가는세사가 근원섬유마디의 양쪽 끝으로부터 중심을 향해 움직이게 된다. 이 때, H대와 I띠가 좁아지고, Z선과 Z선 사이는 가까워진다.

근육수축의 기능적 단위는 근육섬유마디의 Z선과 Z선 사이가 된다. (그림 5-5)

사후강직(rigor mortis)

사망 후 몇 시간 내에 뼈대근육(골격근, skeletal m.)은 수축되고 관절은 고정되며, 딱딱하게 굳는 것을 사후강직이라고 한다.

이러한 상태는 **72시간**이나 그 이상 지속되기도 한다.

이와 같은 현상은 칼슘이온에 대한 막 투과성이 증가하여 교차다리 결합이 형성되지만, 근육에 ATP가 부족하여 교차다리가 액틴세사(aegtin filament)로부터 분리되지 못해 일어난다.

따라서 **근육섬유**(myofiber)의 액틴과 마이오세신세사(myosin filament)는 근육이 부패될 때 까지 결합된 채 남아 있게 된다.

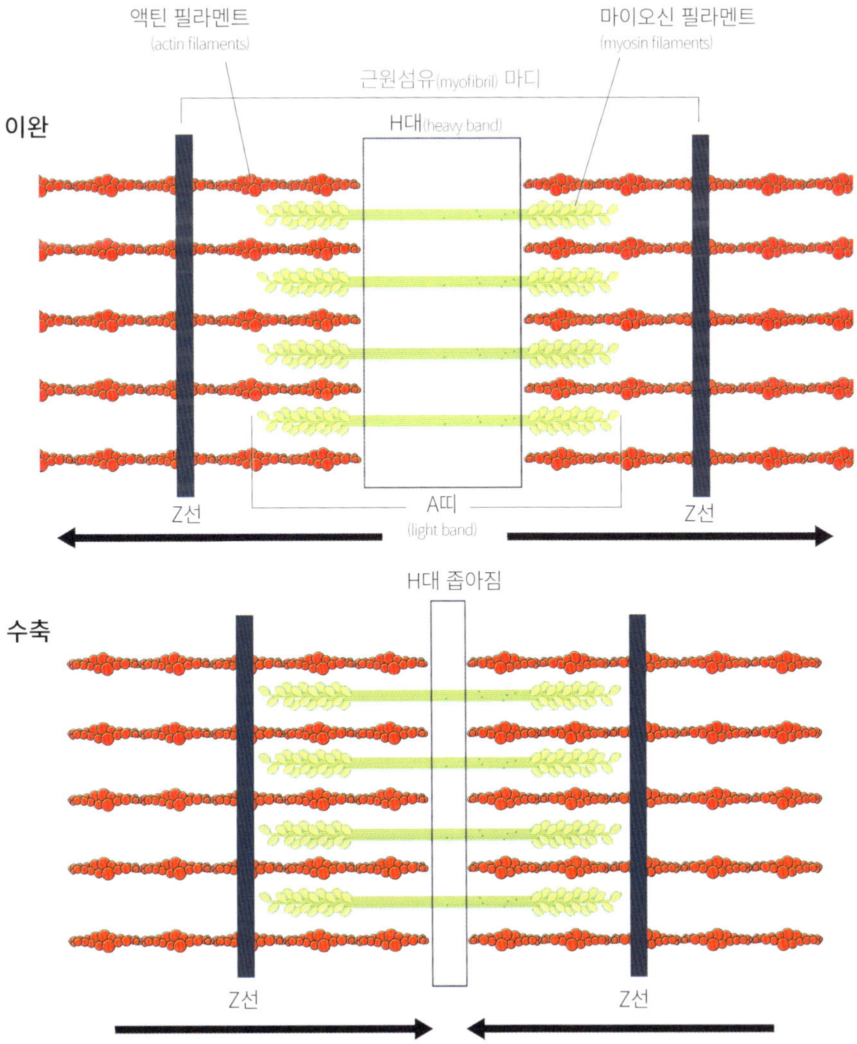

그림 5-5 굵은 미오신 필라멘트가 가는 액틴 필라멘트를 근원섬유 중앙으로 끌어당기면서 분절부위가 단축된다. 이 때 골격근의 수축이 일어난다.

신경근연접(neuromuscular junction): 각각의 골격근섬유가 뇌와 척수로부터 연결된 운동신경세포(운동신경원, motor neuron)의 신경섬유(nerve fiber)와 연결되어 운동신경세포의 자극에 의해서만 수축한다. 축삭(axon)과 근육섬유(근섬유, muscle fiber)가 만나는 곳을 신경근연접이라 한다. 그리고 작은틈새(synaptic cleft)가 있다.

근육수축 자극(stimulus for contraction): 아세틸콜린(achetylcholine, Ach)은 운동신경원의 세포질에서 합성되어 시냅스소포에 저장되며, 근섬유는 운동섬유의 말단으로부터 분비되는 아세콜린에 의해 자극된다.

흥분-수축작용(excitation contraction coupling): 근육임펄스는 근형질내세망(sarcoplasmic reticulum)에 고농도의 칼슘 이온이 존재하게 한다. 이것은 근형질내세망의 막에서 칼슘 이온이 능동수송(칼슘펌프, calcium pump)되기 때문이다

교차다리의 순환(cross- brige cycle): 근원섬유마디를 수축시키는 힘은 마이오신의 교차다리(cross bridge) 부분이 가는세사를 끌어 당기는 힘에서 나온다. 마이오신(myosin) 교차다리에는 아데노신삼인가수분해효소(ATPase)가 있어 ATP를 ADP와 인산염(phosphate)으로 분해한다. 이 반응은 ATP가 계속 존재하고, 신경자극(신경임펄스, nerve impulse)이 신경근육종말(신경근연접종말, neuromuscular terminal)에서 아세틸콜린(acetylcholine)을 분비하도록 자극이 계속 반복된다.

이완

신경자극(신경임펄스, nerve impulse)이 멈추었을 때, 첫 번째 단계는 아세틸콜린이 아세틸콜린에스터라제(acetylcholinesterase)라는 효소에 의해 빠르게 분해되는 것이다. 두 번째 단계는 아세틸콜린이 분해되면 근육섬유 내의 근형질막과 세포막에 대한 자극이 중단되는 것이다

근육수축을 위한 에너지원 (energy sources for contraction)

아데노신삼인산(ATP) 분자에 의해 근섬유가 수축하는 동안 마이오신과 액틴세사 사이의 상호작용에 에너지가 사용된다. 인산과 아데노신삼인산(ATP)으로부터 ATP가 재생산되기 위해 사용되는 에너지는 인산크레아틴(creation phosphate)에서 나온다.

ATP가 ADP로 분해되면 에너지는 인산크레아틴분자로부터 ADP분자로 전달되어 다시 ATP로 바르게 전환된다. 그러나 강력한 수축 에너지는 글루코스의 세포호흡(cellular respiration)을 통한 ATP 합성에 의존한다. 일반적으로 근육은 글리코겐의 형태로 글루코스를 저장한다. (그림 5-6)

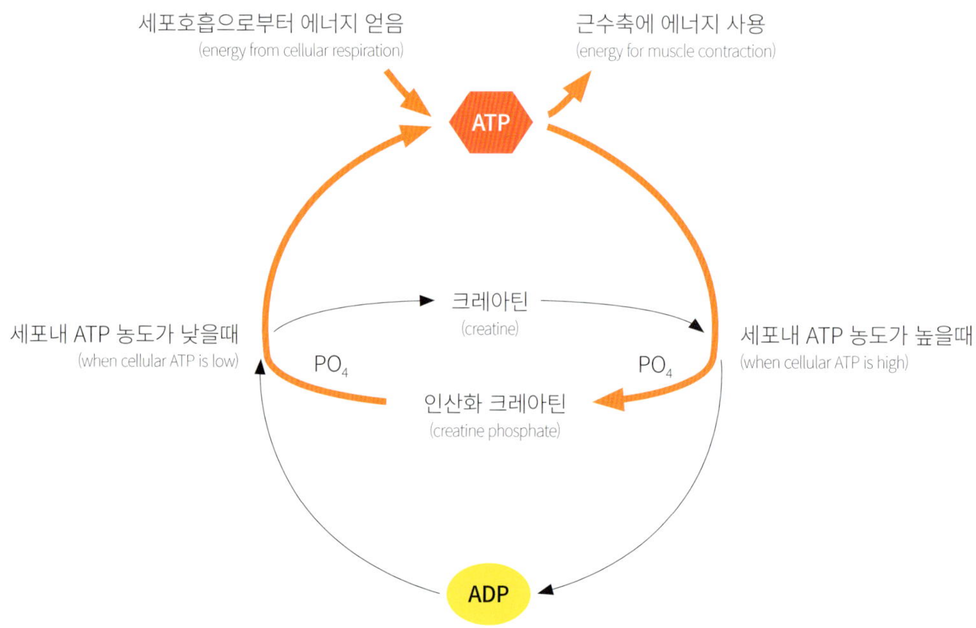

그림 5-6 수축에너지. 근세포의 세포호흡에서 나오는 에너지를 사용하여 ATP를 사용한다.

근육수축(muscular contraction)의 종류

근육의 긴장도(tensity)와 자세를 유지시키는 긴장수축(tonic contraction) 외에 다른 종류의 수축도 있다. 근육 수축에는 다음과 같은 것이 더 있다.

- **단일수축**(twitch): 단일수축은 자극에 대해 빠르고, 분리된 근육에서만 나타나고, 정상적인 근육 활동에서는 거의 나타나지 않는다.
- **강직수축**(tetanus): 단일수축보다 지속적이고 안정적으로 반응하며, 빠르고 연속적인 자극을 근육에 지속적으로 준다.
- **등장력수축**(isotonic contraction): 대부분 근육이 등장력수축을 하면 관절이 움직인다. 이러한 수축으로 근육은 길이가 변하고 상대적으로 닿는 곳의 끝을 이는 곳으로 이동시킨다. 등장력수축에는 동심성(concentric)과 편심성(eccentric) 수축의 두 종류가 있다.
- **등척수축**(isometric contraction): 근육의 길이는 짧아지지 않고 수축된다는 것이다. 뼈대근육(골격근, skeletal m.)이 수축한다고 항상 운동을 하는 것은 아니다. 근육내에서의 장력(tension)을 증가시키지만, 근육의 길이를 변화시키지 않을 수도 있다. 근육이 수축하지만 운동을 만들어내지 않을 때의 수축을 등척수축(isometric contraction)이라고 부른다.

산소부채(oxygen debt)

뼈대근육을 과도하게 사용하는 높은 강도의 힘든 운동시에 인체는 보통 저장된 2L의 산소를 가지고 외부로부터 산소공급 없이도 유산소 시스템을 사용할 수 있다. 이는 **유산소 대사** 작용을 위해 1분 이내 대부분 소모되며, 이것을 운동이 끝난뒤에 실제 필요한 양보다 많은 산소를 호흡함으로써 운동초기에 고갈된 저장용 산소를 재보충하게 된다. 다시 보충되는 부분의 산소를 **산소부채**라 한다.

근육피로(muscle fatigue)

근육이 장시간 반복된 운동으로 인한 근형질막에서의 이온 불균형, 혈류저하 등으로 인해 수축능력이 저하될 수 있다. 이런 상태를 근육피로라 한다.

근육피로의 직접적인 원인은 혐기성 **ATP 생산**의 결과로 근육 내 젖산이 축적되어 일어난다. 젖산에 의해 낮아진 **pH**는 근섬유가 수축에 대해 반응하는 것을 방해한다.

열생산(heat production)

근육들이 열의 주 공급원이며, 열은 세포호흡의 부산물이다.

세포호흡에 의해 방출되는 에너지의 반 이하는 대사과정에 이용되어 소실되며, 나머지는 열로 활동 중인 근육은 많은 양의 열을 방출하며, 혈액은 이 열을 몸 전체로 운반하여 체온유지를 돕는다.

근육 운동과 산소

산소공급(oxygen supply)

세포호흡(cell respiration)의 초기 단계에서는 산소가 필요하지 않다. 이때 무산소호흡(anaerobic respiration)에서는 적은 수의 ATP만 생산되는 반면 호기성호흡(aerobic respiration)이 시작되면 많은 수의 ATP가 생성된다.

호기성 호흡에 필요한 산소는 **시트르산 회로**(citric acid cycle) 반응을 거치며 적혈구 내 헤모글로빈으로부터 해리(dissociation)되어 호기성호흡에 사용된다. 근조직을 적갈색을 띠게 하는 색소단백질인 마이오글로빈(myoglobin)은 근세포에서 합성되며, 산소를 일시적으로 저장한다. (그림 5-7)

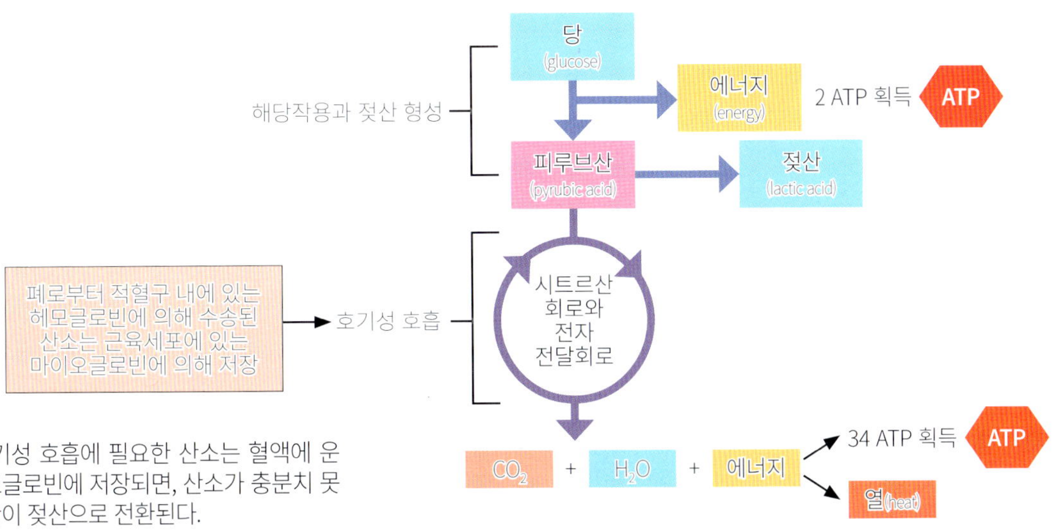

그림 5-7 호기성 호흡에 필요한 산소는 혈액에 운반되어 마이오글로빈에 저장되면, 산소가 충분치 못하면 피브르산이 젖산으로 전환된다.

뼈대근육(골격근, skeletal muscle) 운동

기시와 정지(origin and insertion)

움직일 수 없는 근육의 끝부분을 **기시**(origin)라 하고, 움직일 수 있는 근육의 끝부분을 **정지**(insertion)라고 한다. 근육이 수축할 때 근육의 정지는 기시 쪽으로 당겨진다.

기시 쪽의 근육을 근육의 머리(head)라고 한다. 일부 근육에는 하나 이상의 기시와 정지부위가 있는 경우도 있다. 팔꿈치 관절로 말하면 위팔(상완, brachial) 측이 기시, 팔뚝 측이 정지가 된다. 굴곡운동 시 각도가 작은 쪽 근육을 굽힘근(굴근, flexor m.), 반대쪽 근육을 펴짐근(신근, extensor m.)이라 한다. (그림 5-8)(p102 Advance Study)

뼈대근육은 뼈를 당겨서 움직이며, 단독이 아닌 여러 근육이 함께 협동적으로 작용한다. 원하는 동작을 만들어 내기 위해 근육은 수축과 이완을 동시에 작동한다. 동시에 수축하는 근육 중에서 주된 역할을 하는 근육을 **주동근**(prime mover, agonist m.)이라 하고, 도움을 준 다른 근육을 **협동근**(synergist m.)이라 하며, 협동근은 주동근과 협력근이 함께 수축할 때 이완상태에 있는 근육을 말한다. 주동근이 수축할 때 길항근(antagonistics m.)이 이완되어 자연스럽게 몸이 움직여진다.

근육(muscle)의 명명법

근육의 명명은 근의 모양에 따라, 크기에 따라, 위치에 따라, 근섬유의 방향에 따라, 근두수에 따라, 기시와 정지에 따라, 운동에 따라 이름을 명명한다.

운동단위(motor unit)

하나의 **근육섬유**(근섬유, muscle fiber)에는 보통 한 개의 **종말판**(end plate)이 존재한다. 운동신경의 축삭은 매우 많은 가지를 낸다.

이 가지들이 각각 하나의 근육섬유들과 연결되므로 하나의 운동신경축삭은 많은 근육섬유들과 연결된다. 하나의 운동신경원(motor neuron)과 이 운동신경원에 의해 조절되는 근섬유들은 **운동단위**(motor unit)를 구성한다.

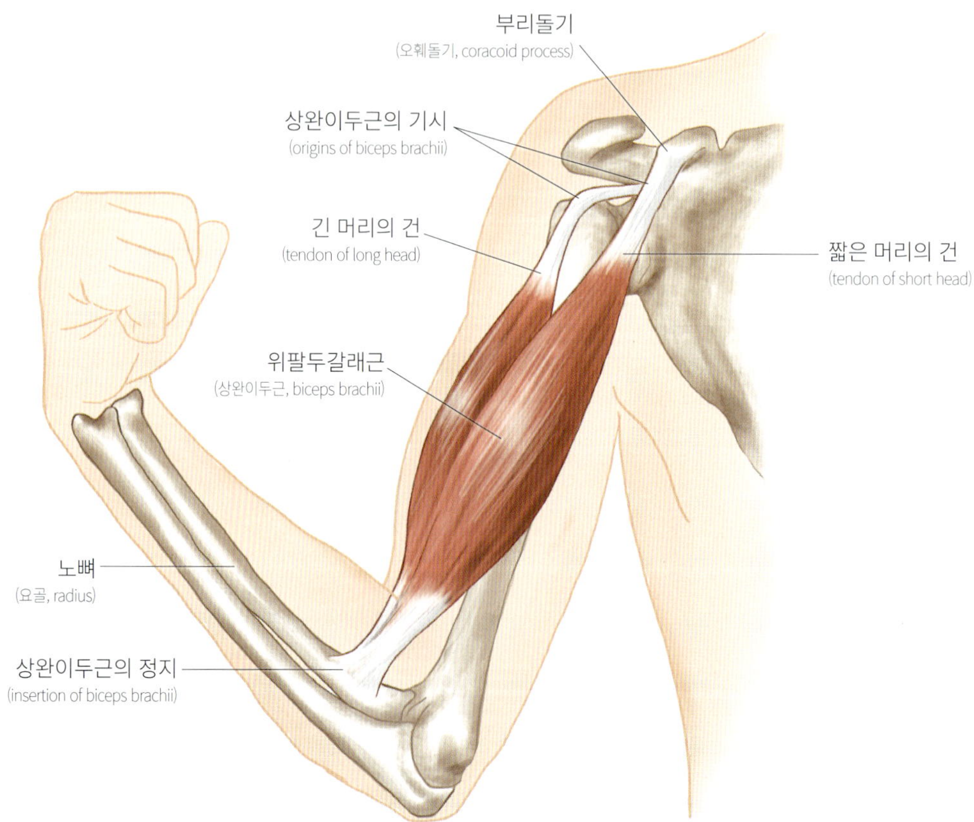

그림 5-8 위팔두갈래근(상완이두근, brachial biceps m.)에서 기시와 정지

근육(muscle)에 의해 만들어지는 운동

관절(joint)에서 근육의 수축을 일으키는 운동의 종류는 운동에 관여하는 뼈의 모양과 관절의 종류에 따라 나누어진다.

각운동

굽힘(flexion)은 운동을 일으키는 두 뼈 사이의 각이 운동이 시작되기 전에 비해 운동이 일어난 후에 더 작아지는 운동을 말한다. 대부분 굽힘은 구부림(bending)으로 묘사된다. 팔꿈치나 무릎을 구부리는 것은 팔이나 다리를 굽히는 것이다.

폄(extension)은 굽힘의 반대운동이다. 두 뼈 사이의 각이 운동이 시작되기 전보다 운동이 일어난 후에 더 커지는 운동이다. (그림 5-9)(그림 5-10)

민무늬근(평활근, smooth muscle) 수축

민무늬근 수축은 뼈대근육(골격근, skeletal m.)과 마찬가지로 액틴과 마이오신의 반응으로 수축되며, 세포 임펄스 전달에 따른 칼슘 이온의 방출에 의해 수축이 시작된다.

또한 두 근육 모두 ATP를 에너지로 이용한다. 평활근섬유에서는 뼈대근육에서의 칼슘 이온과 교합하는 단백질인 트로포닌이 없는 반면, 칼슘이온과 결합 액틴-미오신 수축 기전을 활성화 시키는 단백질인 칼모둘린(calmodulin)이 **근수축**에 이용된다.

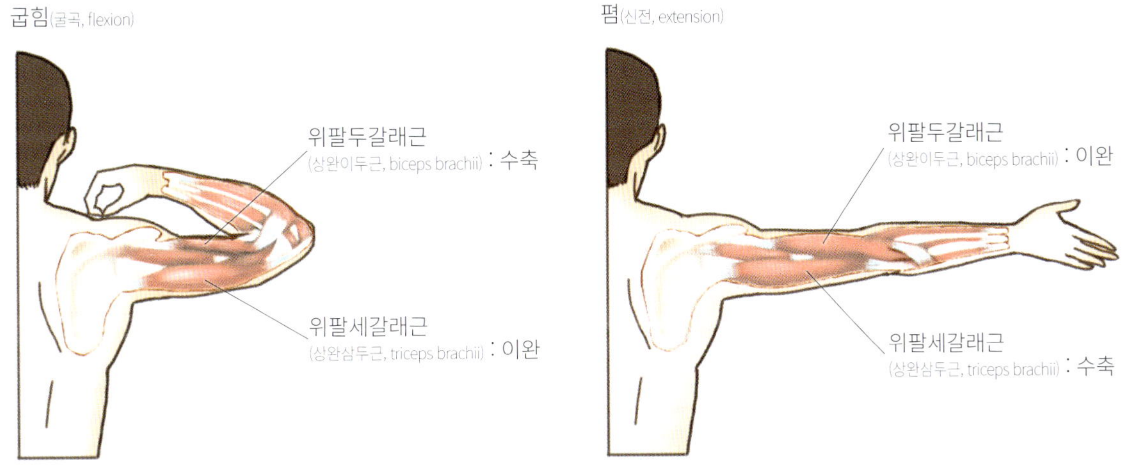

그림 5-9 아래팔의 굽힘과 폄

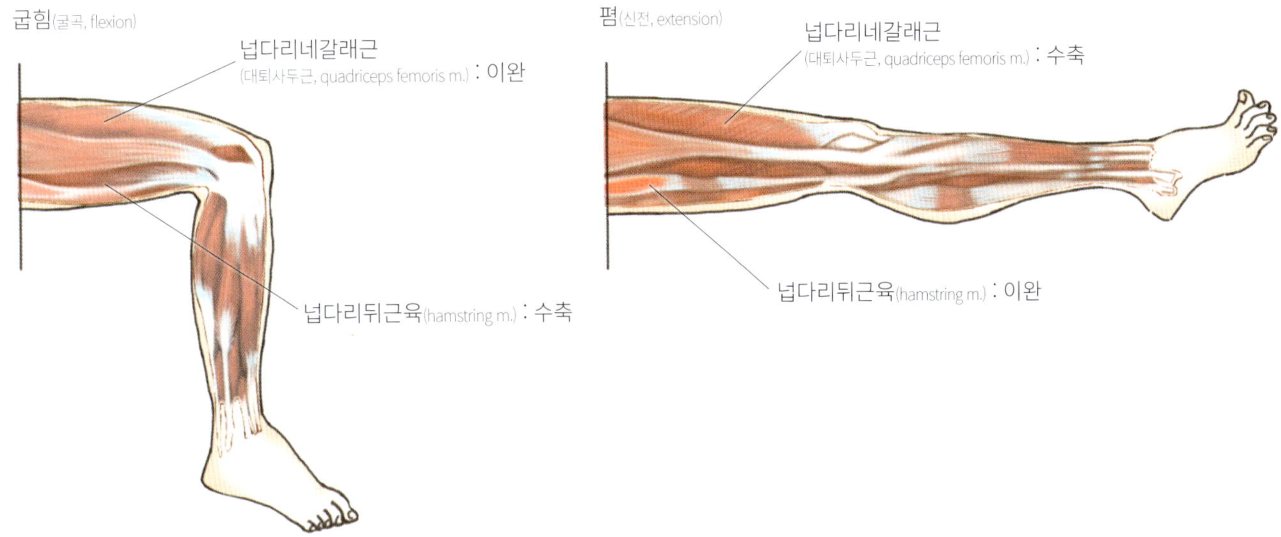

그림 5-10 다리의 굽힘과 폄

회전운동(gyration)

돌림회전(rotation)은 세로축을 기준으로 도는 운동이다. 당신의 머리로 '아니요'라고 저을 때 머리뼈를 한쪽에서 다른 쪽으로 움직임으로써 머리와 목을 회전시킬 수 있다.

휘돌림회전(circumduction)은 인체 일부분의 끝부분이 원을 그리도록 움직이는 것을 말한다.

당신이 움직일 때 팔을 바깥쪽으로 비틀 듯이 뒤집고, 주머니 안에 뭔가를 넣을 때처럼 팔을 안쪽으로 엎치게 된다.

뒤침(회외, supination)과 **엎침**(회내, pronation)은 아래팔(전완, forearm)의 회전으로 손의 위치를 나타낸다. 뒤침은 손바닥(palm)이 앞으로 향하게 하는 자세이며, 엎침은 손바닥을 뒤로 향하게 하는 자세이다. **(그림 5-11)**

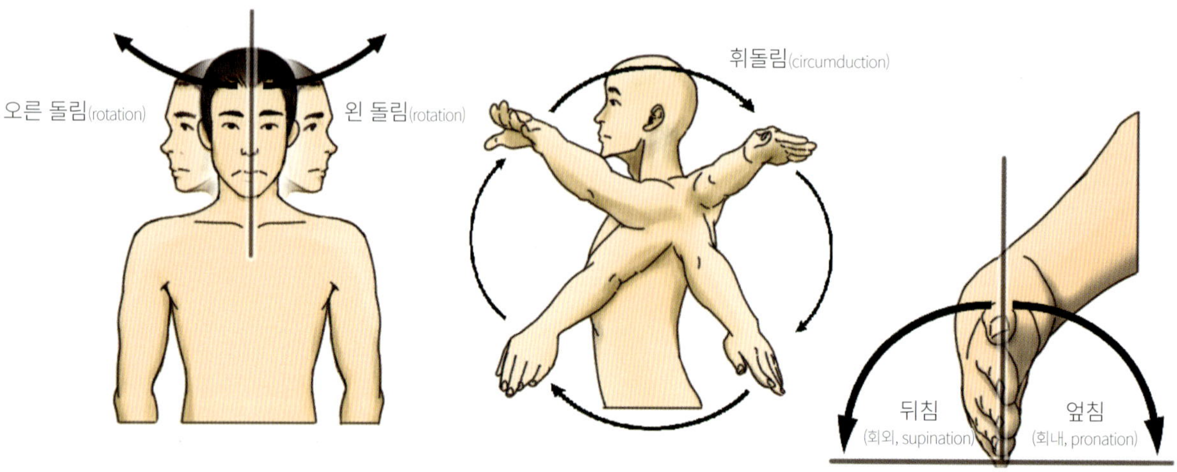

그림 5-11 인체 운동의 예

특수운동

발등쪽굽힘(배측굴곡, dorsiflexion)과 발바닥쪽굽힘(복측굴곡, plantar flexion)은 발목(ankle)의 움직임을 말한다. 발등(instep) 쪽 굽힘은 발가락(toe)을 위로 가리킴과 동시에 발등 또는 발 윗부분이 위로 올라가는 것을 말한다. **(그림 5-12)**

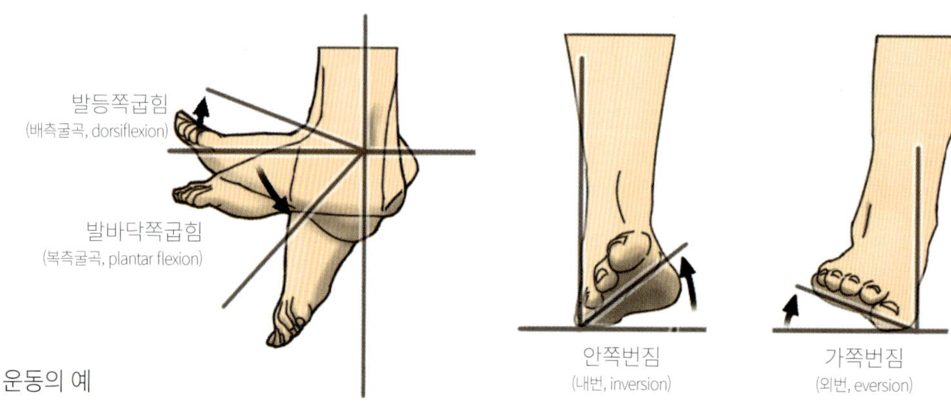

그림 5-12 인체 운동의 예

잠깐!

손의 뼈와 근육

사람의 손(hand)은 정밀한 작업이 가능하도록 만들어져 있다

"많은 뼈(bone)와 근육(muscle)으로 이루어진 손은 감각이나 운동에 관계된 신경이 풍부하게 분포되어 있어, 뇌(brain)의 넓은 부분으로부터 지배를 받고 있다."

많은 근육(muscle)이 협력해서 손(hand)이나 손가락(finger)을 움직인다

- **엄지손가락**(무지, thumb)과 **새끼손가락**(소지, little finger)의 바닥(이는 곳)은 불룩하게 올라와 있다. 각각의 엄지두덩(무지근, thenar eminence)과 새끼두덩(소지구, antithenar)은, 엄지손가락과 새끼손가락의 운동에 작용하는 근육으로 이루어져 있다.
- **엄지두덩**(무지근, thenar eminence)은 4개의 근육으로 이루어져 있다. 엄지두덩은 엄지맞섬근(무지대립근, opponens pollicis m.), 짧은엄지굽힘근(단무지굴근, flexor hallucis brevis m). 엄지모음근(무지내전근, adductor hallucis m.), 짧은엄지벌림근(담무지외전근, abductor pollicis brevis m.)의 4개의 근육으로 이루어져 있다.
- **새끼두덩**(소지구, antithenar)에는 '모음근(introversion m.)이 없다'. 새끼두덩은 새끼맞섬근(소지대립근, opponens digiti minimi m.), 짧은새끼굽힘근(단소지굴근, 짧은새끼굽힘근), 새끼벌림근(소지외전근, abductor digiti minimi m.)의 3개의 근육으로 이루어져 있다.
- **손바닥**(palm)에 있는 근육은 손가락을 움직인다. 손바닥에는 벌레근(충양근, lumbrical m.)과 뼈사이근(골간근, interosseous m.)이 있으며, 이들이 서로 협력해서 손가락을 움직인다. 벌레근은 주로 손가락을 굽히고 펴는 것을 도와주고, 뼈사이근은 손가락의 벌림과 모음을 도와준다.
- **손등쪽 뼈사이근**(interosseous m.)은 손바닥을 펼 때 사용된다. 손의 뼈사이근 가운데, 손등쪽 뼈사이근은 손가락의 벌림에, 손바닥쪽 뼈사이근은 손가락의 모음에 사용된다. '손바닥은 벌어지지 않는다'는 것을 기억하자.

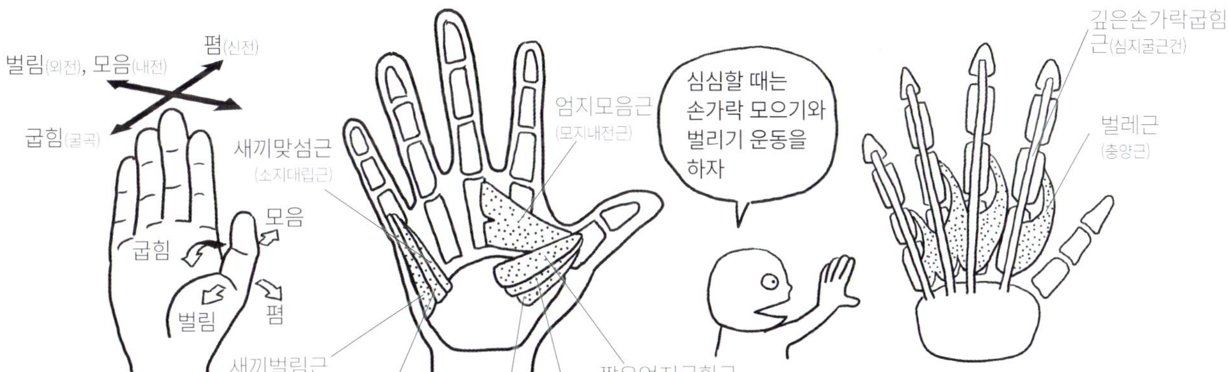

벌레근은 손가락의 뿌리부분을 구부리는 데 사용한다.

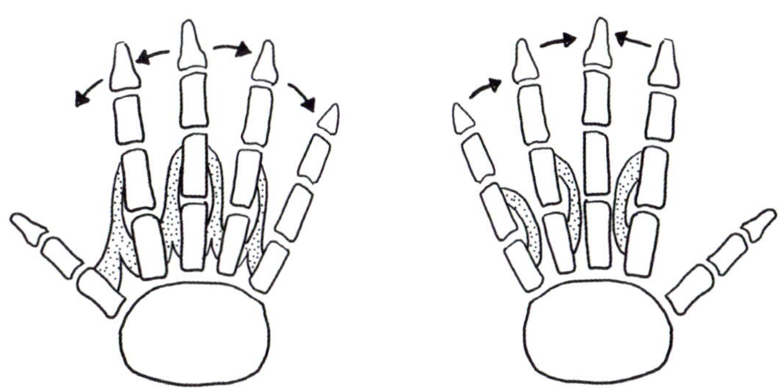

손등쪽뼈사이근(배측골간근)은 손바닥을 펴는 데 사용된다(손가락을 벌린다)

손바닥쪽뼈사이근(장측골간근)은 손바닥을 오므리는 데 사용된다(손가락을 오므린다)

머리(두부, HEAD) 근육

머리의 근육은 크게 얼굴근육(안면근, facial m.)과 씹기근육(저작근, mastication m.)으로 구분된다. 피부(skin)를 움직이는 얼굴 근육은 뼈대근육(골격근, skeletal m.)과 분리되어 피부근육(cutaneous m.)으로 분류된다.

표정근육(표정근, expression muscle)

표정근육의 대부분은 눈과 입 주변에 있으며 놀람, 분노, 공포, 혐오, 통증 등의 표정을 짓게 해주는 얼굴근육(안면근, facial m.)이 표정근이다. 전체적으로 표정근육은 머리뼈(두개골, cranial bone)를 덮고 있는 피부의 결합조직과 그 아래의 뼈를 연결시켜준다.

얼굴에 넓게 분포하는 얼굴근육은 뼈가 아닌 피부를 움직이기 때문에 뼈대근육근과는 별개의 '피부근육'으로 분류하기도 한다.

얼굴근육(안면근, facial m.)에는 이마힘살(전두근, frontal m.), 후두근육(laryngeal m.), 귓바퀴근육(이개근, auricular m.), 눈둘레근(안륜근, orbicularis oculi m.), 눈썹주름근(추미근, corrugator supercilii m.), 눈살근(비근근, procerus m.), 코근(비근, root of nose), 입둘레근(구윤근, orbicularis oris m.), 대협골근(greater zygomatic m.), 소협골근(lesser zygomatic m.), 입꼬리내림근(구각하제근, depressor anguli oris m.), 볼근(협근, buccinator m.), 턱끝근(이근, mentalis m.)이 있다. 정수리(두정부, parietal)에는 근육이 없으며, 이마힘줄(전두근, frontal m.)과 후두근육(laryngeal m.)을 머리덮개널힘줄(모상건막, galea aponeurotica)이라는 힘줄이 덮고 있다. (그림 5-13)(표 5-1)

- **머리덮개근**(두개표근, epicranius m.)은 모상건막에 붙은 근군(group of muscles)의 총칭으로, 이 근육이 수축하면 눈썹이 올라가고, 이마의 피부에 가로 주름이 생기게 된다.
- **눈둘레근**(안륜근, orbicularis oculi m.)은 둥근 띠 모양으로 주위의 눈을 둘러싸는 괄약근(조임근, sphincter m.)이다. 눈둘레근이 강하게 수축되면 눈 주위 피부에 주름살이 생겨난다.
- **입둘레근**(구윤근, orbicularis oris m.)은 입을 둘러싸는 조임근(괄약근)으로 입을 다물게 한다.
- **볼근**(협근, buccinator m.)은 볼의 벽을 이루고 있으며, 입안의 공기를 내뱉을 때나 음식물을 씹을때 볼 사이의 음식물이 유지되도록 작용한다.
- **광대근**(관골근, zygomaticus m.)은 협골궁(관골궁, arch, zygomatic)으로부터 입꼬리까지 아래쪽으로 주행한다.
- **넓은목근**(광경근, platysma m.)의 섬유들은 가슴에서 목을 지나 얼굴까지 위쪽으로 뻗어있다.

표 5-1 표정근

명칭	기시	정지	작용	신경지배
머리덮개근 (두개표근, epicranius m.)	뒤통수뼈 (후두골, occipital bone)	피부와 눈 주위 근육	놀랐을 때 눈썹을 위로 올림	얼굴신경 (안면신경, facial nerve)
눈둘레근 (안륜근, orbicularis oculi m.)	위턱뼈(상악골, maxilla)과 전두골	눈 주위 피부	깜박일 때 눈을 감음	얼굴신경
입둘레근 (구윤근, orbicularis oris m.)	입주위 근육	입술 중심의 피부	입술을 다물고, 키스할 때처럼 입을 내민다	얼굴신경
볼근 (협근, buccinator m.)	위턱(상악, upper jaw)과 하악(lower jaw)의 바깥면	입둘레근 (구윤근, orbicularis oris m.)	공기를 내보낼 때처럼 뺨을 안쪽으로 압축시킴	얼굴신경
큰광대근 (관골근, zygomaticus m.)	볼기뼈(관골, hip bone)	입둘레근	미소지울 때처럼 입꼬리를 올림	얼굴신경
넓은목근 (광경근, platysma m.)	가슴(흉부, chest) 상위의 근막	아래턱뼈(하악골, mandibula)의 아래 경계	삐쳤을 때처럼 입꼬리를 아래로 당김	얼굴신경

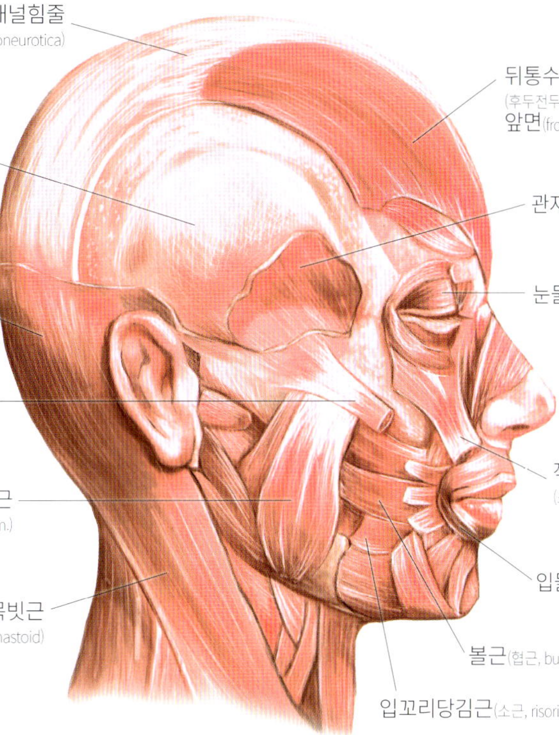

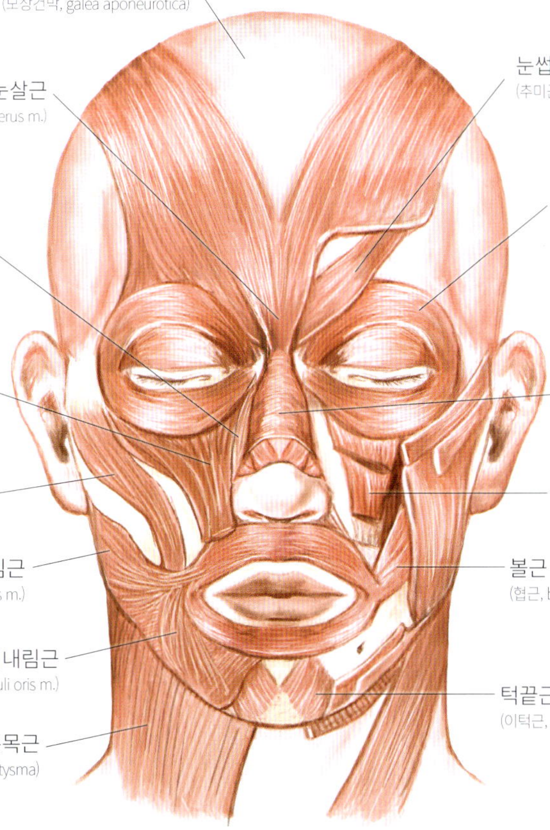

그림 5-13 얼굴근육(안면근, facial m.)에 있는 표정근

씹기근육(저작근, muscles of mastication)

씹기근육은 머리뼈에서 기시하여 아래턱뼈(하악골, mandible)에서 정지하는 근육으로써 턱관절(악관절, temporomandibular joint)에 걸쳐 분포하며, 입을 열고 닫는데 작용한다. 씹는 근육은 아래턱신경(하악신경, mandibular nerve)의 지배를 받으며 신경에 이상이 생기면 턱이 한 쪽으로 돌아간다.

- **깨물근**(교근, masseter m.)은 두껍고 납작한 근육으로 이를 꽉 깨물 때 귀 바로 앞쪽에서 만져진다. 근육의 근섬유들은 협골궁(관골궁, zygomatic arch)에서부터 아래턱뼈까지 아래쪽으로 주행한다.
- **관자근**(측두근, temporalis m.)은 머리뼈 측면의 표층과 귀 바로 앞에서 부채모양으로 뻗어있는 근육이다.
- **안쪽날개근**(내측익돌근, medial pterygoid m.)은 나비뼈, 입천장뼈, 위턱뼈에서부터 아래턱뼈의 가지 부분까지 후하방으로 뻗어 있다.
- **가쪽날개근**(외측익돌근, lateral pterygoid m.) 섬유는 아래턱뼈 관절융기위돌기(과상돌기, supracondylar process) 바로 아래 부분에서부터 나비뼈(접형골, sphenoid bone)까지 앞쪽으로 주행한다. (그림 5-14)(표 5-2)

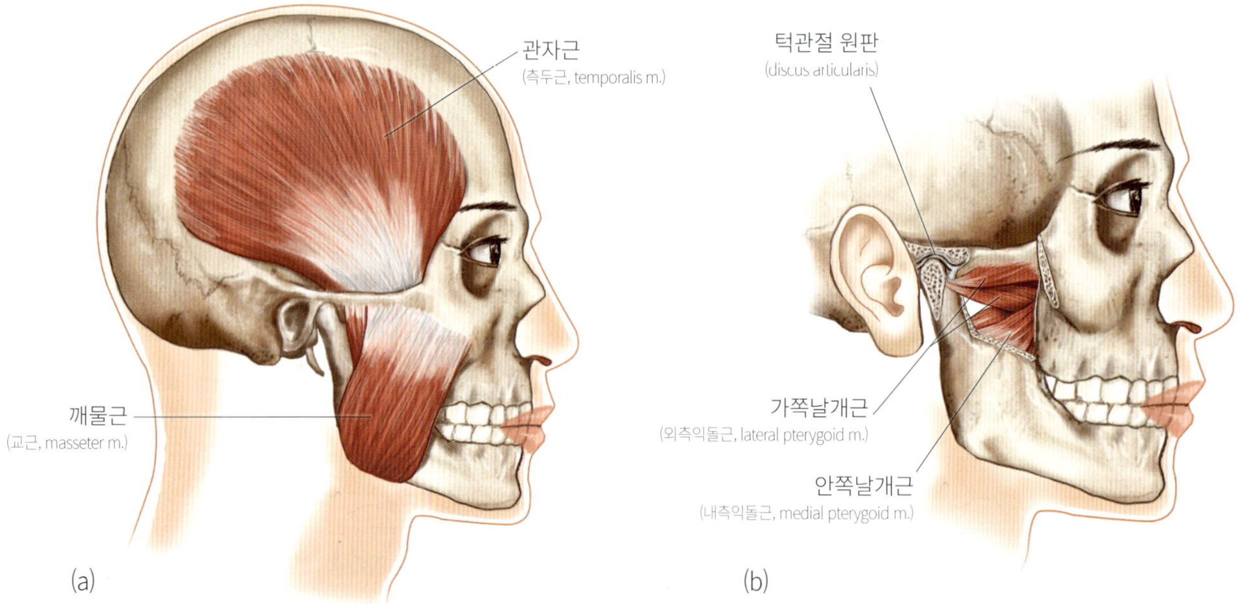

그림 5-14 씹기근육(저작근, muscles of mastication). (a) 깨물근(교근, masseter m.)과 관자근(측두근, temporalis m.) (b) 가쪽날개근(외측익돌근, lateral pterygoid m.)과 안쪽날개근(내측익돌근, medial pterygoid m.)

표 5-2 씹기근육(저작근, muscles of mastication)

명칭	기시	정지	작용	신경지배
깨물근 (교근, masseter m.)	광대활(관골궁, zygoma)의 아래 경계	아래턱(하악, lower jaw)의 외측면	아래턱을 올림	삼차신경
관자근 (측두근, temporalis m.)	관자뼈(측두골, temporal bone)	갈고리돌기(구상돌기, uncovertebral)와 아래턱의 앞가지	아래턱을 올림	삼차신경
안쪽날개근 (내측익돌근, medial pterygoid m.)	나비뼈(접형골, sphenoid bone), 입천장뼈(구개골, palatine bone), 위턱뼈(상악돌, maxilla)	아래턱의 내측면	아래턱을 올리고, 양 옆으로 움직이게 함	삼차신경
가쪽날개근 (외측익돌근, lateral pterygoid m.)	나비뼈	하악돌기의 앞면	아래턱을 내리고 앞으로 하며 양 옆으로 움직이게 함	삼차신경

머리와 척추(HEAD & VERTEBRAL COLUMN) 근육

머리와 척추를 움직이는 근육

- 목빗근(흉쇄유돌근, sternocleidomastoid m.)은 목 양쪽에 있는 근육으로 흉곽에서부터 귀 뒤쪽의 두개 바로 아래가지 위쪽으로 뻗어 있다.
- 머리널판근(두판상근, splenius calpitis m.)은 넓은 띠 모양의 근육이다. 이 근육은 두 개를 바닥에서부터 목뼈(경추, cervical vertebra)와 위쪽 가슴(흉곽, pectus)까지 연결시킨다.
- 머리반가시근(두반극근, semispinalis capitis m.)은 넓은 판 모양 근육으로 경추에서 시작하여 뒤통수뼈(후두골, occipital bone)까지 위쪽으로 뻗어 있다.
- 척주세움근(척주기립근, erector spinae m.)은 등을 따라 세로로 주행하는 근육이며 척추의 여러 곳에서 기시하고 정지한다.(그림 5-15)(표 5-3)

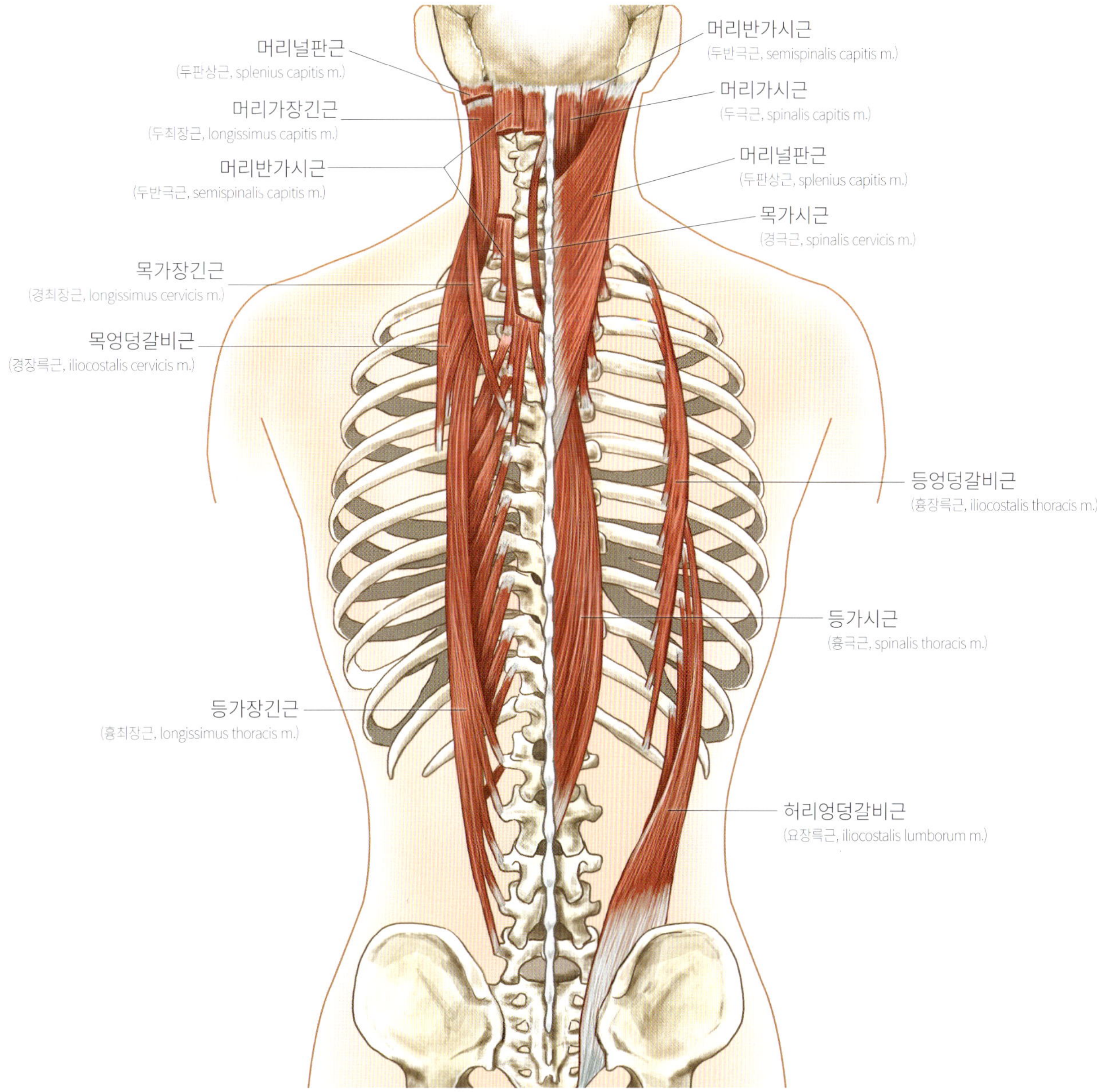

그림 5-15 등과 목의 심부근육

표 5-3 머리와 척주를 움직이는 근육

명칭	기시	정지	작용	신경지배
목빗근 (흉쇄유돌근, sternocleidomastoid m.)	복장뼈(흉골, sternum)의 앞면과 빗장뼈(쇄골, clavicle)의 뒷면	관자뼈(측두골, temporal bone)의 꼭지돌기(유양돌기, mastoid process)	머리를 한쪽으로 당기고, 목을 굴곡시키거나 복장뼈을 올림	더부신경 (부신경, accessory nerve), 제2-제3 경수신경 (경추신경, cervical spinal nerve)
머리널판근 (두판상근, splenius capitis m.)	하부 목뼈(경추, cervical spine)의 극돌기와 상부 등뼈(흉추, thoracic vertebra)	뒤통수뼈(후두골, occipital bone)	머리를 회전시키고, 한쪽으로 방향으로 구부리며, 목을 신전	경수신경
머리반가시근 (두반극근, semispinalis capitis m.)	하부 목뼈의 돌기와 상부 등뼈	뒤통수뼈	머리를 신전시키고, 머리를 한쪽 방향으로 구부리거나 회전	경수신경과 흉수신경
척추세움근 (척주기립근, erector spinae m.): 엉덩갈비근 (장늑근, iliocostalis m.) 허리장골늑골근 (요장늑근, iliocostalis lumborum m.)	엉덩뼈능선 (장골능선, iliac crest)	아래 6개의 갈비뼈	척주(spinal column) 허리(요추, lumbar) 부위를 신전	요수신경 (요신경, lumbar nerves)
등장골늑골근 (흉장늑근, iliocostal thorax m.)	아래 6개의 갈비뼈(늑골, rib)	위쪽 6개의 갈비뼈	척주의 기립 상태를 유지	흉수신경
목장골늑골근 (경장늑근, iliocostal neck m.)	위쪽 6개의 갈비뼈	4-6 목뼈	목뼈를 신전	경수신경
가장긴근(최장근, longissimus m.)	허리(요추, lumbar)	허리(요추, lumbar)의 늑골돌기	척추기립의 중부	척수신경
가슴최장근 (흉최장근, longissimus thoracis m.)	허리(요추, lumbar)	등뼈의 상부 허리(요추, lumbar)	척주의 흉추부위를 신전	척수신경
목최장근 (경최장근, longissimus cervicis m.)	제4-제6 등뼈	제2-제6 목뼈	척주의 경추부위를 신전	척수신경
머리최장근 (두최장근, longissimus capitis m.)	상부 등뼈와 하부 목뼈	관자뼈(측두골, temporal bone)의 유양돌기	머리를 회전, 신전	경수신경 (경추신경, cervical spinal nerve)
등가시근(흉극근, spinalis thoracis m.)	상부 요추, 하부 흉추	상부 흉추	척주를 신전	척수신경
목가시근(경극근, spinalis cervicis m.)	제7경추	제2경추	척주를 신전	척수신경
머리가시근(두극근, spinalis capitis m.)	상부 흉추, 하부 경추	후두골	척주을 신전	척수신경

목근육(MUSCLE OF NECK)

구조

목근육은 크게 목뿔위근육(설골상근, suprahyoid m.)과 목뿔아래근육(설골하근, infrahyoid m.)으로 구분된다. 근육에는 목빗근(흉쇄유돌근, sternocleido-mastoid m.), 턱두힘살근(악이복근, digastric m.), 목뿔근(설골근, hyoid m.), 긴목근(경장근, longus colli m.), 목갈비근육(사각근, scalene m.), 척주앞층(추전엽, prevertebral layer), 광경근(platysma m.)이 있다. (그림 5-16)

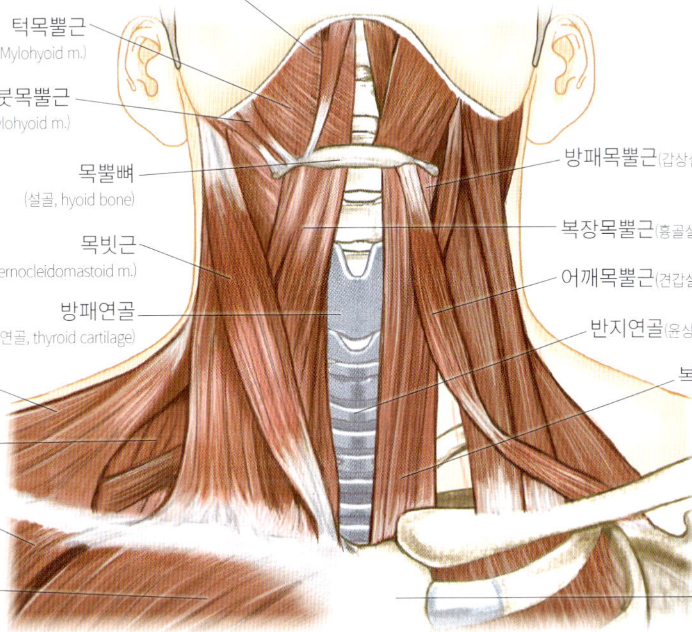

(a)

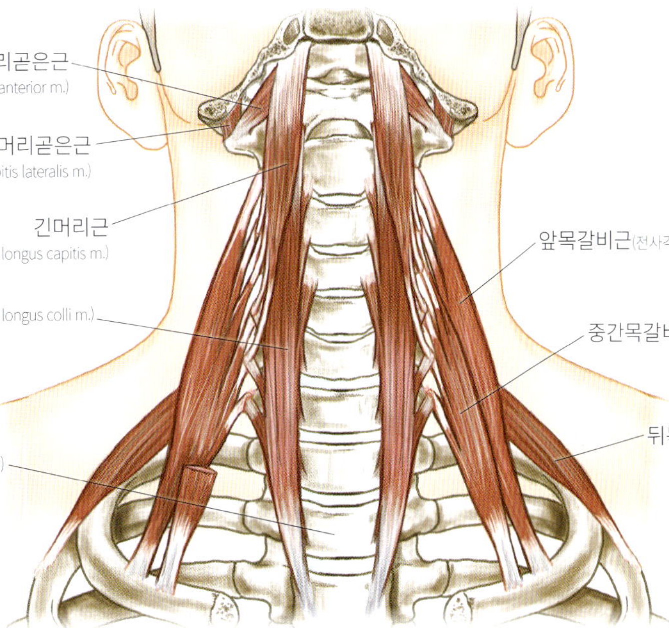

(b)

그림 5-16 (a) 목의 표면근육 (b) 깊은 위치의 목근육

- **목근육**(muscles of neck)은 목뿔뼈(설골, hyoid bone)의 위치를 기준으로 목뿔위근육(설골상근, suprahyoid m.) 또는 목뿔아래근육(설골하근, infrahyoid m.)으로 나뉜다.

  턱두힘살근(악이복근, digastric m.)은 하나는 턱뼈에서 일어나 목뿔뼈에 이르며, 다른 하나는 목뿔뼈에서부터 관자뼈의 꼭지돌기까지 이어진다. 이 근육은 아래턱을 내려서 입을 벌린다.

  앞힘살(anterior belly)은 입안 바닥의 근육성 지지를 제공하는 넓고 편평한 턱목뿔근(이설골근, geniohyoid m.) 아래쪽에 위치한다.
- **턱끝목뿔근**(이설골근, geniohyoid m.)은 턱모뿔근 위쪽에 위치하며 추가적 지지를 제공한다. 붓목뿔근(경돌설골근, stylohyoid m.)은 목뿔뼈와 머리뼈의 붓돌기를 연결하는 근이다.
- **목빗근**(흉쇄유돌근, sternocleido-mastoid m.)은 빗장뼈와 복장뼈에서 일어나 머리뼈의 꼭지돌기에 이르는 근이다.

  목빗근과 아래턱의 가장자리, 목의 정중선의 좌우에 둘러싸인 삼각형 부분을 **'앞목삼각**(전경삼각, anterior triangle of neck)'이라고 한다.

  이 부분을 이루는 목빗근과 앞이 복근의 뒷면, 어깨목뿔근(견갑설골근, omohyoid m.)이 만들어내는 삼각형을 **목동맥삼각**(경동맥삼각, carotid triangle)이라 한다. 여기에는 온몸동맥(총경동맥, common carotid artery) 내 목동맥(경동맥, carotid)과 외경부동맥의 분기점이 닿아있으며 만지면 강한 박동이 느껴진다. 따라서 맥박 측정에 사용된다.

기능

목근육(muscles of neck)은 목 운동, 씹고 삼킴과 호흡운동을 보조하며, 목 운동 시 목빗근(흉쇄유돌근, sternocleidomastoid m.), 추전근(prevertebral m.), 목갈비근(사각근, scalene) 등이 작용한다. 씹고 삼킴에는 크게 목뿔위근육(설골상근, suprahyoid m.)과 목뿔아래근육(설골하근, infrahyoid m.)으로 구분된다.

등세모근(승모근, trapezius m.)은 머리와 목의 폄에 작용한다.

목운동은 4종류의 움직임으로 구성된다.

고개를 끄덕이거나(앞굽힘), 위로 올려 보거나(끄덕임), 갸웃거리거나(옆굽힘), 돌리는(돌림) 움직임이 있다.

목운동은 목뼈 주위의 근육에 의해 가능해진다. 목의 앞굽힘은 목뼈 앞에 있는 척주앞근육(척추전근, prevertebral m.)에 의해, 뒤굽힘은 목뼈 뒤에 있는 목널판근(경판상근, splenius cervicis m.), 반가시근(반극근, semispinalis m.), 뒤통수밑근육(후두하근, suboccipital m.)에 의해 가능해진다. 또한 목의 옆굽힘과 돌림에는 주로 흉쇄유돌근(목빗근, sternocleidomastoid m.)이 사용된다.

고개를 갸웃거리게 하는 것은 흉쇄유돌근(목빗근, sternocleidomastoid m.)이다. 목빗근은 '복장뼈와 빗장뼈에서 관자뼈(측두골)의 꼭지돌기(유양돌기)로 가는 근육'이다. 양쪽이 수축하면 얼굴이 위를 보게 되고 한쪽이 수축하면 고개를 갸웃거리게 된다(옆굽힘+돌림).

한쪽 흉쇄유돌근에 이상이 생기면 고개가 한쪽으로 기울어진 상태가 된다. 흉쇄유돌근이 단축되거나 경화된 것을 빗지름(사경, oblique diameter)이라고 한다. 기운목(사경, torticollis, wry neck)에는 근육의 비정상적인 긴장으로 일어나는 경직기운목과 분만 시의 출혈 등으로 일어나는 선천기운목이 있다.

앉아서 졸 때 목덜미근육(poll m.)이 느슨해지면 머리를 꾸벅거리게 된다. 이것은 주로 목 뒤쪽의 반가시근(반극형근, semispinalis m.)이나 목널판근(경판상근, splenius cervicis m.)이 이완되기 때문에 일어난다. 그 밖에 등세모근(승모근, trapezius m.)이나 뒤통수밑근육(후두하근, suboccipital m.) 등도 여기에 관여한다.

등근육(MUSCLE OF BACK)

구조

- **장배근**(longus musculi dorsi m.)은 판상근(두판상근, splenius capitis m.), 경판상근(splenius cervicis m.), 척주세움근(척주기립근, erector spinae m.)으로 구분된다. 척주세움근, 엉덩갈비근(장늑근, iliocostalis m.), 가장긴근(최장근, longissimus m.), 가시근(극근, spinalis m.)은 척주관절을 신전(폄, extension)시켜 척주 전체를 일으키는 작동을 하며, 등뼈(흉추, thoracic vertebra)를 따라 수직으로 이어져 있기 때문에 몸 표면에서도 확인할 수 있다.
- **단배근**(short musculi dorsi m.)은 장배근(longus musculi dorsi m.)보다 안쪽에 위치하고 있으며, 가슴가로근(횡돌극근, thoracic vertebra m.), 가시사이근육(극간근, interspinales m.), 가로사이근(횡돌간근, intertransversalis m.), 뒤통수밑근(후두하근, suboccipital m.)으로 이루어져 있다.
- **가슴가로근**(횡돌극근, thoracic vertebra m.)은 반가시근(반극근, semispinalis m.), 뭇갈래근(다열근, multifidus m.), 돌림근(회선근, rotatores m.)으로 구성되며 뭇갈래근의 경우 척추뼈(vertebra, 척추)를 고정하는 가장 중요한 근육이다. (그림 5-17)

기능

등(lamp)의 근육은 팔의 운동, 호흡운동의 보조, 척주(vertebral column)의 운동을 담당한다. 팔(상지, arm)의 운동에는 얕은 층의 근육, 호흡운동은 중간층의 근육이 관여한다.

고유배근(intrinisic m. back)은 척주의 운동과 지지에 작용한다

척주(vertebral column)의 움직임에 관여하는 것은 심층에 있는 근육군이다. 고유배근은 크게 장배근과 단배근으로 구별된다.

등 부위의 얕은 곳에 있는 근육은 팔의 운동에 관여한다

등근육(muscles of back)도 다른 근육과 마찬가지로 다양하지만 크게 팔의 운동, 호흡운동의 보조, 척주(vertebral column)의 운동이라는 3가지 역할을 갖고 있다.

팔의 운동에 관계하는 근육은 표면층에 분포하고 있다

어깨뼈(견갑골, scapula)와 빗장뼈(쇄골, clavicle)로 이어지는 등세모근(승모근, trapezius m.), 어깨올림근(견갑거근, levator scapulae m.), 앞톱니근(전거근, serratus anterio m.), 큰마름근(능형근, rhomboid major m.)이 있다.

호흡운동에 관계되는 근육은 중간층에 있다

갈비뼈(늑골, rib)에 부착되어 있는 위톱니근(상후거근, serratus posterior superior m.)과 아래뒤톱니근(하후거근, serratus posterior inferior m.)이 있으며 흉곽(thorax)의 들어 올림과 내림에도 관여한다.

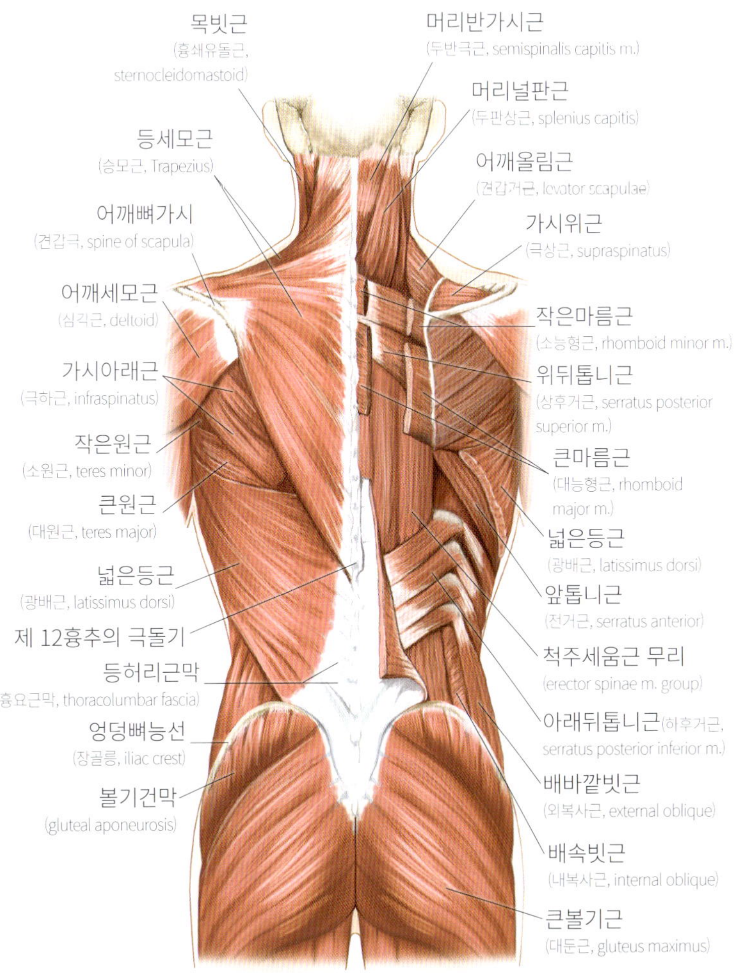

그림 5-17 등 근육

어깨근육(MUSCLE OF SHOULDER)

구조

어깨에서 가장 얕은층에 있는 근육은 등세모근(trapezius m.)과 어깨세모근(deltoid m.)이다. 이들 근육은 어깨의 특유한 윤곽을 형성한다.

어깨의 등세모근(승모근, trapezius m.), 어깨올림근(견갑거근, levator scapulae m.), 마름근(능형근, rhomboid m.)은 어깨뼈(견갑골, scapula)와 빗장뼈(쇄골, clavicle) 및 몸통 벽에서 일어나 위팔뼈(상완골, humerus)의 몸쪽 끝에 닿아있다.

- **등세모근**(승모근, trapezius m.)은 어깨뼈와 빗장뼈를 몸통에 붙여준다.
- **어깨세모근**(삼각근, deltoid m.)은 어깨뼈와 빗장뼈를 위팔뼈에 붙여준다.

이들 근육은 어깨뼈봉우리, 그리고 빗장뼈(쇄골, clavicle)에서 서로 마주하는 면이나 모서리에 부착한다. 어깨뼈봉우리(견봉, acromion), 빗장뼈는 등세모근과 어깨세모근이 부착하는 중간 지점에서 만질 수 있다.

등세모근(승모근, trapezius m.)보다 깊은 곳에 어깨뼈와 척주(vertebral column)를 연결하는 세 근육[어깨올림근(levator scapulae m.) 작은마름근(rhomboid minor m.) 및 큰마름근(rhomboid major m.)]이 있다. 이들 세 근육과 더불어 등세모근은 몸통 뒤쪽에 놓여 있는 **어깨뼈의 위치**를 조절한다.

관절오목(관절와, articular fovea)에는 오목테두리(관절순, glenoidal labrum)라는 연부조직이 가장자리를 둘러싸고 있으며 이 오목테두리와 관절주머니(관절낭, articular capsule) 및 인대들이 서로 연결되어 어깨관절(견관절, shoulder joint)을 싸고 있어서 관절이 빠지지 않도록 유지한다. **(그림 5-18)**

기능

어깨근육은 팔운동, 어깨 전체의 움직임은 어깨의 올림과 내림근[등세모근(승모근, trapezius m.), 어깨올림근(견갑거근, levator scapulae m.), 마름근(능형근, rhomboideus m.)]이 작용한다. 팔을 돌리고, 어깨 올림과 내림에 작용하는 근육에, 어깨관절의 굴신은 어깨세모근(삼각근, deltoid m.), 어깨밑근(견갑하근, subscapularis m.), 부리위팔근(오훼완근, coracobrachialis m.)이 관여한다.

어깨관절(견관절, shoulder joint)은 가동 범위가 큰 만큼 많은 근육이 관계하고 있다. 굴신근육과 그 주변 근육이 어깨관절의 위치를 이동시키면서 어깨의 가동범위를 더욱 크게 한다.

어깨관절을 덮은 어깨세모근(삼각근, deltoid m.) 측부, 후방으로 나누어지며 각각 팔의 굴곡, 외전, 신전에 작용한다.

어깨밑근(견갑하근, subscapularis m.)은 내선(内旋)에 오구완근(coracobrachialis m.)이 내전(内轉)과 굴곡, 가시위근(극상근, supraspinatus m.)은 외전, 가시아래근(극하근, infraspinatus m.)은 외전에 관여하며, 위팔두갈래근(상완이두근, biceps brachii m.)도 굴곡에 관여하고, 넓은등근(광배근, latissimus dorsi m.)은 팔을 넓게 펴는 운동(신전, 내선, 내전)에 관여한다.

어깨뼈(견갑골, scapula)와 연계된 근육은 등세모근(승모근, trapezius m.), 앞톱니근(전거근, serratus anterior m), 어깨올림근(견갑거근, levator scapulae m.), 작은가슴근(소흉근, pectoralis minor m.), 마름근(능형근, rhomboideus m.)이다.

이 근육들은 어깨뼈를 움직이는 것과 함께 팔이 운동할 때 어깨관절의 위치가 움직이지 않도록 어깨뼈가 흉곽에 고정된다. 등세모근, 어깨올림근, 마름근(능형근, rhomboideus m.)은 어깨뼈의 들어올리기에도 작용한다.

오십견(어깨통증)

어깨(shoulder)는 운동 범위가 매우 크며 움직임이 많은 관절(joint)이다. 그러나 그 구조는 매우 불안정하여 근육(muscle), 힘줄(건, tendon), 인대(ligament) 등이 항상 긴장된 상태로 유지되어야 한다.

어깨에는 조직손상이나 퇴행성변화 등과 같은 문제가 많이 생기며 그로 인해 어깨 통증(omodynia: 오십견)이 발생한다.

오십견이란 어깨 주위의 관절주머니(관절낭, articular capsule)에 염증이 생기거나, 관절낭이 오그라들어, 팔과 어깨를 움직이기 힘들고 심한 통증이 동반되는 질환이다. 팔과 어깨를 움직일 때 운동이 제한되며, 뒷목이 뻣뻣하고 심한 통증이 발생된다. 초기에 치료를 받는 것이 중요하다.

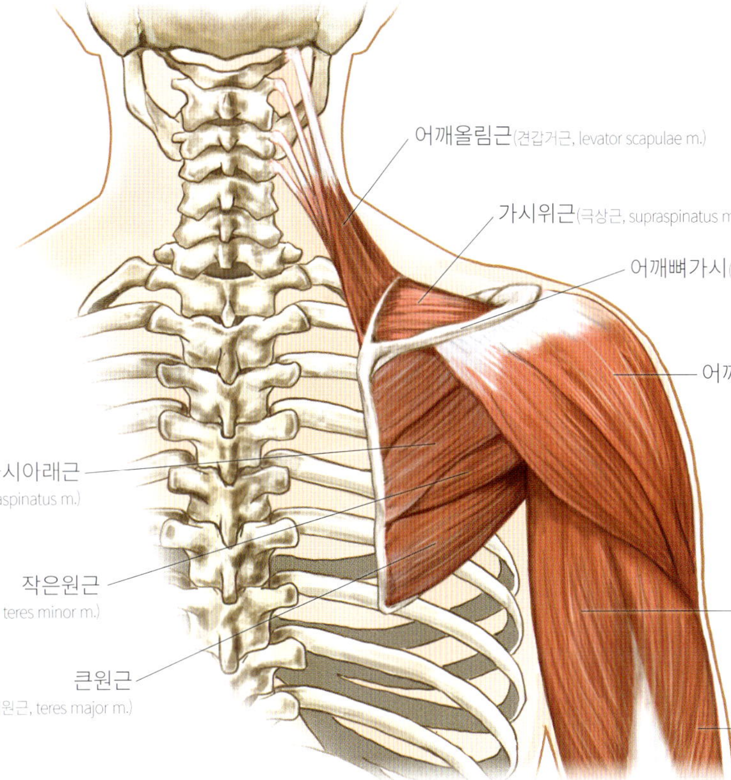

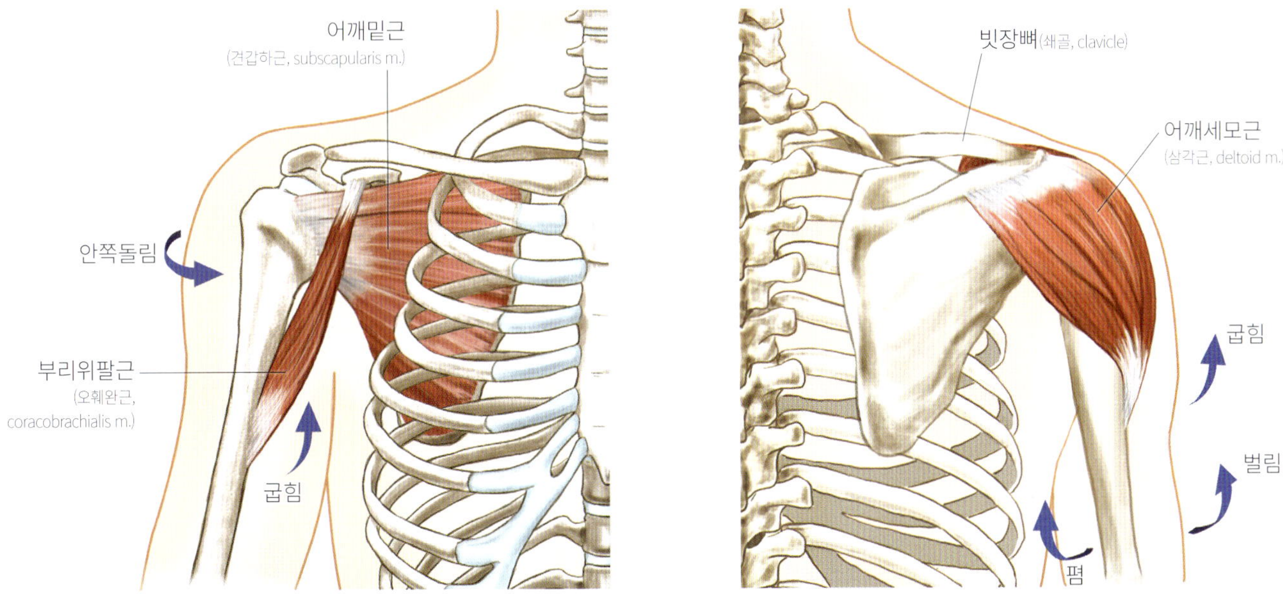

(a) 날개뼈에서 위팔뼈로 이어져있는 어깨밑근은 안쪽 돌림(內旋, internal rotation)에 관여하며 부리위팔근은 위팔의 안쪽돌림과 어깨관절의 굽힘에 관여한다

(b) 어깨세모근은 앞, 뒤, 바깥쪽으로 수축하면서 폄, 벌림, 굽힘 등의 운동을 일으킨다

그림 5-18 (a) 부리위팔근(오훼완근, coracobrachialis m.)과 팔의 안쪽돌림, 벌림 (b) 어깨세모근(삼각근, deltoid m.)과 팔의 운동

가슴과 배(THORAX & ABDOMEN) 근육

구조

뱃속은 크게 가슴안(흉강, thoracic cavity)과 배안(복강, abdominal cavity)으로 나눌 수 있다. 가슴은 허파(폐, lung)와 심장(heart)을 저장하고 있는 흉곽(thorax)을 둘러싸고 있으며 여러 근육층으로 이루어진 흉벽(chest wall : 전흉벽, 측흉벽, 후흉벽으로 구분)의 형태를 띠고 있다.

흉벽(chest wall)을 구성하는 근육은 갈비뼈(늑골, costa)의 사이에 이어진 갈비사이근(늑간근, intercostal m.)이나 전흉벽(anterior thoracic wall) 안쪽 면의 가슴가로근(흉횡근, tansversus thoracis m.), 척주기립근의 내측에 있는 갈비올림근(늑골거근, levarores costarum m.) 등이 있다. 이들 근육은 흉곽(thorax)의 움직임(팽창과 수축 등)과 호흡운동에 작용한다.

흉곽 아래의 복강(abdominal cavity)도 복벽에 둘러싸인 형태이다(복직근, 측복벽, 후복벽으로 구분). **전배벽**(복벽, abdominal wall)은 배바깥빗근(외복사근, external oblique abdominal m.), 배속빗근(내복사근, internal oblique abdominal m.), 배가로근(복횡근, transversus abdominis m.)으로 이루어지고, 후복벽(posterior abdominal wall)은 고유배근(intrinsic m. of back), 큰허리근(대요근, psoas major m.), 허리네모근(요방형근, quadratus lumborum m.)으로 이루어져 있다. 이 근육들은 복부의 내장들을 보호하고 배안의 압력을 조절하며 배변과 호흡운동을 촉진하고, 또한 척주(vertebral column)의 운동을 보조하는 여러 가지 역할을 담당한다.

기능

몸통 표면의 큰 근육은 뱃속을 방어하는 몸의 벽 역할을 한다.

흉벽(chest wall)을 만드는 근육은 흉곽(thorax)의 수축 운동에 작용하면서 호흡운동에 관여한다.

배벽(복벽, abdominal wall)을 만드는 근육은 복압(abdominal pressure)을 조절하고 배변(defecation)과 호흡운동에 작용하고 있다.

몸통 표면은 큰가슴근(대흉근, pectoralis major m.), 앞톱니근(전거근, Serratus anterior m), 넓은등근(광배근등, latissimus dorsi m.)의 큰 근육으로 덮여있다. 이러한 근육의 가장 큰 역할은 몸의 내부를 보호하는 벽의 역할이다. 다시 말해 내장이 들어있는 뱃속의 방어벽 역할이라 할 수 있다.

근육운동을 하는 사람들이 목표로 삼는 소위 '식스팩 복근'은 배곧은근(복직근, rectus abdominis m.)을 의미한다. (그림 5-19)

들숨 시 가슴안은 호흡운동을 돕는다

- **들숨 시** 가슴안(흉강, thoracic cavity)이 넓어지면 허파(폐, lung)가 확장된다. 이때 복장뼈(흉골, sternum)는 앞위 방향으로 움직이고, 갈비뼈(늑골, costa)는 위로 올라간다.
- **호흡운동**에는 가로막(횡격막, diaphragm) 외에 갈비사이근(늑간근, intercostal m.) 등도 참여한다. 배호흡(복식호흡, abdominal respiration)에서는 가로막과 배벽(복벽, abdominal wall) 근육의 작용이 크지만, 갈비사이근(날숨)과 바깥갈비사이근(들숨)도 가슴안을 움직이는 역할을 하고 있다.
- **어깨**로 숨을 쉴 때에는 목의 근육까지도 이용한다. 가슴호흡(흉식호흡, thoracic respiration)은 주로 갈비사이근(늑간근, intercostal m.)이 담당한다. 특히 격렬한 운동을 할 때에는 목갈비근(사각근, scalene)과 목빗근(흉쇄유돌근, sternocleidomastoid m.), 등세모근(승모근, trapezius m.) 등이 가슴우리를 들어올려 호흡을 돕는다.

가로막은 배호흡을 돕는 근육이다

- **가로막**(횡격막, diaphragm)은 막인 것 같지만 근육(muscle)이다. 가로막은 아래 가슴우리문(inferior thoracic aperture thoracic outlet)의 가장자리에서 시작되어 중심부에서 끝나는 근육이다.
  가로막의 중심부는 막모양의 힘줄로 이루어져 있어 중심널힘줄(건중심, central tendon)이라 불린다.
- **임산부**가 '어깨로 숨을 쉬는' 것은 자궁(uterus)이 가로막의 운동을 방해하기 때문이다. 숨을 들이마실 때 가로막은 수축되어 배안(복강, abdominal cavity)을 향해 내려간다. 임신을 해서 자궁이 커지면 배안에 여유가 없어지기 때문에 **가슴호흡**을 하게 된다.

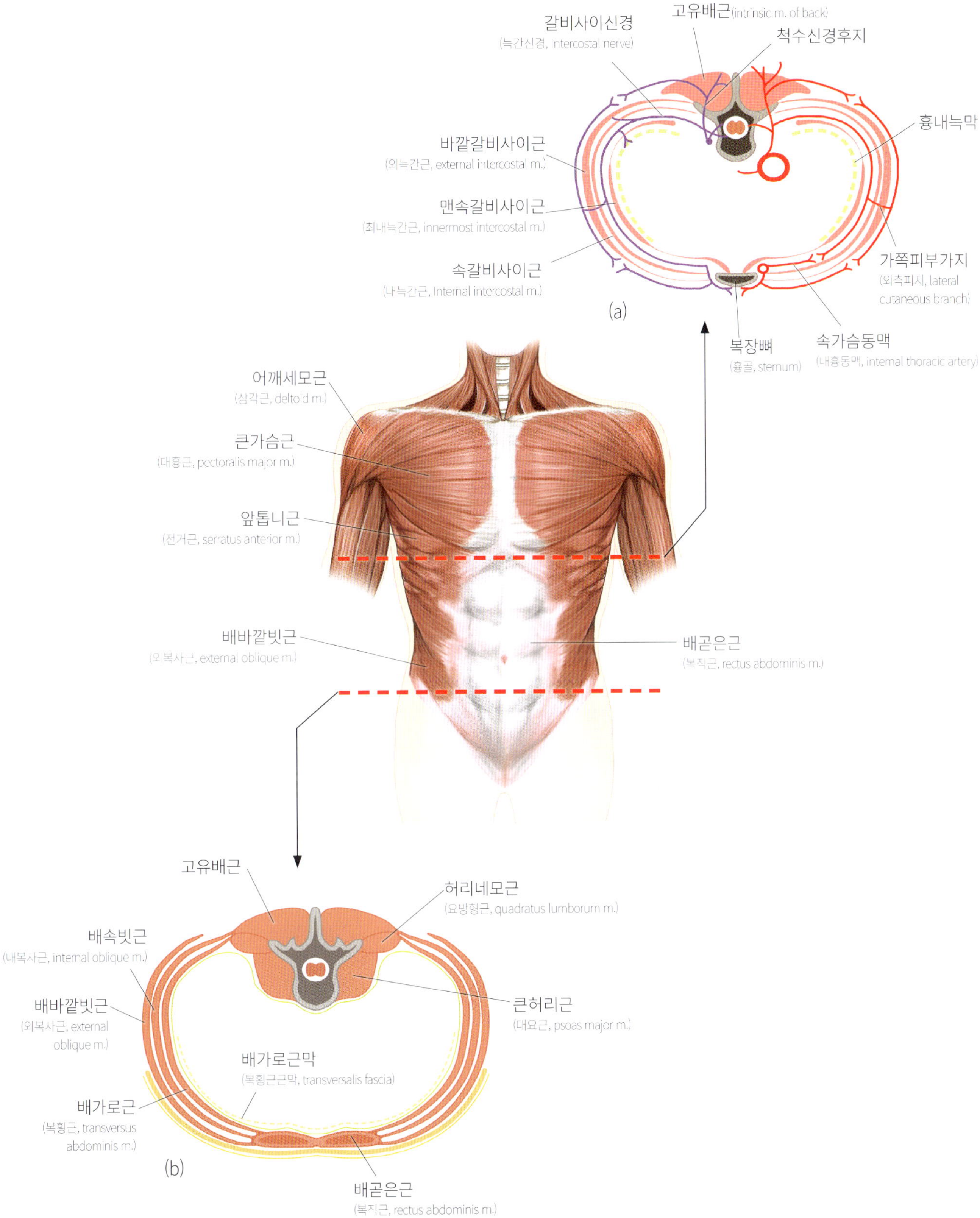

그림 5-19 복부와 흉부 근육의 단면. (a) 흉벽의 단면: 흉벽의 근육은 흉강 안의 심장이나 폐를 보호하는 역할을 한다. (b) 복벽의 단면: 복부근육들은 복부의 장기를 보호하고 호흡과 배변활동, 척주의 운동에도 관여한다.

배벽근육(복벽근육, muscles of the abdominal wall)

이 근육들은 가슴과 척주에서 다리이음뼈(하지대, Pelvic girdle)까지 연결되어 있다.

백색선(백선, linea alba)이라는 질긴 결합조직 띠가 복장뼈(흉골, sternum)의 칼돌기(검상돌기, xiphoid process)부터 두덩뼈(치골, pubis) 결합까지 연결되어 있으며 배벽에 있는 근육들이 부착하는 부위가 된다.

근육들은 강제적인 호기 시에 폐의 공기를 바깥으로 배출하도록 도와주며, 배변, 방뇨, 구토, 출산 시에도 작용한다.(표 5-4)

배바깥빗근(외복사근, external oblique muscle)과 배속빗근(내복사근, internal oblique muscle)

배바깥빗근은 넓고 얇은 판 모양의 근육이며, 이 근육은 아래갈비뼈(하부늑골)에서 다리이음뼈(하지대, pelvic girdle)와 백색선(linea alba)까지 아래로 비스듬히 주행한다. **배속빗근**(내복사근, internal oblique m.)도 넓고, 얇은 판 모양의 근육으로 배바깥빗근(외복사근, external oblique abdominal m.)의 심부에 위치한다.

배가로근(복횡근, transverse abdominis muscle)

배가로근은 배바깥빗근과 배속빗근의 심부에 위치한 근육이다.

배곧은근(복직근, rectus abdominis muscle)

배곧은근은 긴 띠 모양의 근육이며, 두덩뼈에서부터 갈비뼈(늑골, rib)와 복장뼈까지 연결되어 있다.(표 5-4)

골반아래 근육(muscles of inferior pelvic)

골반아래에는 깊은 부분의 골반가로막(골반격막, pelvic diaphragm)과 표면 쪽 비뇨생식가로막(요생식격막, urogenital diaphragm)의 두 층으로 구성된 근육판이 있다. 이 근육들은 골반안의 바닥과 두덩활(치골궁, Pubic arch) 내의 공간을 채운다.(표 5-5)

골반가로막(골반격막, pelvic diaphragm)

항문올림근(항문거근, levator ani m.)은 아래골반문(골반하구, inferior pelvic aperture)를 가로지르는 얇은 판 모양의 근육이다.

꼬리근(미골근, coccygeus m.)은 부채모양이며 골반가로막(골반격막, pelvic diaphragm)으로부터 꼬리뼈(미골, coccygeal bone)와 엉치뼈(천골, sacrum)까지 뻗어 있다

비뇨생식가로막(요생식격막, urogenital diaphragm)

얕은샅가로근(천회음횡근, superficial transversus perinei m.)은 궁둥뼈결절(좌골결절, ischial tuberosity)에서 비뇨생식가로막의 뒷면을 따라 안쪽으로 주행하는 작은 근육다발이다.

방울해면체근(구해면체근, bulbospongiosus m.: 남성)이 음경의 기저부를 둘러싸고 있다. 여성에서 이 근육은 내측의 질에 의해 분리되어 있으며 질의 입구를 수축시키는 작용을 한다.

궁둥해면체근(좌골해면체근, ischiocavernosus m.)은 좌골결절(ischial tuberosity)에서 두덩활(치골궁, pubic arch)의 가장자리까지 뻗어있는 모양의 구조이다.

요도조임근(요도괄약근, sphincter urethrae m.)은 두덩뼈(치골, pubis)와 궁둥뼈(좌골, ischium)의 가장자리에서 기시한다.(표 5-5)(그림 5-20)

표 5-4 복벽의 근육

명칭	기시	정지	작용	신경지배
배바깥빗근(외복사근, external oblique abdominal m.)	갈비뼈(늑골, costa)의 바깥면	엉덩뼈능선(장골능선, iliac crest)의 바깥면과 백선	배벽(복벽, abdominal wall)을 긴장시키고, 배안(복강, celiac) 내 장기를 압박	제7-제12 갈비사이신경(늑간신경, intercostal nerve)
배속빗근(내복사근, internal oblique abdominal m.)	엉덩뼈능선과 샅고랑인대(서혜인대, inguinal ligament)	하부 갈비뼈의 갈비연골(늑연골, costal cartilage), 백선(tinea)과 두덩뼈(치골, pubis)의 능선	상동	제7-제12 갈비사이신경
배가로근(복횡근, fascia transversalis m.)	하부 갈비뼈의 갈비연골(늑연골, costal cartilage), 허리의 돌기, 엉덩뼈능선, 샅고랑인대	백선과 두덩뼈의 능선	상동	제7-제12 갈비사이신경
배곧은근(복직근, rectus abdominis m.)	두덩결합(치골결합, pubic symphysis)	복장뼈(흉골, sternum)의 검상돌기와 갈비연골	상동, 또한 척추(vertebral)를 굴곡	제7-제12 갈비사이신경

표 5-5 골반하구의 근육

명칭	기시	정지	작용	신경지배
항문올림근 (항문거근, levator ani m.)	두덩뼈(치골, pubic bone)과 궁둥뼈가시(좌골극, ischial spine)	꼬리뼈(미골, coccygeal bone)	골반(pelvis) 내 장기를지지, 항문관(anal canal)과 질의 괄약근으로 작용	음부신경 (pudendal nerve)
꼬리근 (미골근, coccygeus m.)	궁둥뼈가시	엉치뼈(천골, sacrum)와 꼬리뼈	상동	제4-제5 천수신경 (천골신경, nervi sacrales)
얕은샅가로근(천회음횡근, superficial transverse perinei m.)	궁둥뼈조면(좌골조면, ischial tuberosity)	중앙건	골반내 장기를 지지	음부신경
망울해면체근 (구해면체근, bulbospongiosus m.)	중앙건	남: 요생식격막(diaphragma urogenitale)과 음경근막(fascia of penis) 여: 두덩활(치골궁, pubic arch)과 음핵의 근	남: 배뇨작용을 도와줌 여: 질(vagina)을 수축시킴	음부신경
궁둥해면체근(좌골해면체근, ischiocarvenosus m.)	궁둥뼈조면	두덩활	망울해면체근(구해면체근, bulbocavernosus m.)의 기능을 도움	음부신경
요도조임근 (요도괄약근, sphincter urethrae m.)	두덩뼈과 궁둥뼈(좌골, ischium)의 가장자리	각각의 근막섬유(근섬유, muscle fiber)는 다른 쪽의 근막섬유들과 결합	요도(urethra)를 개폐시킴	음부신경

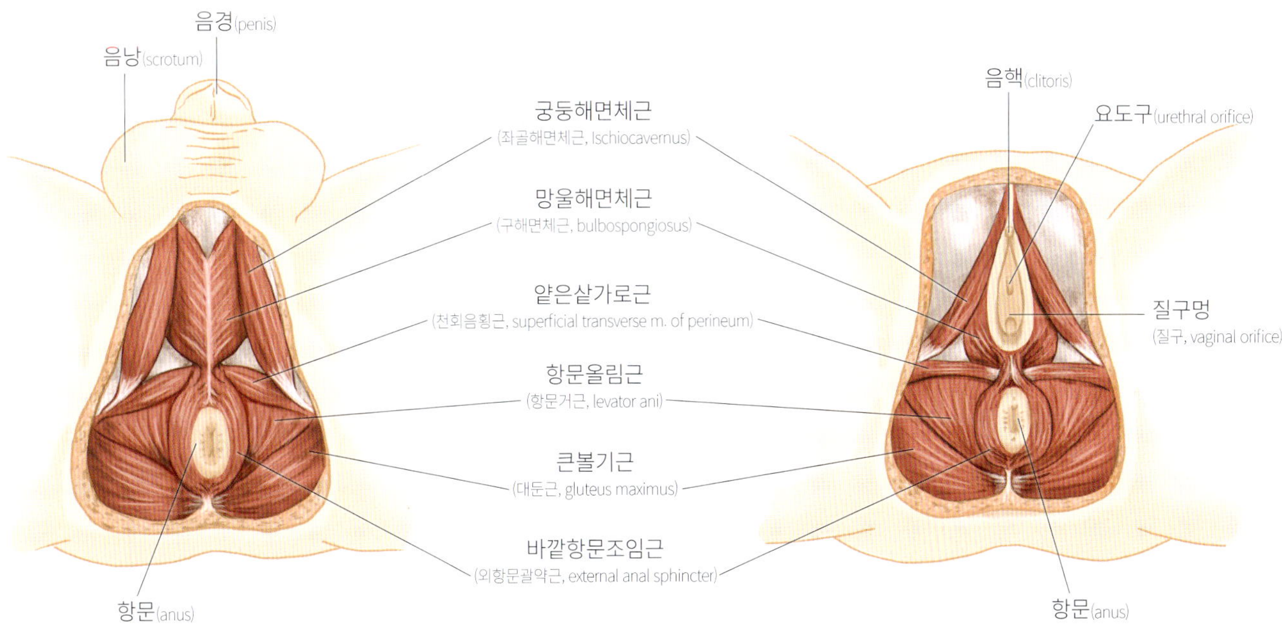

그림 5-20 (a) 남성 골반 하구 (b) 여성 골반 하구

팔(상지, UPPER LIMB) 근육

구조

위팔과 아래팔(upper arm & forearm) 근육

위팔(상완, upper arm)과 **아래팔**(전완, forearm)에 있는 근육들은 근막(fascial)층, 뼈(bone), 그리고 인대(ligament)들에 의해 형성되는 앞칸(anterior compartment)인 굽힘근(flexor m.) 구역과 뒤칸(posterior compartment)인 폄근(extensor m.) 구역에 각각 위치한다.

위팔(upper arm)과 앞칸에 있는 근육은 앞쪽에 위치하며, 위팔뼈 그리고 안·가쪽근육사이막(내·외측근간중격, medial and lateral intermuscular septa)에 의해 뒤칸의 근육들과 분리되어 있다.

근육사이막(근간중격, intermuscular septum)은 위팔의 근육들을 둘러싸는 깊은 근막(deep fascia)의 연속으로, 위팔뼈(상완골, humerus)의 양쪽 모서리에 붙어 있다.

아래팔(전완, forearm)의 앞칸과 뒤칸은 가쪽근육사이막, 노뼈(요골, radius), 자뼈(척골, ulna) 그리고 노뼈와 자뼈가 서로 이웃하는 모서리에 연결되어 있는 뼈사이막(interosseous membrane)에 의해 분리된다.

위팔(상완, upper arm)에 있는 근육들은 주로 팔꿉관절(elbow joint)을 지나 아래팔에서 운동이 일어나게 하며, 아래팔의 근육들은 손목관절(요골수근관절, wrist joint))을 지나 손과 손가락에 닿기 때문에 이 들의 운동을 주관하게 된다.

팔꿈치관절(cubital joint) 운동에는 주로 위팔근육이 사용된다

- 팔꿈치관절의 운동은 기본적으로 굽히고 펴는 것이며, 위팔근육이 여기에 관여한다.
- 팔꿈치를 굽힐 때에는 위팔근육과 위팔두갈래근이 사용되고, 펼 때에는 위팔세갈래근이 사용된다.
- 위팔두갈래근(상완이두근, biceps brachii m.)은 팔꿈치(주)관절의 굴곡 및 회외전 기능이 있다.

기능

팔(상지, upper limb)의 근육은 팔꿈치 관절의 굴곡과 신전, 비틀기(내측, 외측) 등의 운동을 일으킨다. 팔꿈치관절의 굴곡과 신전에 작용하는 근육은 위팔두갈래근(상완이두근, biceps brachii m.), 위팔근(상완근, brachial m.), 위팔세갈래근(상완삼두근, Triceps brachii m.)이다. 아래팔(전완, forearm flap)의 근육은 대부분 손목과 손가락의 움직임에 관여한다.

팔의 구부림과 폄, 비틀기(트위스트)에 작용하는 근육

팔을 다양한 형태로 움직이는 어깨와 손 근육에는 ① 팔이음뼈(상지대, shoulder girdle)를 잡아주는 근육, ② 위팔(upper arm)을 움직이는 근육, ③ 아래팔(전완, forearm)과 손을 움직이는 근육, ④ 손과 손가락을 움직이는 근육을 포함하여 30여 가지가 넘는다.

위팔(상완, upper arm)과 팔뚝 근육

위팔에서 가장 중요한 근육은 팔꿈치관절(cubitus joint)의 굴신에 관여하는 근육으로 팔의 얕은 층의 위팔두갈래근(상완이두근, biceps brachii m.)과 심층의 위팔근(상완근, brachial m.)이다.

이 두 근육은 굽힘(굴곡, flexion) 시 수축하는 굴근(flexor)이며, 폄(신전, extension) 시에는 위팔의 바깥쪽에 있는 폄근(신근, extensor m.)인 위팔세갈래근(상완삼두근, triceps brachii m.)이 수축한다.

위팔두갈래근과 **위팔세갈래근**은 어깨세모근(삼각근, deltoid m.)과 함께 어깨관절의 굴곡에 관계하며, 팔뚝의 바깥쪽 방향으로 비틀기에도 작용한다. 반대로 위팔노근(완요골근, brachioradialis m.)은 팔을 팔뚝 안쪽으로 비틀 때 작용하는 근육이다.

팔의 비틀기 움직임에는 원엎침근(원회내근, pronator teres m.)과 네모엎침근(방형회내근, pronator quadratus m.)이 작용하고, 팔뚝근육은 대부분 손목과 손가락의 운동에 관계한다. (그림 5-21)

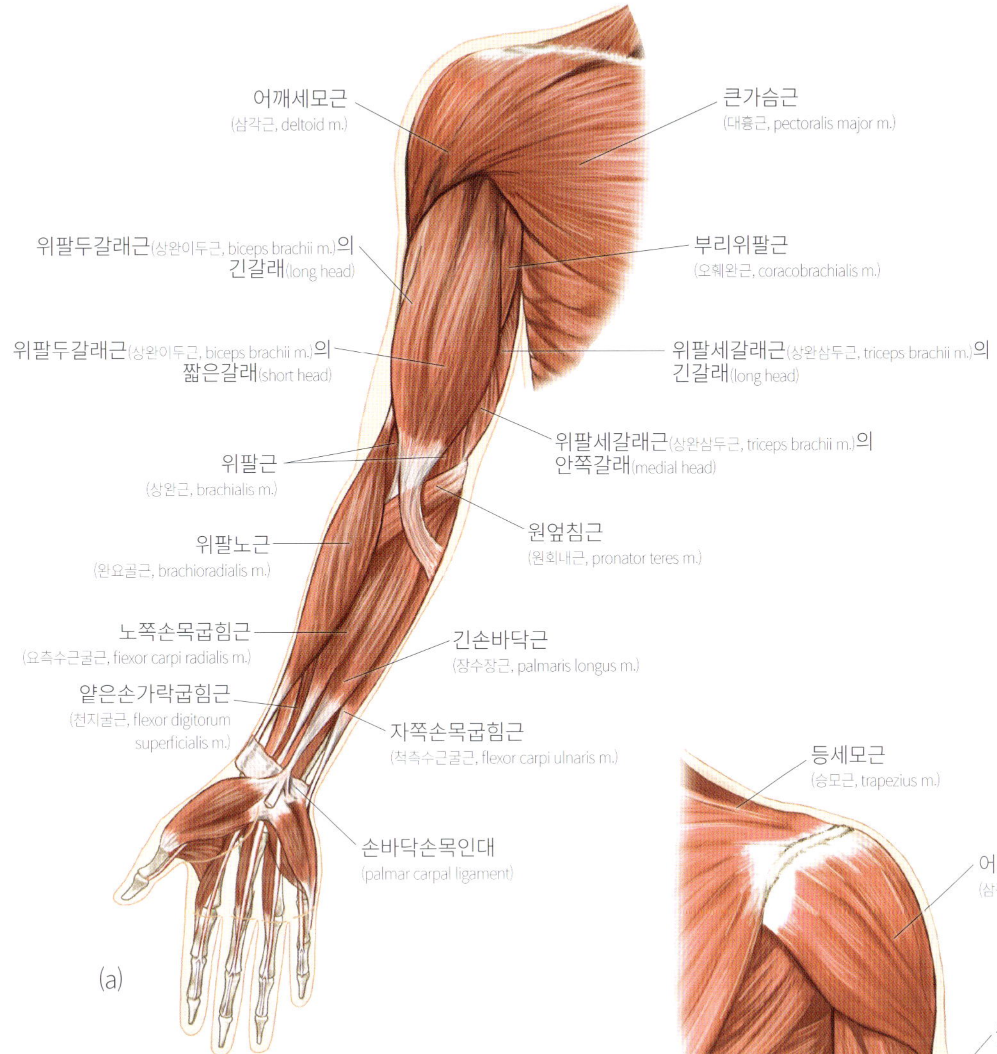

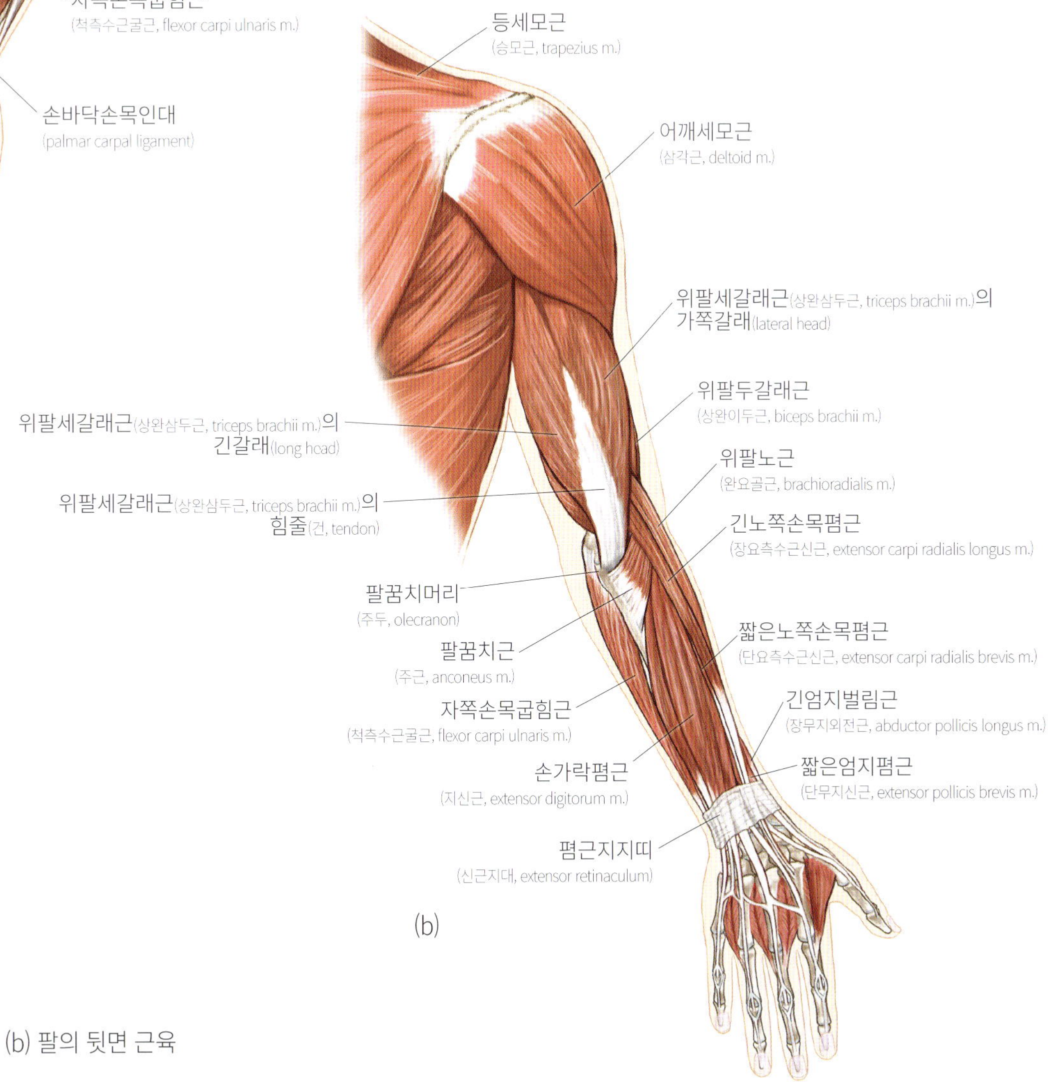

그림 5-21 (a) 팔의 앞면 근육 (b) 팔의 뒷면 근육

팔이음뼈(상지대, shoulder girdle)를 움직이는 근육

가슴과 어깨의 여러 근육은 어깨뼈(견갑골, scapula) 주변의 뼈들을 연결시키며, 팔을 움직이는 근육과 밀접하게 연결되어 있다.

- **등세모근**(승모근, trapezius m.)은 등의 위쪽에 있는 큰 삼각형 모양의 근육으로 머리뼈 기저부, 목뼈(경추, cervical vertebra), 등뼈(흉추, thoracic vertebra)에서 어깨까지 수평방향으로 뻗어 있다. (그림 5-22)(표 5-6)
- **큰마름근**(대능형근, rhomboideus major m.)은 상부 등뼈와 어깨뼈를 연결시킨다.
- **어깨올림근**(견갑거근, levator scapulae m.)은 띠 모양의 근육이며, 목 전체에 걸쳐 세로로 주행하고 목뼈에서부터 어깨뼈까지 연결 되어 있다.
- **앞톱니근**(전거근, serratus anterior m.)은 가슴의 외측에 위치한 넓고 굽어진 근육이다.
- **작은가슴근**(소흉근, pectoralis minor m.)은 얇고 납작한 근육으로 큰가슴근(대흉근, pectoralis major m.)의 심부에 위치한다. (그림 5-23)

표 5-6 팔이음뼈(상지대, shoulder girdle)를 움직이는 근육

명칭	기시	정지	작용	신경지배
등세모근 (승모근, trapezius m.)	뒤통수뼈(후두골, occipital bone), 목뼈(경추, cervical vertebra), 등뼈(흉추, thoracic vertebra)	빗장뼈(쇄골, clavicular), 척추(vertebral), 봉우리(견봉, acromial)	어깨뼈를 회전시킴; 어깨뼈를 올리고, 내측으로 당기며, 어깨를 아래쪽으로 당김	더부신경(부신경, accessory nerve)
큰마름근(대능형근, rhomboideus major m.)	상부 등뼈	어깨뼈의 내측면	어깨뼈를 올리고, 내전	등쪽어깨신경 (견갑배신경, dorsal scapular nerve)
어깨올림근(견갑거근, levator scapulae m.)	목뼈의 가로돌기	어깨뼈의 내측 가장자리	어깨뼈를 올림	등쪽어깨신경, 경수신경(경추신경, cervical nerve)
앞톱니근 (전거근, serratus anterior m.)	상부 갈비뼈(늑골, costa)의 외측면	어깨뼈의 등쪽면	어깨뼈를 앞쪽으로 당기고, 아래쪽으로 당김	긴가슴신경 (장흉신경, long thoracic nerve)
작은가슴근(소흉근, pectoralis minor m.)	상부 갈비뼈의 흉골근	어깨뼈의 오훼돌기	어깨뼈를 앞쪽으로 당기고 아래쪽으로 당기거나 늑골을 들어올림	가슴신경(흉신경, thoracic nerve)

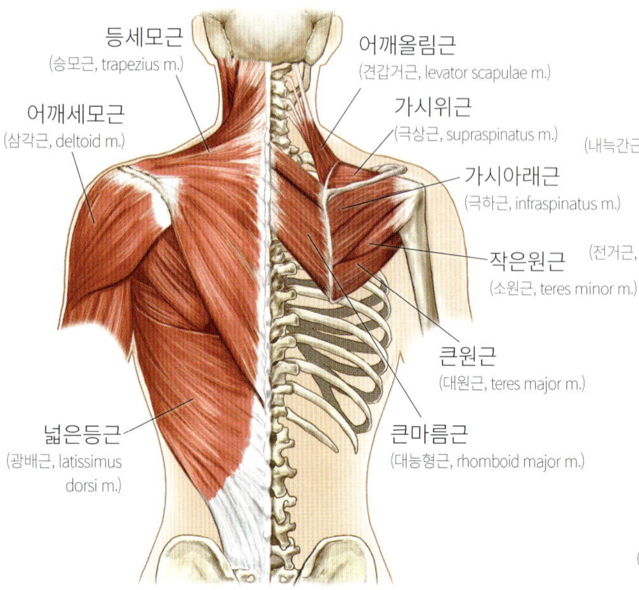

그림 5-22 어깨후면근육

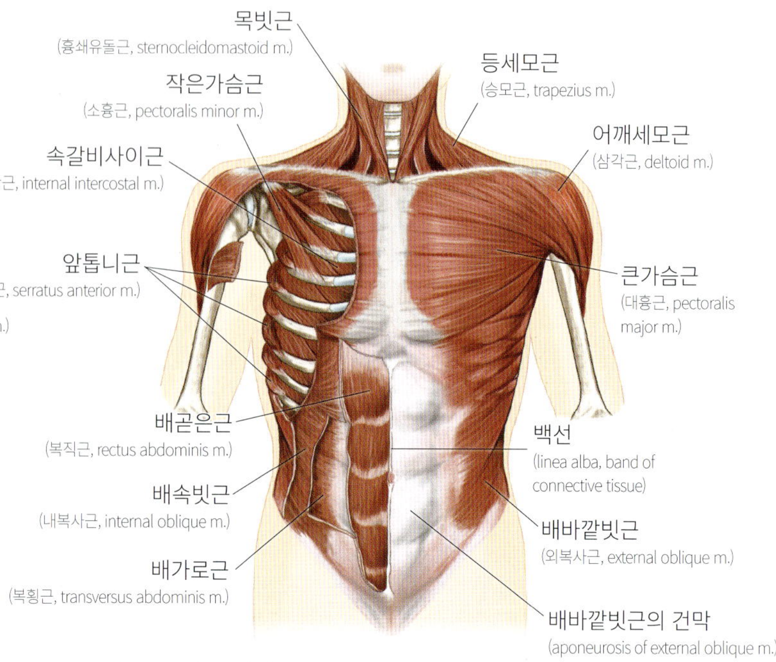

그림 5-23 흉부 전면과 복부근육

위팔(상완, upper arm)을 움직이는 근육

이 근육들은 위팔뼈(상완골, humerus)를 팔이음뼈(상지대, shoulder girdle), 갈비뼈(늑골, costa), 척추의 여러 구조들과 연결시켜 준다. (그림 5-24)(표 5-7)

굽힘근육(굴근, flexor muscle)

부리위팔근(오훼완근, coracobrachialis m.)은 어깨뼈에서 위팔뼈의 내측면을 따라 중간 부분까지 뻗어있다. 부리위팔근은 어깨뼈의 부리돌기(coracoid process)에 붙어있는 세 개의 근육(부리위팔근, coracobrachialis m.; 작은가슴근, pectoralis minor m.; 위팔두갈래근, biceps brachii m.) 중에 가장 작은 근육이다.

큰가슴근(대흉근, pectoralis major m.)은 가슴 상부에 있는 부채모양의 두꺼운 근육이다. 어깨(견갑, shoulder) 및 위팔뼈(상완골, humerus)를 안쪽으로 회전시키고 굴곡시키며, 몸통을 안팎으로 움직이는데 작용한다.

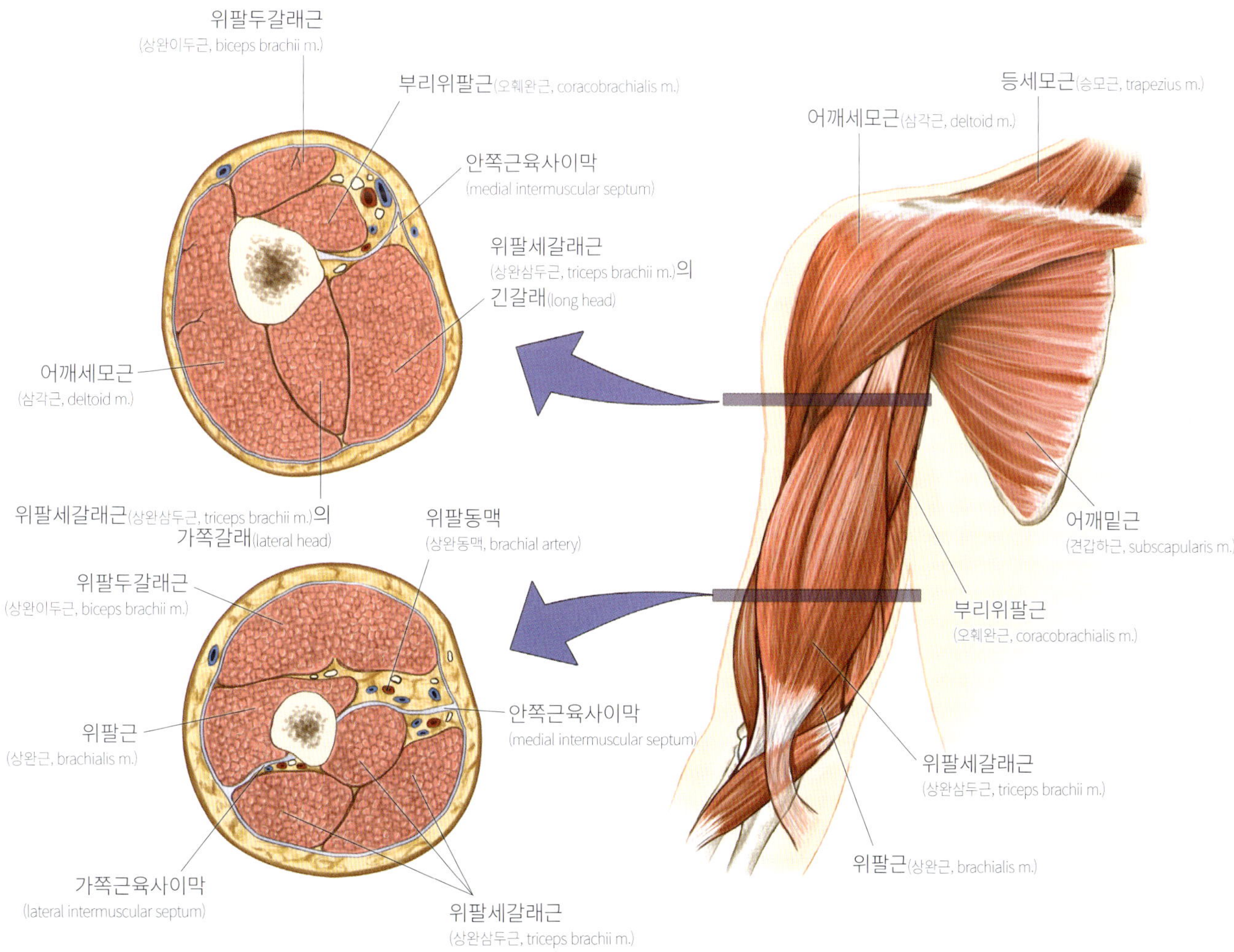

그림 5-24 위팔의 수평절단면

폄근(신근, extensors muscle)

큰원근(대원근, teres major m.)은 어깨뼈(견갑골)와 위팔뼈(상완골, humerus)를 연결시킨다.

넓은등근(광배근, latissimus dorsi m.)은 넓은 삼각형 모양의 근육으로 등의 아래쪽 외측면을 돌아 겨드랑이 밑까지 위쪽을 향해 굽어져 있다. (그림 5-22)(그림 5-24)(표 5-7)

외전근(abductors muscle)

가시위근(극상근, supraspiatus m.)은 어깨뼈 후면의 어깨뼈근육 위, 움푹 패인 곳에 위치한다. (그림 5-22)(그림 5-25)

어깨세모근(삼각근, deltoid m.)은 두꺼운 삼각형 모양의 근육으로 어깨관절을 덮고 있다. (그림 5-22)

회전근(돌림근, rotators muscle)

어깨밑근(견갑하근, subscapularis m.)은 어깨뼈(견갑골, scapula) 앞면을 덮는 삼각형 모양의 큰 근육이다. (그림 5-24)

팔꿉굴 증후군(cubital tunnel syndrome)

원인: 팔꿈치의 반복적인 사용으로 척골신경이 압박(눌림)되어 발생한다.

증상: 반지손가락(ring finger)과 새끼손가락(little finger)의 무감각과 저림 감각, 팔꿈치 통증 등이 있습니다.

결국 손의 쇠약, 특히 반지손가락과 새끼손가락 쇠약이 발생할 수 있다. 중증 시 손의 변형을 초래할 수 있다.

표 5-7 상완을 움직이는 근육

명칭	기시	정지	작용	신경지배
부리위팔근(오훼완근, coracobrachialis m.)	어깨뼈(견갑골, scapula)의 부리돌기(오훼돌기, coracoid process)	위팔뼈(상완골, humerus)의 몸통	팔을 굴곡, 내전	더부신경(부신경, accessory nerve)
큰가슴근 (대흉근, pectoralis major m.)	빗장뼈(쇄골, clavicular), 복장뼈(흉골, sternum), 갈비뼈(늑골, rib)의 갈비연골(늑연골, costal cartilage)	위팔뼈의 결절 사이 고랑	팔을 굴곡, 내전, 내측회전	가슴근신경(흉근신경, pectoral nerve)
큰원근 (대원근, teres major m.)	어깨뼈(견갑골, scapula)의 외측면	위팔뼈의 결절 사이 고랑	팔을 신전, 내전, 내측으로 회전	하부 어깨하신경
넓은등근 (광배근, latissimus dorsi m.)	엉치뼈(천추, sacral vertebra), 허리뼈(요추, thoracic vertebra), 등뼈(흉추, thoracic vertebra), 엉덩뼈능선(장골능선, iliac crest), 하갈비뼈(늑골, ribs)	위팔뼈의 결절 사이 고랑	팔을 신전, 내전, 내측으로 회전, 어깨를 아래쪽, 뒤쪽으로 당김	가슴등신경(흉배신경, thoracodorsal nerve)
가시위근 (극상근, supraspinatus m.)	어깨뼈의 후면 가기 윗부분	위팔뼈의 대결절	팔을 외전	어깨위신경(견갑상신경, suprascapular nerve)
어깨세모근 (삼각근, deltoid m.)	어깨뼈의 봉우리(견봉, acromion), 견갑극가시(견갑극, spina scapulae)와 빗장 뼈(쇄골, clavicle)	위팔뼈의 삼각조면	팔을 외전, 신전, 굴곡	겨드랑신경(액와신경)
어깨밑근 (견갑하근, subscapularis m.)	어깨뼈의 전면	위팔뼈의 소결절	팔을 내측으로 회전	어깨밑신경(견갑하신경, subscapular nerve)
가시아래근 (극하근, infraspinatus m.)	어깨뼈의 후면 견갑극가시 아래 부분	위팔뼈의 대결절	팔을 외측으로 회전	어깨밑신경
작은원근 (소원근, teres minor m.)	어깨뼈의 외측면	위팔뼈의 대결절	팔을 외측으로 회전	겨드랑신경

가시아래근(극하근, infraspinatus m.)은 어깨뼈 뒷면의 어깨뼈가시(견갑극, spine of scapula) 아래 움푹 패인 곳에 위치하며, 이 근육의 근섬유들은 어깨뼈(견갑골, scapula)를 위팔뼈(상완골, humerus)에 붙여주며 팔을 외측으로 회전시킨다. (그림 5-25)

작은원근(소원근, teres minor m.)은 어깨뼈에서 위팔뼈를 이어주는 작은 근육이다. (그림 5-22)(그림 5-25)

뒤침근(회외근, supinator m.)은 자뼈(척골, ulna)와 위팔뼈의 외측 끝에서 노뼈(요골, radius)로 주행하는 짧은 근육이다. (그림 5-26)

원엎침근(원회내근, pronator teres m.)은 어깨뼈 말단과 자뼈에서 시작하여 노뼈로 연결되는 짧은 근육이다. (그림 5-26)

네모엎침근(방형회의근, pronator quadratus m.)은 자뼈의 원위부 말단과 노뼈의 원위부 말단을 이어준다. (그림 5-26)

굴곡(flexion)과 신전(폄, extension)

굴곡과 **신전**은 관절(joint)에서 만나는 뼈와 뼈 사이의 각도의 변화를 가리키는 용어이다. 예를 들어 주관절(팔굽관절, elbow joint)의 굴곡은 주관절의 각을 줄이는 팔(전완, forearm)의 움직임을 말한다.

앞팔의 노뼈(요골, radialis)위에 있는 위팔두갈래근(상완이두근, biceps brachii m.)의 작용에 의해 팔꿈치의 굴곡이 일어난다고 말할 수 있다.

운동은 근육(muscle)의 특정한 작용에 관한 용어로 기술하는 것이 학생들의 이해에 도움이 되기 때문에 "굴곡과 신전"과 같은 용어로 표현한다.

학생들에게 이와 같이 위팔두갈래근의 작용은 "팔꿈치에서 일어나는 전완의 굴곡"으로, 넙다리근육(사두근, quadriceps group)의 작용은 "무릎에서 일어나는 신전"으로 기술할 수 있다.

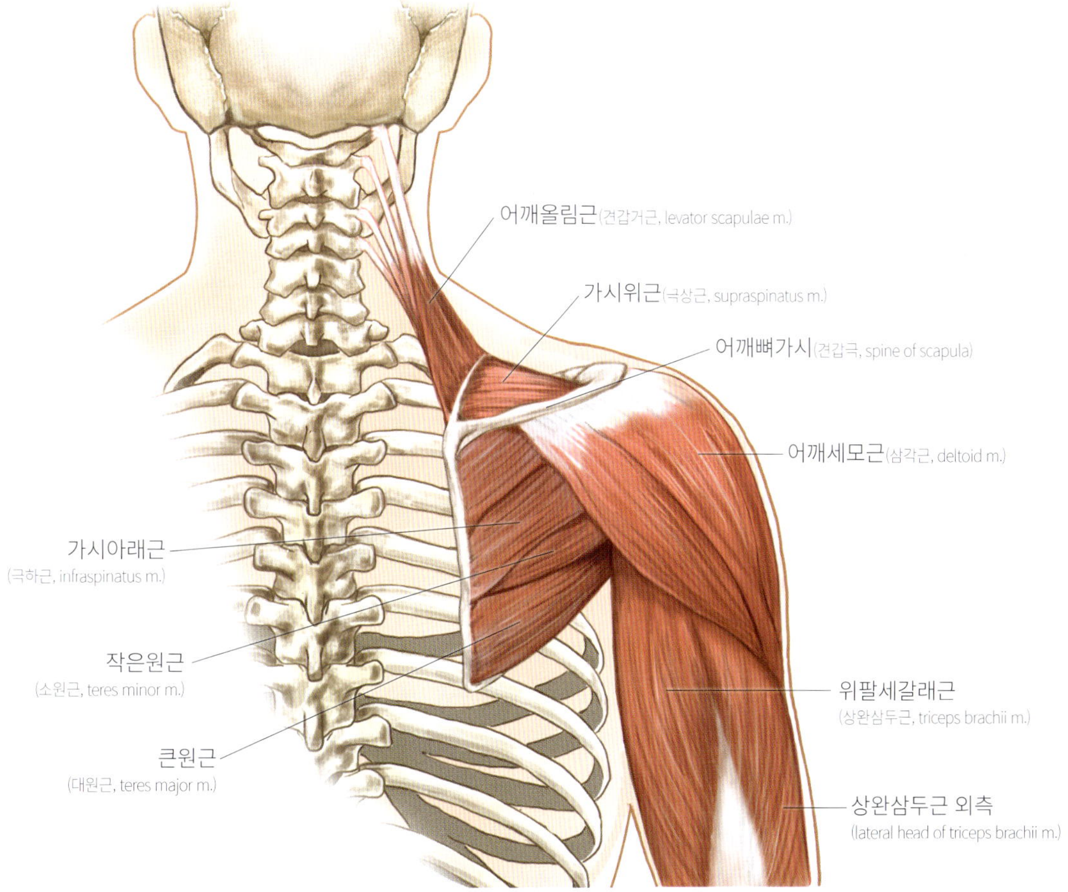

그림 5-25 (a) 견갑골 후면과 팔의 근육 (b)(c) 견갑골과 주위 근육 (d) 상완 삼두근

아래팔(전완, forearm) 움직이는 근육

아래팔의 근육은 노뼈(요골, radius) 또는 자뼈(척골, ulna)를 위팔뼈(상완골, humerus) 또는 팔이음뼈(상지대, shoulder girdle)에 연결시켜 준다. 이 근육들은 위팔뼈를 팔이음뼈, 갈비뼈(늑골, costal bone), 척추의 여러 구조들과 연결시켜 준다.(그림 5-27)

굽힘근(굴근, flexors muscle)

위팔두갈래근(상완이두근, biceps brachii m.)은 두터운 근육이며 팔의 앞면에서 길고 둥근 덩어리로 존재한다.(그림 5-24)

위팔근(상완근, brachialis m.)은 위팔두갈래근 심부에 있는 큰 근육이다.

위팔노근(완요골근, brachioradialis m.)은 위팔뼈와 노뼈를 연결시켜준다.(그림 5-26)

폄근(신근, extensors muscle)

위팔세갈래근(상완삼두근, triceps brachii m.)은 팔의 뒤쪽에 있는 유일한 근육으로 세 개의 기시가 있으며, 위팔뼈와 어깨뼈에서 자뼈(척골, ulna)까지 뻗어 있고, 주관절의 주요 폄근(신근, extensor m.)이다.(그림 5-25)

테니스엘보(tennis elbow)

원인: **손목관절**의 신s전근에 과도한 부하가 가해지거나 반복하여 무리하게 사용한 경우 발생한다. 힘줄염(건염, tendinitis)은 무겁거나 갑자기 많은 부하가 걸리는 힘이 가해지면서 건에 **미세 파열**이 일어난다.

테니스 주관절은 미세 파열에 대한 세포 반응으로 섬유원세포와 미세혈관의 증식이 일어나고 많은 통각 수용체가 분포하여 **통증**을 유발하게 한다

증상: 팔꿈치 외측에서 서서히 시작 되는 통증을 호소하고, 통증은 전완부 외측으로 방사된다.

통증은 주먹을 강하게 쥐거나 손목 관절을 능동적으로 신전시키는 동작에서 악화된다. 통증의 정도는 미약한 정도부터, 때로는 밤에 잠을 못 잘 정도로 심한 상태가 되기도 한다.

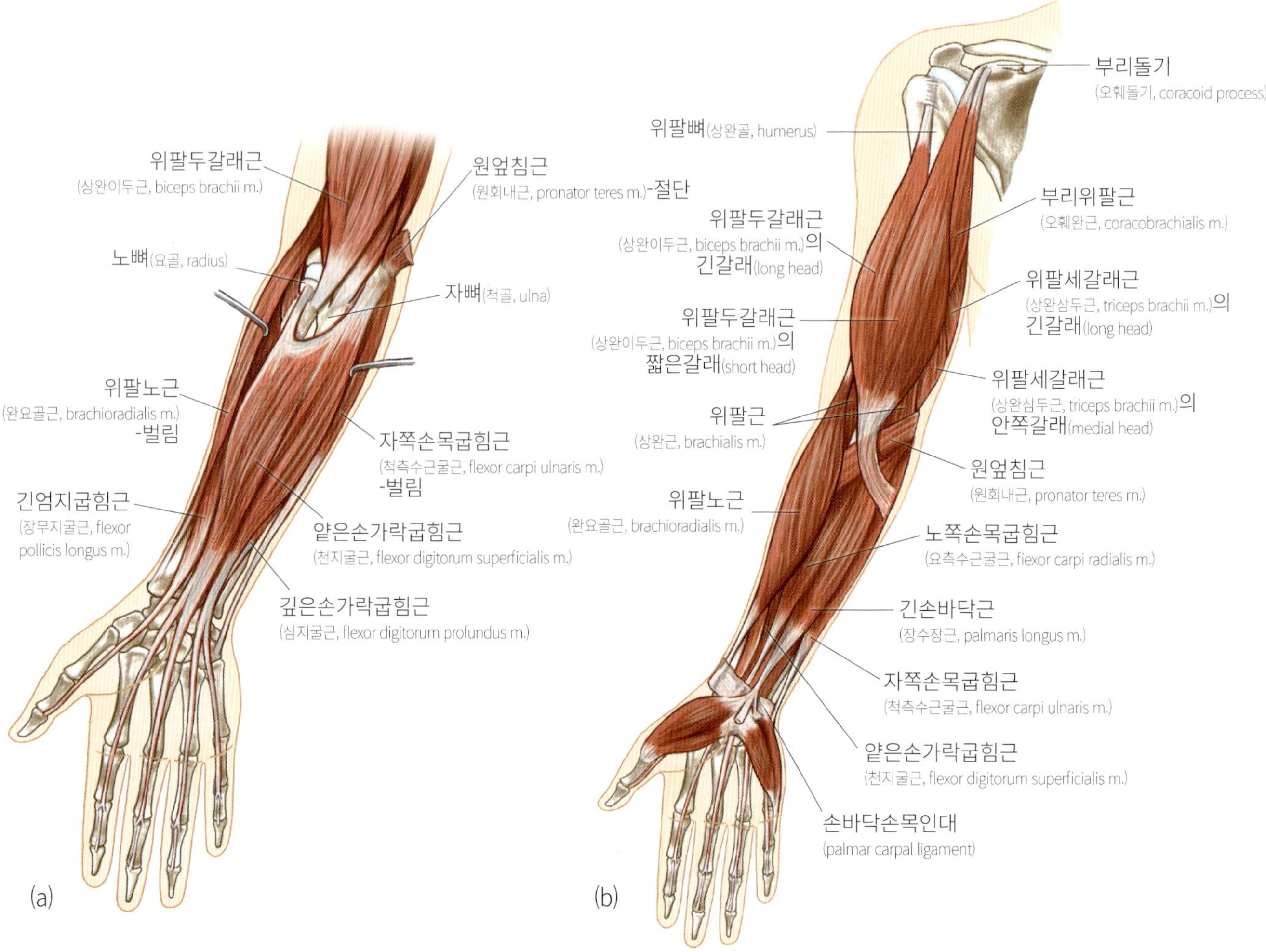

그림 5-26 (a) 손과 손가락을 움직이는 근육(앞면) (b) 아래팔과 손을 움직이는 근육(앞면)

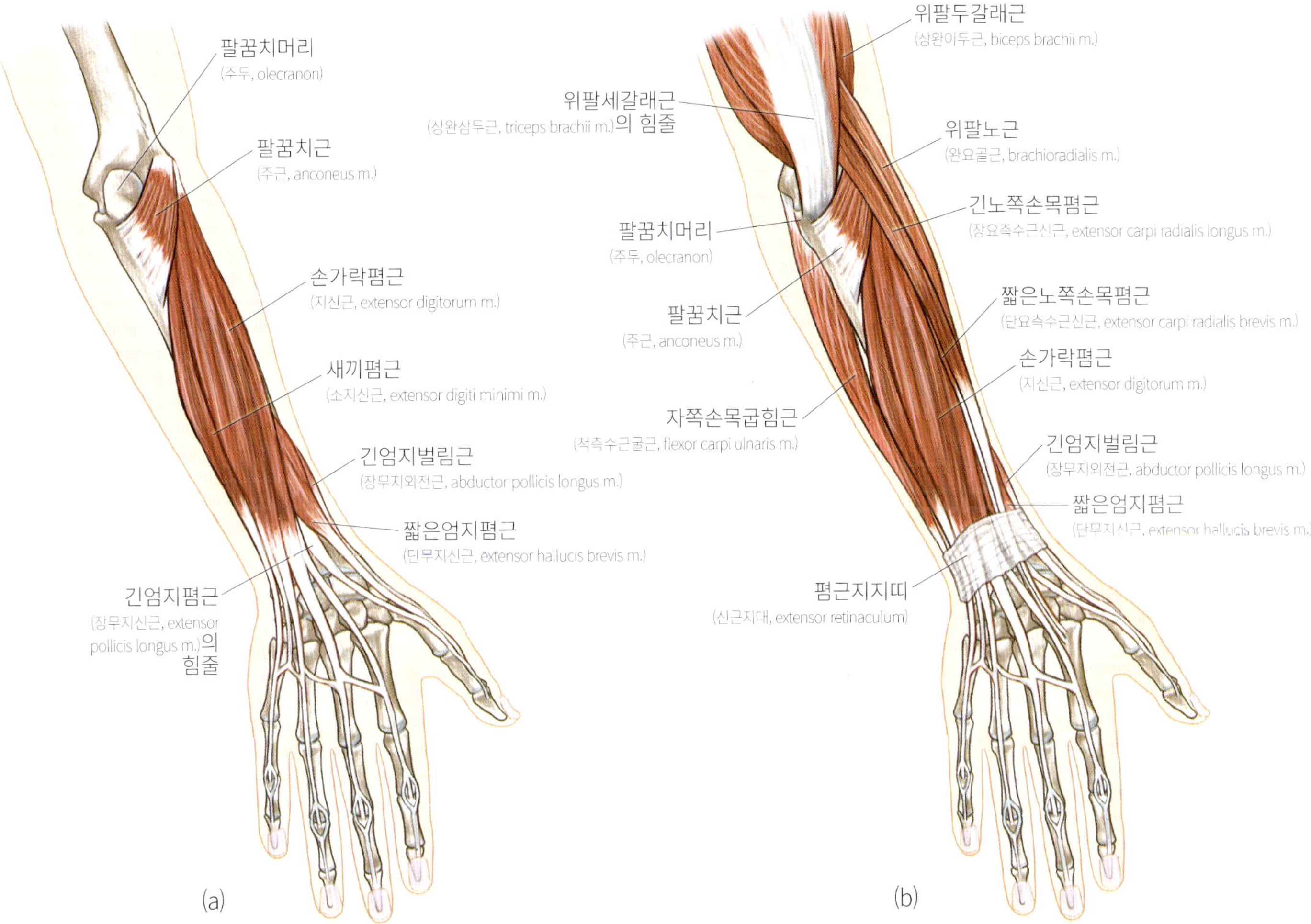

그림 5-27 (a) 손과 손가락을 움직이는 근육(뒷면) (b) 아래팔과 손을 움직이는 근육(뒷면)

손을 움직이는 근육(muscles that move the hand)

이 근육은 어깨뼈의 원위부 말단이나 노뼈(요골, radius), 자뼈(척골, radius)에서 기시한다.(그림 5-27)(그림 5-28)(표 5-8)

굽힘근(굴근, flexors muscle)

노쪽손목굽힘근(요측수근굴근, flexor carpi radialis m.)은 아래팔(전완, antebrachial)의 앞쪽에서 내측을 따라 주행하는 큰 근육이다.

자쪽손목굽힘근(척측수근굴근, flexor carpi ulnaris m.)은 아래팔의 내측을 따라 존재한다.

긴손바닥근(수장근, palmaris longus m.)은 노쪽손목굽힘근과 자쪽손목굽힘근 사이의 아래팔 내측면에 있는 가느다란 근육으로, 손목관절에서 손을 굴곡시킨다.

깊은손가락굽힘근(심지굴근, flexor digitorum profundus m.)은 자뼈에서 손가락 말단까지 연결된 큰 근육이다.

얕은손가락굽힘근(천지굴근, flexor digitorum superficialis m.)은 노쪽손목굽힘근(fiexor carpi radialis m.) 바로 심부에 있는 큰 근육이다.

폄근(신근, extensors muscle)

긴노쪽손목폄근(장요측수근신근, extensor carpi radialis longus m.), 짧은노쪽손목폄근(단요측수근신근, extensor carpi radialis brevis m.), 자쪽손목폄근(척측수근신근, extensor carpi ulnaris m.), 손가락폄근(지신근, extensor digitorum m.)이다.

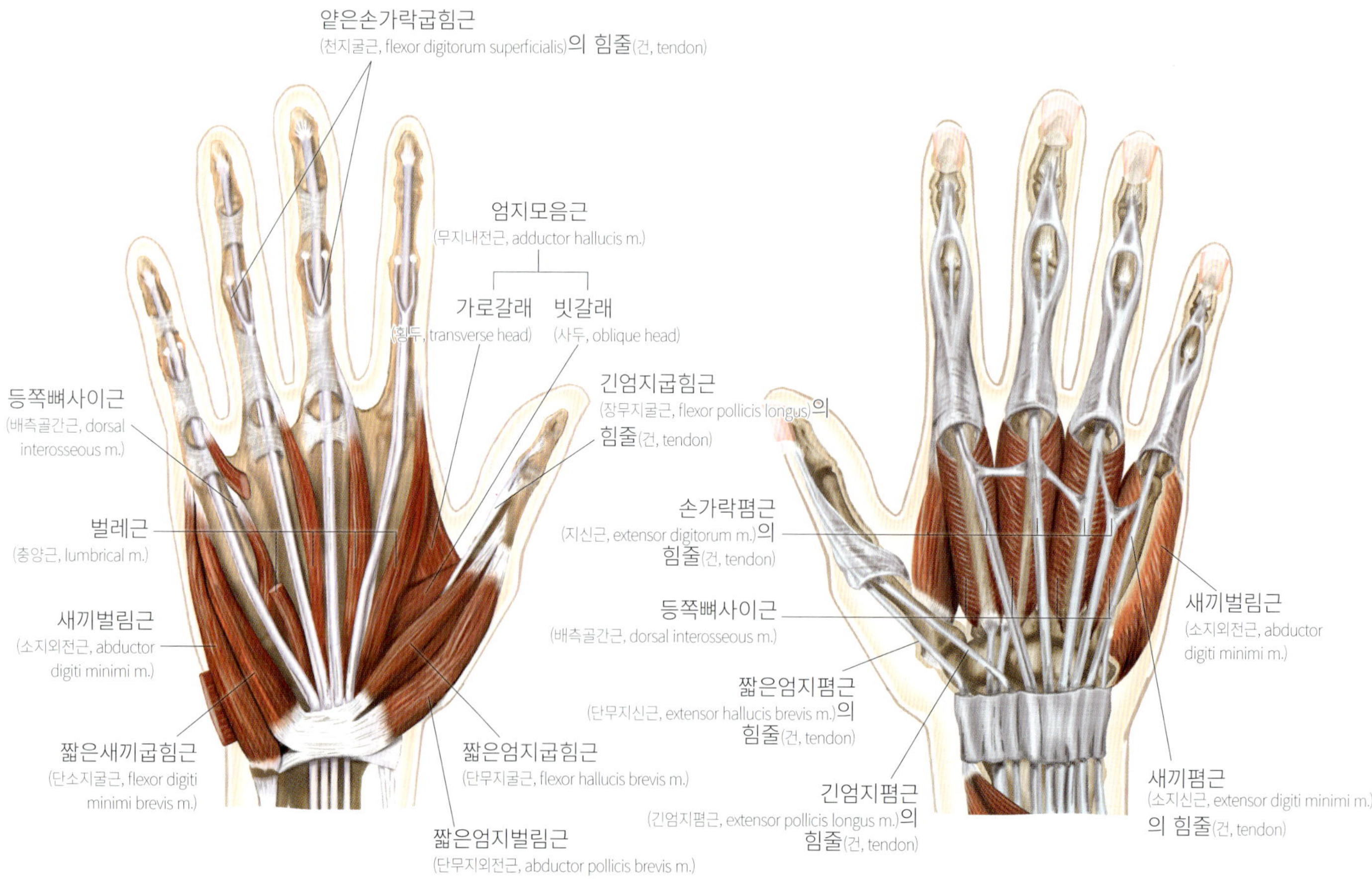

그림 5-28 손을 움직이는 굽힘과 폄의 근육(muscles that move the hand)

표 5-8 손을 움직이는 근육

명칭	기시	정지	작용	신경지배
노쪽손목굽힘근(요측수근굴근, flexor carpi radialis m.)	위팔뼈(상완골, humerus)의 안쪽위관절융기	제2, 제3 손허리뼈(중수골, metacarpal bone)의 기저부	손목에서 손을 굴곡, 외전	정중신경(median nerve)
자쪽손목굽힘근(척측수근굴근, flexor carpi ulnaris m.)	위팔뼈의 안쪽위관절융기와 주두돌기	손목뼈(수근골, carpal bone)과 손허리뼈(중수골, metacarpal)	손목에서 손을 굴곡, 내전	자신경(척골신경, ulnar nerve)
긴손바닥근(장수장근, palmaris longus m.)	위팔뼈의 안쪽위관절융기	손바닥의 근막	손목에서 손을 굴곡	정중신경
깊은손가락굽힘근(심수지굴근, flexor digitorum profundus m.)	자뼈(척골, ulna)의 전면	제2-제5 손가락 원위부의 기저면	손가락 원위부 관절을 굴곡	정중신경과 자신경
얕은손가락굽힘근(천지굴근, flexor digitorum superficialis m.)	위팔뼈의 안쪽위관절융기와 자뼈의 구상돌기, 요골	손가락의 근막	손가락과 손을 굴곡	정중신경
긴노쪽손목폄근(장요측수근신근, extensor carpi radialis longus m.)	위팔뼈의 원위부 말단	제2 손허리뼈의 기저면	손목에서 손을 신전, 외전	노신경(요골신경, radial nerve)
짧은노쪽손목폄근(단요측수근신근, extensor carpi radialis brevis m.)	위팔뼈의 가쪽위관절융기	제2, 제3 손허리뼈의 기저면	손목에서 손을 신전, 외전	노신경
자쪽손목폄근(척측수근신근, extensor carpi ulnaris m.)	위팔뼈의 가쪽위관절융기	제5 손허리뼈의 바닥	손목에서 손을 신전, 내전	노신경
손가락폄근(지신근, extensor digitorum m.)	위팔뼈의 가쪽위관절융기	제2-제5 손발가락뼈(지절골, phalanges)의 후면	손가락을 신전	노신경

다리(하지, LOWER LIMB) 근육

구조

엉덩이(볼기, buttock)의 근육은 크게 엉덩관절(고관절, coxal articulation)의 폄근(신근, extensors m.), 돌림근(회전근, rotators m.) 및 벌림근(외전근, abductors m.)으로 구성된다.

엉덩이의 근육들은 골반(pelvis)이 고정된 상태에서 넓적다리(대퇴, thigh)를 움직이게 한다. 걷는 동안, 한쪽 다리가 앞쪽으로 나아갈 때 반대쪽 다리(몸무게를 지탱하고 있는 쪽)는 위에 있는 골반의 움직임을 조절한다.

엉덩관절(고관절, coxal articulation)의 주요 굽힘근인 엉덩허리근(장요근 iliopsoas m.)은 뒤배벽에서 일어나 샅고랑인대(서혜인대, inguinal ligament)와 볼기뼈(관골, hip bone) 사이의 공간을 지나 넓적다리뼈 몸쪽 끝에 닿는다.

엉덩허리근(장요근, iliopsoas m.)은 엉덩근(장골근 iliacus m.)과 큰허리근(대요근, psoas major m.)이 합쳐진 근육이다. 사람이 서 있을때 몸통을 안정시키고 뒤로 넘어지는 것을 막아준다. (그림 5-29)(그림 5-30)

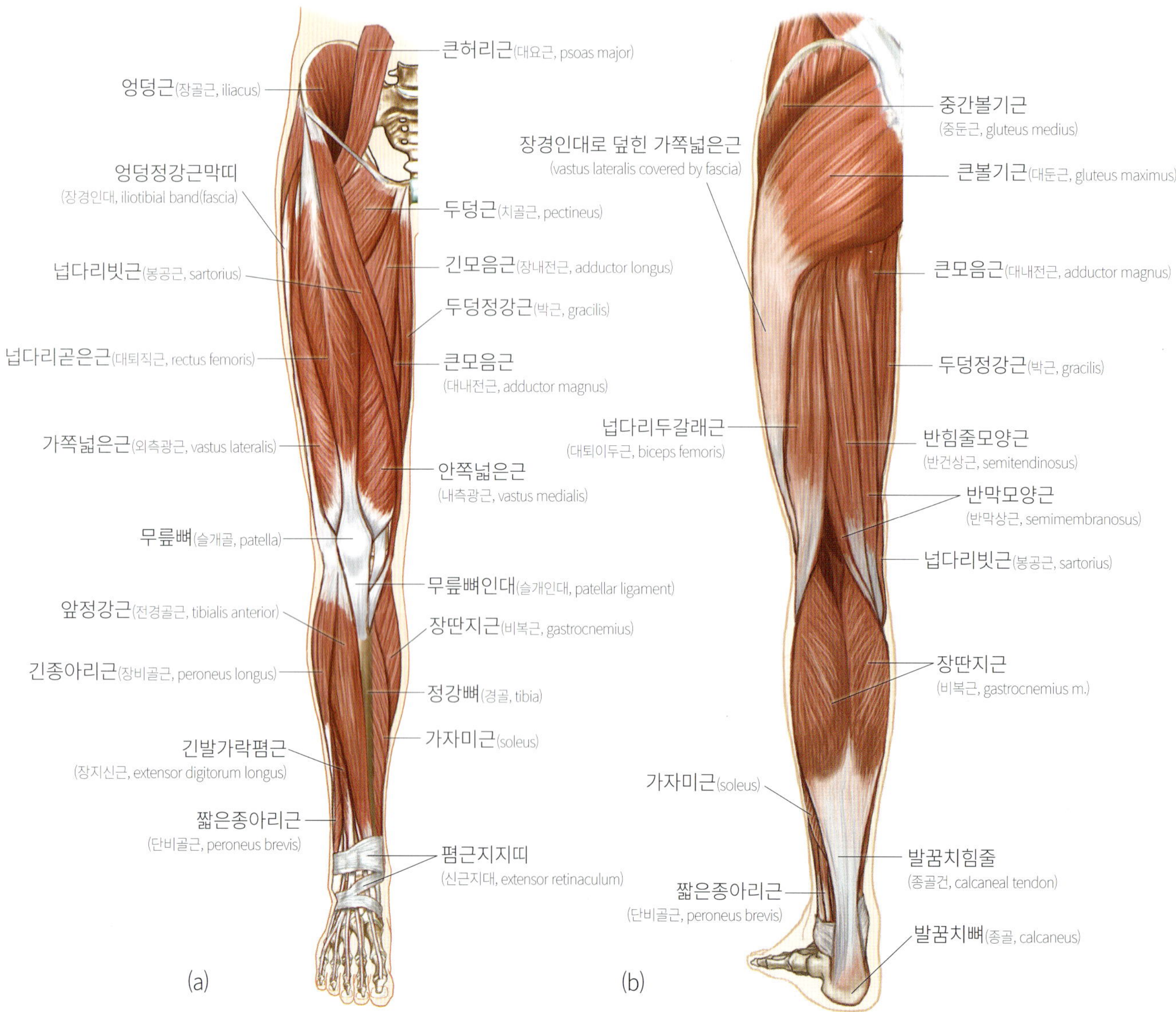

그림 5-29 다리(하지, lower limb) 근육. (a) 정면 (b) 후면

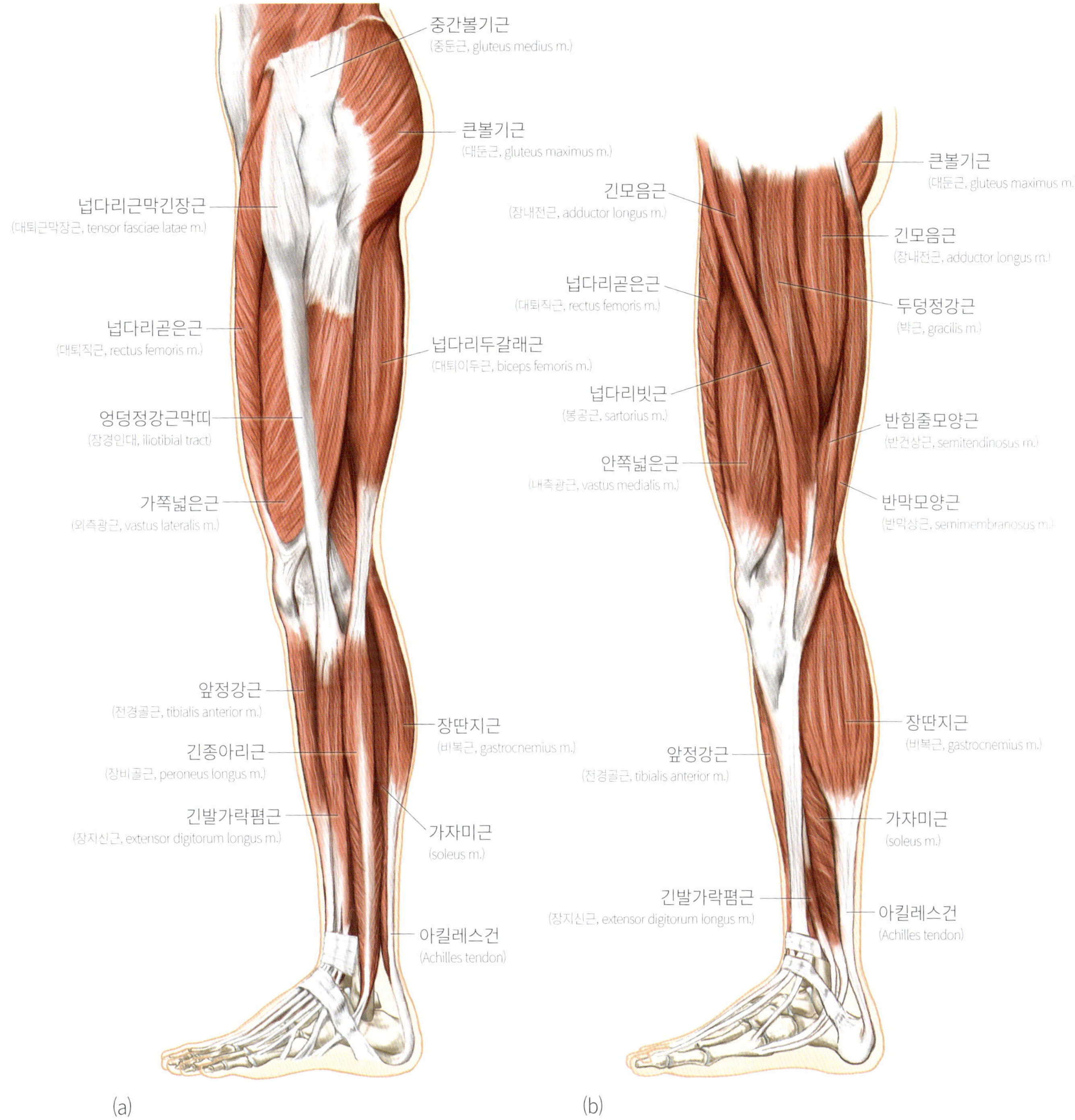

그림 5-30 다리 근육. (a) 좌측다리 외측 (b) 우측다리 내측

기능

다리의 주요 기능은 최소한의 에너지로 몸무게를 지탱하는 것이며, 다리의 근육은 엉덩관절(고관절, coxal articulation) 및 무릎관절(슬관절, knee joint)의 운동과 다리운동에 작동한다. 보행과 직립은 넙다리근(대퇴근, vastus m.) 외에 엉덩이(볼기, buttock) 부위의 근육에도 관여한다. 종아리근육은 발의 움직임에 관여한다.

다리의 근육은 기본적으로 앞면이 **폄근**(신근, extensor m.) 뒷면이 **굽힘근**(굴근, flexor m.)이다.

- **보행과 직립** 시 넓다리근(대퇴근, vastus m.)외에 엉덩이 부위의 근육도 관여한다.
- **골반근육**(pelvis m.)은 엉덩관절(고관절, coxal articulation) 운동에 관여한다.
- **신전**(폄, extension) 시 엉덩허리근(장요근, iliopsoas m.)은 굴곡에 관여한다.
- **넙다리빗근**(봉곤근, sartorius m.)은 종아리의 굽힘을, 넙다리 넓은근(광근, vastus m.)은 종아리의 폄을 시키는 근육이다.
- **엉덩허리근**(장요근, iliopsoas m.)은 서 있을 때 몸통을 안정시키고 뒤로 넘어지는 것을 막아준다.
- **종아리근육**은 발의 움직임에 관여하는 근육이다.

외측의 앞정강근(전경골근, tibialis anterior m.), 긴엄지(발가락)펴짐근(장모지신근, musculus extensor hallucis longus), 긴발가락폄근(장지신근, extensor digitorum longus m.)은 발등 방향으로의 구부림에 작용하며, 뒷면에 하퇴세갈래근(하퇴삼두근, musculus triceps surae), 긴엄지굽힘근(장모지굴근, musculus flexor pollicis longu), 뒤경골근(후경골근, posterior tibial m.)은 **발바닥쪽 구부림**에 작용한다.

넙적다리(대퇴, thigh)를 움직이는 근육

넙적다리를 움직이는 근육은 넙다리뼈(대퇴골, thigh)와 다리이음뼈(하지대, pelvic girdle)의 일부가 부착되어 있다.(표 5-9)

표 5-9 대퇴를 움직이는 근육

명칭	기시	정지	작용	신경지배
큰허리근 (대요근, psoas major m.)	허리(요추, lumbar)의 척추사이원반(추간원반, intervertebral disc); 허리의 추체와 가로돌기	넙적다리뼈(대퇴골, femur)의 작은돌기(소전자, lesser trochanter)	넙적다리뼈 굴곡	제1-제3 요수신경(요신경, lumbar nerves)의 가지
엉덩근(장골근, iliac m.)	엉덩뼈(장골, ilium)의 엉덩뼈오목(장골와, iliac fossa)	넙적다리뼈의 작은돌기	넙적다리뼈 굴곡	넙다리신경 (대퇴신경, lumbar nerves)
큰볼기근 (대둔근, gluteus maximus m.)	엉치뼈(천추, iliac fossa), 꼬리뼈(미추, coccygeal vertebra)와 엉덩뼈의 후면	넙적다리뼈의 후면과 대퇴막근	엉덩관절(고관절, coxal articulation)에서 대퇴를 신전	아래둔부신경(하둔신경, inferior gluteal nerve)
중간볼기근(중둔근, gluteus medius m.)	엉덩뼈의 외측면	넙적다리뼈의 큰돌기(대전자, greater trochanter)	넙적다리(대퇴, femoral)의 외전, 내측 회전	위볼기신경(상둔신경, superior gluteal nerve)
작은볼기근 (소둔근, gluteus minimus m.)	엉덩뼈의 외측면	넙적다리뼈의 큰돌기	중간볼기근(중둔근, gluteus medius m.)과 같음	위볼기신경
넙적다리긴막근장근 (대퇴근막장근, gluteus minimus m.)	엉덩뼈능선 (장골능선, iliac crest)의 전면	엉덩근막정강띠(장경인대, iliotibial tract)	넙적다리의 외전, 내측 회전	위볼기신경
두덩근(치골근, pectineus m.)	치골가시(치골극, pubic spine)	작은돌기 원위부의 넙적다리뼈	대퇴의 내전, 굴곡	폐쇄신경(obturator nerve)과 넙다리신경(대퇴신경, femoral nerve)
긴모음근 (장내전금, adductor longus m.)	두덩결합(치골결합, pubic symphysis) 근처의 치골	넙적다리뼈의 후면	넙적다리의 내전, 굴곡, 외측회전	폐쇄신경
큰모음근 (대내전근, adductor magnus m.)	궁둥뼈결절 (좌골결절, ischial tuberosity)	넙적다리뼈의 후면	넙적다리의 내전, 신전, 외측회전	폐쇄신경과 궁둥신경(좌골신경, sciatic nerve)의 가지
두덩정강근(박근, gracilis m.)	두덩결합의 아래 끝	정강뼈(경골, tibia)의 내측면	넙적다리의 내전, 무릎에서 다리를 굴곡	폐쇄신경

전군(anterior group)

큰허리근(대요근, psoas major m.)은 두텁고 긴 근육으로 요추부터 넙다리뼈까지 벋어 있다.

엉덩근(장골근, iliacus m.)은 큰 부채모양의 근육이며, 큰허리근(대요근, psoas major m.)의 외측면에 위치한다.

후군(posterior group)

큰볼기근(대둔근, gluteus maximus m.)은 신체에서 가장 큰 근육이며, 엉덩이의 대부분을 덮고 있다.

중간볼기근(중둔근, gluteus medius m.)은 큰볼기근에 의해 부분적으로 덮여 있다.

작은볼기근(소둔근, gluteus minimus m.)은 중간볼기근의 심부에 있으며, 부착부위와 기능이 중간볼기근과 같다.

넙다리근막긴장근(대퇴근막장근, tensor fasciae latae m.)은 엉덩뼈(장골, ilium)에서 엉덩정강근막띠(장경인대, iliotibial ligament)까지 연결되어 있으며, 아래쪽으로 이어져 있다.

넙적다리모음근(대퇴내전근, thigh adductors muscle)

두덩근(치골근, pectineus m.)은 두덩근에서 시작하여 넙다리뼈(대퇴골, femur)까지 뻗어있다.

긴모음근(장내전근, adductor longus m.)은 긴 삼각형 모양의 근육으로 두덩뼈에서 넙다리뼈까지 뻗어있다.

큰모음근(대내전근, adductor magnus m.)은 넙다리뼈의 가장 큰 모음근(내전근, adductor m.)이다. 이 근육은 삼각형 모양의 근육으로 궁둥뼈(좌골, ischium)에서 넙다리뼈까지 뻗어있다.

얇은근(박근, gracilis m.)은 긴 띠 모양의 근육으로 엉덩뼈에서 정강뼈(경골, tibia)까지 뻗어있다.(그림 5-31)(그림 5-32)

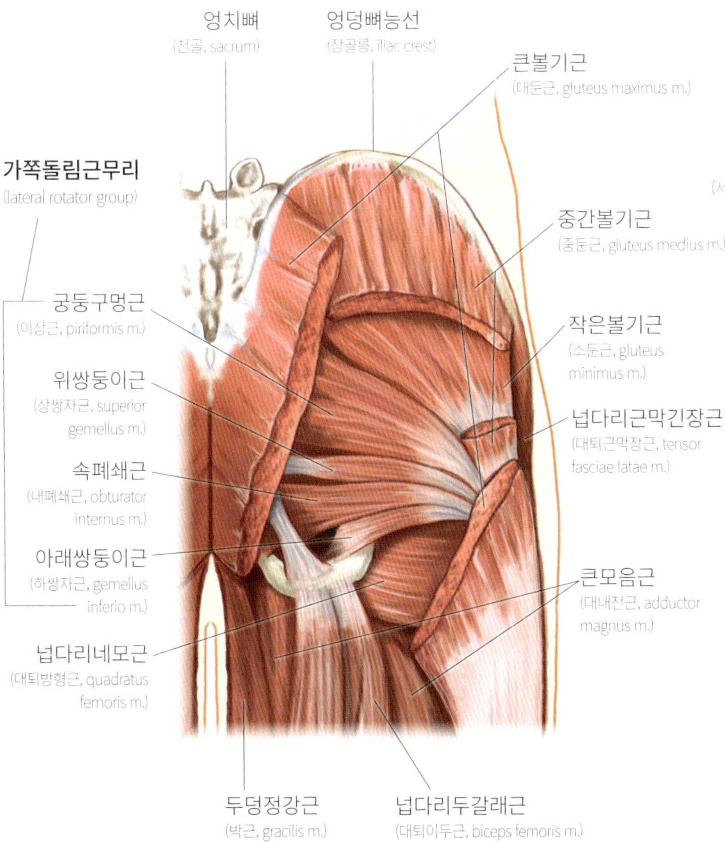

그림 5-31 우측 넙적다리(대퇴, thigh) 후면의 근육

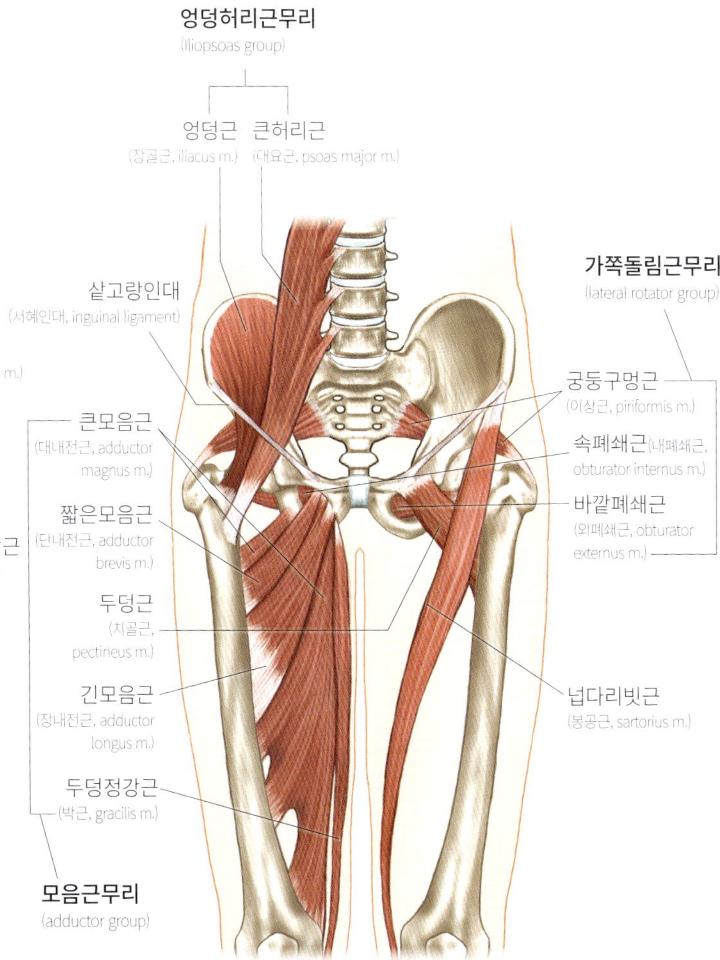

그림 5-32 우측 넙적다리(대퇴, thigh) 전면의 근육

다리를 움직이는 근육(muscles that move the leg)

다리를 움직이는 근육은 정강뼈(경골, tibia) 또는 종아리뼈(비골, fibula)에서 넙다리뼈(대퇴골, femur)에서 다리이음뼈(하지대, Pelvic girdle)까지 연결되어 있다. (그림 5-33)(그림 5-34)(표 5-10)

굽힘근(굴근, flexor muscle)

넙다리두갈래근(대퇴이두근, biceps femoris m.)에는 두 개의 머리가 있으며, 하나는 궁둥뼈(좌골, ischium)에 부착되어 있고, 다른 하나는 넙다리뼈에 부착되어 있다. 무릎굴곡근(hamstring m.)중 하나이며, 이들의 힘줄(햄스트링, hamstring)은 무릎 후면의 외측 능선에서 만져진다.

반힘줄모양근(반건양근, semitendinosus m.)도 무릎굴곡근 중의 하나이다. 이 근육은 넙다리 후면 내측에 있는 긴 띠모양의 근육이며, 엉덩뼈(장골, ilium)에서 정강

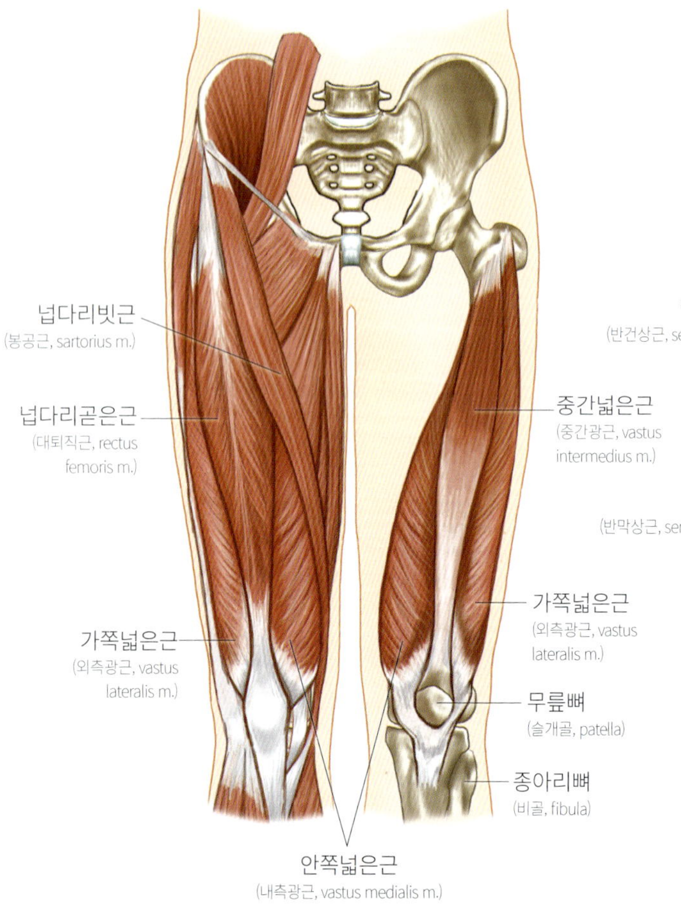

그림 5-33 넙다리네갈래근(quadriceps femoris)은 넙다리곧은근, 중간넓은근, 가쪽넓은근, 안쪽넓은근의 네 근육으로 이루어져 있다.

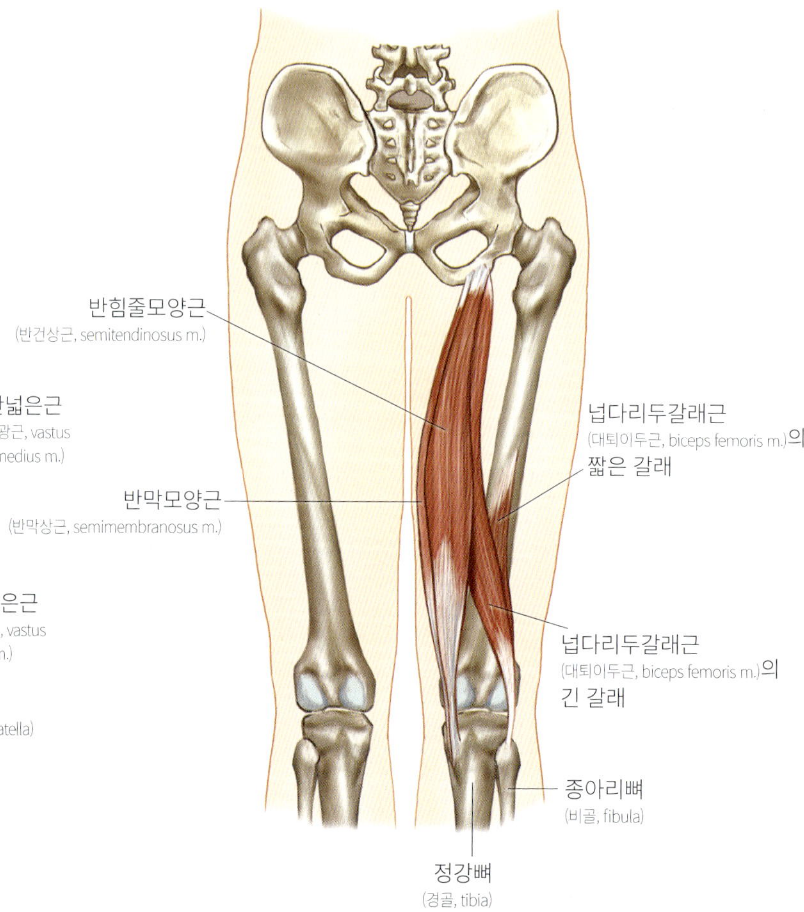

그림 5-34 반힘줄모양근(반건상근, semitendinosus m.), 반막모양근(반막상근, semimembranosus m.), 넙다리두갈래근(대퇴이두근, biceps femoris m.)

뼈 몸 쪽 부분까지 뻗어있다.

반막모양근(반막양근, semitendinosus m.)은 세 번째 무릎굴곡근이며 **넙다리**(대퇴, thigh) **후면에서 가장 내측에 있다.**

넙다리빗근(봉공근, sartorius m.)은 긴 띠 모양의 근육으로 넙다리의 앞부분을 가로질러 비스듬하게 뻗어 무릎의 안쪽면까지 내려간다.

넙다리네갈래근(대퇴사두근, quadriceps femoris m.)과 엉덩뼈(장골, ilium)와 넙다리뼈(대퇴골, femur)를 무릎 앞으로 지나가는 무릎힘줄(슬개건, patellar tendon)에 연결시켜 무릎뼈에 부착시킨다. 이 힘줄은 무릎대(patellar ligament)가 되어 정강뼈에 부착된다.

무지외반증(Hallux valgus)

무지외반증은 특히 앞이 좁고 굽이 높은 신발을 자주 신는 여성에게 잘 발생한다.

원인: 무지외반증의. 유전적으로 평발이거나 발의 볼이 넓은 경우이며, 후천적으로 높은 신발을 자주 신는 경우 잘 발생한다.

증상: 엄지발가락(무지, great toe)이 둘째발가락(제2족지, second toe) 쪽으로 휘어지고 관절(joint)이 안쪽으로 돌출된다. 돌출된 관절 부위에 굳은살, 염증, 통증이 발생한다. 심해지면 발 모양 변형, 허리 통증 등이 나타난다.

표 5-10 다리를 움직이는 근육

명칭	기시	정지	작용	신경지배
무릎굴곡근(hamstring group)				
넙다리두갈래근 (대퇴이두근, biceps femoris m.)	궁둥뼈결절 (좌골결절, Ischial tuberosity)	종아리뼈(비골, fibula)의 머리와 정강뼈(경골, cnemis)의 외측	다리를 굴곡시키고, 외측으로 회전시키며, 넙다리(대퇴, thigh)를 신전	정강신경 (경골신경, tibial nerve)
반힘줄모양근(반건양근, semitendinosus m.)	궁둥뼈결절	정강뼈의 내측면	다리를 굴곡시키고, 내측으로 회전시키며, 넙다리를 신전	정강신경
반막모양근(반막양근, semimembranosus m.)	궁둥뼈결절	정강뼈의 관절돌기(과상돌기, processus condylaris)	다리를 굴곡시키고, 내측으로 회전시키며, 넙다리를 신전	정강신경
넙다리빗근 (봉공근, sartorius m.)	전상좌골근	정강뼈의 내측면	다리와 넙다리를 굴곡시키고, 넙다리를, 외전, 외측으로 회전	넙다리신경(대퇴신경, femoral nerve)
넙다리네갈래근(대퇴사두근, quadriceps femoris group)				
넙다리곧은근 (대퇴직근, rectus femoris m.)	엉덩근(장골근, iliac m.) 과 볼기뼈절구(관골구, acetabulum)의 가장자리	경골조면(무릎힘줄)	고관절의 굴곡 및 신전 (종아리 펌)	넙다리신경(대퇴신경)
가쪽넓은근 (외측광근, vastus lateralis m.)	큰대퇴돌기(대전자, trochanter major)와 넙적다리뼈(대퇴골, femur)의 후면	경골조면(무릎힘줄)	무릎에서 다리를 신전 (종아리 펌)	넙다리신경(대퇴신경)
안쪽넓은근 (내측광근, vastus medialis m.)	넙적다리뼈의 내측면	경골조면(무릎힘줄)	무릎에서 다리를 신전 (종아리 펌)	넙다리신경(대퇴신경)
중간넓은근 (중간광근, vastus intermedius m.)	넙적다리뼈의 전면, 내측면	경골조면(무릎힘줄)	무릎에서 다리를 신전 (종아리 펌)	넙다리신경(대퇴신경)

발을 움직이는 근육(muscles that move the feet)

발을 움직이는 근육들의 일부는 다리에 있다. 넙다리뼈(대퇴골, femur), 정강뼈(경골, tibia), 종아리뼈(비골, fibula)와 발의 뼈에 부착되어 있으며, 신전, 발등굽힘(배측굴곡, dorsiflexion), 발바닥쪽굽힘(척측굴곡, planter flexion), 자리바꿈(내번, inversion), 뒤집힘(외번, eversion)을 담당한다. (그림 5-35)(표 5-11)

배측굽힘근육(배측굴근, dorsal flexor muscle)

앞정강근(전경골근, tibialis anterior m.)은 방추형의 긴 근육으로 다리의 앞에 위치하고 있다. 이 근육은 정강뼈의 표면에서 기시하여 정강뼈의 내측 먼쪽부분 말단을 지나 발에 있는 뼈에 부착된다.

셋째종아리근(제삼비골근, peroneus tertius m.)은 크기가 다양하며, 종아리뼈와 발의 외측면을 이어준다. 긴발가락폄근(장지신근, extensor digitorum longus)은 앞정강근(전경골근, tibialis anterior) 바로 뒤 다리의 외측면을 따라 위치한다.

척측굴곡근(굴근, plantar flexor muscle)

장딴지근(비복근, gastrocnemius m.)은 장딴지(calf)를 구성하는 근육이다. 근육의 원위부 말단은 질긴 발꿈치힘줄(종골건, calcaneal tendon, 아킬레스건)로 합쳐지며, 발꿈치로 내려가 발꿈치뼈에 부착된다. 발을 강하게 바닥쪽(척측)으로 굴곡시키며 걷거나 뛸 때 몸을 앞으로 미는 역할을 한다.

가자미근(soleus m.)은 두꺼우면서 편평한 근육으로 장딴지근의 심부에 위치하고 있으며 장딴지근과 함께 장딴지(calf)를 형성한다.

긴발가락굽힘근(장지굴근, flexor digitorum longus m.)은 정강뼈의 뒷면에서 발까지 뻗어있다.

족저근막염(plantar fasciitis)

족저근막은 발의 아치를 유지하고 충격을 흡수하며 보행 시 발의 역학에 중요한 역할을 한다.

족저근막염은 족저근막의 손상으로 콜라겐의 변성이 유발되고 염증이 발생한 것이다. 족저근막염은 성인의 발뒤꿈치 통증의 대표적 원인 질환이다.

원인: 흔히 평발로 불리는 편평족이나, 아치가 정상보다 높은 요족(pes cavus) 변형이 있는 경우 족저근막염의 발생 가능성이 높다. 평소 운동을 하지 않던 사람이 갑자기 발의 무리한 사용이 족저근막염이 발생하는 빈도가 훨씬 높다.

증상: 족저근막염 통증은 주로 발꿈치 안쪽에 발생하는 경우가 대부분이고 발뒤꿈치뼈(종골, calcaneal) 앞 안쪽면 종골 결절 부위를 누르면 통증이 발생하기도 한다.

표 5-11 발을 움직이는 근육

명칭	기시	정지	작용	신경지배
앞정강근(전경골근, tibialis anterior m.)	정강뼈(경골, tibia)의 외측과와 외측면	족근골(설상골)과 제1 중족골	발의 배측굴곡과 내번	깊은종아리신경
셋째종아리근 (제삼비골근, peroneus tertius m.)	종아리뼈(비골, fibula)의 전면	제5 중족골의 등쪽면	발의 배측굴곡와 외번	깊은종아리신경
긴발가락폄근 (장지신근, extensor digitorum longus m.)	정강뼈의 외측과와 종아리뼈의 전면	제2-제3 족지골의 등쪽면	발의 배측굴곡과 외번, 발가락의 신전	깊은종아리신경
장딴지근(비복근, gastrocnemius m.)	넙다리뼈(대퇴골, femur)의 내측 및 외측 관절융기위돌기	종골의 후면	발의 척측굴곡과 무릎에서 다리의 굴곡	정강신경
가자미근(soleus m.)	비골두와 골간, 정강뼈의 후면	종골의 후면	발의 척측굴곡	정강신경
긴발가락굽힘근 (장지굴근, flexor digitorum longus m.)	정강뼈의 후면	제2-제5 족지골의 원위부	발의 척측굴곡, 내번, 제2-제5 족지골의 굴곡	정강신경
뒤정강근(후경골근, tibialis posterior m.)	정강뼈의 외측 과상돌기와 후면, 종아리뼈의 후면	족근골과 중족골	발의 척측굴곡과 내번	정강신경
긴종아리근(장비골근, peroneus longus m.)	정강뼈의 외측 과상돌기와 종아리뼈의 머리와 몸통	족근골과 중족골	발의 척측굴곡과 내번, 족저궁의 유지	얕은종아리신경

안쪽번짐근(내번근, invertor muscle)

뒤정강근(후경골근, tibialis posterior m.)은 다리 뒤쪽의 가장 심부에 있는 근육이다. 이 근육은 내측 복사뼈(malleolus) 아래를 지나는 힘줄을 통해 경골과 비골을 발목뼈에 연결시켜준다.

바깥쪽번짐근(외번근, evertor muscle)

긴종아리근(장비골근, peroneus longus m.)은 긴 띠 모양의 근육이며, 다리의 외측면에 있다. 이 근육은 안쪽번짐근(내번근, invertor m.) 뒤를 지나는 강한 힘줄에 의해 정강뼈와 종아리뼈를 발에 연결시킨다.

손목과 마찬가지로 발목 부위의 근막은 두꺼워져 지지대(retinacula)를 형성하고 있다.

폄근지지띠(신전지지대, extensor retinacula)는 발꿈치뼈(종골, calcaneal)와 발바닥의 근막 뿐만 아니라 정강뼈와 종아리뼈까지 연결시켜준다. 이 지지대는 발목 앞부분을 지나는 힘줄집(sheath)을 형성한다.

굽힘근지지띠(굴근지지대, flexor retinacula)는 내측복사뼈와 발꿈치뼈 사이에 발의 심부를 지나면서 힘줄집을 형성한다.

종아리근지지띠(비골지지대, peroneal retinacula)는 외측복사뼈와 발꿈치뼈를 연결하며 발목 외측의 힘줄집을 형성한다.

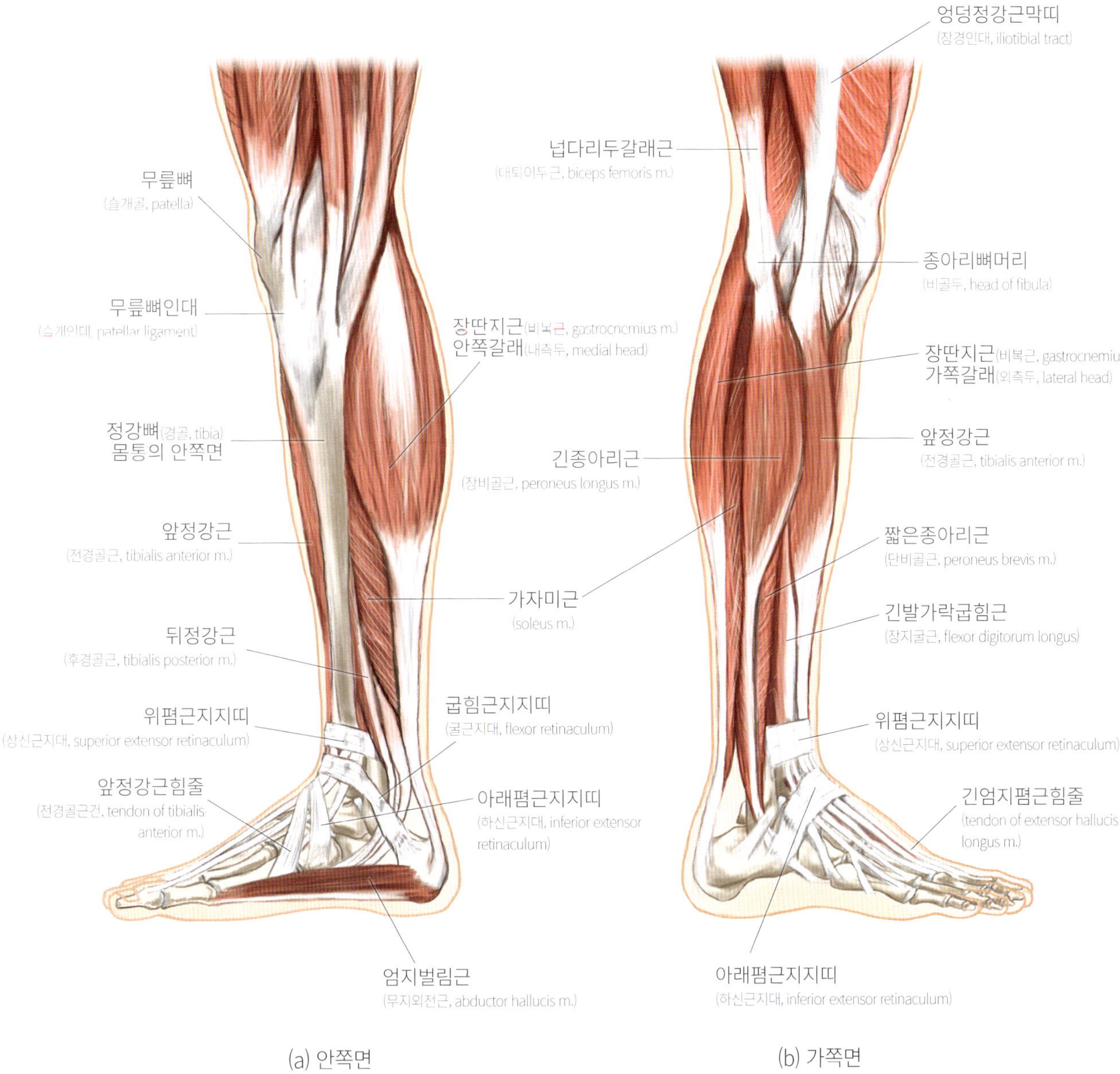

그림 5-35 발과 발가락을 움직이는 바깥기원 근육

발근육

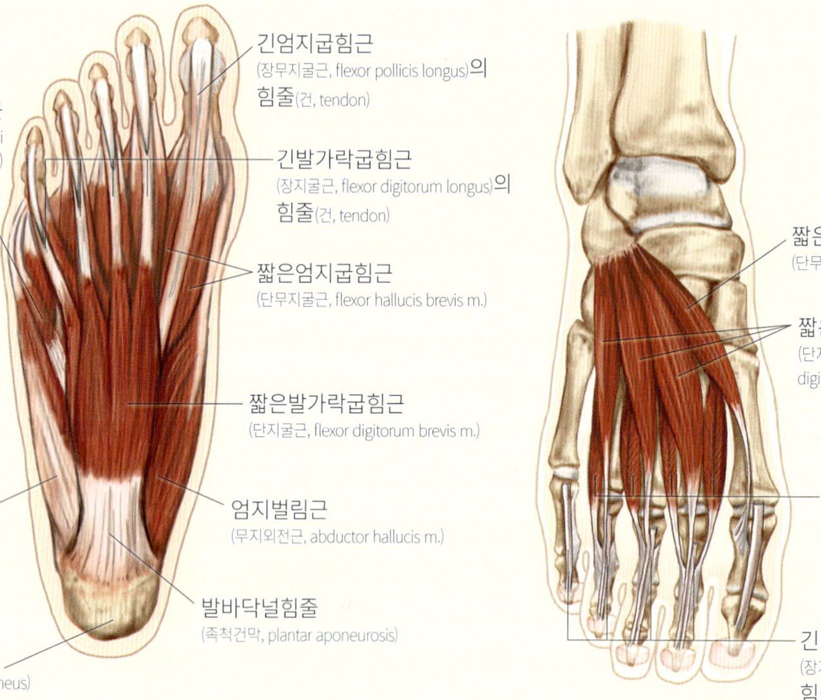

다리근육은 말초신경의 지배를 받는다

- **무릎** 위의 앞쪽 근육인 엉덩허리근(장요근, iliopsoas m.)군, 넙다리폄근(대퇴직근, rectus femoris m.)군, 그 외 볼기근(gluteus m.)군, 돌림근(회전근, rotator m.)군, 넙다리굽힘근(대퇴굴곡근)과 종아리에서 발 근육까지 모두 엉치신경얼기(sacral plexus)에서 나온 신경의 지배를 받는다.
- **넙다리신경**(대퇴신경, femoral nerve)은 넙다리네갈래근(대퇴사두근, quadriceps femoris m)을 지배하고, 폐쇄신경(obturator nerve)은 모음근(내전근, abductors)군을 지배한다. 엉덩허리근은 허리신경얼기(lumbar plexus)에서 직접 나온 신경가지가 지배한다.
- **큰볼기근**(대둔근, gluteus maximus m.)이나 중간 작은볼기근(소둔근, gluteus minimus m.), 넙다리근막긴장근(대퇴근막장근, tensor fasciae latae m.) 등의 볼기근군 및 깊은 곳에 있는 돌림근(회전근, rotator m.)군의 대부분은 엉치신경얼기(sacral plexus)에서 나온 신경의 지배를 받는다.
- **다리 앞면**의 감각은 허리신경(lumbar nerves)이 전하고, 뒷면의 감각은 엉치신경(천골신경, sacral nerve)이 전한다. 이 때문에 좌골신경통(sciatic neuralgia0은 다리 뒷면의 통증으로 전해진다.
- **정좌**를 했을 때 발이 저리면, 흔히 온종아리신경(총비골신경, common peroneal nerve)의 압박증상이 나타난다.

나이에 따른 변화(life-span changes)

40대 때부터 근육계통의 노화가 나타나기 시작한다. 근육의 기능에 관여하는 ATP, 마이오글로빈, 아데노신삼인산과 인산크레아틴 등의 공급이 감소하게 된다. 근육들은 매우 천천히 위축되고 수분이 감소되며 수축력도 감소된다. 결합조직과 지방세포가 일부 근조직을 대체하기도 한다.

80대 되면 근육의 부피가 거의 반으로 줄어든다. 운동신경 활성이 감소함에 따라 근위축이 일어나고 근력이 줄어들어 반사반응이 느려진다. 운동은 근육계를 건강하게 유지시켜주며, 근육이 비효율적 산소공급을 극복하게 해준다. 혈관의 유연성을 유지시켜 고혈압의 유발을 방지할 수 있다.

스트레칭(stretching) 모든 근육으로의 혈류를 향상시켜 유연성을 증가시키고 긴장을 낮추어준다

용어

가는 액틴잔섬유(thin filament)
가로무늬근육(횡문근, striated muscle)
교차다리(cross-bridges)
굵은 미오신잔섬유(thick filament)
근긴장(tonus)
근막(fascia)
근육섬유(muscle fiber (cell)
근육세포질그물(근형질세망, sarcoplasmic reticulum SR)
근육원섬유마디(근절, sarcomere)
근활주기전(sliding filament mechanism)
널힘줄(건막, aponeurosis)
단일수축(근연축, twitch)
닿는곳(정지부, insertion)
대항근(길항근, antagonists)
동원(recruitment)
미오신(myosin)
민무늬근육(평활근, smooth muscle)
뼈대근육(골격근, skeletal muscle)
수축(contraction)
신경근(육)이음부(neuromuscular junction NMJ)
심장근육(심근, cardiac muscle)
아세틸콜린(acetylcholine ACh)
액틴(actin)
운동단위(motor unit)
이는곳(기시부, origin)
이완(relaxation)
작용근(주동근, prime mover)
테타너스(강축, tetanus)
트로포닌-트로포미오신복합체(troponin-tropomyosin complex)
협동근(협력근, synergist)
힘줄(건, tendon)

CHAPTER

외피계통 06

Integument System

학습목표

1. 피부의 7가지 기능을 알자.
2. 피부의 구조를 알자.
    - 피부의 2개 층인 표피층과 진피층을 알자.
    - 표피층과 진피층 구조와 주요기능
    - 피부밑층(피하층)의 주요 기능
3. 피부색에 영향을 미치는 요인을 알자.
4. 피부의 부속기관인 털, 손발톱, 분비샘에 대해 알자.
5. 온도조절을 정의하고, 몸을 보존하고 열을 잃는 방법을 알자.
6. 무감각 땀남과 감각성 땀남에 대해 알자

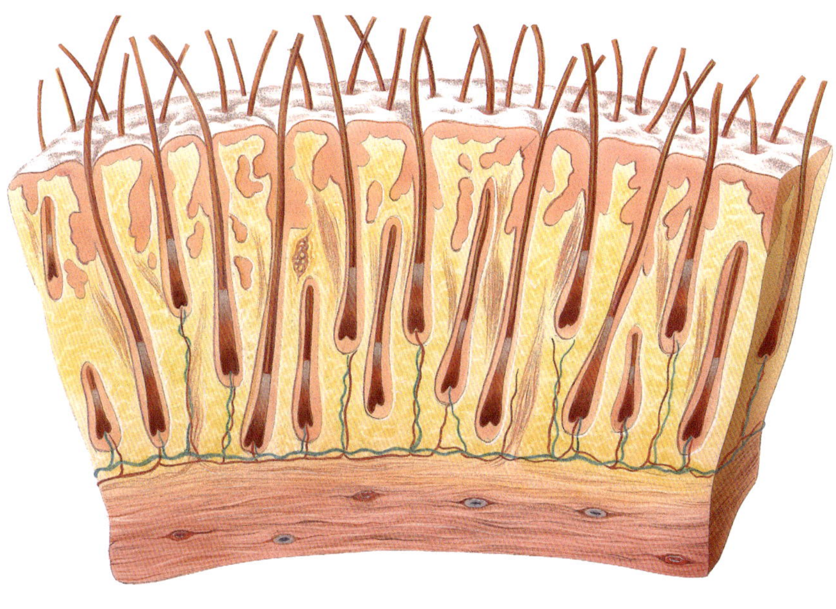

피부막(CUTANEOUS MEMBRANE)의 개요

육아조직막(pannus)은 얇은 비닐같은 구조로 인체 표면과, 체내 공간, 소화(digestion), 생식(reproduction), 호흡기(respiratory) 등 인체의 안쪽 표면을 보호하는 다양한 기능을 수행한다.

막의 윤활제(lubricant)는 관절(joint)의 뼈(bone) 사이 마찰을 줄이고, 심장박동(cardiac impulse), 허파(lung)의 확장과 수축 시 마찰을 줄여주는 액체를 분비한다.(그림 6-1)

상피막(epithelial membrane)

상피막의 상피세포표면은 특수한 기능을 수행하기 적합하게 변형되어 있음을 알수 있는데, 우선 표면적을 넓히기 위해서는 미세융모(microvilli), 바닥가쪽주름(basal lateral fold), 그리고 세포막반(membrane plaque)의 구조물이 있고, 표면을 따라 물질을 이동시키기 위해서 운동성이 있는 돌기가 발달되어 있다.

상피막에는 **장막**(serous membrane), **점막**(mucous membrane), **피부막**(cutaneous membrane) 등 세 가지 유형의 막이 있으며 모두 두께가 얇다.

장막(serous membrane)

장막은 닫힌 공간 안 표면에서만 발견된다.

상피층(epithelial layer)은 단순편평세포(simple squamous cell)의 얇은 층이고, **결합조직층**(connective tissue layer)은 상피세포(epithelial cell)를 지지하는 얇고 끈끈한 바닥막(basement membrance)을 형성한다.

장막은 바깥쪽으로 열리는 입구가 없는 우리 몸 안의

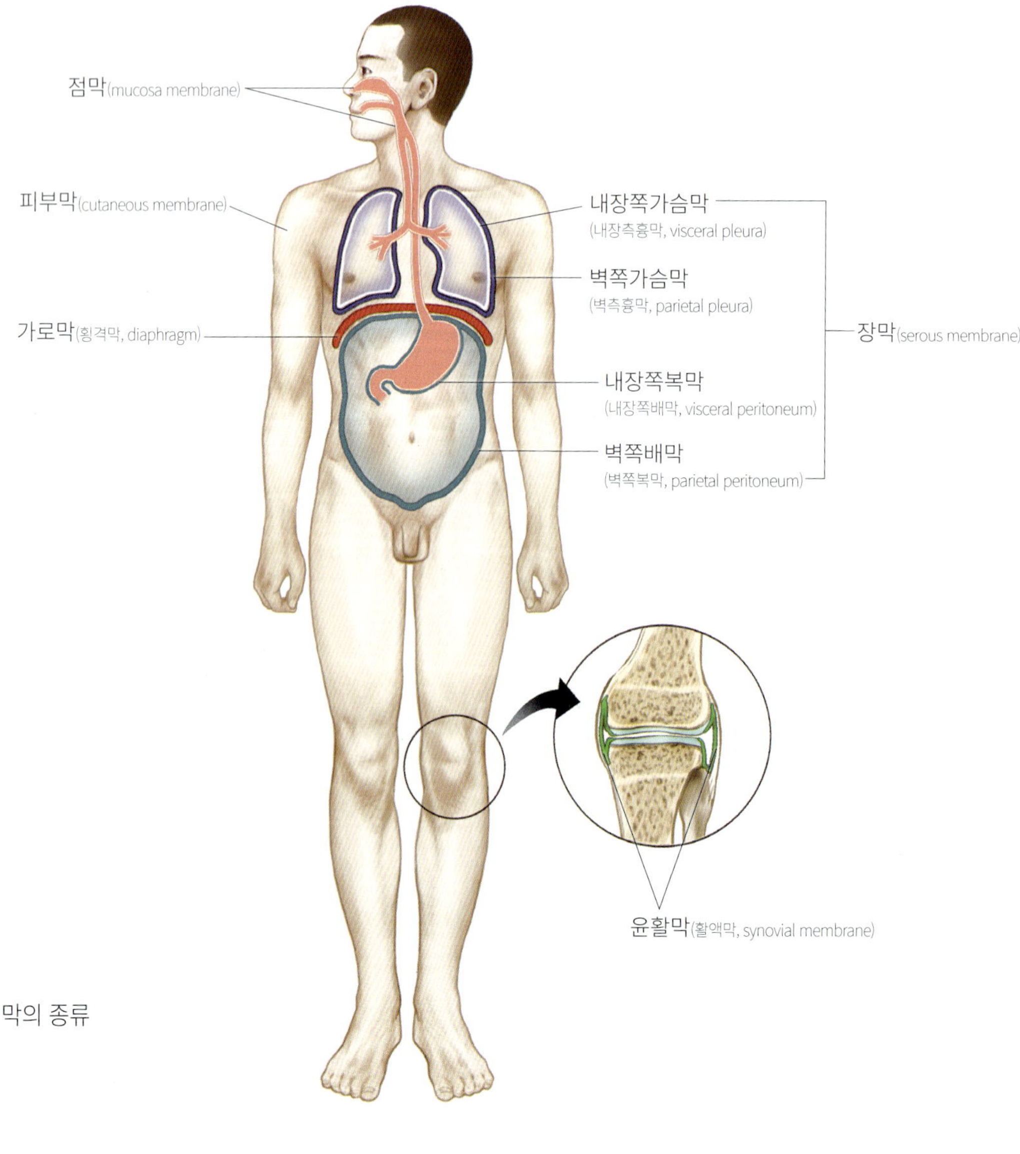

그림 6-1 인체의 존재하는 막의 종류

공간을 덮어주며 **상피**(epithelium)와 성긴결합조직(loose connective tissue)으로 구성 되어있다.

주로 가슴안(흉강, thorax)과 배안(복강, abdomen)의 안쪽과, 이들 공간 안에 들어 있는 장기들을 덮고 있다.

장막(serous membrane)은 마찰을 감소시키는 역할을 하는 얇고 물기가 있는 액체를 분비하며, 그 기관에 속해 있는 공간의 벽이나 다른 기관에 닿을 때 윤활제로 작용한다.

장막을 구성하고 있는 세포(cell)는 막 표면을 매끄럽게 하는 점성이 낮은 장액(serous fluid)을 분비한다. (그림 6-2)

점막(mucous membrane)

점막은 상피세포(epithelial)층과 섬유조직(fibrous tissue) 또는 결합조직(connective tissue)층으로 된 상피(epithelium)막으로 구성되어 있으며, 상피(epithelium)와 성긴결합조직(loose connective tissue)으로 만들어 졌다.

점막은 입안(구강, oral cavity)이나 코안(비강, nasal cavity), 소화기(digestive system), 호흡기(respiratory), 비뇨기관(urinary organ) 및 생식기관(genitalia)을 구성하는 관(tube)의 벽을 덮고 있다.

점막의 상피세포는 대부분 막을 축축하고 부드럽게 하며, 점막에서 관찰되는 술잔세포(gobiet cell)는 점액(mucus)을 분비한다.

점막피부접합부(mucocutaneous junction)에서 피부와 점막이 만나며, 이 접합 부위에는 털이나 땀샘 등의 부속기관이 없다.

피부막(cutaneous membrane)

피부막은 외피기관으로 피부계통의 중요 기관이며, 몸무게의 약 16%를 차지하고, 일반적으로 피부(skin)라고 불리는 기관으로 덮고 있으며, 몸을 덮는 넓은 기관은 장소에 따라 특별한 피부의 기능을 수행한다.

피부표면을 알기위하여 효소조직화학기법이나 면역조직화학기법을 통하여 표면 단백질의 효소를 정확하게 확인할 수 있다.

결합조직막(connective tissue membrane)

윤활막(synovial membrane)은 결합조직막으로 되어 있으며, 상피세포(epithelial)가 전혀 없다. **결합조직막**(connective tissue membrane)은 상피막(장막, 점막, 피부막)과 다르게 상피성분이 없다.

윤활막은 관절안(joint cavity)내의 안쪽을 덮고 있는 막으로 윤활관절(synovial joint)의 원활한 작용을 하도록 한다.

윤활막은 끈적끈적한 윤활액(synovial fluid)을 분비하며 표면을 매끄럽게 한다. 윤활막은 근육(muscle)이 활동하는 동안 관절 안 뼈들이 서로 맞닿지 않도록 마찰을 감소시킨다.

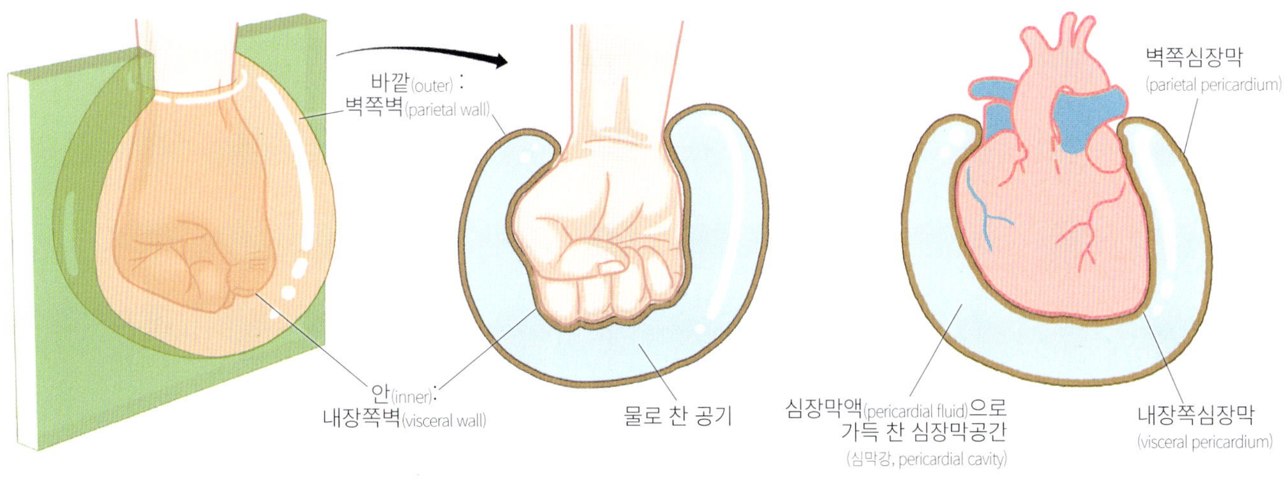

그림 6-2 장막

피부(SKIN) 구조와 기능

■ 구조

피부(skin)는 항상성(homeostasis)을 유지하는 데에 있어서 활력이 넘치는 장기이며, 얇은 표면부의 표피(epidermis)와 깊고 두꺼운 진피(dermis)로 구성되어 있다.

피부는 두께 약 0.5~3mm, 표면적 약 1.6~1.8m^2, 무게 약 4kg이며 부위에 따라 매우 다양하고, 일반적으로 손바닥이나 발바닥의 두꺼운 피부(후피, thick skin)를 제외한 부위는 얇은피부(박피, thin skin)라 한다. **(그림 6-3)**

피부에는 수많은 구조가 들어 있다.

- 500만 여 개의 땀샘
- 100 여 개의 기름샘
- 1,000 개 이상의 신경종말
- 수백만 개의 피부세포
- 그 외 열 감지기, 압력 감지기 등이 있다.

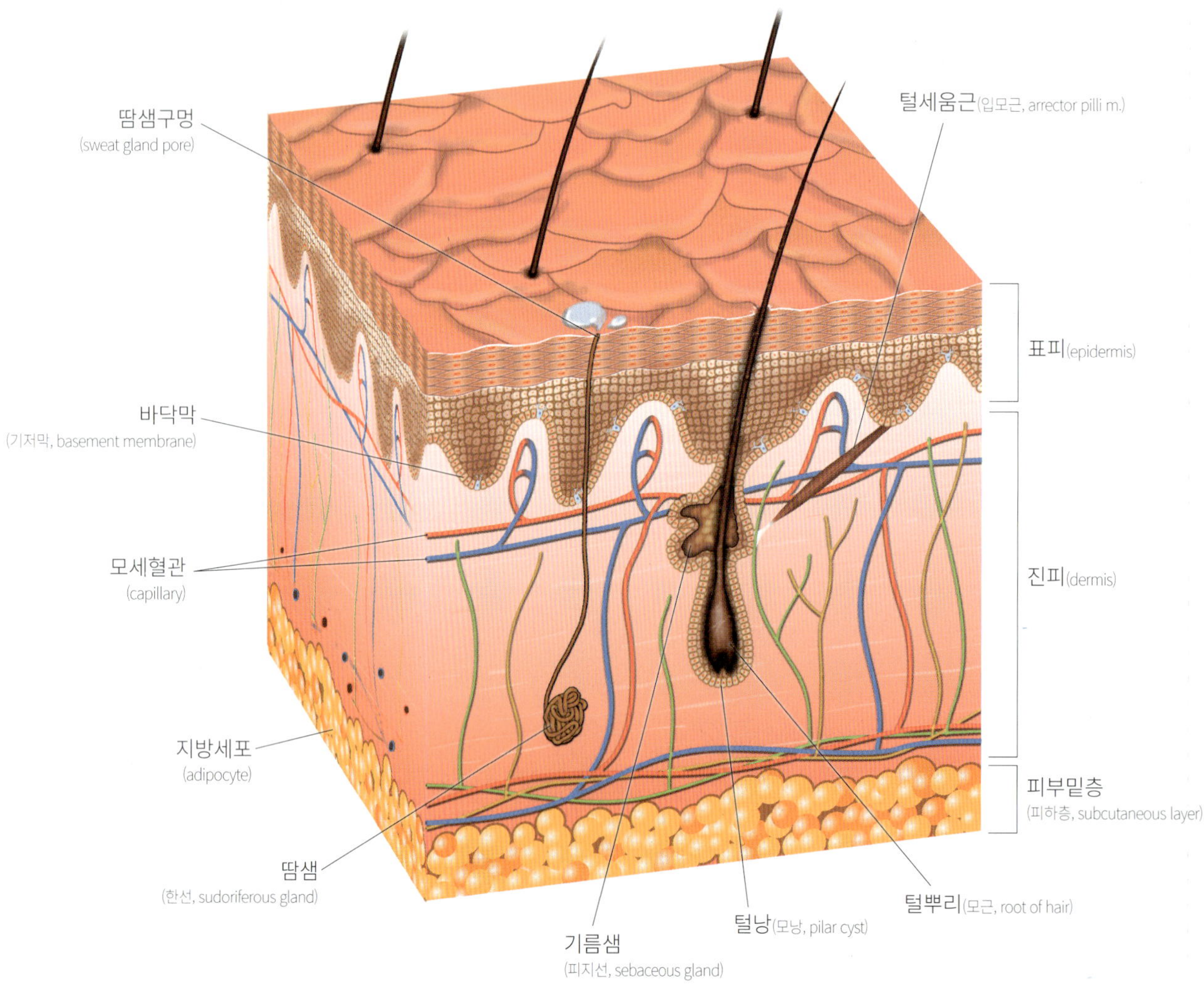

그림 6-3 피부의 단면

■ 기능

피부는 어떤 방향으로 잡아당겨 보아도 유연성이 있어서 갈라지거나 찢어지지 않는, 즉 손상이 없이 성장과 운동성이 있다.

피부에서 흡수되는 물질은 지용성 비타민(A, D, E, K), 성호르몬, 코르티코이드(corticoid) 호르몬, 니트로글리세린(nitroglycerin) 등이 있다.

피부의 중요한 기능은 다음과 같다.

- **보호**(guarding) : **미생물**의 침입에 하부조직을 보호하는 역할을 하는 각질화 된 편평상피층이 표피를 덮고 있다. 또한 피부는 기본적으로 방수성을 띠기 때문에 체액소실에 의한 탈수를 막아준다. 기름막에 덮인 표면막(surface film)이 외부환경자극물로부터 오는 독성물질을 차단하고 항박테리아나 항균물질을 생성한다.
- **감각**(sensation) : 피부의 **감각수용체**(sensory receptor)는 접촉, 압력, 진동, 통증, 체온에 반응하여 감각을 느낀다. 또한 이런 감각수용체가 활성화 되면 몸은 내외환경변화에 빠르게 반응할 수 있다.
- **유연성**(flexible) : 신체가 손상없이 즉 찢어지거나 모양의 변화 없이 유지되기 위해서는 피부가 탄력성 있고 유연해야 한다. 신체의 신전과 수축에서 피부는 중요한 역할을 한다.
- **분비**(secretion) : **피부의 땀샘**은 대사산물 즉 요산, 암모니아, 요소 등의 분비로 땀의 양과 화학적 성분을 조절하여 신체의 총체액량에 영향을 미친다.
- **호르몬의 생성**(hormonopoiesis) : 피부가 **자외선**에 노출되면 비타민 D의 회학적 전구물이 생성되며, 이 전구물질은 혈액을 통해 비타민 D의 활성물질로 전환되는 간(liver)과 콩팥(신장, kidney)으로 운반되어, 신체기능을 조절하는 호르몬의 역할을 한다.
- **면역**(immunity) : 피부는 병원균의 침입을 막고 침입한 병원균을 파괴하는 역할을 수행하며, 특정질환에 중요한 면역반응을 촉진한다.
- **체온의 항상성**(homeostasis) : **체세포**의 화학반응은 체온 37°C에서 가장효율적으로 작용하기 때문에 체온을 일정하게 유지하는 것은 생리적(열의 보존과 열손실의 증가 조절)으로 매우 중요하다. 이러한 체온조절기전에 대한 항상성을 피부는 갖고 있다.

  체온의 항상성 유지를 위해 체표면의 기능을 통하여 방대한 수분의 증발과 대류가 이루어진다. 외부환경에 대항하여 진피의 혈관수축(vasoconstriction)과 이완(vasorelaxation)을 통해 혈액 공급량을 조절하므로 신체의 **항상성**이 이루어지는 것이다.

화상(burn)

화상은 불(열), 뜨거운 물, 화학약품, 방사선 등에 의해 피부 및 조직이 손상되는 피부의 외상이다. 손상 정도에 따라 1도에서 3도로 구분한다.

화상 정도(손상)에 따른 증상은 다음과 같다.

1도 화상

표피(epidermis)에 생긴 화상이다. 수일 후에 피부가 벗겨지지만 표피가 재생되어 흉터가 남지 않는다.

피부(skin)가 붉게 변하며 국소 열감과 동통을 수반한다. 물집은 생기지 않는다.

2도 화상

진피(dermis)까지 손상되는 화상이다. 표피가 재생되며, 2~3주 정도의 치료를 요한다. 물집(수포)이 생기고 신경종말이 손상되어 심한 통증을 유발하며, 감염의 위험이 있으며, 흉터가 남을 수 있다.

3도 화상

피부밑조직(피하조직, subcutaneous tissue)까지 손상된 화상이다. 피부색이 흰색 또는 검은색으로 변하며, 피부신경(cutaneous nerve)이 손상되어 통증이 느껴지지 않는다.

손상부위 주변은 치료되지만, 궤양화로 치료가 안 되는 괴사된 부위는 피부이식(skin graft)이 필요하다.

* 화상면적이 넓으면
  - 순환계통(circulatory system)에 이상이 생겨 생명이 위험할 수 있다.
  - 화상면적의 계산법은 간단한 화상의 9법칙이 있다.

* 화상의 9법칙

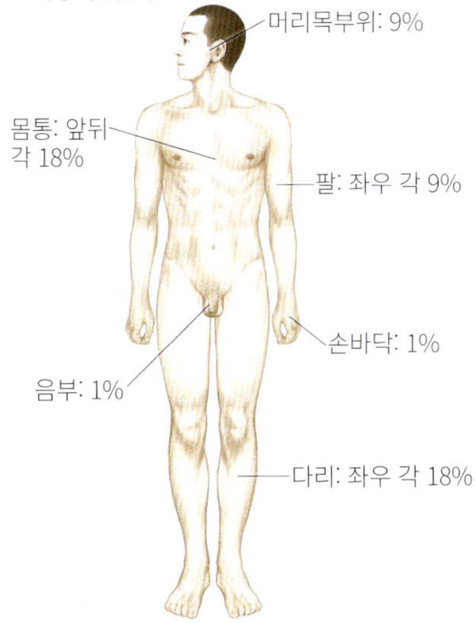

표피(epidermis)

표피는 피부의 가장 바깥층을 이루는 중층편평상피(stratified squamous epithelium)로 구성되어 있고 혈관(blood vessel)이 없다. 기저층(stratum basale)의 표피세포(epidermal cell)는 진피(dermis)쪽에 가까워 진피 층의 혈관(blood vessel)에 의해 영양 공급을 받는다.

표피층(epithelial layer)에는 가장 바깥의 각질층(stratum corneum)부터 투명층(stratum lucidum), 과립층(granular layer), 가시층(stratum spinosum), 바닥층(stratum basale)의 5개 층으로 되어 있다.(표 6-1)

표피(epidermis) 구조

표피 각질층(stratum corneum)

각질층(stratum corneum; 죽은세포)은 표피의 가장 바깥에 있는 층으로, 일생 동안 죽은 각질세포는 계속 떨어져나가며 새로운 세포로 대체된다.

각질층의 세포들은(20~30겹) 서로 단단히 결합하여 피부 내부의 수분을 유지시켜, 피부의 건조를 막아 피부에 미생물이 자라지 못하도록 한다. 각질층은 물리적 자극이나 유해물질에 대해 저항력이 있다.

표피의 투명층(stratum lucidum)

투명층은 각질층 바로 아래에 있는 층으로 손바닥과 발바닥과 같은 두꺼운 피부에만 있는 얇고 투명한 층이다.

표피의 과립층(granular layer)

과립층은 투명층 바로 아래에 있는 각질세포층으로 각질화가 일어나게 된다.

표피의 기시층(유극층, stratum spinosum)

기시층에서 더 이상 분열하지 않는 각질세포는 인접한 세포들과 연결되어 있다.

표피의 바닥층(기저층, stratum basale)

표피의 가장 깊은 곳에 있는 층이며, 세포분열을 하고 표피세포(epidermal cell)를 끊임없이 생산한다.

두드러기(urticaria)

두드러기는 피부(skin)나 점막의 혈관(blood vessel)의 투과성이 증가되면서 일시적으로 피부가 붉거나 흰색으로 부풀어 오르고 심한 가려움증이 동반되는 질환이다.

6주 이내에 증상이 호전되는 급성 두드러기와, 6주 이상 지속되는 만성 두드러기로 분류할 수 있다.

원인

일부 **급성두드러기**는 약물, 음식물, 물 급격한 온도변화, 운동, 국소적인 열 노출 등이 원인으로 발생하지만, 대부분의 만성두드러기는 특별한 원인이 없이 발생한다.

증상

피부가 급격하게 부어오르면서 심한 가려움증을 동반하며, 대개 증상이 3~4시간 이내에 사라졌다가 다시 다른 부위에 생긴다. 보통 12~24시간 이내에 증상이 사라지며, 가끔 두드러기 혈관염(vasculitis)이나 구진(papule) 두드러기 등은 하루 이상 지속되기도 한다.

혈관부종(angioedema)이 동반된 경우, 눈주위나 입술이 퉁퉁 붓기도 하며, 복통, 메스꺼움, 쉰 목소리, 호흡곤란 등의 증상이 동반될 수 있다.

표 6-1 표피 층

층	위치	특성
각질층(stratum corneum)	가장 바깥층	각질화가 일어난 여러 층의 납작하고 핵이 없는 죽은 상피세포(epithelial cell)로 이루어진 층.
투명층(stratum lucidum)	손·발바닥에서 각질층과 과립층 사이	세포가 투명하게 나타남: 핵(nucleus), 세포소기관(cell organelle)들, 세포막이 더 이상 관찰되지 않음.
과립층(granular layer)	각질층(stratum corneum) 아래	케라틴(각질, keratin)이라고 하는 쭈글쭈글한 섬유와 주름진 모양의 핵(nucleus)을 포함하는 3층 내지 5층의 납작한 과립세포(granule cell)층
가시층(stratum spinosum)	과립층(granular layer) 아래	중앙에 위치하고, 크기가 크며, 타원형의 핵(nucleus)을 가지고 있는 여러 층의 세포. 케라틴 섬유가 점차 발달, 세포는 점차 납작해 짐.
바닥층(기저층, stratum basale, basal cell layer)	가장 안쪽 층	세포분열하고 성장하는 한 층의 입방 또는 원주상피(nucleus): 이 층은 멜라닌세포(melanocyte)도 역시 함유하고 있음.

진피(dermis)

진피는 표피(epidermis)보다 두꺼우며 깊은 곳에 위치하고, 우리 몸의 가죽이라고 할 수 있다. 진피는 진피 아래 조직과 연결된 불규칙치밀결합조직(irregular dense connective tissue)으로, 겔(gel)과 같은 기질(ground substance)과 질긴 아교섬유(교원섬유, collagen fiber)로 이루어져 있다.

진피(dermis)는 두께가 1.0~2.0mm이나, 눈꺼풀(eyelid)에서는 0.5mm 이하로 얇고, 발바닥(sole)에서는 3.0mm 정도로 두껍다.

진피에는 근섬유(muscle fibers)도 포함되어 민무늬근(평활근, smooth m.) 섬유, 털주머니(hair follicles), 땀샘(한선 sweat gland), 피지선(기름샘, sebaceous gland)들이 존재하며, 이들이 수축하면서 피부는 주름이 생기게 된다.

진피에는 혈관(blood vessel) 및 신경섬유도 포함하고 있으며, 혈관이 풍부하게 분포되어 체온조절 및 영양분 공급에 중요한 역할을 하면서 피부감각의 임펄스를 전달한다.

진피(dermis)에 있는 감각수용체(sensory receptor)는 **파치니소체**(Pacinian corpuscle)가 신경종말을 감싸고 있어서 압력과 떨림을 감지하며, 보통 손바닥, 발바닥의 피부밑조직이나 진피 깊은 곳에서 발견된다.

진피에서 진피유두(dermal papilla)와 표피이랑이 분포하는 부위를 **유두층**(papillary layer)으로, 그 아래층은 **그물층**(망상층, reticular layer)으로 구분한다.

유두층(papillary layer)

유두층은 진피의 표층으로 표면이 고르지 않으며, 굴곡져 있다. **유두층과 유두**는 성긴결합조직(loose connective tissue)요소로 이루어진 얇은 아교섬유와 탄력섬유의 망으로 구성되어 있다.

진피유두(dermal papilla)는 손발의 지문을 만드는 평행한 마찰융기(friction ridge)을 형성한다. 손바닥이나 발바닥 피부는 두껍고, 털이 없으며 홈이 깊게 패여 있다. 또한 진피의 재생은 상처가 났을 때에만 이루어지고, 만약 정상조직으로 재생하지 못하면 **흉터**(scar)가 생성된다.

그물층(망상층, reticular layer)

그물층은 진피의 더 깊은층으로 진피의 여러 층에는 땀샘(sweat gland), 털주머니(hair follicle), 기름샘(sebaceous gland)과 많은 혈관이 있으며, 그물층 상부와 하부에는 얕고 깊은 혈관층이 표피의 바닥막 가까이에 있어서 온도조절에 중요한 기능을 한다.

이 층의 대부분의 섬유는 피부에 단단함을 제공하는 **아교섬유**로 되어있고 또한 **탄력섬유**도 있으며, 이 섬유들로 인해 피부가 유연하고 탄력성을 유지한다.

나이가 들면서 탄력섬유가 감소되면 피하조직에 축적된 지방량도 감소하여, 피부가 탄력을 잃고 늘어져 주름이 생긴다.

피부암(skin cancer)

원발피부암(primary skin cancer)은 처음부터 피부에서 발생한 것이며, 일반적으로 피부암은 처음부터 피부에서 발생한 원발피부암만을 의미한다.

전이피부암(metastatic skin cancer)은 다른 장기에서 발생하여 피부로 전이된 것이다.

피부암은 좁은 의미로는 가장 흔한 **편평상피세포암**(squamous cell carcinoma), 바닥세포암(기저세포암, basal cell carcinoma) 악성흑색종(malignant melanoma)의 세 가지로 나눌 수 있으며, 크게 악성흑색종과 비흑색종피부암으로 나눌 수 있다.

발생부위

피부암(skin cancer)은 피부를 구성하고 있는 모든 조직과 세포에서 발생할 수 있다.

편평상피세포암(squamous cell carcinoma)은 단기간에 얼굴이나 목, 손등 등 햇빛에 노출(등산, 낚시, 골프, 스키, 농사 등) 및 유전적 요인, 신장이식, 방사선 치료, 사람유두종바이러스(human papilloma virus, HPV), 사마귀표피형성이상(epidermodysplasia verruciformis) 등의 희귀질환으로 인해 생길 수 있다.

위험요인

피부암(skin cancer)을 일으키는 요인으로서 가장 먼저 생각해 볼 수 있는 것은 자외선이다. 자외선(ultraviolet light)은 각질세포에 있는 암 발생 유전자의 DNA를 변형시킴으로써 암 생성을 유발한다.

지속적인 **자외선**의 노출은 각화증(keratosis)을 편평상피세포암(squamous cell carcinoma)으로 전환시킬 수 있다.

예방법

가장 중요한 것은 장시간 **일광노출**을 피하는 것과 병변을 조기에 발견하여 치료하는 것이다.

피부밑층(피하층, subcutaneous layer)

피부밑층은 피부밑층 또는 얕은근막(superficial fascia)이라 불리며 피부를 이루는 층이 아니고, 진피(corium) 및 근육(muscle)이나 뼈(bone)에 피부(skin)를 연결하는 조직이다. (그림 6-4)

피부밑층은 성긴결합조직(loose connective tissue)과 지방조직(adipose tissue)으로 구성되어 있다.

피부밑층의 **지방조직**은 우리 몸의 ① 열을 보존하고, ② 외부로부터 열의 진입을 방해하며 ③ 피부에 영양분을 공급하는 혈관(blood vessel)이 있다.

피부밑조직(피하조직, hypodermis)의 성긴결합조직은 피부가 미끄러질 수 있도록, 뼈(bone)나 근육(muscle) 사이의 마찰을 줄여주기 때문에 팔, 다리 등을 움직일 때 찢어지지 않는다. 피하주사를 하는 부위가 피부밑층이다.

마이스너소체(Meissner's corpuscle)는 유두진피에 국한되어 나타나는 종말구조로 손과발에 가장 많으며 가벼운 촉각을 감지한다.

자유신경종말(free nerve ending)은 말이집(유수신경초, myelin sheath)과 민말이집(무수신경초)이 통증(변형, 가려움)과 온도를 감지하며, 촉각세포(Merkel cell)는 적응속도가 느린 촉각수용기가 있다.

진피유두(dermal papilla)는 진피가 표피층으로 밀고들어간 부분이다.

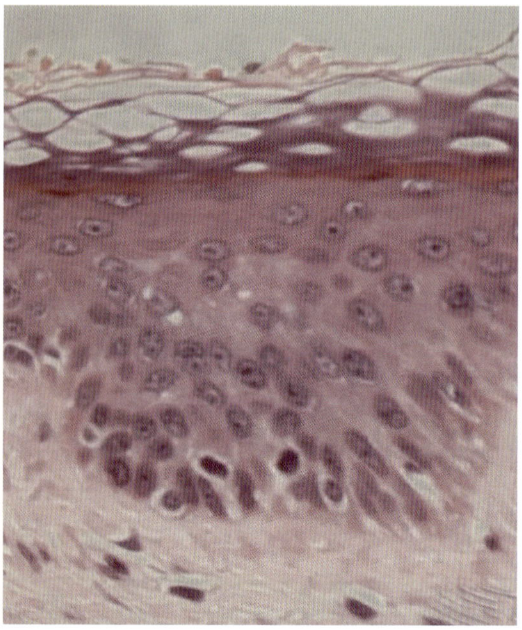

그림 6-4 피부밑조직(hypodermis)의 현미경 사진

피부색(skin color)

- **피부의 색소:** 피부색은 표피세포에 존재하는 멜라닌(melanin) 색소, 베타카로틴(beta-carotene) 색소, 선홍색(cherry-red)을 들 수 있다.
- **유전적 요인:** 사람들은 멜라닌(melanin)을 합성하는 유전자를 유전받는다. 피부색이 매우 짙은 피부(skin)에 있는 멜라닌과립(melanin granule)은 하나이며 매우 크다.
- **환경적 요인: 피부색**에 영향을 주는 요인으로 햇빛(daylight: 일광), 태양등(sunlamps)으로부터 나오는 자외선(ultraviolet) 및 X선과 같은 환경 인자들이 멜라닌(melanin)은 더 짙게 만들고 추가적인 멜라닌 합성을 자극하기도 한다.
- **생리학적 요인: 진피(dermis)층** 혈관(blood vessel)은 적색의 헤모글로빈(hemoglobin)에 의해 분홍빛 피부색을 띠게 된다. 그러나 분홍빛에서 푸른빛을 보이게 된 피부를 청색증(cyanosis)이라 한다.

털(hair)

사람은 태어나기 몇 달 전부터 털주머니(모낭, hair follicle)라 불리는 작은관주머니가 표피(epidermis)에 발달되어 털이 생기기 시작한다. 임신 6개 월 쯤에는 태아의 거의 모든 피부표면에 솜털(lanugo)이라 불리는 부드러운 털이 덮인다. 출생 직후 솜털은 소실되고, 솜털보다 덜 착색된 강한털에 의해 대체되며, 그 자리에 500만개 정도의 모공(hair pouch)을 가진다. (그림 6-5)

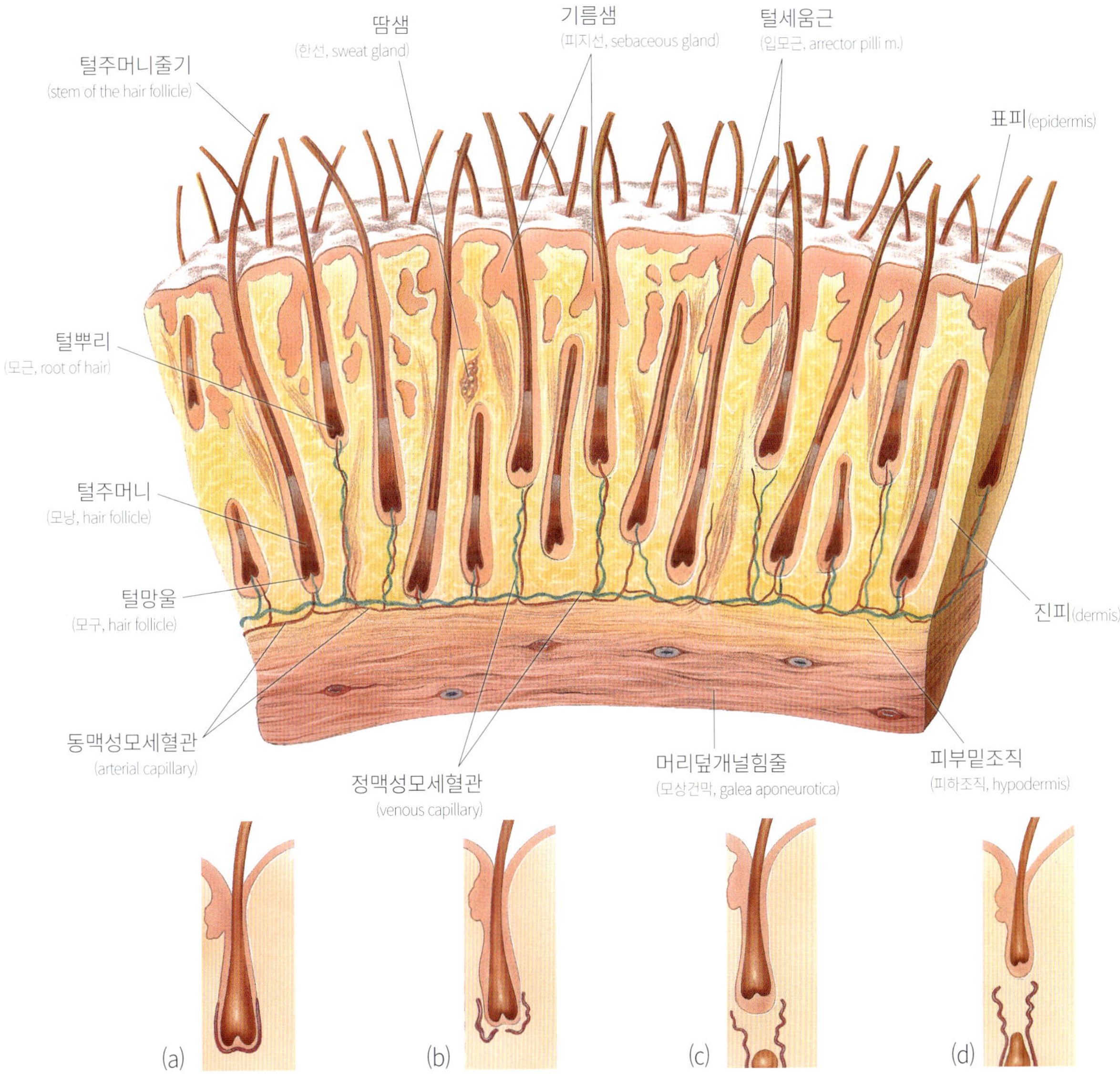

그림 6-5 피부의 부속기관. (a) 건강한, 일반적인 털 (b) 망울의 파괴에 의해 죽은 털. 털주머니의 유리층이 팽대해 있다. (c) 죽은 털이 빠지기 시작한다. 주머니 중앙에서 새로운 털바탕질이 나타난다. (d) 새로운 털의 성장이 죽은 털이 빠지는 것을 유도한다.

위치와 기능

털(hair)은 손바닥(palm), 발바닥(sole), 입술(lip), 유두(nipple) 그리고 생식기의 특정부위를 제외한 모든 피부에 잘 발달되어 있다.

털은 표피(epidermis) 세포가 모여 형성된 털주머니(모낭, hair follicle)이라 하는 세포집단으로부터 생성된다.

털은 기저부(fundus)의 일부가 함몰된 관모양의 구조이며, 다양한 기능을 한다.

① 상처로부터 두피 보호, 이물질로부터 눈 보호, 콧구멍 속 이물 제거 등
② 머리카락은 두피로부터 열이 빠져나가지 않도록 체온 보존
③ 감각수용체에 의해 느끼는 가벼운 촉감

각각의 털주머니(모낭, hair follicle)에는 털세움근(입모근, arrector pili m.)을 형성하는 민무늬근섬유의 다발이 부착되어 있다. 각각의 털주머니는 하나 또는 그 이상의 피지샘(sebaceous gland: 피부기름샘)과 연관되어 있다.

분만후탈모증(postpartum alopecia)은 많은 여성들이 경험하는 것으로 대개 출산 1~4개월 후, 이마나 옆머리가 빠진다. 대개 1 년 안에 저절로 치료된다. 그러나 젊은 사람이 특별한 이유 없이 머리 전체에 탈모가 진행되는 전체탈모증(alopecia totalis)은 예후가 좋지 않다.

털(hair)은 성장과 휴식기간을 교대로 갖으며, 평균적으로 머리털은 한달에 12mm 미만, 또는 1년에 11cm 정도 자라며, 몸의 털은 더 늦게 자란다.

머리털의 수명은 보통 2~6년 정도 생존할 수 있고, 이후에는 죽거나 제거된다. 또한 털의 성장은 자주 자르거나 면도한다고 방해받지 않는다. 또한 유전자(gene)는 표피(epidermis)에 있는 멜라닌세포(melanin)의 색소 유형과 양을 지시함으로써 머리색을 결정짓는다.

털(hair) 성장

털 성장은 털유두(hair papilla)라는 작은 융기에서 표피세포의 주머니 속으로 이동하여 작은관모양의 털주머니를 형성할 때 시작되는 것으로, 피부의 표피(epidermis)층에서 진피(corium)층으로 자랄 때 시작된다.

털주머니(모낭, hair follicle)의 벽에는 바깥의 진피뿌리집(dermal root sheath)과 속뿌리집(internal root sheath)으로 구성되며, 털주머니의 배아층은 털세포의 집단인 배아바탕질(germinal matrix)을 형성하기 때문에 머리칼을 자르더라도 재생되는 것이다.

털유두(hair papilla)는 진피의 혈관(blood vessel)에서 영양을 공급받고, 각질화 된 털세포는 털기둥(모간, hair shaft)을 구성하고 새롭게 형성되는 세포들은 발달하여 성장하며, 늙은 세포들은 표면 쪽으로 밀려 올라가 새롭게 형성된 털에 의해 대체된다.

털(hair) 빠짐

털 빠짐을 탈모증(alopecia)이라고 한다. 나이가 들면 자연적으로 털이 빠지며, 머리에 원형 또는 타원형으로 나타나는 탈모(alopecia)를 **원형탈모증**(alopecia areata)이라 한다.

남성형의 대머리(baldness) 탈모는 나이가 들면 생기는 일반적 현상이며, 유전적 요인에 의한 탈모도 다수 있다.

그 외의 원인으로 내분비(endocrine)나 대사성질환(metabolic disease), 감염(infection), 항암제(anticancer drug), 방사선치료(radiation therapy), 약물 남용, 극심한 정신적, 육체적인 스트레스 등도 원인이다.

손톱 · 발톱(nails · toenail)

손톱(nails)과 **발톱**(toenail)은 손가락(fingers)이나 발가락(toes)의 끝을 덮는 보호막이며, 피부 부속기관으로 각질화되는 표피세포(epidermal cell)에 의해 생성된다. 손톱은 손톱바닥(nail bed)과 피부 부위와 이를 덮고 있는 **손톱판**(nail plate)으로 구성되어 있다.

손톱바닥(nail bed)은 손톱의 특수화된 상피층(epithelium layer)이 존재하며, 이곳에는 혈관들에 의하여 분홍색을 띠고, 이곳은 혈중 산소농도를 쉽게 알아볼 수 있다. 손톱판의 기저부(fundus)에는 하얗고 두꺼운 반달모양(반달, lunula)의 부분이 활발하게 자라나는 부분이다.

손톱과 발톱은 그 끝 부분의 표피세포(epidermal cell)가 **케라틴**(keratin)으로 축적될 때 단단한 판 모양으로 형성된다. (그림 6-6)

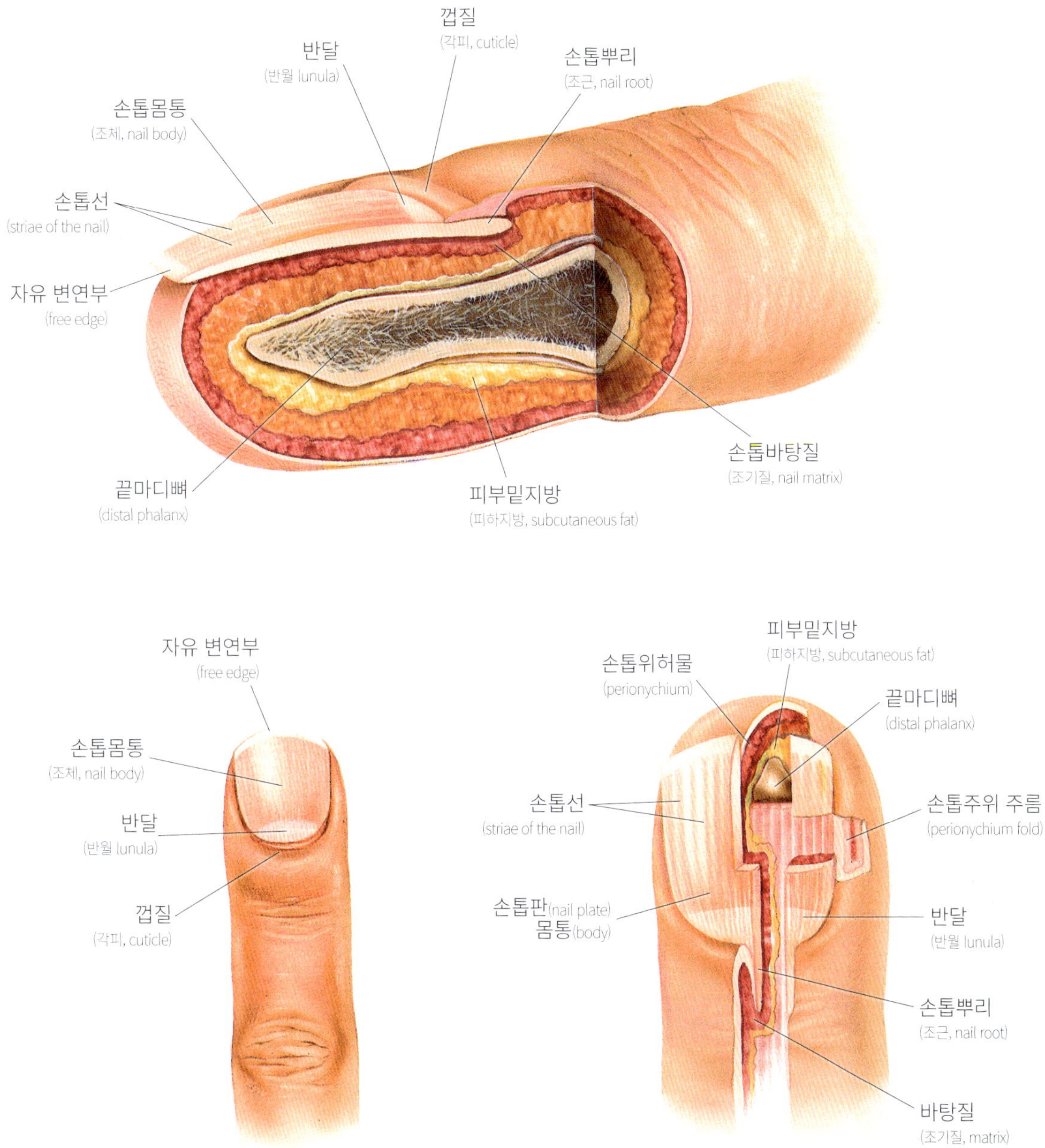

그림 6-6 손톱과 손톱 주위 피부의 구조

피부샘(skin glands)

피부샘(skin glands)에는 땀샘(한선, sweat gland)과 피부기름샘(sebaceous gland)의 2종류의 외분비샘이 있다.

땀샘(sweat gland)

땀샘은 피부샘 중 가장 많으며, 분비물의 종류와 분류 방식에 따라 **샘분비샘**(에크린샘, eccrine gland)과 **부분분비샘**(아포크린샘, apocrine gland)으로 분류한다. (그림 6-7) (그림 6-8)

샘분비땀샘(누출분비한선, eccrine sweat gland)은 손바닥, 발바닥, 이마, 볼 등에 주로 분포하며, 감정적인 스트레스를 받을 때 손바닥이나 발바닥에 땀이 나게 한다. 또한 부분분비땀샘은 가슴의 젖꼭지, 회음부(regio perinealis), 겨드랑이 등에 분포하며 스트레스 상태나 성적인 흥분상태에서 분비가 활발해 진다.

샘분비땀샘은 부분분비샘보다 훨씬 많으며 온몸에 거의 분포되어 있다. 아주 약간의 예외를 제외하고, 투명하고 물기가 많은 땀(액체)을 평생 동안 생산한다.

땀샘의 기능은 아래와 같다.

- **체온조절**: 땀은 피부 표면을 냉각시키고, 체온을 감소시킨다.
- **배설**: 샘분비샘에서의 분비는 수분과 전해질의 배설경로이다.
- **보호**: 유해한 화학물질을 희석시키고 미생물 성장을 억제시킨다.

땀(sweat)은 주로 수분으로 이루어져 있으나, 약간의 염류와 요소(urea)나 요산(uric acid)과 같은 노폐물도 함유하고 있다. 손바닥 피부의 2.5cm^2 당 약 3천개의 땀샘이 존재하며 전신에는 250만개 이상으로 보고 있다.

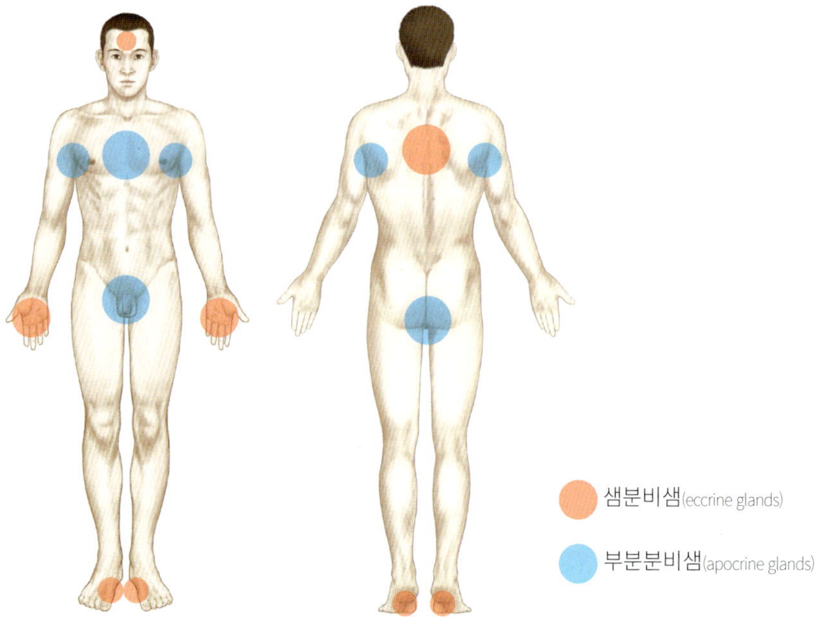

그림 6-7 땀샘의 분포

피부기름샘(피지선, sebaceous gland)

피부기름샘에는 털과 피부의 윤활 및 유지를 위하여 기름성분을 분비한다. 또한 피지(sebaceous)는 중성지방(triglyceride), 밀랍(waxes), 지방산, 콜레스테롤을 함유하며 피부를 보호한다. 또한 피부 건조와 갈라짐을 방지한다.

피지(sebum)는 짧은 관(duct)을 통해 털낭(pilar cyst; 모낭)으로 분비되어 털과 피부를 부드럽고, 유연하게 해 주며, 또한 방수 효과를 유지하게 한다. **여드름**(acne)은 피지가 과량 분비되어 생성되는 것이다.

다른 피부샘

젖샘(유선, mammary gland)

성호르몬과 뇌하수체호르몬(pituitary hormone)의 상호작용에 의해 조절되며, 젖샘은 겨드랑부터 샅(서혜부)으로 가는 각각의 측면에 비스듬하게 주행하는 하나의 선(젖선)을 따라 표피로부터 하향 성장으로 발달된다.

귀지샘(귀지선, ceruminous gland)

귀지샘은 바깥귀길(외이도)에 나타나는 부분분비땀샘(aporcrine sweet gland; 아포크린 땀샘)의 형태이며, 귀지(cerumen)는 콧구멍의 작은 털들과 함께 외부 입자나, 작은 벌레를 포획하여 고막(tympanic membrane)까지 접근하지 못하도록 막아준다.

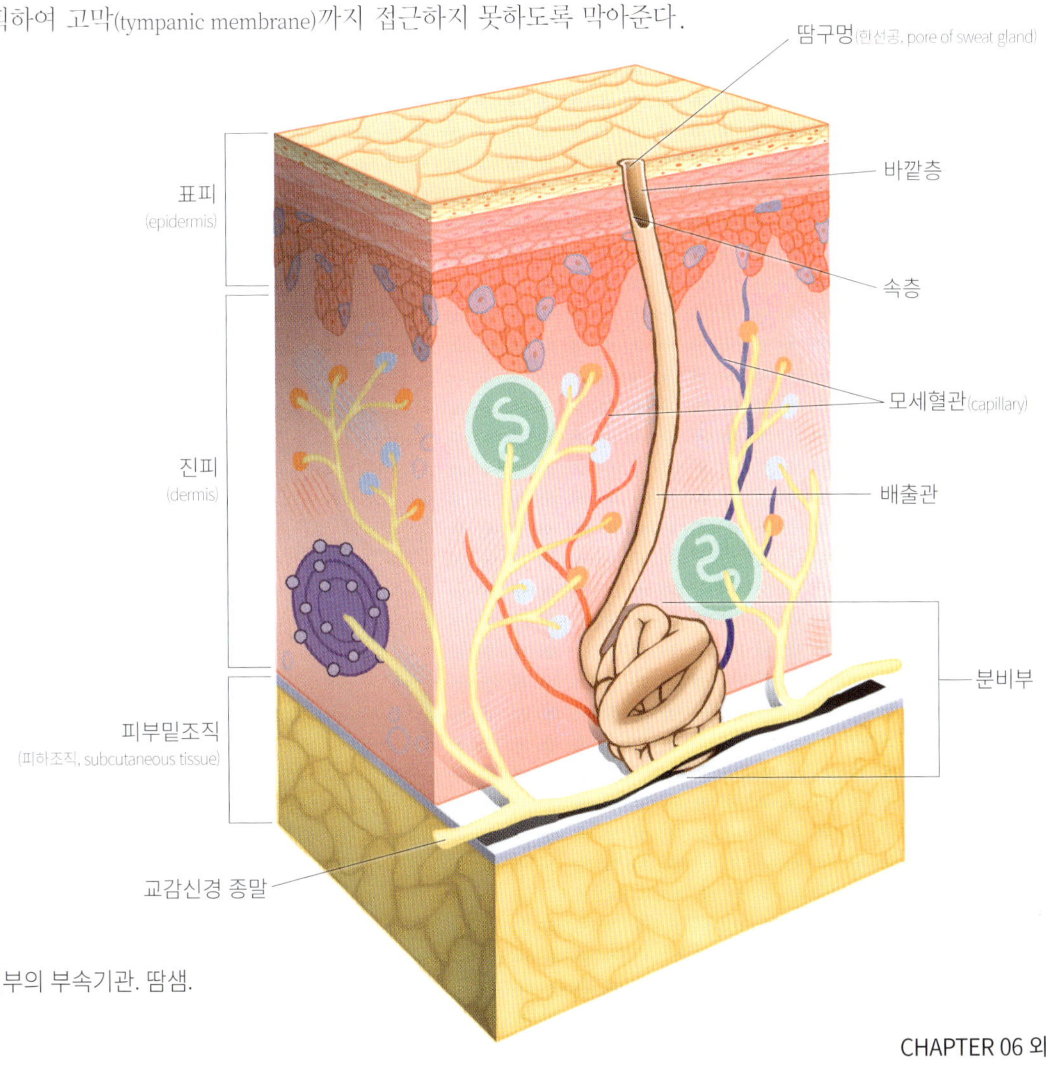

그림 6-8 피부의 부속기관. 땀샘.

상처와 화상치료(healing of wounds & burns)

피부손상(skin injury)은 염증을 일으킨다. 손상 받은 부위는 붉게 되고 열이 발생하며, 붓고 또한 약해진다. 이것은 감염(infection)에 의한 손상 또는 스트레스에 대한 정상적인 반응이다.

화상(burns)

표피층(epidermis layer)만 화상을 입는 경우를 **천부부분층화상**(superficial partial-thickness burn, 1도화상 first degree burn)이라 한다.

화상(burn)으로 표피(epidermis), 진피(dermis) 및 피부의 부속기관까지 모두 파괴된 경우인 **전층화상**(full-thickness burn, 3도 화상 third degree burn)은 일반적으로 뜨거운 액체에 푹 잠겼을 때나, 뜨거운 물체, 불꽃 또는 부식성 화학물질에 지속적으로 노출되었을 때 일어난다. 전층화상이 심한 경우에는 피부이식(skin graft)을 필요로 한다.

절단(cut)

피부(skin)에 얕은 상처가 생기면, 그 부위 가장자리에 있는 상피세포(epithelial cell)는 평상시 보다 더 빠르게 분열하여 새롭게 생성된 세포가 상처 틈을 채우게 된다.

상처가 진피(dermis)나 피부밑조직(피하조직, hypoderm)까지 깊어지면, 혈관(blood vessel)이 파괴되어 빠져 나온 혈액(blood)이 상처부위에 피덩이(blood clot; 피떡)을 형성한다.

피덩이과 마른 조직액(tissue fluid)은 상처부위를 덮어 주고 보호해 주는 괴사딱지(eschar; 딱지)를 형성한다.

상처의 치유가 계속되는 동안 조직(tissue)은 대체되고 괴사딱지는 벗겨져 나가게 된다. 상처 부위가 넓다면, 새롭게 형성된 결합조직(connective tissue)이 괴사딱지로서 표면에 남게 된다.

케라틴(keratin)

케라틴이라는 단백질(protein)은 피부 바깥층에서 피부의 마모를 방지하고 보호한다. 반면에 피부에 죽은 케라틴(각질, keratin)세포들은 옷, 이불, 목욕 시 등 수많은 원인에 의해 떨어져 나간다. 만약 욕조에 너무 오랫동안 몸을 담그고 있으면, 각질층의 케라틴이 수분을 흡수해서 피부가 붓고 주름지게 보일 수 있다.

표피큰포식세포(Langerhans cell)

표피큰포식세포는 단핵포식계통의 단핵구에서 유래하였으며, 피부 알레르기 반응을 일으킨다. 또한 표피촉각세포(Merkel cell)는 피부의 촉각 감지에 관여하는 자유신경종말과 인접해 있다.

노화에 따른 변화(life-span changes)

외형이나, 체온 조절 및 비타민D 활성화 등에 영향을 준다. 표피(epidermis)는 노화반점(age spot) 또는 간반점(liver spot)이라 하는 색소 침착이 나타나고 이것은 점차 커지며 주름이 생긴다.

반점(stippling)은 부분분비샘(apocrine gland)이나 샘분비샘(부분분비선, eccrine gland), 분비세포(secretory cell)의 지방(fat)이 산화되어 나타나는 산소 자유라디칼(free radical: 자유기)에 의해 형성된다.

진피(dermis)에서는 결합조직(connective tissue) 단백질인 아교질(collagen)의 합성이 느려 피부에는 주름이 생기고 탄력성이 떨어지게 된다. 멜라닌색소(melanin pigment)가 머리털을 회색이나 흰색으로 변화시킨다.

피부에 있는 **땀샘**(sudoriferous gland: 한선)이 감소함에 따라 피부가 피부에 있는 모세관 혈관망 위축 등의 변화로 체온을 조절하는 능력은 약화된다. 노화된 피부는 신체에 필수적인 비타민D를 활성화시키는 능력도 감소한다.

비타민C는 뼈(bone)에서 칼슘(calcium)의 흡수에 필수적이다.

용어

가슴막염(흉막염, pleurisy)
각질(keratin)
각질층(stratum corneum)
고체온(hyperthermia)
궤양(ulcer)
귀지샘(이도선, ceruminous glands)
그물층(망상층, reticular layer)
낭종(cyst)
농포(pustule)
대류(convection)
두드러기(urticaria)
땀샘(한선, sudoriferous glands)
멜라닌(melanin)
모반(birthmark)
모반(mole)
무감각땀남(무감각발한, insensible perspiration)
무좀(athlete's foot)
발톱(nail)
방사(radiation)
부분분비샘, 아포크린샘(이출분비선, apocrine glands)
비오한 열생성 (nonshivering thermogenesis)
사마귀(wart)
상피세포(epithelial cell)
샘분비샘, 에크린샘(누출분비선, eccrine glands)
소양증(pruritus)
손톱(nail)
습진(eczema)
열(발열, pyrexia)
옴(scabies)
외피(integument)
유두층(papillary layer)
이기생증(pediculosis)
장막(serosa)
저체온, 체온저하(hypothermia)
전도(conduction)
점막(mucous coat)
종기(boil)
종자층(배아층, stratum germinativum)
증발(evaporation)
지루(seborrhea)
지문(fingerprints)
진피(dermis)
진피유두(dermal papilla)
체온조절(thermoregulation)
케라틴, 각질(keratin)
켈로이드(keloid)
큰종기(carbuncle)
털(hair)
털세움근(입모근, arrector pili muscle)
표피(epidermis)
피부가지(피지, sebaceous gland)
피부기름샘(피지선, sebaceous gland)
피부막(cutaneous membrane)
피부밑조직(피하조직, subcutaneous tissue)
피부밑층(피하층, subcutaneous layer)
허피스(포진, herpes)
홍반(erythema)

CHAPTER

신경계통 Nervous System

07

학습목표

1. 뇌와 척수로 이루어진 중추신경계통(CNS)을 알자.
2. 척수신경, 신경절로 이루어진 말초신경계통(PNS)을 알자.
3. 중추신경의 지배를 받지 않는 자율신경계통(ANS)을 알자.
4. 척수와 척수막의 위치와 구조를 알자.
5. 척수신경의 기능을 알자.
6. 노화에 따른 신경계통의 변화에 대해 알자

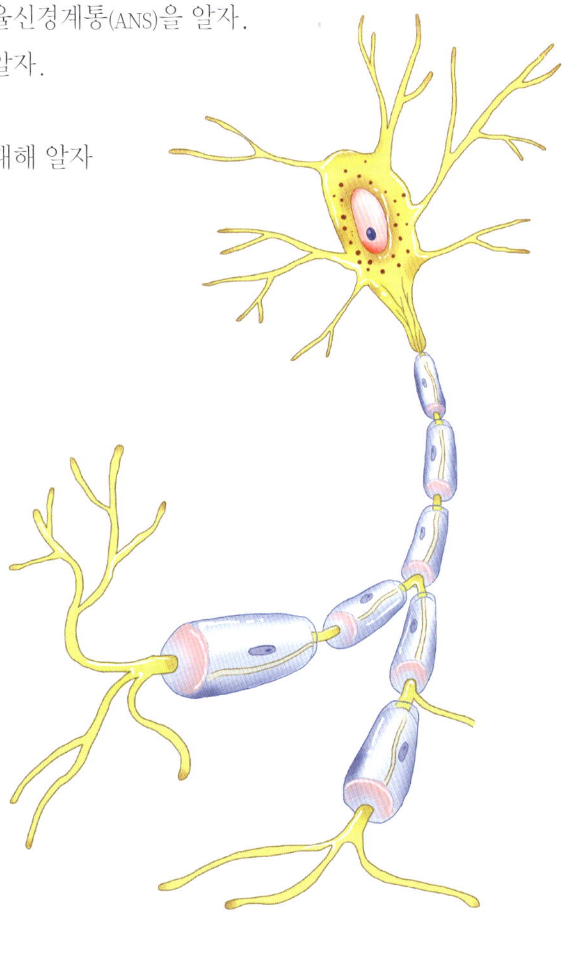

신경계통(NERVOUS SYSTEM) 개요

신경계(nervous system)는 신체조절과 소통을 관리하는 기관으로, 신경자극전도(nerve impulse conduction) 과정을 통해 정보를 매우 빠르게 전달한다. 신경계(nervous system)를 컴퓨터에 비유하면 중추신경계(central nervous system)는 전신에서 수집 된 정보를 처리하고 몸을 컨트롤하는 메인컴퓨터이며, 말초신경계(peripheral nervous system)는 정보와 명령을 전송하기 위한 통신망이라고 할 수 있다.

신경계란 신경세포의 연락망이다

신경계(nervous system)란 '감각기관에서 받은 정보에 대응하여 말초기관에 명령을 보내는 연락망'으로서, 신경세포(nerve cell)는 그 연락로를 형성한다.

- **신경세포**(nerve cell)는 세포체(cell body)와 돌기(신경섬유)로 이루어져 있다. 신경세포 중에는 정보를 전달하는 방향이 정해져 있는데, 정보를 받는 쪽의 돌기를 가지돌기(수상돌기, dendrite), 보내는 쪽의 돌기를 축삭(axon)이라고 한다.
- **신경세포**는 다른 신경세포로 연결되어 연락망을 이룬다. 신경세포의 축삭이 다음 신경세포로 연결되는 부분을 연접(시냅스, synapse)이라고 하는데, 이곳에서 정보는 다음의 신경세포로 연결된다.

신경계(nervous system) 구조

신경계는 중추신경계(central nervous system)와 말초신경계(peripheral nervous system)로 나뉘며,

중추신경계는 다시 뇌(brain)와 척수(spinal cord)로 나뉘고,

말초신경계는 뇌신경(cranial nerve, 12쌍)과 척수신경(spinal nerve, 31쌍)의 말초신경(peripheral nervous)으로 구성된다. (그림 7-1)

신경계(nervous system) 기능

신경(nerve)을 '신호'를 전달하는 전화선과 같은 것으로 비유해 보면 신호의 전달 방향에는 두 가지가 있다는 것을 알 수 있다.

신경은 다양한 정보를 전달하는데, 중추로부터 말초에 정보를 전달하는 경로를 '**원심로**', 말초로부터 중추에 정보를 전달하는 경로를 '**구심로**'라고 한다. 운동신경은 원심로, 감각신경은 구심로이다.

신경계의 운동기능은 중추신경계(central nervous system)에서 나오는 운동임펄스를 효과기(effector)로 전달하는 뉴런에 의해 수행되며, 효과기의 종류에 따라 몸신경계(체성신경계, somatic nervous system)와 자율신경계(autonomic nervous system)로 나누어진다.

자율신경계는 교감신경(sympathetic nerve)과 부교감신경(parasympathetic nerve)으로 나누어진다. 신경계는 우리몸의 항상성(homeostasis)을 유지하는데 가장 중요한 부분이다.

자율신경(autonomic nerve)은 정의에 따라 다른데, 좁은 의미에서는 주로 내장의 움직임을 관장하는 원심로를 가리킨다.

신경전도로

신경(nerve)이 뇌(brain)와 척수(spinal cord) 속에서 통과하는 통로를 신경통로라고 한다.

이 신경섬유(nerve fiber)의 목적지 중 한곳은 목 위의 근육(muscle)을 움직이는 **하위운동신경**의 세포이며, 또 한곳은 목 아래의 근육을 지배하는 **하위운동신경세포**(low motor neuron)의 세포체(cell body)이다.

- **운동신경전도로**는 뇌(brain)와 척수(spinal cord) 속을 통과하는 운동신경(motor nerve)은 상위운동신경세포(upper motor neuron)이다.
- **감각신경전도로**는 몸 아래 몸감각에는 ① 표재감각, ② 의식할 수 있는 심부감각, ③ 의식할 수 없는 심부감각이 있다.
- **자율신경전도로**의 **원심로**는 중추로부터 온 명령을 각 내장기관에 보내며, **구심로**는 내장기관에서 얻은 감각을 중추(center)로 전달한다.

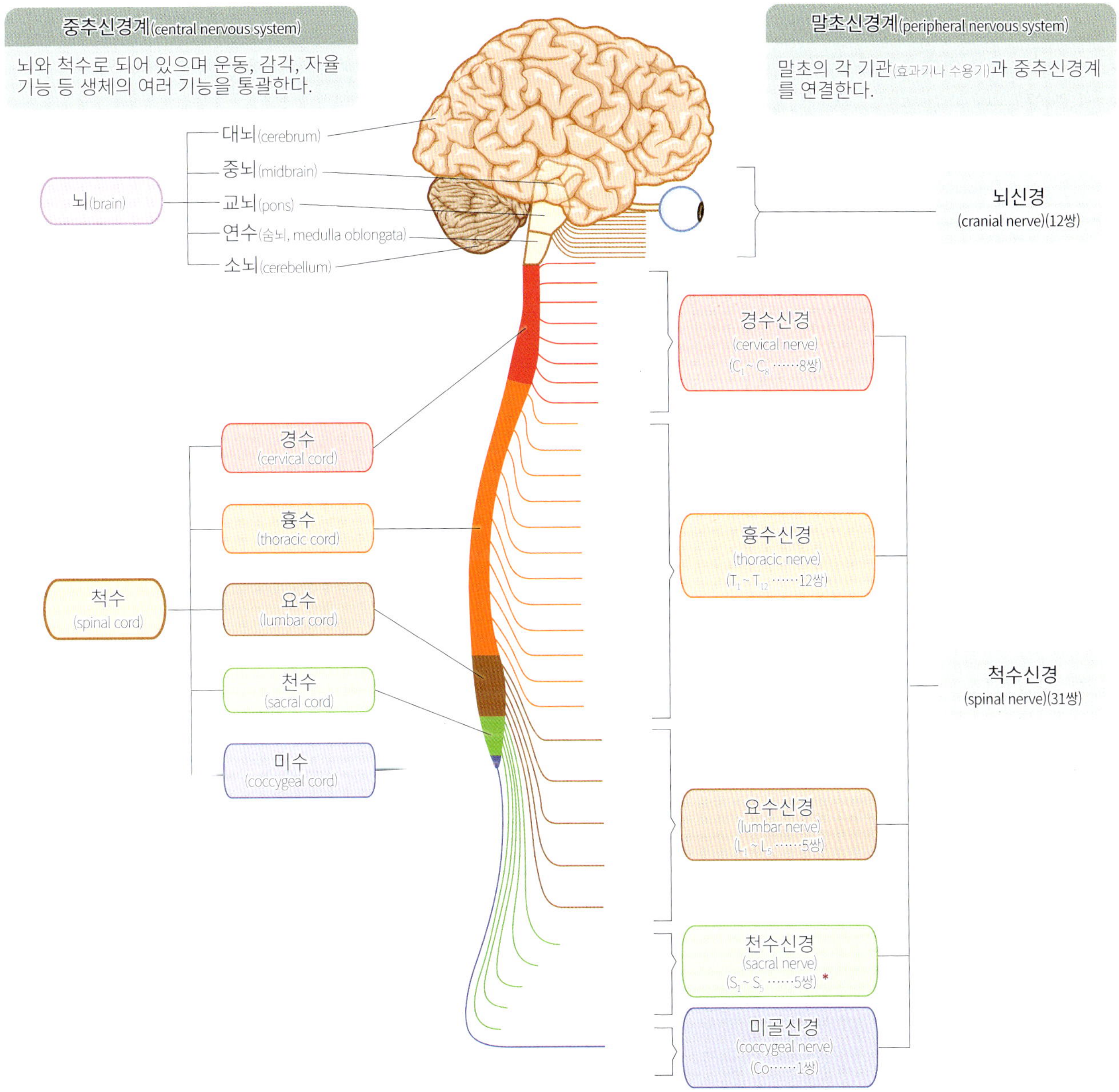

중추신경계	말초신경계	
뇌	뇌신경 12쌍	후각신경**, 시각신경**, 동안(눈돌림)신경, 활차(도르래)신경, 삼차신경, 외전(갓돌림)신경, 안면신경, 전정와우(속귀)신경, 설인(혀인두)신경, 미주신경, 부신경(더부)신경, 설하(혀밑)신경
척수	척수신경 31쌍	경수신경 C1 ~ C8 흉수신경 T1 ~ T12 요수신경 L1 ~ L5 천수신경 S1 ~ S5 미수신경 Co

그림 7-1 신경계의 구조
* 개인차가 있어, S4까지 있는 경우도 있다.
** 뇌신경의 후각신경과 시각신경을 중추신경으로 간주하는 경우도 있다.

신경조직(NERVOUS TISSUE)

신경조직은 **신경세포**(nerve cell) 또는 뉴런(신경원, neuron)과 **신경아교세포**(신경교세포, neuroglial cell)의 두 종류의 세포로 구성되어 있다.

뉴런(신경원, neuron)에서 전기신호를 형성하여 정보를 세포에서 바깥쪽으로 전달하는 흥분성 세포이다. 뉴런은 세포체(cell body), 수상돌기(dendrite), 축삭(axon)으로 구성되며 세포내에서 세포소기관이 관찰된다. **(그림 7-2)(그림 7-3)**

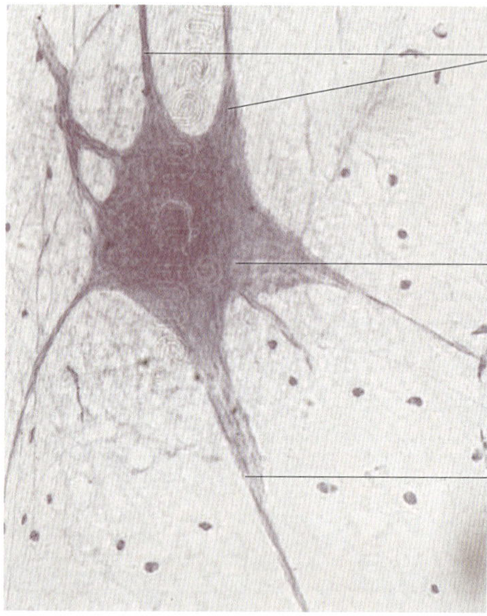

그림 7-2 뉴런의 현미경 사진 (600x)

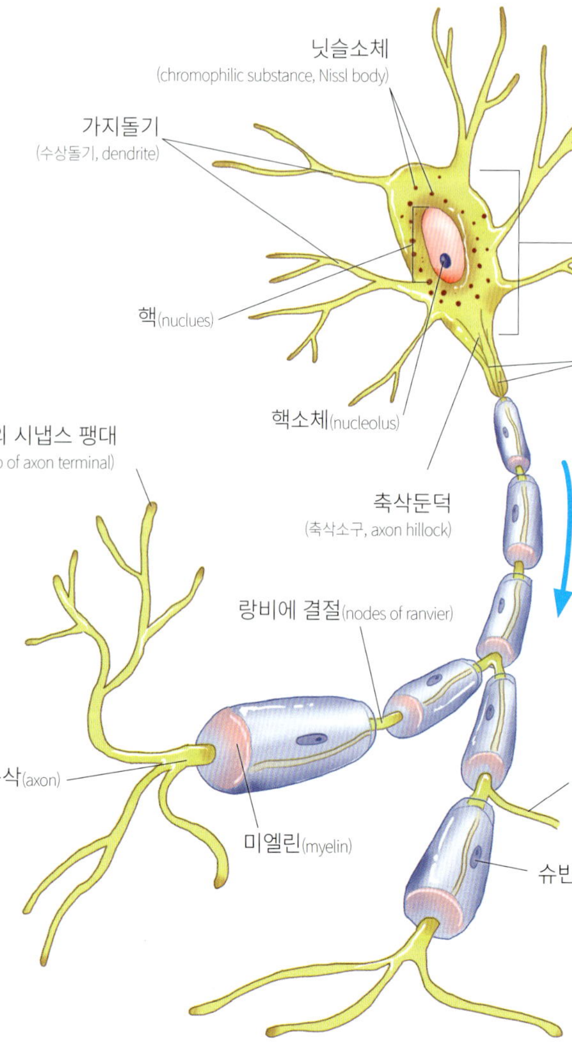

그림 7-3 뉴런

세포체(cell body, soma)

세포체의 세포질은 염기호성구조(chromatophilic substance)로 막 형태의 다발 구조인 니슬소체(Nissl body)가 과립형질내세망(rER)으로 구성되어 있다. 세포체의 중앙부 근처의 뚜렷한 핵소체에는 크고 둥근 핵이 있고, 신경줄기세포(neural stem cell)는 분열하지만 성숙한 뉴런은 분열하지 않는다.

수상돌기(dendrite)는 작은 가시(thorn)모양의 수상돌기소극(dendritic spine)이 그 표면에 있는 경우가 흔히 있으며 다른 뉴런과 접촉하는 시냅스(연접, synapse)하는 장소가 된다.

뉴런에는 여러 개의 수상돌기가 있으며, 축삭은 하나이다.

축삭(axon)은 가느다란 원통형의 돌기로 신경임펄스를 세포체에서 바깥쪽으로 전달하는 구조로 많은 미토콘드리아와 미세소관, 신경원섬유가 존재한다.

축삭에서는 시냅스틈새(synaptic cleft)라고 하는 소포(vesicles), 미토콘드리아, 이온, 영양물질, 신경전달물질(neurotransmitter) 등을 세포체에서 축삭의 종말 부분으로 이동시킨다. 말초 뉴런의 큰 축삭은 슈반세포(Schwann cell)의 세포막 층판으로 이루어진 집막(초막, sheath)에 의해 밀착되어 싸여져 있다.

슈반세포(Schwann cell)와 인접한 슈반세포 사이의 말이집에는 좁은 틈새(gap)가 있어 이를 **랑비어결절**(node of Ranvier)이라 한다. (그림 7-4)

말이집(수초, myelin sheath)

신경세포(nerve cell)의 축삭과 긴 가지돌기를 잘 보면 그 주위를 여러 겹으로 에워싼 막이 보이며, 이것이 말이집(수초, myelin sheath)이다.

말이집(수초, myelin sheath)은 희소돌기아교세포(회소돌기세포, oligodendroglia), 신경집세포(신경초세포, Schwann cell)의 세포막이 여러 겹으로 감겨져서 형성된 피막(capsule)과 같은 것이다. 마치 전기코드와 같아서 코드 안의 동선이 축삭에 해당되고 그 가쪽을 감싸는 비닐이 말이집이라고 생각하면 될 것이다. 결국 말이집은 세포막으로 만들어진 전기적 절연체인 것이다.

말이집은 거의가 세포막이며, 은백색으로 보인다. 말이집이 감겨있지 않은 세포체는 탁한 회색으로 보인다. 뇌(brain)나 척수(spinal cord)는 육안으로 보아도 그 차이가 명백한데, 말이집이 감겨진 축삭이 주행하는 부위를 백색질(white matter)이라 하고, 말이집이 없는 세포체나 연접이 모인 곳을 **회백질**(gray matter)이라 한다.

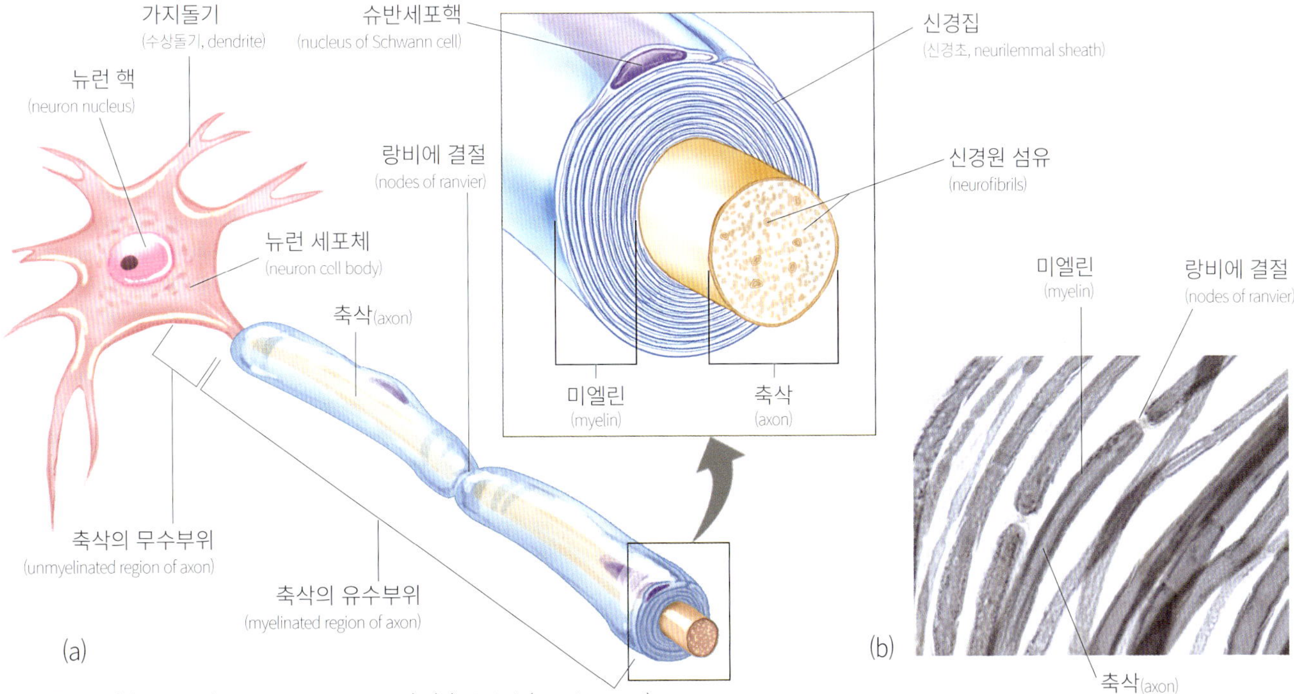

그림 7-4 (a) 말이집(수초, myetin sheath) (b) 유수초(myelinated)

신경아교세포(신경교세포, neuroglia)

신경계(nervous system)에는 신경세포가 아닌 세포가 존재하는데 이를 신경아교세포라고 한다.

신경아교세포는 크기와 모양이 다양하며 신경세포 대사작용과 뉴런을 지지하고 보호하며, 영양을 공급하며 정보를 주고받는 등 여러 기능을 수행한다. 중추신경계통과 말초신경계통에 모두 존재하는 신경아교세포(glia cell)는 모양과 크기가 다양하다. (표 7-1)

중추신경계통에는 4종류의 신경아교세포가 존재한다.

- **별아교세포**(성상세포, astrocyte): 별 모양의 세포로 가느다란 세포질돌기는 신경세포(nerve cell)와 작은 혈관에 부착하여 이들을 서로 밀착시켜준다. 특히 혈액 속에 있는 해로운 화학물질로부터 뇌 조직을 보호한다. 또한 충격을 흡수할 수 있도록 신경의 주위를 감싸고 있어서 신경세포의 형태가 일정하게 되도록 지탱하거나 또는 신경에 영양을 공급하는 역할을 하며, 기억에도 관계한다고 한다. (그림 7-5a)
- **미세아교세포**(소교세포, microglia): 신경세포나 다른 신경아교세포(신경교세포, neuroglia)가 모두 외배엽(ectoderm)에서 유래된 것에 비해, 미세아교세포는 중배엽(mesoderm)에서 유래되었다. 평상시에는 운동성이 없지만 뇌에 염증이나 이상이 생기면 세포의 크기가 커지면서 운동성을 갖는다. (그림 7-5b)
- **희소돌기아교세포**(희돌기교세포, oligodendrocyte): 중추신경계(central nervous system)의 신경세포의 축삭에 감겨서 중요한, 지방성분의 말이집(수초, myelin sheath)을 생성한다. 하나의 희소돌기아교세포(희돌기교세포, oligodendroglia)는 여러 개의 신경세포 축삭에 감겨 있다. (그림 7-5c)
- **뇌실막세포**(상의세포, ependyma cell): 뇌실(ventricle)이라고 불리는 뇌 속 내강의 안쪽을 덮는 한 층의 세포로 된 막을 형성한다. 뇌실막세포는 뇌척수액(cerebrospinal fluid)의 조성을 조절하는 역할을 한다.

말초신경계통에는 2종류의 신경아교세포가 존재한다.

- **신경집세포**(신경초세포, Schwann cell): 이 세포는 말초신경계세포의 축삭(axon)에 감겨서 말이집(수초, myelin sheath)을 만든다. 하나의 신경집세포는 하나의 신경세포의 축삭에 감겨서 말이집을 형성하고 있다.
- **위성세포**(satellite cell): 신경절에서 신경세포의 세포체 주위를 둘러싼 편평세포이다. 신경절의 세포체를 주변의 간질액과 물리적으로 분리하는 역할을 한다.

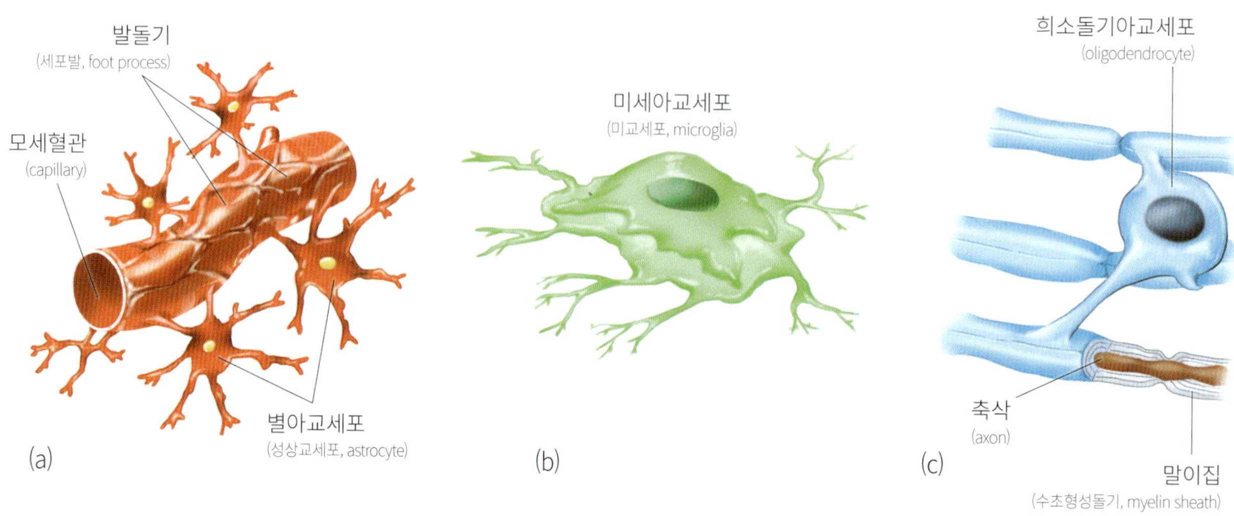

그림 7-5 (a) 별아교세포(성상교세포, astrocyte) (b) 미세아교세포(미교세포, microglia) (c) 희소돌기아교세포(oligodendrocyte)

신경세포(nerve cell)

- **운동신경세포**(motor cell)는 감각신경세포와 반대 방향인 뇌와 척수에서 말초 쪽으로 신경자극을 전달한다. 운동자극은 근육과 샘조직으로 전달된다.
- **감각신경세포**(sensory nerver system)는 전신에서 들어오는 신경자극을 척수와 뇌로 전달되며, 들신경세포(afferent neuron)라고도 한다.
- **사이신경세포**(interneuron)는 감각신경세포에서 운동신경세포로 신경자극을 전도한다.

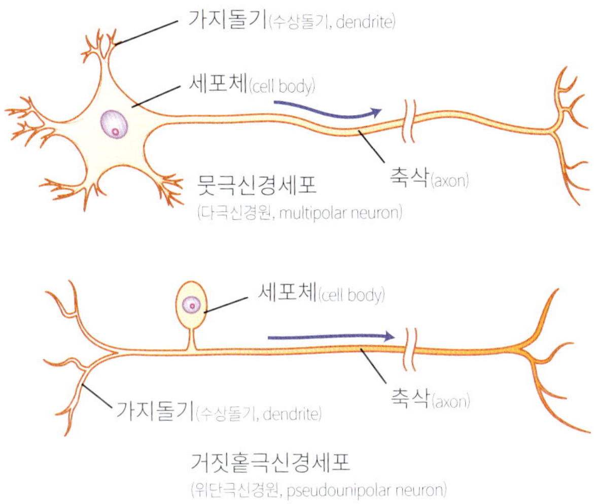

그림 7-6 신경세포의 종류. 뭇극신경세포와 거짓홑극신경세포.

신경세포(nerve cell)의 구조에 따른 분류

- **뭇극신경세포**(다극신경원, multipolar neuron)는 다수의 가지돌기(수상돌기, dendrite)와 1개의 축삭이 돌출된 신경세포이다. 운동신경세포는 이 형태로 되어있다.
- **거짓홑극신경세포**(위단극신경원, pseudounipolar neuron)는 세포체에서 한 개의 돌기가 나와 각 각 1개 씩의 축삭과 가지돌기성 축삭으로 다시 나뉜다.(그림 7-6)
- **두극신경세포**(양극신경원, bipolar neuron)는 2개의 돌기가 있는데 하나는 축삭(중추돌기)이고 다른 하나는 가지돌기(말초돌기)이며, 시각신경 달팽이 신경, 안뜰신경, 후각신경에서 관찰된다
- **홑극신경세포**(단극신경원, unipolar neuron)는 세포돌기가 하나 밖에 없는 신경세포로 신경조직의 분화 초기만 관찰된다.

표 7-1 신경아교세포의 유형

유형	특징	기능
별아교세포 (성상교세포, astrocyte)	뉴런, 혈관사이에 있는 별 모양의 세포	구조적지지, 반흔조직 형성, 혈관(blood vessel)과 뉴런 사이의 물질의 이동, 다른 별아교세포(성상교세포, astrocyte) 또는 뉴런과 소통, 과도한 이온과 신경전달물질 제거, 시냅스(연접, synapse) 형성 유도
희소돌기아교세포 (희돌기세포기, oligodendrocyte)	형태는 별아교세포와 닮았지만 크기가 작고 돌기(가시, 극, spina)의 수도 적다. 축삭(axon)을 따라 줄을 지어 배열되어 있다.	뇌와 척수에서 말이집(수초, myelin sheath) 형성, 성장인자(growth factor) 생성
미세아교세포 (소교세포, microglia)	중추신경계통(중추신경계, central nervous system) 전체에 걸쳐있는 작은 세포로 돌기의 수도 적다.	구조적 지지의 포식작용((phagocytosis: 면역학적 방어)
뇌실막세포 (상의세포, ependyma cell)	뇌(brain)의 뇌실(cerebral ventricle)과 척수(spinal cord)의 중심관의 내면을 덮는 입방형 및 원주형 세포	통로가 있는 층을 형성하여 이를 통해 뇌와 척수의 사이질액(간질액, interstitial fluid)과 뇌척수액(cerebrospinal fluid) 사이에 물질이 확산될 수 있다.
신경집세포 (신경초세포, Schwann cell)	신경 섬유를 따라 여러개의 구술처럼 연결되어 나열된 형태이다.	신경세포 돌기들을 보호 및 지지한다.
위성세포(satellite cell)	신경절에서 신경세포의 세포체 주위를 둘러싼 편평세포이다.	신경절의 세포체를 주변의 간질액과 물리적으로 분리하는 역할을 한다.

신경전달(neural transmission)

신경세포의 축삭 말단까지 보내진 활동전위는 근육세포에 전달되기도 하고, 신경세포에 전달되기도 한다. 신경세포의 축삭이 근육세포에 접하여 활동전위를 전달하고 있는 부분을 **신경근육 접합부**(neuromuscular junction)라고 한다. (그림 7-7)

활동전위가 하나의 신경세포로부터 다른 신경세포로 전달되는 과정은 화학물질을 통해서 이루어지기 때문에 정확하게는 화학전달(chemical transmission)이라고 한다. 이처럼 화학전달을 하는 화학물질을 **신경전달물질**(neurotransmitter)이라고 한다.

신경 축삭의 재생(regeneration of nerve axons)

신경세포체(soma)가 손상되어 성숙한 뉴런이 죽으면, 뉴런은 다른 세포로 대체되지 못하지만, 손상된 말초 축삭(peripheral axon)은 재생될 수 있다. (그림 7-8)

손상된 축삭의 근위부(proximal) 끝 부분에서는 손상 후 바로 여러 개의 축삭이 자라나온다. 재생되는 축삭은 매우 느리게 성장하지만(3~4mm/일) 신경성장인자가 축삭 성장에 도움을 주어 이전의 연결을 회복할 수 있다.

중추신경계(central nervous system)의 축삭에는 신경집(신경초, neurolemma)이 없고, 마이엘린(myelin)을 형성하는 희소돌기아교세포(oligodendrocyte)는 손상 후 증식되지 않는다. 때문에 손상된 축삭의 근위부 끝부분이 자라나기 시작할 때 이를 인도해줄 세포의 관(tube)이 형성되지 않으므로 재생은 잘 일어나지 않는다.

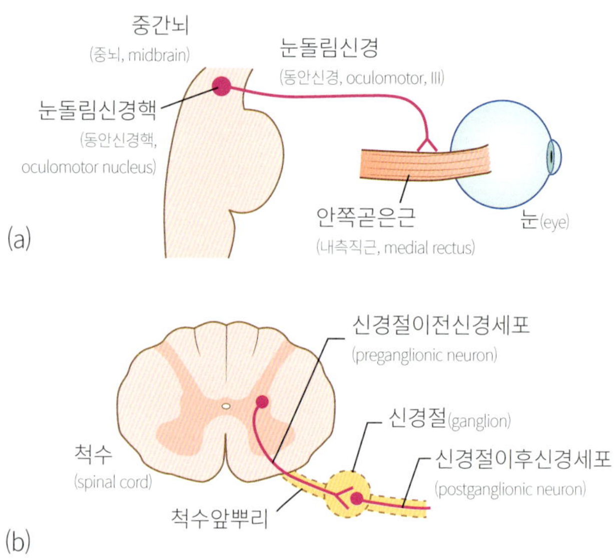

그림 7-7 신경전달

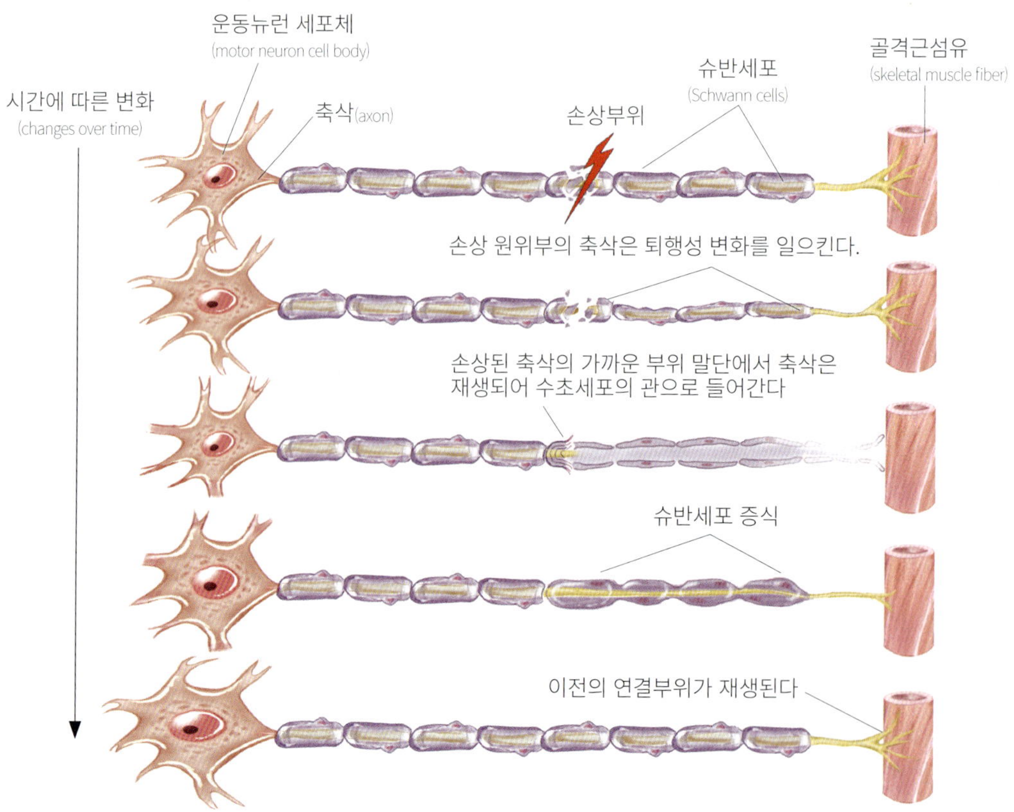

그림 7-8 축삭의 재생

세포막전위(cell membrane potential)

세포내외부 사이 이온분포가 다르기 때문에 세포막은 분극(polarization) 되어 있으며, 일부 특정한 이온만을 통과시키는 통로와 채널들이 이온분포를 조절한다.

세포막(cell membrane)은 항상 전기적으로 대전(charged), 또는 극성화(polarized)되어 있어 안쪽은 바깥쪽에 비해 음전기를 띠고 있다.

이온 분포(distribution of ions)

단백질(protein)로 구성된 이온 통로와 채널은 언제나 열려 있는 때도 있고, 또는 열렸다 닫히는 경우도 있다.

칼륨(potassium, K^+) 이온은 세포 내의 주된 양이온(cation)이며, **나트륨**(sodium, Na^+) 이온은 세포 바깥의 주된 양이온이다. 나트륨 이온을 세포 바깥으로 능동 수송(active transport)하고, 칼륨 이온을 세포 안쪽으로 능동 수송하는 나트륨-칼륨 펌프(Na^+ - K^+ pump)에 의해 생성 유지된다.

휴지막전위(안정막전위, resting membrane potential)

비활동기(휴지기, inactive phase)에는 문이 항상 열려있는 채널이 나트륨과 칼륨 이온의 투과성을 결정한다. 나트륨과 칼륨 이온은 확산 법칙(laws of diffusion)에 따라 이동하며, 고농도 부위에서 저농도 부위로 순이동(net movement)한다. 임펄스(충격, impulse)를 전달하지도 않고 다른 뉴런에 의해 영향을 받지 않는 휴지기의 뉴런의 막전위를 휴지막전위(resting membrane potential)라고 하며 －70mV정도이다.

과분극(hyperpolarized)과 탈분극(depolarized)

뉴런(neuron)은 신체의 변화 또는 자극에 노출되는 막의 막전위(membrane potential)에 영향을 준다. 환경의 변화는 문이 있는 이온 채널을 열어 막전위를 변화시킨다. 만약에 그 결과로 막전위가 휴지막전위보다 음전하가 많아져서 더 마이너스로 되었다면 이를 과분극(hyperpolarized)되었다고 한다. 만약 막전위가 휴지막전위보다 음전하가 적어지고 플러스로 되었다면 막은 **탈분극**(depolarized)되었다고 한다.

활동전위(action potential)

휴지막전위(안정막전위, resting membrane potential) 상태에서 이 채널들은 닫혀있지만, 역치에 도달하면 한 순간에 열려 나트륨 투과성이 순간적으로 증가하여 탈분극(depolarization)하게 된다. 이 과정에는 세포막의 안쪽이 음전하를 띠고 있는 것도 나트륨 이온을 끌어들이는 하나의 동력을 얻게 되는 곳을 **활동전위**(action potential)이라 한다.(그림 7-9)

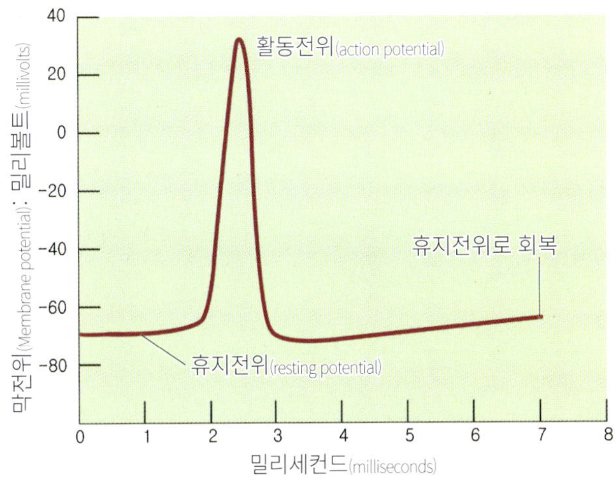

그림 7-9 활동전위(action poteniel)의 오슬로스코프 기록

나트륨-칼륨 펌프(Na^+ - K^+ pump)

나트륨(sodium) 이온이 안쪽으로 밀려들어오면 순간적으로 막전위는 휴지기의 마이너스 값에서 플러스로 변하게 된다.

활동전위(action potential)의 정점에서 막전위는 +30mV에 달한다. 나트륨 채널은 빠르게 닫히지만 이와 거의 동시에 칼륨 채널(voltage-gated potassium channel)이 열리고 칼륨의 투과성이 순간적으로 크게 증가하게 된다.

불응기(refractory period)

활동전위(action potential) 발생 직후 다음 활동전위가 발생하지 않는 시기. 활동전위 발생 직후의 **절대불응기**(absolute refractory period)와 여기에서 계속하여 일어나는 **상대불응기**(relative refractory period)로 나누어진다.

절대불응기는 아무리 강력한 자극을 주더라도 활동전위가 발생하지 않은 데 반해, 상대불응기는 통상보다 강력한 자극을 주면 활동전위가 발생한다.

불응기의 원인은 막전위가 탈분극한 상태에서는 활동전위의 탈분극(depolarization)상을 형성하고 있는 나트륨채널이 불활성화하고 있는 것이다.

즉 막전위(membrane potential)가 정지상태(정지전위)에 접근함에 따라 강력한 자극으로 나트륨채널이 활성화되면 활동전위도 발생할 수 있게 된다(상대불응기).

신경임펄스(nerve impulse)

신경계통의 신경임펄스를 전달하는 방식은 뇌와 척수의 구성과 깊은 관련이 있다. 중추신경계(central nerve system)에 있는 중간뉴런(interneuron)은 뉴런집단(neuronal pool)으로 조직화되어 있다. 이러한 뉴런 집단은 서로 시냅스(synapse)에 의해 연결되어 있으며, 비록 세포체(cell body)는 중추신경계의 서로 다른 부분에 있다 하더라도 함께 같은 기능을 수행한다.

집단 내 각각의 뉴런은 흥분성, 또는 억제성 자극을 받는다. 뉴런이 역치에 근접해 있기 때문에 다음에 흥분성 입력이 더해지면 매우 쉽게 반응한다. 이러한 반응을 **촉진**(facilitation)이라고 한다.

임펄스의 전도(impulse conduction): **신경섬유**(nerve fiber)를 전하는 활동 전위를 신경임펄스(nerve impulse) 또는 신경자극(neurostimuli)이라 하며, **무수축삭**(unmyelined axon)은 임펄스를 표면 전체에 걸쳐 전도하지만 **유수축삭**(myelined axon)은 이와는 다르게 결절에서 결절로 전도한다.

마이엘린(말이집, myelin)은 지방성분이 매우 많으며 수분과 수용성 물질은 함유하고 있지 않다. 마이엘린은 절연체의 역할을 하며, 뉴런 막의 이온 흐름을 거의 차단한다.

말이집(수초, myelin sheath)은 신경자극(신경임펄스, nerve impulse)의 전도를 막는 작용을 한다. 그러나 슈반세포(Schwann cell)사이 또는 희소돌기아교세포(oligodendrocyte) 사이에는 랑비어결절(nodes of Ranvier) 이라고 하는 구조가 수포의 연속성을 중단시키고 있다. 유수축삭이 역치 이상으로 자극되면 방아쇠구역에 활동전위가 생성된다.(표 7-2)

반사활(반사궁, reflex arc)

반사활동을 조절하는 신경 경로로 자율신경(autonomic nervous) 반사활과 체성신경(somatic nervous system) 반사활의 두 가지 종류가 있다.

자율신경 반사활은 뇌를 거치지 않고 반사 행동을 일으키는 신경전달 경로이다. 피부에서 시작되는 감각자극이 척수(spinal cord)로 들어가서 직접 뼈대근육(골격근, skeletal muscle)을 지배하는 운동신경(motor nerve)을 자극한다. 뜨거운 곳에 손이 닿았을 때 손가락을 떼는 행동이 반사활을 거친다.

표 7-2 신경임펄스 전도 과정

1. 나트륨(sodium, Na^+) 이온과 칼륨(potassium, K^+) 이온의 농도차에 의한 확산과 교환펌프의 작용에 의한 신경세포막(cell membrane) 휴지막전위(resting membrane potential)의 유지
2. 뉴런(neuron)이 자극을 받고 국소전위가 형성되며 이의 가중에 의해 역치에 도달 가능
3. 막(membrane)의 국소 부위의 나트륨(sodium) 채널 열림
4. 나트륨 이온이 세포 안쪽으로 확산되어 막을 탈분극(depolarization) 시킴
5. 막의 칼륨 채널 열림
6. 칼륨 이온이 바깥으로 확산되어 막을 재분극(repolarzation) 시킴
7. 생성된 활동전위(action potention)가 전류를 형성하여 주변의 막을 자극함
8. 일련의 활동전위가 신경임펄스(신경자극, nerve impulse)가 되어 축삭을 따라 이동

시냅스(synapse) 전달

신경세포(nerve cell)인 뉴런과 뉴런이 만나는 곳을 시냅스라고 한다.

시냅스이전 뉴런의 임펄스(신경충격)가 시냅스이후뉴런에 신호를 수용기세포(receptor cell)와 효과기(effetor) 사이에 보내는 과정은, **칼슘농도**의 증가에 의해 시냅스소포(연접세포, synaptic vesicles)가 세포막과 융합하여 세포외유출(exocytosis)을 통해 신경전달물질(neurotransmitter)을 방출하는 일련의 과정으로 이를 **시냅스전달**(synaptic transmission)이라고 한다.(그림 7-10)(그림 7-11)

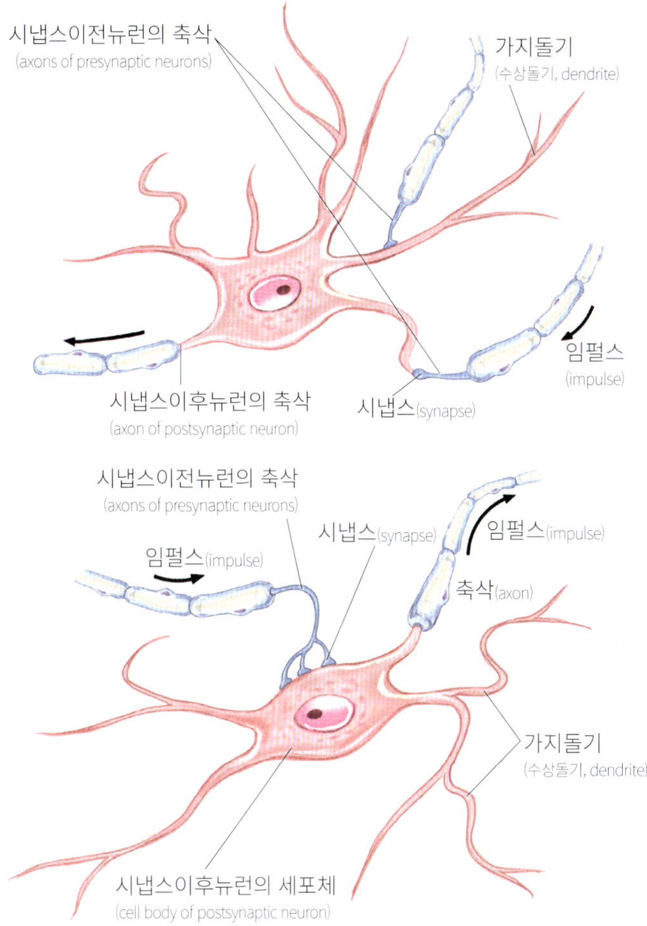

그림 7-10 시냅스연접(voltage-gated calcium channel)이 열리고 칼슘이 세포바깥액(세포외액, extracellular fluid)에서 세포 내로 확산되어 들어간다.

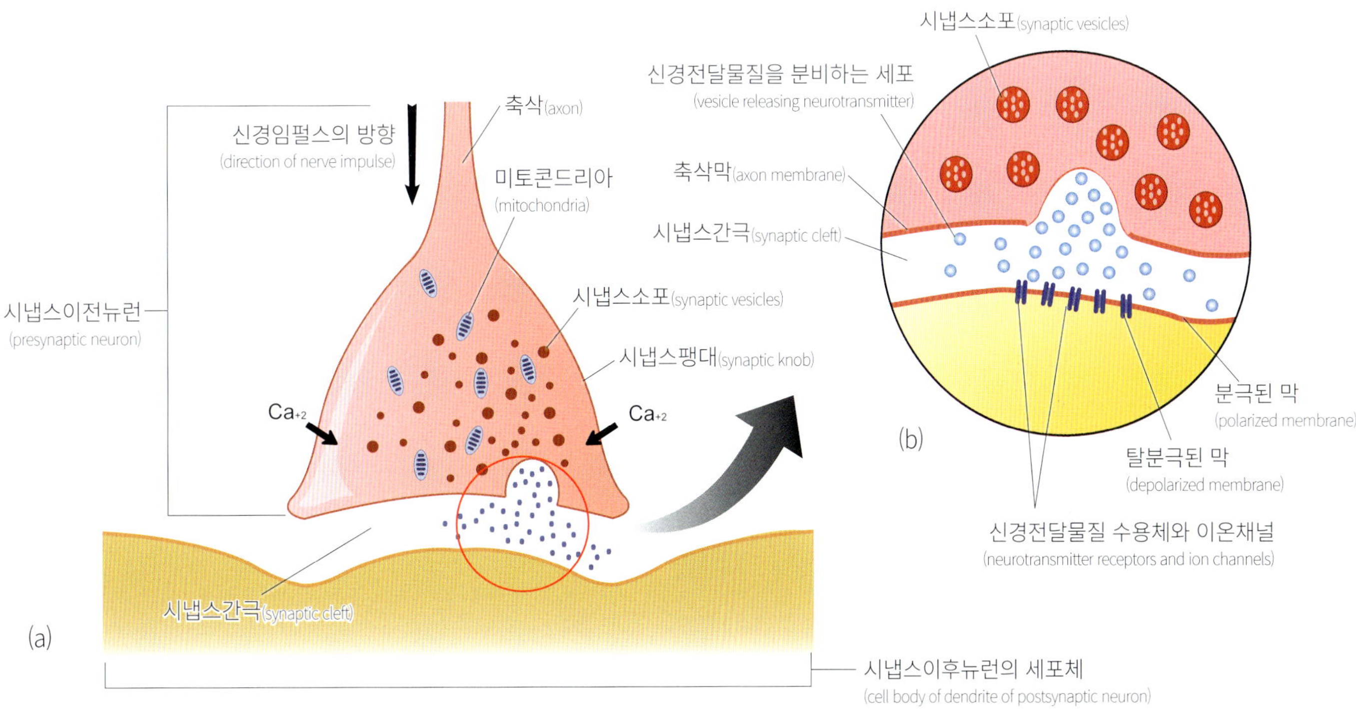

그림 7-11 신경근연접 (a) 신경임펄스 (b) 시냅스소포

시냅스전위(synaptic potential)

시냅스전위에는 단계가 있으며 이를 수용하는 세포막을 탈분극(depolarization)시켜 활동전위가 생성되는데, 이를 **흥분성시냅스이후전위**(excitatory postsynaptic potential, EPSP)라고 한다. 또한 다른 신경전달 물질을 막을 과분극(hyperpolarization)시켜 활동전위를 억제하는데 이를 **억제성시냅스이후전위**(inhibitory postsynaptic potential, IPSP)라고 한다.

신경전달물질(neurotransmitter)

신경계에서는 최소한 30종류 이상이 신경전달물질이 있으며, 이들은 뇌(brain)와 척수(spinal cord)에 걸쳐 무질서하게 분포하지 않으며, 특정 신경세포무리에 존재한다.

신경전달물질에는 아세틸콜린(acetylcholine), 모노아민(monoamine: 예를 들어 에피네프린 epinephrine, 노르에피네프린 norepinephrine, 도파민 dopamine, 세로토닌 serotonin) 등이 있다. 이들은 카테콜아민(catecholamine) 무리에 속하며, 수면, 운동기능, 기분 등에 관여한다. 활동전위가 시냅스(synapse) 팽대에 도달하면 칼슘이온이 시냅스 팽대에 확산되어 들어가 신경전달물질을 방출한다.

수용체(receptors)

신경전달물질(neurotransmitter)은 화학적으로 들어맞는(chemically fit) 수용체와 결합한다. 예를 들어 도파민은 도파민수용체와 결합하지만, 아세틸콜린수용체(acetylcholine receptor)하고는 결합하지 않는다. 그러나 도파민수용체도 여러 종류가 신체의 여러 부위에 있다.

신경펩타이드(neuropeptide)

뇌(brain)와 **척수**(spinal cord)의 뉴런은 아미노산의 사슬로 구성된 신경펩타이드(neuropeptide)를 합성하며, 이 펩타이드(peptide)들은 신경전달물질(neurotransmitter)과 신경조절물질(neuromodulator)로도 작용한다.

신경펩타이드 중에는 뇌와 척수 전체에 분포하는 엔케팔린(enkephalin)이 있으며, 이 신경펩타이드는 마약성 모르핀(narcotic morphine)과 동일한 수용체(아편수용체, opiate receptor)에 결합한다. 엔케팔린(enkephalin)은 통증감각을 경감시키므로, 모르핀과 유사한 또 다른 펩타이드인 베타엔돌핀(beta endorphine)은 진통효과가 매우 강력하다.

파킨슨병(parkinson's disease)

파킨슨병은 치매 다음으로 흔한 대표적인 퇴행성뇌질환이다. 우리 뇌 속에 여러 가지 신경전달물질 중에서 운동에 꼭 필요한 도파민(dopamine: 신경전달물질)이 있다. 파킨슨병은 도파민(dopamine)을 분비하는 신경세포(nerve cell)가 원인 모르게 서서히 소실되어 가는 질환이다.

원인: 대부분의 파킨슨병 환자에서는 아직 발병 원인을 알 수 없다.

증상: 파킨슨병의 주 증상은 서동증(움직임 느림: 걸음걸이, 손동작, 말, 세수, 화장, 목욕, 식사, 옷 입기 등), 안정 시 떨림, 근육 강직 등의 운동장애이다.

바닥핵(basal ganglia)

- 바닥핵은 척추 동물의 뇌를 구성하는 겉질핵(피질핵, corticonuclea)의 그룹으로서 앞뇌(전뇌, forebrain)와 중간뇌(중뇌, mesencephalon)의 사이에 있다.
- 바닥핵은 대뇌피질(cerebral cortex), 시상(thalamus) 및 뇌줄기(뇌간, brain stem)뿐만 아니라 다른 뇌 영역과도 밀접하게 연결되어 있다. 바닥핵(basal ganglia) 은 자발적인 학습과 기억을 비롯하여 눈 움직임, 인식 능력, 감정을 포함한 다양한 기능을 조절한다.
- 바닥핵(basal ganglia)의 기능장애로 인하여 생기는 질병에는 투렛 증후군(Gilles de la Tourette's), 강박장애(강박병, obsessive-compulsive disorder) 및 중독과 같은 정신질환 뿐만 아니라, 파킨슨 병(Parkinson's disease), 헌팅턴 병(Huntington's disease)과 같은 퇴행성 운동 및 뇌질환이 있다.

중추신경계(CENTRAL NERVOUS SYSTEM)

신경계는 **중추신경계**(central nervous system)와 **말초신경계**(peripheral nervous system)로 나누어져 있으며, 중추신경계는 다시 **뇌**(brain)와 **척수**(spinal cord)로 나뉜다.

중추신경계로 들어가고 나오는 신경경로는 말초신경계를 구성하고, 여기에는 **뇌신경**(12쌍)과 **척수신경**(31쌍)이 나오고 있으며, 기본적으로 감각입력(sensory input)과 운동출력(motor output)을 통합하고 있다.

중추신경계(central nervous system)는 몸의 중심인 정중시상면의 뇌(brain)와 척수(spinal cord)에 위치하고 있다. 뇌는 머리뼈(두개골, skull)로 이루어진 **머리안**(두개강, cranial cavity)에, 척수는 척주(vertebral column)로 이루어진 **척수공간**(spinal cavity)에 보호되고 있다.

중추신경계(central nervous system)에는 신경세포(nerve cell)가 모여 있는 부분인 **회색질**과 신경섬유가 모여 있는 부분인 **백색질**로 구성된다.

회색질(회백질, gray matter)은 척수에서는 깊은 속에 위치하고 뇌(brain) 속에 위치하지만, 대뇌(cerebrum)와 소뇌(cerebellum)에서는 대뇌피질(cerebral cortex)과 소뇌겉질(소뇌피질, cerebellar cortex)을 이룬다.

백색질(백질, white matter)은 축삭과 말이집(수초, myclin) 주위에 모여 있어 흰색의 광택을 띠고 있다. (그림 7-12, 13, 14, 15)

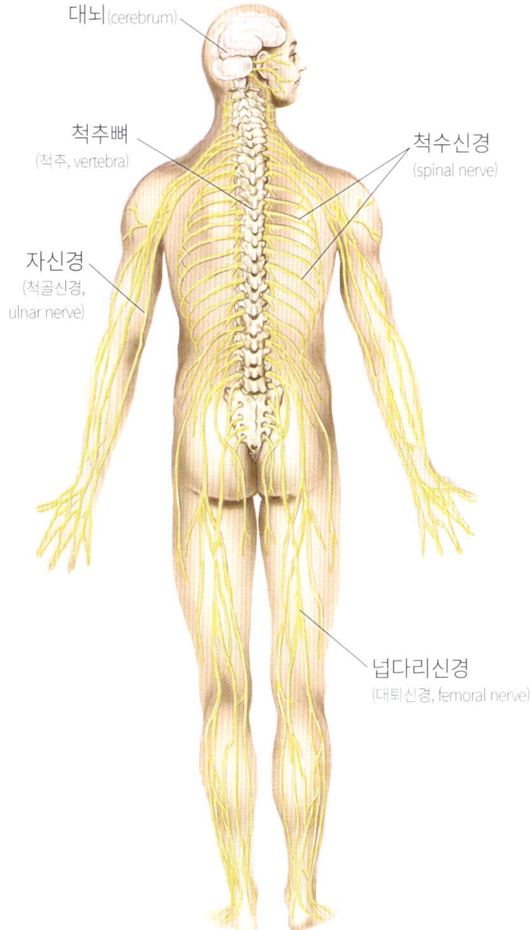

그림 7-13 신경계통

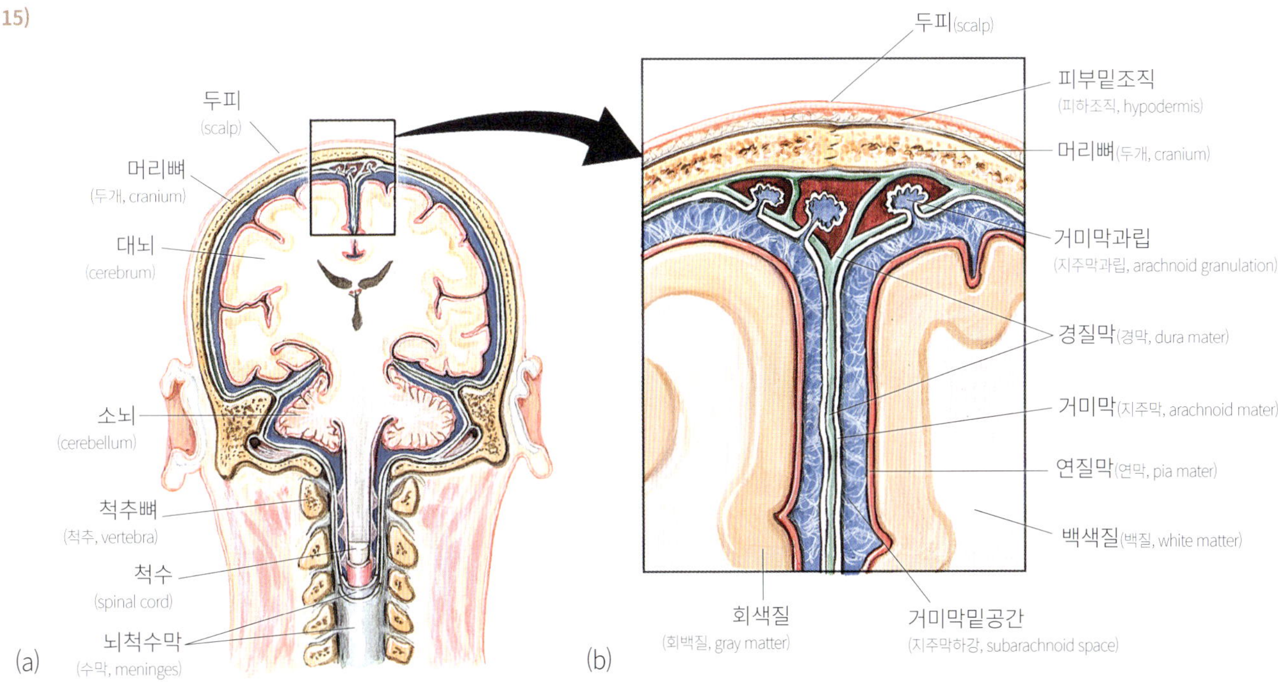

그림 7-12 (a) 뇌와 척수를 둘러싼 뇌척수막 (b) 뇌척수막의 3층(경막, 지주막, 연막)

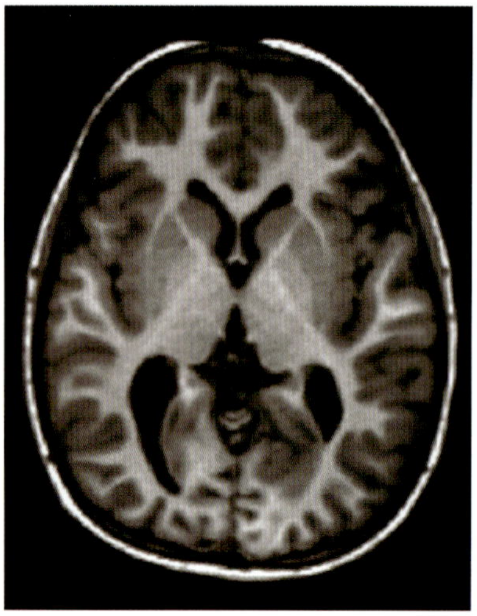

그림 7-14 회백질의 X선 사진

(a)

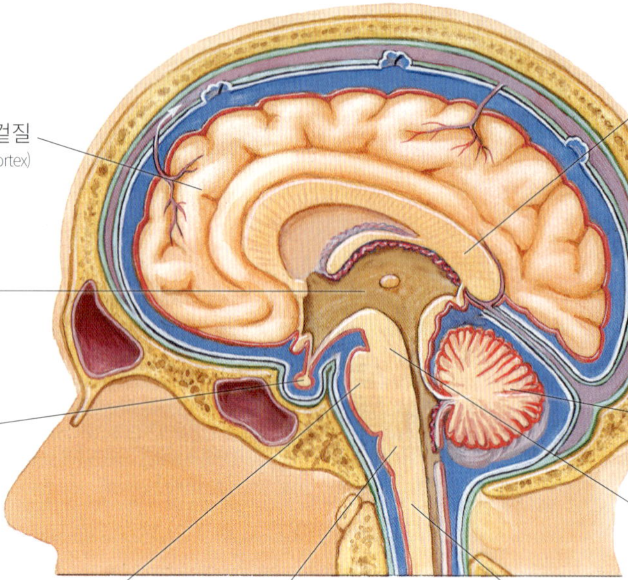

(b)

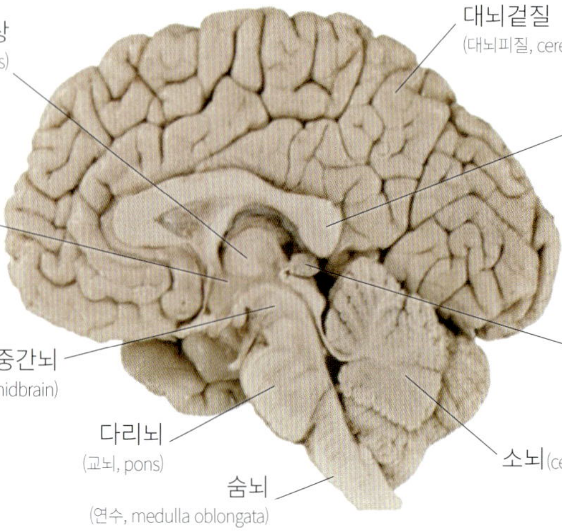

그림 7-15 중추신경계통의 주요 부위. (a) 뇌와 척수의 시상단면 (b) 보존된 뇌의 시상단면

뇌(brain)의 개요

뇌의 구성요소들은 모두 단단한 머리뼈로 보호되고 있다. 뇌의 중심 부분에는 사이뇌(간뇌, diencephalon)가 있고 그 아래로 뇌줄기(뇌간, brain stem)이 이어져 있다. 뇌줄기는 중간뇌(중뇌, midbrain), 다리뇌(교뇌, pons), 숨뇌(연수, medulla oblongata)로 구성되어 있다. 또한 대뇌 후면 아래쪽 뇌간의 뒷쪽에는 소뇌가 위치하고 있다.(표 7-3)

구조

뇌는 머리뼈(두개골, cranial bone)로 둘러싸여 있다.

뇌(brain)는 대뇌(cerebrum), 사이뇌(간뇌, diencephalon), 중간뇌(중뇌, mesencephalon) 소뇌(cerebellum), 뇌줄기(뇌간, brain stem)로 구성된다.

뇌 속은 좌우 가쪽뇌실, 제3뇌실, 제4뇌실이 있다. 뇌와 척수는 심실에서 분비되는 뇌척수액(cerebrospinal fluid)으로 둘러싸여 있다.

뇌수막(cerebral meninges), 뇌실(cerebral ventricle), 뇌척수액(cerebrospinal fluid): 뇌(brain)는 안쪽부터 연질막(연막, pia mater), 거미막(지주막, arachnoid), 경질막(경막, dura mater)이라는 3 개의 뇌척수막(수막, meninges)으로 덮여 있다.

또한 연질막과 거미막 사이에 공간이 있는데 이는 이 거미막밑공간(지주막하강, subarachnoid space)이라고 한다. 뇌 속에는 뇌실(cerebral ventricle)이라고 불리는 공간이 있다.

좌우의 **대뇌반구**(cerebral hemisphere)의 가운데는 가쪽 뇌실(lateral ventricle) 뇌줄기(뇌간, brain stem)의 시상(thalamus)에는 제 3 뇌실, 소뇌(cerebellum)의 전방에는 제 4 뇌실이 각각 좁은 통로와 같은 형태로 존재한다.

또한 제 4 뇌실에 있는 3개의 구멍은 척수(spinal cord)주변의 지주막하공간으로 이어져있다. 따라서 4 개의 뇌실과 뇌와 척수 주변의 거미막밑공간(지주막하강, subarachnoid space)은 크게 보아 하나로 이어져있는 형태이다.

기능

뇌척수액(cerebrospinal fluid, CSF)은 뇌실막세포망(ependyma)인 맥락얼기(choroid plexus)에서 생산되며 척수 주변의 지주막하공간(subarachnoid space)을 순환하고 있다. 뇌와 척수(spinal cord)는 이 뇌척수액에 의해 보호된다.

뇌(brain)는 성인의 머리뼈(두개골, cranium)로 둘러싸인 부위에서 가장 큰 기관으로 **대뇌**(cerebrum), **뇌줄기**(뇌간, brain stem), **소뇌**(cerebellum)로 이루어져 있으며, 뇌에는 약 1000억개의 신경세포와 수조개 정도의 아교세포(glia cell)가 많은 축삭의 가지들을 이룬다.

이를 통해 서로 또는 다른 부분에 있는 **뉴런과 교통**(communication)한다. 성인의 뇌 무게는 약 1.4kg 정도로 체중의 2%정도이다.

표 7-3 뇌의 주요 부분

부분	특징	기능
대뇌(cerebrum)	뇌 중 가장 큰 부분 : 뇌량(corpus callosum)에 의해 이어져 있는 두 개의 반구(hemisphere)	감각임펄스(impulse)를 해석, 근육(muscle) 운동을 시작, 기억 저장, 추론, 지능의 결정 등 뇌의 고위 기능을 조절
기저핵 (basal nuclei, basal ganglia)	대뇌 반구(cerebral hemisphere) 내 심부에 있는 회색질의 집단	대뇌피질에서 기원되는 운동임펄스를 중계히여 뇌간과 척수로 전달
사이뇌 (간뇌, diencephalon)	회색질(gray substance) 집단으로 시상(thalamus)과 시상하부(hypothalamus)가 포함됨	시상(thalamus)은 감각임펄스가 대뇌겉질(대뇌피질, cerebral cortex)로 상행하는 것을 중계하며, 시상하부(hypothalamus)는 내장 활성을 조절하고 신경계(nervous system)와 내분비계통(내분비계, endocrine system)를 연결하는 항상성(homeostasis)을 유지
뇌줄기(뇌간, brain stem)	대뇌(cerebrum)를 척수(spinal cord)와 연결	
a. 중간뇌 (중뇌, midbrain)	척수와 뇌의 고위 중추를 이어주는 회색질 집단과 신경 섬유 다발을 포함	눈과 머리를 움직이고 자세를 유지하는 반사 중추를 포함
b. 다리뇌(교뇌, pons)	뇌줄기(뇌간, brain stem) 앞쪽의 팽대된 부분으로 신경세포(nerve cell)와 신경섬유(nerve fiber) 집단으로 구성	숨뇌(연수, bulbar)와 대뇌로 이어지는 신경자극(신경임펄스, nerve impulse)를 중개하고 호흡의 빈도와 깊이를 조절
c. 숨뇌 (연수, medulla oblongata)	큰후두공(대후두공, greater occipital foramen)에서부터 다리뇌(교뇌, pons)까지, 척수(spinal cord)가 팽대되어 연속 된 부분으로 신경세포와 신경섬유 집단으로 구성	뇌(brain)와 척수(spinal cord) 사이의 상행, 하행임펄스를 전달하고, 심장(heart), 혈관운동, 호흡조절 중추 등 생존유지 중추와 여러 반사 중추를 포함
소뇌(cerebellum)	대뇌의 아래, 뇌간의 뒤쪽에 있으며, 외측에 있는 두 개의 반구(nerve cell)를 소뇌벌레(cerebellar vermis)가 이어준다.	소뇌각(cerebellar peduncle)에 의해 다른 부분과 연결, 신체의 위치에 대한 감각정보를 사용하여 근육운동을 조절하고 자세를 유지

뇌줄기(뇌간, brainstem)

뇌줄기는 **뇌**(brain)와 **척수**(spinal cord)의 연결부위이며 감각, 운동, 반사(reflex) 기능을 수행한다. 뇌줄기(뇌간, brain stem)는 중간뇌(중뇌, midbrain), 다리뇌(교뇌, pons), 숨뇌(연수, medulla oblongata)로 구성되며 아래는 척수(spinal cord)로 이어진다. (그림 7-16)

구조

뇌줄기는 위에서 아래로 '중간뇌, 다리뇌, 숨뇌'로 구성된다

뇌줄기(뇌간, brain stem)는 사이뇌(간뇌, diencephalon) 아래로 이어진 부분이다.

- **중간뇌**(중뇌, midbrain)는 사이뇌 아래 가늘고 짧은 부분이다.
- **다리뇌**(교뇌, pons)는 간뇌에 이어져있는 급격하게 굵어지는 부분이다.
- **숨뇌**(연수, medulla oblongata)는 다리뇌 아래에 이어진다.

- **중간뇌** 전방에는 V 자형 기둥의 대뇌다리가 있다.

대뇌다리(crus cerebri)에는 운동에 관련된 신경섬유(nerve fiber)가 지나가고 있다. 대뇌다리 사이에 보이는 유두체(mammillary body)는 사이뇌(간뇌, diencephalon)의 시상하부(hypothalamus)의 일부다. 후방에는 상구(superior colliculus)와 하구(inferior colliculus)라는 융기가 있다. 이 안에 있는 신경핵은 시각이나 청각의 기능과 관련되어 있다.

중간뇌(중뇌, midbrain)에는 뇌신경의 눈돌림신경(동안신경, occulomotor nerve)과 도르래신경(활차신경, trochlear nerve)이 이어지고 있다. 또한 중간에는 제 3 뇌실과 제 4 뇌실을 연결하는 중간뇌수도관(aqueduct of sylvius)이 있다.

- **다리뇌**(교뇌, pons)는 앞에서 보면 가로줄무늬가 보이기 때문에 아래의 숨뇌(연수, medulla oblangata)와 명확하게 구별 할 수 있다. 이 줄무늬는 중간소뇌다리(중소뇌각, middle cerebellar peduncle)를 거쳐 소뇌로 이어지는 신경섬유이며 가로다리뇌섬유(transverse potine fiber)가 보인다.

다리뇌에는 뇌신경(cranial nerve)의 삼차신경(trigeminal nerve), 외전신경(abducens nerve), 얼굴신경(안면신경,facial nerve), 청신경(auditory nerve)이 출입하고 있다. 또한 다리뇌(교뇌, pons) 후방에는 제 4 뇌실이 있다.

다리뇌는 대뇌피질(cerebral cortex)에서 소뇌로 들어가는 정보를 전달한다.

알츠하이머병(Alzheimer disease)

알츠하이머병은 40~65세에서 진행성 치매를 주 증상으로 하여 발병한다. 치매(dementia)를 일으키는 가장 흔한 원인은 퇴행성 뇌질환(degenerative brain disease)으로 서서히 발병하여, 기억력을 포함한 인지기능의 악화가 점진적으로 진행된다.

알츠하이머병 노년치매는 뇌혈관성(cerebrovascular)치매와 함께 치매를 일으키는 대표적 질환이며, 우리나라에서는 치매의 50~60%가 이 형태이다.

원인

정확한 발병 기전과 원인에 대해서는 정확히 알려져 있지는 않다. 유전적인 요인이 전체 알츠하이머병(Alzheimer disease) 발병의 약 40~50%를 설명한다. 대뇌위축(대뇌피질의 신경세포 탈락)이 발생한다.

정신증상

- 기억장애로 시작되며 방향감각장애, (계산력, 판단력, 인식력) 저하, 외출, 배회 등의 지적기능장애와 행동이상이 나타난다.
- 인격의 변화, 판단력 및 일상생활 수행능력의 저하, 초조행동, 우울증, 망상, 환각, 공격성 증가, 수면장애, 무감동 및 무관심 등
- 중기부터 시공간 파악능력(지남력)의 저하, 언어상실증, 인식불능증, 행위상실증이 현저하게 나타난다.

신경증상

- 알츠하이머병(Alzheimer disease)이 진행되면 대소변 실금, 몸 경직, 보행장애, 거동장애와 더불어 욕창(decubitus ulcer), 폐렴(pneumonia), 요도감염, 낙상 등의 신체적 **합병증 발생.**

• **숨뇌**(연수, medulla oblongata)는 다리뇌(교뇌, pons) 아래에서 굵게 시작되어 아래로 갈수록 가늘어지는 형태이다. 다리뇌가 아래의 척수(spinal cord)로 이어지는 부분에서 머리뼈 밖으로 나와 신경계로 이어지는 구조이다.

숨뇌에는 뇌신경의 혀인두신경(glossopharyngeal nerve), 미주신경(vagus nerve), 더부신경(부신경, accessory nerve), 혀밑신경(설하신경, hypoglossal nerve)이 드나들고 있다.

숨뇌 전방에 수직으로 뻗어나간 기둥 모양의 구조를 추체(petrosa)라 한다

추체는 대뇌겉질(대뇌피질, cerebral cortex)에서 전신의 뼈대근육(골격근, skeletal m.)에 신호를 전달하는 신경섬유(nerve fiber)가 다발형태로 뻗어나가 있으며 이를 피라미드로(추체로, pyramidal tract)라 한다.

기능

중간뇌(중뇌, midbrain)는 시각, 청각의 반사중추와 안구운동, 동공수축 운동에 관여한다.

다리뇌(교뇌, pons)는 호흡의 길이와 빈도를 조절한다.

숨뇌(연수, medulla oblongata)는 생명유지반사 등 여러 가지 반사중추에 관여한다. 생명의 유지에 필요한 내장 기능을 조절하는 중추이다.

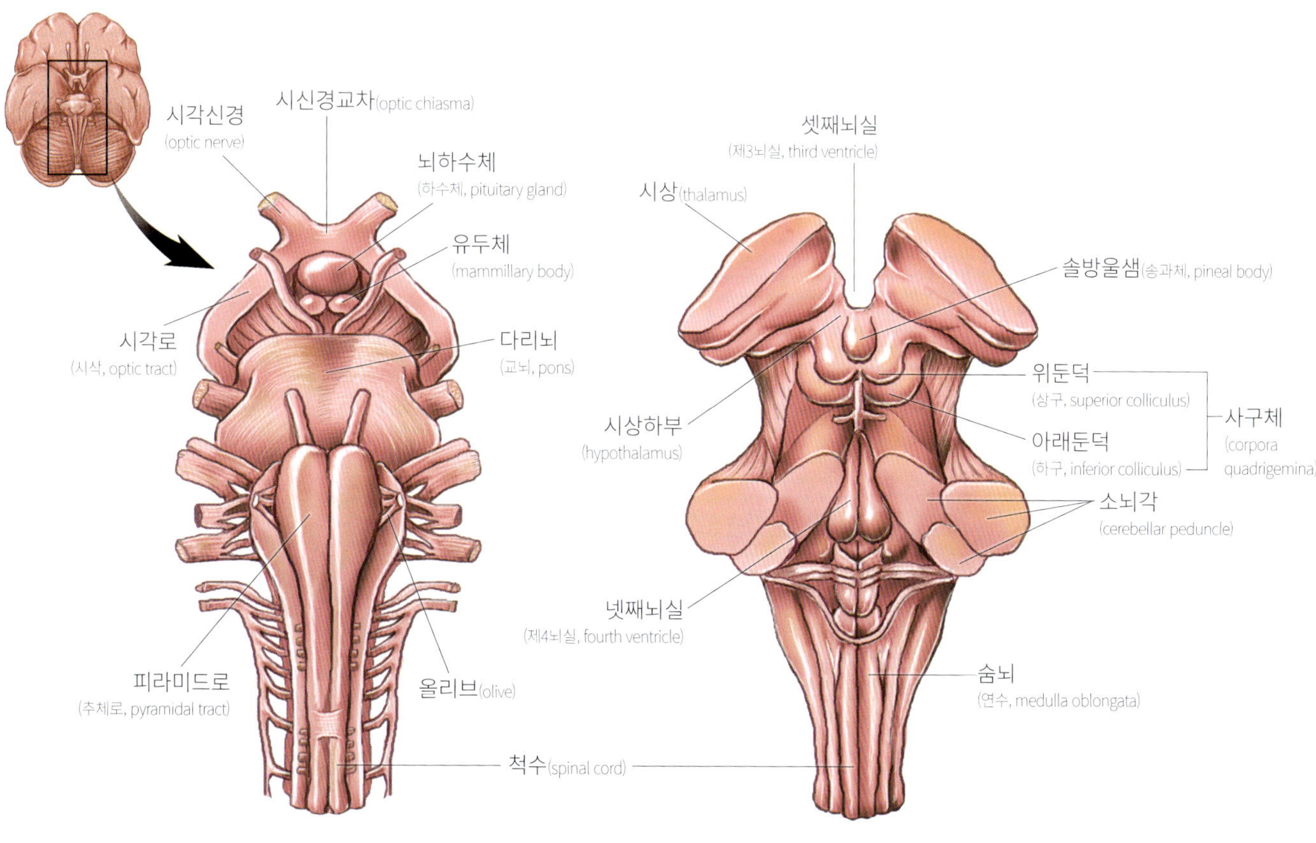

그림 7-16 (a) 뇌간의 정면, (b) 뇌간의 후면

소뇌(cerebellum)

소뇌는 대뇌 다음으로 크며 대뇌의 뒤통수엽(후두엽, occipital lobe) 아래에 위치한다.

또한 소뇌는 신체 운동의 조정을 담당하고 있으며 각 부분은 각기 다른 기능을 담당한다.

구조

소뇌(cerebellum)는 크게 **벌레구역**(충부, vermis)과 **소뇌반구**(cerebellar hemisphere), **타래결절엽**(편소절엽, flocculonodular lobe)의 3부분으로 구분된다.

후방에서 볼 때 중앙에 있는 것이 벌레구역(충부, vermis)이며 그 양쪽의 좁은 일대를 벌레곁구역이라 한다. 벌레곁구역의 양쪽에 부풀어있는 부분이 소뇌반구다. 타래결절엽은 소뇌의 안쪽에 들어가 있기 때문에, 뒤에서는 보이지 않는다.

소뇌는 대뇌(cerebrum)의 아래, 뇌줄기(뇌간, brain stem)의 뒤쪽에 있으며, 무게는 성인이 약 130g 정도이며, 3쌍의 소뇌다리에 의해 뇌간과 연결되어 있다.

소뇌 표면에는 대뇌보다 미세한 주름이 있다

소뇌의 표면은 대뇌와는 다른 미세한 주름이 가로 방향으로 형성되어 있으며 이를 소뇌이랑(소뇌회, cerebellar folia)라 한다. 소뇌주름이 대뇌보다 면적당 숫자가 많은 것은 표면적을 늘려 저장할 수 있는 뉴런의 수를 늘리기 위한 것이기도 하다.

뉴런의 세포체(cell body)가 모여 있는 **회색질**(회백질, gray matter)은 소뇌의 겉질을 이루고, 신경섬유(nerve fiber)가 모여 있는 속질은 대부분은 **백색질**(white matter)로 구성된다.

소뇌는 소뇌다리로 뇌간과 연결되어 있다

소뇌(cerebellum)는 대뇌(cerebrum)와 직접적으로 연결되어 있지 않으며, 소뇌다리(소뇌각, cerebellar peduncle)로 뇌줄기(뇌간, brain stem)와 연결되어 다시 뇌줄기를 통해 대뇌와 정보를 교환하고 있다.

소뇌다리(cerebellar peduncles)는 3쌍으로 이루어져 있다

- **위소뇌다리**(상소뇌각, superior cerebellar peduncle)는 중간뇌(중뇌, midbrain),
- **중간소뇌다리**(중소뇌각, middle cerebellar peduncle)는 다리뇌(교뇌, pons),
- **아래소뇌다리**(하소뇌각, inferior cerebellar peduncle)는 숨뇌(연수, medulla oblongata)를 소뇌와 연결하고 있다.

소뇌(cerebellum)는 다리뇌(교뇌, pons)와 숨뇌(연수, medulla oblongata)의 뒤쪽에 있으며 윗면은 대뇌피질(cerebral cortex)에 덮혀있고 아랫면은 숨뇌에 들어가 있다.

회백질(gray matter)은 소뇌의 겉질을 이루고, 속질의 대부분은 백색질(white matter)로 구성된다. 회색질에서는 많은 정보작용이 이루어진다. (그림 7-15)

기능

소뇌(cerebellum)는 운동임펄스를 적절하게 조절하여 근육운동 및 신체운동이 원활하게 움직일 수 있게 해준다. 전체적으로는 소뇌는 신체의 위치에 대한 감각정보를 종합하여 뼈대근육(골격근, skeletal m.)의 활성을 조정하고 자세를 유지하는 작용을 한다.

최근 보고 되고 있는 소뇌의 기능은, 부드럽고 조화로운 운동이 일어날 수 있도록 기능과 평행을 유지하고, 정상적인 자세를 지속적으로 유지할 수 있도록 도와주는 기능 등이 있다.

소뇌(cerebellum)의 **손상**은 떨림(tremor), 맘대로근(수의근, voluntary m.)의 부정확한 운동, 근육긴장도의 소실, 비틀거리는 걸음, 평형의 소실 등의 증상을 일으킬 수 있다.

쉬어가기

소뇌

소뇌(cerebellum)는 운동제어에 관여한다

- 소뇌는 감각정보를 통합하여 운동을 원활하게 하는데, 부위에 따라 그 기능이 분담된다.
- 소뇌에는 균형조절 기능을 가진 영역이 있다. 원시소뇌(archaeocerebellum)는 속귀(내이, inner ear)에서 입력되는 정보에 따라 신체의 균형을 조절하는데, 장애를 입으면 어지럼증과 평형장애를 일으킨다.
- 소뇌는 자세와 보행운동의 조절에도 관여한다. 옛소뇌(구소뇌, paleocerebellum)는 힘줄의 팽창 정도에 따라 근육(muscle)의 긴장을 조절하는데, 장애를 입으면 신체가 앞뒤로 흔들리거나 걸을 때 비틀거리게 된다.
- 수의운동(voluntary movement: 맘대로운동)을 조절하는 것은 주로 새소뇌(neocerebellum: 소뇌반구)이다. 새소뇌에 장애가 있으면 물체를 잡으려고 해도 손이나 손가락을 물체에 바르게 가져가지 못하거나, 손가락이 떨리기도 한다(활동떨림).

'숙련'에도 소뇌(cerebellum)가 관여한다

- 글을 쓰거나 운동을 하는 등, 훈련을 통해서 몸에 익힌 '기술'은 단순히 대뇌겉질(대뇌피질, cerebral cortex)에서 받은 명령에 따라 실행하는 운동이 아니라, 소뇌로부터 제어를 받는다.
- 피아니스트의 손가락의 움직임에도 대뇌(cerebrum)와 소뇌(cerebellum)의 제휴가 관여한다. 초보자가 피아노를 칠 때는 "다음은 '도' 건반, 다음은……"와 같은 '의식' 아래에서, 대뇌겉질로부터 손가락으로 명령이 보내진다. 전문가의 경우는 이와 같은 '의식' 대신에 소뇌에 기록된 프로그램이 대뇌겉질로 보내져 피라미드로(pyramidal tract: 추체로)의 명령을 제어한다.

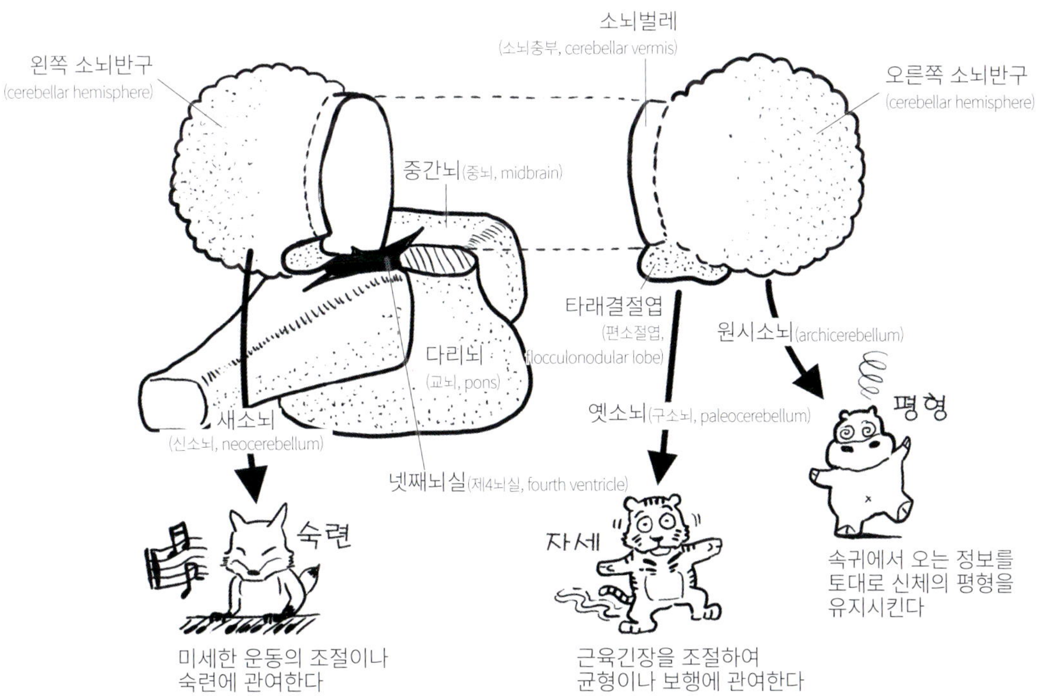

사이뇌(간뇌, diencephalon)

사이뇌는 아래쪽의 중간뇌(중뇌, midbrain)와 위쪽의 대뇌(cerebrum) 사이에 위치하며 크기는 매우 작지만 중요한 부위이다. 제3뇌실(3rd ventricle)을 둘러싸고 회색질로 구성되어 있다.

사이뇌 내부에는 시상상부(epithalamus), 시상(thalamus), 시상하부(hypothalamus), 시상저부(subthalamus), 둘레계통(변연계, limbic system), 솔방울샘(송과체, pineal body) 등이 있다. (그림 7-17)(그림 7-18)

구조

시상하부(hypothalamus)는 셋째뇌실의 바닥을 이루고 있는 시상의 아래에 위치한다. 시상하부는 다양한 내장활동을 통해서, 그리고 신경계와 내분비계를 연결하여 신체의 항상성(homeostasis)을 유지한다.

둘레계통(변연계, limbic system)은 시상하부가 주로 조절하는 대뇌의 기저영역주변의 경계구조로, 독특한 신경 연결은 두 대뇌반구를 연결하는 구조인 뇌들보 주위곡선의 경계를 형성한다.

시상(thalamus)은 셋째뇌실을 감싸고 있으며, 시상하부의 위쪽에 땅콩 모양의 회색질 구조 형성된다. 시상은 주로 시상신경세포의 가지돌기(수상돌기, dendrite)와 세포체(cell body)로 이루어져 있다. 시상하부는 뇌에서 가장 작지만 건강을 유지에 가장 중요한 부위이다.

시상상부(epithalamus)와 솔방울샘(송과체, pineal gland)은 제3뇌실의 얇은 천장을 이루며 솔방울샘(송과체, pineal gland)은 뇌에서 뇌들보(뇌량, corpus callosum)의 뒤끝바로 아래에 위치하며 시상의 뒤 사이뇌(간뇌, diencephalon)의 작게 튀어나온 구조를 솔방울샘이라고 한다.

기능

- 심장 박동수, 동맥 혈압, 체온 조절
- 수분과 전해질 평형' 식욕과 체중 조절
- 위(stomach), 장(bowel) 운동과 분비 조절
- 수면과 각성, 신경분비물질(neurosecretory substance) 분비 조절

사이뇌(간뇌, diencephalon)는 우리의 다양한 감정(분노, 두려움, 성적인 느낌, 즐거움, 슬픔)을 나타내며, 정상적인 감정이 일어나기 위해서는 대뇌피질도 함께 기능을 해야한다. 대뇌피질 부위의 조절 없이 일어나는 둘레계통의 활동은 비정상적이고 조절되지 아니한 격렬한 분노를 초래할 수 있다.

시상(thalamus)은 활동전위를 동조화(synchronization)하여 감각정보를 전달하는 것으로 추측된다. 시상은 그냥 정보를 전해주는 전령(messenger)이 아니고 필요한 부분을 선택하는 편집자(editor)이다.

의식장애

깨어있으면서 자신과 외부를 인식하지 못하는 상태가 손상되는 것이 의식장애이다. 세계각국(GCS)에서 의식장애 수준을 언어, 눈뜨기, 운동의 3가지 기능마다, 4~6단계로 기재한다.

눈뜨기 기능(Eye Opening : E)
E-4 : 자발적으로(spontaneous)
3 : 음성에 의해(to speech)
2 : 통증에 의해(to pain)
1 : 눈뜨지 않음(none)

언어기능(Best Verbal Response : V)
V-5 : 지남력 양호(orientated)
4 : 대화 혼란(confused conversation)
3 : 언어 혼란(inappropriate words)
2 : 이해불가능한 소리(incomprehensible sounds)
1 : 발어하지 않음(none)(기관절개·삽관시 : T)

운동기능(Best Motor Response : M)
M-6 : 명령에 따른다(obey commands)
5 : 통증부위 인식가능(localize pain)
4 : 회피굴곡 반응(withdraws)
3 : 이상굴곡 반응(abnormal flexion)
2 : 사지신전 반응(extension)
1 : 전혀 움직이지 않음(none)

* 각 항목의 합계점을 coma scale로 한다. 정상인은 15점, 심한 혼수상태는 3점이 된다. GCS=6(E1V2M3)과 같이 나타낸다.

정신분열증(schizophrenia)

일반적으로 정신분열증 환자들은 해마의 크기가 평균보다 작고 또한 고차적이고 종합적 사고를 담당하는 전전두피질(prefrontal cortex)의 활동이 비정상적인 경우가 많다.

원인: 정신분열증에는 편집증형, 긴장형, 비조직형, 미분화형, 그리고 잔여형 등이 있다. 유전적 요인, 태아시기 감염, 약물남용 등이다.

증상: 주 증상은 망상(delusion), 환각(hallucination), 비조직적인 언어와 행동이다. 환청(auditory hallucination: 소리환각)은 환자들이 가장 고통스러워하는 부분 중 하나이다.

망상(delusion)은 명백히 잘못된 믿음인데도 그 믿음을 계속적으로 유지하며 그로 인해 비정상적인 사고와 행동을 유발한다.

- 시상은 후각을 제외한 일반감각, 미각, 시각, 청각의 중계핵으로 감각을 인지하여 대뇌겉질(대뇌피질, cerebral cortex)로 전달한다.
- 시상은 일정한 정도의 유쾌하거나 불쾌한 감정을 느끼게 한다.
- 시상은 각성과 운동반사에 관여한다.

솔방울샘(송과체, pineal body)은 눈으로 들어온 빛에 대한 정보를 받아서 멜라토닌(melatonin)의 분비를 조절한다. 솔방울샘은 하루, 일주일, 계절적 주기를 담당하는 생체주기 조절기능을 수행한다.

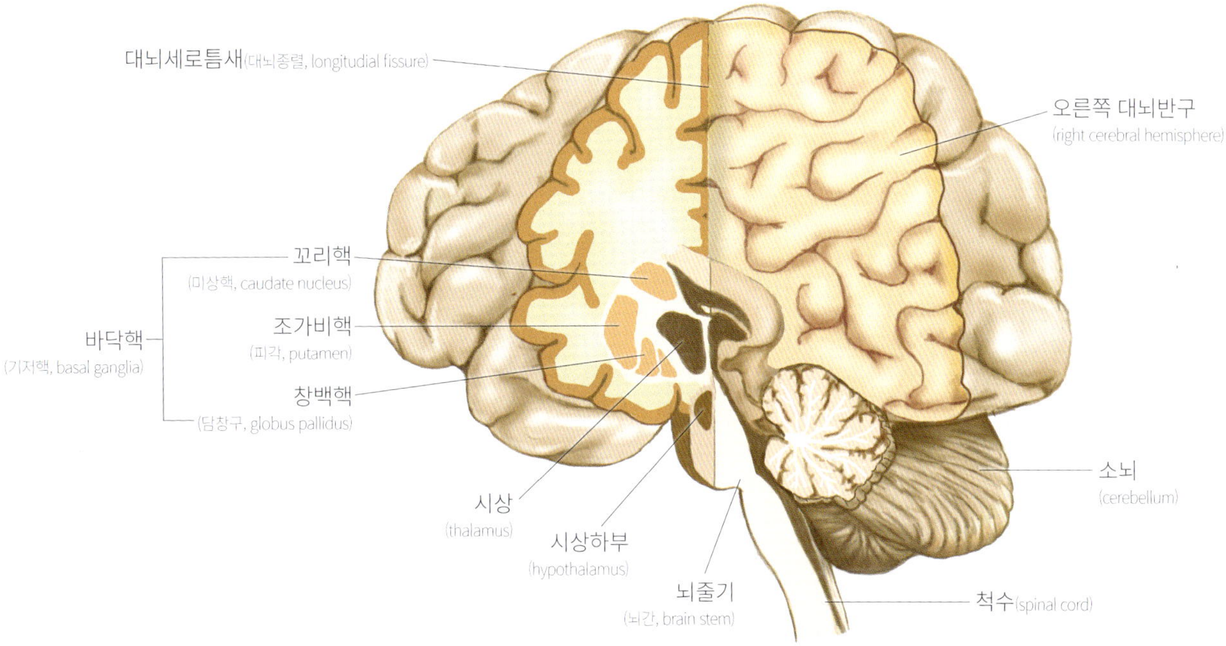

그림 7-17 왼쪽 대뇌반구의 관상단면(coronal section)에서 일부 기저핵(basal nuclei, basal ganglia)의 구조들이 관찰된다.

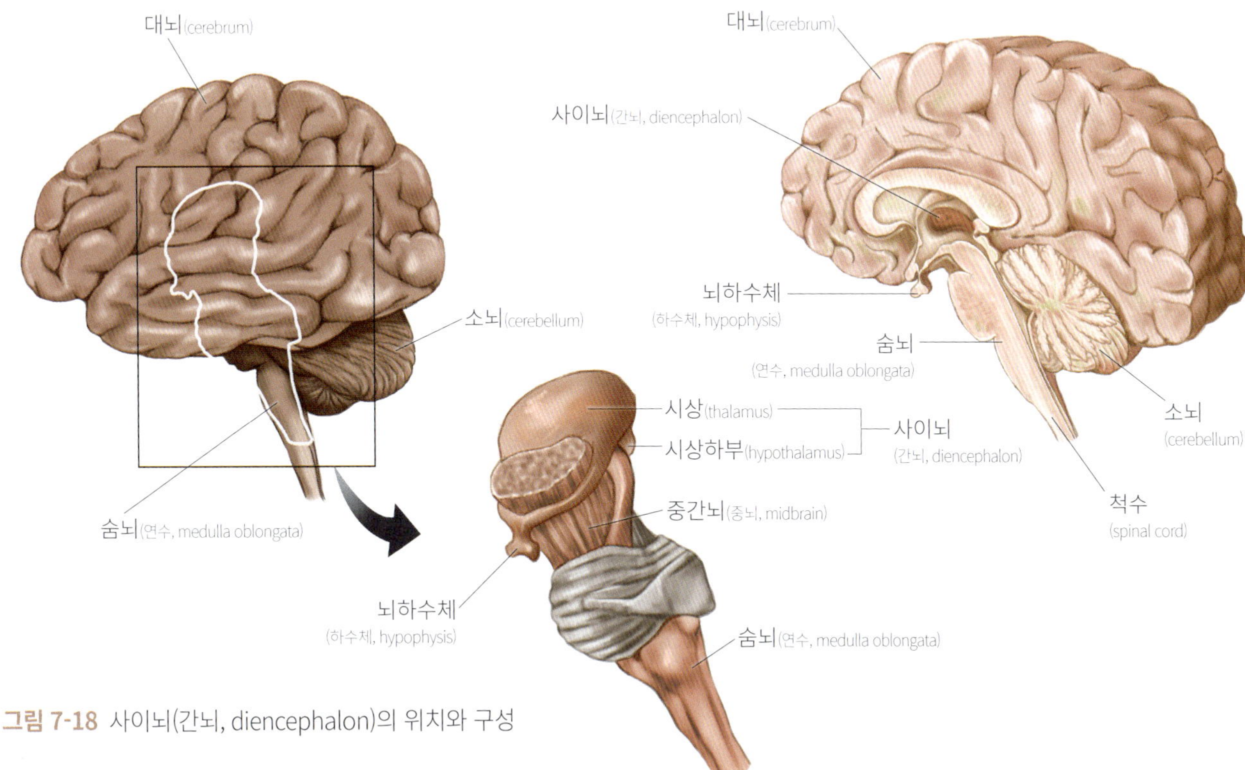

그림 7-18 사이뇌(간뇌, diencephalon)의 위치와 구성

대뇌(cerebrum)

구조

대뇌(cerebrum)는 뇌 부위 중 가장 크고, 상위에 위치한다. 두 개의 큰 대뇌반구(cerebral hemisphere)로 구성되어 있으며 서로 대칭 구조이다.

각 대뇌반구(cerebral hemisphere)는 2개의 깊게 주름져 패인 고랑(구, sulcus)에 의해 5개의 주요 엽(lobe)으로 나누며, 각 엽(lobe)은 다시 고랑과 고랑사이에 밖으로 튀어 나온 융기(eminence), 이랑(회, gyrus)으로 구성된다. 이것이 대뇌 표면의 특징적인 구조이다. 깊은 골을 **틈새**(열, fissure), 얕은 골을 **고랑**(구, sulcus)이라고 한다.

대뇌표면은 얇은 회백질(gray matter)층으로 이루어져 있으며, 이를 대뇌겉질(대뇌피질, cerebral cortex)이라고 한다.

대뇌엽(lobes)은 다음과 같이 나뉜다.

- **이마엽**(전두엽, frontal lobe)은 대뇌반구(cerebral hemisphere)에서 앞부분을 형성하고, 뒤쪽의 경계는 중심고랑(central sulcus; 롤랜도틈새, fissure of Rolando)이며, 대뇌세로틈새에서 직각 방향으로 뻗어 있다. 아래 경계는 외측고랑(sulcus lateralis)이며, 뇌의 측면을 비스듬히 가로질러 아래 표면으로 나온다.
- **마루엽**(두정엽, parietal lobe)은 전두엽의 뒤에 있으며 중심 고랑에 의해 전두엽과 분리되어 있다.
- **관자엽**(측두엽, temporal lobe)은 전두엽과 두정엽의 아래쪽에 있으며 외측고랑에 의해 이들과 분리되어 있다.
- **뒤통수엽**(후두엽, occipital lobe)은 각각의 대뇌겉질(cerebral cortex)에서 뒤쪽을 형성하고 소뇌천막(tentorium cerebelli)에 의해 소뇌(cerebellum)와 분리되어 있다.
- **뇌섬엽**(insular lobe)은 외측고랑 심부에 위치해 있으며 이마엽(전두엽, frontal lobe), 마루엽(두정엽, parietal lobe), 관자엽(측두엽, temporal lobe)의 일부로 윤상고랑(circular sulcus)에 의해 다른 엽들과 분리되어 가쪽 틈새에서 깊은 곳에 묻혀 있다. **(그림 7-19)**

기능

대뇌(cerebrum)의 **신경세포**(nerve cell)는 단독으로 작용하지 않고, 뇌(brain)와 척수(spinal cord) 여러 부위에 위치한 신경세포와 함께 작용하기 때문에, 대뇌의 기능을 한마디로 표현하기는 어렵다. 이 부위의 신경세포는 대뇌신경세포와 지속적으로 자극을 주고받는다.

대뇌(cerebrum)의 기능은 의식(consciousness function), 기억(memory), 사고(thinking), 감각(sensation), 감정(emotion), 추론(reasoning), 감각임펄스의 해석(interpretation), 수의근(voluntary m.)의 통제, 지능(intelligence)과 인격(personality), 기쁨과 슬픔 등을 행하는 고등 뇌기능(higher brain function)을 수행한다. **(그림 7-20)**

전도난청(conduction deafness)

전도난청은 이 바깥귀(외이, external ear)와 가운데귀(중이, middle ear)에서 소리의 전달 이상으로 생긴 난청을 말하는데, 중이염(otitis media), 귀경화증(otosclerosis), 고막(ear drum) 천공(perforation: 뚫림, 관통) 등으로 발생한다.

감응난청(perceptive deafness)

감응난청이란 속귀(내이, inner ear)에서 중추 쪽 장애에 의한 난청으로, 속귀 그 자체에 의한 장애(미로성·내이성 난청, labyrinthine deafness)와 속귀보다도 중추에 의한 장애(후미로성 난청)로 나눌 수 있다.

공기전도에서는 가운데귀의 진동증가 작용을 통해 소리를 지각하므로 아주 작은 소리도 잘 들리는 구조로 되어 있다.

즉, 뼈(bone)를 통해 듣기보다는 **고막**(ear drum)을 통해 듣는 쪽이 잘 들리도록 되어 있기 때문이다.

만일 가운데귀가 파손되면 당연히 공기전도에 의해서는 들리지 않는다. 그러므로 전도난청(conduction deafness)이라 할 수 있는 것이다.

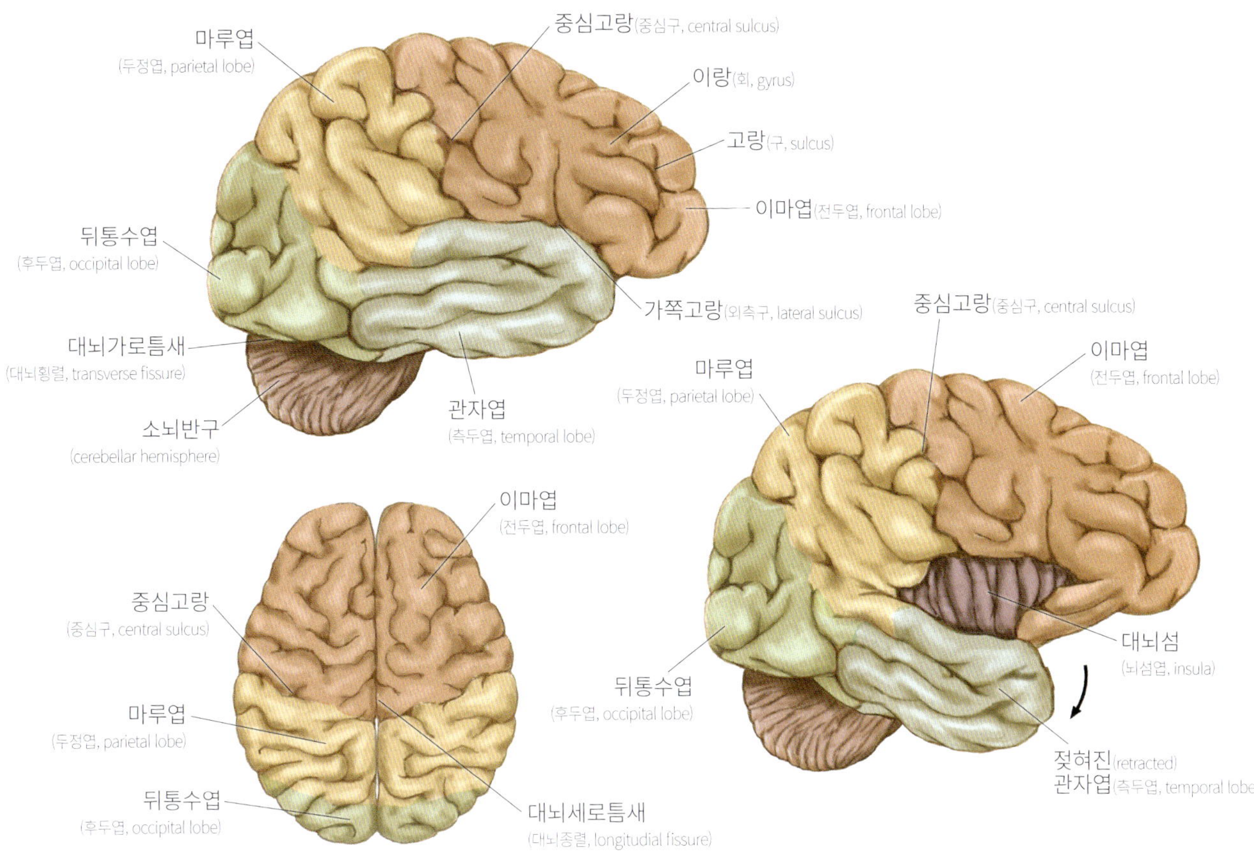

그림 7-19 대뇌피질의 엽

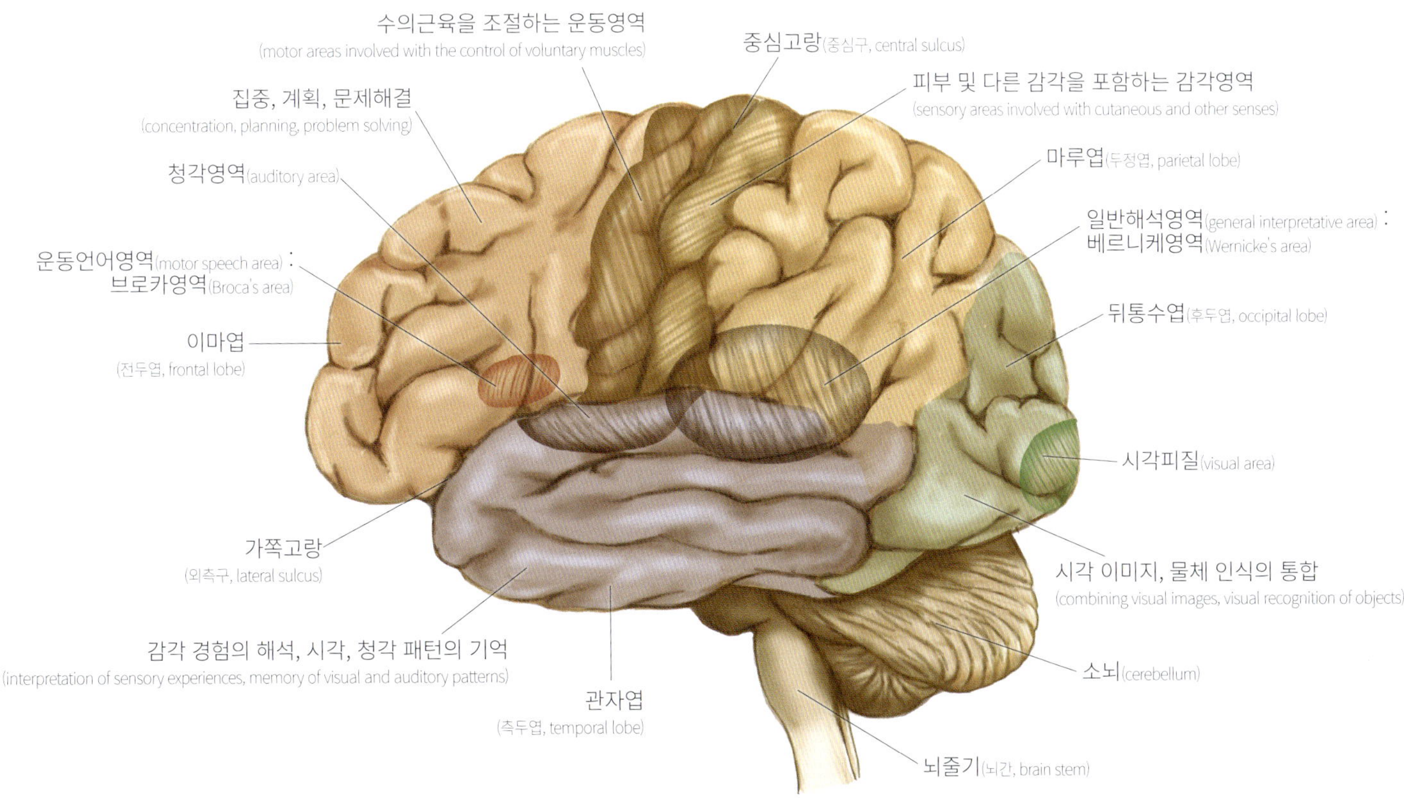

그림 7-20 대뇌피질(대뇌피질, cerebral cortex function)의 기능적 영역

척수(spinal cord)

척수는 뇌(brain)와 이어져 있고, 척추관(vertebral canal) 속으로 뻗어 있는 원기둥 형태의 신경조직이다. 척수는 연수(bulbar)와 이어지는 기둥 형태의 신경계(nervous system)로, 척추관(spinal canal) 속에 들어가 있다.

척수(spinal cord)는 척추관보다 짧고 제 1요추 근처까지만 이어져있다.**(그림 7-21)**

척수신경의 구조(structure of the spinal nerve)

척수신경(spinal nerve)은 상단부터 목신경(경신경, cervical nerve) 8쌍, 가슴신경(흉신경, pectoral nerve) 12쌍, 허리신경(요신경, lumbar nerves) 5쌍, 엉치신경(천골신경, sacral nerve) 5쌍, 꼬리신경(미골신경, coccygeal nerve) 1쌍의 5구역으로 분류된다. 목신경은 목뼈(경추, cervical spine)를 지나는 척수신경(spinal nerve)이 출입하는 부분이다.

척수는 31개의 분절로 구성되어 있으며, 각각의 분절에서 한 쌍의 척수신경(spinal nerve)이 나온다.

- **8쌍의 목신경**(경신경, cervical nerve: C1~C8)
- **12쌍의 가슴신경**(흉신경, thoracic nerve: T1~T12)
- **5쌍의 허리신경**(요신경, lumbar nerve: L1~L5)
- **5쌍의 엉치신경**(천골신경, sacral nerve: S1~S5)
- **1쌍의 꼬리신경**(미골신경, coccygeal nerve: C0)

척수(spinal cord)는 뒤통수뼈에서 첫째허리뼈(제1요추) 아랫면 까지 이어진다

척수(spinal cord)는 굵기가 1cm, 길이가 40~45cm, 무게가 45g되는 연한 백색 줄기이다. 척수는 척추(vertebral)의 척추구멍(추공, foramen vertebrale)을 따라 이어져있는 척추관(spinal canal)에 들어있다.

그리고 그 주위는 대뇌(cerebrum)와 마찬가지로, 거미막(지주막, arachnoid)과 경막(dura mater) 및 뇌척수막(수막, meninges)으로 덮여 있으며, 지주막하강(subarachnoid space)에는 뇌척수액(cerebrospinal fluid)이 순환하고 있다.

척수(spinal cord)의 가로 단면을 보면 중앙에 H 형태의 회색질(회백질, gray matter)과 그 주위를 둘러싼 백색질(white matter)이 보인다.

회색질은 뇌와 마찬가지로 뉴런의 세포체이며 **백색질**은 신경섬유(nerve fiber)의 모음이다. 회색질의 H형태에서 전방으로 돌출된 부분을 전각(anterior horn), 후방으로 돌출된 부분을 후각(posterior horn)이라 한다.

목 부위에서 척수(spinal cord)는 두꺼워져 목팽대(경수팽대, cervical enlargement)라고 하며, 위팔(상지, arm)에 분포하는 신경은 여기에서 기원한다. 또한 등부위에서 두꺼워진 요수팽대(lumbar enlargement)가 있고 하지에 분포하는 신경이 이곳을 지난다.

Bell 마비(Bells palsy: 특별성안면신경마비)

Bell 마비란 말초성(peripheral) 안면신경마비(facial nerve paralysis)이다. 원인 불명으로 얼굴신경(안면신경, facial nerve)이 안면신경관 내에서 커지거나 꼬여서 발생하는 것으로 생각된다.

원인: 주 원인은 찬바람에 뺨 부위를 오래 쏘이는 것으로 갑자기 진행된다.

증상: 이마로부터 입 주위 근육까지 편측성으로 거의 완전하게 장애를 받아 속눈썹 징후, Bell 현상이 나타난다. 장애 부위에 따라 혀 앞 2/3의 미각 저하와 청각 과민도 발생한다. 가장 먼저 선택해야 할 치료는 부신겉질스테로이드(adrenocortical steroid)제를 대량으로 투여하는 것이다.

Waller변성

신경섬유(nerve fiber)는 손상되면 손상부위부터 말초측 축삭까지 세포체(cell body)로부터 영양이 공급되지 않아 2, 3일 이내에 변성되어 소실된다. 이것을 Waller 변성이라고 한다.

말초신경계(peripheral nervous system)는 신경재생이 활발하며, Waller 변성이 일어나도 정상으로 회복되는 경우가 많은데, 신경재생 과정에서 혼선이 발생하면 후유증을 일으키는 경우가 있다.

중증의 안면신경마비(facial nerve paralysis)에서는 Waller 변성이 진행되면 회복이 어려워지기 때문에 발병 후 재빨리 보존적 치료를 개시해야 한다.

손상의 정도가 가벼우면 Waller 변성에까지 이르지 않고 신경전도의 장애만으로 끝나는 경우도 있다.

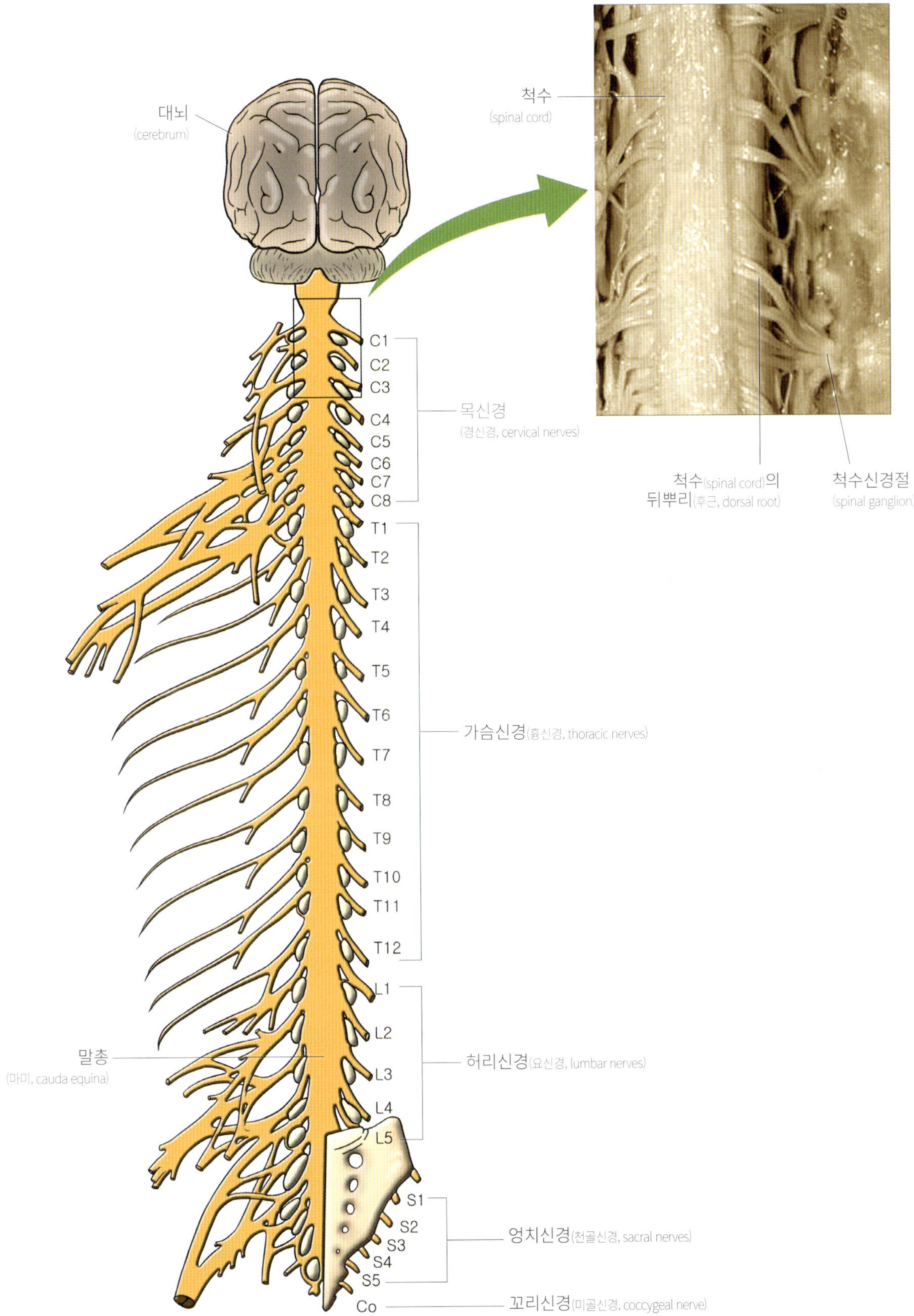

그림 7-21 척수신경의 구조

척수의 기능(functions of the spinal cord)

척수(spinal cord)에는 몸(somatic) 및 자율(autonomic)신경성의 여러 가지 반사중추가 있다. 척수는 척수반사(spinal reflex)의 중추이며, 뇌로 드나드는 신경자극(신경임펄스, nerve impulse)을 전달하는 통로의 역할을 한다.

척수(spinal cord)는 중추신경계(central nervous system, CNS)에 속하는 말초신경(peripheral nerve, PNS)과 뇌 신경 사이에서 정보를 중계하고 자율신경계(autonomic nervous system)로 신호를 전달하는 기능을 수행한다.

척수신경(spinal nerve)은 뇌신경(cranial nerve)이 분포하지 않은 신체 부위와 척수 사이에서 신경자극을 전달하며, 감각과 운동 기능을 모두 담당한다. 질환 또는 손상으로 인해 척수신경을 통한 신경자극 전도과정에서 이상이 생기면 신경이 분포하는 영역에서 감각과 운동이 소실된다.

척수는 척추관(spinal canal)에 들어있다

뇌줄기(뇌간, brain stem)의 숨뇌(연수, medulla oblongata) 아래로 이어지는 신경계가 척추(vertebral)이다.

반사활(반사궁, reflex arc)은 감각뉴런의 종말인 수용기(receptor)에서 시작하여 반사중추(reflex center)인 중간뉴런(interneuron)들로 이어진다. 이들은 운동뉴런(motor neuron)과 연결되어 효과기(effector)에 연결되어 있다. 반사활의 경로가 척수 내에 있는 반사를 척수반사(spinal reflex)라고 한다.

반사행동(reflex behavior)에서 반사는 신체 내부 또는 외부에서 일어나는 변화에 대한 자율적이고 무의식적인 반응으로, 심장박동수, 호흡 등 여러 불수의적 반응을 조절하여 항상성을 유지할 수 있도록 도와주는 역할을 한다.

단일연접반사(단일시냅스성반사, monosynaptic reflex)는 무릎반사(슬개반사, knee jerk)로 직접 연결되어 있는 반사이다. 굽힘반사(굴근반사, flexor reflex)는 팔, 다리의 피부가 자극되면 자극된 팔다리의 모든 관절을 굽힘시켜 자극원으로부터 멀어지게한다. 무릎반사는 사람이 직립 자세를 유지할 수 있게 해준다.

회피반사(withdrawal reflex)는 사람이 압정 위를 걸었을 때 처럼 통증을 일으키는 물체에 닿았을 때 일어난다. 그리고 폄반사(신장반사, extension reflex)는 뼈대근육(골격근, skeletal m.)이 갑자기 외부의 힘으로 잡아 느려질 때 그 근육(muscle)이 수축하여 관절(jolnt)이 펴지는 반사로서 무릎힘줄 반사 등이 일어난다.

척수손상(spinal cord injury)

척수손상은 척수(spinal cord)에 가해진 외상이며, 이로 인해 정상적인 운동, 감각 및 자율신경(autonomic nerve)기능에 장애가 생긴다. 몸통과 사지의 운동 또는 감각기능이 소실될 뿐 아니라 방광, 대장 및 성 기능까지도 소실되며, 심신에 심각한 장애를 일으킨다.

주로 젊고 활동이 많은 30세 미만에서, 교통사고 추락, 스포츠 손상, 폭행 등으로 발생한다.

기억

기억은 경험한 뉴런들을 저장하였다가 나중에 활성화 되도록 만드는 현상이다. 기억의 과정을 보면 몇가지 특징적인 과정을 거친다.

그 과정의 기억단계는 선택-저장- 장기-변경-망각으로 마무리 되지만, 단계마다 특징이 있고 잘못될 수 있다.

기억의 종류는 다음과 같다.

첫째 "일회기억"은 감각 기분 등 과거의 경험이 재구성된 것이다.

둘째 "의미기억"은 비개인적인 기억으로 사실에 관한 서로 "독립된" 지식으로 구성된다.

셋째 "작업기억"은 어떤일을 계속 사용하는 한 충분히 오랫동안 저장되는 정보로 구성 된다. 비개인적인 기억으로 사실에 관한 서로 "독립된" 지식으로 구성된다.

넷째 "절차기억" 또는 "신체기억"은 걷기 수영하기 자전거 타기 등의 학습된 행위에 대한 기억이다.

다섯째 "암묵적기억"은 뇌에 저장되어 있는 지도 미처 알아채지 못하는 기억이다.

이 기억 종류에 따른 대뇌영역이 각기 다름을 알 수 있다. 또한 일반적으로 단기기억은 필요로 하는 기간만큼의 기억이고, 장기기억은 영구기억 같은 것인데, 단기인지 장기인지는 다양한 요소에 의한다.

잠깐!

뇌척수액과 뇌실

뇌척수액(cerebrospinal fluid)은 맥락얼기(맥락막층, choroid plexus)에서 만들어진다

- 뇌척수액은 뇌실(cerebral ventricle) 안의 맥락얼기에서 만들어지며, 거미막과립(pacchionian granulation)에서 경질막정맥동굴(경막정맥동, sinus of dura mater)에서 배출된다.
- 뇌척수액(cerebrospinal fluid)은 하루에 여러 번 교환된다. 뇌실과 거미막밑공간(지주막하공간, subarachnoid space)을 채우는 뇌척수액은 약 130ml인데, 맥락얼기에서는 하루 약 500ml가 생산되므로 하루 3~4회 교환되고 있다.
- 뇌척수액은 단백질과 당을 함유한 무색투명한 액체이다. 머리뼈바닥(두개저, base of skull)에 골절이 발생하면 코에서 뇌척수액이 새어나오는 경우가 있다.
- 뇌척수액(cerebrospinal fluid)의 생산과 배출의 균형이 무너지면 물뇌증(수두증,hydrocephalus) 을 일으킨다. 뇌척수액의 생산과 배출이 장애를 받으면 뇌척수액이 증가하여 머릿속 압이 상승한다. 또한 종양(tumor) 등으로 인해 뇌척수액의 순환이 방해를 받으면 물뇌증이 발생한다.

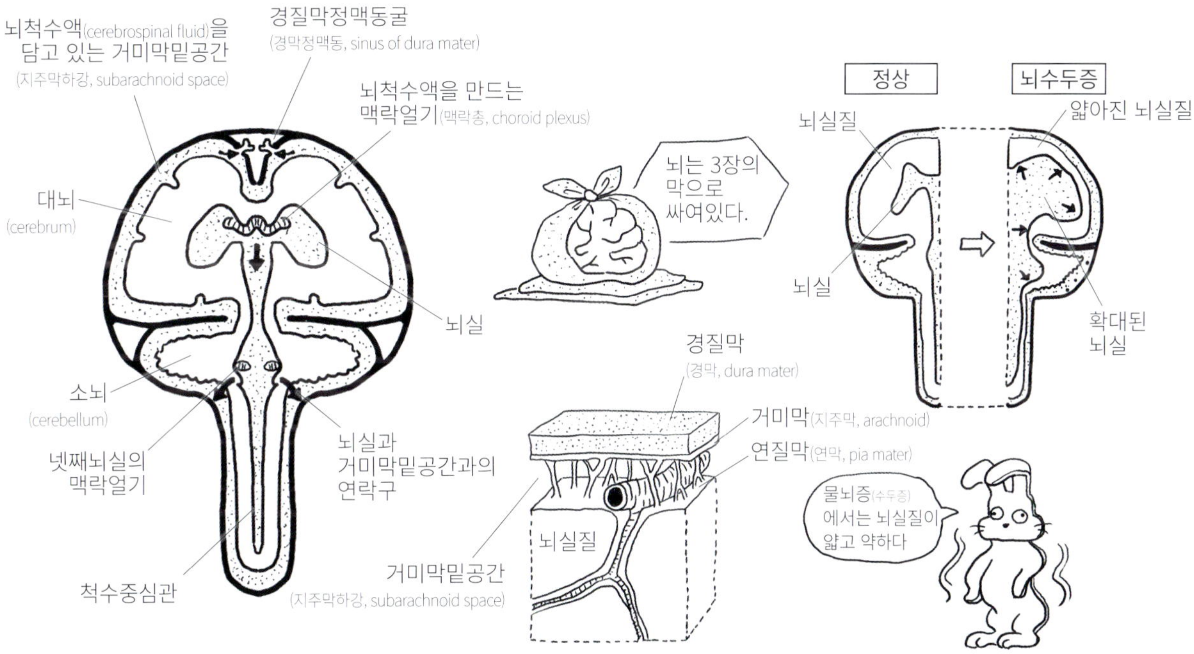

말초신경계(PERIPHERAL NERVE SYSTEM, PNS)

뇌신경(cranial nerve)

뇌(brain)에 출입하는 말초신경은 뇌의 바닥에서 12쌍의 뇌신경이 나오는데 그 대부분은 뇌줄기(brain stem)와 연결된다.

10번 뇌신경인 **미주신경**(vagus nerve)은 흉부와 복부 장기에 널리 분포하고 있다. 말초신경(peripheral nerve)은 뇌에서 기원되는 12쌍의 뇌신경(cranial nerve)과 척수에서 기원되는 31쌍의 척수신경(spinal nerve)으로 구성되어 있다.

구조

말초신경(peripheral nerve) 중 뇌에 출입하는 것을 뇌신경(cranial nerve)이라 한다. 이것은 중추(central)와 전신을 연결하는 전선의 역할을 한다. 뇌신경은 뇌와 직접 연결되어 있으며 안면부의 후각신경(olfactory nerve)을 제외하면 모두 **머리뼈**(두개골, skull)를 통과한다.

말초신경(peripheral nerve)은 신경섬유(nerve fiber)의 다발이 결합조직으로 쌓여 있으며, 바깥층은 신경바깥막(신경상막, epineurium)으로 치밀하고 주로 아교섬유(glia fiber)로 구성되어 있다. 신경섬유다발 각각은 신경다발막(신경외막, perineurium)과 신경섬유막(신경내막, endoneurium)에 의해 둘러싸여 있다.

신경바깥막과 신경다발막 있는 혈관에서 신경속막(신경내막, endoneurium)의 모세혈관 그물이 기원되며, 신경원(neuron)에 산소와 영양분을 공급해 준다.

제1후각신경(후신경, oflactory nerve)과 제2시각신경(시신경, optic nerve)을 제외한 나머지는 뇌간에서 나오는 뇌신경으로 제3뇌신경(동안신경, oculomotor nerve)에 제12뇌신경(설하신경, hypoglossal nerve)까지 모두 열 쌍이다. (표 7-4)

표 7-4 뇌신경

	신경	신경자극	기능
I	후각신경(후신경, olfactory nerve)	코에서 뇌로 전달	후각
II	시각신경(시신경, optic nerve)	눈에서 뇌로 전달	시각
III	눈돌림신경(동안신경, oculomotor nerve)	뇌에서 안구근육으로 전달	안구운동
IV	도르래신경(활차신경, trochlear nerve)	뇌에서 바깥안구근육으로 전달	안구운동
V	삼차신경(세갈래신경, trigeminal nerve)	머리피부와 점막, 치아에서 뇌로 전달; 뇌에서 씹기 근육으로 전달	얼굴, 머리덮개 및 치아의 감각: 씹기(저작)
VI	갓돌림신경(외전신경, abducens nerve)	뇌에서 바깥안구근육으로 전달	안구운동
VII	얼굴신경(안면신경, facial nerve)	혀의 맛봉오리에서 뇌로 전달; 뇌에서 얼굴근육으로 전달	미각; 얼굴표정근의 수축
VIII	속귀신경 (안뜰달팽이신경, vestibulocochlear nerve)	귀에서 뇌로 전달	청각; 평형감각
IX	혀인두신경 (설인신경, glossopharyngeal nerve)	인후와 혀의 맛봉오리에서 뇌로 전달; 뇌에서 인휴근육과 침샘으로 전달	인후의 감각, 미각, 삼키기, 침의 분비
X	미주신경(vagus nerve)	인후, 후두, 가슴안과 배안의 장기로부터 뇌로 전달; 뇌로부터 인휴근육, 가슴안과 배안의 장기로 전달	인후와 후두, 가슴안과 배안 장기의 감각: 삼키기, 발성, 심장박동을 느리게 하고 꿈틀운동을 촉진
XI	더부신경(accessory nerve)	뇌로부터 특정 어깨근육과 목근육으로 전달	어깨운동: 머리를 돌리는 운동
XII	혀밑신경(설하신경, hypoglossal nerve)	뇌에서 혀근육으로 전달	혀의 운동

기능

뇌신경(cranial nerve)은 머리와 얼굴, 목의 감각 기관과 뼈대근육(골격근, skeletal m.), 분비선의 신경작용을 지배한다. 그러나 10번 뇌신경인 미주신경(vagus nerve)은 가슴(흉부, chest)과 배(복부, abdomen)의 장기까지 분포하며 각 장기의 신경작용에 관여하고 있다.

말초신경(peripheral nerve)은 그 기능에 따라 몸신경(체신경, somatic nerve)과 자율신경(autonomic nerve)으로 구분될 수 있다. 몸신경은 인체의 움직임을 조정하고 외부 자극을 받아들이며, 의식으로 이들을 조율한다.

대부분의 뇌신경은 **혼합신경**이지만, 일부는 **감각신경**이며, 일부는 일차적인 **운동신경**이다. (그림 7-22)(그림 7-23)

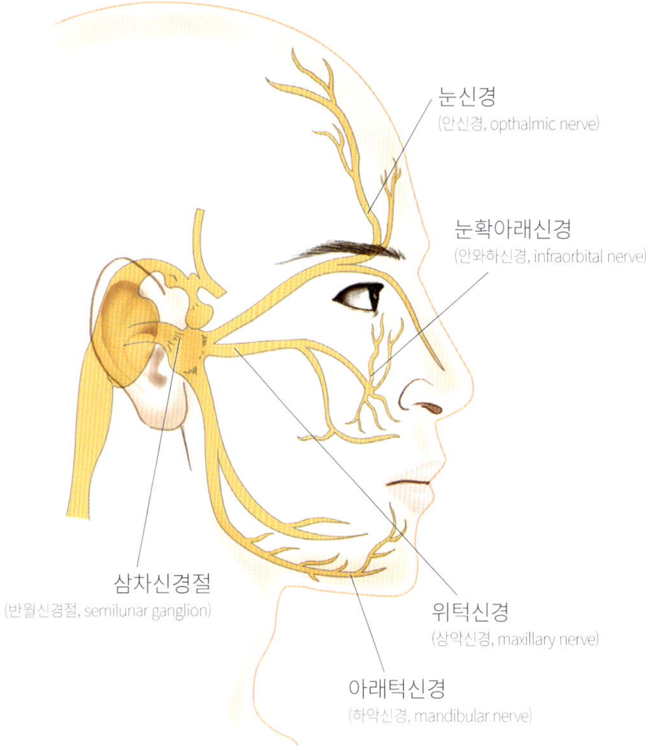

그림 7-23 각각의 삼차신경(trigeminal nerve)은 머리와 얼굴의 여러 부분에 분포하는 세개의 큰 가지인 안신경(ophthalmic division), 상악신경(maxillary division), 하악신경(mandibular division)으로 갈라진다.

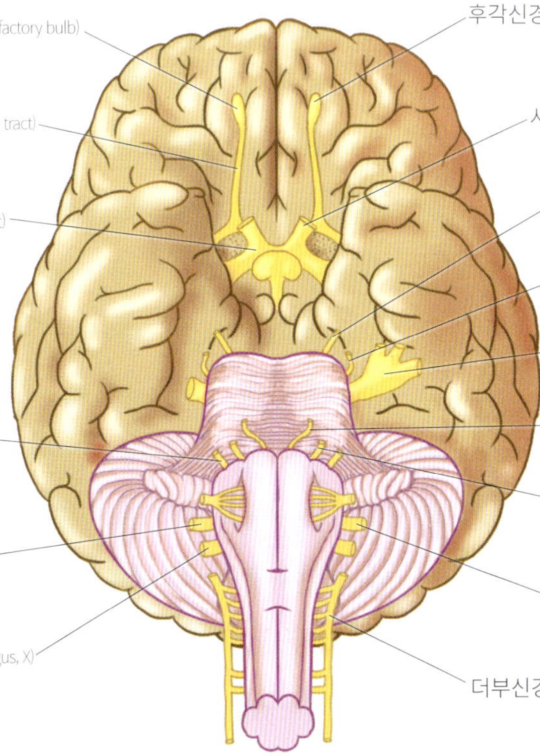

그림 7-22 첫째 뇌신경을 제외한 나머지 뇌신경은 뇌간(brain stem)에서 기원된다. 뇌신경은 순서를 나타내는 번호 또는 기능이나 분포를 나타내는 이름으로 불린다.

척수신경(spinal nerve)

구조

척수에 출입하는 척수신경은 31쌍이다

척수(spinal cord)에 출입하는 척수신경(spinal nerve)은 목신경(경신경, spinal nerve)에서 꼬리신경(미골신결, coccygeal nerve)까지 31쌍이다. 중추(center)와 전신을 연결하는 말초신경(peripheral nerve) 중 척수(spinal cord)에 출입하는 것을 척수신경이라 한다.

척수신경(spinal nerve)은 제 1 경추 위에서 시작하여 이후에는 척추(vertebral)와 척추 사이에 형성되는 척추사이구멍(추간공, intervertebral foramen)에 1쌍씩 출입하고 있다. (그림 7-24)

기능

척수신경(spinal nerve)은 뇌신경(cranial nerve)이 분포하지 않은 신체부위와 척수 사이에서 신경자극을 전달한다. 척수신경은 피부 등의 감각을 전하는 감각 신경과 운동의 지령을 골격근에 전달하는 몸운동 신경(체운동신경, somatomotor nerve) 내장의 기능을 조절하는 자율신경계의 섬유가 섞여 있다.

감각신경은 중추 쪽으로 신경정보가 이동하기 때문에 **구심성 말초신경**(afferent peripheral nerve)이라 한다. 또한 몸운동신경과 자율신경계는 말초신경계를 향해 신경정보가 이동하기 때문에 **원심성 말초신경**(efferent peripheral nerve)이라 한다.

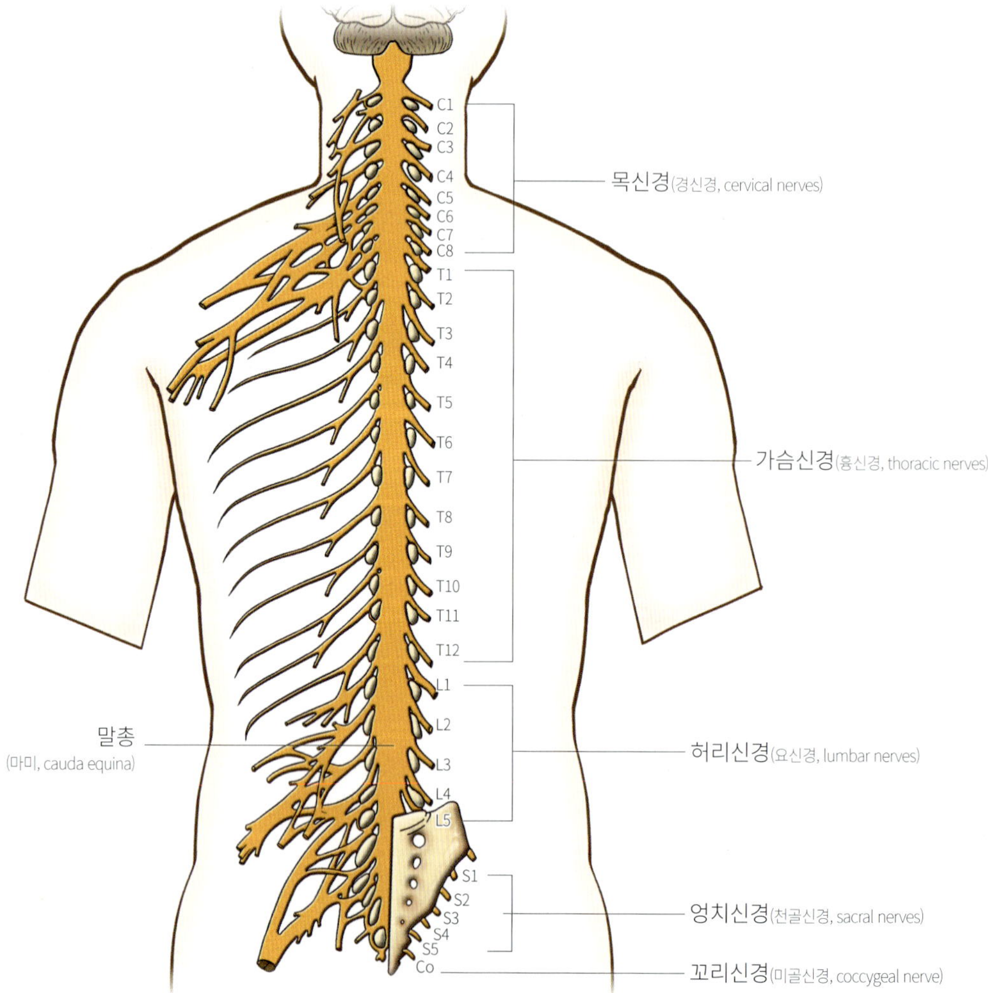

그림 7-24 31쌍의 척수신경(spinal nerve)은 그 신경이 나오는 척수 분절(segment)에 따라 나누고 순서대로 번호가 붙는다.

감각 신경의 구심성 말초신경은 뒤뿌리(posterior root)를 형성하여 척수의 후각에 들어간다.

운동신경과 자율신경의 원심성 말초신경은 반드시 척수의 전각으로 나와 앞뿌리(ventral root)를 형성한다. 따라서 척수신경이 척수로 들어가는 입구와 출구가 완전히 다르며 이를 **벨-마장디 법칙**(Bell-Magendie law)이라 한다.

목신경얼기(경신경총, cervical plexus)

목의 중심부(심부)에 있으며, 제1~제4목신경(C1~C4)의 앞가지가 합쳐져 목의 근육과 피부에 분포한다. 운동섬유인 근육가지를 지배하는 신경가지는 목신경(경신경, cervical nerve)과 가로막신경(횡경막신경, phrenic nerve)으로 가로막을 지배하는 제3~제5경추신경의 신경섬유는 가로막신경을 형성한다.

- **제1신경**은 뒤통수뼈(후두골, occipital bone)와 제1목뼈(경추, cervical vertebra) 사이에서 출입한다.
- **제2신경**은 제1, 2 사이의 목뼈 사이의 척추사이구멍(추공간, intervertebral foramen)을 통과한다.
- **제8신경**은 제7목뼈 사이 척추사이구멍을 통과한다. 피부가지(cutaneous branch)들은 목 앞 가쪽, 턱, 앞가슴 위쪽 피부를 지배한다.

팔신경얼기(상완신경총, brachial plexus)

제5~제8목신경과 제1가슴신경(C5~T1)의 앞 1차 가지들로 가지로 구성되며, 어깨와 팔을 지배한다. 앞가지는 팔신경얼기(brachial plexus)를 형성한다. 팔신경얼기에서 나가는 주요 가지들은 아래와 같다. (그림 7-25)

- **근육피부신경**(근피신경, musculocutaneous nerve)의 근육가지는 위팔의 굽힘근육(굴곡근, flexor m.)을 지배하고, 피부가지는 아래팔의 가쪽 피부에 분포한다.
- **자신경**(척골신경, ulnar nerve)은 아래팔(전완, forearm) 굽힘근과, 앞안쪽 피부의 운동을 지배한다.

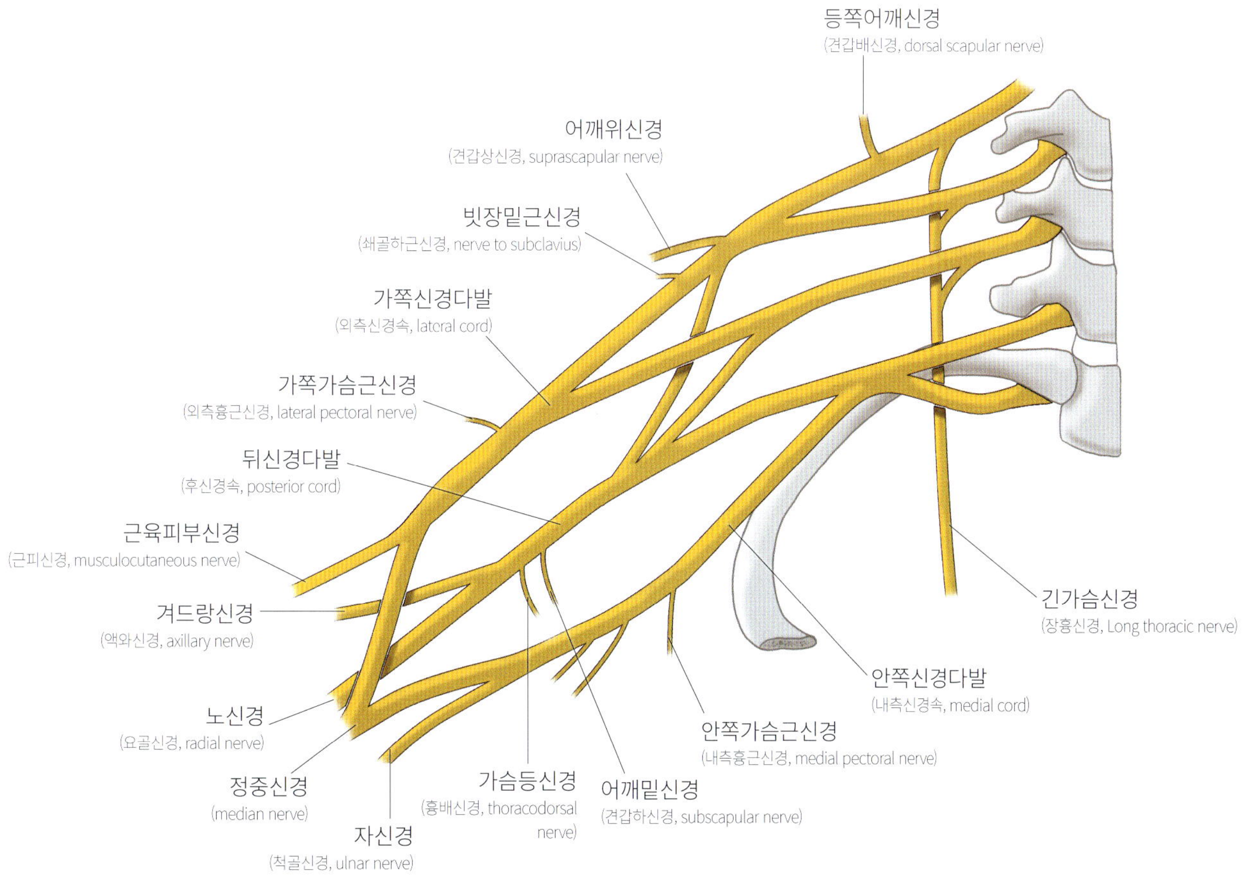

그림 7-25 팔신경얼기(brachial plexus)의 흐름

- **정중신경**(median nerve)의 근육가지는 아래팔 굽힘근과 손바닥 가쪽부분인 엄지손가락과 발목과 발가락 굽힘근을 지배하고, 피부가지는 종아리 아래쪽 발 뒤가쪽 피부에 분포한다.
- **겨드랑신경**(액와신경, axillary nerve)의 근육가지는 작은원근(소원근, teres minor m.)과 어깨세모근(삼각근, deltoid m.)을 지배하고, 피부가지는 위가쪽위팔피부신경(상외측상완피신경, superior lateral cutaneous nerve of arm)서 운동 및 피부에 분포한다.
- **노신경**(요골신경, radial nerve) 위팔뼈(상완, humerus)의 폄근육과 뒤침근육은 주로 신경이 지배한다.

뼈대근육(골격근, skeletal m.)에 분포하는 다른 신경들은 외측 및 안쪽가슴근신경(내측흉근신경, medial pectoral nerve), 등쪽어깨신경(배측견갑신경, dorsal scapular nerve), 어깨밑신경(견갑하신경, lower subscapular nerve), 가슴등신경(흉배신경, thoracodorsal nerve), 어깨위신경(견갑상신경, suprascapular nerve)에 분포한다.

상완신경얼기에서 나와 뼈대근육(골격근, skeletal m.)에 분포하는 다른 신경들은 외측 및 안쪽가슴신경, 배측견갑신경(dorsal scapular nerve), 아래어깨뼈신경(견갑하신경, lower subscapular nerve), 가슴등신경, 위어깨뼈신경(견갑상신경, upper subscapular nerve)에 분포한다. **(그림 7-24)**

가슴신경(흉신경, thoracic nerve, T1~T12)

가슴신경의 앞가지(anterior branch)는 신경얼기를 형성하지 않고 흉수신경 T1~T11은 갈비뼈사이신경(늑간신경, intercostal nerve)에 갈비뼈 사이의 공간으로 들어가 갈비뼈사이신경을 형성한다.

가슴신경 T12는 12번째 갈비뼈(늑골, costa) 아래 모서리에 위치하는 갈비밑신경(늑하신경, subcostal nerve)을 형성한다. 갈비밑신경(늑하신경, subcostal nerve)은 배안과 가슴안의 근육과 피부를 지배한다.

허리엉치신경얼기(요천추신경얼기, lumbosacral plexus)

허리엉치신경얼기는 제12가슴신경과 허리신경(요신경, lumbar nerves), 천추신경(천골신경, sacral nerve), 미수신경(미골신경, coccygeal nerve)으로 구성되어 있다. 이 신경얼기(nerve plexus)의 주요 가지들은 폐쇄신경(obturator nerve), 넙다리신경(대퇴신경, femoral nerve), 궁둥신경(좌골신경, sciatic nerve)에 분포한다.

허리엉치신경얼기에서 나와 뼈대근육에 분포하는 다른 신경들은 음부신경(pudendal nerve), 아래둔부신경(하둔신경, inferior gluteal nerve) 및 위볼기신경(상둔신경, superior gluteal nerve)에 분포한다.

말초신경병증(peripheral neuropathy)

말초신경병증의 장애가 일어나는 유형에는 여러 가지가 있다.

원인

① 단일신경병증(mononeuropathy): 압박성 신경병증(주로 외상이나 국소 압박에 의해 발생), 안면신경 마비(벨마비, 람세이헌트 증후군, 라임병, HIV감염, 종양)
② 다발 단일신경병증(mononeuropath): 혈관염에 동반되는 신경병증(PAN이나 SLE) 등의 결합조직질환에서는 종종 말초혈관(peripheral vascula)의 장애 때문에 말초신경(peripheral nerve)으로의 영양공급이 장애로 말초신경병증이 발생한다.
③ 다발 신경병증(neuropathy)을 초래하는 질환: 대사성 신경병증(당뇨병성, 요독증성 알코올성 신경병증), 전성 신경병증(Charcot-Marie-Tooth병), 신경병증(Guillain-Barre 증후군, Fisher 증후군), 급성염증, 만성염증, 신경병증

증상

팔, 다리 저림, 감각장애, 운동장애, 운동실조

자율신경계통(AUTONOMIC NERVOUS SYSTEM, ANS)

자율신경계(autonomic nervous system)는 의식과 관계없이 자율적으로 일하며, **교감신경**(sympathetic nerve)과 **부교감신경**(parasympathetic nerve)이 있다. 교감신경은 가슴신경(흉신경, thoracic nerves)에서 허리신경(lumbar nerves)까지의 측면에서 나오며 교감신경줄기의 신경절(ganglion)에 도달한다. 부교감신경은 뇌줄기(뇌간, brain stem)와 엉치신경(천골신경, sacral nerve)에서 나온다. (그림 7-26)

자율신경계(autonomic nervous system)는 자율신경활성을 조절한다

- 자율신경계는 내장과 혈관(blood vessel), 분비선 등의 기능을 제어하는 신경으로, 몸을 **흥분상태**로 유도하는 교감신경과 **이완상태**로 유도하는 부교감신경이 있다. 전신의 장기나 기관의 대부분은 교감신경과 부교감신경의 지배를 동시에 받고 있다.

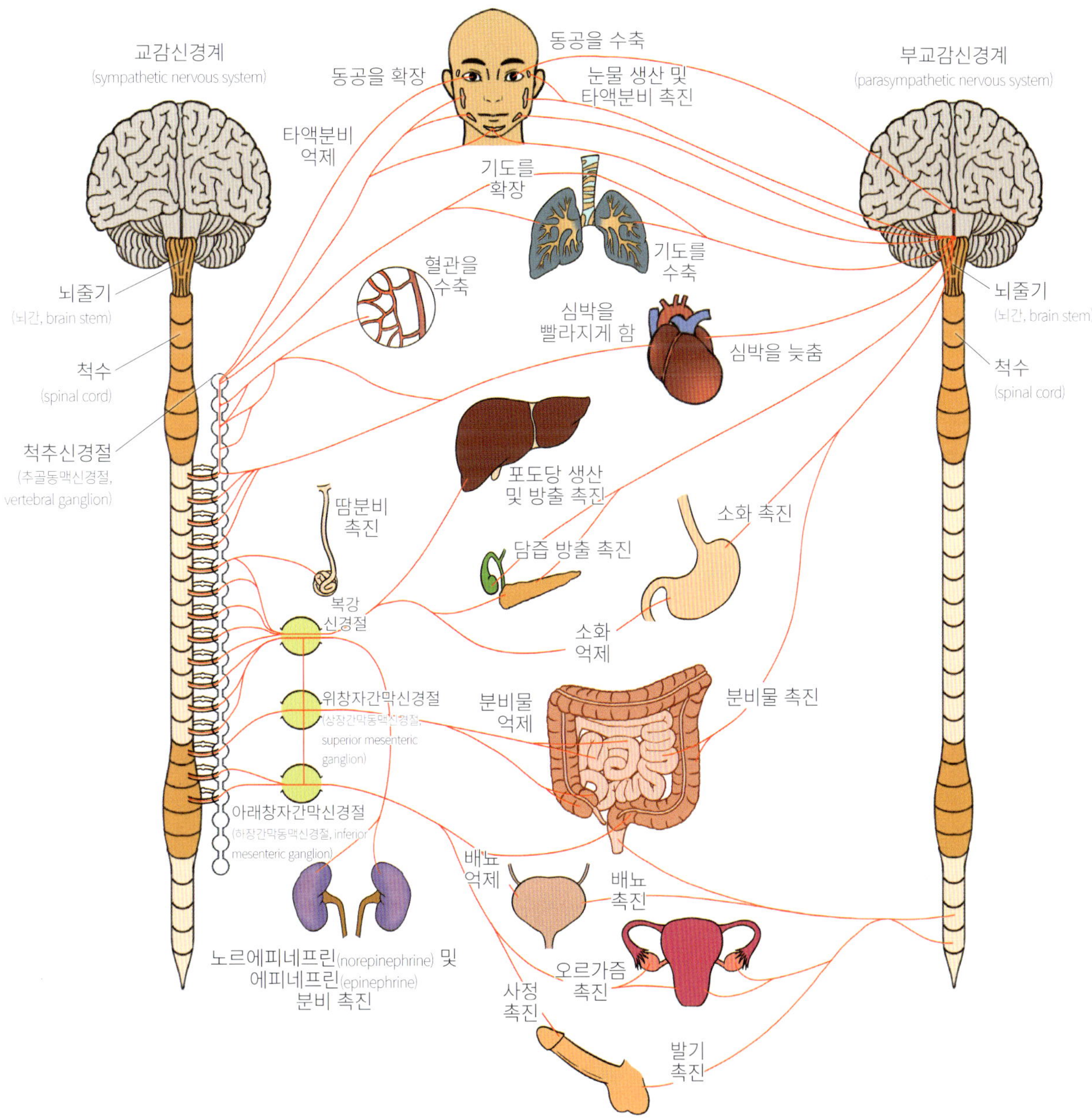

그림 7-26 자율신경계의 구조와 기능

- **자율신경계**(autonomic nervous system)는 신경절의 통합(integration) 기능에 의해 뇌(brain)와 척수(spinal cord)로부터 어느 정도 독립성(independence)을 유지한다. 이 신경절과 연관된 내장구심섬유(visceral afferent fiber)가 원심섬유(efferent fiber) 신경절과 함께 자율신경계를 구성한다.
- **자율신경계**는 척수(spinal cord) 또는 뇌줄기(뇌간, brain stem)에서 심장근육(심근, cardiac m.), 민무늬근(평활근, smooth m.) 및 샘상피조직으로 신경자극을 전달하는 운동신경세포로 구성된다.
- **자율신경계**는 무의식적으로 작용하며, 내장활성(visceral activity)을 조절하고, 항상성을 유지한다. 자율신경계는 교감신경(sympathetic nerve)과 부교감신경(parasympathetic nerve)의 두 부분으로 나눈다. 서로 길항작용(antagonistic action)을 통해 인체기관의 활성을 조절한다.
- **자율신경계의 뉴런**은 뇌줄기(뇌간, brain stem)와 척수(spinal cord)에서 시작하여 신경섬유(nerve fiber)를 거쳐 중간에 뉴런을 한번 교환 한 후, 표적이 되는 장기 등의 기관에 분포한다. 이 뉴런 교환과정 전의 신경섬유를 신경절이전섬유(preganglionic fiber), 교환 후 장기 등에 닿는 신경섬유를 신경절이후섬유(postganglionic fiber)라 한다.

* **뇌**(brain)와 **척수**(spinal cord)에 의해 숨뇌(연수, medulla oblongata)에는 심장, 혈관운동, 호흡활성의 중추가 시상하부(hypothalamus)에는 자율신경 경로를 통해 체온, 식욕, 갈증, 수분 및 전해질 평형을 조절한다.

이 두 신경은 생명유지에 필수적인 호흡, 순환, 대사, 배설, 체온, 소화, 분비, 생식의 기능을 무의식적 반사적으로 조절하여 생명활동의 기본이 되는 항상성을 자율적으로 조절하는 중요한 역할을 하는 신경계통이다.

두통(headache)

두통은 누구나 한번쯤은 경험한다. 주로 이마에서부터 관자놀이(temporal), 후두골(occipitalis), 뒷목 등을 포함하는 부위에 통증이 발생한다. 두통은 크게 2 가지가 있다.

- **일차성 두통**: 자세한 검사에서도 특별한 원인이 발견되지 않는 편두통(migraine), 긴장성두통(tension headache), 군발두통(cluster headache) 등이 있다. 일차성 두통은 대부분 만성적 두통으로 발전하는데, 환자는 병에 대한 경각심이 부족하며, 특히 진통제 남용으로 각종 후유증이 생길 수 있다.
- **이차성 두통**: 이차성 두통에는 관자동맥염(측두동맥염, temporal arteritis), 근막동통증후군(myofascial pain s.), 약물과용두통 등이 있으며, 치명적일 수 있다.

원인: 대부분 외상(trauma), 뇌혈관질환(cerebrovascular disease), 감염성 질환(infectious disease), 특정 물질에 의한 두통 및 내과적 질환 등이다.

증상: **군발두통**(cluster headache)은 짧지만 매우 심한 강도의 두통을 보인다. 눈물이 가장 흔한 증상이며, **긴장성두통**(tension headache)은 조이는 느낌, 띠가 머리를 두른 듯한 둔하고 지속적인 통증으로 느껴지며 대개 양측에서 나타난다.

편두통(migraine)

편두통의 정확한 원인은 아직 밝혀지지 않았다. 머리 혈관의 기능 이상으로 인해 발작적이며 주기적으로 나타나며, 주로 머리의 한쪽에서만 통증이 나타나는 경우가 많아 "편두통"으로 불린다. 편두통(migraine)은 어느 연령에서나 발생하지만 10대에 처음으로 발생하는 경우가 가장 흔하다.

사춘기에서 40세 사이에 증상이 생기고 여성의 18%, 남성의 6%에서는 일생에 한번 이상 편두통을 경험한다. 편두통은 여성들이 더 많이 겪고, 가족력이 있으며, 나이가 들수록 편두통의 강도와 횟수는 감소하며, 폐경 후에 편두통이 좋아지는 경우가 많다. 이런 특징 때문에 여성 호르몬인 **에스트로겐**이 편두통에 영향을 미친다고 추측하기도 한다.

원인: 아직 정확히 알려진 바가 없으나, 유전적 요인과 환경적 요인(강한 소음, 강렬한 냄새, 번쩍이는 불빛, 스트레스, 알코올 등)이 작용할 것이라고 보고된다. 또한 뇌혈관(cerebrovascular)이 좁아졌다. 확장되면서 주변 조직을 눌러서 두통(migraine)이 생긴다는 이론과 뇌 신경전달물질인 세로토닌(serotonin) 대사에 이상이 생겨 두통이 생긴다는 두 가지 이론이 있다.

증상: 보통 "전구증상-조짐-두통 및 동반증상-해소기-후유증상"의 5단계로 진행되는데, 조짐이 동반되지 않는 무조짐 편두통(migraine)은 가장 흔한 편두통의 유형이다. 어지럼이나 메스꺼움을 동반하며, 식은땀을 흘리거나, 두통(migraine), 오심(nausea), 구토(emesis, vomiting), 눈부심 등의 전신이 아픈 증상을 보인다.

교감신경계(sympathetic nervous system)

교감신경은 자율신경계통을 이루는 원심성 말초신경이다. 교감신경이 흥분하면 맥박 증가, 혈압 상승, 소화 억제 등 몸이 위험한 상황에 대처할 수 있는 긴장된 상태가 되는데 이러한 반응을 도피반응(Flight-or-Fight Response)이라 한다.

구조

교감신경(sympathetic nerve)은 제 1흉신경에서 상위 요신경까지 측각(columna lateralis)에서 시작된다. 이것은 앞뿌리에서 나와 척추의 양쪽에서 종으로 이어지는 교감신경줄기(sympathetic trunk)로 들어가서 표적이 되는 장기 등에 도달한다.

신경은 교감신경줄기나 다른 신경절에서 뉴런을 교환한 신경절이후섬유(postganglionic fiber)의 상태로 장기 등에 도착한다.

교감신경계(sympathetic nervous system) 내의 신경절이전섬유(preganglionic fiber)는 척수(spinal cord)의 외측각(측각 lateral horn)의 뉴런에서 기원된다.

교감신경절(sympathetic ganglion)은 척추(vertebral)의 양쪽 옆을 따라 늘어서 있는 척추옆신경절(paravertebral ganglia)과 척추 앞에 있는 척추전신경절(prevertebral ganglia)로 나누어진다. 척추옆신경절과 이들을 서로 연결하는 신경섬유를 함께 교감신경줄기(sympathetic trunk)라고 한다.

기능

- 교감신경(sympathetic nerve)은 혈압상승, 혈관수축, 조임근(괄약근, sphincter)수축 등 에너지 사용이 필요할 때 활성화 된다.
- 흉수 위에서 나오는 경부 교감신경은 경부와 뇌의 혈관에 분포하며 안구 돌출, 타액 분비를 일으킨다.
- 또한 제 1~4흉수에서 나오는 교감신경은 심장에 분포하여 맥박 증가, 혈압 상승, 관상동맥 확장 등을 일으키며
- 제 5흉수와 제 1요수로부터 나오는 내장 교감신경은 흉부 내장의 혈관을 수축시켜 위장에서의 소화운동과 소화 효소분비를 억제한다.
- 제 1~4요수에서 나오는 교감신경은 결장, 방광의 민무늬근 이완, 괄약근 수축, 혈관 수축등을 일으킨다.
- 제 3흉수와 제 4요수로부터 나오는 것은 피부 혈관의 수축, 입모근의 수축, 땀 분비 촉진 등을 일으켜 갑상선, 부신수질, 이자 등의 분비에 관계한다.

교감신경계(sympathetic nervous system) **신경섬유**는 부신속질(부신수질, adrenal medulla) 내에서 종지하며, 분비세포를 자극하여 에피네프린(epinephrine) 80%와 노르에피네프린(norepinephrine) 20%를 분비하게 한다.

만성피로증후군(chronic fatigue syndrome)

6개월 이상 지속되거나 반복되는 피로 증상을 말한다. 일반적으로는 남성들에 비해 여성들이, 그리고 젊은 사람들에 비해서 60세 이상의 노인들이 피로를 많이 호소한다.

원인: 유발요인은 질병이 아닌 반복되는 정신적, 신체적, 사회적 요인(과로, 스트레스, 우울증, 불안증, 약물 남용 등)과, 남성갱년기, 여성들의 심한 다이어트, 영양상태 불균형, 출산 후 수면 장애 등이 만성 피로를 유발할 수 있다.

증상: 심한 피로감, 아침에 일어나기가 힘듬, 눕고 싶음, 나른하고 기운이 없음, 의욕 상실, 집중력저하, 인지기능 장애 등이다.

부교감신경계(parasympathetic nervous system)

부교감 신경은 교감신경과는 길항작용의 관계에 있다. 부교감신경이 흥분하면 맥박 감소, 혈압 감소, 소화 촉진 등 몸이 편안한 상태가 된다.

구조

부교감신경계의 신경절이전섬유(preganglionic fiber)는 뇌줄기(뇌간, brain stem)의 중간뇌(중뇌, mid brain), 다리뇌(교뇌, pons) 숨뇌(연수, medulla oblongata)와 척수(spinal cord)의 천추분절 S2-S4(sacral segment)에서 기원된다.

부교감신경(parasympathetic nerve)은 뇌줄기(뇌간, brain stem)와 엉치신경(천골신경, sacral nerve)에서 나온다.

머리 부분의 부교감신경절이전섬유 중, 눈돌림신경(동안신경, oculomotor nerve)은 부교감의 핵이다. 얼굴신경(안면신경, facial nerve)은 위침분비핵과 눈물의 핵이다. 혀인두신경(설인신경, glossopharyngeal nerve)은 아래침분비핵이다. 척수의 천수에서 기원되는 신경절이전섬유는 제 2~4천수신경을 따라 골반안(골반강, pelvic cavity)의 내장으로 임펄스를 전달한다.

기능

- **부교감신경**(parasympathetic nerve)은 일상적인 휴식 시 활성화 된다.
  부교감신경은 정상적인 일상생활에서 에너지를 보존하고 저장하며, 심장박동을 느리게 하고, 동공(pupil)을 축소키며, 창자의 꿈틀운동과 샘의 활동을 증가시키고, 조임근(괄약근, sphincter m.)을 이완시키며, 방광벽(bladder wall)을 수축시킨다. 심장박동은 느려지고, 소화액과 인슐린의 분비도 증가한다.
- **자율신경전달물질**은 효과기세포의 막에 있는 단백질(protein) 수용기와 결합하여 나타난다. 수용기와 결합하면 세포막은 특정한 이온에 대한 투과성이 증가하여 활동전위가 생성되고 이에 따라 근수축이 일어난다.

감정(emotion)

J. 워드와 W. 분트는 **감각**은 객관적이며, **감정**은 주관적인 것이라 구별하였다. 감정은 대뇌피질 바로 아래에 있는 변역계에서 생성되며, 대뇌피질과 매우 밀접하게 연결되고, 또한 이주의 경로로 항상 감정을 누를 수 있으며 의식적 사고로 감정에 영향을 준다.

각각의 감정은 시상하부, 뇌하수체를 포함한 다른 뇌의 기능단위에 의해 조절된다. 편도는 감정반응을 만들기 위해 자극을 전달하고, 공포에 대한 반응을 유발하며 기저핵을 공포의 회피 반응하는 것으로 알려져 있다.

감정은 인식작용이나 충동의지와 다른 것이지만 엄밀히 구분할 수는 없다. 감정과 의지가 하나가 된 정의를 독일어에서는 'Gemüt(심정)'라 한다.

감정에는 의식적인 감정과 무의식적인 감정이 편도에서 빠르게 분석하며, 시상-감각피질-해마를 통하는 느리지만 정확한 경로와 시상-편도-시상하부를 통하는 빠르고 간편한 경로로 반응할 수 있다.

지각(perception)과 감각(sense)은 어떻게 다른가

지각(perception)이란 외부에 실재하는 것을 보거나 듣거나 만지거나 함으로써 존재하고 있다고 판단하는 것을 말한다.

감각(sense)은 단지 보는 것, 듣는 것, 만지는 것 그 자체를 말한다. 지각하기 위해서는 감각이 필요하다. 예를 들면, 빨갛고 둥근 것을 본다는 것은 감각이다. 그러나 그것이 풍선이라는 것을 판단하는 것은 지각이다.

지각에는 감각이 필요하지만 그것만으로는 불충분하다. 지각에는 의미를 가진 실체를 인지하는 능력을 포함하고 있기 때문이다. 감각을 통해 얻은 정보를 인지함으로써 지각이 생긴다.

바꾸어 말하면 **지각은 '감각과 인지'를 합친 것이다.** 지각에는 대뇌겉질(cerebral cortex), 특히 마루엽(parietal lobe)에서의 인지 기능이 필요하다.

현재 **인공지능**을 연구하는 사람들이 뇌의 작동원리에 가까운 컴퓨터를 개발하려고 노력하고 있지만, 아무리 우수한 인공지능이 만들어진다고 해도 그것이 알고리즘(algorithm; 정보처리의 방법이나 법칙 등)에 기초를 두고 작동하는 컴퓨터인 이상, 그 인공지능은 결코 언어를 이해하지도 못하고 외부의 사물이나 현상을 인지할 수도 없을 것이다.

최근에는 의미를 이해하거나 인지하는 것은 비알고리즘적이라고 생각하는 사람도 있다

용어

α-아드레날린 수용체(α-adrenergic receptor)
β-아드레날린 수용체(β-adrenergic receptor)
가지돌기(수상돌기, dendrite)
감각신경(sensory nerves)
거미막밑공간(지주막하공간, subarachnoid space)
고랑, 홈, 열구(sulcus)
관자엽(측두엽, temporal lobe)
교감신경계통(sympathetic nervous system)
그물체(망상체, reticular formation)
급식과 번식(feed-and-breed)
길, 구역(tract)
날신경(원심신경, efferent nerve)
내림신경로(하행로, descending tract)
내장반사(visceral reflex)
노르에피네프린(norepinephrine NE)
뇌(brain)
뇌들보(뇌량, corpus callosum)
뇌신경(cranial nerves)
뇌이랑(gyrus)
뇌줄기(뇌간, brain stem)
뇌척수액(cerebrospinal fluid CSF)
니코틴 수용체(nicotinic receptors)
대뇌(cerebrum)
둘레계통(변연계, limbic system)
뒤통수엽 (후두엽, occipital lobe)
들신경(구심신경, afferent nerve)
등허리유출(thoracolumbar outflow)
랑비에결절, 유수신경결절(nodes of Ranvier)
말이집(수초, myelin sheath)
말초신경계통(peripheral nervous system, PNS)
맞섬도피(fight-or-flight)
맥락얼기(맥락막총, choroid plexus)
머리엉치유출(craniosacral outflow)
무스카린 수용체(muscarinic receptors)
문턱전위(threshold potential)
미루엽(두정엽, parietal lobe)
미주신경작동성 (vagomimetic)
미추신경억제(제, vagolytic)
반사궁(reflex arc)
백색질(백질, white matter)
부교감신경계통(parasympathetic nervous system)
사이신경세포(개재뉴런, interneuron)
소뇌(cerebellum)
수막, 뇌척수막(meninges)
숨뇌(연수, medulla oblongata)
시냅스, 연접(synapse)
시상(thalamus)
시상하부(hypothalamus)
신경(nerve)
신경세포, 신경원, 뉴런(neuron)
신경아교세포(신경교, neuroglia)
신경전달물질(neurotransmitters)
신경절(ganalion)
신경절(ganglion)
신경절이전섬유(preganglionic fiber)
신경절이후섬유 (postganglionic fiber)
십자형(교차, decussate)
아드레날린 섬유(adrenergic fiber)
아세틸콜린(acetylcholine ACh)
안정막전위(resting membrane potential)
얼기(총, plexus)
연합구역(association areas)
열, 틈새(fissure)
오름신경로(상행로, ascending tract)
운동신경(motor nerves)
이마엽(전두엽, frontal lobe)
이랑, 뇌이랑(convolution)
이중 신경지배(dual innervation)
자율신경계통(autonomic nervous system, ANS)
재분극(repolarize)
중추신경경계통(central nervous system, CNS)
척(spinal cord)
척수신경(spinal nerves)
척수옆신경절(paravertebral ganglia)
축삭(axon)
콜린 섬유(cholinergic fiber)
탈분극(depolarize)
피부분절(dermatome)
혈액뇌장벽(blood-brain barrier)
혼합신경(mixed nerves)
활동전위(action)
회색질(회질, gray matter)

CHAPTER

감각기관 Sense Organ

08

학습목표

1. 감각기관(일반감각기관과 특수감각기관의 구분)의 기능을 알자.
2. 감각과 지각의 기전에 대해 알자.
4. 일반감각기관의 종류, 전달 경로에 대해 알자.
5. 냄새와 맛의 특수감각에 대해 알자.
6. 시각의 구조와 기능을 알자.
   - 눈의 구조와 움직임.
   - 동공 크기의 변화.
7. 청각의 구조와 기능을 알자.
   - 귀의 3개의 영역과 기능.
   - 신체평형 유지를 위한 귀의 역할.

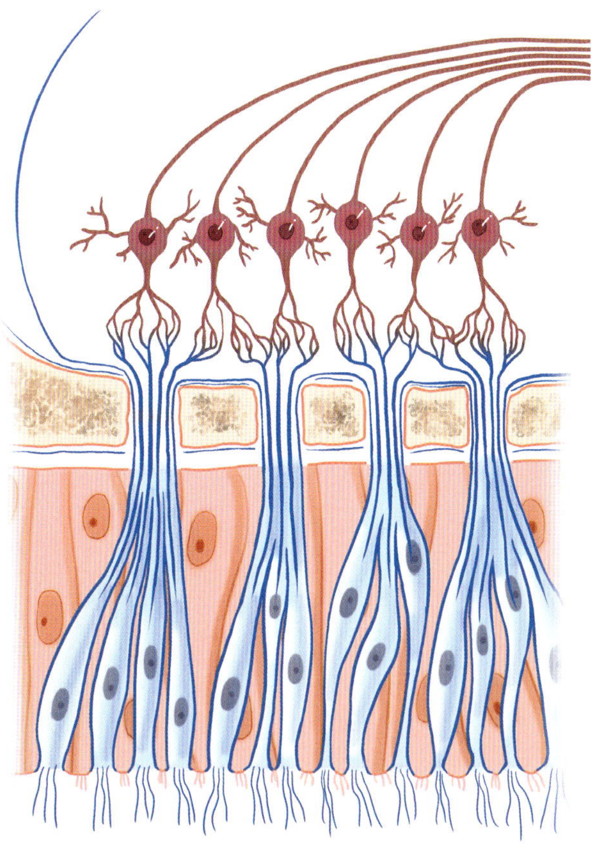

수용기와 감각(RECEPTORS AND SENSATIONS)

인체는 자극에 대해 민감하게 반응한다. 감각수용기(sensory receptor)는 주위환경의 변화에 민감하게 반응하며, 감각기관에는 눈(eye), 귀(ear), 코(nose), 혀(tongue) 외에 몸 전체에 피부(skin), 내장기관(visceral organ), 근육(muscle) 등 수많은 감각기관(sense organ)이 있다. 이들은 많은 수의 감각수용기로 이루어지며, 접촉(contact), 압력(pressure), 온도(temperature), 통증(pain)과 같은 자극(stimulus)에 반응한다.

또한 인체는 외부 환경의 변화, 내부의 근육이완(muscular relaxation), 체온상승(발열, feverish) 등을 감지하여 항상성을 유지시켜주고 있다.

감각(sensation)의 전달경로

감각기관(sense organ)은 모두 크기나 유형 또는 위치와 관계없이 다른 감각기관은 다른 종류의 자극을 감지하지만, 환경의 자극(stimulus)을 감지하는 몇 가지 중요한 기능적 공통점이 있다. 예를 들어 자극이 맛 또는 냄새로 인지되려면, **감각임펄스**(sensory impulse)를 자극하여 막전위(membrane potential ; 수용기전위, receptor potential)가 국소적으로 변화하도록 활동전위(action potential)를 일으켜, 이를 신경섬유(nerve fiber)를 통해서, 자극의 강도(intensity)에 따라 여러 단계의 전류(electric current)를 생성해야 한다.

감각(sensation)은 감각자극의 결과로 나타나는 느낌으로 대뇌겉질(대뇌피질, cerebral cortex)의 어느 부위에서 수용되는지에 따라서, 어떤 임펄스가 특정한 부위로 전달되면 **소리**(sound)로 해석되고, 다른 부분으로 전달되면 **촉각**(taction)으로 감지된다.

감각의 종류(sense types)

감각기관(sense organ)은 일반감각기관과 특수감각기관으로 구분한다.

일반감각은 온몸에 광범위하게 분포한 매우 작은 수용기(receptors)이다.

특수감각은 눈처럼 복잡한 형태로 나타나기도 하고, 코안점막(비강점막, nasal mucosa)이나 혀의 영역처럼 무리지어 나타나는 특수감각수용기(specialized receptor)의 형태로 나타나기도 한다.

감각 수용기의 종류(receptor types)

각각의 수용기(receptor)는 감각을 활성화시키는 자극의 유형에 따라 구분하며, 특정한 종류의 자극에 민감하게 반응한다.

- **화학수용기(chemoreceptor):** 화학물질 농도의 변화에 의해 자극되는 수용기로써, 맛(taste)과 냄새(smell)를 감지한다.
- **통증수용기(pain receptor):** 물리적 손상을 감지하여 통각수용기(pain receptor ; 유해감각수용기, nociceptor)를 자극한다.
- **온도수용기(themoreceptor):** 온도변화(temperature change)에 민감한 수용기로써 온도변화를 감지한다.
- **기계수용기(mechanoreceptor):** 기계적인 힘(mechanical force)의 위치와 형태를 변화시키는 자극을 감지하며, 고유감각수용기(proprioceptor)는 근육과 힘줄의 변화를 감지하고, 압력수용기(baroreceptor)는 혈압의 변화를 감지한다.
- **빛수용기(광수용기, photoreceptor):** 눈의 망막에 있는 수용기는 빛의 색깔과 정도를 감지하며, 빛수용기는 눈에만 존재한다.

일반감각(GENERAL SENSES)

일반감각수용기(general sensory receptor)는 온몸에 광범위하게 분포한 매우 작은 수용기(receptors)이며, 피부(skin), 근육(muscle), 힘줄(건, tendon), 관절(joint) 그리고 신체내부기관에 분포되어 있는 수용기에 의해 감지된다. 통각(pain)이나, 온도감각(temperature), 촉각(touch), 압각(pressure), 그리고 위치감각(body position) 등을 감지한다.

- **촉각과 압력감각**(touch and pressure sensation): 가벼운 촉각의 수용기는 마이스너소체(Meissner's corpuscle)이며, 강한 압력과 진동감각(pallesthesia)의 수용기는 파치니소체(Pacinian corpuscle)이다.
- **온도감각**(temperature sense): 온각수용기(thermoceptor)는 고온과 저온에서 반응하는 두 종류의 자유신경종말(free nerve ending)로 구성되었다. 25℃에서부터 활성화되며 45℃가 되면 다시 불활성화 된다.
- **통각**(sense of pain): 통각수용기(pain receptor)는 조직 손상에 반응하기 때문에 보호작용을 하는 수용기로 자유신경종말(free nerve ending)이다. 통각은 불쾌한 감각이다. 혈액(blood) 공급이 차단되거나(허혈, ischemia), 산소가 부족한 경우(저산소증, hypoxia)에도 통증이 유발될 수 있다. 그리고 뇌 자체에는 통각수용기가 존재하지 않는다.
- **내장통증**(visceral pain): 내장기관의 통각수용기(nociceptor)는 표면 조직에 있는 통각수용기와는 다르게 반응한다. 내장통증(visceral pain)은 자극 받는 내장 부위가 아닌 다른 신체 부위에서 일어나는 것처럼 느껴질 경우가 있으며 이를 관련통(referred pain)이라고 한다. 관련통은 감각임펄스가 공통신경경로(common nerve pathway)를 이루기 때문에 나타난다고 본다. (그림 8-1)

통증신경 경로

통각수용기(nociceptor)에 임펄스(impulse: 충동, 충격 자극)를 전달하는 신경섬유(nerve fiber)는 2가지가 있다.

- **빠른통증섬유**(acute pain fiber, A-delta fiber)는 유수섬유(myelinated fiber)로 신경자극(신경임펄스, nerve impulse)을 30m/sec 정도로 빠르게 전달한다.
  이 **임펄스**는 송곳으로 찌르는 것과 같은 통증을 전달한다. 자극이 멈추면 임펄스 전달도 멈춘다.
- **느린통증섬유**(chronic pain fiber, C fiber)는 가는 무수섬유(nonmedullated fiber)이다. 이 신경섬유(nerve fiber)는 신경자극(신경임펄스, nerve impulse)를 2m/sec 정도의 속도로 느리게 전달한다. 이 **임펄스**(impulse)는 쑤시고 무지근한 통증이 넓은 부위에 전달되며 한동안 지속된다.

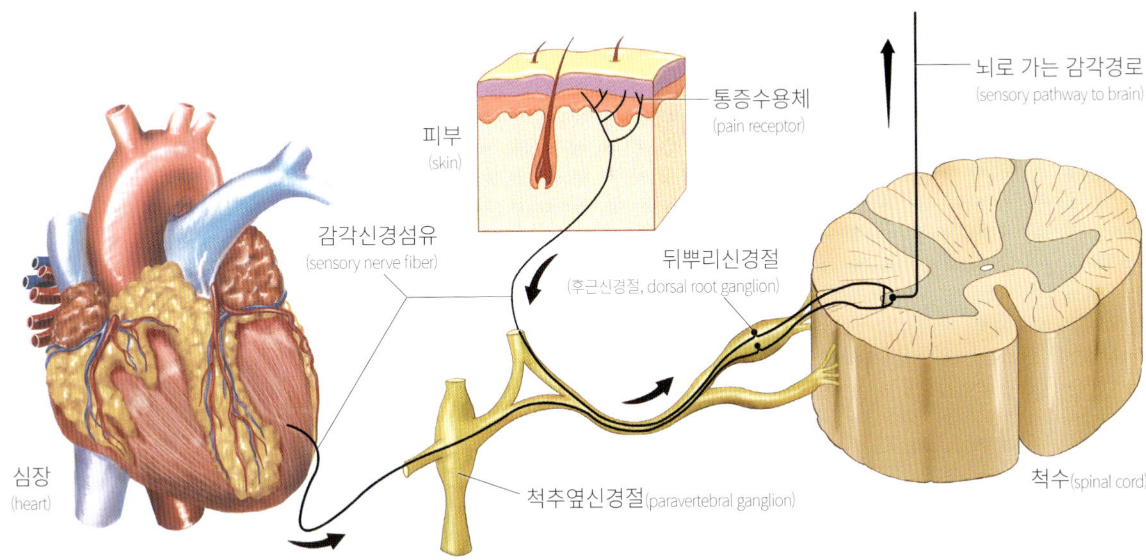

그림 8-1 내장통증에 관련된 연관통

특수감각(SPECIAL SENSES)

냄새감각(sense of smell)

화학수용기(chemoreceptor)는 후각(olfaction)을 감지하며, 코안(비강, nasal cavity) 윗부분의 작은 영역에 위치한다.

각각의 후각세포(olfactory cell)에는 많은 수의 특화된 섬모(cillia)가 있어서 각 세포로 하여금 각기 다른 화학물질을 감지하여 그에 대한 반응으로 신경자극을 생성하게 한다.

후각수용기(olfactory receptor)는 미각수용기(taste receptor)와 함께 액체에 용해된 화학물질에 자극되는 화학수용기이며, 음식을 선택하게 한다.

후각기관(olfactory organ)

버팀세포(지지세포, supporting cell)는 위코선반(상비갑개, superior nasal concha)과 코중격(비중격, nasal septum)의 일부를 차지하고 있다. 후각수용기세포(olfactory receptor cell)는 세포의 표면 끝부분에는 가지돌기 팽대부위(후소포, olfactory vesicle)가 있으며 털과 비슷한 섬모(cilia)에 의해 덮여있다. (그림 8-2)

후각신경 경로(olfactory nerve pathway)

후각수용기(olfactory receptor)가 자극되면 벌집뼈(사골, ethmoid bone)의 체판(cribriform plate)에 있는 작은 구멍들을 통해 머리안(두개강, cranial cavity)으로 들어가며 관자엽(측두엽, temporal lobe)의 감각겉질에서 해석된다.

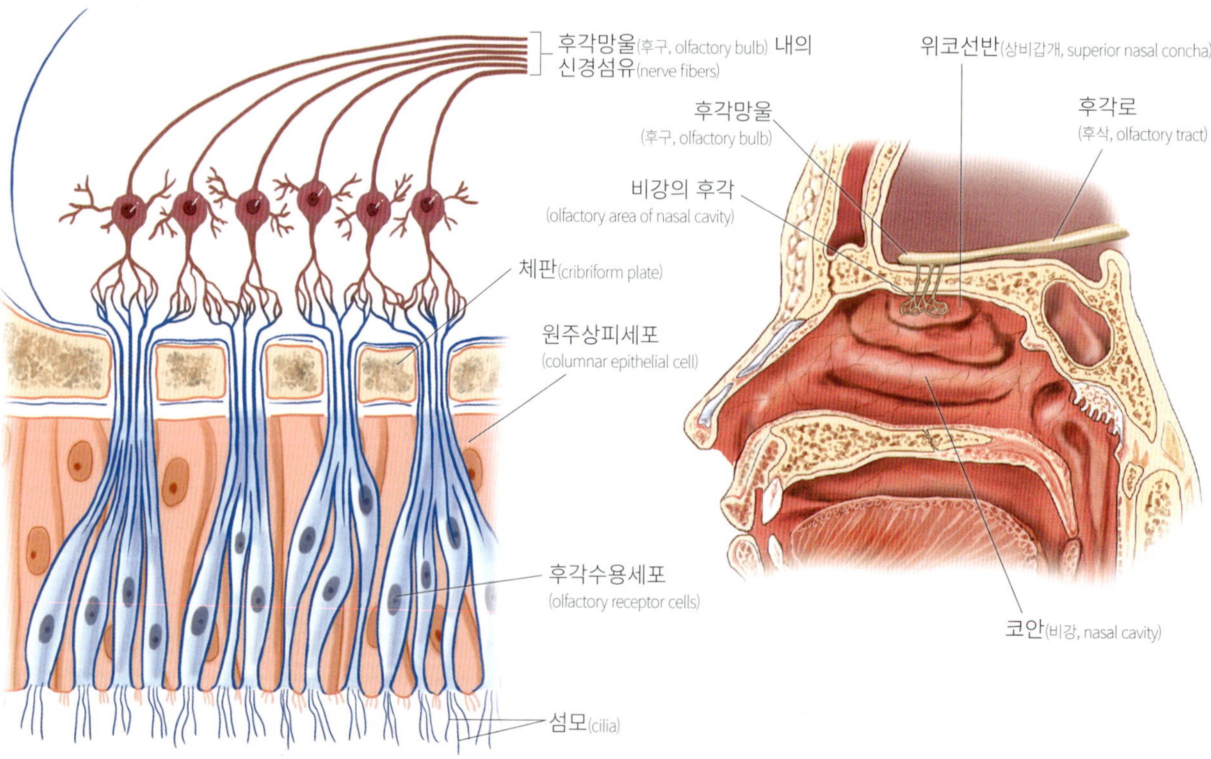

그림 8-2 후각 (a) 후각수용기 세포 (b) 후각 구역

맛감각(sense of taste)

미각(gustatory sense)은 음식물을 씹거나 삼키기 전에 음식물을 화학적으로 분석하는 작업이다. 맛봉오리(미뢰, taste bud), 유두(papilla)와 연관되어 입천장(구개, palate)과 뺨의 내 표면, 인두(pharynx)의 벽에도 산재되어 있다.

미각수용기(taste receptor)는 미각(gustatory sense)을 유발하는 신경자극은 화학수용기인 맛봉오리(미뢰, taste bud)에서 생성된다. 맛봉오리는 입안의 일부 그리고 물렁입천장(연구개, soft palate)에 일부 존재지만 대부분은 혀에 존재한다. 각각의 맛봉오리에는 수용기와 지지하는 미각세포(taste cell, gustatory cell)가 있으며, 사람에는 약 10,000개가 있다.(그림 8-3)

미각(taste sensation)의 네 가지 기본 맛은 단맛(sweet), 신맛(sour), 짠맛(salty), 쓴맛(bitter)이다. 알칼리성 맛과 금속성 맛, 조미료 맛(umami)을 추가하기도 한다. 미각세포(taste cell)는 특정한 종류의 화학물질이 민감하게 반응한다.

단맛(sweet)에 대한 반응성은 혀끝에서 가장 뚜렷하고, **신맛**(sour)에 대한 반응성은 혀의 외측에서 가장 뚜렷하며, **쓴맛**(bitter)은 혀의 뒤쪽, **짠맛**(salty)은 혀 전체에서 광범위하게 감지된다.

맛과 냄새 중추

맛(미각, gustation)과 **냄새**(후각, smell)는 모두 화학적인 감각으로 코와 입에 있는 수용체들이 분자들과 반응해서 전기적인 신호를 뇌에 전달하며, 양쪽 신호 모두 뇌신경(cranial nerve)을 따라 **뇌**로 주행한다.

냄새와 관련된 후각신호는 코에서 후각망울(olfactory bulb)로 전달되고, 이 후에 후각신경세포(olfactory nerve cell)를 따라 관자엽(측두엽, temporal lobe)의 **후각피질**(olfactory cortex)로 이동한다.

맛에 대한 정보는 입에서 삼차신경(trigeminal nerve)과 혀인두신경(설인신경, glossopharyngeal nerve)을 따라 숨뇌(연수, medulla oblongata)로 전달되며, 이 후에 시상(thalamus)을 통해 **미각중추**(gustatory center)로 이동한다.

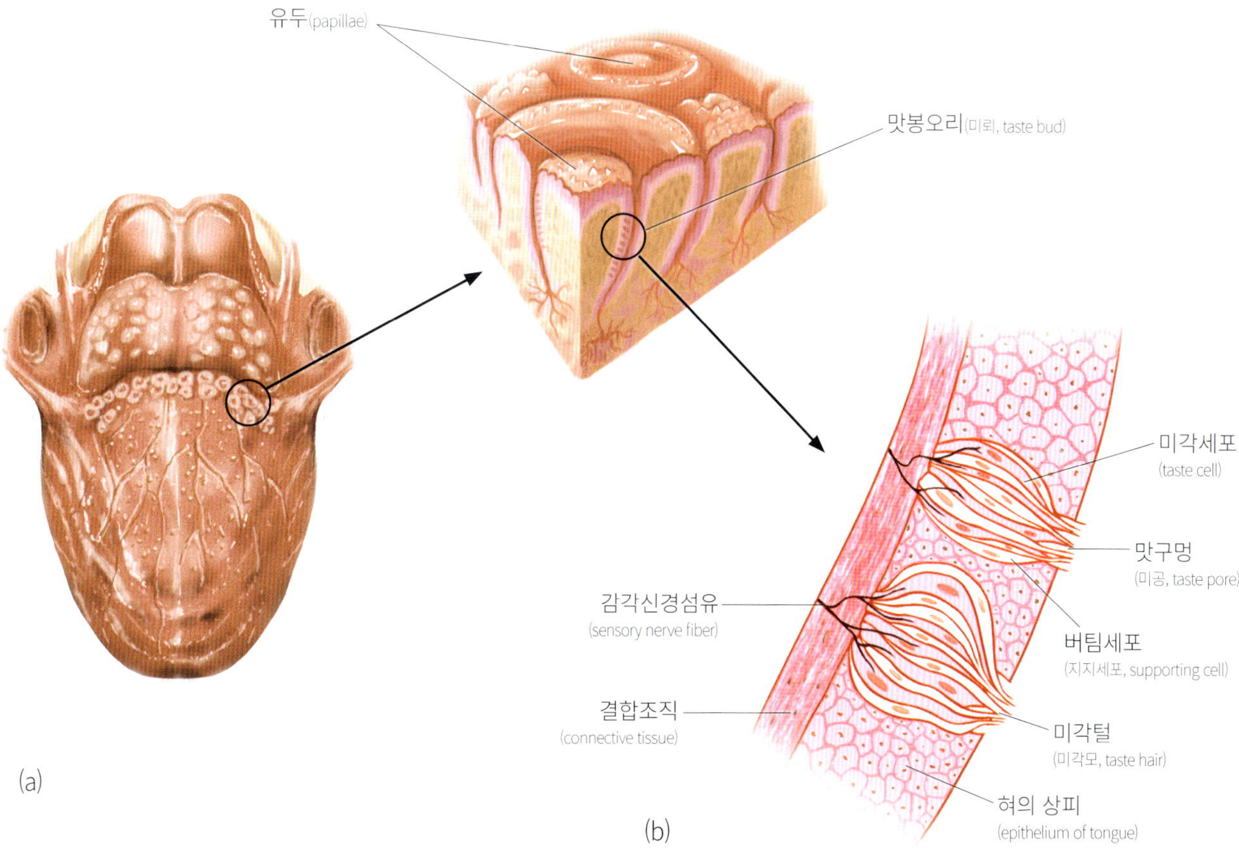

그림 8-3 (a) 혀 표면의 미뢰 (b) 미각세포와 미각공

청각(sense of hearing)

관자뼈(측두골, temporal bone) 부위에 귀는 청각(hearing) 외에 평형과 균형을 감지하는 기관이다. **귀**(ear)에는 바깥귀(external ear), 가운데귀(middle ear), 속귀(inner ear)가 있다.

- **바깥귀**(외이, external ear)는 귓바퀴(이개, auricle)와 바깥귀길(외이도, external acoustic meatus)로 이어지는 두 부분으로 구성된다. 바깥귀길 입구에는 털이 있어 이관을 보호해준다.
- **땀샘**인 귀지샘(ceruminous gland)은 귀지(wax, cerumen)를 분비한다. 공기의 진동이 음파(sound wave)가 되어 귀로 전달된다. 바깥귀길에 들어 음파는 고막(tympanic membrane)에 압력을 가한다.
- **귓바퀴**(이개, auricle)는 머리뼈(skull) 표면에 위치하므로 둔탁한 외상에 의해 손상받기 쉬우며, 타박상(bruise)이 올수도 있다.
- **가운데귀**(중이, middle ear)는 고막(tympanic membrane), 귓속뼈(이소골, auditory ossicle)로 구성되어 있으며, 매우 얇은 상피로 덮혀있다.
- **중이강**(고실강, tympanic cavity)은 반투명한 막으로 바깥쪽은 얇은 피부층으로 덮여 있고, 안쪽은 점막으로 덮여 있다.
- **귀속뼈**(이소골, auditory ossicle)를 망치골(추골, malleus), 모루골(침골, incus), 등자골(등골, stapes)이라고 하며, 표면은 점막에 싸여 있다. 귀속뼈는 일종의 지레로 작용하여 진동의 힘을 증가(증폭, amplify)시키는 역할을 한다. 또한 귀속뼈에 부착되어 있는 뼈대근육골격근은 고실반사(tympanic reflex)를 통하여 소음으로부터 내이를 보호한다.
- **귀인두관**(이관, auditory tube)은 가운데귀(중이, middle ear)와 인두를 이어주는 관이다. 귀인두관은 신체 바깥의 공기가 코인두(비인두, nasopharynx)와 입안을 통해 가운데귀로 들어갈 수 있게 해준다. (그림 8-4)
- **속귀**(내이, inner ear)는 관자뼈(측두골, temporal bone) 사이에 위치한 세 공간으로 구성되며, 뼈미로(osseous labyrinth)라는 복잡한 형태를 하고 있다. 이 공간에는 맑은 액체와 바깥림프(외림프, perilymph)가 들어 있다. 속귀는 미로(labyrinth)라고 하는 방(chamber)과 관(tube)들이 서로 연결되어 형성된 구조이다.
- **뼈미로**(osseous labyrinth)는 관자뼈 내에 있는 통로이며 막미로(membranous labyrinth)는 뼈미로 속에 있는 관으로 그 형태는 비슷하다. 뼈미로와 막미로의 사이에는

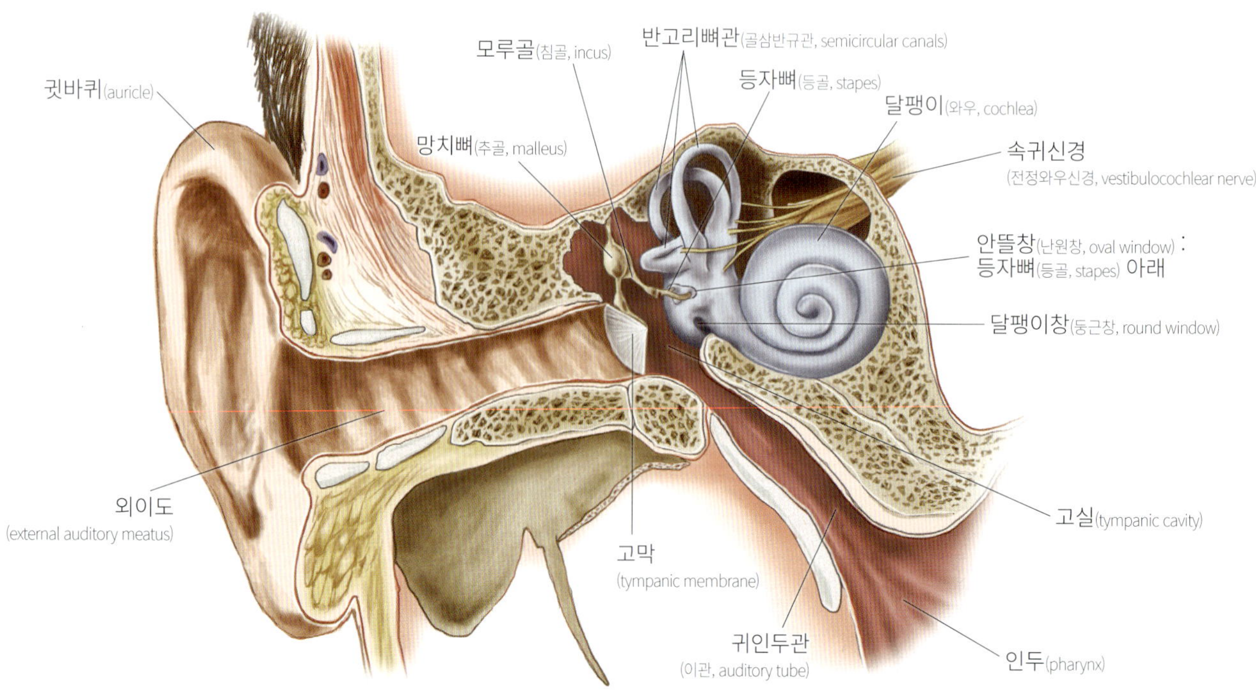

그림 8-4 청각

외림프액(perilymph)이라고 하는 액체가 있다.

- **미로**(labyrinth)에는 청각을 담당하는 달팽이(와우, cochlea)와 평형감각을 담당하는 세 개의 반고리관(semicircular canal)이 있다. 달팽이와 반고리관 사이에는 안뜰(전정, vestibule)이 있으며, 여기에는 평형감각에 관여하는 막성 구조가 자리 잡고 있다.
- **청각**(sense of hearing)의 경로는 음파가 귓바퀴(auricle)에 의해 바깥귀길을 거쳐 고막(tympanic membrane)을 진동시키고, 진동판은 이소골을 거쳐 난원창(oval window)과 달팽이관(cochlear duct)의 코르티기관(corti organ)과 바닥막으로 전해진다.
- **달팽이신경**(와우신경)을 구성하는 털세포는 수용체 전위를 발생하여 뇌간으로 신경자극을 전달하여 시상핵을 지나 관자엽(측두엽, temperal lobe)의 청각영역에서 인지된다. (그림 8-5)

멀미(kinesia)

멀미는 속귀(내이, inner ear)의 평형감각 장애로서, 차나 배를 탈 때, 10명 중 9명은 오심(nausea)과 구토(emesis, vomiting)를 경험한다.

원인: 아직 정확하게 밝혀지지 않았지만 가설은 시각장애와 속귀 감각의 불일치로 보고 되고 있다.

증상: 정신적 스트레스, 흥분, 멀미, 수면부족, 탈진상태 등에 의해 구역(nausea), 증상이 발생하기도 한다.

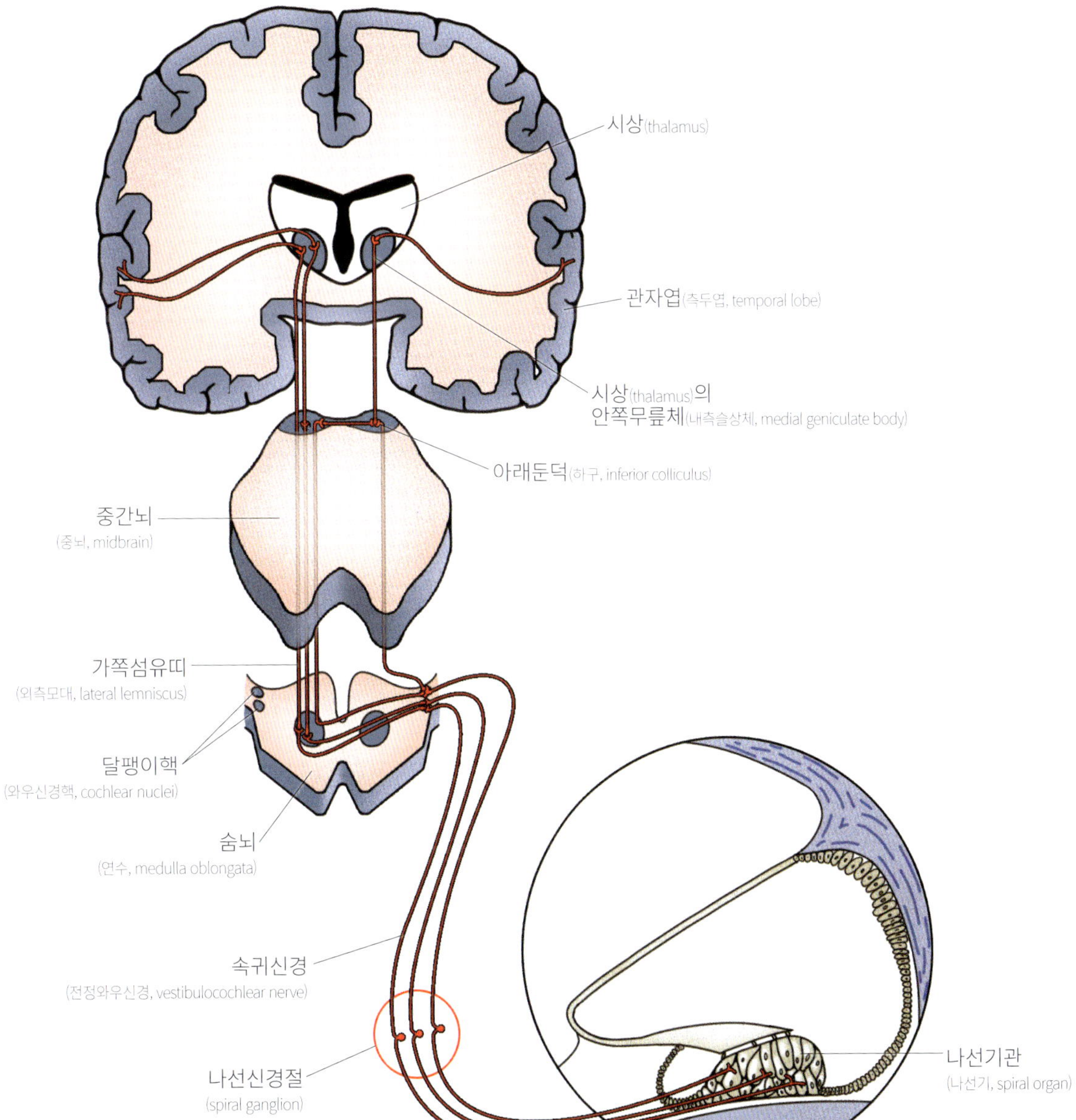

그림 8-5 청각의 신경전달 경로

평형감각(sense of equilibrium)

균형과 평형을 담당하는 특수기계수용기는 세 개의 반고리관(반규반, semicircular duct)과 안뜰(전정, vestibular)에 자리한다. 안뜰 2개(난형낭평형반, macula utriculi ; 구형낭평형반, macula sacculi)의 구조에는 평형반(macula)이 있다.

이곳 **털세포**(유모감각세포, hair cell)에는 젤과 같은 물질이 묻혀있다. 고개를 숙이면, 중력 작용으로 평형반이 이동한다. 이것은 털세포의 섬모(ciliated)을 자극시켜 신경신호를 일으키며. 이 신호가 뇌에서 중력감각 혹은 정적인 평형감각으로 인지된다.

- **정적평형**(static equilibrium)의 감각기관은 반고리관(semicrcular canal)과 달팽이(cochlea) 사이에 있는 뼈 속의 공간인 안뜰(전정, vestibule)내에 있다. 안뜰 내의 막미로(membranous labyrinth)가 확장된 공간인 타원주머니와 원형주머니이다.
- **동적평형**(dynamic equilibrium)의 반고리관(반규반, semicircular duct)은 직경 6mm 정도의 고리 모양의 구조이다. 후반고리관(posterior canal)과 전반고리관(anterior canal)은 수직면에 있으나 외측반고리관(lateral canal)은 수평면에 있다. (그림 8-6)(그림 8-7)(그림 8-8)

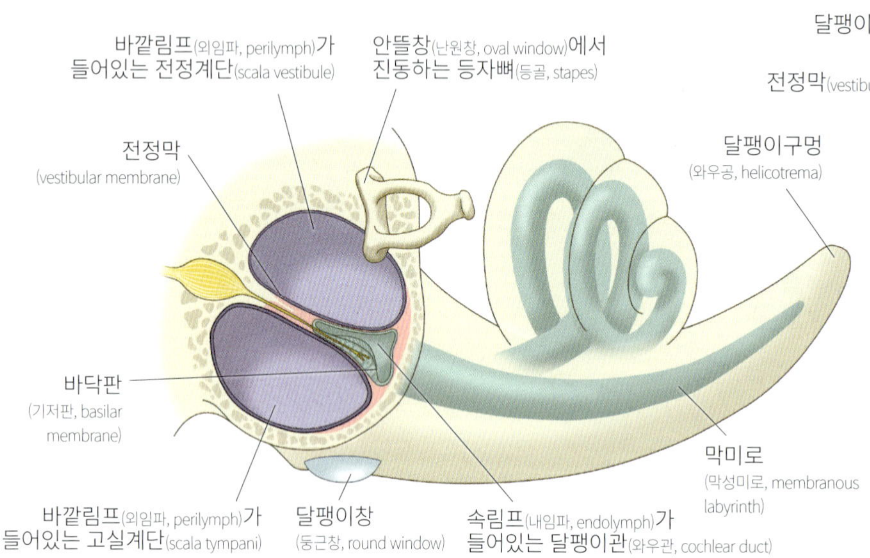

그림 8-6 달팽이

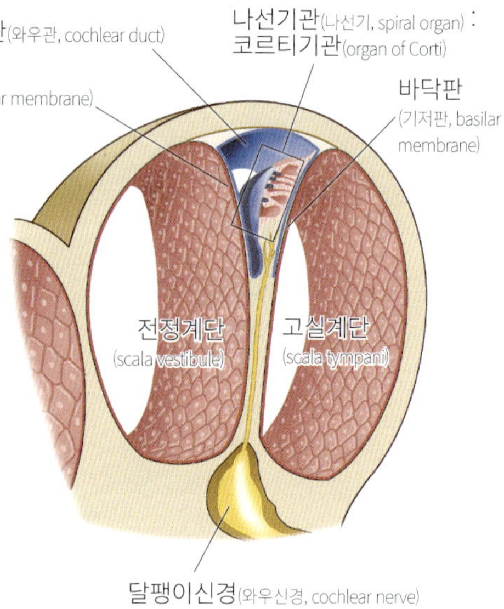

그림 8-7 달팽이 단면

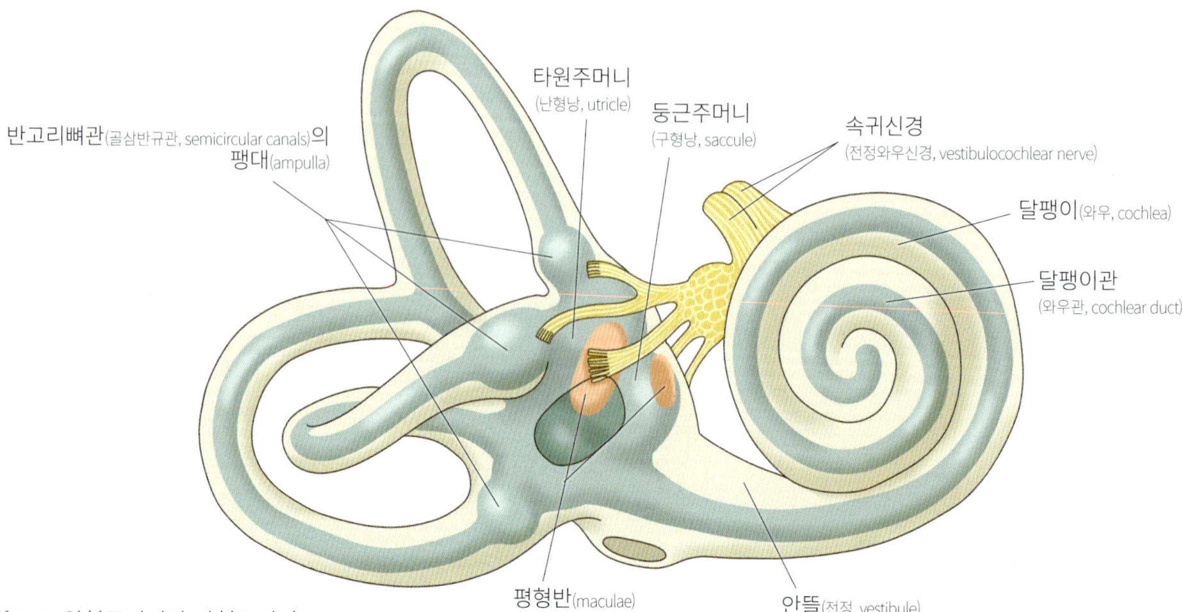

그림 8-8 원형주머니와 타형주머니

시각(sense of sight)

우리의 시각은 빛을 통해 빛의 강도와 파장 그리고 사물의 상과 움직임을 감지할 수 있으며, 사물의 움직임을 파악하고, 거리를 측정할 수 있다. 눈을 통해 감지된 빛에 대한 정보는 뇌로 전달된다.

눈꺼풀(eyelid)은 눈을 보호하며, 피부, 근육, 결합조직, 결막(conjunctiva)의 네 층으로 구성되어 있다. 눈꺼풀을 움직이는 근육은 안륜근(orbicularis oculi m.)과 상안검거근(levator palpebrae superioris m.)이다.

눈의 구조와 기능

눈은 섬유층(fibrous layer), 혈관층(vascular layer), 속층(inner layer)으로 구성되어 있으며, 안구(eyeball)는 3층의 조직인 공막(sclera), 맥락막(choroid), 망막(retina)으로 이루어져 있다. (그림 8-9)

섬유층(fibrous layer)

섬유층은 질긴 섬유조직이며, 공막은 섬유층의 대부분을 형성한다. 공막 앞면의 각막(cornea)은 투명하다. 각막염(keratitis)의 염증에 의해 각막이 손상되면 망막에 상이 제대로 잡히지 않는다.

혈관층(vascular layer)

안구(눈알, eyeball)의 내부 공간에는 액체가 들어 있다. 이들은 정성적인 안구의 모양을 유지하게 하고 빛을 굴절시킨다. 즉, 빛은 액체에 의해 꺽인 후 망막에 초점이 맺는다. 안구의 중간층은 거의 맥락막으로 구성되어 있으며, 맥락막에 있는 검은 색소인 멜라닌(melanin)은 빛이 산란되는 것을 막아준다.

맥락막(choroid)의 앞부분은 홍채(iris)와 섬모체근(모양체근, ciliary m.)으로 구성된다.

검게 보이는 홍채 중앙의 구멍을 동공(pupil)이라 한다.

홍채가 수축하면 동공은 확장되어 보다 많은 빛이 동공이 커지며, 수축하면 동공은 작아지고 빛의 양이 줄어든다. 동공은 밝은 곳에서는 수축하고, 어두운 곳에서는 확대된다.

수정체(렌즈, lens)는 동공 바로 뒤에 있다. 먼 곳에 있는 물체를 바라볼 때는 섬모체근이 이완하면서 수정체의 곡면이 완만해진다. 반대로 가까운 물체에 초점을 맞추려면 섬모체근(모양체근, ciliary m.)은 수축한다.

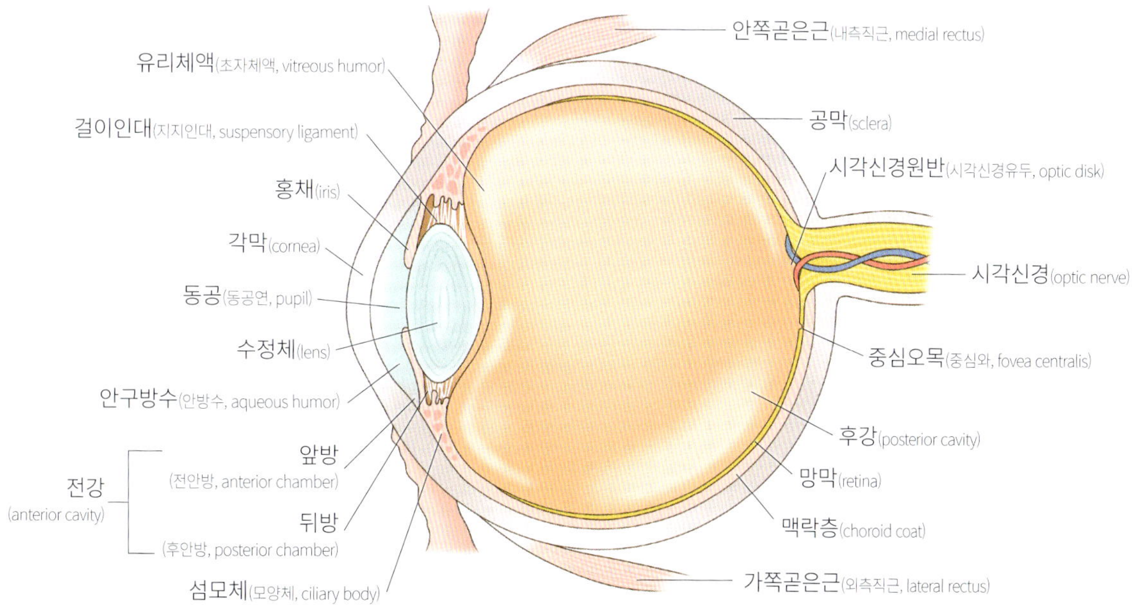

그림 8-9 눈의 가로단면

속층(inner layer)

안구(눈알, eyeball)의 가장 속층(inner layer)인 망막(retina)에는 작은 막대세포(간상체세포, rods cell)와 원뿔세포(원추세포, cones cell)가 있다. 원뿔세포는 상당히 밝은 빛에서만 자극된다.

원뿔세포에는 서로 다른색(녹색, 적색, 또는 청색)에 민감하게 반응하며, 이 3가지 유형의 원뿔세포로 인해 색을 구별할 수 있다.

섬모체(ciliary body)는 중간막 중에서 가장 두꺼운 부분이며, 방사상으로 뻗어있는 주름이 섬모돌기(ciliary process)와 섬모근(ciliary m.)을 이루는 섬유다발이 있다. 결이인대(지지인대, suspensory ligament; 섬모체띠섬, zonular fiber)라고 하는 투명한 수정체(렌즈 lens)를 제 자리에 놓이게 한다. 수정체는 홍채와 동공의 바로 뒤에 있다.

홍채(iris)는 주로 결합조직(connective tissue)과 민무늬근섬유(평활근섬유, smooth muscle fiber)로 구성된 얇은 막이다.

눈의 외근(extrinsic m.)은 눈확(안와, orbit)의 뼈에서 기시되어 눈의 두꺼운 바깥 표면에 넓은 힘줄(건, tendon)로 정지한다. 이러한 근육 6개가 눈을 여러 방향으로 움직인다. (그림 8-10)(표 8-1)

① **위곧은근**(상직근, superior rectus m.)
② **아래곧은근**(하직근, inferior rectus m.)
③ **내측곧은근**(내직근, medial rectus m.)
④ **가쪽곧은근**(외측직근, lateral rectus m.)
⑤ **위빗근**(상사근, superior oblique m.)
⑥ **아래경사근**(하사근, inferior oblique m.)

녹내장(glaucoma)

녹내장이란 빛을 뇌로 전달하는 시신경(optic nerve)이상으로 **시야결손**이 나타나는 질환이다.

원인: 녹내장은 안압(ocular tension)이 높아서 발생하는 경우와 시신경으로 가는 혈액순환 장애 및 유전자 이상 등으로 발생할 수 있다.

증상: **안압**(ocular tension)의 급격한 과다상승으로 인해 심한 눈통증(안통, ophthalmalgia), 두통(headache)과 함께 시력저하가 발생한다. 이때의 통증은 진통제를 사용해도 잘 낫지 않는다.

또한 주변의 사물과 돌발 상황에 대한 대처 능력이 부족(계단을 헛디뎌 넘어지거나, 낮은 문턱 또는 간판에 머리를 부딪치는 등의 증상)하다.

그리고 운전 중 표지판이나 신호등이 잘 보이지 않는다.

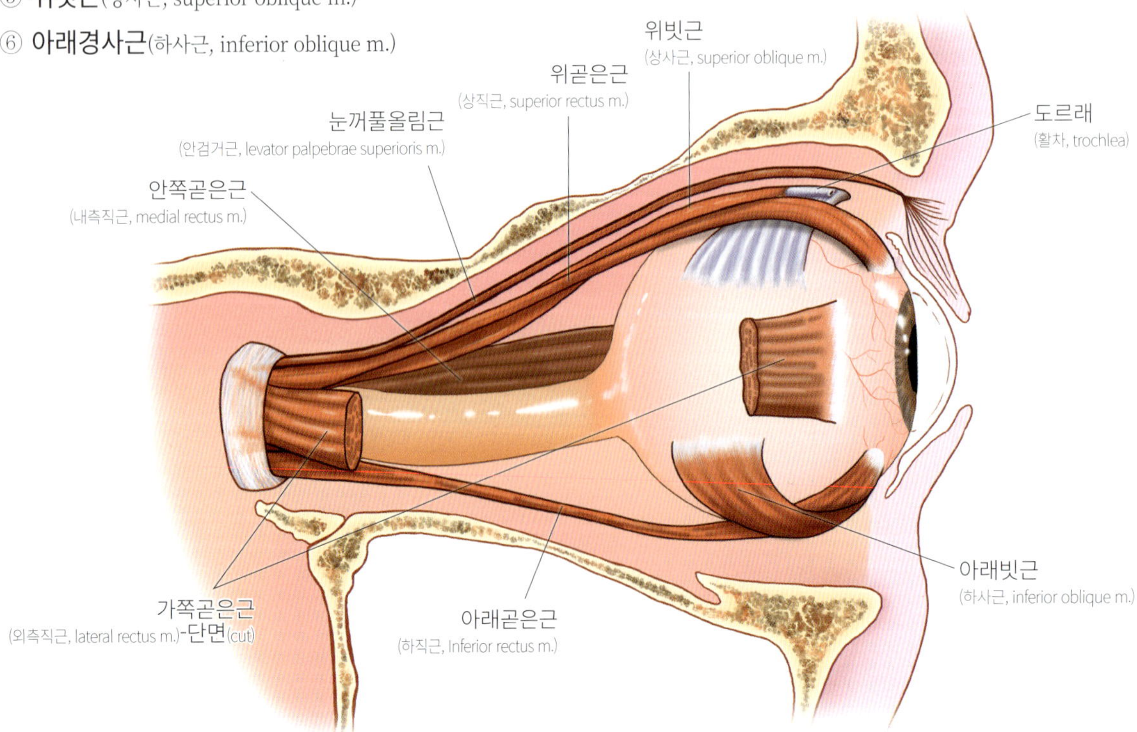

그림 8-10 눈을 움직이는 안근 6개근

외안근(external ocular m.)의 운동단위(motor unit)는 우리 몸의 모든 근육 중 가장 적기 때문에(5~10개의 뼈대근육 섬유로 구성) 매우 정확하게 눈을 움직일 수 있다.

홍채(iris)의 돌림근(회전근, circular m.)과 방사근(radial m.)은 눈에서 빛이 통과하는 동공의 크기를 조절하는 역할을 한다. 동공(pupil)의 크기는 빛의 강도, 주시(gaze), 조절(accommodation), 감정의 변화에 따른 동공반사(pupillary reflex)에 의해 계속해서 변화한다.

요약하면 빛(광파: light wave)은 반드시 각막(cornea), 안구방수(aqueous humor), 수정체(lens), 유리체액(vitreous humor), 망막(retina)의 여러 층을 통과한 뒤에야 **빛감각세포**(photoreceptor cell)에 도달한다.

빛의 굴절(light refraction)

물체가 내는 빛(light ; 광선, light wave)이 꺾이는 것을 **굴절**(refraction)이라고 한다. 굴절매질(refractory media) 사이의 표면이 일정하게 구부러져 렌즈가 형성된다. 굴절력(refractory power)의 75%를 각막이 담당한다.

수정체(crystalline lens)가 두꺼워지면 가까운 물체에서 확산되어 나온 광선은 두꺼워진 수정체에 의해 수렴(converge)되어 망막(retina)에 초점을 맺게 된다.

백내장(cataract)

백내장이란 우리 눈 속의 투명한 수정체(crystalline lens)에 혼탁이 온 상태를 말하며, 안개가 낀 것처럼 흐릿하게 보이게 됩니다.

원인: 수정체에 혼탁이 오는 원인으로는 노화현상, 외상, 포도막염(uveitis)이나 당뇨(glycosuria), 안과적 질환의 합병증 또는 전신 질환의 합병증 등 여러 가지가 있다. 가장 흔한 **노인성백내장**이다.

증상: 일반적으로 동통(ache: 아픔)이나 분비물, 눈의 불편함 등 별다른 증세 없이 점차적인 시력감퇴만을 호소하게 되는 경우가 대부분이다.

그러나 가끔씩 합병증으로 녹내장(glaucoma) 등 다른 이상이 생기게 되면 동통 등 다른 증세가 나타날 수도 있으며, 합병성 백내장(cataract) 등의 경우 시력감퇴가 급격히 나타날 수 있다.

표 8-1 눈꺼풀과 눈의 근육

명칭			신경	기능
뼈대근육 (골격근, skeletal m.)	눈꺼풀의 근육	눈둘레근 (안륜근, orbicularis oculi m.)	얼굴신경 (안면신경, facial nerve VII)	눈을 감게 함
		눈꺼플올림근(안검거근, levator palpebrae m.)	눈돌림신경 (동안신경, oculomotor nerve III)	눈을 뜨게 함
	눈의 외안근 (external ocular m.)	위곧은근 (상직근, superior rectus m.)	눈돌림신경(III)	눈을 위쪽으로 중앙선 쪽으로 돌림
		아래곧은근 (하직근, inferior rectus m.)	눈돌림신경(III)	눈을 아래쪽으로 중앙선 쪽으로 돌림
		내측곧은근 (내직근, medial rectus m.)	눈돌림신경(III)	눈을 중앙선 쪽으로 돌림
		외측곧은근 (외직근, lateral rectus m.)	갓돌림신경 (외전신경, abducens nerve VI)	눈을 중앙선 반대쪽으로 돌림
		위경사근 (상사근, superior oblique m.)	도르래신경 (trochlear nerve IV)	눈을 아래쪽으로 중앙선 반대쪽으로 동림
		아래경사근 (하사근, inferior oblique m.)	눈돌림신경(III)	눈을 위쪽으로 중앙선 반대쪽으로 돌림
평활근(smooth m.)		모양체근(섬모체근, ciliary m.)	눈돌림신경(III) 부교감신경(parasympathetic nerve)	눈꺼플(palpebra)걸이인대(suspensory ligament)를 이완
		홍채 돌림근(Iris circular m.)	눈돌림신경(III), 부교감신경	동공(pupil) 축소
		홍채 방사근(iris radial m.)	교감신경섬유(sympathetic nerve fiber)	동공 산대

시각수용기(visual receptors)

광수용기(빛수용기, photoceptor)는 막대세포(간상체세포, rod cell), 원뿔세포(원추세포, cone cell)이며 망막에는 1억 개의 막대세포와 3만 개의 원뿔세포가 있다. 어두운 곳에서 흑백의 시각을 담당하는 막대세포와 색체시각을 담당하는 원뿔세포는 광감각시각색소(light-sensitive visual pigment)를 함유하고 있다.

원뿔세포(cone cell)는 색을 구별할 수 있는 반면 **막대세포**는 색을 구별할 수 없다.

원뿔세포는 수렴 현상이 적기 때문에 하나의 원뿔세포가 자극되었을 경우에라도 뇌에서 이를 정확하게 감지할 수 있다. (그림 8-11)(그림 8-12)

급증하는 컴퓨터 질환(VDT 증후군)

- **VDT 증후군**(visual display terminal syndrome)이란 컴퓨터 작업으로 인해 발생되는 눈의 피로와 이물감, 근골격계 증상(목과 어깨통증 등), 정신신경계 증상 등을 말한다.
- **눈**(이물감, 충혈, 눈부심), 눈마름증(안구건조증, ophthalmoxerosis), 굴절 이상의 안과 질환 등이 생긴다.
- **근막동통증후군**(myofascial pain syndrome), 요통(허리통증, backache), 목, 어깨, 팔꿈치, 손목 및 손가락 등에 통증이 생기고 저린 증상이 나타난다.
- **우울증**(depression), **수면장애**, **두통**(headache) 등 정신과적 이상, 위장장애 등이 생기기도 한다.

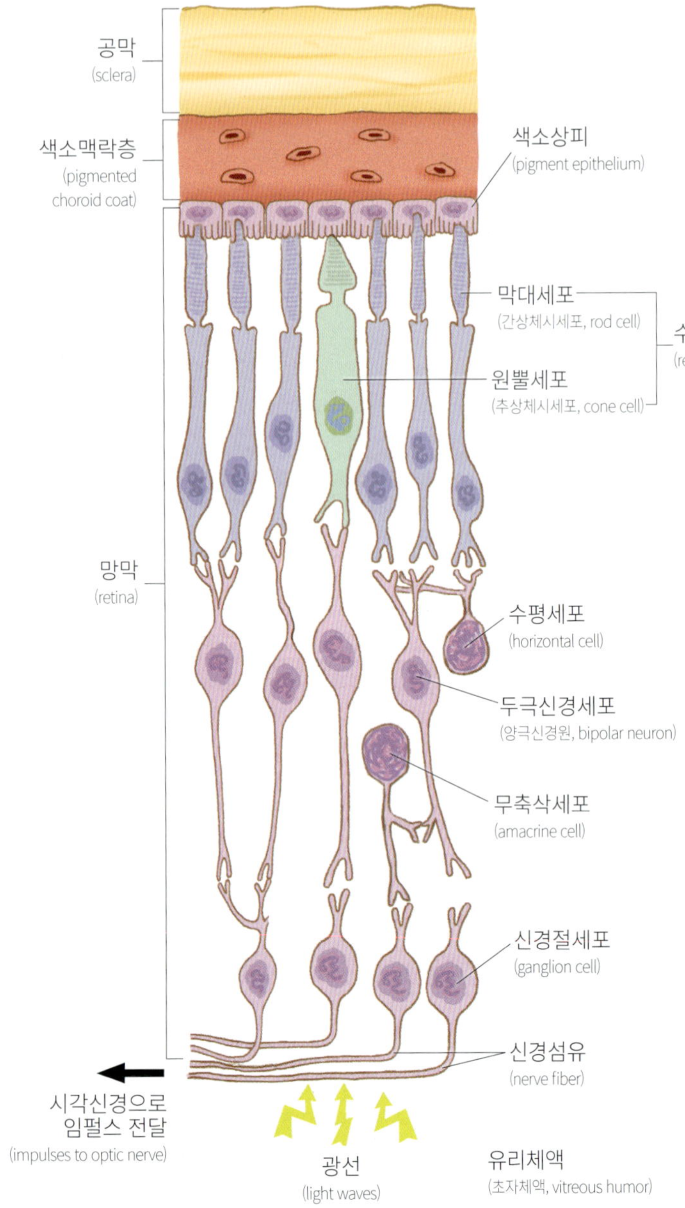

그림 8-11 여러층으로 구성된 망막

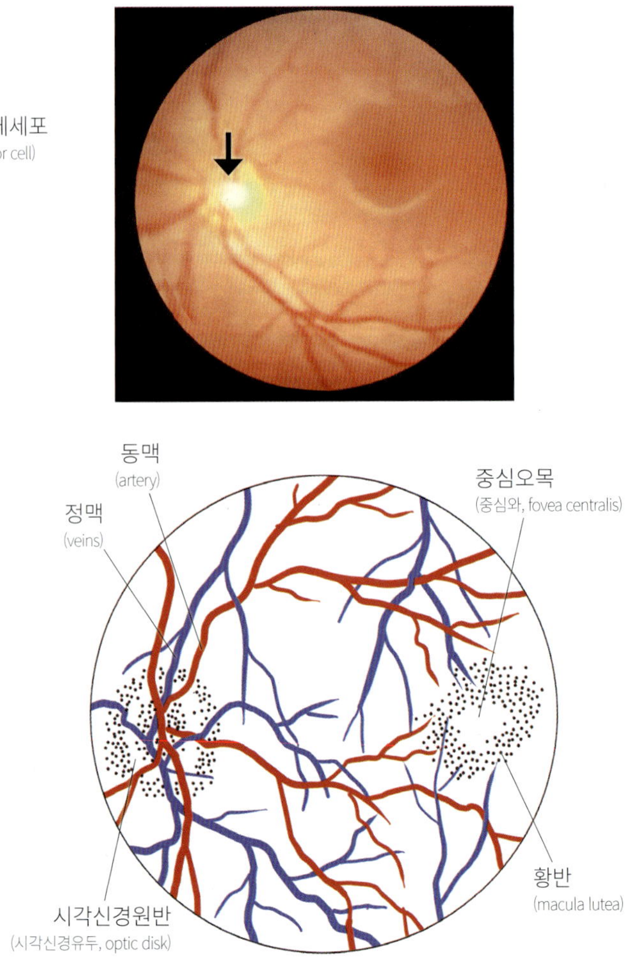

그림 8-12 망막의 시신경 섬유

시각색소(visual pigments)

막대세포(간상체세포, rod cell)의 **빛감각색소**는 로돕신(rhodopsin) 또는 시각보라(visual purple)라고 하며, 막성원반(membranous disk)에 있다. 막대세포에는 2,000개 정도의 막성원반이 있으며, 무색의 단백질인 옵신(opsin)과 노란색의 유기분자인 레티날(retinal, retinene)로 분해된다.

어두울 경우 로돕신(rhodopsin)분자는 수용기세포막과 분극(편광, hyperpolarization)이 뇌로 시신경(optic nerve)을 통해 전달되고 영상으로 해석된다.

밝은 경우에는 막대세포의 거의 모든 로돕신이 분해되어 수용기의 빈감도는 크게 저하된다. (그림 8-13)

노인성 어지럼증(vertigo)

나이가 들면 전반적인 감각계와 운동계의 기능이 떨어지고 소음성난청(noise deafness) 질환의 위험성이 높아진다.

우울증과 같은 정서적인 문제가 함께 수반되면서 자세조절 능력 등도 저하된다.

원인: 너무 다양해 이비인후과와 신경과, 내과, 정신과 등 다양한 과에서 다루고 있다.

증상: 어지럼증(vertigo)은 노인들에게 매우 힘든 증상이다. **회전성 어지러움**은 환자의 주변이나 환자 자신이 빙빙 돌고 있다고 느낀다. **평형실조**는 서있거나 보행 중에 중심을 못 잡고 쓰러질 것 같은 느낌이 생긴다.

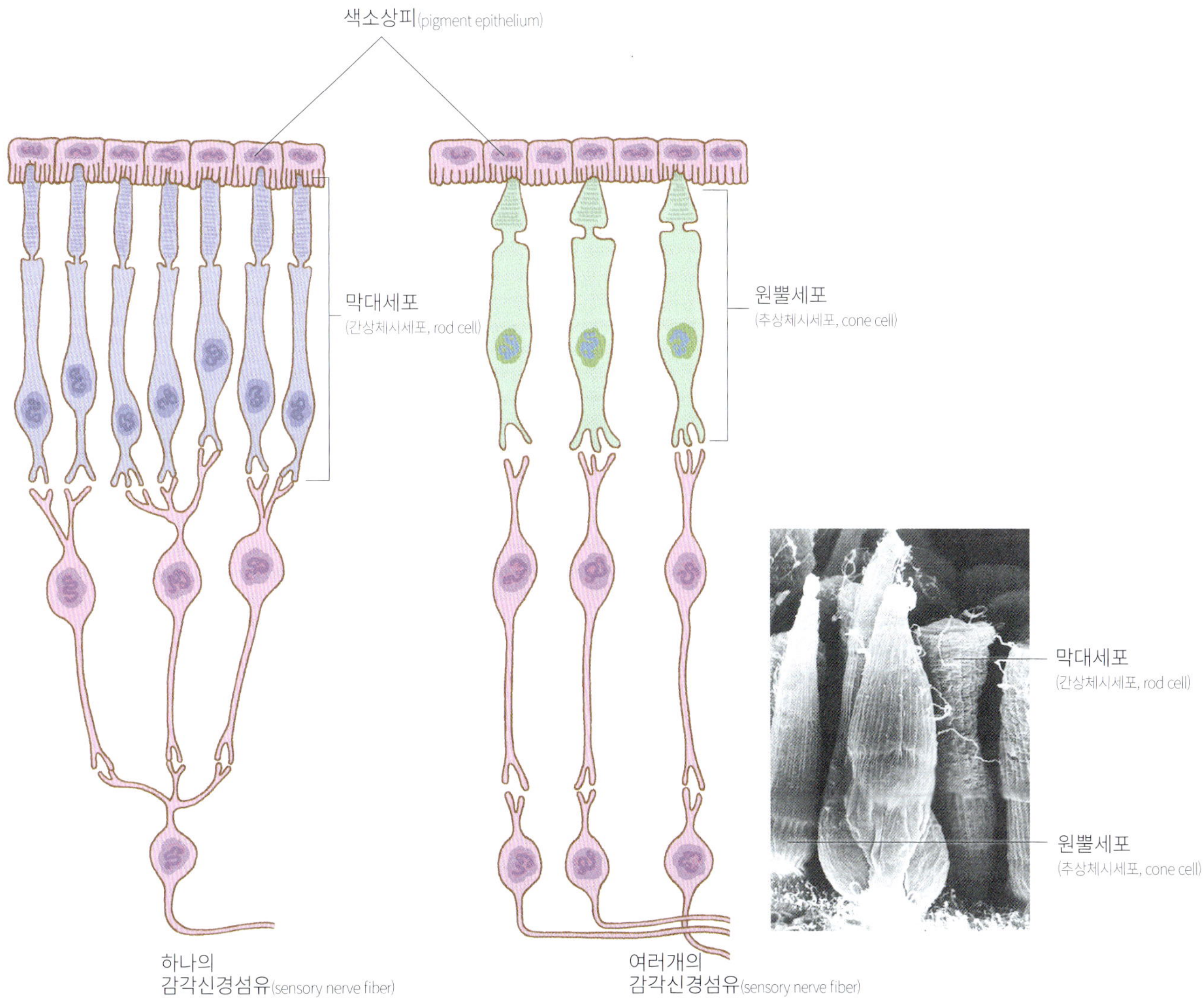

그림 8-13 막대세포와 원뿔세포

시각신경로(visual nerve pathway)

망막(retina)에서 나오는 신경섬유(nerve fiber)는 시신경교차(optic chiasma)를 형성하며, 시신경(optic nerve)은 X자 모양의 시신경교차가 되며, 왼쪽 눈의 코쪽 반에서 나온 섬유는 오른쪽 귀쪽 반에서 나온 섬유와 함께 오른쪽 시각로(optic tract)를 형성한다.

오른쪽 눈의 코쪽에서 나온 섬유는 왼쪽 귀쪽 반에서 나온 섬유와 함께 왼쪽 시각로(시삭, optic tract)를 형성하며, 시상(thalamus)에 있는 중계역(relay station)이 시각 자극을 전달한다. (그림 8-14)

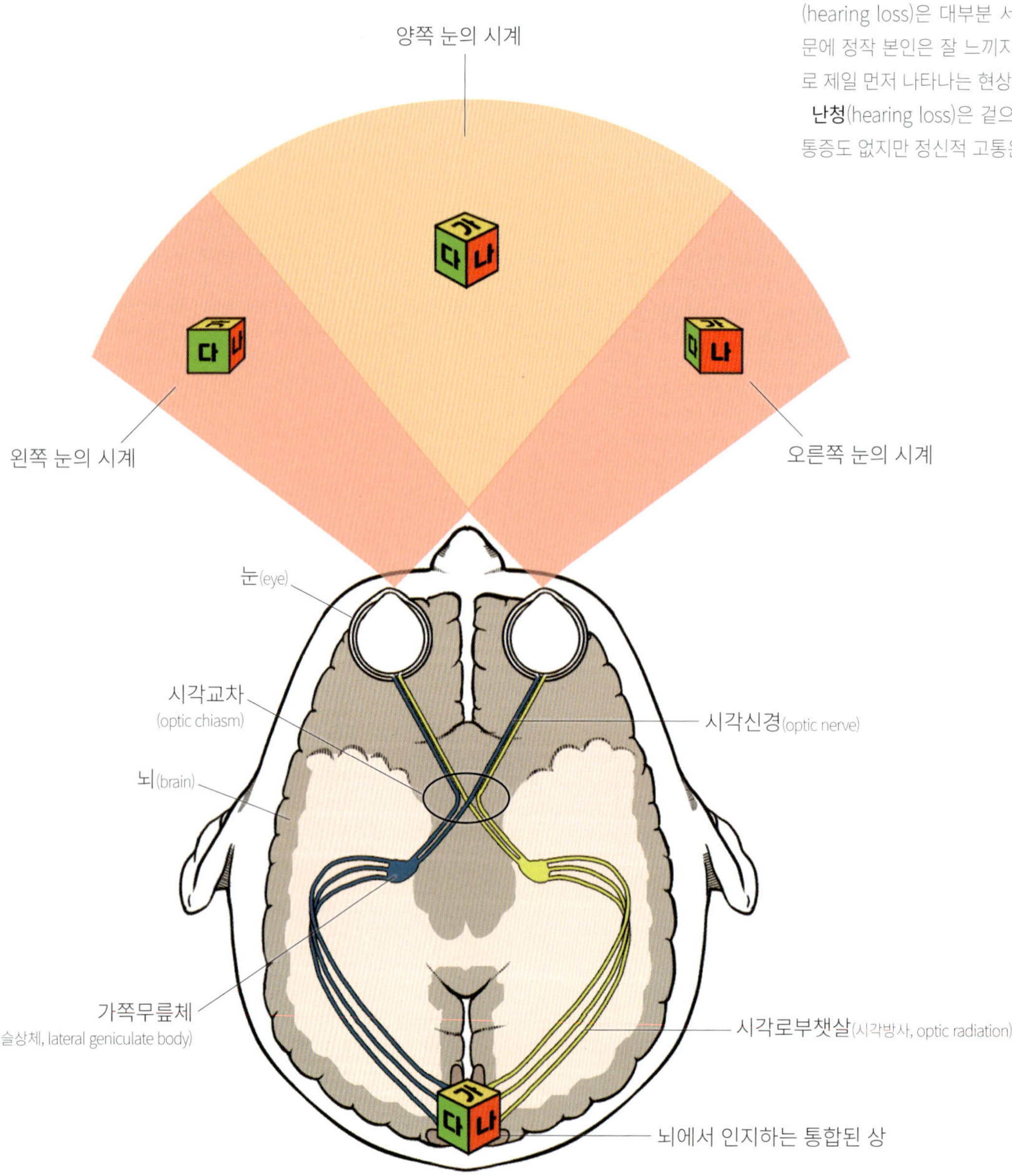

그림 8-14 시각경로

감각신경성 난청

감각신경성 난청(sensorineural hearing loss)은 달팽이관(cochlear duct)의 청각세포로부터 뇌(brain)의 청각을 담당하는 부위까지의 신경 부위에 이상이 생겨 청력이 저하되는 현상을 의미한다.

원인: 발성, 두부외상(head injury), 소음성난청(noise deafness), 약물 중독, 선천성 유전성, 노인성 난청(hearing loss) 등으로 인해 발생한다.

증상: 주요 증상은 **청력장애**이지만, 난청(hearing loss)은 대부분 서서히 진행되기 때문에 정작 본인은 잘 느끼지 못하며, 일반적으로 제일 먼저 나타나는 현상은 이명이다.

난청(hearing loss)은 겉으로는 보이지 않고, 통증도 없지만 정신적 고통은 매우 크다.

더보기

복시(diplopia, 겹보임)

한쪽 눈이 시각의 방향과 일치하지 않은 경우 시각중복(double vision), 복시(diplopia)가 나타난다. 이러한 현상이 지속되면 뇌(brain)에서는 원래 방향과 맞지 않는 눈의 영상을 억제한다.

따라서 한쪽 눈의 시력이 저하되어 보이지 않게 눈 운동, 안경, 수술 등으로 일찍 사시를 치료하면 한쪽 눈이 보이지 않게 되는 것을 치료할 수 있다.

중이염(otitis media)

중이염은 소아에서 발생하는 세균성 감염 중에서 가장 흔하다. 영아나 유아는 어른의 중이관(plica salpingopalatina)보다 짧기 때문에 더 쉽게 감염된다. 모든 소아의 4명 중 3명이 3세 이전에 한 번 이상 중이염을 경험한다고 보고되고 있다.

중이관(plica salpingopalatina)의 점막은 가운데귀(중이, middle ear)의 점막과 이어져 있어, 목구멍(인후, throat)나 코안(비강, nasal cavity)을 감염시키는 박테리아가 중이로 들어가는 통로가 되기 때문에 귀에 감염이 쉽게 일어날 수 있다.

대다수의 중이염(otitis media)이 저절로 회복되지만, 드물게는 염증이 머리 안쪽으로 퍼져 뇌수막염(encephalomeningitis)과 합병증이 생길 수도 있고, 난청 증상을 유발할 수 있다.

굴절이상

조절되지 않은 상태에서 먼곳으로부터의 평행광선(parallel rays)이 망막(retina)에 상을 만들지 않는 굴절상태를 **비정시**(ametropia: 굴절이상)라고 한다.

눈의 조절기능이 휴지상태에 있을 때 눈에 입사하는 평행광선(parallel rays)의 굴절을 **정적굴절**(static refraction)이라 하고, 정시(emmetropia), 근시(myopia), 원시(hyperopia), 난시(astigmatism)로 구별한다. 이 중 정시에 비해 다른 것을 **비정시**(ametropia: 굴절이상)라고 한다.

근시와 **원시**는 굴절계(refractometer: 굴절측정계)의 망막(retina)에 대한 상대적 위치의 이상으로 본다.

난시는 굴절면의 굴절이 각 날줄(경선, meridian)에 따라 다른 것이다. 근시는 오목렌즈, 원시는 볼록렌즈, 난시는 원기둥렌즈로써, 정시와 마찬가지로 망막에 결상시킨다. 이것을 **교정**(correction)이라고 한다.

난청(hearing loss)

난청의 95%는 전도성으로 고막(ear drum)이나 귀속뼈(이소골, auditory ossicle) 이상으로 난청을 일으킨다. 그 중 하나는 마른 귀지나 이물질이 바깥귀길(외이도, external acoustic meatus)를 막아 생기기도 한다.

음파의 진동이 내이로 전달되는 과정에 문제가 생기거나, 달팽이신경(와우신경, cochlear nerve) 또는 청각신경로가 손상될 때 생긴다.

원인: 질병, 외상, 유전 등으로 난청(hearing loss)이 유발될 수 있다.

증상: 청력장애, 전음성 난청(소리가 커질수록 알아듣는 정도도 좋아진다.), 감각신경성 난청(큰 말소리를 들어도 그 음 구별이 어렵다.) 난청(hearing loss), 현기증(vertigo), 이명(귀울림, ear noise), 이통(이앓이, ear pain), 두통(headache), 안면신경마비(facial nerve paralysis) 등이다.

만성통증(chronic pain)

만성통증은 6개월 이상 지속되는 통증으로, 흔한 통증으로는 만성요통(chronic low back pain), 편두통(migraine), 대상포진(herpes zoster) 후 신경통(herpes zoster and postherpetic neuralgia), 근막통증 증후군(myofascial pain syndrome) 등이 있다.

원인: 외상(trauma), 수술후유증, 퇴행성질환(degenerative disease), 대사성질환(metabolic disease), 삼차신경통(trigeminal neuralgia) 등이 있다.

증상: 울혈(congestion)상태가 되며 불면증(insomnia), 식욕저하, 피로감 호소, 또는 울혈상태와 함께 통증을 호소 등이다. 스트레스나 정신적 및 환경적 요인이 첨가된 만성통증은 우울증(blues, melancholic)과 그 외의 병적 행동을 나타내는 경우가 많다. 대개 치료가 곤란하다.

용어

각막(cornea)
감각(sensation)
고유감각(proprioception)
공막(sclera)
굴절(refraction)
귓속뼈(이소골, ossicles)
기계수용체(mechanoreceptors)
냄새(smell)
눈물기관(누기관, lacrimal apparatus)
달팽이(와우, cochlea)
듣기(hearing)
맛(taste)
망막(retina)
바깥눈근육(외안근, extrinsic eye muscles)
반고리뼈관(semicircular canals)
속눈근육(내안근, intrinsic eye muscles)
시(각)신경교차(optic chiasm)
시각(vision)
시각경로(visual pathway)
시각부속기관(visual accessory organs)
안뜰(전정, vestibule)
압력(pressure)
연관통(referred pain)
온도(temperature)
온도수용체(thermoreceptors)
유스타키오관(eustachian)
일반감각(general senses)
접촉(touch)
조절작용(accommodation)
통각수용체(nociceptors)
통증(pain)
통증수용체(pain receptors)
특수감각(special senses)
평형(equilibrium)
화학수용체(chemoreceptors)
후각수용체(olfactory receptors)

CHAPTER

09

내분비계통 (Endocrine System)

학습목표

1. 갑상샘과 부갑상샘의 위치, 구조와 기능을 알자.
2. 내분비샘과 외분비샘을 알자.
   - 내분비샘과 외분비샘의구분.
   - 중요 호르몬의 기능, 호르몬의 과량분비 및 분비감소.
3. 양성되먹임과 음성되먹임의 기전에 대해 알자.
4. 노화에 따른 내분비계통의 변화에 대해 알자.

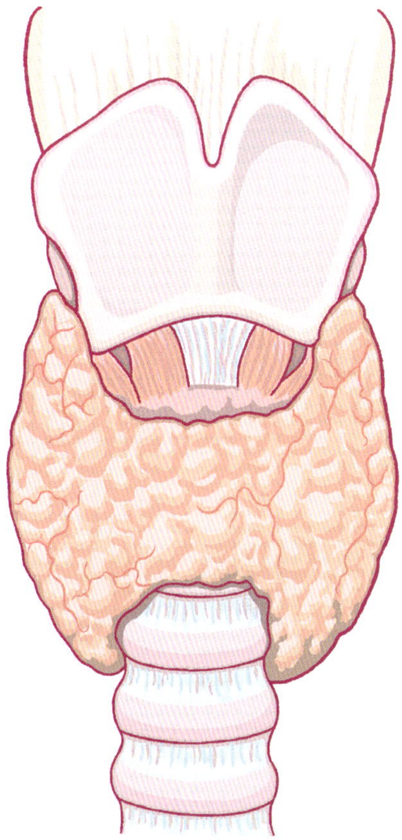

내분비계통(ENDOCRINE SYSTEM)

내분비계는 몸의 기능을 조절하는 호르몬을 혈액(blood)으로 분비하고, 자율신경계(autonomic nervous system)와 협력하여 몸의 항상성을 유지한다.

내분비계를 이루는 모든 장기는 샘(선, gland)으로 구성되고, 장기는 목, 머리안, 가슴안, 배안, 골반안 등 온몸의 여러 부위에 널리 퍼져 있다. (그림 9-1)

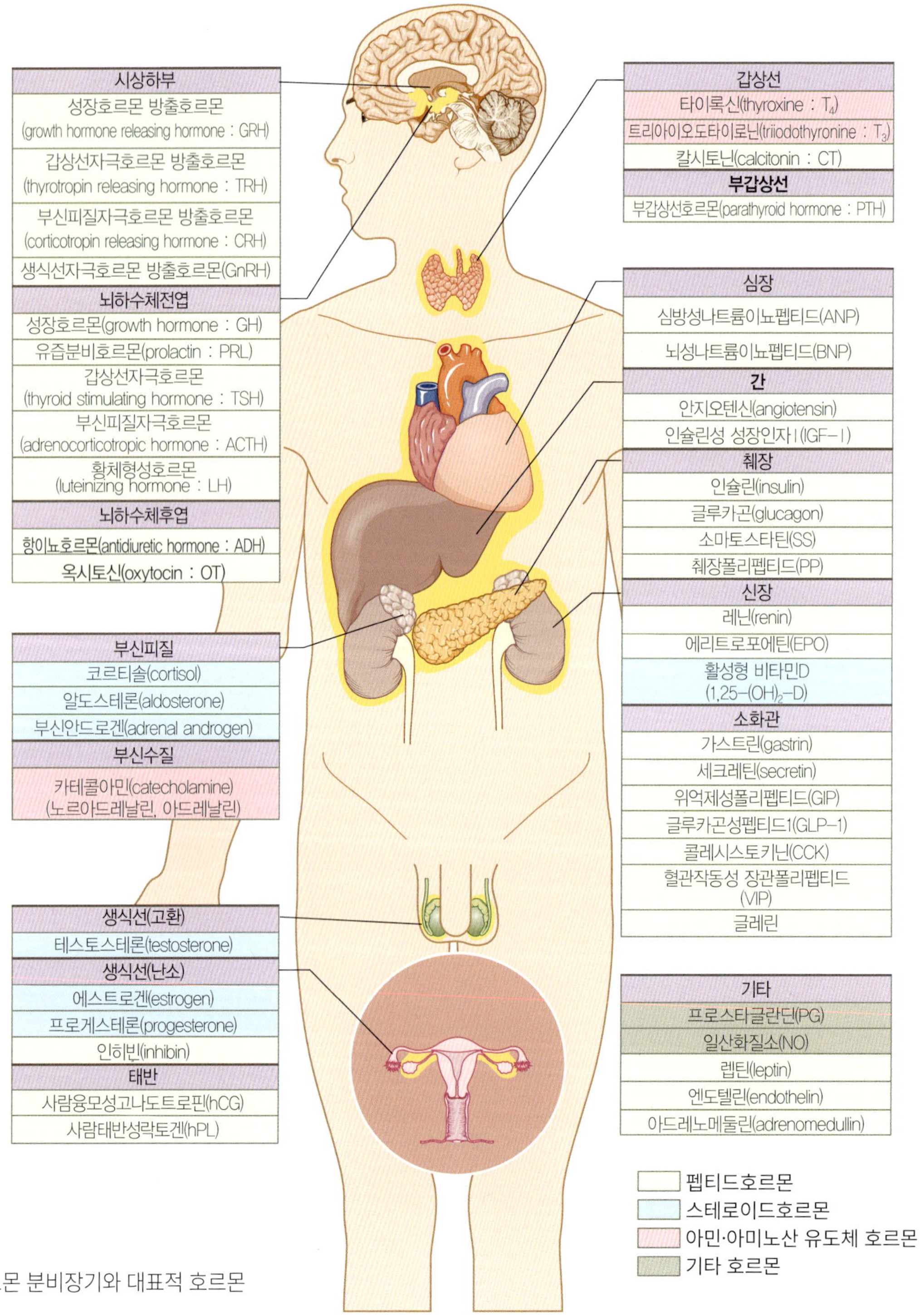

그림 9-1 호르몬 분비장기와 대표적 호르몬

내분비샘(내분비선, ENDOCRINE GLAND)

내분비계통(endocrine system)은 전신에 분포되어 있는 내분비샘으로 구성되며, 모든 장기는 샘(선, gland)으로 구성된다.

그러나 모든 샘이 내분비계통에 속하는 것은 아니며, 내분비샘(내분비선, endocrine gland)과 외분비샘(외분비선, exocrine gland)이 존재한다.

- 외분비샘은 **도관(duct)을 통해** 표면이나 공간 속으로 분비한다. (예: 땀샘은 피부 표면으로 분비물을 분비하며, 침샘은 입안으로 침을 분비한다.)
- 내분비샘(endocrine glands)은 **도관이 없는 샘**이며, 호르몬(hormone; 화학물질)을 세포사이 공간으로 분비하며, 호르몬은 직접 혈액 속으로 확산되어 전신으로 운반된다. 각 호르몬 분자는 표적세포에 결합한다. (예:, 이자(췌장, pancreas)에서 나오는 인슐린(insulin)이라는 호르몬은 혈관 속으로 분비되고 혈액은 전신을 통해서 인슐린을 세포로 전달한다. 또한 많은 호르몬들이 위, 콩팥, 심장과 같은 기관에서 분비된다.
- **갑상샘**(갑상선, thyroid gland)은 신진대사와 혈액(blood) 속 칼슘의 조정에 관련된 호르몬을 분비하며, 부갑상샘(부갑상선, parathyroid gland)도 혈중 칼슘의 조절에 관여한다. (표 9-1)
- **부신**(adrenal gland)은 콩팥(신장, kidney)에 붙어 있고, 당(당질, sugar)의 대사 및 체액량의 조절에 관여하며, 부신겉질호르몬(부신피질호르몬, adrenocortical hormone)과 부신속질호르몬(부신수질호르몬, adrenomedullary hormone)을 분비한다.
- **이자**(췌장, pancreas)는 강력한 소화액인 이자액(pancreatic juice)을 분비하는 외분비기관이며, 또한 혈당(blood sugar)을 조절하는 호르몬을 분비하는 내분비기관이기도 하다.
- **여성의 난소**(ovary)와 남성의 고환(testis)은 성기능과 임신을 위한 호르몬을 분비하며, 그 외 송과선(pineal gland), 위(stomach) 등의 내장기관에서도 호르몬이 분비된다.

* **뇌**(brain)의 시상하부(hypothalamus)와 그 아래에 매달려 있는 뇌하수체(hypophysis, pituitary)는 대부분의 다른 내분비선을 자극하는 호르몬을 분비하며 내분비계의 중추 역할을 한다.

갑상샘(갑상선, thyroid gland)

갑상샘은 목 앞 중앙에 위치하며, 후두와 기관 앞에 붙어 있는 내분비기관으로 왼쪽과 오른쪽에 각각 한 개씩의 엽(lobe)이 있다. 갑상샘호르몬(thyroid hormone)과 칼시토닌(calcitonin)을 생성하고 분비한다.

갑상선 기능항진증(hyperthyroidism)

갑상샘(갑상선, thyroid gland)에서 분비되는 호르몬(T3 및 T4)이 과잉 분비되어 체내 대사가 항진되는 상태로, 가장 흔한 것은 호르몬 질환이다. 남성보다 여성에서 7-10배 정도 많이 발생하며, 대부분 20-50세 사이에 발생한다.

원인: 백반증, 악성빈혈(pernicious anemia), 면역질환, 기능성갑상선결절(functioning thyroid nodule), 갑상선염(thyroiditis) 등이다.

증상: 신진대사 이상, 가슴 뜀, 맥박 수 증가(분당 100회, 이상), 피곤, 과식, 체중감소, 월경불순, 불면증, 신경 불안정 등이다. *

표 9-1 호르몬의 생화학적 종류

호르몬의 종류	기원되는 물질	예
아민(amine)	아미노산(amino acid)	노르에피네프린(norepinephrine), 에피네프린(epinephrine)
펩타이드(peptide)	아미노산(amino acid)	ADH, OT, TRH, SS, GnRH
단백질(protein)	아미노산(amino acid)	PTH, GH, PRL
당단백질(glyooprotein)	단백질과 탄수화물(carbohydrate)	FSH, LH, TSH
스테로이드(steroid)	콜레스테롤(cholesterol)	에스트로겐(estrogen), 테스토스테론(testosterone), 알도스테론(aldosterone), 코르티솔(cortisol)

호르몬(HORMONE)

호르몬은 일종의 정보전달인자로 표적세포(target cell)가 세포막이나 세포질에서 특정 수용체와 결합함으로써 반응하도록 만들어졌으며, 화학구조에 따라 펩티드 호르몬, 스테로이드 호르몬, 아민 · 아미노산 유도체호르몬의 3가지로 분류한다.

호르몬은 유기화합물(organic compound)이고, 극히 저농도로만 존재해도 표적세포의 변화를 유발할 수 있다. **(표 9-2)**

표 9-2 호르몬의 명칭과 약어

분비샘	명칭	약어	동의어
시상하부 (hypothalamus)	부신피질호르몬자극호르몬(corticotropin-releasing hormone)	CRH	
	생식샘자극호르몬분비호르몬 (gonadotropin releasing hormone)	GnRH	황체호르몬분비호르몬 (lutenizing hormone releasing hormone, LHRH)
	소마토스타틴(somatostatin: 성장호르몬억제인자)	SS	성장호르몬분비억제호르몬 (growth hormone release-inhibiting hormone, GIH)
	성장호르몬분비호르몬(growth hormone-releasing hormone)	GHRH	
	프롤락틴분비억제호르몬(prolactin release-inhibiting hormone)	PIH	
	프롤락틴자극인자(prolactin-releasing factor)	PRF	
	갑상샘자극호르몬분비호르몬(thyrotropin-releasing hormone)	TRH	
뇌하수체전엽 (anterior pituitary gland)	부신피질자극호르몬(adrenocorticopic hormone)	ACTH	코르티코로핀(corticotropin)
	난포자극호르몬(follicle-stimulating hormone)	FSH	폴리트로핀(follitropin)
	성장호르몬(growth hormone)	GH	소마토트로핀(somatotropin, STH)
	황체형성호르몬(luteinizing hormone)	LH	류트로핀(leutropin, interstitial cell stimulating hormone, ICSH)
	프롤락틴(prolactin)	PRL	타이로트로핀(thyrotropin)
	갑상샘자극호르몬(thyroid-stimulating hormone)	TSH	
뇌하수체후엽 (posterior pituitary gland)	항이뇨호르몬(antidiuretic hormone)	ADH	바소프레신(vasopressin)
	옥시토신(oxytocin)	OT	
갑상샘 (thyroid gland)	칼시토닌(calcitonin)		
	타이록신(thyroxine)	T3	
	트리아이오도타이로닌(triiodothyronine)	T4	
부갑상샘 (parathormone gland)	부갑상샘호르몬(parathyroid hormone)	PTH	파라토르몬(parathormone)
부신수질 (adrenal medulla)	에피네프린(epinephrine)	EPI	아드레날린(adrenalin)
	노르에피네프린(norepinephrine)	NE	노르아드레날린(noradrenalin)
부신피질 (adrenal cortex)	알도스테론(aldosterone)		하이드로코르티손(hydrocortisone)
	코르티솔(cortisol)		
췌장(pancreas)	글루카곤(glucagon)		
	인슐린(insulin)		
	소마토스타틴(somatostatin)	SS	

스테로이드 호르몬(steroid hormone)

성호르몬(테스토스테론 testosterone과 에스트로젠 estrogen 등)과 부신피질호르몬(알데스테론 aldosterone과 코르티솔 cortisol)을 포함한 모든 스테로이드 호르몬은 **콜레스테롤**에서 만들어진다. 비타민D는 변형된 스테로이드로 호르몬으로 전환될 수 있다.(그림 9-2)

아민 · 아미노산 유도체호르몬은 소수의 아미노산으로 구성되며 여기에 속하는 호르몬에는 노에피네프린(norepinephrine)과 에피네프린(epinephrine)이 있으며, 아미노산에서 합성된다.

펩타이드호르몬(peptide hormone)은 아미노산이 단백질의 일종인 폴리펩티드로 이루어지며 뇌하수체 후엽(pituitary gland)과 시상하부(hyppothalamus)에서 생산된다.

성호르몬(sex hormone)

성호르몬은 성장, 발달, 생식주기와 성행동을 조절하는 스테로이드 계열 호르몬이다. 주로 생식소(gonad: 남성의 고환과 여성의 난소)에서 분비되며, 부신(adrenal)에서 약간 분비된다.

뇌하수체앞엽(뇌하수체 전엽, pituitary anterior lobe)에서 분비되는 호르몬이 생식소(gonad)에 도달하면, 거기서 세 종류의 주요 성호르몬인 안드로겐(androgen), 에스트로겐(estrogen), 프로게스테론(progesterone)이 생성된다.

성호르몬은 생식과 관련하여 직접 및 간접적으로 정자(sperm)혹은 난자(ovum, ova)의 형성 조절 및 여러 가지 기능을 수행한다.

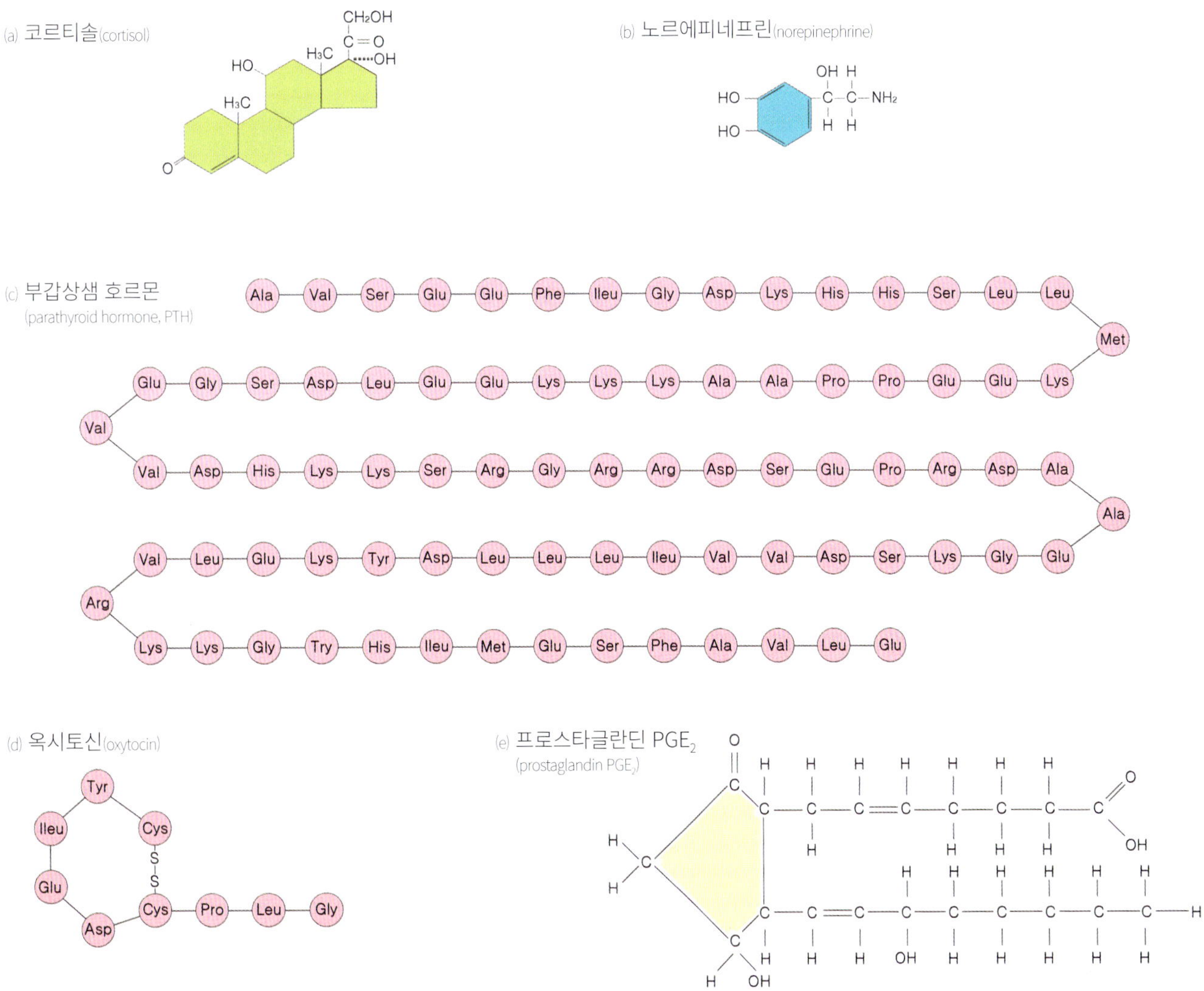

그림 9-2 (a, b) 코르티솔과 노르에피네프린 호르몬의 구조식 (c, d) 부갑상샘 호르몬의 아미노산 서열과 옥시토신의 구조식 (e) PGE 의 구조식

스테로이드호르몬-수용기 복합체
(steroid hormone-receptor complex)

스테로이드호르몬-수용기 복합체는 지용성이므로 온전한 상태로 표적세포의 세포막을 직접 통과할 수 있으며, 세포내로 들어간 스테로이드호르몬은 단백질호르몬을 형성한다.

이 **복합체**는 DNA에 작용하여 새로운 단백질을 합성한다. 핵에서 전령RNA(messenger RNA)는 세포질(cytoplasm)에 들어가 특별한 단백질을 합성한다.(그림 9-3)

호르몬에 대한 세포반응 정도는 형성된 호르몬수용체(hormone receptor) 복합체(complex)수에 비례한다.

청소년기 여아의 유방 발달은 에스트로겐(estrogen)의 효과의 한 예이다. 그 예로는 부신피질(adrenal cortex)에서 생성되어 신장에서 나트륨을 잔류(retention)시키는 스테로이드 호르몬인 알데스테론(aldesterone) 작용으로 만들어진다.(표 9-3)

비스테로이드 호르몬(nonsteroid hormone)

비스테로이드호르몬의 형태는 단백질(protein) 덩어리 혹은 그 보다 짧은 아미노산사슬로 구성되어 있다.

비스테로이드호르몬은 내분비샘(내분비선, endocrine gland)과 표적기관 사이의 연락을 담당하는 1차 전령이다. 갑상샘자극호르몬(thyroid stimulating hormone)과 같은 단백질호르몬이 1차 전령으로 작용한다. 이 경우 고리형 AMP(adenosine monophosphate)와 같은 다른 물질이 2차 전령으로 작용하여 표적세포(target cell)내에서 연락을 담당한다.

호르몬-수용체 복합체는 아데닐산 사이클라제(adenylate cyclase) 등의 막단백질(membrane protein)을 자극하여 2차 전령 분자의 형성을 유도하며 cAMP(cyclic AMP)와 같은 2차 전령은 단백질 키나제(protein knase)을 활성화하고, 단백질 기질분자를 활성화하고 대사과정에 영향을 준다. 또한 활성화된 단백질(protein)은 다양한 세포 활성의 변화를 유발시킨다.(그림 9-4)(표 9-4)

호르몬 분비조절(control of hormonal secretions)

음성 되먹임(negative feedback)

생산 또는 조절하는 물질의 농도에 민감하게 반응하는 음성되먹임기전(negative feedback system)에 의해 분비샘이 억제된다. 또한 생산되는 호르몬이 감소하면, 분비샘에

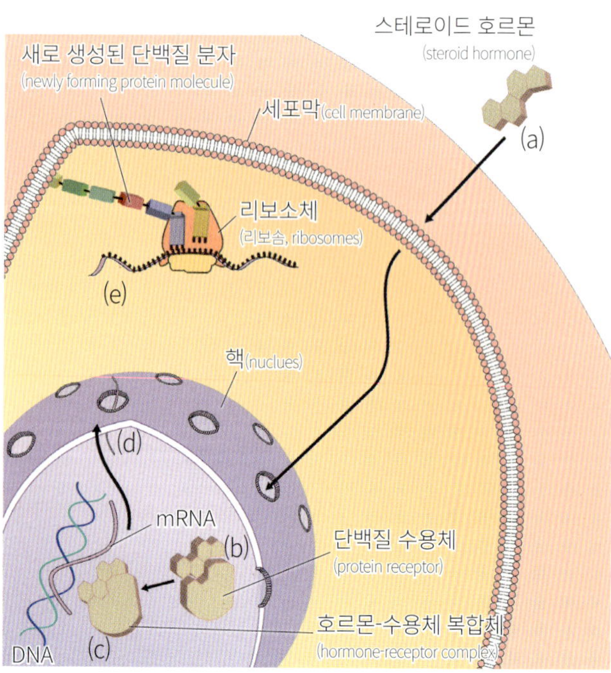

그림 9-3 스테로이드 호르몬의 작용 순서

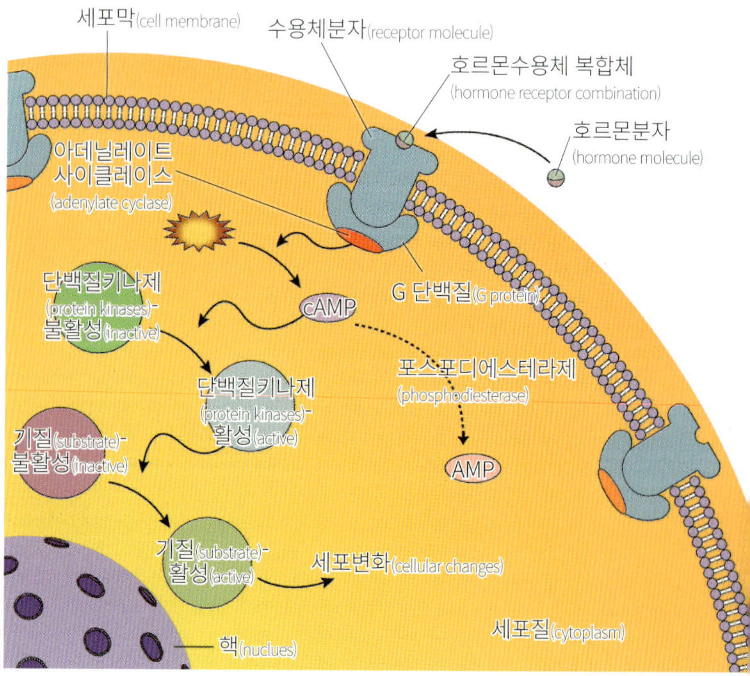

그림 9-4 비스테로이드 호르몬의 작용 순서

대한 억제 작용도 감소하여 호르몬 분비가 조절된다. (그림 9-5)

인슐린을 예로 들어 설명하면, 인슐린은 혈당치를 낮추는 호르몬으로, 식사 후 당이 흡수되어 높아진 혈당치는 이자에서 인슐린이 유리되도록 자극하여 혈당치를 낮춘다.

이때 낮아진 혈당치는 다시 이자의 내분비세포로 하여금 인슐린의 생성과 유리를 멈추게 한다. 이러한 반응을 **음성되먹임**(negative feedback)라 한다.

호르몬의 주요 조절작용

- 생식(정자, 난자 형성, 생식기관 발육)
- 생리, 성장, 발달
- 스트레스 방어
- 혈액 속 전해질, 물, 영양 균형 유지
- 세포대사 및 에너지 균형 등이 있다.

양성되먹임(positive feedback)

양성되먹임은 호르몬 변화를 오히려 증폭시키는 기전으로 항상성을 위협하기도 하지만, 어떤 상황에서는 안정성을 유지시켜준다. 아기를 산도(birth canal)로 밀어내는 근육 수축이 점점 강해지는 것이 한 예이다.

분비 조절

내분비샘(endocrine gland)은 시상하부(hypothalamus)에서 분비되는 분비촉진호르몬(releasing hormone)에 반응하여, 긴되먹임고리(long feedback loop)는 시상하부와 뇌하수체전엽 모두에 관여하여 호르몬분비를 정확하게 조절할 수 있도록 분비한다.

일부 내분비샘은 내부 환경의 성분 변화에 즉 신경임펄스(nerve impulse: 신경자극)에 직접 반응하여 호르몬을 분비한다. 신경계 역시 일부 분비샘을 자극한다.

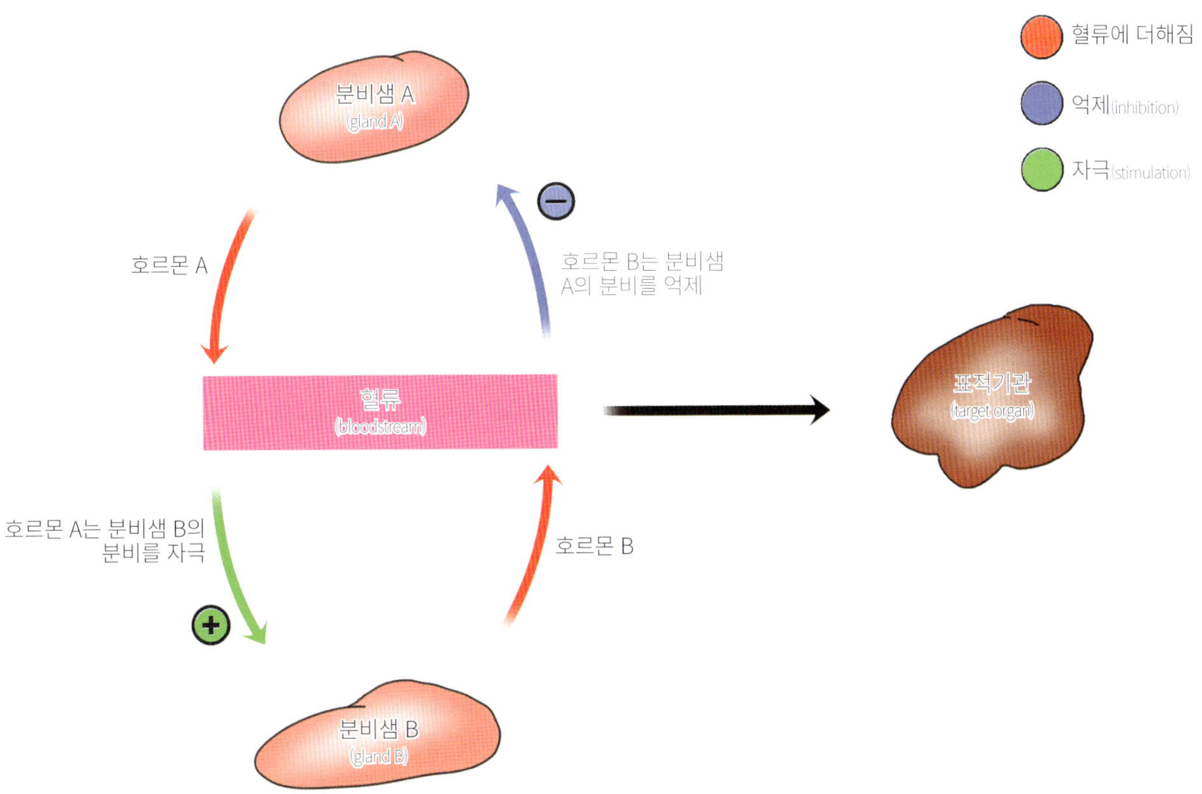

그림 9-5 음성피드백 기전의 한 예

표 9-3 스테로이드 호르몬 작용의 순서

1. 내분비샘(endocrine gland)에서 스테로이드 호르몬을 분비한다.
2. 스테로이드 호르몬(steroid hormone)이 표적세포(target cell)를 통해 확산되어 핵으로 들어간다.
3. 호르몬이 수용체분자(receptor molecule)와 결합한다.
4. 스테로이드 호르몬-수용체 복합체(steroid hormone-receptor complex)는 DNA와 결합하여 전령 RNA(mRNA)의 전사(transcription)를 촉진한다.
5. 전령 RNA(mRNA)가 세포질(cytoplasm)로 들어가 단백질 합성(protein synthesis)을 지시한다.
6. 새로 합성된 단백질이 호르몬의 특정한 효과를 나타낸다.

표 9-4 고리 AMP(cAMP)를 이용하는 비스테로이드 호르몬의 작용 순서

1. 내분비샘(endocrine gland)에서 비스테로이드 호르몬을 분비한다.
2. 호르몬(hormone) 은 체액의 의해 표적세포(target cell)로 운반된다.
3. 호르몬의 막(membrane)의 수용체(receptor)에 결합하여 G 단백질(protein)을 활성화한다.
4. 아데닐산(adenylic acid) 사이클라제(adenylate cyclase) 분자가 표적세포 막 내에서 활성화한다.
5. 아데닐산 사이클라제는 ATP를 고리 AMP로 전환한다.
6. 고리 AMP(cyclic AMP)는 단백질키나제(protein kinase)를 활성화한다.
7. 이들 효소는 세포 내의 단백질 기질을 활성화하여 대사과정을 변화시킨다.

뇌하수체기능저하증(hypopituitarism)

뇌하수체기능저하증은 뇌하수체앞엽(뇌하수체전엽, pituitary anterior lobe)호르몬의 분비가 저하된 상태를 말한다.

원인에 따라 시상하부성(hypothalamic)과 뇌하수체성(pituitary)으로 분류한다.

결핍되는 호르몬의 수에 따라 범뇌하수체기능저하증(panhypopituitarism), 부분적 뇌하수체기능저하증(Hypopituitarism), 뇌하수체호르몬(pituitary hormone) 단독결손증으로 분류한다.

원인: 뇌하수체절제(hypophysectomy) 기능부전, 뇌졸중(stroke), 성장호르몬(growth hormone)분비 결핍, 뇌하수체 부위의 뇌졸중, 두부 외상(head trauma), 세포파괴, 심한 출혈 등이다.

증상: 주 증상은 피로, 무기력, 체중 증가, 변비, 탈모 등이다.

쉬어가기

내분비계

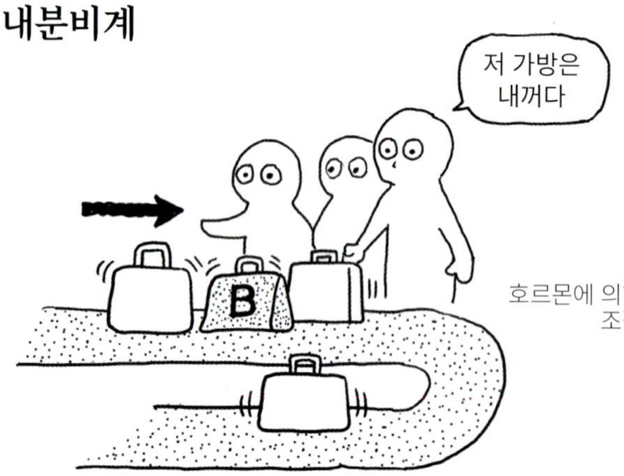

공항의 수하물 수취용 컨베어를 생각해 보자.
호르몬은 온몸에 운반되지만, 그것을 받아들이는 것은 특정한 기관(세포)으로서 이것을 표적기관(세포)이리라고 한다.

뇌하수체는 온몸의 내분비기관을 호르몬으로 조절하지만, 그 뇌하수체도 시상하부의 조절을 받고 있다.

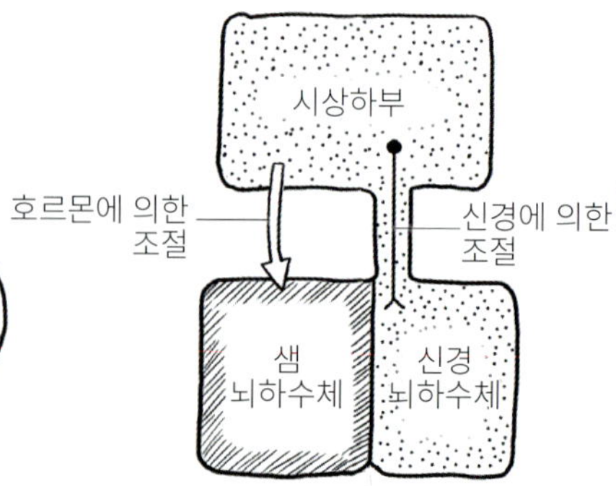

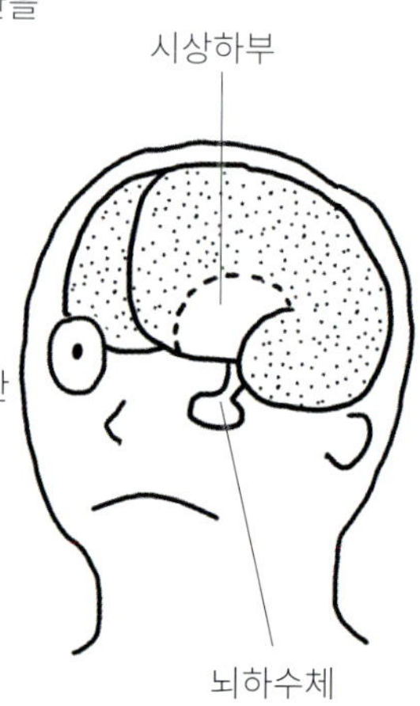

시상하부는 주로 호르몬을 통해 샘뇌하수체를 조절하고, 신경을 통해 신경 뇌하수체를 조절한다.

뇌하수체(PITUITARY GLAND, HYPOPHYSIS)

구조

시상하부(hypothalamus)는 사이뇌(간뇌, diencephalon)의 일부로 제3뇌실의 측벽에서 하벽까지 형성하는 신경핵군이며, 자율신경의 중추로서 다양한 생명활동을 조절하고, 시상하부호르몬과 뇌하수체후엽호르몬을 생산한다.(그림 9-6)(그림 9-7)

뇌하수체(pituitary gland, hypophysis)는 직경 약 1.5cm, 무게 약 0.5gm 정도의 작은 기관으로 사이뇌(간뇌, diencephalon)에 붙어 있으며, 나비뼈(접형골, sphenoid bone)의 말안장(터어키안, sella turcica) 속에 위치한다.

뇌하수체(hypophysis, pituitary)는 크게 뇌하수체앞엽(anterior pituitary)과 뇌하수체뒤엽(posterior pituitary)으로 나뉜다. 앞엽과 뒤엽은 발생학적으로 전혀 다른 조직으로 각각 샘뇌하수체와 신경뇌하수체라는 2개의 내분비샘으로 기능한다.

샘뇌하수체(선하수체, adenohypophysis)는 내분비샘의 구조인 반면, 신경뇌하수체는 신경조직으로 이루어지며, 따라서 분비되는 호르몬의 기능도 서로 다르다.

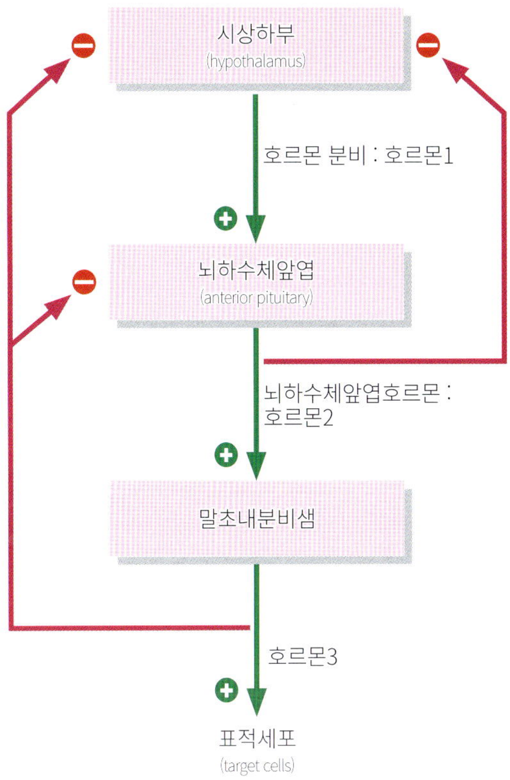

그림 9-6 시상하부-뇌하수체앞엽-표적세포로 이어지는 호르몬 생산의 기전

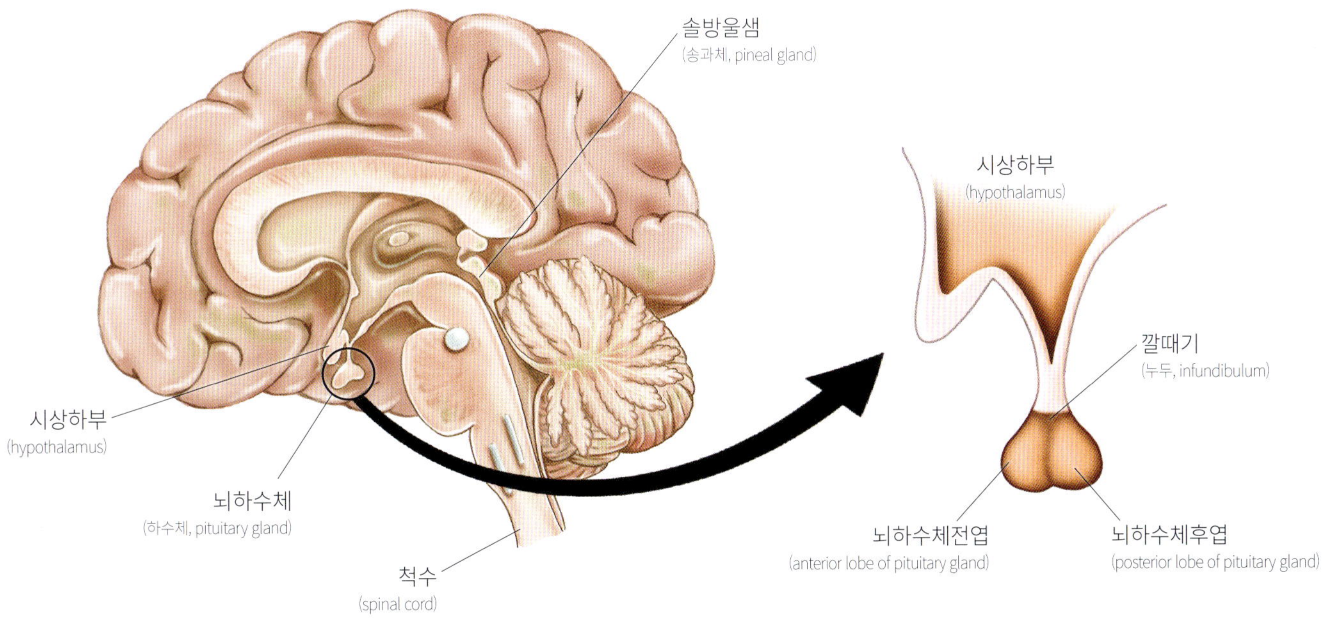

그림 9-7 뇌하수체 위치

기능

뇌하수체(hypophysis, pituitary) 앞엽(anterior pituitary)과 뒤엽(posterior pituitary)은 각각 다른 뇌하수체호르몬(pituitary hormone)을 분비하며 뇌하수체앞엽에는 뇌하수체 문맥계통(portal system)이라는 특수한 구조의 혈관이 있다.

문맥계통(portal system)은 시상하부(hypothalamus)와 뇌하수체 영역에 혈류(bloodstream)를 공급하며, 분비되는 호르몬을 수송하는 역할을 한다.

뇌하수체앞엽호르몬(anterior pituitary hormone)

뇌하수체앞엽(adenohypophysis, 선하수체)은 샘상피세포로 구성되며, 샘뇌하수체(adenohypophysis)라고도 부른다.

'adeno'는 '샘'을 의미하고, 'hypophysis'는 '뇌하수체'를 의미한다.

뇌하수체앞엽은 여러 가지 중요한 호르몬을 분비한다

성장호르몬(growth hormone, GH)

- 성장호르몬은 뼈(bone), 인대(ligament), 뼈대근육(골격근, skeletal m.) 성장에 일차적으로 작용하여 신체의 크기와 키를 결정한다. GH는 탄수화물 대사에 영향을 주는데 혈중 포도당 농도가 상승할때 인슐린은 혈당을 낮추고, GH는 혈당을 높인다
- 성장호르몬이 과다 분비되면 손, 발, 턱 등의 뼈의 비대로 인해 거인증(somatomegaly)과 말단비대증(acromegaly)이 나타난다.
- 성장호르몬은 특히 수면 중에 주기적으로 일어난다. 성장호르몬은 뼈조직 성장을 직접 자극하지만 연골(cartilage)에 대한 효과는 중개 물질이 필요하다. 인슐린양성인자 I (insulin-like growth factor I, IGF-I)는 연골의 성장을 촉진한다. (그림 9-8)

프롤락틴(prolactin, PRL)은 유방발달을 촉진하고 모유의 생산을 촉진한다. 프롤락틴의 과다분비는 모유수유를 하지 않는 여성에게 젖 분비와 월경주기의 이상을 초래하기도 하고 남성에게는 발기부전을 초래할 수 있다.

반대로 분비저하는 젖 생산 저하를 일으켜 모유수유가 불가능하게 한다.

갑상샘자극호르몬(thyroid-stimulating hormone, TSH)은 당단백질로서 갑상샘호르몬의 분비를 촉진시키고, 갑상샘(thyroid gland)의 성장과 활동에 영향을 준다. TSH는 이 분비샘의 성장을 자극하며, 비정상적으로 과도한 양의 TSH는 갑상샘비대 또는 갑상샘종(goiter)을 유발한다. 시상하부(hypothalamus)는 TSH의 분비촉진호르몬을 분비하여 TSH 분비를 조절한다.

부신겉질자극호르몬(adrenocorticotropic hormone, ACTH)은 33개의 아미노산으로 구

뇌하수체 샘종

뇌하수체 샘종(뇌하수체 선종, pituitary adenoma)이란 뇌 조직 중 호르몬 분비를 담당하는 뇌하수체(hypophysis, pituitary)에 발생하는 양성종양을 의미한다. 이는 다시 호르몬 분비성 뇌하수체 샘종과 호르몬 비분비성 뇌하수체 샘종으로 구분한다.

호르몬 분비성 뇌하수체 샘종 중

- **성장호르몬**(growth hormone)이 과다하게 분비되는 경우 말단거대증(acromagely: 말단비대증)이라고 한다.
- **부신겉질자극호르몬**(부신피질자극호르몬, adrenal corticotropic hormone)이 과다하게 분비되는 경우 쿠싱병(Cushing's disease) 라고 한다.
- **젖분비호르몬**(유즙분비호르몬, lactogenic hormone)이 과다하게 분비되는 경우 프로락틴종(prolactinoma) 이라고 한다.

거인증(giantism), 말단비대증(acromegal)

원인: 성장호르몬(growth hormone)이 과도하게 나와서 성장판이 닫히기 전, 즉 골단폐쇄 전에 생기면 거인증이 된다.

뼈의 기능은 정상이지만 상대적으로 근육(muscle)의 힘은 약하기 때문에 심혈관계(cardiovascular system) 질환과 뼈대근육계통(근골격계, musculoskeletal system) 질환 등이 생길 수 있다.

증상: 신장이 2m이상 되고 손·발도 크며, 발바닥 연부조직의 비후(비대, thickening)와 피부의 부피도 증가한다.

심장(heart), 폐(lung), 간(liver), 신장(kidney) 등의 장기도 크다. 발한, 다모, 색소침착, 체중 증가 등이 발생한다.

성된 폴리펩티드이며, 많은 양의 호르몬(코르티솔)을 분비하도록 부신겉질(부신피질, adrenal cortex)을 자극한다. 또한 ACTH는 더 많은 호르몬, 특히 과량의 크르티솔(cortisol; 하이드로코르티손, hydrocor-tisone)을 분비하도록 부신겉질을 자극한다.

생식샘자극호르몬(gonadotropic hormone)의 표적 샘은 생식샘(gonad; 성선)인 난소와 정소이다.

여성의 **난소**(ovary)에서는 일차난포를 자극하여 배란이 일어날 수 있도록 하며, 난포(follicle)가 성숙될 때 까지 성장이 진행되도록 한다. 또한 남성에게는 정세관(seminiferous tubule)의 발달과 정자 생산을 자극한다.

2개의 생식샘은 난포자극호르몬과 황체형성호르몬이다.

난포자극호르몬(follicle-stimulating hormone, FSH)은 난소(ovary)의 난포(follicle)를 자극하여 성장하고 성숙하게 하며, 여성에서는 FSH가 발달중인 난포세포를 자극하여 에스트로겐(estrogen)을 합하고 분비하게 한다.

남성에서는 FSH가 고환(testes)과 정세관(sminiferous tubule)을 자극하여 정자생성을 유지하고, 또는 증강시키는 역할을 한다.

황체형성호르몬(luteinizing hormone, LH)은 황체 형성과 활동을 자극하며, 난소(ovary)의 황체는 한번에 한개의 난포가 파열을 일으켜 난자를 배출하도록 한다.

여성에게 있어서 LH는 FSH를 도와서 난포 성숙을 자극하며, 남성에서는 LH가 고환내 간질세포(interstial cell)을 자극하고 발달시켜서 남성호르몬인 테스토스테론(testosterone)을 분비 합성토록 한다.

성장호르몬 결핍증

여러 가지 원인에 의해 뇌하수체에서 분비되는 호르몬 중 성장호르몬의 분비가 부족하여, 소아의 경우 성장속도가 평균에 미치지 못하고 대사효과가 감소하는 질환이다.

성인에서도 뇌하수체 기능 저하일 때 발생할 수 있다.

원인: 성장호르몬(growth hormone)은 뇌하수체(hypophysis, pituitary)에서 분비되며, 뇌하수체나 그 주변의 병변에 의해 뇌하수체 기능 장애로 인해 성장호르몬 분비가 결핍되어 발생한다.

출생 시(머리의 충격, 유전적인 결함, 뇌하수체종양(hypophysis, pituitary tumor), 시상하부의 종앙(tumor), 후천적인 뇌손상, 뇌염(encephalitis), 염증성 질환, 방사선 치료에 의한 손상 등) 발생할 수 있다.

증상: 성인기에 문제가 발생하면 허리 주위 지방 증가, 근육량과 근력의 저하, 경미한 골밀도 감소, 얇은 피부, 수면장애, 운동 수행능력 감소, 활력 저하, 우울증세 등이 생길 수 있다.

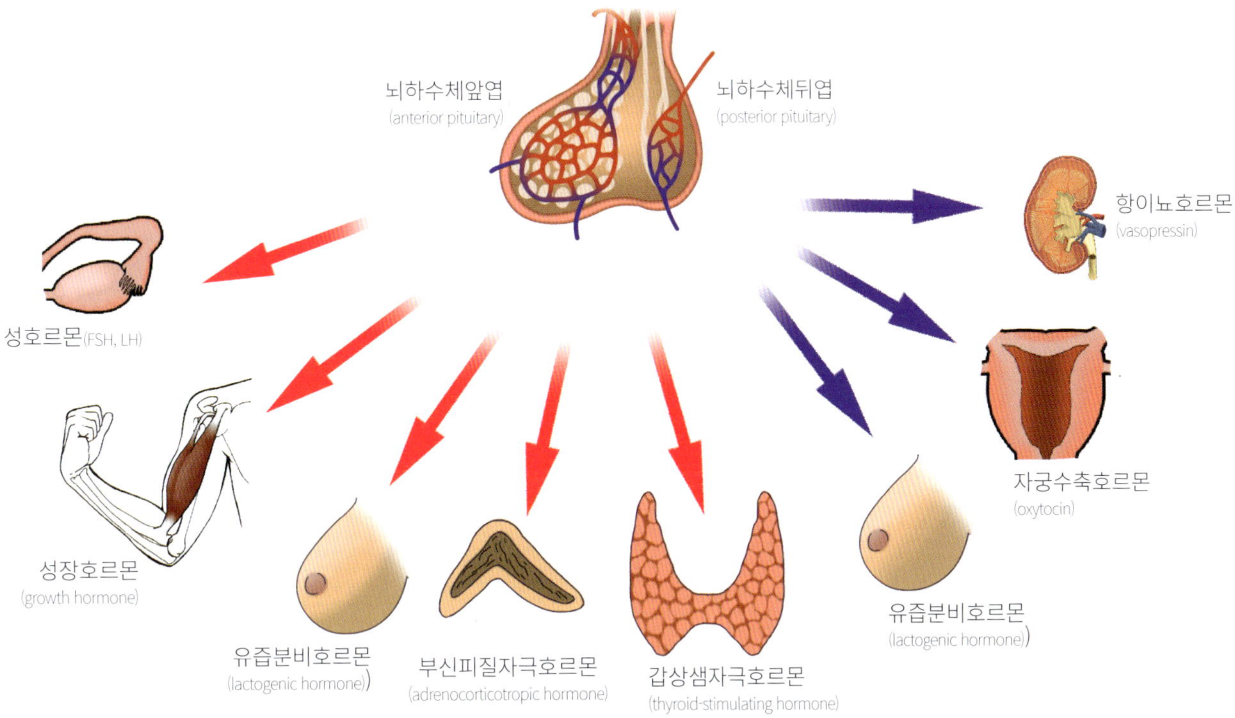

그림 9-8 뇌하수체 앞엽과 뒤엽에서 분비되는 호르몬

뇌하수체뒤엽 호르몬(posterior pituitary hormone)

뇌하수체뒤엽호르몬은 항이뇨호르몬과 옥시토신이 분비된다. 뇌하수체뒤엽은 신경섬유와 신경아교세포(하수체세포, pituicyte)로 구성되어 있고, 시상하부에서 기원되는 신경섬유로 구성되어 있다.(표 9-5)

항이뇨호르몬(anti-diuretic hormone, ADH)

항이뇨호르몬은 몸에서 수분을 보유하고자 할 때 뇌하수체뒤엽에서 분비된다.

항이뇨호르몬의 주 표적기관은 콩팥이며, 인체에서 체액균형을 조절하는 주요한 물질이다. ADH는 세뇨관을 지나는 소변으로부터 소변을 재흡수하여 혈액으로 되돌려 보내는 과정을 촉진한다. 즉, 항이뇨(antidiuretic)란 신장에서 배설되는 수분의 양을 감소시켜 소변배설량을 줄이는 것이다.(그림 9-9)

혈관수축과 수분유지 등 ADH의 두 가지 효과는 이 호르몬이 두 가지 표적세포(target cell)의 서로 다른 수용기와 결합하기 때문에 가능하다.

항이뇨호르몬 치료의 대표적인 질환이 엄청난 양의 소변을 배설하는 **요봉증**(diabetes insipidus)이다. 이 증상은 치료하지 않으면 24시간 동안 25~30L까지 소

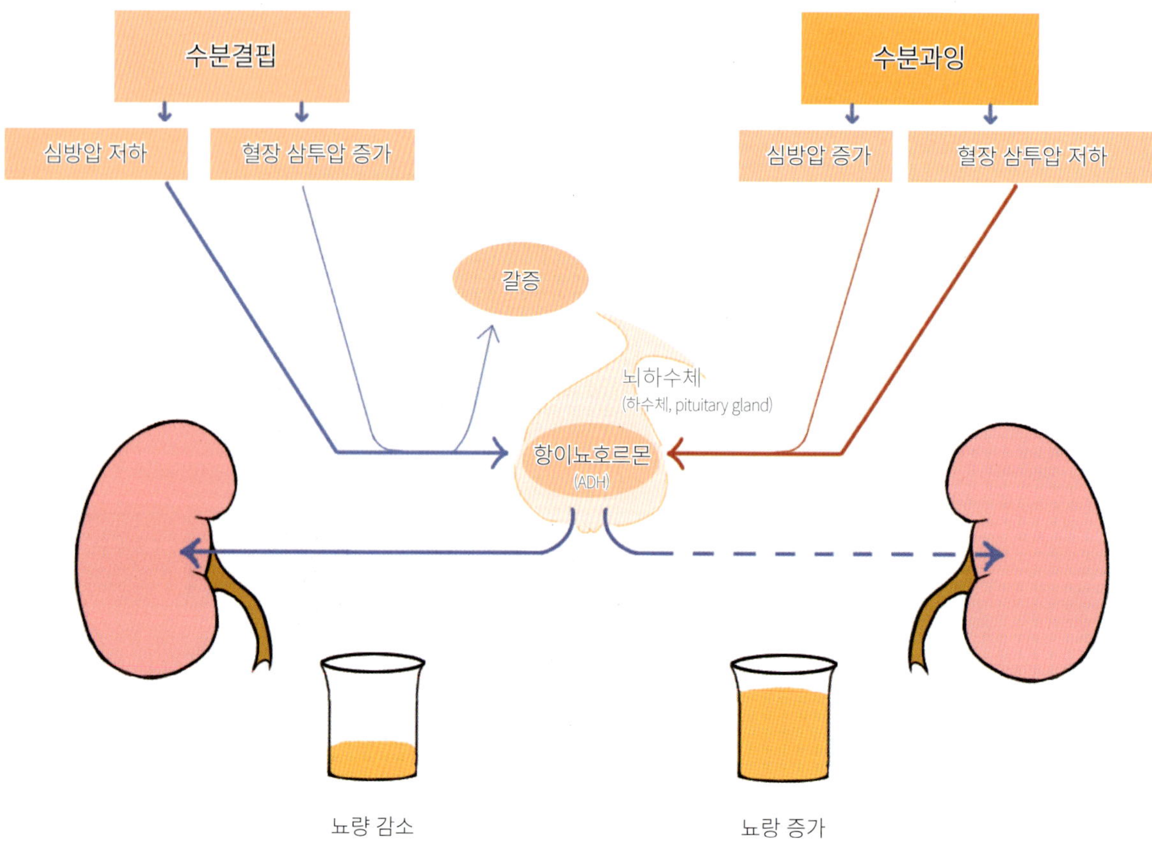

그림 9-9 항이뇨호르몬인 ADH(anti-diuretic hormone)의 작용

변을 배설한다. 뿐만 아니라 심한 탈수와 갈증 그리고 전해질(electrolyte) 불균형에 시달린다. 항이뇨 즉, ADH는 소변의 배설양을 줄이는 것으로, 시상하부는 ADH 분비를 조절한다.

옥시토신(oxytocin, OT)

옥시토신의 표적기관은 자궁(uterus)과 유방의 젖샘(mammary glands; 유선)이다. 임신 전후의 여성에게서 분비되며, 자궁벽의 민무늬근(평활근, smooth m.)을 수축시켜 분만에 도움을 준다.

또한 시상하부(hypothalamus)에서는 뇌하수체뒤엽으로 옥시토신을 분비하는 신호를 보내어 젖 분비를 자극한다. 또한 모유수유에도 중요한 역할을 한다. 신생아가 젖을 빠는 동안 기계적 자극과 심리적 자극에 의하여 옥시토신 분비가 증가한다.

남성에서도 뇌하수체뒤엽(pituitary posterior lobe) 옥시토신이 존재함에도 불구하고, 남성에서 이 호르몬의 기능은 아직 잘 알려지지 않고 있다. 다만 정액이 남성의 생식관을 따라 움직이는 것을 돕는 것으로 보고 있다.

산모에게 발생할 수 있는 옥시토신(oxytocin) 부작용

- **심혈관계**(cardiovascular system): 부정맥(arrhythmia), 고혈압(hypertension), 조기 심실(cardiac chamber)구축
- **위장관계**(gastrointestinal system): 오심(nausea), 구토(emesis, vomiting)
- **비뇨기계**(urinary system): 골반혈종, 분반후 출혈, 고장성 자궁, 자궁강직, 자궁파열, 자궁경련
- **혈액**(blood): 무섬유소원혈증(afibrinogenemia)
- **기타**: 아나필락시스(anaphylaxis: 과민증), 거미막밑출혈(subarachnoid hemorrhage)

표 9-5 뇌하수체 호르몬

호르몬		작용	조절기전
앞엽(전엽, anterior lobe)	성장호르몬(growth hormone, GH)	신체 세포의 크기와 분열 속도를 증가시키고 세포막(cell membrane)을 통해 아미노산이 세포 내로 들어가는 것을 촉진, 장골의 성장을 촉진	시상하부(hypothalamus)에서 분비되는 소마토스타틴(SS)에 의해 분비가 억제되고 성장호르몬분비촉진호르몬(GHRH)에 의해 분비가 촉진됨
	프롤락틴(prolactin, PRL)	출산 후 모유 생성을 유지하고 남성에서는 LH의 효과를 증진	시상하부에서 분비되는 프롤락틴억제호르몬(PIH)에 의해 분비가 억제되고 아직은 확인되지 않은 플로락틴분비촉진인자(PRF)에 의해 분비가 촉진됨
	갑상샘자극호르몬(thyroid stimulating hormone, TSH)	갑상샘 호르몬의 분비를 조절	시상하부의 갑상샘자극호르몬분비촉진호르몬(TRH)에 의해 조절
	부신피질자극호르몬(adrenal corticotropic hormone, ACTH)	부신피질의 일부 호르몬의 분비를 조절	시상하부의 부신피질자극호르몬분비촉진호르몬(CRH)에 의해 조절
	난포자극호르몬(follicle stimulating hormone, FSH)	난소에서 난포를 발달시키고 에스트로겐 분비를 자극, 남성에서는 정자 생성을 촉진	시상하부(hypothalamus)의 성샘자극호르몬분비촉진호르몬(GnRH)에 의해 조절
	황체형성호르몬(luteinizing hormone, LH)	성호르몬의 분비를 촉진, 여성에서 난자를 배출(배란)	시상하부의 성샘자극호르몬분비촉진호르몬(GnRH)에 의해 조절
뒤엽(후엽, posterior lobe)	항이뇨호르몬(anti-diuretic hormone, ADH)	신장에서 수분 배설을 감소시키고, 고농도에서는 혈압을 상승시킴	혈액(blood)의 수분 농도와 혈액의 양의 변화에 반응하여 시상하부에서 조절
	옥시토신(oxytocin, OT)	자궁벽과 젖샘의 평활근을 수축시킴	자궁벽(uterine wall)과 질벽(vaginal wall)의 팽창 또는 유방의 자극에 대한 반응으로 시상하부에서 조절

갑상샘(갑상선, THYROID GLAND)

구조

갑상샘은 목의 앞쪽에 위치하며, 목(경부, neck)과 목젖(구개수, palatine uvula) 바로 밑에 위치하고 있으며, 방패연골(갑상연골, thyroid cartilage)의 하부를 나비모양으로 둘러싸고 있는 구조이다.

갑상샘 양쪽 무게는 15~20g 정도이며, 남성의 갑상샘이 여성보다 다소 크다. 중앙의 가느다란 부분을 협부, 좌우 두개의 엽(우엽과 좌엽)이 나비의 날개처럼 펼쳐져 있다. 협부(isthmic: 잘룩)에 가늘게 뻗어있는 부분을 피라미드엽(추체엽, pyramidal lobe)이라 한다.

각각의 갑상샘소포는 콜로이드(colloid)를 함유한 체액으로 채워져 있다. 주로 소포에서 볼 수 있는 콜로이드는 타이로글로불린(thyroglobulin)이라고 하는 **단백질**(protein)로 구성되어 있다.

기능

갑상성호르몬(thyroid hormone)은 모든 대사과정을 조절한다.

갑상샘(갑상선, thyroid gland)은 갑상샘호르몬인 **칼시토닌**(calcitonin)을 만들어 내며, 갑상샘호르몬인 **티록신**(tetraiodothyronine, thyroxine, T4)과 **트리요오드타이로닌**(triiodothyronine, T3)을 분비한다. 두 갑상샘호르몬 중 분비량은 T4가 많지만 작용은 T3가 더 강력하다. 대부분의 내분비샘(endocrine gland)은 생성된 호르몬을 저장하지 않고 혈액으로 보낸다.

칼시토닌(calcitonin, CT)은 갑상선세포에서 분비된다. 뼈에 작용하여 혈중 칼슘 농도를 낮추며, 혈액 내 칼슘과 인의 농도를 조절한다. 칼시토신은 혈액 내 칼슘 농도가 증가하면 분비되고, 뼈를 만드는 뼈모세포(골모세포, osteoblast)의 활동을 촉진하여 칼슘은 혈액에서 뼈로 이동한다. 또한 소변에서 칼슘과 인의 배설을 증가 시킨다.

이 호르몬의 주요작용은

- 갑상샘호르몬, 탄수화물, 지질, 단백질 대사를 조절한다.
- 뇌하수체앞엽(뇌하수체전엽, pituitary anterior lobe)의 갑상샘자극호르몬(TSH)이 이 호르몬의 양을 조절한다. (그림 9-10)
- 태아의 성장과 모유 생성 등 칼슘이 많이 필요한 임신 수유기에 뼈에서 지나치게 칼슘이 빠져 나오는 것을 방지한다. (표 9-6)

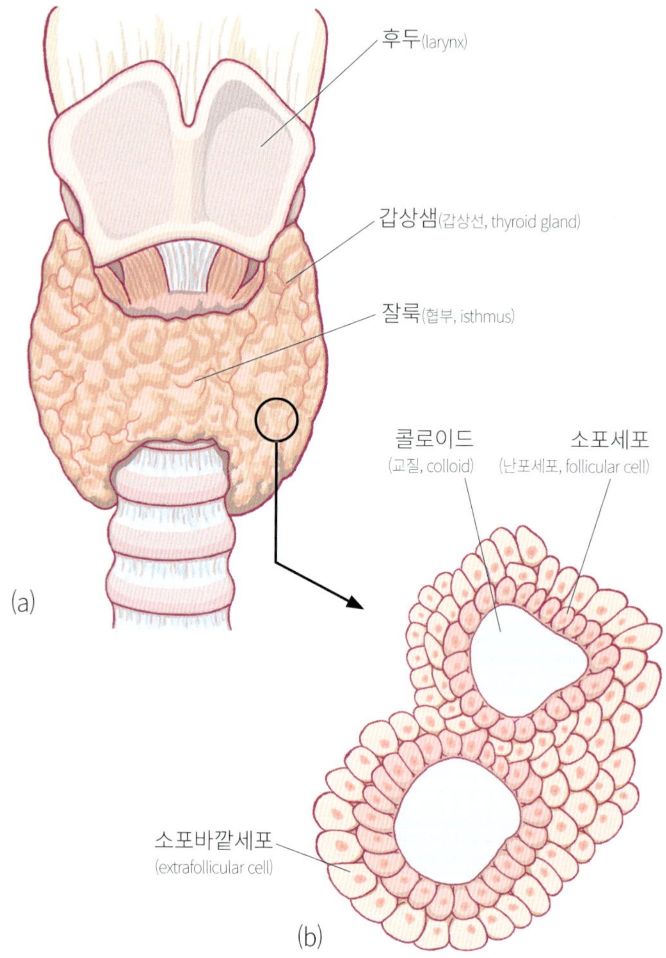

그림 9-10 (a) 갑상샘 전면 (b) 소포세포(T3, T4의 분비)

표 9-6 갑상샘 호르몬

호르몬	작용	조절기전
티록신(thyroxine, T4)	탄수화물(carbohydrate)에서 에너지를 방출하는 속도를 증가시키고, 단백질(ptotein) 합성을 증진시키며, 성장을 촉진하고, 신경계의 활성을 증가시킴	뇌하수체앞엽(뇌하수체전엽, pituitary anterior lobe)에서 나오는 갑상선자극호르몬(TSH)
트리요오드타이로닌(triiodothyronine, T3)	위와 같으나 티록신보다 다섯 배 정도 강력함	위와 같음
칼시토닌(calcitonin)	뼈(bone)에서 칼슘(calcium)과 인산(phosphoric acid)의 방출을 방해하고, 칼슘과 인산이 뼈에 침착되는 것을 증진시켜 혈중 칼슘과 인산의 농도를 저하시킴.	혈중 칼슘 농도 상승, 소화기 호르몬

부갑상샘(부갑상선, PARATHYROID GLANDS)

구조

갑상샘(갑상선, thyroid gland)의 뒷면에는 4개의 **부갑상샘**(부갑상선, parathyroid glands)이 붙어있다. 부갑상샘이라는 이름이 붙어있지만 이것은 갑상선과는 직접 관계가 없다. 크기는 쌀알 크기 또는 보리입자 크기에 무게는 1개 당 0.1g 정도이다.

기능

부갑상샘호르몬(parathyroid hormone, PTH)은 혈중 칼슘과 인산의 농도를 조절한다.

갑상샘의 **칼시토닌**(calcitonin)은 뼈에서 유리되는 칼슘의 양을 떨어트린다. 반면에 부갑상샘호르몬(PTH)은 뼈를 흡수하는 뼈파괴세포(파골세포, osteoclast)를 자극하여 뼈의 단단한 기질을 분해하여 칼슘이 유리된다. 결국 칼슘은 뼈에서 혈액으로 이동하여 **혈중 칼슘농도**가 상승하게 된다.

혈중 칼슘 양이 과도하게 증가하면 뇌세포와 심장세포에 의식장애와 아울러 심박동(heartbeat)이 정지되기도 한다. 이처럼 칼슘이 너무 많으면 신경자극으로 인해 **근육연축**(myospasm)이 발생하기도 하며, 반대로 너무 적으면 신경세포가 예민해져 생사에 **치명적**일 수 있다.

PTH는 뼈파괴세포(파골세포, osteoclast)와 뼈세포(골세포, osteocyte)를 자극하고 뼈모세포(골모세포, osteoblast)의 활성을 억제하여 뼈의 재흡수(resorption)를 촉진하는 기능을 한다.

부갑상샘(부갑상선, parathyroid glands)에서 분비되는 호르몬인 'PTH(parathormone)'는 뼈(bone)와 신장(kidney), 대장(large intestine) 등에 작용하여 혈중 칼슘농도를 높인다. 때문에 부갑상샘의 기능에 문제가 생기면 저칼슘혈증이 일어난다.(그림 9-11)(표 9-7)

표 9-7 부갑상샘 질환

질환	증상/기전	원인	치료
부갑상샘기능항진증 (hyperparathyroidism)	피곤, 근력 약화, 관절통(arthralgia), 사고력 이상, 우울증(depression), 체중 감소, 뼈 약화, PTH분비 증가로 뼈파괴세포(파골세포, osteoclast)를 과도하게 자극	종양(tumor)	종양제거, 뼈기형 치료
부갑상샘기능저하증 (hypoparathyroidism)	근육경련(cramp)과 간질발작(epileptic seizure), PTH 분비 저하로 뼈파괴세포 활성 감소	잘못된 수술에 의해 제거, 외상	칼슘 주사, 비타민 D의 대량 투여

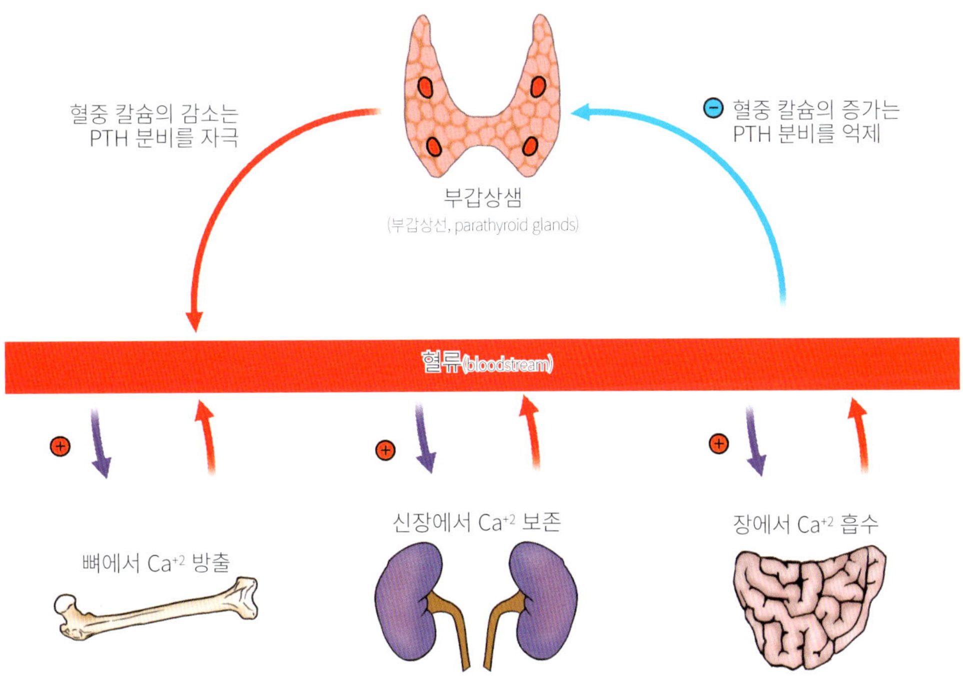

그림 9-11 부갑상샘 호르몬과 혈중칼슘농도와의 관계

부신(ADRENAL GLANDS)

위치

부신은 신장 위에 얹혀있는 형태지만 신장과는 무관하다.

부신(adrenal gland)은 양쪽 콩팥의 꼭대기에 위치하고 있다. 피라미드 형태(삼각형)이며, 무게는 약 10g이다. 부신(adrenal gland)은 표면상 하나의 단일 장기로 보이지만 중앙부의 **부신속질**(부신수질, adrenal medulla)과 바깥쪽의 **부신겉질**(부신피질, adrenal cortex)의 별개의 두 부분으로 나뉘어져 있다.

부신겉질(부신피질, adrenal cortex)은 사구층(zona glomerulosa), 다발층(zona fasciculata), 그물층(zona reticularis)의 세 부분으로 나눌 수 있다. 부신속질(부신수질 adrenal medulla)은 교감신경의 지배를 받는다.

기능

부신(adrenal gland)의 중심 부분을 부신속질(부신수질, adrenal medulla)이라 한다. 부신속질의 세포는 자율신경계의 교감신경(sympathetic part)과 연결되어 시냅스를 형성하고 있으며, 교감신경의 자극을 받아 신경전달 호르몬인 아드레날린(adrenaline)과 노르아드레날린(noradrenaline)을 분비한다.

이 세층(사구층, 다발층, 그물층)은 내분비조직으로 여기에서 분비되는 호르몬을 총칭하여 **부신겉질호르몬**(부신피질호르몬, adrenocortical hormone)이라 한다. (그림 9-12)

부신겉질(부신피질, adrenal cortex)

부신겉질을 이루는 3개의 세포층에서 분비되는 호르몬을 부신겉질호르몬(adrenocortical hormone)이라고 한다.

부신겉질의 바깥층은 미네랄코르티코이드(mineralocorticoids, MCs)를 분비한다.

중간층은 글루코코르티코이드(glucocorticoid)를 분비한다. 깊은층은 소량의 성호르몬(sex hormone)이 분비된다.

알도스테론(aldosterone)

알도스테론이 혈중 나트륨의 양을 증가시키고 칼륨의 양을 낮추는 작용을 하는 것을 기억하자.

알도스테론은 부신겉질의 바깥층에서 분비하며, 콩팥세관(요세관, nephric tubule)에서 혈액으로 가는 나트륨(sodium)의 재흡수를 촉진하여 소변으로 빠져 나가는 나트륨의 양을 줄이고, 동시에 세관을 통한 칼륨(potassium) 분비를 증가시켜 소변을 통한 무기물의 배설을 돕는다. 또한 콩팥에서 물의 재흡수를 돕는다.

부신겉질자극호르몬(ACTH) 역시 알도스테론 분비를 촉진시키며, ACTH는 다른 자극에 의한 알도스테론의 분비에 필요하다. (그림 9-13)(그림 9-14)

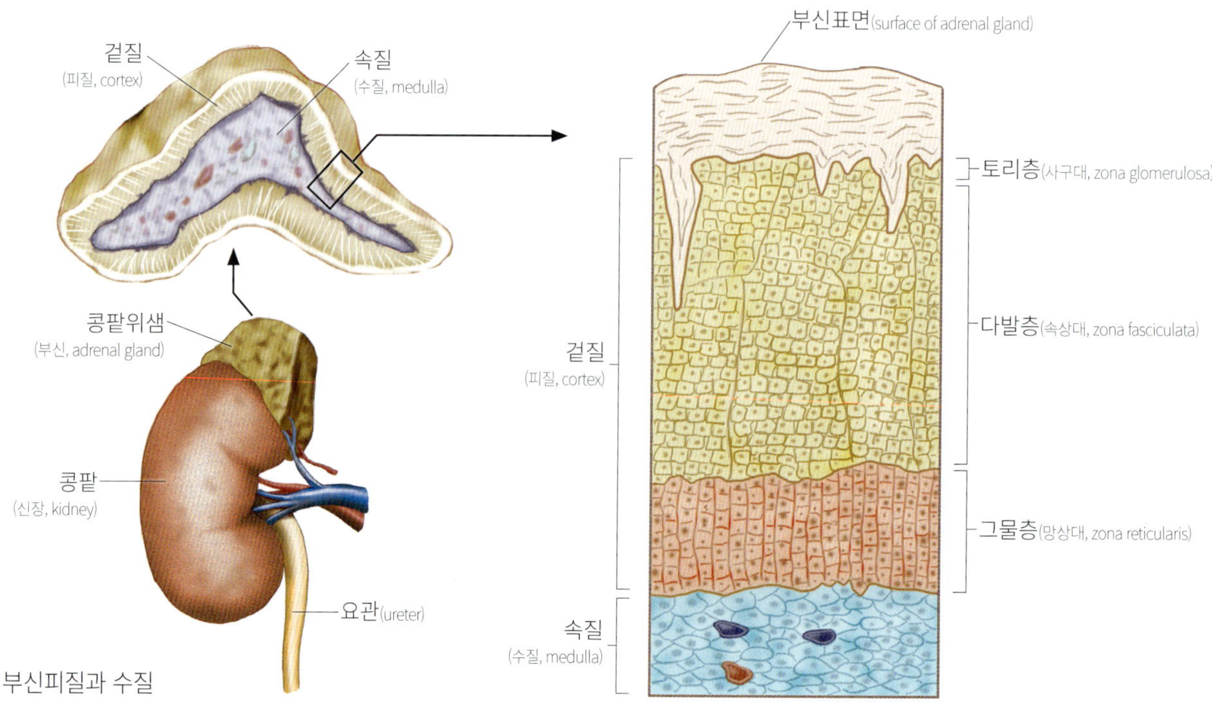

그림 9-12 부신피질과 수질

또한 글루코코르티코이드(glucocorticoid)는 항면역, 항알레르기 효과 그리고 항체(antibody)를 생산하는 세포의 수를 감소시키고, 면역, 알르레기 반응을 유발하는 물질을 감소시킨다.

코르티솔의 기능을 요약하면

- 코르티솔은 여러 조직에서 단백질합성을 억제하여 혈중 아미노산(amino acid) 농도를 증가시키며, 특히 근육세포(muscle cell)의 조직단백질이 아미노산으로 분해되도록 촉진한다.

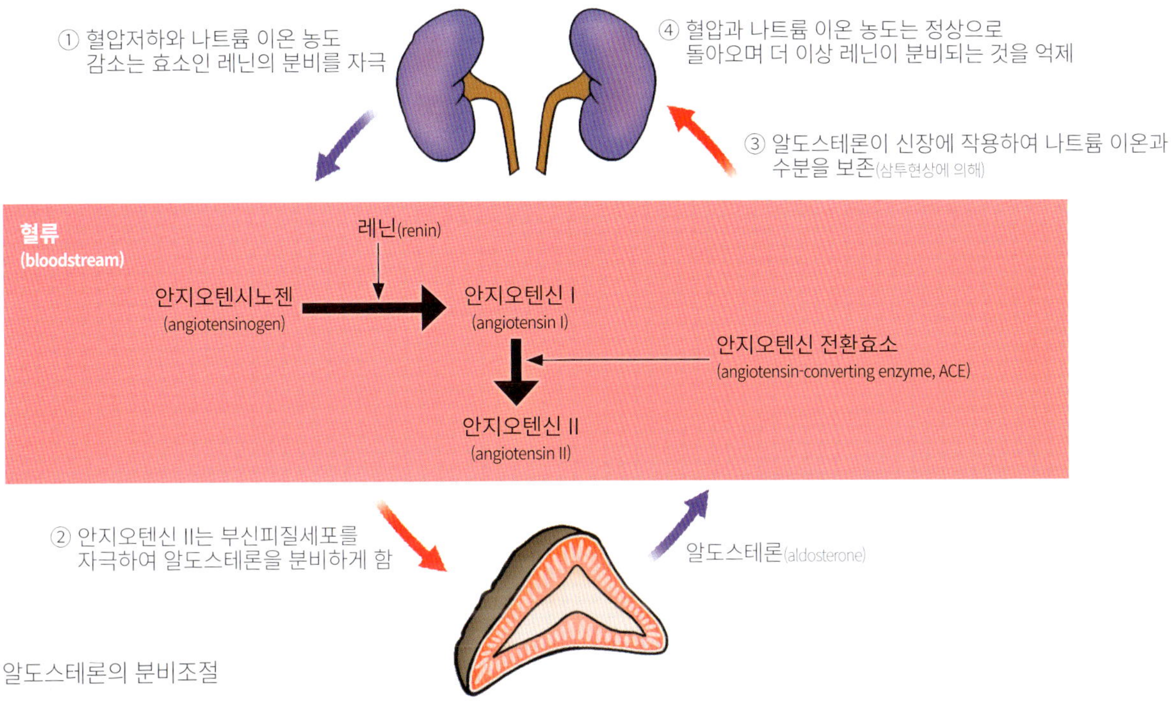

그림 9-13 알도스테론의 분비조절

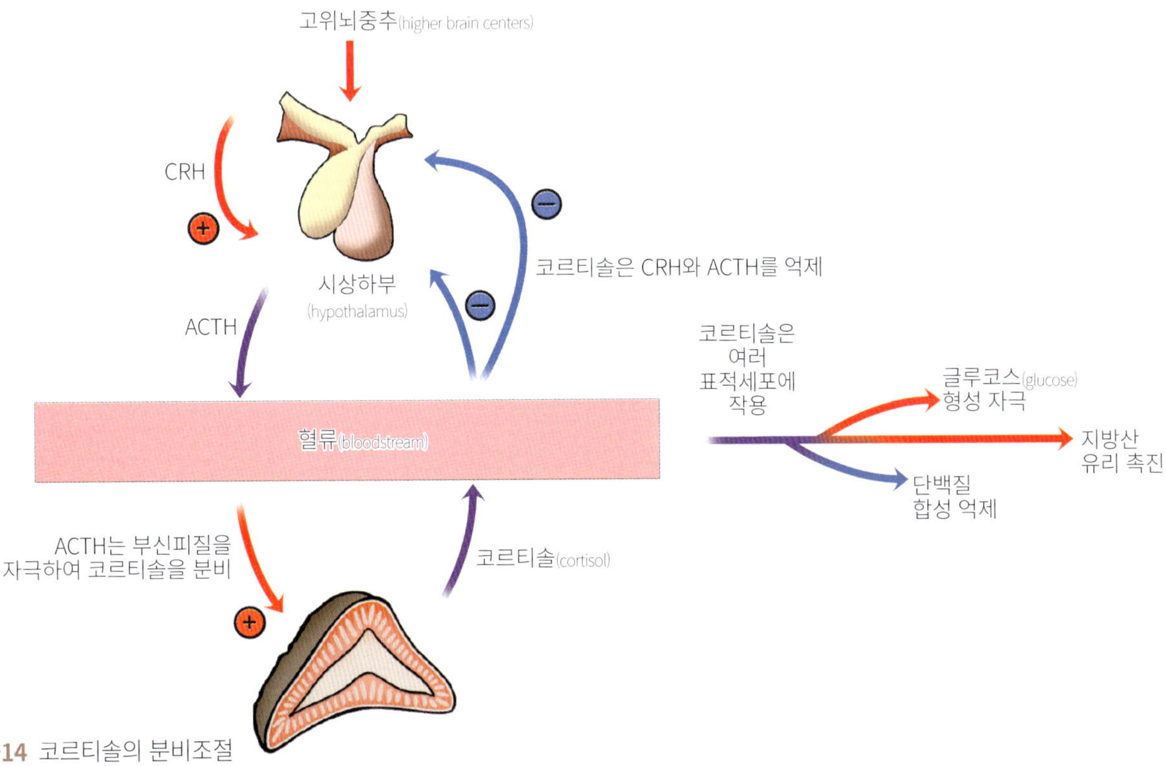

그림 9-14 코르티솔의 분비조절

- 이 호르몬은 지방조직에서 지방산의 방출을 촉진하며, 에너지원으로 지방산의 이용을 증가시키고 글루코스(glucose)의 이용은 저하시킨다.
- 간세포(hepatocyte)를 자극하여 아미노산이나 글리세롤(glycerol) 등 비탄수화물로부터 글루코스를 합성하고, 따라서 혈중 글루코스의 농도를 증가시킨다.
- 코르티솔(cortisol)은 식사 사이에 혈중 글루코스 농도를 유지시키는 작용을 한다.
- 코르티솔의 과다분비는 쿠싱증후군(Cushing syndrome)을 일으킨다.

안드로겐(androgen)

안드로겐은 여성에게 성적욕구를 자극하고, 부신피질의 다발층(속상대, zona fasciculata)에서 분비되는 성호르몬이다. 또한 안드로겐은 성욕을 조절하는 작용에도 관여하는 것으로 알려져 있다.

부신속질(부신수질, adrenal medulla)

부신속질은 분비성 신경조직으로 구성되며, 혈관(blood vessel) 주위에 불규칙한 형태의 세포로 교감신경(sympathetic nerve)과 밀접하게 연관되어 있으며, 교감신경을 통해 전도되므로 반응이 매우 빠르다.

부신속질호르몬(부신수질호르몬, adrenomedullary hormone)은 심박수를 증가시키고, 심장근의 수축력을 증가시키며, 호흡 빈도를 빠르게 하여 소화기계의 활성을 저하시킨다.

부신속질세포(크롬친화세포, chromaffin cell)는 에피네프린(epinephrine: 아드레날린, adrenalin)과 노르에피네프린(norepinephrine: 노아드레날린, noradrenalin)이라고 하는 두 가지 유사한 구조의 물질을 생산, 분비한다. (표 9-8)(표 9-9)

부신속질의 효과는 다음과 같다.
- 혈압상승, 심박동수 증가
- 간에서 당원을 포도당을 전환
- 세포의 대사를 증가시켜 에너지를 생산
- 기관지 확장으로 허파 안으로 많은 공기가 유입되도록 함
- 혈류의 흐름을 변화시켜 심장과 근육으로 유입되는 혈관을 확장시킴

표 9-8 에피네프린과 노르에피네프린 효과의 비교

구조 또는 기능	에피네프린	노르에피네프린
심장	심박수 증가, 수축력 증가	심박수 증가, 수축력 증가
혈관	골격근 혈관 확장으로 혈류에 대한 저항이 감소	피부와 내장의 혈관의 수축으로 인해 골격근으로 가는 혈류량이 증가
전신혈압	심박출량의 증가로 약간 증가	혈관수축으로 인해 크게 증가, 운동시에는 근육의 혈관이 확장되어 반대현상이 나타남
기도	확장	약간 확장
뇌의 그물형성체	활성화	효과가 거의 없음
간	글리코겐 분해 촉진하여 혈당 증가	혈당에는 효과가 거의 없음
대사율	증가	증가

표 9-9 부신피질의 호르몬

호르몬	작용	분비를 조절하는 요인
알도스테론(aldosterone)	나트륨 이온을 재흡수하고 칼륨 이온을 배출하여 세포외액의 전해질 농도를 조절	체액(body fluid)의 전해질(electrolyte) 농도와 레닌-안지오텐신계(renin-angiotensin system)
코르티솔(cortisol)	단백질합성을 저하시키고, 지방산 방출을 감소시키며 비탄수화물에서 글루코스 합성을 자극	시상하부(hypothalamus)의 부신겉질자극호르몬(adrenocorticotropic hormone; CHR)과 뇌하수체 앞엽의 부신겉질자극호르몬(adrenocorticotropic hormone, ACTH)
부신안드로겐(adrenal androgen)	성샘(gonad)의 성호르몬(sex hormone)을 보충해 줌. 에스트로겐(estrogen)으로 전환 가능.	

이자(췌장, PANCREAS)

이자는 혼합샘으로 외분비샘(외분비선, exocrine gland)과 내분비샘(내분비선, endocrine gland)의 두 가지 기능을 한다. 이자의 구조는 길고 약간 납작한 형태의 장기로 위(stomach)의 뒤쪽, 벽측 배막(복막, parietal peritoneum)의 뒤에 위치해 있다. (그림 9-15)

이자의 내분비부에 랑게르한스섬(islets of Langerhams)이라고 불리는 이 세포 집단은 **글루카곤**(glucagon), **인슐린**(insulin), **소마토스타틴**(somatostatin)으로 구성되어 있다.

글루카곤(glucagon)

글루카곤은 단백질(protein)로서 인슐린에 대항작용을 하며, 간에서 글리코겐 분해과정을 촉진한다.

글루카곤은 혈당치를 **'상승'**시킨다. 또한 글루카곤은 아미노산 등의 비탄수화물을 글루코스로 전환(글루코네오제네시스, gluconeogenesis)시키는 작용을 하며, 지방을 지방산(fatty acid)과 글리세롤로 분해하기도 한다.

글루카곤은 간을 자극하여, 간(liver)에 저장된 글리코겐을 포도당(glucose: 당분)으로 분해시켜 혈액(blood)으로 방출한다.

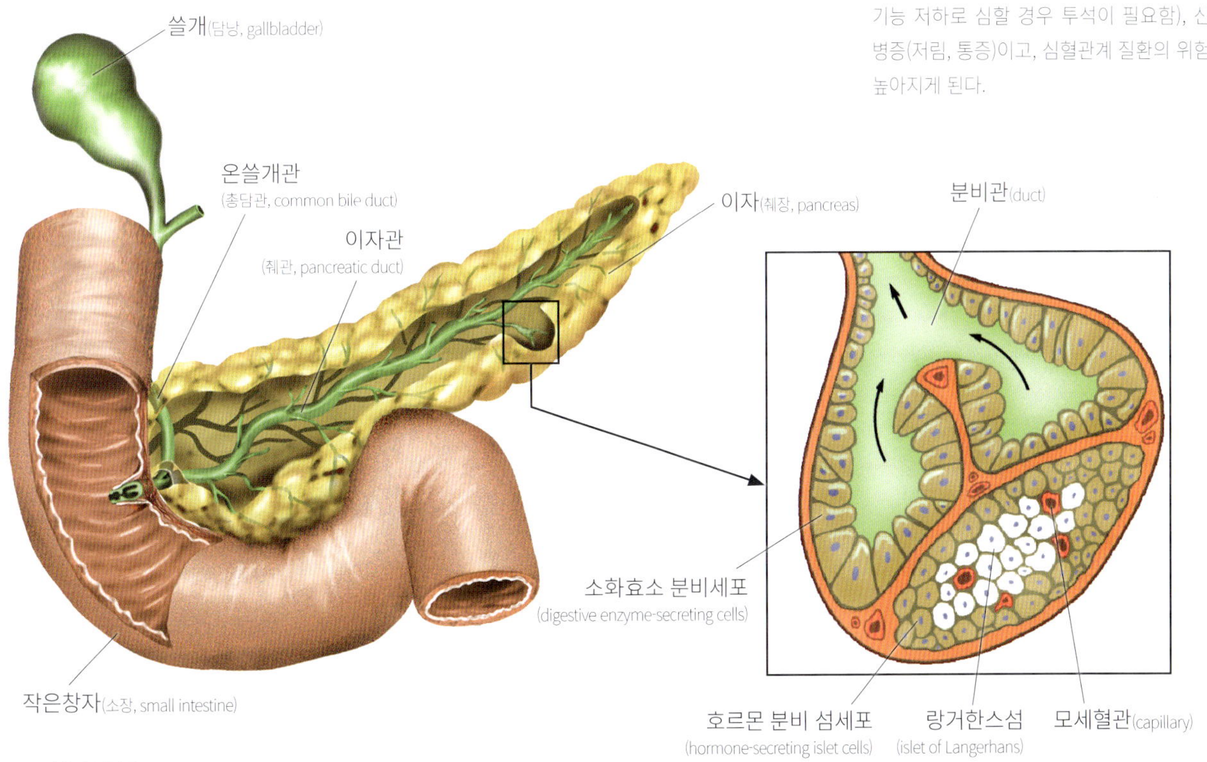

그림 9-15 췌장의 구조

당뇨병(diabetes mellitus)

당뇨병은 이자(췌장, pancreas)에서 인슐린(insulin) 분비 기능에 이상이 생겨 체내에 인슐린의 분비량이 부족하거나 정상적인 기능이 이루어지지 않는다.

이로 인해 혈중 포도당의 농도가 높아지는 고혈당이 특징이며 오줌(소변, urine)에서 포도당을 배출하게 된다.

원인: 당뇨병은 제1형과 제2형으로 구분된다. **제1형 당뇨병**은 인슐린을 전혀 생산하지 못해 발생하는 질환이다.

제2형 당뇨병은 인슐린이 상대적으로 부족한 인슐린 저항성(insulin resistance: 혈당을 낮추는 인슐린 기능이 떨어짐)을 특징으로 한다.

제2형 당뇨는 서구화에 따른 식생활로 인해 고열량, 고지방, 고단백의 식단, 운동 부족, 스트레스 등 환경적인 요인, 췌장 수술, 감염 등으로도 생길 수 있다.

증상: 혈당(blood sugar)이 많이 올라가면 갈증이 나서 물을 많이 마시게 되고, 소변량이 늘어 화장실을 자주 가게 된다. 또한 체중이 빠지게 된다.

고혈당이 유지되면 신체에서 여러 합병증이 발생하는데, 대표적인 것이 망막병증(retinopathy: 실명할 수 있음), 신기능장애(신기능 저하로 심할 경우 투석이 필요함), 신경병증(저림, 통증)이고, 심혈관계 질환의 위험이 높아지게 된다.

인슐린(insulin)

인슐린은 혈액(blood) 내 포도당(당분, glucose)이 과다하면 이자섬의 β세포에서 분비되기 시작한다. 혈당농도가 저하된다. 인슐린의 농도는 혈액 속 포도당이 역할을 한다. 고혈당일 때는 분비가 **촉진**되고, 저혈당 일 때는 분비가 **억제**된다. 때문에 인슐린이 없으면 포도당이 세포 속으로 들어가지 못한다.

인슐린은 글루카곤(endocrine gland)과 완전히 반대로 작용하여 간(liver)에서 글루코스(glucose)를 글리코겐(glycogen)으로 저장하고 비탄수화물에서 글루코스로 전환되는 과정을 억제한다.

인슐린의 작용에 의해 혈중 글루코스의 농도는 저하되며, 아미노산의 세포 내 운반을 증가시키고 단백질합성을 증가시킨다. 또한 지방세포(adipocyte)를 자극하여 지방을 합성, 저장한다.

인슐린은 식사 후 증가한 혈당 농도에 반응해 분비된다.

- 인슐린은 포도당(skeletal muscle)이 대부분의 세포로 이동하도록 돕는다.
- 인슐린은 세포에서 탄수화물, 단백질, 탄수화물, 지방의 대사를 돕는다.
- 인슐린은 에너지 발생을 위해 포도당을 글리코겐으로 저장하기 위해 간(liver)과 뼈대근육(골격근, skeletal m.)을 자극한다.

소마토스타틴(somatostatin)

소마토스타틴(somatostatin)은 시상하부(hypothalamus)에서 분비되는 호르몬과 매우 유사하며, 글루카곤과 인슐린(insulin) 분비를 억제하여 글루코스대사를 조절한다. **(표 9-10)(그림 9-16)**

표 9-10 랑거한스섬의 호르몬

호르몬	작용	조절 요인
글루카곤(glucagon)	간(liver)에서 글리코겐(glycogen)을 분해하고 비탄수화물을 전환하여 혈중 글루코스(glucose: 포도당)를 증가시킴. 지방(fat)의 분해를 촉진.	혈중 글루코스 농도
인슐린(insulin)	글루코스를 글리코겐으로 전환하고 비탄수화물에서 글루코스로의 전환을 억제하며, 지방세포(adipocyte)와 근세포(myocytes)의 세포막(cell membrane)을 통한 글루코스의 세포내 유입을 촉진시키고, 세포 내로 아미노산(amino acids)의 이동을 촉진하며 단백질(protein)과 지방(fat)의 합성을 증가시킴	혈중 글루코스 농도
소마토스타틴(somatostatin)	탄수화물(carbohydrate) 조절을 도움	아직 알려져 있지 않음

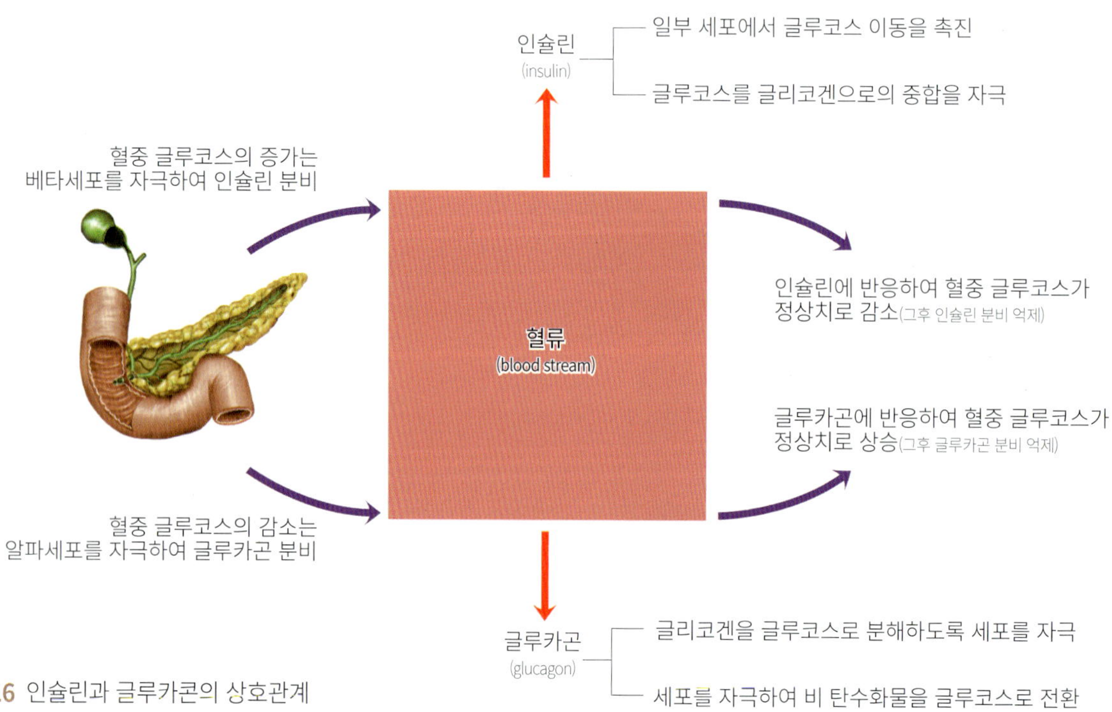

그림 9-16 인슐린과 글루카콘의 상호관계

가슴샘(흉선, THYMUS GLAND)과 솔방울샘(송과샘, PINEAL GLAND)

가슴샘(흉선, thymus gland)

가슴샘은 복장뼈(흉골, sternum) 뒤쪽, 가슴우리 위쪽, 폐 사이의 종격 내에 위치한다. 가슴샘은 청소년기에는 크지만 나이가 들수록 점차 작아지며, 티모신(thymosin), 티모포이에틴(thymopoietin) 같은 펩티드(peptide)를 분비한다. 가슴샘은 면역에 관련된 세포가 성숙되는 장소로, T세포의 발달과 성숙 그리고 면역(immunity), 감염(infection), 암(cancer) 방어에 중요한 역할을 한다.

솔방울샘(송과샘, pineal gland)

솔방울샘은 뇌의 셋째뇌실(제3뇌실, third ventricle) 천장 가까이 위치하는 난원형 구조로 된 작은 샘이다. 이곳에서는 세로토닌으로부터 합성되는 멜라토닌(melatonin)이라는 호르몬이 분비된다. 솔방울샘은 멜라토닌의 분비량을 조절한다.

멜라토닌(melatonin)은 우리 몸에 대해 밤낮의 교체주기의 리듬을 마련해 주는 역할을 한다. 즉 멜라토닌의 분비량은 낮 시간 동안 가장 많으며, 밤 시간 동안 가장 높다, 양이 많으면 잠들게 된다. 밤에 일하고 낮에자는 사람은 멜라토닌의 주기가 역진된다.

멜라토닌은 뇌하수체(pituitary gland) 전엽(anterior layer)에서 성샘자극호르몬(gonadtropin)의 분비를 억제하고 여성생식주기(월경주기, menstrual cycle)의 조절에도 관여한다. 또한 사춘기의 성적 시작을 조절하는 역할을 한다.

가슴샘은 면역에 관련된 세포가 성수되는 장소이다. 티모신(thymosin; 호르몬)은 여러 호르몬으로 이루어진 무리를 말한 것으로, T세포의 발달과 기능에 중요한 역할을 한다.

가슴샘의 면역계통으로서의 내분비 기능은 매우 중요하다. 가슴샘의 무게는 약 20g에 불과하지만, 감염과 암의 방어에 결정적인 역할을 한다.

성선기능저하증(hypogonadism)

고환(testis)**의 기능**이 저하되어 성선 기능저하증이 생기면 테스토스테론 농도가 낮아지고, 정자(sperm)생산이 어려워지며, 남성 호르몬 생산이 저하된다. 이로 인해 성장이 종종 느려지고 성적 발달이 지연된다.

원인: 고환(testis) 손상이 오는 고환 염전, 과음, 항암 화학요법, 방사선 치료, 유전, 염색체 이상 등으로 생길 수 있다.

증상: 사춘기 이후에 성선기능저하증(hypogonadism: 성선기능부전)이 생기면 정자(sperm) 생산이 줄어들기 때문에 불임을 초래할 수 있다. 발기부전, 성기의 크기 줆, 성욕감퇴(얼굴, 겨드랑이, 치골 부위의 털 부족), 근력이 약해진다.

성조숙증(precocious puberty)

성조숙증은 8세 미만에 여자아이에서 여성 호르몬에 의해 유방 또는 음모(pubic hair)가 나오거나, 9세 미만에 남자아이에서 남성호르몬에 의해 음경(penis), 음모(pubic hair), 음낭(scrotum)이 발달한다.

원인 및 증상: 정상적인 **여자 아이**의 사춘기는 시상하부-뇌하수세(hypothalamic-pituitary-adrenal axis) 활성화가 가장 먼저 나타나며, 이후 난소(ovary)에서 여성 호르몬이 분비되면서 유방이 나오고, 음모 발달, 빠른 키 성장, 여드름이 순차적으로 나타난다.

남자도 시상하부-뇌하수체의 활성화가 가장 먼저 나타나며, 이후 고환(testis)이 커지면서, 남성호르몬 분비가 증가하고, 음모(pubic hair) 발달, 빠른 키 성장, 여드름이 순차적으로 나타난다.

생식샘(REPRODUCTIVE GLANDS)

생식샘은 여성의 난소와 남성의 정소를 말하며, 난자와 정자의 생산 및 호르몬을 분비한다. 난소는 2개의 여성호르몬인 에스트로겐과 프로게스테론을 분비한다. 에스트로겐은 여성을 아름답게 한다. 정소에서는 테스토스테론을 분비하며, 남성을 남성답게 한다.

그 외 호르몬 생산

내분비기관 외에도 태반(placenta), 소화관(digestive tract), 콩팥(신장, kidney) 등 거의 모든 장기는 **호르몬**을 분비한다.

다른 호르몬을 생성하는 기관에는 심방나트륨배설펩타이드(atrial natriuretic peptide)를 분비하는 **심장**(heart)과 적혈구(RBC) 생성을 자극하는 호르몬인 에리트로포이에틴(erythropoietin)을 분비하는 **신장**(kidney)이 있다.

여성 생식샘(female reproductive glands)

여성의 1차 생식샘은 2개의 **난소**(ovary)이다. 여성의 2개의 1차 생식샘 중 난포(ovarian follicle)는 난자(ova) 발생이 진행되는 작은 주머니 모양이며, 난포는 여성호르몬인 에스트로겐을 분비한다.

에스트로겐(estrogen)은 유방과 생식기관의 발달과 성숙에 관여하며, 또한 여성의 신체 곡선과 월경주기에 관여한다.

프로게스테론(progesterone)은 황체, 부신피질, 태반에서 만들어지는 호르몬으로서, 증식기의 자궁선을 분비기의 자궁선에 이끌어 수정란을 받아들이며, 발육에 적합한 자궁내막을 준비하는 기능을 갖고 있다.

태반(placenta)은 임신 기간 동안의 일시적인 내분비샘이다. 융모생식샘자극호르몬(chorionic gonadotropin)을 생산하고 태아의 호흡, 분비, 영양물을 제공하고, 또한 호르몬을 분비하여 임신과 출산에 관여한다.

임신 초기에는 콩팥으로 융모생식샘자극호르몬이 소변으로 다량 배설된다.

- **난소**(ovary)는 에스트로겐(estrogen)과 프로게스테론(progesterone)을 분비한다.
- **태반**(placenta)은 에스트로겐, 프로게스테론, 성샘자극호르몬을 생성한다.

남성 생식샘(male reproductive glands)

고환(정소, testis)의 일부 세포는 남성의 성세포인 정자를 생산한다. 고환의 나머지 세포, 즉 고환의 남성생식관과 샘을 이루는 세포는 정액(남성 생식액)을 만든다. 고환의 사이질 세포는 테스토스테론(testosterone ; 남성호르몬)을 혈액으로 분비한다.

테스토스테론(testosterone)은 남성형 체형으로의 변화, 생식기관 성숙, 턱수염, 사춘기 목소리 변화 등을 일으킨다.

스트레스(stress)

항상성 이상 반응 인자를 스트레스원(stressor)이라고 하며, 스트레스원이 유발하는 신체의 변화를 스트레스(stress)라고 한다. 이와 같은 스트레스의 이상을 바로 잡는 생리학적 반응은 자율신경계(autonomic nervous system)의 교감신경(sympathetic nerve) 활성과 호르몬 분비 증가 등이 있다.

육체적 스트레스(physical stress)는 극한의 더위나 추위, 산소 농도의 저하, 감염(infection), 외상(trauma), 지속적인 심한 운동, 소음 등으로, 불쾌하거나 고통스런 감각을 동반하는 경우가 많다.

정신적 스트레스(psychological stress)는 분노, 공포, 애도, 불안, 우울, 죄책감 등은 정신적 스트레스를 유발한다. 한 번 스트레스를 유발한 자극이 다음번에는 스트레스를 유발하지 않는 개인차가 매우 크며 환경에 따라 달라지는 경우도 있다.

시상하부(hypothalamus)는 스트레스에 대한 반응을 조절하여 항상성이 유지되도록 한다. 시상하부에서 나오는 교감신경(sympathetic nerve) 임펄스는 포도당(글루코스, glucose), 글리세롤, 지방산의 생산을 상승시키고 심박동수, 혈압, 호흡 빈도를 증가시키며 공기의 통로를 확장시킨다.

또한 피부와 소화기관으로 가는 혈액을 뼈대근육(골격근, skeletal m.)으로 가도록 재분배하며, 부신수질에서 에피네프린의 분비를 증가시킨다.

노화에 따른 생리변화

- 알반적으로 나이가 들수록 내분비계(endocrine system) 분비샘의 크기 감소, 결합 조직 증가
- 갑상샘(갑상선, thyroid gland) 위축, 소포의 크기는 줄고 결합조직은 증가, 칼시토닌도 감소로 골다공증(osteoporosis) 위험
- 내분비기능 저하에 따른 혈중 글루코스의 조절 약화 및 당뇨병 위험
- 가슴샘(thymus) 위축과 타이모신(thymosin)의 분비도 감소

더보기

쿠싱증후군(Cushing's syndrome)

쿠싱증후군은 부신겉질호르몬(부신피질호르몬, adrenocortical hormone) 중에 주로, 글루코코르티코이드의 대표인 코르티솔이 만성적으로 과잉 분비되는 병태를 말한다.

코르티솔의 작용이 많다는 것은 코르티솔의 과잉분비로 부신피질자극 호르몬(ACTH)의 작용에 의한 증상이 쿠싱증후군이다.

원인: 부신종양(adrenal tumor), 뇌하수체종양(hypophysis tumor), 쿠싱병, 장기간의 스테로이드 과량 투여 등으로 부신피질 기능이 항진되면 당류코르티코이드(코르티솔)가 과잉 분비된다.

이로써 프로락틴, TSH, 생식선자극호르몬의 분비가 감소한다.

증상: 안면홍조(hot flush), 적색 피부선조여드름(acne), 고혈압(hypertension), 고칼슘뇨(hypercalciuria), 저칼륨혈증(hypokalemia), 정신장애, 수면장애, 등이다.

알도스테론증(aldosterone)

알도스테론(aldosterone)의 분비항진에 의해 각종 수분 전해질의 대사이상을 일으키는 질환을 알도스테론증이라고 한다.

알도스테론이 대량으로 분비되는 원발성과, 신장(kidney)으로부터의 레닌(renin)분비항진에 의해 알도스테론 분비도 증가하는 속발성으로 분류된다.

원인: 알도스테론이 과잉 분비되는 원인질환은 부신선종(adrenal adenoma), 부신암종(adrenal carcinoma), 부신과형성(adrenal hyperplasia) 등이다.

증상: 근력저하, 사지마비, 요농축력 장애, 두통(headache), 시력장애, 다뇨(polyuria) 등이다.

용어

2차 전달물질(second messenger)
가슴샘(흉선, thymus gland)
가슴샘절제술(thymectomy)
갑상샘(thyroid gland)
갑상샘염(thyroiditis)
갑상샘절제술(thyroidectomy)
고칼슘혈증(hypercalcemia)
고혈당증(hyperglycemia)
기관-특이성 호르몬(organ- specific hormones)
내분비샘(endocrine gland)
뇌하수체절제술(hypophysectomy)
다모증(hirsutism)
다식증(polyphagia)
바이오리듬(biorhythms)
부갑상샘(parathyroid gland)
부갑상샘절제술(parathyroidectomy)
부신생식기증후군(adrenogenital syndrome)
부신절제술(adrenalectomy)
샘뇌수하체(뇌하수체 앞엽, adenohypophysis)
솔방울샘(송과체, pineal gland)
수용체(receptor)
스테로이드(steroid)
시상하부(hypothalamus)
신경뇌하수체(뇌하수체 뒤엽, neurohypophysis)
안구돌출증(exophthalmos)
이자(췌장, pancreas)
자물쇠와 열쇠 기전(lock-and key mechanism)
저칼슘혈증(hypocalcemia)
카테콜아민(catrcholamine)
콩팥위샘 (부신, adrenal gland)
크롬친화세포종(pheochromocytoma)
트로픽호르몬(tropic hormone)
호르몬(hormone)

CHAPTER 10

혈액과 심혈관계통 (Blood and Cardiovascular System)

학습목표

1. 혈액조직과 혈액의 기능 및 구성요소를 알자.
2. 적혈구와 백혈구에 대해 알자.
   - ABO, RH 혈액형과 비정상 적혈구.
   - 백혈구의 종류, 형태, 기능.
   - 혈액응고 과정.
3. 혈압, 수축기압, 이완기압, 맥압.
4. 심장근육조직과 심장막의 구조와 기능을 알자.
5. 심장순환과 혈관기능을 알자.
6. 심방과 심실의 구조와 기능을 알자.
7. 심장주기와 심전도를 알자.
8. 허파순환(폐순환)과 온몸순환(체순환)을 알자.
9. 동맥, 정맥, 모세혈관의 구조와 기능을 알자.
10. 노화에 따른 심장혈관계통의 변화에 대해 알자.

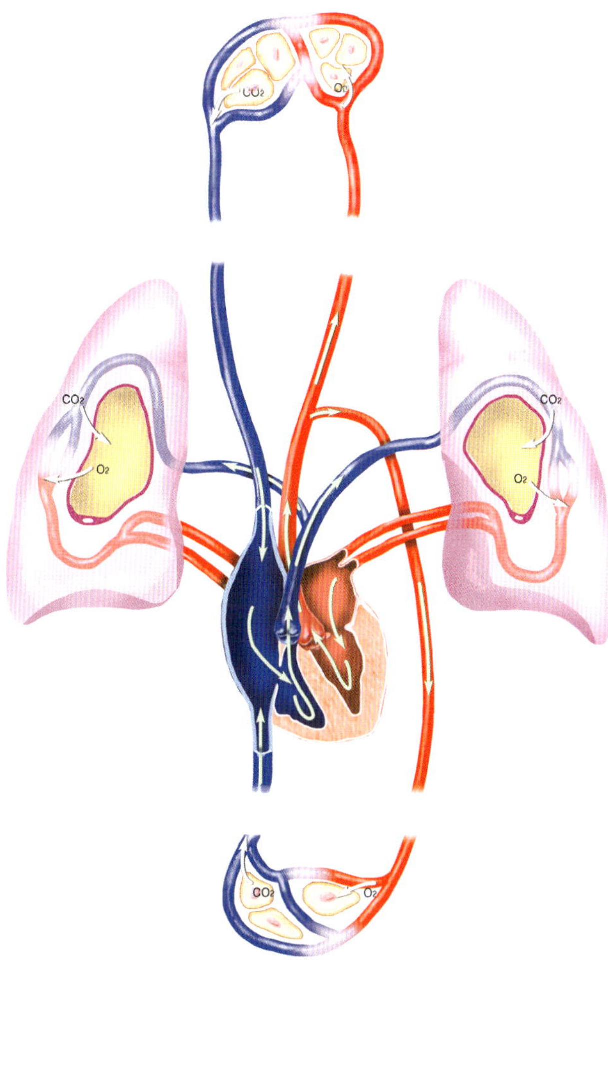

혈액(BLOOD)

혈액 및 혈액순환(blood circulation)의 개요

순환기계통(circulatory system)은 혈액(blood)을 통해 산소와 영양분을 전신에 보내는 시스템이다.

혈액순환(blood circulation)은 심장에서 대동맥(aorta)으로 이동하여 각 조직에서 모세혈관으로 분배된 후, 다시 대정맥(vena cava)에 수렴하여 심장으로 회귀하는 온몸순환(체순환, systemic circulation)과 심장(heart)으로 돌아온 혈액은 허파(폐, lungs)로 보내 가스교환을 하고 산소의 농도를 높여 다시 심장으로 돌아온 폐순환(pulmonary circulation)의 2가지가 동시에 작동된다.

혈액(blood)은 전신에 걸쳐 물질을 운반하는 순환 액체로, 영양물질과 불필요한 노폐물(waste matter)을 운반하며, 또한 외부 이물질(foreign body)의 침략을 방어하는 것으로 생명유지에 절대적이다.

혈액의 주 역할은 호흡가스(respiratory gas) 운반, 호르몬 및 효소 운반, 기타 중요한 생화학물질 운반 등, 영양물질 운반, 노폐물 운반, 세포 생산물 운반, 항상성(homeostasis) 유지를 위한 완충 작용, 독성물질(toxic substance)이나 감염(infection)물질로부터 생체를 보호하는 작용 등이다.

혈액(blood)은 물보다 약간 무겁고, 점성(viscosity)은 물보다 3~4배 더 강하며, 보통 성인의 혈액량은 체중의 약 8%를 차지한다. 체중 60kg의 성인인 경우 5L 정도가 되며, 체중 1kg당 혈액의 양은 체지방의 양에 반비례한다. 또 전체 혈액량의 1/3을 잃으면 생명이 위험해진다.(그림 10-1)

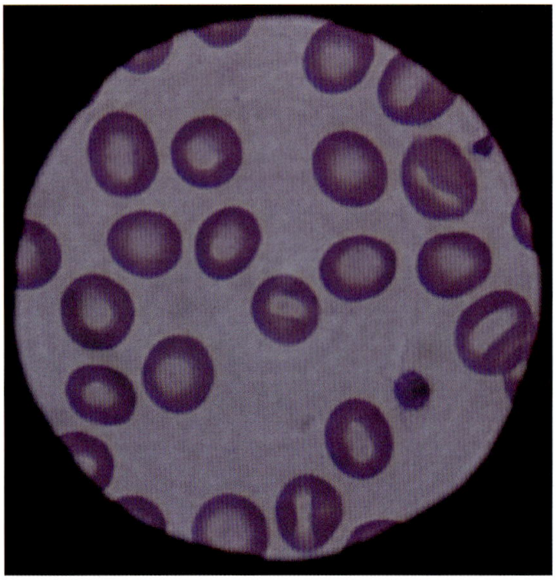

그림 10-1 혈액

혈액(blood)의 세포 성분

혈액은 55%의 혈장과 45%의 다양한 세포성분으로 구성되어 있다. 또한 혈액의 세포성분의 99%를 차지하는 적혈구(erythrocyte), 백혈구(leucocyte), 혈소판(blood disk) 등이 있다.

원심분리된 전혈(whole blood)은 상층에 혈장, 중간층에 백혈구연층(buffy coat)인 혈소판과 백혈구가 있고, 아랫층에는 적혈구가 쌓여 있는 층이다. 이 적혈구 용적을 헤마토크리트(hematocrit)라고 한다. 헤마토크리트 수치는 일반적으로 남성은 45%, 여성은 42% 정도이다.(그림 10-2)

혈액(blood) 조직

혈액은 세포성분과 다양한 화학물질이 용해되어 있는 액체 형태의 특수결합조직(special connective tissue)이다. 이 속에는 수백만 개의 세포가 있으며, 액체성분인 혈장(plasma) 내 수많은 종류의 세포와 세포조각들이 혈액의 유형성분(formed element)을 구성한다.

혈구와 림프구는 모두 골수에서 만들어진다

- 혈구(hemocyte) 및 림프구(lymphocyte)를 만드는 것을 **조혈**(hematopoiesis)이라 한다.
- **골수**(bone marrow: 뼈속질)는 나이를 먹으면 조혈이 중지되고 지방으로 바뀐다.
  조혈(hematopoiesis)이 왕성한 골수를 적색골수(red marrow: 적색뼈속질), 지방(fat)으로 바뀐 골수를 황색골수(yellow marrow: 황색뼈속질)라 한다.
  복장뼈(흉골, sternum), 볼기뼈(관골, hip bone)에서는 나이를 먹어도 조혈이 이루어진다.
- **태아**의 경우에는 지라(spleen)와 간(liver)에서도 조혈이 이루어진다. 이들을 태아성 조혈기관(hemopoietic organ: 혈구형성기관)이라 하는데, 보통의 성인은 여기에서 조혈이 이루어지지 않는다.
  몇 가지의 원인으로 골수 이외의 부위에서 조혈이 이루어지는 것을 **골수외조혈**(extramedullary hemopoiesis)이라 한다.

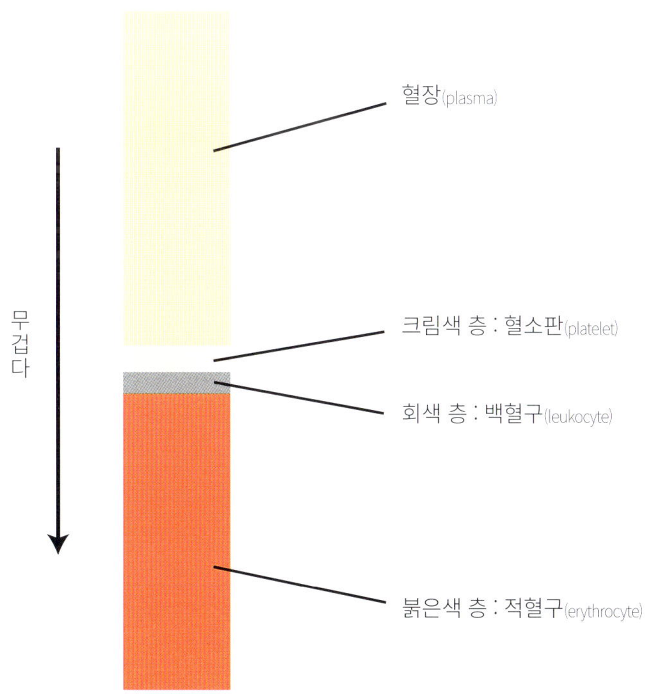

그림 10-2 혈액의 원심분리

혈장(BLOOD PLASMA)

혈장(blood plasma) 성분은 혈장 속에 산소, 염분, 대사물질, 효소, 호르몬 등의 각종 다양한 물질이 녹아 있으며, 이 들은 혈액에 의해 세포로 운송된다.

혈장은 전체 혈액량의 약 55%를 차지하는 담황색의 투명한 혈액 액체성분으로, 90%의 수분과 10%의 용질로 이루어졌으며, 정상적으로 6~8% 용질이 단백질(protein) 성분이다. 그 외 전해질(Na^+, Cl^-, HCO_3^-, K^+ 등), 글루코오스(glucose), 아미노산(amino acid), 지질(lipid), 비타민(vitamin), 노폐물(waste matter), 호르몬(hormone) 등이 함유되어 있다.

혈장(blood plasma) 기능

혈장은 영양분과 가스와 비타민 등을 운반하여 체액(body fluid)과 전해질(electrolyte)의 균형을 조절해주고 적당한 pH를 유지시켜준다. 혈장 속 **혈장단백질**(plasma proteins)은 혈액(blood) 내나 세포사이 체액에 있으며, 에너지원으로 사용되지 않고, 혈장단백질에는 알부민(albumin), 글로불린(globulin), 피브리노겐(fibrinogen)의 단백질(protein)이 있다.

알부민(albumin)은 혈장단백질 중 분자량이 가장 적으며 60% 정도의 무게를 차지하고 있다. 간에서 합성되며 양이 풍부하기 때문에 혈장의 삼투압(osmotic pressure)을 조절하는 중요한 요소로 작용한다. 혈장단백질에 의한 이러한 삼투효과를 **콜로이드 삼투압**(colloid osmotic pressure)이라고 한다.

혈장의 콜로이드 삼투압을 유지함으로써 알부민과 다른 혈장단백질은 혈액과 조직 사이의 수분이동조절을 도와주고 있다.

또한 혈장(blood plasma)은 각종의 혈장전해질(plasma electrolytes)을 함유하고 있으며, 장에서 흡수되어 세포대사를 거친 후 대사산물로 유리된다. 혈장전해질에는 나트륨, 칼륨, 칼슘, 마그네슘, 염소, 중탄산, 인산 그리고 유황 이온들이 있다.

중탄산이온(bicarbonate ion)은 삼투압(osmotic pressure)과 혈장의 pH를 유지하는데 중요한 역할을 하며, 다른 성분들과 마찬가지로 조절되어 혈중 농도는 비교적 안정되어 있다. **(표 10-1)**

혈액 가스와 영양분(blood gases and nutrients)

혈액가스(blood gases) 중 가장 중요한 것은 산소, 탄산가스, 질소이다.

혈장의 영양성분(plasma nutrients)에는 소화관으로부터 흡수한 아미노산(amino acid), 당분, 핵산(nucleic acid) 그리고 지방(fat) 등이 있다.

혈장(blood plasma)의 지방에는 트리글리세라이드(triglyceride), 인지질(phosphatide) 그리고 콜레스테롤 등이 있다. 지방(fat)은 물에 녹지 않고 혈장은 92%가 수분이므로, 이 지방들은 단백질(protein)과 결합하여 지방단백질(lipoprotein) 복합체를 형성하여 혈장 내에서 운반된다.

지방단백질(lipoprotein)의 유미미립(유미입자, chylomicrons)은 소장으로부터 흡수된 트리글리세라이드로 주로 이루어져 있다. 유미입자는 음식물로부터 섭취된 지방을 근육과 지방세포로 운반한다.

표 10-1 혈장 단백질

단백질	%	기원	기능
알부민(albumin)	60%	간	혈액(blood)의 삼투압(osmotic pressure) 유지를 도와줌
글로부린(globulin)	36%		
알파	4%	간	지방(fat)과 지용성 비타민(fat soluble vitamin) 운반
베타		간	지방과 지용성 비타민 운반
감마		림프조직	면역반응의 항체 구성
피브리노겐(fibrinogen)		간	혈액응고(blood clotting)의 주역할 담당

혈액(BLOOD) 생산

조혈(hematopoiesis)

전체 혈액량의 45%를 차지하는 모든 혈구(hemocyte: 적혈구, 백혈구, 혈소판)는 혈구모세포(hemocytoblast)가 자가 복제나 분화를 반복함으로써 생산되는데 이것을 **조혈**이라 한다. 조혈 장소는 개체의 성장과 함께 변화한다.

태생기에는 주로 간(liver), 지라(비장, spleen)에서 조혈(hematopoiesi)이 행해지며, 출생 후에는 주로 골수(bone marrow)에서 행해진다.

출생 후에도 질병 등의 원인으로 골수에서 조혈을 할 수 없게 되면, 간(liver)이나 지라(비장, spleen)로 조혈장소가 이동하기도 한다.(그림 10-3)(그림 10-4)

골수(bone marrow)

골수는 혈구(hemocyte)를 생산하며 뼈의 뼈속질공간(골수공간, marrow cavity)을 메우고 있는 조직이다. 그 총량은 성인의 경우 1,600~3,700g에 이른다. 골수 내에는 그물코 모양으로 정맥동굴(정맥동, sinus venosus)이 발달되어 있으며, 그 틈새에 혈구모세포(hemocytoblast)가 존재해 조혈(hematopoiesis)이 활발히 행해지고 있다. 이 골수를 **적색뼈속질**(적색골수, red bone marrow)라고 한다.

수혈(transfusion)

수혈(transfusion)이란 혈액을 몸속에 넣는 것을 말한다. 혈액에는 여러 가지 성분이 있다.

안전성과 효율을 생각하여 요즘은 혈액(전혈) 투여를 거의 하지 않기 때문에, 수혈이라는 말을 사용할 때에는 혈액성분 중의 무엇을 투여하는지 알아야 한다.

일반적으로 아무런 설명 없이 수혈(transfusion)이라는 말을 사용하는 경우에는 **적혈구제제**를 투여하는 것을 말하고, 혈소판제제를 투여하는 경우에는 **혈소판 수혈**이라고 한다.

혈장제제를 투여할 때는 수혈이라는 말을 별로 사용하지 않지만, 수혈의 연장선상에서 이루어진다. 물이나 전해질(electrolyte)의 투여는 수혈이라고 하지 않고 **수액보충**이라고 한다.

	태생 3주	태생 3개월	태생 4개월~	영유아	성인
조혈부위	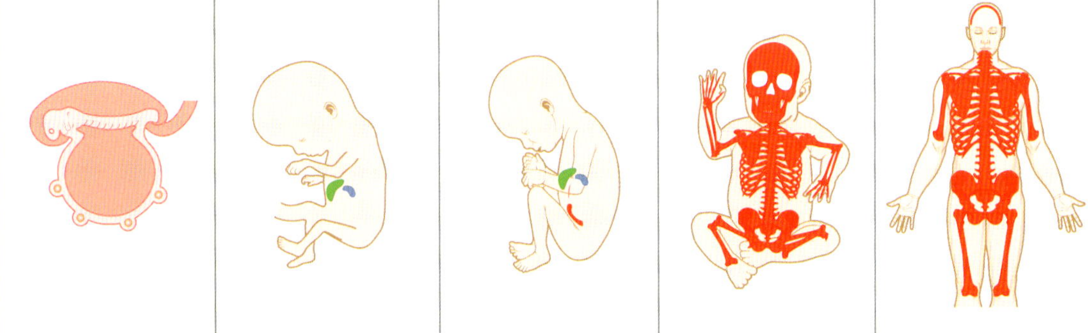				
특징	**난황낭** 벽에 있는 세포가 혈구로 분화해, 혈액섬(혈도)이 되어 조혈이 시작된다.	조혈장소가 **간**과 **비장**으로 이동한다.	**골수에서의 조혈이 시작**, 조혈장소가 서서히 간이나 비장에서 골수로 옮겨간다.	거의 모든 골수에서 조혈이 행해지게 된다.	조혈골수는 두개골, 흉골, 늑골, 추골, 골반, 대퇴골 등, 몸의 중심부 골수에 국한된다.

그림 10-3 발생에 따른 조혈 장소

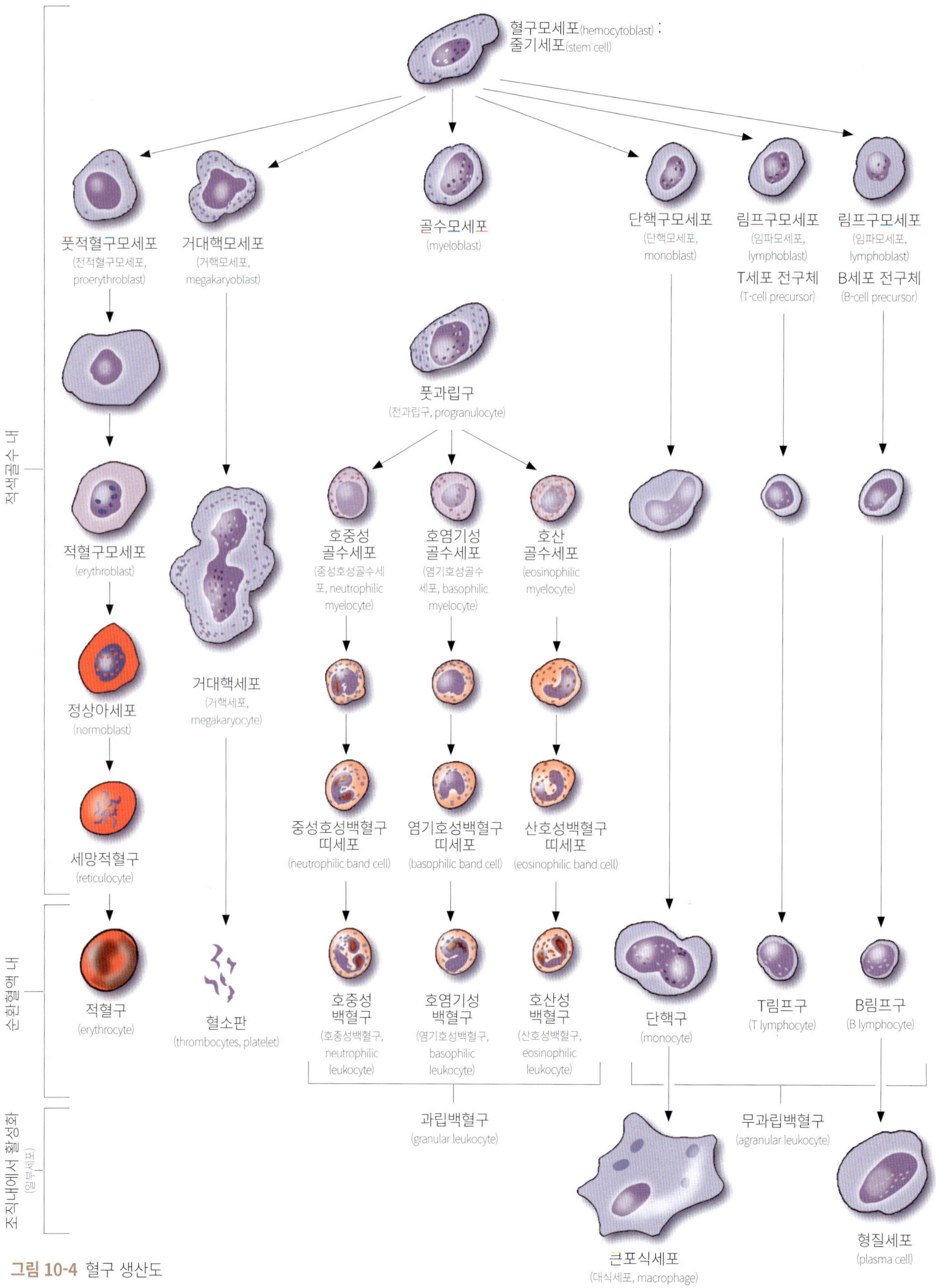
혈구모세포(hemocytoblast):
줄기세포(stem cell)
풋적혈구모세포
(전적혈구모세포, proerythroblast)
거대핵모세포
(거핵모세포, megakaryoblast)
골수모세포
(myeloblast)
단핵구모세포
(단핵모세포, monoblast)
림프구모세포
(임파모세포, lymphoblast)
T세포 전구체
(T-cell precursor)
림프구모세포
(임파모세포, lymphoblast)
B세포 전구체
(B-cell precursor)
풋과립구
(전과립구, progranulocyte)
적색골수 내
적혈구모세포
(erythroblast)
거대핵세포
(거핵세포, megakaryocyte)
호중성 골수세포
(중성호성골수세포, neutrophilic myelocyte)
호염기성 골수세포
(염기호성골수세포, basophilic myelocyte)
호산 골수세포
(eosinophilic myelocyte)
정상아세포
(normoblast)
세망적혈구
(reticulocyte)
중성호성백혈구 띠세포
(neutrophilic band cell)
염기호성백혈구 띠세포
(basophilic band cell)
산호성백혈구 띠세포
(eosinophilic band cell)
순환혈액 내
적혈구
(erythrocyte)
혈소판
(thrombocytes, platelet)
호중성 백혈구
(호중성백혈구, neutrophilic leukocyte)
호염기성 백혈구
(염기호성백혈구, basophilic leukocyte)
호산성 백혈구
(산호성백혈구, eosinophilic leukocyte)
단핵구
(monocyte)
T림프구
(T lymphocyte)
B림프구
(B lymphocyte)
과립백혈구
(granular leukocyte)
무과립백혈구
(agranular leukocyte)
조직내에서 활성화
(일부세포)
큰포식세포
(대식세포, macrophage)
형질세포
(plasma cell)

그림 10-4 혈구 생산도

적혈구(RED BLOOD CELL, RBC)

산소를 운반하는 기능을 가진 적혈구(eythrocyte)는 혈액(blood)의 절반 가까이를 차지한다. 혈소판(blood disk)은 출혈을 멈추게 한다. 적혈구와 혈소판은 골수(bone marrow)에서 만들어져 지라(비장, spleen)에서 파괴된다.

적혈구(eythrocyte)의 구조

적혈구는 혈액의 40~45 %를 차지하며 혈액(blood) 1마이크로리터(μl) 당 약 450~500 만개가 있다. 적혈구의 직경은 7~8μm(마이크로미터)로 중앙이 오목한 원반 형태이다. 이것은 적혈구가 만들어지는 과정에서 세포핵(karyoplast)이 빠져있기 때문이다.

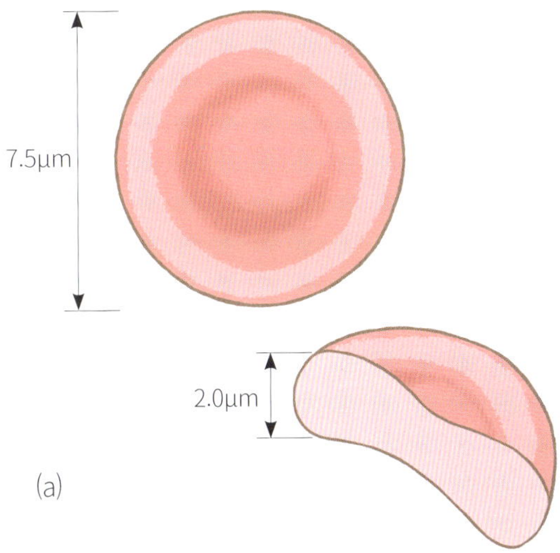

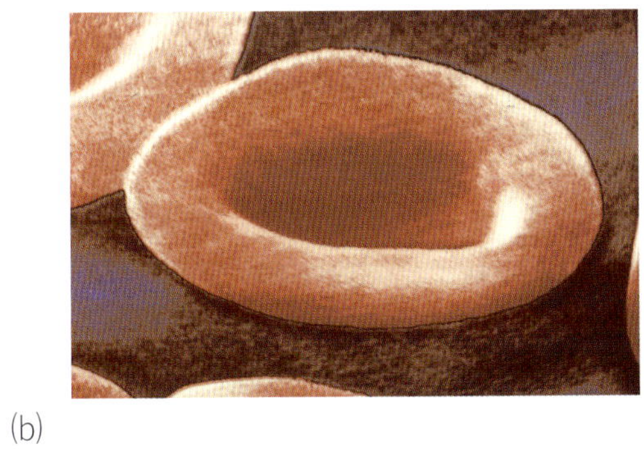

그림 10-5 (a) 적혈구 양오목 형태 (b) 적혈구의 주사전자현미경 사진

적혈구의 이러한 형태로 인해 자신의 직경보다 얇은 모세혈관(blood capillary)에 들어갈 수 있는 것이다.

적혈구(eythrocyte)에는 헤모글로빈(hemoglobin)이라는 붉은 색소가 들어 있다. 혈액(blood)이 붉은 색을 띠는 것은 절반 가까이를 차지하는 적혈구가 붉기 때문이다.

적혈구는 골수(bone marrow)에서 조혈모세포(hematopoietic stem cell)가 분화하여 만들어지고, 수명을 다한 적혈구는 지라(비장, spleen)에서 파괴되며, 적혈구 속의 헤모글로빈은 분해되어 새로운 적혈구의 원료 또는 쓸개즙(담즙, bile)의 성분으로 재사용된다.

남성에서는 mm^3 당 420만~620만개이고, 여성에게는 420만~540만개이다. 어린이에서는 평균 450만~510만개이다.

적혈구수는 산소운반 능력과 관계가 있으며, 질병의 진단과 예후 판단에 이용된다. 이와 같이 혈액 속에 있는 적혈구만의 용적 비율을 헤마토크릿(hematocrit : Hct)이라고 한다. 적혈구수는 일반적으로 남성이 여성보다 많고 성인이 노인보다 많다.(표 10-2)(그림 10-5)(그림 10-6)

표 10-2 적혈구수와 헤마토크릿(Hct)의 정상치

성별	적혈구수	Hct
남성	430~570만/mm^3	40~50%
여성	380~500만/mm^3	33~45%

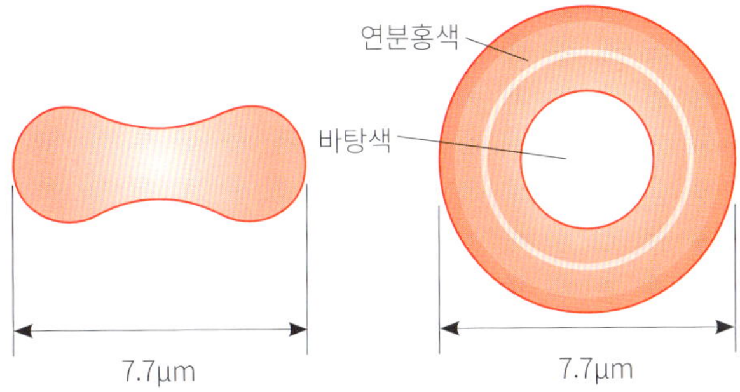

그림 10-6 정상 적혈구의 모양과 직경

적혈구(red blood cells, RBC) 기능

헤모글로빈(hemoglobin)은 산소와 결합하기 쉬운 성질을 가지고 있으며, 허파(폐, lungs)에서 온몸으로 산소를 운반하는 역할을 하고 있다.

적혈구의 세포막(cell membrane)은 내부구조와 가깝게 놓이게 하는 원반 형태로 가스를 운반하는 기능에 적응하도록 만들어진 것으로, 가스가 확산되는 표면적을 증가시키게 된다.

적혈구는 핵(nuclei)이 없기 때문에 mRNA를 합성하지도 못하고 분열하지도 못하며, 대신에 에너지 유출과정에 필요한 효소를 가지고 있다.

- **산소 운반:** 적혈구(red blood cells: RBC)의 중요한 역할인 산소(O_2) 운반은 주로 헤모글로빈(hemoglobin) 분자 간 산화헤모글로빈(oxyhemoglobin)의 형태를 만들기 위해 4개의 산소분자(heme)와 화학적 결합을 하게 된다. 헤모글로빈은 허파꽈리(폐포, pulmonary alveolus)로부터 산소를 받으면, 각 조직으로 운반하여 그곳에서 산소를 방출한다.
- **이산화탄소(CO_2) 운반 중개:** 적혈구는 이산화탄소 운반에도 관여하고 있다. 그러나 헤모글로빈에 결합하는 양은 매우 적으며, 대부분은 혈장(plasma) 속에 용해되어 옮겨진다. 조직에서 생산된 대부분은 적혈구 내에 받아들여져 중탄산이온(HCO_3^-)으로 변환되어 혈장 속으로 이동한다.
- **적혈구(RBC) 파괴:** 적혈구의 수명은 약 120일이다. 수명을 다한 적혈구는 지라(비장, spleen)에서 파괴된다. 지라 내에 있는 큰포식세포(대식세포, macrophage cell)는 노화된 적혈구뿐 아니라 소위 비정상적인 적혈구를 제거하는 식균작용(phagocyte)을 한다. 이 과정을 통해 헤모글로빈은 파괴되어, 아미노산, 철, 색소빌리루빈이 혈류속으로 유리된다.(그림 10-7)

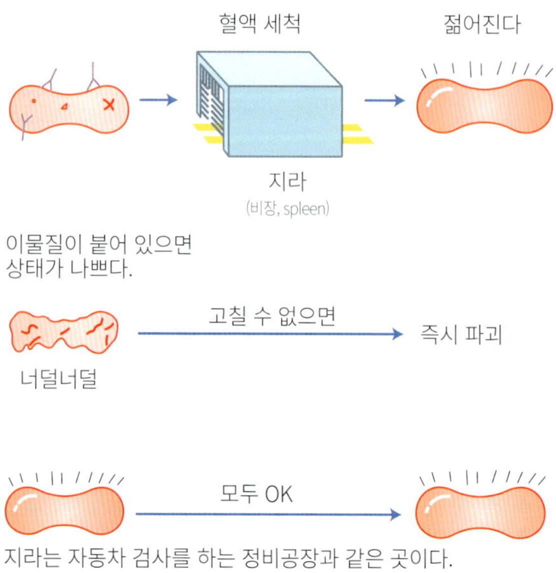

그림 10-7 지라(비장, spleen)에서의 적혈구

적혈구지수(erythrocyte indices)

빈혈(anemia) 시에는 적혈구수, 혈색소(hemoglobin)량, 헤마토크리트치가 반드시 평행해서 감소하지는 않는다.

이들 3자내의 2자가 평행하는 경우를 1로 하여 감소도를 지수로 나타낸 것을 총칭해서 **적혈구지수**(erythrocyte indices)라고 한다.

색소지수, 용적지수, 포화지수의 3자가 있으며, 빈혈의 분류에 이용된다.

지혈과 응고의 차이

지혈(hemostasis)에는 혈소판(platelet)이 주역이 되는 1차지혈과 섬유소(피브린, fibrin)가 주역이 되는 2차지혈이 있다. 이 2차지혈을 응고라고 한다.

응고(coagulation)인자라 불리는 혈중의 단백질(protein)이 활성화되어 그 결과 피브린이 생긴다. 이렇게 생긴 혈전을 섬유소혈전(피브린혈전, fibrin thrombus)이라고 하는데, 1차지혈로 생긴 혈소판혈전과 구별된다.

혈소판혈전이 응고반응에 의해 섬유소혈전(피브린혈전, platelet)이라는 견고한 혈전(thrombus)으로 성장했다고 할 수 있다. 응고반응은 혈소판과 더불어 지혈(hemostasis)에 중요한 역할을 하고 있다.

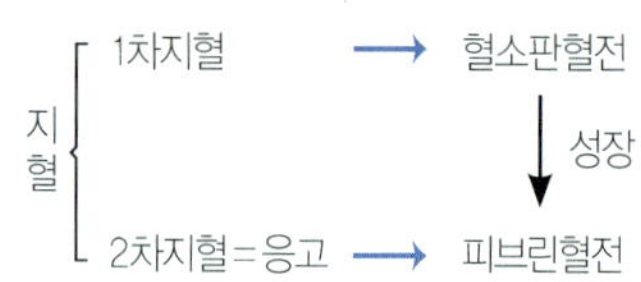

용혈(hemolysis)

용혈이란 적혈구막이 파괴되어 혈색소(hemoglobin)가 혈구 밖으로 누출되는 현상을 말한다. 주의할 것은 '**적혈구의 파괴=용혈**'은 아니라는 점이다. 정확하게 말하면, 수명을 다하지 못하고 파괴되는 것을 용혈이라고 한다. 따라서 노화적혈구의 생리적인 파괴에는 용혈이라는 말을 사용하지 않는다.(그림 10-8)

혈색소(hemoglobin)

혈색소 구성(hemoglobin, Hb)은 hemo와 globin이 결합된 단백질이다. 산소를 운반하는 것은 적혈구의 역할 중 하나이며, 그 중심적 역할을 하고 있는 것이 **혈색소**이다.(그림 10-9)

적혈구(erythrocyte)의 생성 및 조절

적혈구의 생성 및 조절은 적색뼈속질(적색골수, red marrow) 안에서 혈구모세포(hemocytoblast)는 적혈구모세포(erythroblast)를 만들며, 적혈구모세포는 1초당 200만~300만 분자의 생성속도로 헤모글로빈을 만들고 있다.

어린 적혈구들은 망상적혈구(reticulocyte)라고 부른다. 성숙한 적혈구는 몸안을 75,000번 정도 돌게 된다.

빈혈(anemia)

빈혈이란 말초혈액(peripheral blood) 속의 혈색소(hemoglobin) 농도가 감소된 상태로서, 혈액이 인체 조직의 대사에 필요한 산소를 충분히 공급하지 못해 조직의 저산소증을 초래하는 경우를 말한다.

원인

- 철결핍성 빈혈(철분이 충분하지 못하여 혈색소 결핍)
- 비타민결핍성 빈혈(적혈구를 생성하기 위한 엽산과 비타민 B12의 결핍)
- 만성질환 빈혈(암, 류마티스 관절염, 크론씨병과 다른 만성 염증성 질환에 의한 적혈구 생성 방해)
- 재생불량성 빈혈(적혈구, 백혈구, 혈소판을 생산하는 골수의 기능저하)
- 골수질환과 관련된 빈혈(백혈병, 골수형성이상증 등의 질환이 골수에서 혈액 생성에 영향)
- 용혈성 빈혈(일부 항생제 남용으로 적혈구가 골수에서 만들어져서 보충되는 속도보다 더 빨리 적혈구가 파괴)
- 기타(낫적혈구 빈혈, 지중해빈혈증 등)

증상

적혈구(eythrocyte) 생산감소, 철결핍빈혈, 비타민 B12 및 엽산결핍, 적혈구의 파괴증가, 두통(headache, 현기증(vertigo), 협심증(가슴조임증, angina pectoris), 피로감, 안색불량, 두근거림(심계항진, palpitation), 빈맥(빠른맥, tachycardia) 등이다.

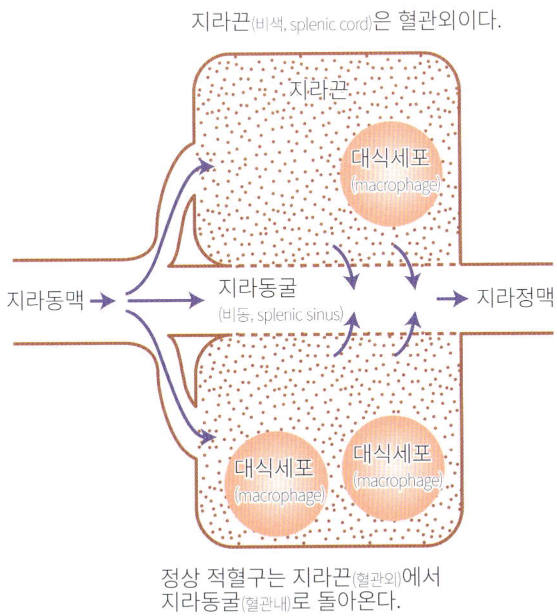

그림 10-8 지라(비장, spleen)에서 적혈구가 파괴된다.

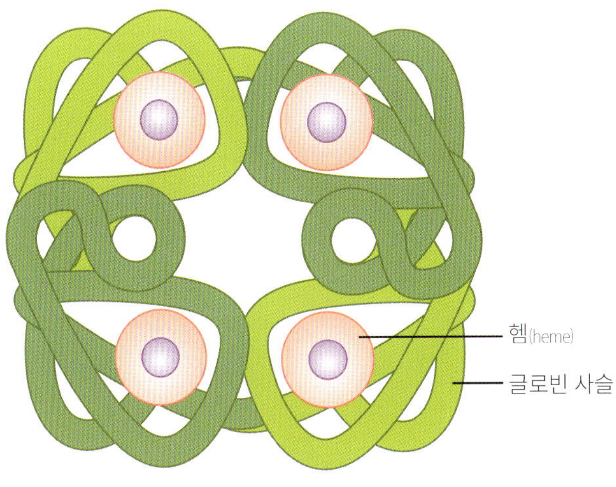

그림 10-9 헤모글로빈의 구조

백혈구(WHITE BLOOD CELL, WBC)

백혈구(WBC)

백혈구는 과립구, 단핵구(monocyte), 림프구의 3종류로 분류되며, 기능이 각기 다르다. 백혈구의 60~70%를 차지하는 호중구(neutrophil)는 탐식작용을 한다.

백혈구(WBC)의 주된 역할은 체내에 침입한 병원체나 이물로부터 몸을 지키는 것이다.

적혈구(erythrocyte)의 '**적**(赤)'이란 붉은 세포라는 의미이다. 그렇다면 백혈구의 '**백**(白)'이란 하얀 세포라는 의미이다. 헤마토크리트(Hct)를 측정할 때에는 원심분리를 한다.

이때 붉은 적혈구층 위에 옅은 회색층이 나타나는데 이 층에 모여 있는 것이 백혈구이다. 이 층이 하얗게 보인다고 해서 백혈구라는 명칭이 생기게 된 것이다.

적혈구와는 달리 모든 백혈구는 **핵**을 가지고 있으며, 헤모글로빈이 없고, 세포질(cytoplasm) 내에 염색성 과립(granular)을 갖고 있다.

백혈구(white blood cell, WBC)의 분류

백혈구는 형태학적으로 과립구(granulocyte)와 무과립백혈구(agranular leukocyte)로 크게 나눌 수 있지만, 발생학적으로는 골수양세포(myeloid cell)와 림프구(lymphoid cell)의 2가지로 나눌 수 있다.

과립구(granulocyte)

과립구는 세포 안에 과립이라는 알갱이를 포함한 세포질(cytoplasm)을 갖고 있는 백혈구를 말한다. 보통 염색되어 나타나는 것을 **과립**(granular)이 있다고 한다.

과립구는 염색 색깔에 따라 3가지로 분류된다. (그림 10-10)

- 호산구(eosinophil) → 과립이 붉다
- 호염기구(basophil) → 과립이 푸르다
- 호중구(neutrophil) → 과립이 황갈색으로 염색된다

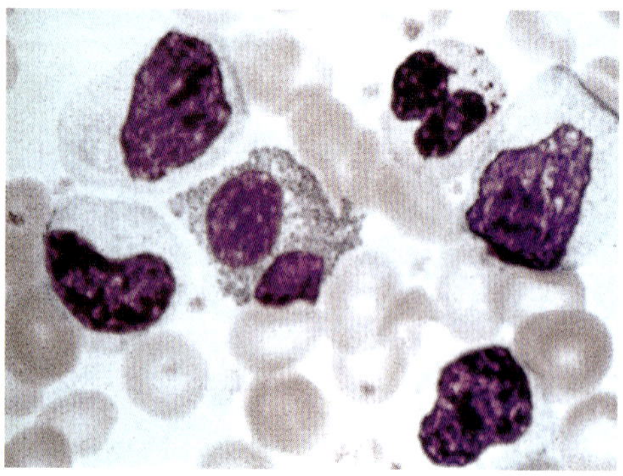

정상 골수

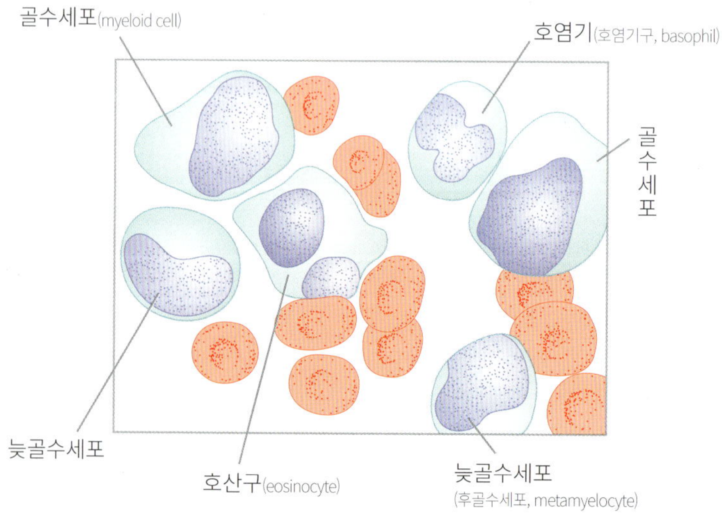

그림 10-10 과립구

각 과립구의 존재 비율은,

호중구 > 호산구 > 호염기구 순이다.

호중구(neutrophil): 백혈구(leucocyte)의 60~70 % 를 차지한다. 세균 등이 침입하면 빠르게 응집하여 분해 작용을 하고 호중구 스스로는 사멸하는데 이 같은 기능을 **탐식작용**(Phagocytosis)이라 한다.(그림 10-11)

호염기구(basophil): 거의 포식작용이 없는 과립구로서 혈액응고와 방지 기능을 갖고 있으며, 특히 염증부위 치유에 관여한다. 생체내에서 즉시형 알레르기 반응의 중심적인 역할을 한다. 혈액 속에 있는 히스타민(histamine)의 대부분은 호염기구에서 유래한다.(표 10-3)

무과립백혈구(agranular leukocyte)

말초혈액속에 5% 정도를 차지하는 단핵구는 과립구 대식세포계 전구세포(granulocyte macrophage progenitor, GMP)로부터 분화·증식되어 과립(granule)이 없는 것이다. 또한 혈액네 단핵구는 조직내 대식세포로 분화된다.

단핵구(monocyte)는 백혈구 중 크기가 가장 크며, 공격적인 포식세포이며, 커다란 세균성 미생물과 종양세포를 포획 할 수 있다.

대식세포(macrophage)는 림프구(lymphocyte)를 자극하여 T cell, B cell이 작용할 수 있도록 한다.

표 10-3 과립구의 종류

	호중구	호산구	호염기구
직경	10~14μm	13~20μm	10~16μm
특수과립의 색조 (May-Giemsa 염색)	분홍(호중성)	빨강(호산성)	보라(호염기성)
주된 역할	· 세균 등의 체내 이물의 탐식·제거	· 기생충 제거나 알레르기 반응에 관여	· 즉시형 알레르기에 관여
형태	· 핵은 2~3핵이 많다. · 핵은 성숙되지 않은 곤봉모양의 간상핵구와 성숙하고 잘록한 부분이 있는 분엽핵구가 있다.	· 핵은 2핵이 많다. · 과립이 전세직으로 분포되어 있다.	· 핵은 분엽되어 있거나 또는 되어 있지 않다. · 과립이 충만해 있어 핵은 보기 어렵다.

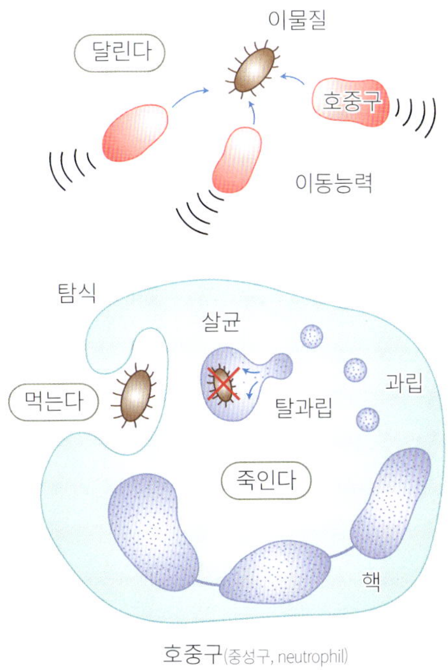

그림 10-11 호중구의 기능

혈소판(PLATELET)

구조 및 기능

혈소판은 핵을 가지지 않은 불규칙한 모양의 작은 혈구이며, 혈관 내에 있을 때는 원반 모양에 가까운 형태를 띠고 있다. 혈소판(platelet)은 골수(bone marrow)의 조혈줄기세포(haematopoietic stem cell)로부터 만들어진다.

혈소판(platelet)은 혈액(blood) 1마이크로리터(μl)당 약 20~40 만개가 있다. 수명은 10일 정도로 수명을 다 하면 지라(비장, spleen)에서 파괴된다. 혈소판의 작용은 지혈이다. 혈관(blood vessel)이 파열되면 거기에 응집되어 지혈을 위협하는 물질을 무력화시키는 물질을 방출하여 출혈을 방지한다.

혈액응고(blood coagulation)

지혈기전은 혈관(blood vessel)으로부터 혈액(blood)이 소실되는 것을 막아 주는데 가장 효과적인 기전으로 생명을 보호 유지해 준다. 작은 혈관들이 잘리거나 끊어지면 지혈작용이 시작된다. (그림 10-12)

- **혈관벽**(vessel wall)의 민무늬근(평활근, smooth m.)이 반사적으로 수축하는 것을 혈관경련이라고 한다.
- **통각수용체**(pain receptors)에 의해 반사반응은 몇 분간 지속될 수 있지만, 효과는 약 30분간 지속된다.
  혈관경련(vasospasm)을 유지시키는 세로토닌(serotonin) 분비로 혈소판 마개(platelet plug)가 형성되어 혈액은 응고된다.

혈소판(platelet)이 아교질(collagen)과 닿게 되면 형태가 갑자기 변하여 수많은 가시돌기(극돌기, spinous process)가 막으로부터 튀어나오기 시작한다. 동시에 혈소판(platelet)은 서로 달라붙어 혈관의 손상부위에 혈소판 마개를 형성한다.

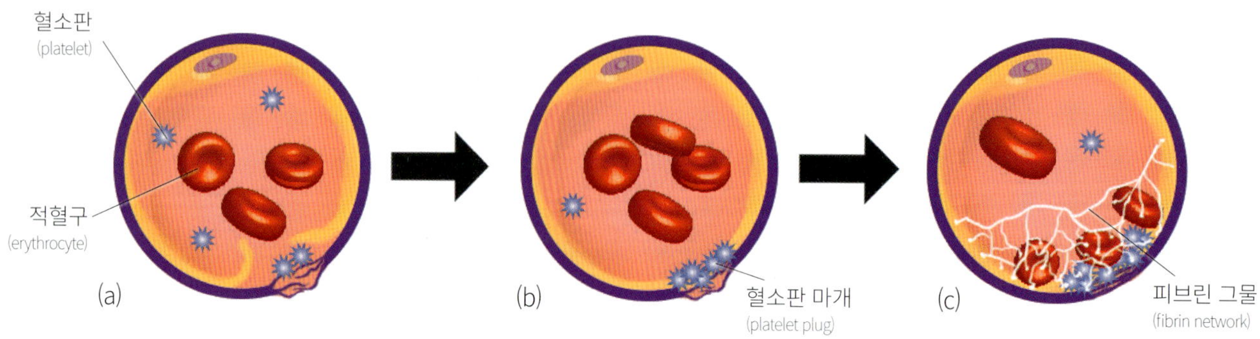

그림 10-12 지혈의 과정. (a) 혈소판이 상처가 생긴 혈관 부위에 붙는다 (b) 혈소판마개를 형성한다 (c) 피브린 덩어리가 그물을 형성하여 혈관의 상처를 막는다

혈소판증가증(thrombocytosis)

혈소판증가증은 말초혈액(peripheral blood)에서 혈소판(platelet)이 증가하는 상태로서, 보통 혈소판 수가 40만/mm3 이상인 경우를 가리킨다.

원인: 만성골수증식성(chronic myeloproliferative disorder) 질환 등에 의해 종양성으로 혈소판이 증가하는 경우. 일차성 질환 등에 의해 반응성으로 혈소판(platelet)이 증가하는 경우, 종양성일 때는 반응성인 경우보다 혈소판 수가 증가하며, 100만/mm3를 초과하는 경우도 흔히 있다.

증상: 증상이 다양해서 혈전증(thrombosis)을 일으키는 경우(약 30%: 혈소판의 증가가 원인)도 있고, 출혈을 일으키는 경우(약 60% : 혈소판의 기능 이상이 원인)도 있다.□

손상된 조직에서 나오는 혈액이 조직에 닿으면 외인성응고기전(extrinsic clotting mechanism)을 시작하게 한다. 조직의 손상 없이 혈액이 이물질 표면에 닿음으로써 내인성응고기전(intrinsic clotting mechanism)을 자극하게 된다.

혈액응고 과정에서 중요한 단계는 용해성 혈장단백질(plasma protein)인 피브리노겐(fibrinogen: 제 I 인자)이 비용해성 단백질(protein) 섬유인 피브린(fibrin)으로 변하는 것이다.

비타민 K는 특정한 응고인자가 기능하는데 꼭 필요하다.

외인성응고기전(extrinsic clotting mechanism)

손상된 조직의 세포막(cell membrane)에서는 조직 트롬보플라스틴(tissue thromboplastin; 제III인자)이라고 하는 복합 물질을 분비한다. 조직 트롬보플라스틴은 제Ⅶ인자(Hageman인자, 혈청트롬빈 촉진제)를 활성화시키고 이것은 다시 제Ⅹ인자(스튜어트 푸라우어 인자)와 결합하여 활성화된다. 제Ⅹ인자는 다시 제Ⅴ인자(프로악셀러린)와 결합하여 활성화된다.

프로트롬빈(prothrombin; 제II인자)은 간(liver)에서 계속 생성하는 알파 글로불린(globulin)으로 혈장의 정상 조성 물질이다. 칼슘이 있으면 프로트롬빈(prothrombin) 활성물질은 프로트롬빈을 트롬빈(thrombin; 제II 인자)으로 변하게 한다.

트롬빈(thrombin)은 또한 제XIII인자(항혈우 인사)를 활성화시켜 피브린섬유를 강하고 안정된 구조로 만들어 혈괴(blood clot)를 만들며, 이는 혈액손실을 방지해 준다. 혈액 중의 프로트롬빈(prothrombin) 활성물질의 양은 조직의 손상정도에 직접 비례한다.

항트롬빈(antithrombin)이라고 하는 자연발생물질이 혈액(blood) 내와 혈관(blood vessel)의 내피세포에 존재하여 트롬빈 형성을 막아준다.(**표 10-5**)

표 10-5 지혈 기전

기전	자극	효과
혈관 경련	혈관벽 또는 통증 수용체에 직접적 자극; 혈소판이 세로토닌을 분비	혈관벽의 평활근이 반사적으로 유리수축; 혈관수축은 지속되는 혈관경련 유지를 도와줌
혈소판	마개형성혈소판이 거친 표면이나 결합조직의 아교질에 노출	혈소판이 거친 표면에 달라붙고 서로 달라 붙어 마개 형성
혈액 응고	세포손상과 혈액이 외부에 닿음으로써 응고시키는 인자들을 활성화시킴	피브리노겐이 피브린으로 변하게 되는 일련의 반응으로 혈괴가 형성됨

혈우병(hemophilia)

응고인자(coagulation factor)에 이상이 생기면 2차지혈장애(응고)가 발생한다. 출혈시간은 정상이지만 섬유소(피브린, fibrin)가 생산되지 않아 혈소판혈전을 견고하게 만들 수가 없으며, 따라서 혈관 상처의 덮개가 견고하지 않아 그곳으로부터 출혈이 일어난다.

이러한 **응고인자의 이상**에 의해 나타나는 질환 중 하나가 혈우병(hemophilia)으로, 혈우병은 반성열성 유전을 하는 **선천성 응고이상 질환**이다.

즉 혈액응고인자가 결핍되어 출혈경향이 증가하는 유전성 응고장애를 **혈우병**(hemophilia)이라 한다.

원인: 성염색체(X)로 유전되는 열성 유전질환, 혈우병 A(제VIII응고인자 결핍), 혈우병 B(제IX응고인자 결핍), 혈우병 C(제XI응고인자 결핍)

증상: 반복되는 관절내 출혈(가벼운 타박상이나 외상이 원인), 피하출혈(subcutaneous bleeding) 및 근육내 출혈, 혈종(hematoma), 외상 후 과다출혈(두개내, 근육내, 관절내, 피하 출혈) 등이다.

림프구(LYMPHOCYTE)

림프구(lymphocyte)는 직경 6~15μm의 다소 작은 백혈구((leucocyte)로, 백혈구의 약 20 ~ 30 %를 차지한다. 림프구에는 T 세포, B 세포 등의 종류가 있으며, 각각 다른 기능을 가지고 면역 기능을 담당하고 있다.

큰포식세포(대식세포, macrophage)로부터 외부에서 침입한 이물 또는 세균 등의 정보를 전달받은 T 세포는, 스스로 증식하고 B세포에 항체(antibody)를 만들도록 지시한다. 별도의 특별한 T세포는 외부의 이물질에 의해 손상되고 파괴된 세포를 처리하는 작용을 한다.(그림 10-13)

림프구(lymphocyte)는 기능과 세포표면 표지(marker: 표지자)에 의해 **T세포, B세포, 기타 세포**의 3가지로 나누어진다.(표 10-4)

림프구는 가장 작은 백혈구로 평균 직경이 6–9μm이며, 옅은 파란색으로 염색되고 백혈구 중 약 25%를 차지한다.

악성림프종(malignant lymphoma)

림프계 종양(lymphatic system tumor)은 조혈계 종양(hematopoietic system tumor) 중에서 림프계 세포(B세포, T세포, NK세포)에 생긴 유전자 변이로 인해, 종양성 증식을 초래하여 백혈병(leukemia)이나 림프종(malignant lymphoma) 등 다양한 병태가 나타나는 질환이다.

원인: 바이러스 감염(EB바이러스 등), H. pylori 감염 등이다.

증상: 림프절(lymph nodes)에서 병변이 처음 발생하여 인접한 림프절 영역으로 진행한다. 체중감소, 발열(Pel-Ebstein형), 야간발한, 림프절비대, 알코올 섭취 후의 림프절통증 등이다.

표 10-4 림프계 세포의 기능

	기능
B세포	• 항체생산(antibody production) • 항원(antigen) 기억
T세포	• 세포(cell) 손상 • 다른 림프구(lymphocyte)나 큰포식세포(대식세포, lymphocyte)의 조절
NK세포	• 종양(tumor) · 바이러스(virus) 감염(infection) 세포의 제거

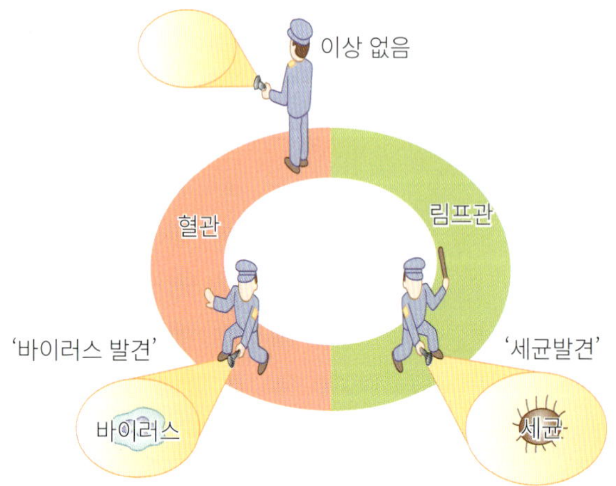

그림 10-13 림프구의 순찰

림프구(lymphocyte)와 림프관(임파관, lymphatic duct)

림프구와 **림프관**의 관계는 대단히 밀접하다. 과립구(granulocyte), 단핵구(monocyte)는 일단 혈관(blood vessel)에서 조직으로 나와 버리면 다시 혈관으로 되돌아가는 일은 없다. 그런데 림프구는 관을 통해서 혈관으로 다시 돌아온다.

이것이 의미하는 것은, 면역에 있어서 가장 중요한 역할을 담당하는 림프구가 맥관(vascula: 혈관)에서 말초조직에 이르기까지 이물질의 침입에 대비하여 순찰을 하고 있다는 것이다.

혈액형(BLOOD TYPE)

혈액(blood)은 세포의 표면구조에 근거하여 혈액형을 ABO와 Rh 체계로 유형을 구분한다.

오스트리아 의사인 카알 란트슈타이니(Karl Landsteiner)가 1910년, ABO 혈액 항원 유전자를 확인함으로써 그 동안의 혈액형 불일치에 대한 의문이 풀렸다. 혈액은 세포의 표면구조에 근거하여 혈액형을 나눈다. 혈액형은 적혈구(red blood cells, RBCs) 내에 존재하는 특정한 항원(antigen)에 의해 결정된다.

항원과 항체(antibody and antigen)

혈액형일치검사나 수혈 시 적혈구(eythrocyte)들이 뭉치는 현상을 응집(agglutination)이라 한다. 이것은 적혈구막(red cell membrane)이 갖고 있는 항원(antigen), 혈장(plasma)이 갖고 있는 항체(antibodies)라고 하는 단백질(proten) 간의 반응에 의한 것이다.

항원(antigen)은 몸이 항체(antibody)를 만들도록 자극할 수 있는 물질이다. 항원으로 작용하는 거의 모든 물질은 **이종단백질**(foreign protein)이며, 이 단백질은 우리가 상식적으로 알고 있는 단백질이 아니며, 수혈 감염 등 여러 가지 요인으로 몸에 들어온 단백질이다.

항체(antibody)는 항원의 자극에 반응하여 몸에 생성된 물질로써, 많은 항체는 항원과 반응하여 응고를 일으키니 항원을 응집시긴다. A 항원이 없으면 'anti A' 항체가 존재하고, B 항원이 없으면 'anti B' 항체가 존재한다. 많은 종류의 항원이 사람의 적혈구(eythrocyte)에 붙어 있지만 그들 중 몇 개만 심각한 수혈반응을 일으킨다.

백혈병(leukemia)

말초혈액(peripheral blood) 중에 비정상백혈구(백혈병세포)가 병적으로 증식하는 질병이다.

원인: 줄기세포(조혈모세포, stem cell)에 유전자 이상이 생겨 분화능력을 잃은 비정상적인 백혈병세포(leukemic cell)가 단세포군(monoclonal)으로 증식하는 것이 원인이다.

급성골수성백혈병(acute myeloid leukemia)은 50세 이상 고령자, 급성림프성백혈병(acute lumphoid leukemia)은 10세 미만에서 많이 발생, 골수계세포(과립구, 단핵구)의 증식, 백혈병(leukemia)으로 50세 이상 성인에게 호발, 나이가 많을수록 발병 증가, 어린이에게 호발

증상: 정상조혈의 억제(비정상적인 백혈구 증가, 적혈구 및 혈소판 감소), 빈혈(호흡곤란, 전신권태감), 발열(과립구 감소), 출혈(혈소판 감소), 두통(headache), 구토(emesis, vomiting) 등이다.

각 인종의 ABO형 빈도(%)

인종	A	B	AB	O
한국인	34	27	11	28
일본인	40	20	10	30
중국인	27	32	13	28
인도인	42	11	4	43
영국인	42	9	3	47
미국인	40	11	3	46
오스트레일리아인	56	0	0	44

ABO형 체계

사람의 혈액은 **ABO 체계**의 유형중 하나이며, 특정한 유형의 항원(단백질)에 따라 여러 가지 형으로 구별된다.

• A형(type A) • B형(type B) • AB형(type AB) • O형(type O)

ABO 혈액형(ABO blood group)은 적혈구(eythrocyte) 세포막의 A항원(A antigen)과 B항원(B antigen)의 존재에 기초를 두고 있다.

- **A형**의 적혈구(eythrocyte)에는 A형 항원이 포함되어 있고, 혈장(plasma)에는 항-B 항체가 포함되어 있다.
- **B형**의 적혈구는 B형 항원을 가지고 있고, 혈장은 항-A 항체를 가지고 있다.
- **AB형**의 적혈구는 A형과 B형 두 가지 항원(antigen)을 가지고 있고, 혈장(plasma)은 항-A와 항-B 항체(antibody)를 모두 가지고 있다.
- **O형** 혈액형은 그 반대로, 적혈구는 A · B형의 두 항원을 갖지 않고 혈장 속에는 항-A형 항체와 항-B형 항체가 모두 있다. (그림 10-14)

'A형 혈액을 가진 사람은 **B형**이나 **AB형** 혈액을 받아서는 안 된다.'
'B형 혈액을 가진 사람은 **A형**이나 **AB형** 혈액을 받아서는 안 된다.'
'O형 혈액을 가진 사람은 **A형, B형, AB형** 혈액을 받아서는 안 된다.'
'AB형은 때로는 **만인수혜자**이며, O형 혈액을 가진 사람은 때로는 **만인기증자**(universal donors)라고 불린다.'

Rh식 혈액형

ABO식 혈액형은 생리 식염수 중의 혈구(hemocyte)에 혈청(serum)을 섞어 응집을 보는 방법으로 혈액형을 분류하는 것으로, IgM 밖에 검출되지 않는다. **IgG**가 관여하는 혈액형에서 최초로 발견된 것이 **Rh식 혈액형**이다.

IgG Ab를 포함하는 혈청을 Coombs 혈청이라고도 한다. Rh식 혈액형에 관여하는 항체는 **IgG**라는 것을 기억하자.

- **Rh식 항원의 종류:** C, c, D, E, e가 있는데 수혈(transfusion)할 때 문제가 되는 것은 D항원이다. D항원이 있는 경우를 **Rh+**(Rh 양성)라 하고, D항원이 없는 경우를 **Rh-**(Rh 음성)이라고 한다.
- **Rh-인 사람과 Rh(D) 항체:** A항원이 없는 사람은 anti-A Ab를 반드시 **가지고 있지만,** Rh-인 사람은 보통 Rh(D)Ab를 **가지고 있지 않다.** Rh-인 사람이 Rh(D)Ab를 획득하기 위해서는, Rh+인 적혈구(eythrocyte)에 노출되어야 한다. 이것이 ABO식 혈액형과 다른 점이다.
- **Rh식 혈액형이 문제가 되는 경우:** Rh-인 사람에게 Rh+인 적혈구(eythrocyte)를 수혈했다고 해도 몸에 들어간 Rh(D) 양성 적혈구가 곧바로 배제되지는 않는다. 그것은 Rh(D)Ab가 존재하지 않기 때문이다. 그러나 시간이 지나면서 Rh(D)Ab가 생산되면 이것이 수혈 **적혈구**에 결합한다.

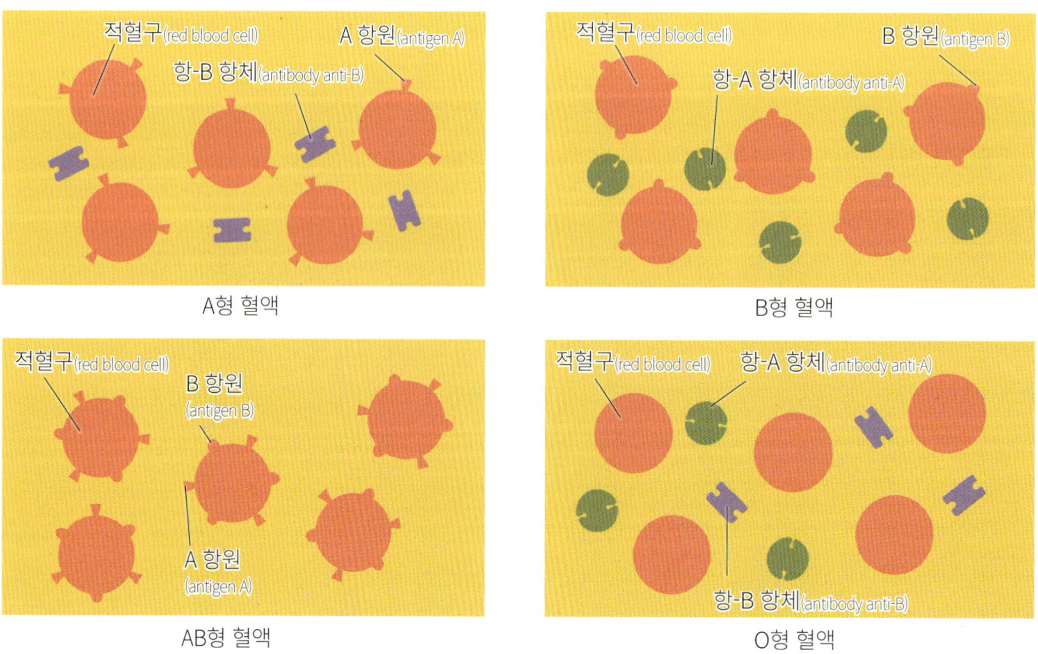

그림 10-14 A, B, O 각 혈액형

Rh 형 체계

Rh 혈액형(Rh blood group)은 이에 관해 처음 연구된 레서스(Rhesus) 원숭이의 적혈구(eythrocyte)는 모두 이 인자를 갖고 있기 때문에 그 이름을 따서 명명되었다.

Rh-양성(positive) 혈액형을 가진 사람의 적혈구는 Rh인자라고 불리는 항원을 가지고 있다. 백인의 약 85%는 거의 양성이고 나머지 15% 정도는 Rh 인자가 없으며, 우리나라 사람은 모두 양성이고 불과 약 2% 정도만 음성이다

D 항원(D antigen)이나 다른 **Rh항원**이 적혈구막(red cell membrane)에 존재한다면, 이 혈액은 **Rh양성**(Rh-positive)이라고 한다. 반대로 적혈구가 Rh항원을 가지고 있지 않다면 이 혈액은 **Rh음성**(Rh-negative)이라고 한다.

유전적인 Rh항체는 저절로 나타나지 않는다. 대신에 그들은 특별한 자극에 반응하여 Rh음성인 사람에게서만 형성된다.

만약 anti-Rh항체를 가진 여성이 두 번째 Rh양성 태아를 임신 하게 되면 용혈소(hemolysin)라고 하는 **anti-Rh항체**는 태반막(placental membrane)을 통과하여 태아의 적혈구를 파괴한다. 이 태아는 태아적아구증(erythroblastosis fetalis: 신생아의 용혈질환)에 걸리게 된다. 태아적아구증이 발생했을 시 RhoGAM이라는 약을 72시간 이내에 투여하여야 한다.

ABO-Rh 혼합체계

혈액형 AB+는 체계의 AB과 Rh 체계의 양성을 나타낸다. 마찬가지로 ABO 체계의 O형과 Rh 체계의 음성을 나타낸다. 즉 ABO-Rh 혼합체계에서는 ABO와 Rh체계를 모두 사용하여 혈액형을 표시한다.

심장판막증(valvular heart disease)

심장판막증은 역류를 막고 있는 심장판막(heart valve)의 조절기능에 이상이 생겨 발생한 것이다.

심장판막은 열리고 닫히면서 혈류(blood flow)를 통과시키거나 멈추도록 하기 때문에 심장판막 이상에는 2가지가 있다.

판막협착(valvular stenosis): 판막이 충분히 열리지 못해 혈류가 방해를 받는것이다.
판막역류(valvular regurgitation): 판막이 완전히 닫히지 않아서 혈액이 역류하는 것이다.

판막의 종류에 따라서는 승모판막질환(mitral valvular disease), 대동맥판막(aortic valve) 질환, 삼첨판막(tricuspid valve)질환, 폐동맥판막(pulmonary valve)질환이 포함된다.

심장판막증(valvular heart disease)은 혈액의 흐름의 이상으로, 진동이 일어나 심장 잡음을 들을 수 있다.

심장(HEART)

인체가 내부 환경을 유지하는데 혈액(blood) 순환은 매우 중요하며, 혈액의 순환을 통해 몸 속의 여러 가지 물질을 인체가 필요한 각 부위로 전달한다.

심장(heart)은 우리 몸에서 혈액을 운반할 수 있도록 끊임없이 펌프작용을 한다. 그리고 심장혈관계통(cardiovascular system)은 우리 몸에서 혈액을 따라 산소, 물, 영양분을 끊임없이 각 조직에 공급하고 조직에 쌓인 노폐물을 계속적으로 배출하여 항상성(homeostasis)를 유지하고, 수정후 4주째부터 규칙적인 박동을 시작한 배아도 혈액의 순환에 의지한다.

협심증(가슴조임증, angina pectoris)

협심증이란 심근허혈에 의해 심장근육(심근, myocardium) 의 산소가 결핍되어 협심통증(가슴조임통증, anginal pain)이나 흉부불쾌감, 압박감 등의 증상이 일시적으로 나타나는 질환이다.

원인: 정신적 스트레스, 운동습관, 흡연, 고혈압(hypertension), 당뇨병(diabete mellitus), 가족력, 성격, 죽경화증(죽상경화증, atherosclerosis), 심장근육 허혈 등이다.

증상: 쥐어짜는 듯한 흉통이 특징이다. 가슴통증(흉통, chest pain), 호흡곤란, 가래의 증가, 빈맥(빠른맥, tachycardia), 혈압하강, 왼쪽 가슴(chest), 팔 안쪽의 통증 등이다.

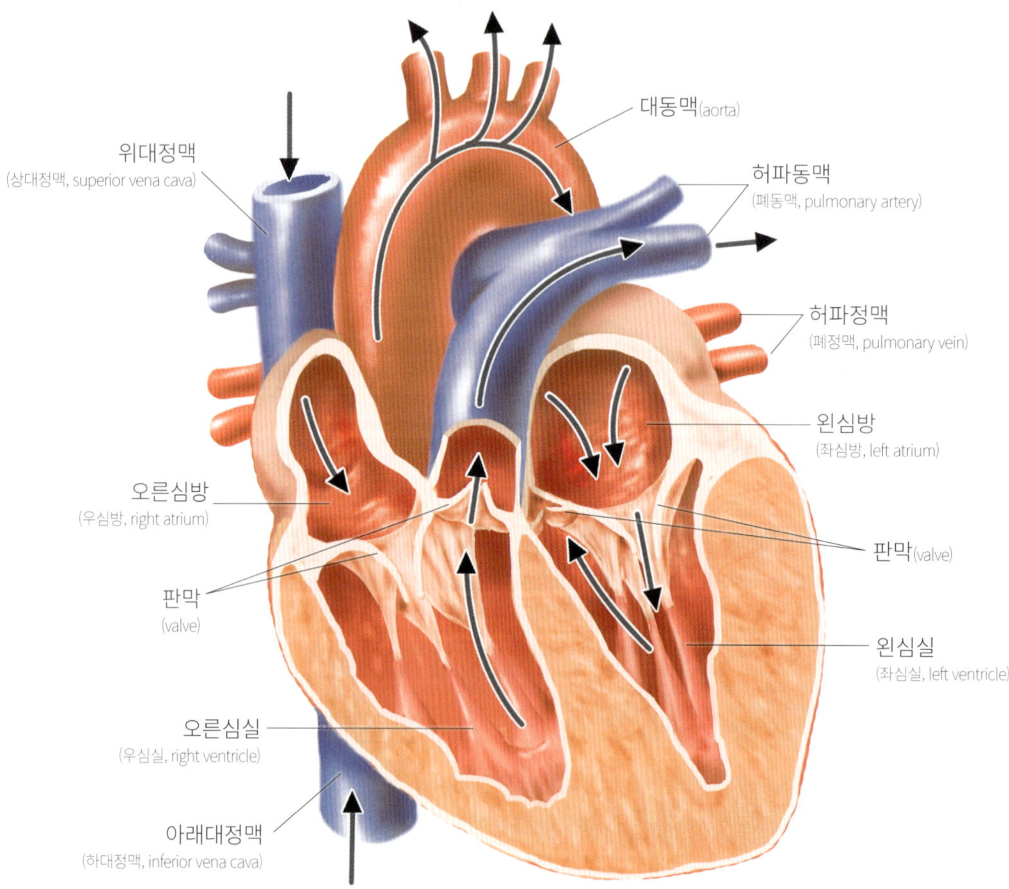

그림 10-15 심장의 기본구조

심장 구조

심장(heart) 위치, 모양, 크기, 구성

심장은 자신의 주먹만한 크기와 모양으로 속이 빈 원추형의 근육으로 되어있다. 심장은 허파(폐, lung) 사이에 위치하며 가슴 정중선에서 중앙선의 왼쪽에 심장의 약 2/3가, 오른쪽에 1/3이 위치하고 있다. (그림 10-15)

심장의 평균 길이는 14cm 정도이고 너비는 9cm 무게는 250~300gm 정도이다.

심장(heart)의 외측은 페에 의해, 뒤는 척수(spinal cord)에 의해, 앞은 복장뼈(흉골, sternum)에 의해 경계지워진다. 심장의 기저부(base)는 제2 갈비뼈(늑골, rib) 아래, 제5 늑간공간, 부위에서 심첨(apex)으로 끝난다. 심첨박동(apical impulse)은 정중선으로부터 7.5cm, 왼쪽의 제5 갈비뼈와 제6 갈비뼈 사이의 흉벽(chest wall)에서 느끼거나 들을 수 있다. (그림 10-16)

심장은 네개의 방(chambers)으로 이루어진 펌프이다. 심방과 심실의 경계 및 심실에서 나오는 출구에는 역류 방지 판막(valve)이 있다. 심장 전체는 심낭(pericardium)이라는 주머니에 싸여있다.

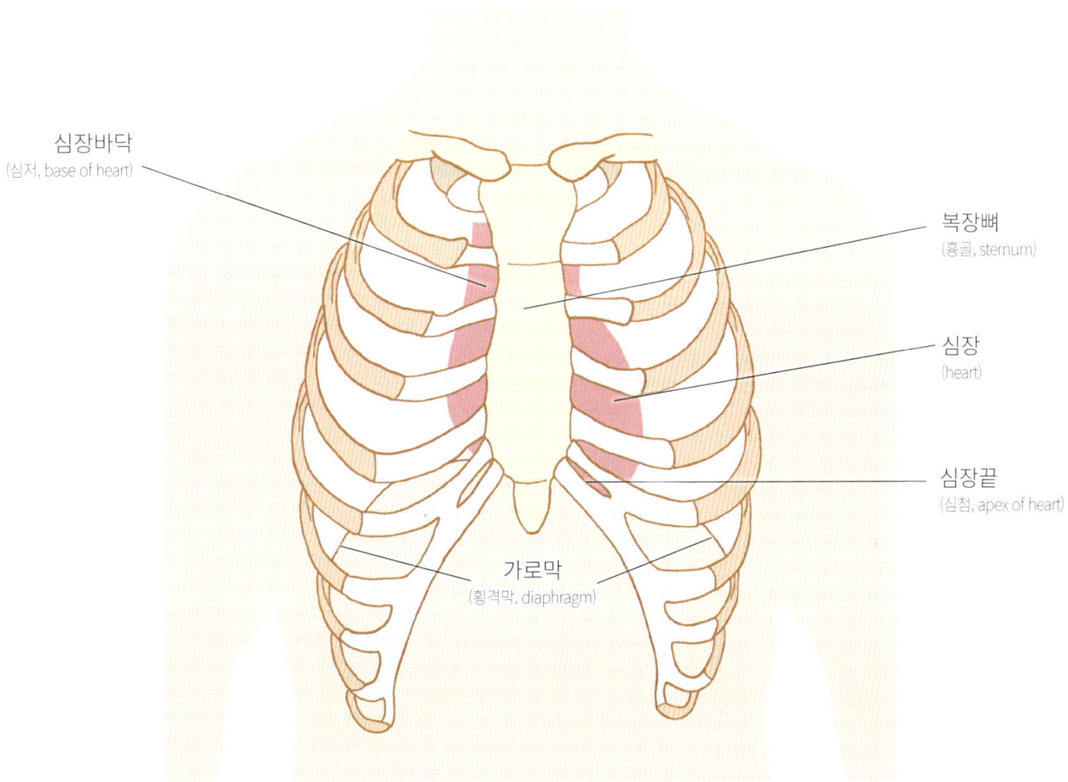

그림 10-16 심장의 위치

심방과 심실(atrium, ventricle)

심장(heart) 내부에는 위로 두 개의 심방(atrium)과 아래로 두 개의 심실(ventricle)이 있다. 위 2 개의 심방은 혈액(blood)이 정맥을 통해 이곳으로 들어오기 때문에 **'받는 방'**이라고 하고, 아래 2 개의 심실은 심방에 들어온 혈액을 동맥으로 내보내기 때문에 **'나가는 방'**이라고 한다. **(그림 10-17, 18, 19, 20)**

구체적으로는 좌우 2개의 고랑(grooves)에 의해 구분된다. 즉 오른심방(우심방, right atrium), 오른심실(우심실, right ventricle)과 왼심방(좌심방, left atrium), 왼심실(좌심실, left ventricle)로 나누어져, 좌우의 심방(atrium)과 심실(ventricle)의 쌍이 서로의 펌프 역할을 한다.

심방과 심실은 방실판막(atrioventricular valve)으로 구분하며 오른심실과 허파동맥(폐동맥, pulmonary artery), 왼심실과 대동맥(aorta) 사이에도 판막(valve)이 있고, 이것이 혈액의 **역류**를 막아준다.

또한 **심방**(atrium)과 **심실**(ventricle)의 근육은 경계부의 섬유테(섬유륜, annulus fibrosus)로 구분되어 수축의 독립성이 유지되고 있다.

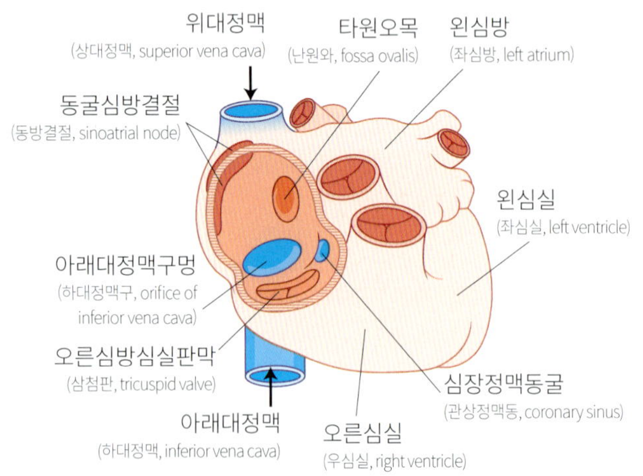

그림 10-17 오른심방의 구조

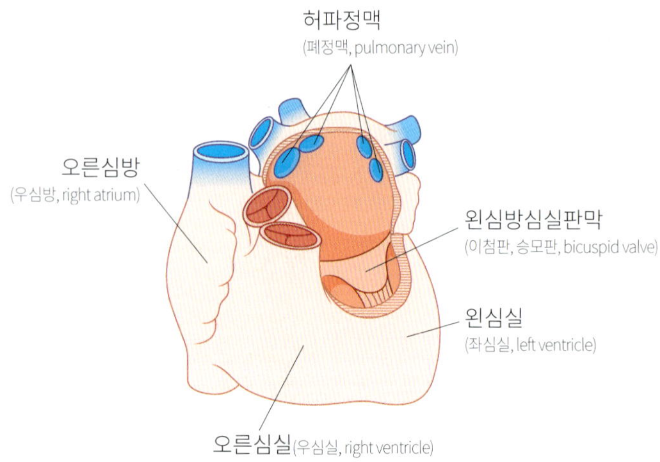

그림 10-18 왼심방의 구조

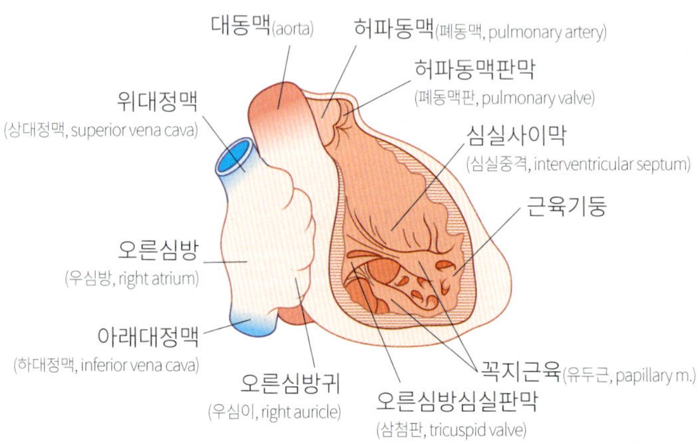

그림 10-19 오른심실의 구조

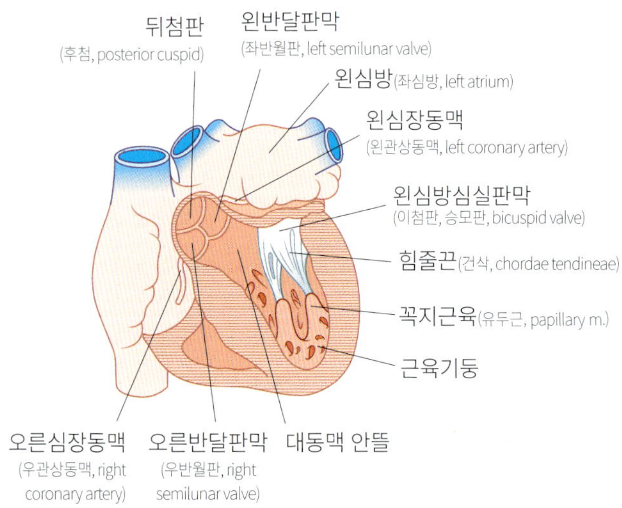

그림 10-20 왼심실의 구조

심장표면(covering of the heart)

심장막(심막, pericardium)은 내장쪽층(visceral layer)과 벽쪽층(parietal layer), 두겹의 주머니인 장막심장막(visceral pericardium)과 그 바깥을 둘러싸는 두꺼운 결합조직막인 섬유심장막(fibrous pericardium)으로 이루어져 있다.

심장표면은 장측심막(visceral pericardium), 벽측심막(parietal pericardium)으로 이어진다. 심장표면은 가로막(횡격막, diaphragm)의 중앙부, 복장뼈(흉골, sternum)의 뒤쪽, 척추 그리고 심장으로부터 나가는 큰 혈관(blood vessel)들에 붙어 있다.

벽측심막(parietal pericardium)과 장측심막(visceral pericardium) 사이에는 심장막공간(심막강, pericardial cavity)이 있으며 장액이 들어 있다.

이 두 개의 심장막 사이는 항상 25~35mℓ 정도의 장액이 있기 때문에 심장이 박동할 때 마찰없이 미끄러지지 않도록 윤활제 역할을 한다.

심장벽(heart wall)

심장벽은 바깥쪽의 심장바깥막(심외막, epicardium), 중간층의 심장근육층(심근, myocardium), 안쪽의 심장속막(심내막, endocardium)의 3개의 층으로 구성되어 있다. (그림 10-21)

심장바깥막(심외막, epicardium)은 모세혈관(capillary), 모세림프관(lymphatic capillary), 신경섬유(nerve fiber) 등이 분포하고, 심장바깥막 안쪽에는 관상동맥(coronary artery)과 심장정맥(cardiac veins)이 지나간다.

심장근육층은 심장의 특별한 펌프능력을 부여하는 근육다발로 구성되어 있으며, **심장근육**(심근, myocardium)은 하나의 전기적, 기능적 단위로 결합되어 심장의 활동전위를 빨리 전달할 수 있다. 심근경색(myocardial infarction)이나 심장발작(heart attack)이 일어나면 심근손상이 발생할 수 있다.

또한 심장근육(심근, myocardium)은 일정한 간격으로 신축에 큰 에너지를 필요로 하기 때문에 심장(heart)은 신체 순환과는 어느 정도 독립되어 있는 전용의 혈관체계를 갖추고 있다.

심장속막(심내막, endocardium)은 탄력섬유(elastic fiber)와 아교섬유(collagen fiber)가 풍부한 결합조직과 상피조직(epithelial tissue)으로 구성되어 있다. 심근섬유(cardiac myofiber)인 푸르킨예섬유(Purkinje fibers)가 있으며 심장의 모든 공간과 심장판막(cardiac valves) 등과 같은 바깥쪽으로 돌출된 구조들을 덮고 있다. (표 10-6)

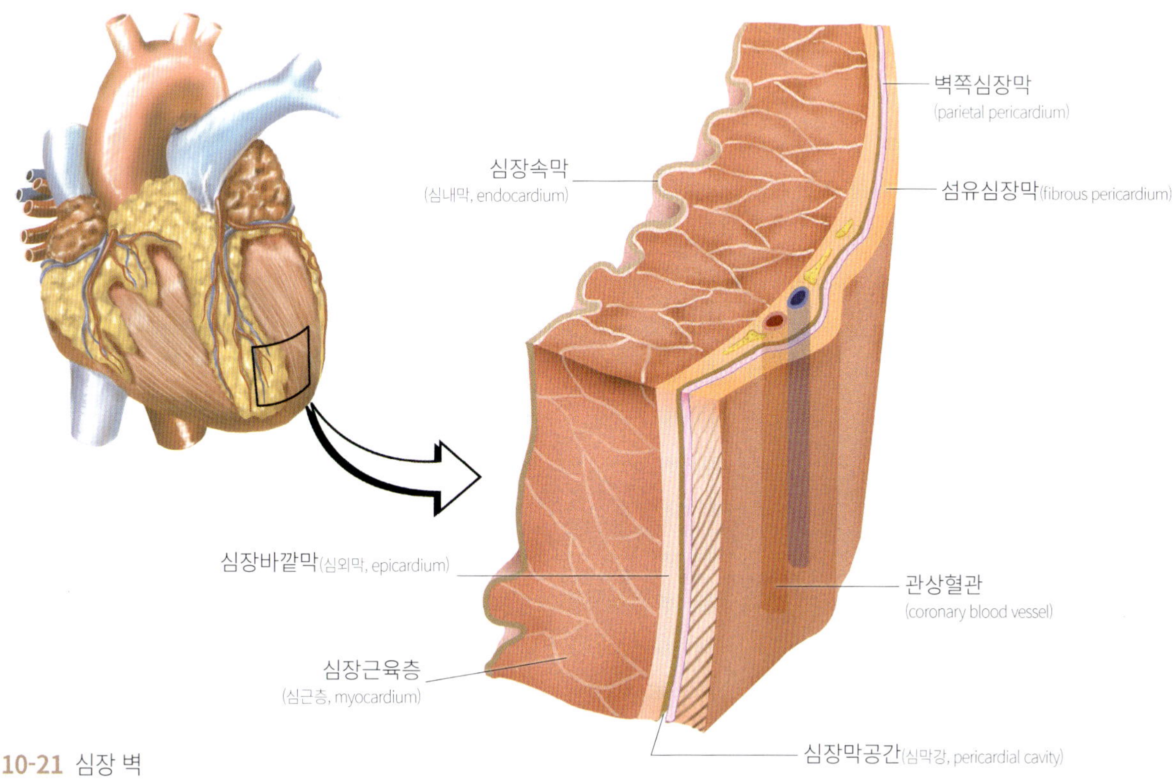

그림 10-21 심장 벽

심장골격(skeleton of the heart)

심장(heart)에서 판막을 갖고 있는 4개의 구멍들은 섬유고리(섬유륜, fibrous ring)라고 하는 치밀한 결합조직(connective tissue)으로 둘러싸여 있다.

반경성(semirigid) 지지역할을 하는 연결고리들로 이루어진 섬유고리는 판막구멍을 둘러싸고 판막내로 얇은 돌기를 내어 그 형태를 유지하며, 심장근육(심근, myocardium)이 붙는 부분을 제공해서 뼈대(skeleton)처럼 기능하기 때문에 **심장골격**이라고 한다.

또한 고리 모양의 구조는 폐동맥줄기(pulmonary trunk)와 대동맥의 근위단(proximal)을 감싸고, 또한 방실구멍(atrioventricular orifice)을 둘러싸고 있는 다른 구조와 연속되어 심방(atrium)과 심실(ventricle)의 입구가 확장되는 것을 방지한다. **(그림 10-22)**

심장판막(valves)

심방(heart atrium)과 심실(cardiac chamber)을 구분하는 두 개의 판막을 **방실판막**(atrioventricular valves)이라 한다. 이 중 왼심방과 왼심실 사이에는 왼방실판막(이첨판, 승모판, bicuspid valve, mitral valve)이 있고, 오른심방과 오른심실 사이에는 오른방실판막(삼첨판, tricuspid valve)이 있다. **(표 10-6)**

오른심방(right atrium)은 주로 위대정맥(상대정맥, superior vena cava)과 아래대정맥(하대정맥, inferior vena cava)으로부터 혈액을 받아들인다. 작은 심장정맥동굴(관상정맥동, coronary sinus)은 심장 자체 혈액을 받아 오른심방(right atrium)으로 보낸다.

허혈성 심장질환

관상동맥(심장동맥, coronary artery) 혈류장애로 심장(heart)에 적절한 혈액공급이 되지 않는 질환이다.

관상동맥질환(coronary artery disease)은 관상동맥이 좁아지거나 막히게 되어 심장근육(myocardium)에 충분한 혈액(blood) 공급이 이루어지지 못할 때 나타나는 병이다.

관상동맥질환이 바로 허혈성심장질환(ischaemic heart diseases)이며, 임상적으로는 협심증(angina pectoris: 가슴조임증), 심근경색증(myocardial infarction)으로 나타난다.

원인: 혈관(blood vessel)벽에 콜레스테롤과 같은 지방질이 쌓이는 죽상경화증(atherosclerosis)과 이에 동반된 혈전(thrombus) 때문이다. 위험인자로는 고지혈증(hyperlipidemia), 흡연, 고혈압(hypertension), 당뇨병(diabete mellitus), 비만(obesity) 등이 있다.

증상: 협심증(angina pectoris), 심근경색(myocardial infarction)은 가슴통증이 대표적인 증상이다.

협심증은 필요한 양보다 혈액을 적게 공급받아 가슴통증이 생기며, 적당한 휴식을 취하면 통증이 사라진다. **심근경색**은 혈액이 전혀 공급되지 않기 때문에 휴식을 하여도 가슴통증이 사라지지 않는다. 그 외 어지럼증, 기침, 다리가 저린 증상이 있다.

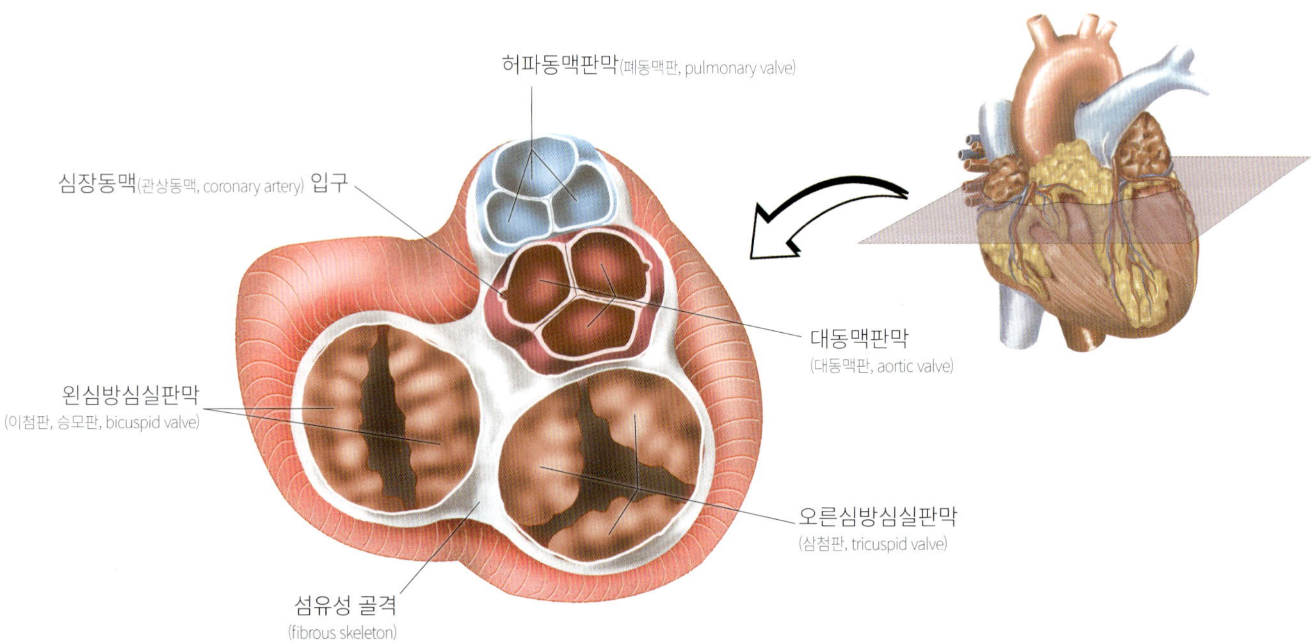

그림 10-22 심장 골격

삼첨판(tricuspid valve)은 오른심방과 오른심실 사이의 방실구(atrioventricular orifice) 세 개의 첨판(cuspid)으로 구성되어 있다.

힘줄끈(건삭, chordae tendineae)은 심실 쪽 첨판에 심근돌기인 유두근(papillary m.)에 붙어있다. 이것은 삼천판이 닫힐 때 첨판이 심방 쪽으로 뒤집히는 것을 방지한다.

오른심실의 근육벽은 좌심실보다 얇다. 폐동맥줄기(pulmonary trunk)로 좌우 폐동맥(pulmonary arteries)이 기저부에는 세 개의 첨판으로 이루어진 폐동맥판(pulmonary valve)이 존재한다.

왼심방(left atrium)은 폐정맥(pulmonary vein)을 통해 폐로부터 혈액을 받는다. 왼심방으로부터 왼방실 판막은 두 개의 첨판(bicuspid valve)으로 되어 있고, **왼심실**(left ventricle)이 수축하면 이첨판은 수동적으로 닫히게 되며 이 때 유일한 출구인 대동맥(aorta)으로 혈액이 나가 전신으로 보내주게 된다. (그림 10-23)

허파색전증

허파색전(폐색전, pulmonary embolism)이란 정맥계(vein)에 생긴 혈전(thrombus: 지방덩어리), 종양덩어리를 말한다.

색전(embolus)은 혈전(thrombus: 혈액 응고 덩어리)이 혈관(blood vessel)을 타고 이동하여 몸의 다른 혈관을 막아 일으키는 병적인 상태이다.

주로 다리근육 속에 생긴 깊은정맥(심부정맥, deep vein)의 혈전으로부터 떨어져 나온 색전이 혈관을 따라 이동하다가 심장(heart)을 통해 폐(lung)로 가는 허파동맥(폐동맥, pulmonary artery)을 막은 상태를 **폐색전증**(pulmonary embolism)이라고 한다.

위험인자: 정맥혈전증(phlebothrombosis)의 위험인자는 정맥류(varix), 정맥염(phlebitis), 악성질환, 수술, 임신, 출산, 심부전(heart failure), 경구피임제복용, 혈액응고계 이상 등이다.

증상: 급성폐혈색전증(acute pulmonary embolism)은 가슴통증(흉통, chest pain), 혈담(hemoptysis), 호흡곤란 등 여러 가지 증상을 나타낸다.

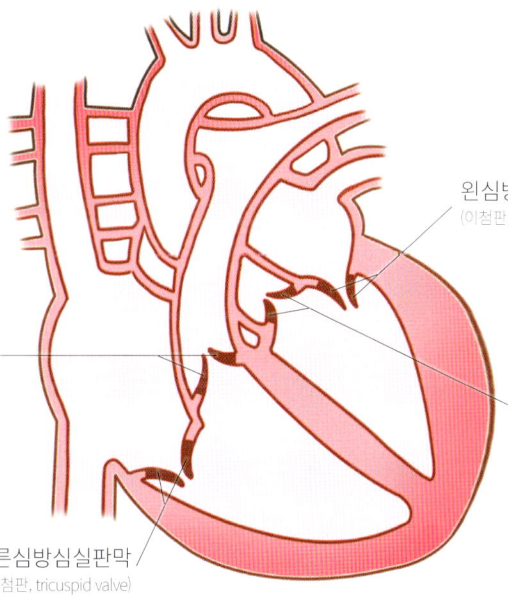

그림 10-23 심장의 판막 4가지

표 10-6 심장의 벽

층	구성성분	기능
심장바깥막(심외막, epicardium)	상피(epithelium)로 덮여있는 결합조직의 장막(serosa), 모세혈관(capillary), 림프모세혈관, 신경 등을 포함	보호하는 외막을 형성
심장근육층(심근층, myocardium)	결합조직(connective tissue)에 의해 분리된 심장근육조직(심근조직, cardiac muscular tissue) 모세혈관, 림프모세혈관, 신경 등을 포함	심방(atrium)과 심실(ventricle)에서 혈액을 짜내기 위해 수축
심장속막(심내막, endocardium)	상피와 결합조직으로 이루어진 막으로 탄력섬유(elastic fiber), 아교섬유(collagen fiber), 혈관, 특수화된 근육섬유(근섬유, muscle fiber) 등을 포함	심방과 심실의 판막(valve)의 안쪽 보호층을 형성

심장(heart)의 기능

심장의 혈액(blood)은 일단 허파(폐, lung)에 보내져 가스교환이 이루어진 뒤 다시 전신으로 보내진다. **심장**을 중심으로 한 혈액(blood)의 흐름은 '오른심방(우심방, right atrium) → 오른심실(우심실, right ventricle) → 폐동맥(허파동맥, pulmonary artery) → 허파(폐, lungs) → 허파정맥(폐정맥, pulmonary vein) → 왼심방(좌심방, left atrium) → 왼심실(좌심실, left ventricle)'의 경로로 이루어진다.

혈류(bloodstream)를 일으키는 주된 동력인 심장근육(심근, myocardium)의 수축은 좌우 심방과 심실에서 동시에 일어나므로 심장(heart) 전체는 주기적으로 박동한다. 구체적으로는 오른심방의 동굴심방결절(동방결절, sinoatrial node, SA node)에서 일어나는 전기신호가 심장의 오른심방 벽에 위치한 방실결절(atrioventricular node, AV node)에 전달되고 이 과정에서 심실이 수축한다.

방실결절(atrioventricular node)에서 연장된 전도성이 높은 히스다발(bundle of His)이 좌우로 분기되어 있으며 이것이 전기신호를 심실 내부로 확산시키는 것이다. 이 전기신호에 의한 자극 전달에 관련된 심장근육을 특수심근이라 하며 전달 경로를 **자극전달계**라 한다.

심장근육(심근, myocardium)에 주어지는 전기신호 자극이 신호전달체계의 경로 밖으로 새어나가지 않기 때문에 다른 기관들에 영향을 주지 않고 일정한 박동을 유지 할 수 있다. 또한 특수심근의 수축은 자율적인 반응이지만 자극전달계(stimulus delivery system) 자체는 자율신경계(autonomic nervous system)에 의해 제어되고 있다. (그림 10-24)

심장이식(heart transplantation)

심장이식에서 수혜자는 좌우심방의 우측벽과 대정맥(vena cava)과 허파정맥(폐정맥, pulmonary vein)과의 연결부만 제외하고 손상된 심장을 제거한다.

공여자의 심장도 비슷하게 처치하여 수혜자의 흉곽(thorax)에 남아있는 심방 커프스(cuffs)에 붙인다. 마지막으로 수혜자의 대동맥과 허파동맥(폐동맥, pulmonary artery)을 공여자에 심장(heart)에 연결시킨다.

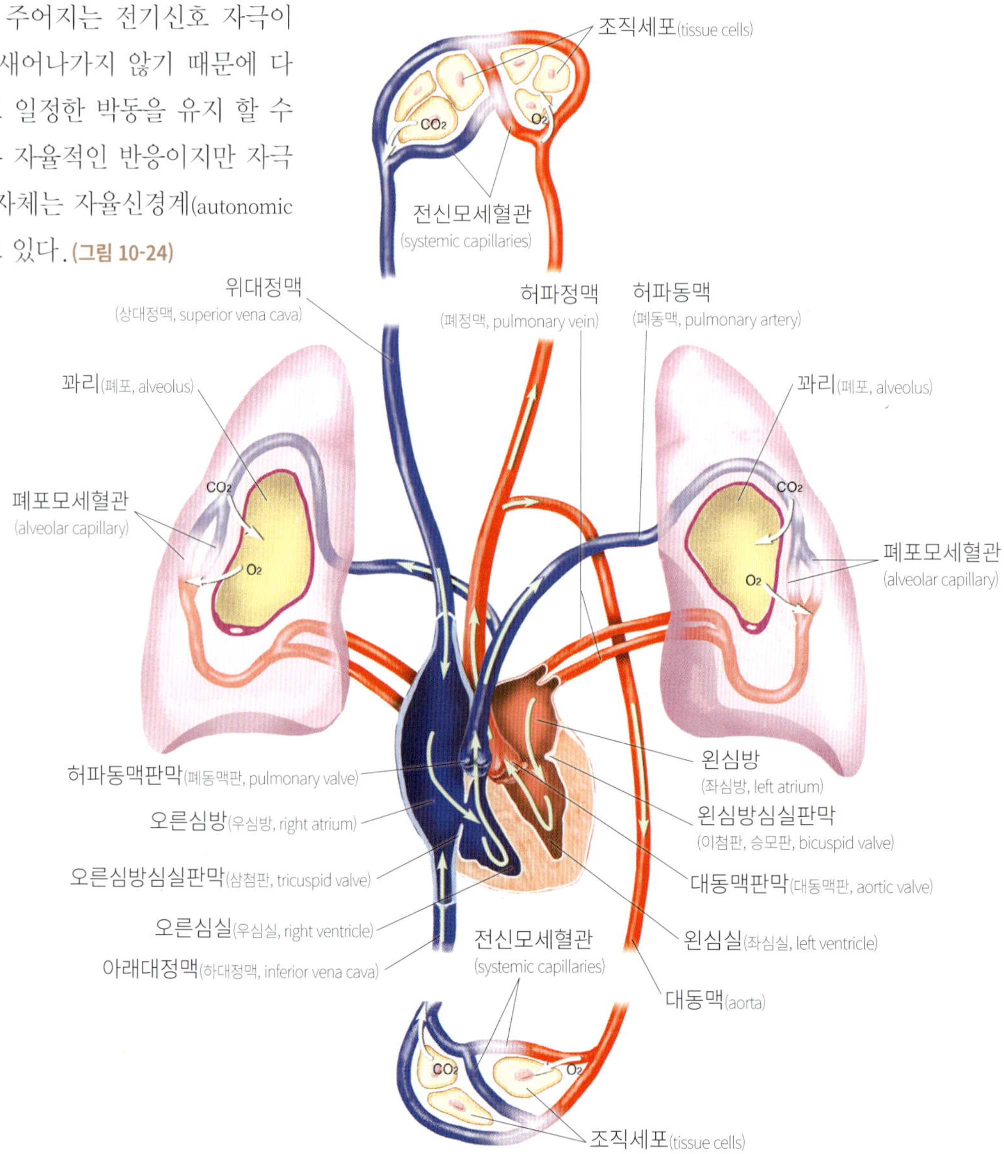

그림 10-24 혈액순환 혈행도

심장(heart)의 순환

심방(atrium)과 심실(ventricle)의 주기적 이완과 수축을 심장주기(cardiac cycle)라고 한다.

심장(heart)은 근육질 펌프기관으로, **심장판막**(heart valve)이 있는 덕분에 심장은 수축과 이완을 반복하기만 하면 혈액을 **일정한 방향**으로 보낼 수가 있으며, 또한 **일정한 양**의 혈액을 내보낼 수가 있다. 심장이 1회의 수축으로 내보낼 수 있는 혈액량은 심장이 확장되었을 때와 수축되었을 때의 심실 용적의 차이다. 또한 심장은 일정한 시간 내에 일정한 횟수의 수축과 이완을 반복함으로써 일정한 혈액량을 내보낼 수가 있다.

심장(heart)은 전신이 요구하는 산소량을 정확하게 보충하기 위하여, 1분에 약 5ℓ의 혈액을 박출해야만 한다. 만약 전신의 대사가 항진하여 산소의 필요량이 증가한 경우(운동할 때, 갑상선기능항진증)는 요구되는 산소량에 따라 심장은 박출량을 증가시킨다.

산소를 운반하는 매체인 혈액(blood)과 혈색소(hemoglobin) 자체가 줄어들었을 때에도 역시 그것을 보충하기 위해서 심박출량(cardiac output)을 증가시킨다(예: 출혈, 빈혈, 적혈구 감소).

우리 몸에는 심방과 심실 사이에 전기생리학적인 칸막이, 즉 **절연체**(insulator)에 의한 칸막이가 있다. 심장의 수축이 잘 이루어지기 위한 전기생리학적인 조건은 심방이 수축한 후, 간격(심방에서 심실로 혈액을 보낼 시간)을 충분히 두고 나서 심실수축이 시작되어야 한다.

Frank-Starling 법칙

심장근육(심근, myocardium)은 고무밴드와 같아, 잡아당겨 늘리면 수축하려고 하는 힘이 발생한다. 심장근육도 그것과 같아 확장기말 용량(end diastolic volume, EDV)이 증가 하면 심실강(vantricle cavity)이 확대되어 심장근육 길이는 늘어나면서 심장근육의 수축력은 커진다.

즉 확장기 용량이 클수록 수축력은 강하고 수축기 용량은 작으므로 심박출량(cardiac output)이 증대하는 것이다. 이것을 '**Frank-Starling 법칙**'이라 하며, 이를 그래프로 나타낸 것을 **심장기능곡선**(cardiac function curve: Starling 곡선)이라고 한다.

관상동맥 조영술(coronary angiography)

관상동맥조영술은 심장동맥(관상동맥, coronary artery)의 해부학 구조를 밝히고 혈관(blood vessel)이 좁아지거나 막힌 부분이 있는지 진단하기 위한 표준검사이다. 이 검사를 통해 적절한 치료법을 결정한다.

풍선이 달린 가는관을 심장(heart)으로 가는 동맥 혈관에 삽입하고 이를 심장의 관상동맥(심장동맥, coronary artery)까지 진입시킨 뒤, 이 관에 조영제를 주사하는 수술방법이다.

이를 통해 **협심증**(angina pectoris)의 정확한 진단과 원인을 알 수 있고 치료 방향도 결정할 수 있다.

만약 심장동맥이 좁아진 상태라면 협착 부위에 삽입한 풍선을 팽창시킴으로써 넓힐 수 있다(경피적 관상동맥 중재술, percutaneous coronary intervention).

심부전(heart failure: 심장기능상실)

심부전이란 심장(heart)의 펌프기능 저하로 인해 심박출량(cardiac output)의 감소, 조직 혈류량 감소, 전신정맥계의 울혈(congestion)을 초래하는 순환계의 불균형 상태를 말한다. 다시 말해 **심부전** 그 자체는 질환명이 아니라 다양한 이유로 일어나는 병태를 가리키는 것이다.

원인

- 심장질환의 펌프기능 저하, 심장 활동량의 증가.
- **좌심부전**(left heart failure): 고혈압(hypertension), 심근경색(myocardial infarction), 판막질환, 류마티스성 심장질환
- **우심부전**(right heart failure): 대부분 좌심부전 후 우심부전 발생한다. 급성 호흡부전(acute respiratory failure), 폐기종(emphysema) 등이다.

증상

- **좌심부전**(left heart failure): 급성폐부종(pulmonary edema), 호흡곤란, 마른기침, 전신피로, 빈맥(빠른맥, tachycardia), 청색증(cyanosis), 소변량 감소, 의식장애 등이다.
- **우심부전**(right heart failure): 중심정맥압 상승(간·비장 비대, 전신 부종), 오심, 복부팽만, 식욕부진, 체중증가, 청색증(cyanosis), 호흡곤란, 기침(cough) 등이다.

심장주기(cardiac cycle)

심방과 심실의 규칙적이고 리드미컬한 수축과 확장(이완)의 심장박동을 심장주기(cardiac cycle)라고 한다. 대부분의 심방혈액은 심방이 수축하기 전에 심실로 들어가며, 심실이 이완될 때 심실의 용적이 일정하게 유지된다. 이것은 판막이 열리고 심방으로부터 혈액이 들어오는데 시간이 걸리기 때문이다.

심장주기 동안 심방과 심실의 압력은 올라가고 내려간다. 심실의 압력은 이완기 초기에 낮으며, 심방과 심실의 압력 차이로 인해 방실판막(방실판, atrioventricular valve)이 열리고 심실이 혈액으로 채워지게 된다.

심실이 수축하면 심실의 압력은 갑자기 증가하고 심실의 압력이 심방보다 높아져 즉시 방실판막은 닫히게 된다. **(그림 10-25)**

그 후 심방이 이완되고 심방의 압력은 정맥압 보다도 낮아지게 된다. 즉, 심실이 수축할 때 심방에는 혈액이 들어옴으로써 다음 심장주기를 준비한다.

심실수축이 진행되면 심실의 압력은 계속 증가한다. 혈액은 각 심실로부터 해당 동맥으로 분출되어 나간다.

부정맥(arrhythmia)

부정맥은 심장(heart)의 수축기능에 대해 중대한 영향을 미치는 이상상태이다. 부정맥이라는 단어에는 "맥이 일정하지 않은 질환"이라는 의미가 있지만, 정확하게는 심장자극의 **형성이상**이나 **전도이상**으로 일어나는 모든 병태를 포함하고 있다

심박수(heart rate)가 증가하면, 그에 비례하여 심박출량(cardiac output)도 증가한다. 그러나 PSVT(발작성 심실상성 빈맥)의 경우 심박출량은 감소하기 시작한다. 이는 심박수가 증가할 때, 주로 확장기 시간이 단축되기 때문에 일어나는 현상이다.

원인: 심근세포의 손상 및 심근의 국소빈혈, 심장조직 장애, 심장근육병증(심근병증, cardiomyopathy), 허혈성심질환(ischemic heart disease), 심부전(heart failure), 갑상선기능항진증(hyperthyroidism), 음주, 흡연, 카페인 등이다.

증상: 맥이 일정하지 않은 부정맥(기외수축, 단발의 심박), 심방세동, 느린 부정맥, 자극전도이상, 빠른 부정맥(심실상성 빈맥, 동성빈맥, 심방조동), 심실빈맥, 심실조동 등이다.

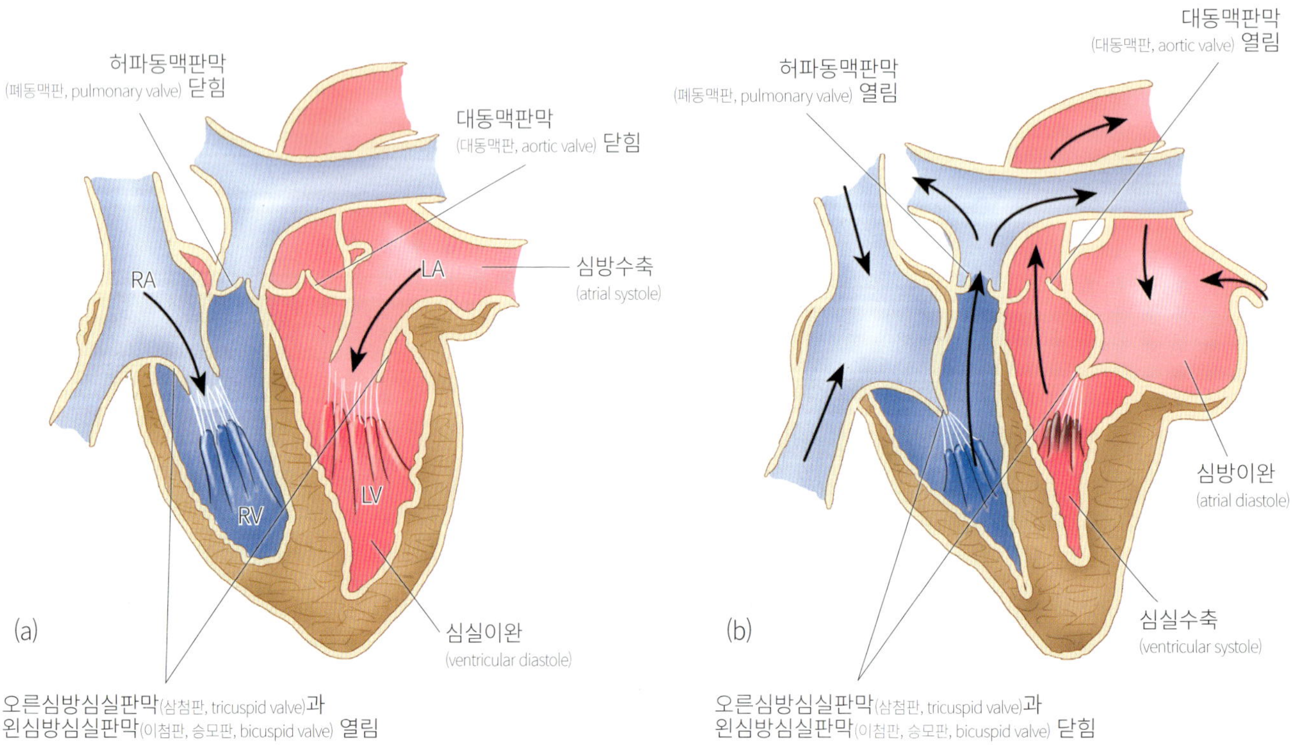

그림 10-25 (a) 심방이 수축할 동안 심신 이완 (b) 심실이 수축할 동안 심방 이완

심장의 전기활동

심장(heart)은 조직적인 수축을 할 수 있도록 자체적인 전도계통을 갖추고 있으며, 심장활동은 자율신경계(autonomic nervous system)에 의해 심장박동율을 증가시키거나 감소시키고, 내적전도계통(intrinsic conduction system)은 심장근육(심근, cardiac m.)이 심방에서 심실로 탈분극(depolarization)하여 심장이 박동하도록 하는 것이다.

심장은 전기적 신호에 의해 조직적으로 작동하여 심장주기를 조절하며, 심장근육세포(심근세포, cardiac muscle cell) 각각의 부분이 이러한 전도계통에 의해 전기적으로 연결되어 있다

심장근육(심근, myocardium)의 규칙적인 작용은 전기적 신호(자극)와 자율신경계(autonomic nervous system)의 신호에 의해 순조롭게 조절된다. 또한 심장과 심실의 벽은 전기적으로 서로 연결되어 있기 때문에 심장주기 동안 심장이 조직적으로 수축 할 수 있다.

자극의 전도는 동굴심방결절(동방결절, sinoatrial node)에서 시작하여 자극이 심방의 전 방향으로 퍼진다. 자극이 방실결절(atrioventricular node)에 도달하면 심실의 심장근육으로 자극이 전달되면서 심실이 수축하게 된다. 이로 인해 심방이 박동을 일으키면 수축하게 되는 것이다.

동굴심방결절(동방결절, sinoatrial node, S-A node)은 특수화된 심장근섬유 집단으로 동굴심방결절 세포들 자체의 역치에 도달하여 박동을 형성 할 수 있으며, 심장근육층(myocardium)으로 퍼져나가는 충동을 양쪽 심방으로 신속하게 전도한다. 이것이 심방 수축의 원인이 된다.

동굴심방결절은 1분에 70~80번의 수축을 만들어내기 때문에 동굴심방결절은 심박조율기(향도잡이, pacemaker)라고 부른다. (그림 10-26)(그림 10-27)

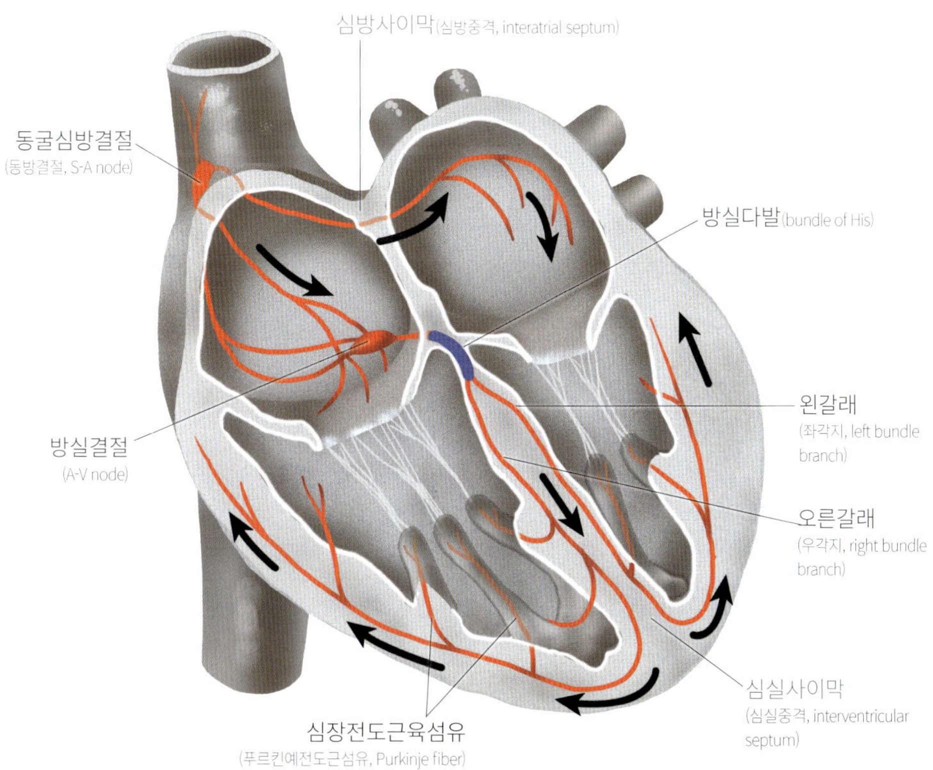

그림 10-26 심장 전도계

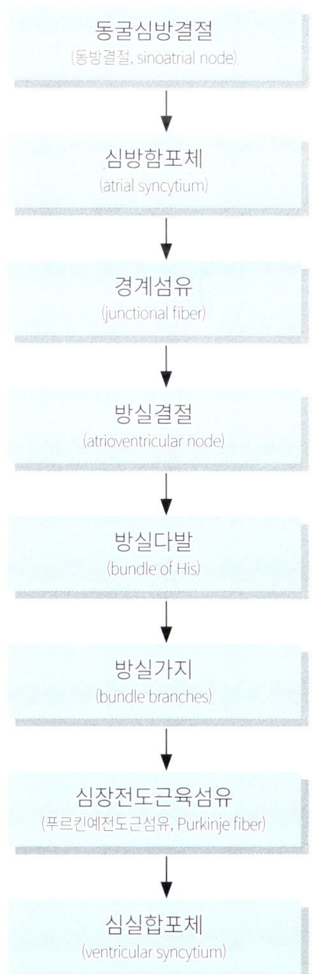

그림 10-27 심장 전도 구성 성분

심전도(electrocardiogram, ECG, EKG)

심전도는 우리 몸 표면에 생성되는 미세한 전류를 감지하여, 그 신호를 그래프로 나타나게 한 것으로 심전도 기록을 통해 눈으로 볼 수 있다.

심전도(electrocardiogram, ECG, EKG)는 심장주기(cardiac cycle) 동안 심장근육에서 일어나는 전기적 변화를 기록한 전기활동 그래프로써, 흥분파가 움직이는 방향을 보는 검사이다.

흥분파(impulse)는 신체에 부착한 전극을 사용하여 볼 수 있다. 흥분파가 전극에 가까이 다가갈 때는, (+)wave로 기록한다. 반대로 흥분파가 전극에서 멀어질 때는, (-)wave로 기록한다.

정상심전도는 심장순환의 탈분극과 재분극의 상관관계를 보이는 파장과 기울기로 구성된다. **탈분극**(depolarization)은 심장근육층(myocardium)의 수축을 유발하는 전기적 활동이며, **재분극**(repolarzation)은 심장근육이 이완하기 바로 전에 시작한다.

정상심전도는 'P파, QRS복합체, T파'의 세 개의 서로 다른 파형으로 이루어져 있고, 이 세 개의 파형은 심방과 심실의 수축과 이완을 조절하는 심장의 전기적 활동을 나타낸다. (그림 10-28)

- 첫 번째 파의 움직임은 동굴심방결절에서 심방근육을 통해 전기적 흥분이 심방을 수축하게 하는 심방섬유의 탈분극에 해당하는 **P파**(P wave)를 만든다. 심장임펄스가 도달하면 QRS 복합체(complex)는 심실의 탈분극을 나타낸다.
- 전기적 변화가 끝나면 펜은 Q파(Q wave), R파(R wave), S파(S wave)로 구성된 QRS복합체(complex)라고 하는 표지를 남기고 **기초선**으로 돌아간다.
- 이 복합체는 심실벽이 수축하기 직전 심실근섬유의 **탈분극**에 의해 나타난다. 심실근섬유가 재분극될 때 전기적 변화는 천천히 T파(T wave)를 만들고 주기를 끝낸다.

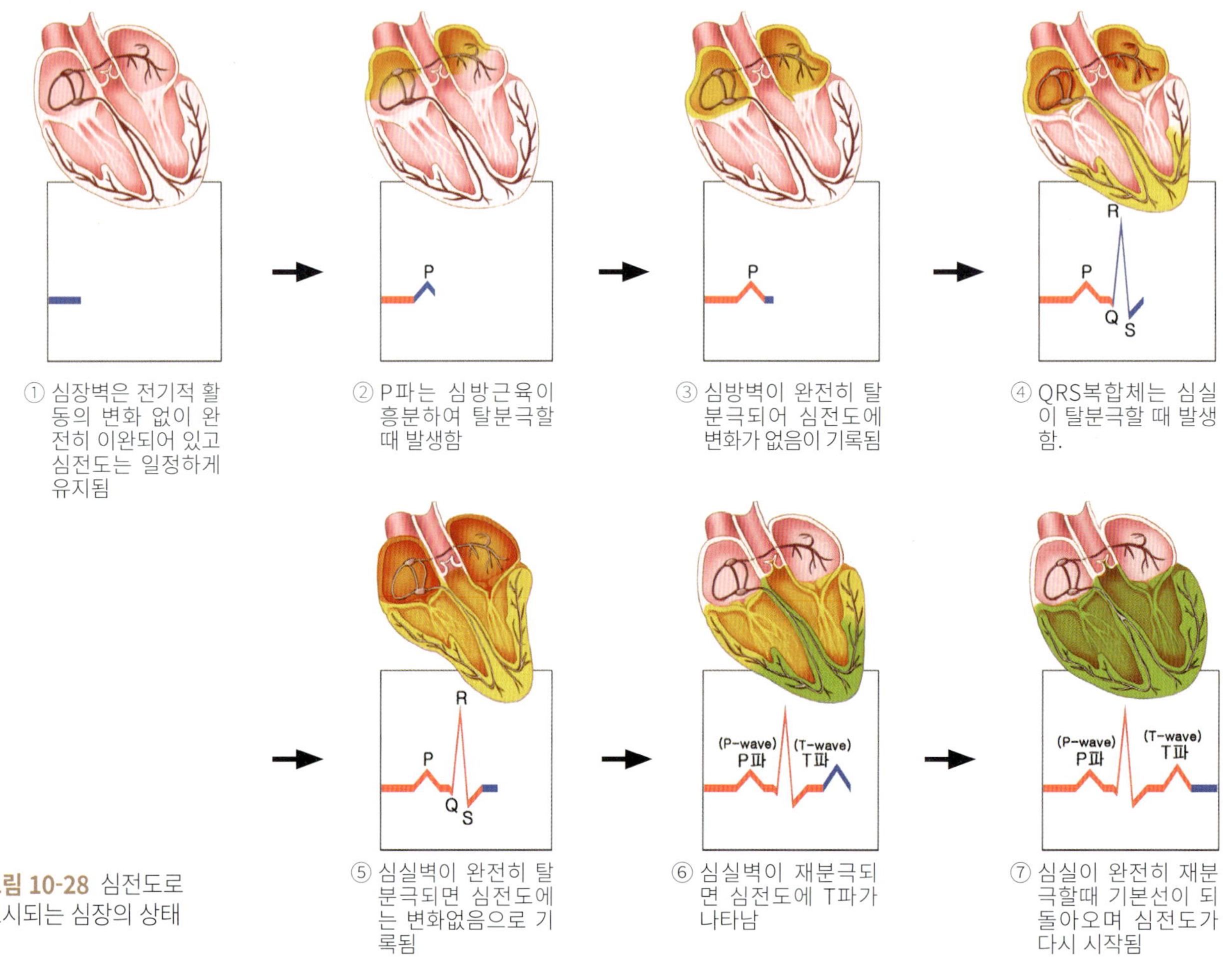

그림 10-28 심전도로 표시되는 심장의 상태

심음(heart sounds)

심장(heart) 방들이 수축 또는 이완되거나, 판막(valve)이 열리거나 닫히며 심장 조직이 진동하면서 생기는 음(sound)이다.

청진기(stethoscope)를 사용하면 복장뼈(흉골, sternum)의 양 옆 제2 늑골공간에서 대동맥판막(대동맥판, aortic valve)과 허파동맥판(폐동맥판, pulmonary valve)에서 나는 심음을 들을 수 있다. (그림 10-29)

- **대동맥음**(aortic sound)은 오른쪽에서, **허파동맥음**(pulmonic sound)은 왼쪽에서 들을 수 있다.
- **이첨판**(bicuspid valve)에서 나는 소리는 왼쪽 젖꼭지선의 제5 늑간공간에서 들을 수 있다.
- **삼첨판**(tricuspid valve)에서 나는 소리는 복장뼈(흉골, sternum)의 오른쪽 제5 늑간공간에서 들을 수 있다.

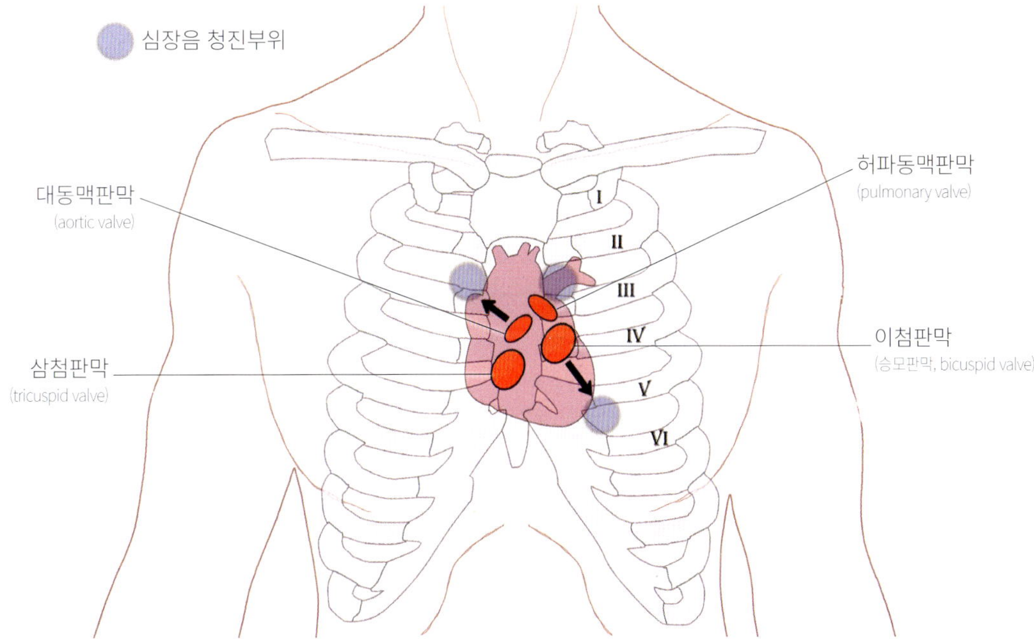

그림 10-29 심장 소리

Advance Study

심실 수축 & 이완과 심전도 관계

① 수축이 단번에 이루어지기 위해서는?

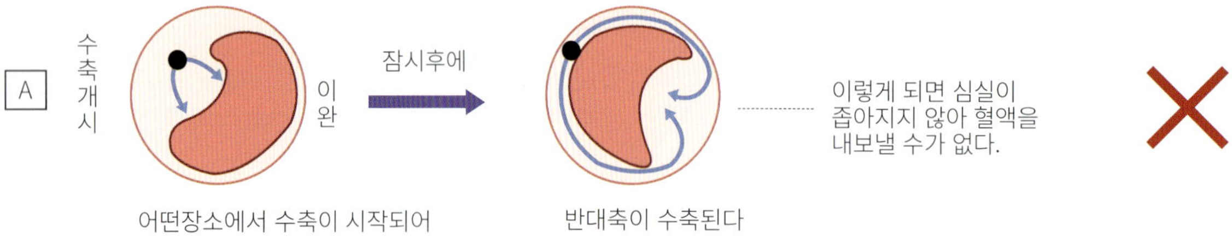

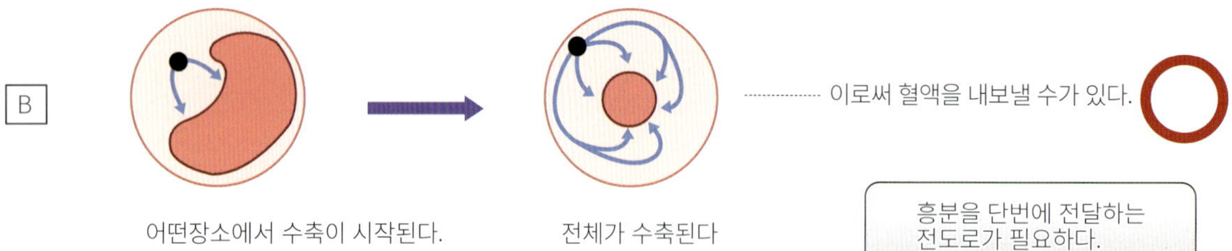

흥분을 단번에 전달하는 전도로가 필요하다.

② 심방 수축후에 심실을 수축시키려면?

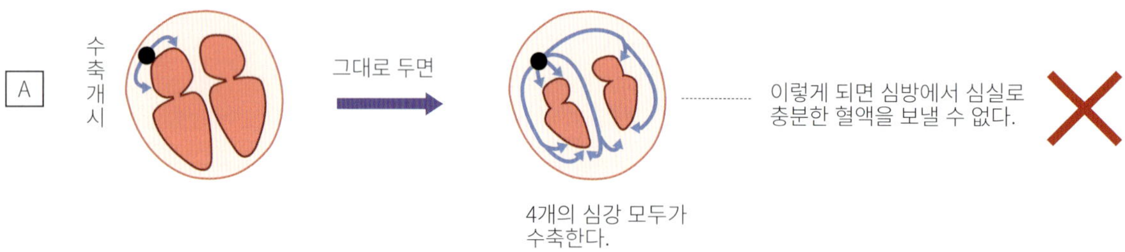

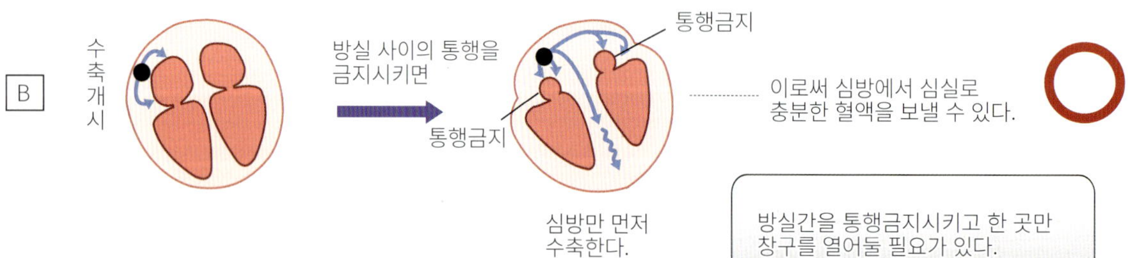

방실간을 통행금지시키고 한 곳만 창구를 열어둘 필요가 있다.

우선 ①에 대해서, 전기적인 흥분이 천천히 전도된 경우를 생각해 보자.
벽 오른쪽에서 흥분이 시작되어, 그곳이 수축했을 때 왼쪽이 아직 이완되어 있고, 벽 왼쪽에 수축의 흥분이 전해졌을 때에는 오른쪽의 수축이 끝나 이완되어 있었다고 하자.
그러면 내강은 그다지 좁아지지 않아 펌프로서의 역할이 불충분하게 된다.
그 때문에 흥분이 빨리 전해져 단번에 수축하도록, 심장에는 bundle of His와 right branch, left branch 등이 있는 것이다.

다음으로 ②에 대해서 보자.
심장의 자극전도계 외의 심방·심실 사이는 절연체로 엄밀하게 구분되어 있어 흥분이 방실결절을 따라 천천히 전해짐으로써 전도되는 시간을 지연시켜주고 있다.
이로써 atrial systole 후에 충분한 시간을 가지고 심실수축을 일으키도록 하고 있는 것이다.
즉, 지연에 의해 심방에서 심실로 혈액이 들어갈 시간을 벌 수 있다.

심장혈관(CARDIOVASCULAR)

심장(heart)에는 대동맥(aorta)에서 분기한 심장동맥(관상동맥, coronary artery)이 연장되어 있다. 심장동맥(관상동맥, coronary artery)은 좌우 2계통이 있고 심장의 절반씩을 담당하고 있다. 관상동맥(coronary artery)이 막히면 인체에 매우 치명적인 위험을 일으킨다.

쉬지 않고 운동을 반복하는 심장은 다른 기관에 비해 매우 많은 에너지를 소비한다. 따라서 심장에는 전용의 혈관(blood vessel)이 존재하여 많은 양의 산소와 영양이 공급되고 있다.

혈관(blood vessel)은 심장을 둘러싼 형태이기 때문에 심장혈관(관상혈관, coronary vascular)이라고 한다. 그러나 심장 외벽에서 육안으로 관측 할 수 있는 것은 좌우 2 개의 관상동맥(coronary artery) 뿐이다. 정맥(vein)은 심장벽(heart wall)으로 잘게 펴져있는 형태이기 때문에 따로 관상동맥(coronary artery)과 같은 형태의 굵고 큰 혈관은 존재하지 않는다.

정맥(vein)은 대부분 심장정맥동굴(관상정맥동, coronary sinus)을 통해 오른심방(우심방, right atrium)으로 돌아가며, 일부는 직접 오른심방에 연결되어 있다.

관상동맥(coronary artery)은 대동맥(aorta)에서 처음으로 분기되는 동맥(artery)이다. 때문에 가장 신선한 혈액(blood)이 심장에 공급된다. 관상 동맥으로 심장에 유입되는 혈액은 심장에서 전신으로 배출되는 혈액의 약 5%에 이른다.

대동맥(artery)의 시작부분에 있는 **좌우의 대동맥동굴**(대동맥동, aortic sinus)을 기점으로 심장의 오른쪽 뒤쪽 절반을 우측관상동맥(right coronary artery)이 담당하고, 왼쪽 앞부분 절반을 좌측관상동맥(left coronary artery)이 담당한다. 우측 관상동맥은 오른휘돌이가지(우회선지, right circumflex branch)와 뒤심실사이가지(후실간지, posterior interventricular branch)로 분기하여 동굴심방결절(동방결절, sinoatrial node)에도 연장되어 있다.

좌측관상동맥은 앞심실사이가지(전실간지, anterior interventricular branch), 회선지(circumflex artery), 왼휘돌이가지(좌회선지, left circumflex coronary artery)로 뻗어나간다. 여기서의 지선은 상호 연결이 거의 없는 종동맥(end artery)의 구조이다. 따라서 혈관(blood vessel)의 폐색(occlusion)이 발생하면 혈관조직이 괴사하는 치명적인 질환을 일으킬 수 있다. **심근경색증**(myocardial infarction)은 이러한 심장질환의 대표적인 예이다.(그림 10-30)

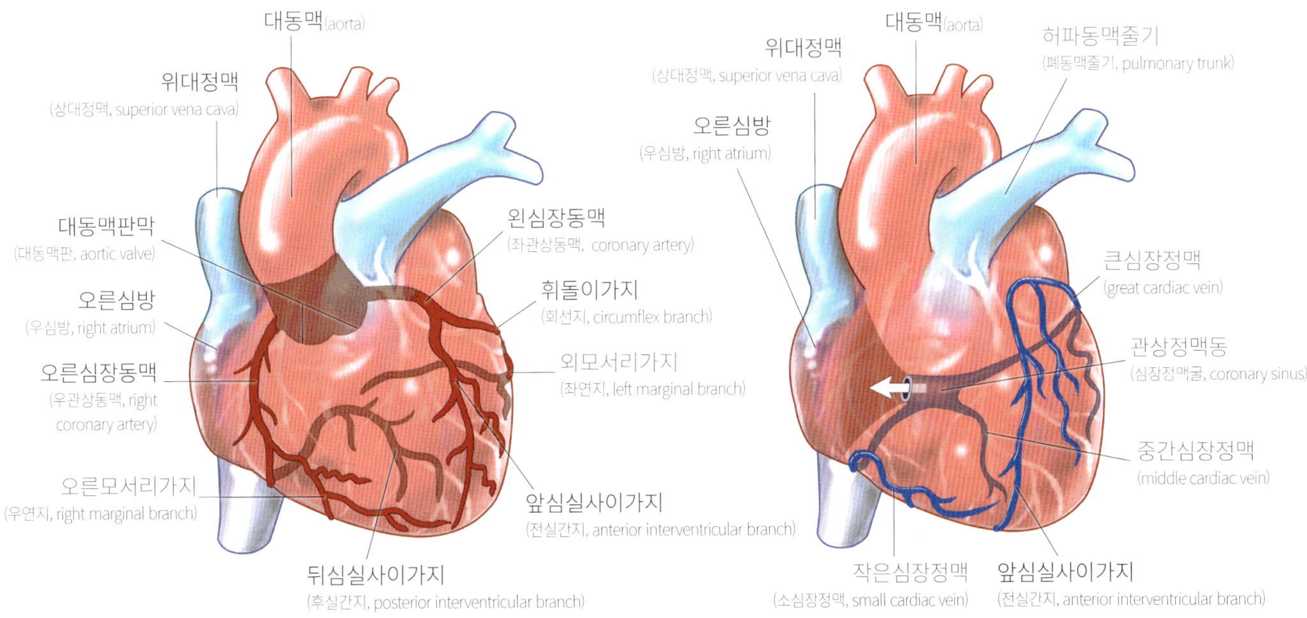

그림 10-30 심장정맥, 심장동맥

혈관(BLOOD VESSEL)

혈관벽(vessel wall)은 내막, 중막, 외막으로 구성되어 있지만, 동맥(artery)과 정맥(vein)은 두께가 다르다. 동맥벽은 내측막이 두껍게 발달되어 있고, 높은 탄력성을 유지하고 있다. 정맥벽은 상대적으로 얇으며 내부 곳곳에 분포된 판막(valve)이 혈액(blood)의 역류를 막고 있다.

심장(heart)을 출발한 혈관이 동맥(artery)을 거쳐 다시 심장으로 돌아오는 혈관이 정맥(vein)이다. 따라서 동맥을 흐르는 혈액(동맥혈)은 산소를 많이 포함하고 정맥을 흐르는 혈액(정맥혈)은 이산화탄소를 많이 포함하고 있다. 단, 폐동맥(pulmonary trunk)에는 정맥혈이, 폐정맥(pulmonary vein)에는 동맥혈이 흐른다.(그림 10-31)

구조

동맥(artery)과 **정맥**(vein)의 혈관벽(vessel wall)은 3층의 구조(내막 tunica intima, 중막 tunica media, 외막 tunica externa)로 이루어져 있으며, 동맥의 벽이 정맥보다 훨씬 두껍고 중막이 발달하여 높은 탄력성을 유지하고 있다.

그 중에서도 심장대동맥(aorta)은 탄력섬유가 중막에 풍부하게 함유되어 탄성이 높으며, 이러한 탄력이 혈류의 지속에 매우 중요하다.

바깥막(외막, tunica externa)

가장 바깥에 있는 막으로, 주로 결합조직으로 구성되어 혈관벽(vessel wall)을 튼튼히 보호해 주고, 또한 혈관을 제 위치에 고정시킨다.

중간층(중막, tunica media)

동맥(artery)과 **정맥**(vein)이 중간층으로 덩치가 크며, 대부분 민무늬근(평활근, smooth m.)과 탄력조직(elastic tissue)으로 구성된다. 민무늬근은 교감신경계통(sympathetic nervous system)의 조절을 받아 혈관 지름을 변경시켜 준다. 동맥의 근육층은 정맥의 근육층보다 더 두꺼워 동맥의 심실수축에서 발생하는 압력에 견딜 수 있다.

속막(내막, tunica intima)

혈관속벽에 있으며 동맥과 정맥 가장 안쪽의 내피세포층인 혈관속막은 단순편평상피세포(simple squamous epithelium)로 되어 있다. **속층**은 혈액응고를 방지할 수 있도록 표면이 매끄럽다. 속막세포는 매끄럽게 표면이 형성되어 혈액이 통과할 때 마찰이 감소된다.

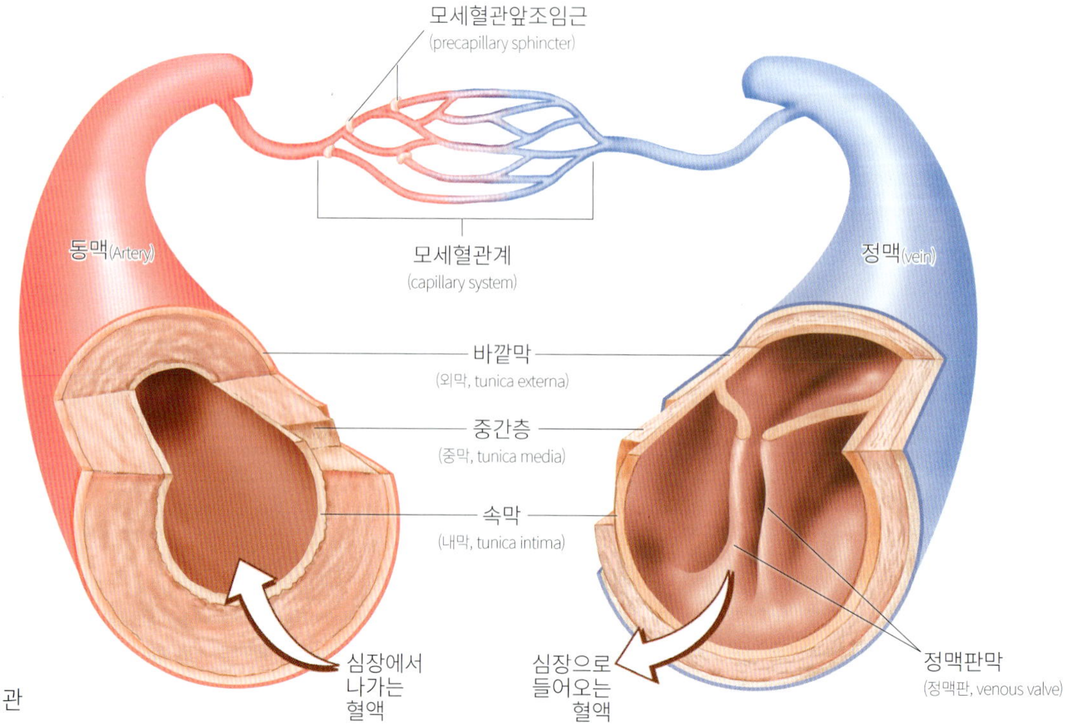

그림 10-31 모세혈관

기능

동맥(artery)과 세동맥(arteriole)

동맥과 **세동맥**은 심장에서 온몸 각 부분의 모세혈관으로 혈액을 분배한다.

세동맥은 수축 또는 확장함으로써 정상 수준의 동맥혈압을 유지하는 데 도움을 준다.

모세혈관(blood capillary)

모세혈관은 심장혈관계통의 기능을 수행한다. 예를들면 포도당과 산소는 모세혈관의 혈액에서 사이질액(intersititatl fluid)으로 이동한 다음 세포로 이동하며, 이산화탄소는 세포에서 모세혈관으로 이동한다.

관상동맥(coronary artery)은 대동맥(aorta)에서 처음으로 분기되는 동맥으로, 심장의 확장운동 때 심장내부의 혈압은 거의 '0'이지만 동맥에서는 동맥벽(artery wall)의 탄력으로 80 mmHg 정도를 유지하기 때문에 정상적인 혈류(bloodstream)가 유지된다.

대정맥(vena cava)의 혈압은 매우 낮아서 그냥 심장까지 흐를 수 없는 구조이며 따라서 가슴안(흉강, thoracic cavity)과 심방(heart atrium)의 음압(negative pressure)과 근육수축이 대정맥의 혈류를 돕고 있다.

순환경로(paths of circulation)

혈액순환이란 용어는 따로 설명할 필요 없이 혈액이 완전한 회로 또는 순환패턴을 구성하는 혈관을 통해 흐른다는 것을 의미한다. 순환경로는 심장에서 허파로, 또는 심장에서 특정 장기로 그리고 다시 심장으로 흐르는 경로들이 모인 것을 말한다.(그림 10-32)

폐포모세혈관(alveolar-capillary) 혈액의 높은 삼투압은 허파꽈리(폐포, alveolus)에서 사이질액(간질액, interstitial fluid)으로 급속히 수분을 끌어당겨, 폐포에 액체가 고이지 않도록 하며, 폐포모세혈관으로 다시 들어가게 된다.

또한 림프혈관을 통해서도 순환으로 다시 돌아갈 수 있다.

오른심실(우심실, right ventricle)이 수축할 때 폐순환계의 압력은 전신순환보다 낮다. 체액이 폐포모세혈관으로부터 나오려는 힘은 23mmHg이고 체액을 끌어당기는 힘은 22mmHg이다. 따라서 순여과압력(net filtration pressure)은 1mmHg가 된다.

혈액과 **폐포**(alveolar)의 공기 사이의 가스교환의 결과, 혈액은 산소가 풍부하고 이산화탄소가 적다. 각 허파(폐, lung)에서 두 개씩 나온 4개의 폐정맥(pulmonary vein)은 좌심방으로 혈액을 운반하며 폐순환이 완성된다. 촘촘히 결합된 폐포의 상피세포(epithelial cell)는 대부분의 물질이 폐포로 들어가는 것을 막는다.

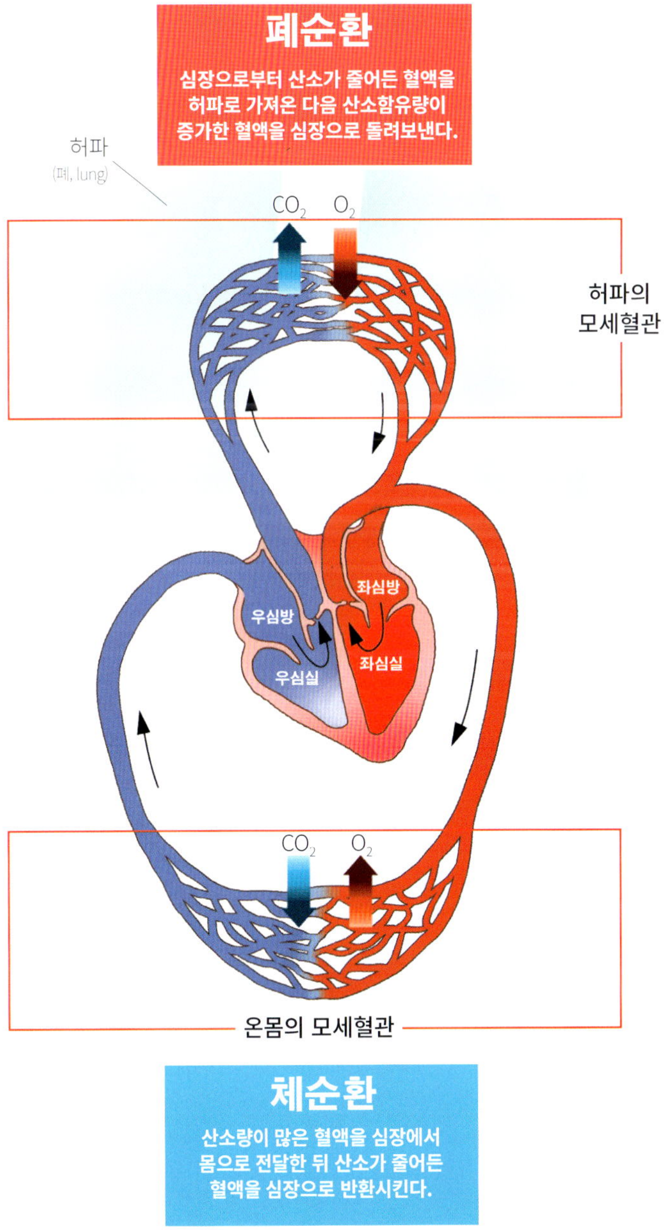

그림 10-32 폐순환과 체순환의 순환 경로

동맥계(arterial system)

대동맥(aorta)은 우리 몸에서 직경이 가장 큰 동맥이며, 왼심실에서 위쪽으로 올라가 아치를 그리며 왼쪽으로 내려가 척주의 앞쪽, 왼쪽으로 주행한다.

대동맥은 크게 오름대동맥(상행대동맥, ascending aorta), 대동맥궁(aortic arch), 내림대동맥(하행대동맥, descending aorta)으로 구분된다. 내림대동맥은 가로막(횡격막, diaphragm)을 경계로 흉부대동맥(thoracic aorta)과 배대동맥(복부대동맥, abdominal aorta)으로 구분된다. 대동맥의 큰 분지는 대동맥활(대동맥궁, aortic arch)의 부근과 골반(pelvis) 부근에 있다.

대동맥의 주요 가지들(principal branches of the aorta)

첫 부분은 오름대동맥(상행대동맥, ascending aorta)이고, 이어서 대동맥활이며, 뒤이어 내림대동맥이 형성된다. 대동맥소체(aortic bodies)는 작은 구조로써 대동맥동굴(대동맥동, aortic sinus)의 벽에 존재하고 화학수용기를 함유하고 있다.

대동맥활(대동맥궁, aortic arch)에서 분지되는 동맥은 팔머리동맥(완두동맥, brachiocephalic artery), 왼온목동맥(좌총경동맥, left common carotid artery), 왼빗장밑동맥(좌쇄골하동맥, left subclavian artery)이며, 팔머리 동맥은 곧 바로 오른빗장밑동맥과 오른온목동맥으로 갈라진다. 대동맥활은 혈압의 변화를 감지할 수 있는 압력수용기를 함유한다.

내림대동맥(하행대동맥, descending aorta)은 제12흉추 부위에서는 척주의 바로 앞에 위치하게 된다.

복대동맥(abdominal aorta)은 복강동맥(celiac artery), 가로막동맥(횡경동맥, phrenic artery), 위창자간막동맥(상장간막동맥, superior mesenteric artery), 부신동맥(suprarenal artery), 콩팥동맥(신장동맥, renal artery), 성샘동맥(gonadal artery), 아래창자간막동맥(하장간막동맥, inferior mesenteric artery), 허리동맥(요동맥, lumber artery)으로 분포하며, 복대동맥(abdominal aorta)은 골반입구에서 좌우 온엉덩동맥(총장골동맥, common iliac artery)으로 갈라지며 끝난다. (그림 10-33)(그림 10-34)

동맥경화증(arteriosclerosis)

동맥경화란 다양한 요인에 의해 혈관의 구조에 장애가 일어나 동맥벽 안에 지질(lipid)이나 세포바깥바탕질(세포외기질, extracellular matrix)의 비정상적인 축적이 일어나는 경화성 변화를 말한다.

원인: 지질이나 세포바깥바탕질의 비정상적인 축적(경화성 변화), 동맥 내피세포의 손상 등이다.

증상: 두통, 구토, 의식장애, 마비, 언어장애, 고지질혈증, 고혈압, 당뇨병, 여성호르몬(에스트로겐)의 감소, 흡연 등이다.

혈압조절(control of blood pressure)

혈압(blood pressure)은 심박출량(cardiac output)과 말초저항(peripheral resistance)을 이용하여 다음의 공식에 따라 계산된다.

혈압=심박출량 x 말초저항, 따라서 정상적인 혈압을 유지하기 위해, 다음 두 가지 요인의 조절이 필요하다.

심박출량(cardiac outpur)은 매 수축 때마다 좌심실에서 나오는 혈액의 양(일회박출량)과 심박수에 의하여 결정된다. 이 작용에 기계적, 신경적, 화학적 요인들이 영향을 미친다.

스탈링 법칙은 심장(heart)으로부터 나오는 혈액(blood)의 양과 심장으로 들어가는 양이 같다는 것을 확실하게 말해준다. 이것은 또한 두 개의 심실로부터 분출되는 혈액(blood)의 양은 평균적으로 같다는 것을 말해준다.

반대로 동맥압이 감소하면 심장촉진반사(cardioaccelerator reflex)가 시작되어 교감신경(sympathetic nerve) 임펄스가 동굴심방결절(sinoatrial node)에 전달된다. 그 결과로 심장박동은 빨라진다. 이 반응은 심박출량을 증가시키고 **동맥압**(동맥혈압, arterial pressure)을 상승시킨다.

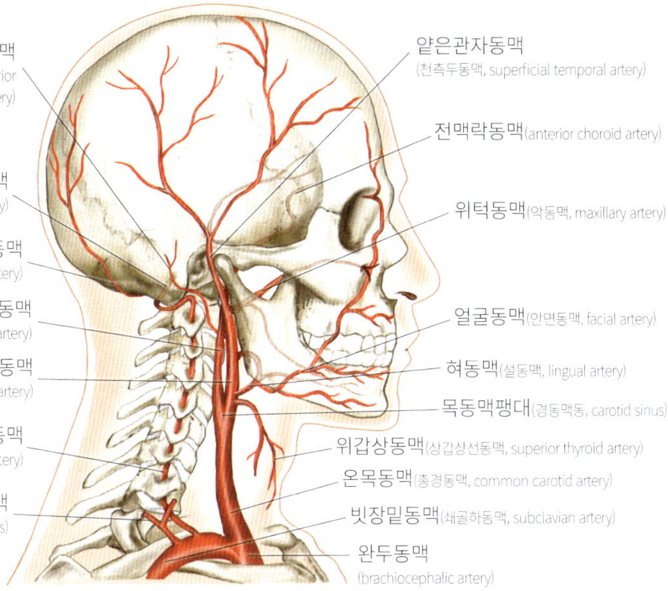

그림 10-33 목과 머리 주요동맥

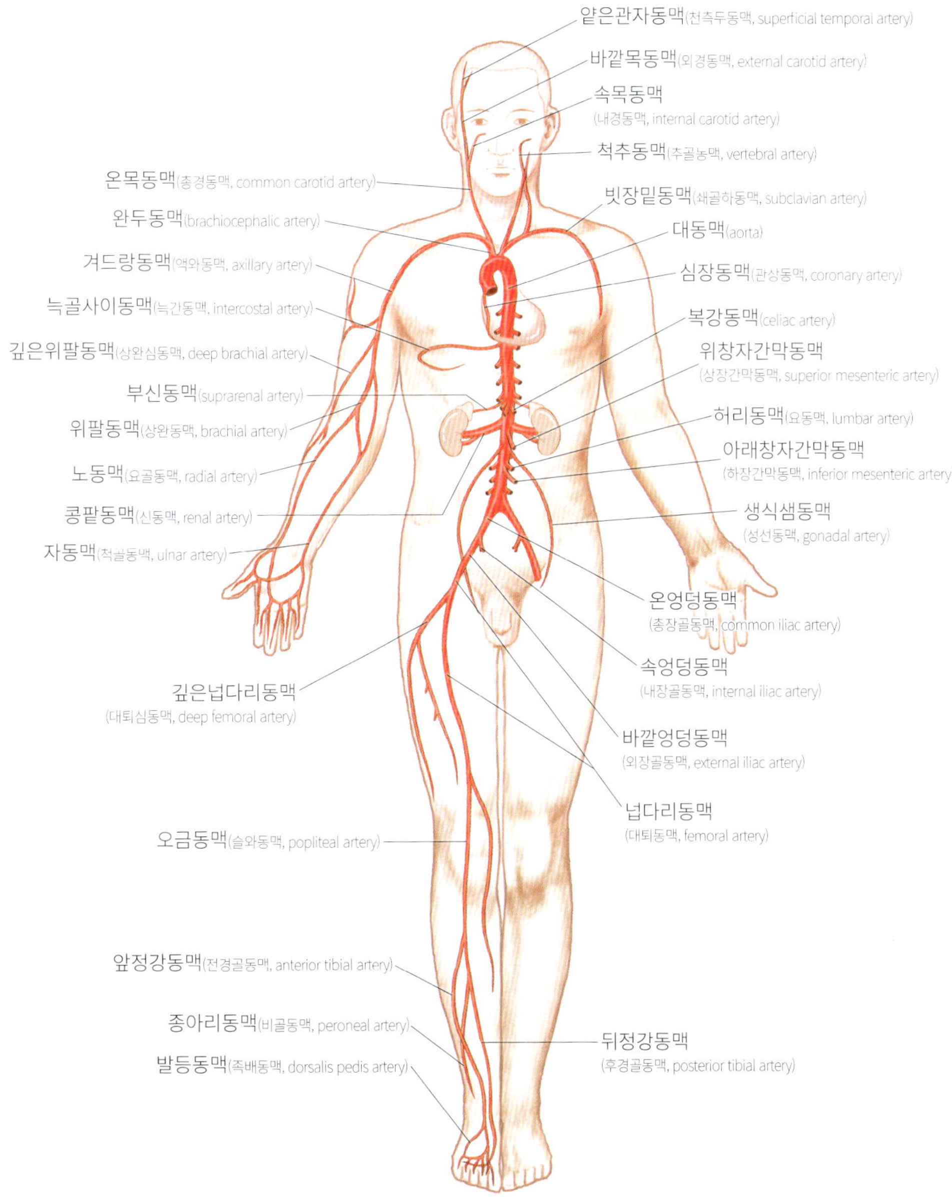

그림 10-34 전신 동맥 분포도

정맥계(venous system)

물질교환이 활발한 위치에 있는 실핏줄(모세혈관, capillary)의 벽은 투과성이 높다. 정맥 계통 혈류(bloodstream)는 가슴우리(흉곽, thorax)와 우측심방(우심방, right atrium)의 수축작용에 의해 대부분 이루어진다. 위대정맥(상대정맥, superior vena cava)과 아래대정맥(하대정맥, inferior vena cava)은 홀정맥(기정맥, azygos vein: 흉벽과 복벽의 심층에 있는 혈액을 모으는 정맥)에 연결되어 있다.

정맥계통은 혈액을 심장까지 다시 운반하는 경로로 대동맥(aorta)에서 분기한 동맥(artery)은 또한 분기를 반복하여 모세혈관(blood capillary)의 형태로 각 신체조직으로 뻗어나가 있다. 그 벽은 단층의 내피세포와 기저막으로 이루어져 있고, 특히 신장 등 물질 교환이 활발한 영역에서는 내피세포(endothelial cell)에 다수의 구멍이 있기 때문에 물질의 투과성이 높다.

모세혈관(blood capillary)에서 조직세포와 물질 교환을 마친 혈액(blood)은 정맥을 통해 다시 심장(heart)으로 돌아오게 된다. 정맥 계통의 혈류는 동맥과는 달리 혈압에 의해 이루어지기 보다는, 흉곽(thorax)과 오른심방(우심방, right atrium)의 수축과 확장으로 발생하는 음압에 의한 흡수가 크게 작용하고 있다.

정맥(vein)은 기본적으로 동맥(artery)과 병행하는 형태로 뻗어 있으나, 병행하지 않고 독자적으로 뻗어있는 정맥들도 있다. 정맥 계통의 중심을 이루는 위대정맥(상대정맥, superior vena cava)과 아래대정맥(하대정맥, inferior vena cava)은 이러한 경우이며 전자는 가로막(횡격막, diaphragm)의 위에, 후자는 가로막의 아래에 분포한 정맥혈관이 모여 오른심방(우심방, right atrium)으로 흘러간다.

두 개의 대정맥(vena cava)은 홀정맥(기정맥, azygos vein)이라는 세정맥(venula)과 합쳐지면서 심장(heart)으로 흘러들어간다. 또한 정맥(vein)은 몸의 심부에서 동맥(artery)에 병행하여 이어져 있는 심재성정맥(deep vein)과 동맥의 흐름과 관계없이 피하에 분포된 표재성정맥(superficial vein)으로 구분된다.

정맥경로의 특징(characteristics of venous pathways)

정맥계(venous system)의 혈관들은 추적하기가 어렵다. 그 이유는 혈관들이 불규칙한 그물을 이루며 연결하고 있기 때문이다. 정맥들은 대부분 동맥들과 함께 주행하며, 같은 이름을 갖게 된다.

머리, 목, 뇌의 정맥(veins from head, neck and brain)

바깥목정맥(외경정맥, external jugular vein)은 얼굴(face), 머리덮개(두피, scalp), 목(neck)의 표면 등으로부터 혈액을 받아들인다.

속목정맥(내경정맥, internal jugular vein)은 바깥목정맥보다 약간 크며 뇌의 수많은 정맥과 정맥동굴(정맥동, venous sinuses) 그리고 얼굴과 목의 각 부위의 깊은 정맥이 모여서 형성된다. 속목정맥과 빗장밑정맥(쇄골하정맥, subclavian vein)이 합쳐져 팔머리정맥(완두정맥, brachiocephalic vein)을 형성한다. (그림 10-35)(그림 10-36)

대정맥(vena cava)

정맥계의 혈액(blood)이 심장(heart)으로 들어가기 전 오른심방으로 이어지는 가장 굵은 정맥(vein)이다.

동맥계를 거쳐 온몸을 순환한 혈액은 정맥계로 모아져 심장의 오른심방(우심방)으로 되돌아가게 된다. 이 과정에서 혈액이 심장으로 들어가기 전, 오른심방과 이어지는 가장 굵은 정맥이 대정맥이다.

기능

위대정맥(상대정맥, superior vena cava)은 머리, 팔, 몸통에서 심장으로 돌아오는 정맥혈을 오른심방으로 전달한다.

아래대정맥(하대정맥, inferior vena cava)은 다리, 간(liver), 콩팥(kidney), 골반(pelvis) 등에서 심장(heart)으로 돌아오는 정맥혈(venous blood)을 오른심방으로 전달한다.

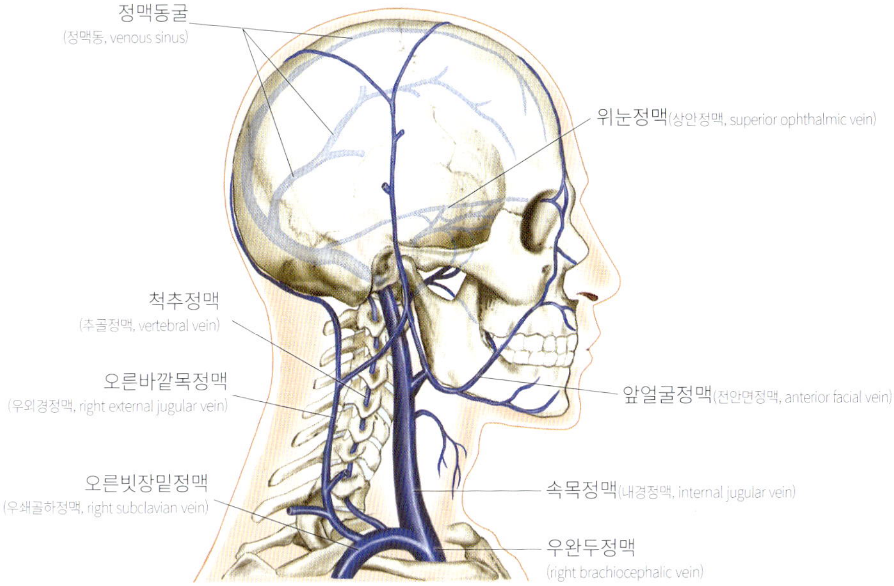

그림 10-35 머리와 목의 정맥

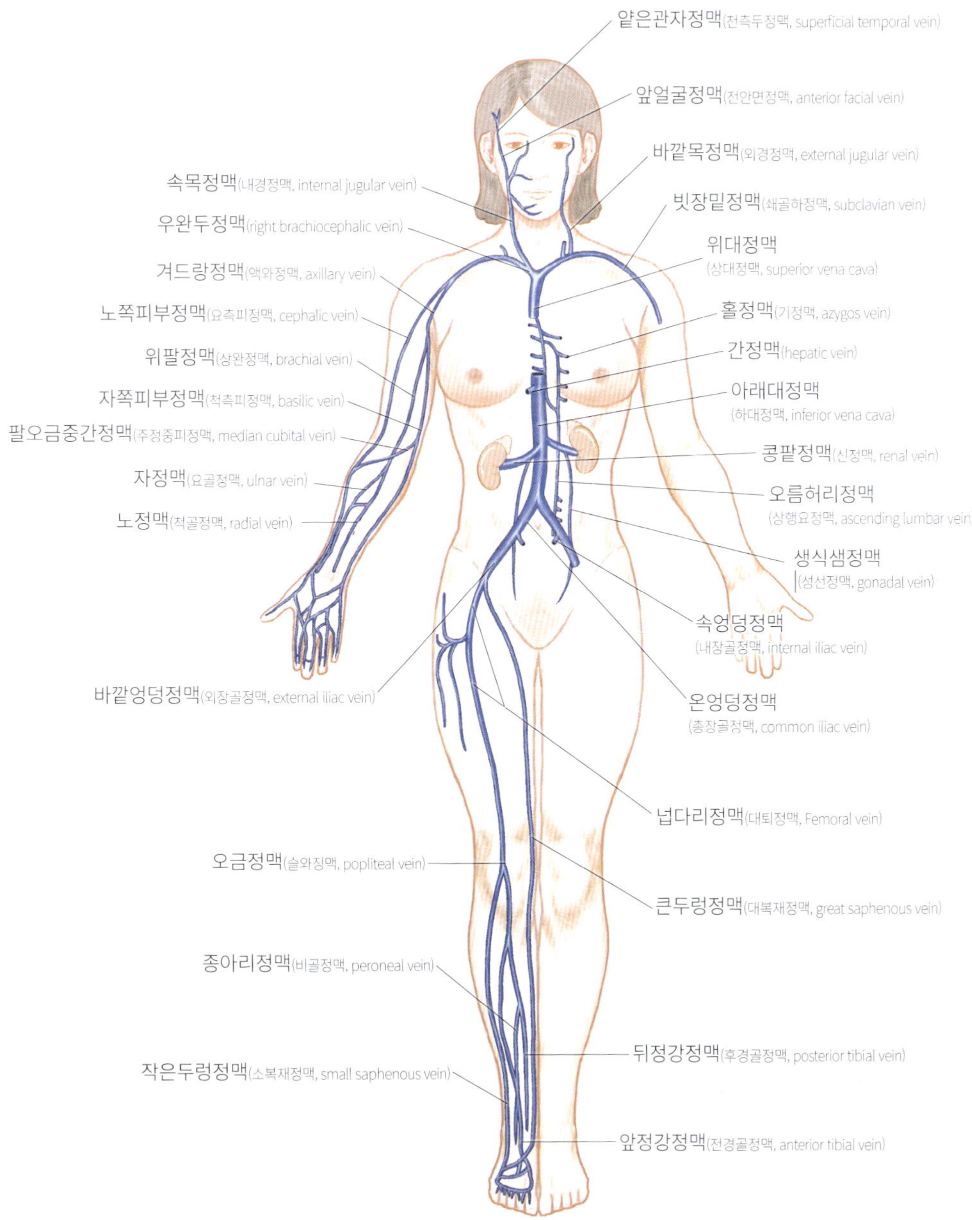

그림 10-36 전신 정맥 분포도

용어

간문맥계(hepatic portal system)
건조혈장(dried plasma)
고혈압(hypertension)
교감신경흥분(sympathomimetic)
교질삼투압(oncotic pressure)
교환성혈관(exchange vessels)
구상적혈구증(spherocytosis)
그물적혈구(망상적혈구, reticulocytes)
농축적혈구(packed red cells)
단핵구(monocytes)
대동맥(aorta)
대동맥판막(aortic)
대적혈구증(macrocytosis)
대정맥(vena cava)
대혈관(great vessels)
동리듬(sinus rhythm)
동맥(arteries)
동맥관(ductus arteriosus)
동맥내막절제술(endarterectomy)
동맥조영법(arteriography)
동굴심방결절(SA node)
림프구(lymphocytes)
맥박(pulse)
맥압(pulse pressure)
명치(전흉부, precordium)
모세혈관 교환(capillary exchange)
모세혈관(capillaries)
미주신경억제(제, vagolytic)
박출률(ejection fraction)
반달판막(반월판, semilum valve)
방실결절(AV node)
방실판막(atrioventricular valve)
배꼽동맥(제대동맥, umbilical vein)
백혈구(leukocytes, white blood cell)
범혈구감소증(pancytopenia)
변시효과(chronotropic effect)
변전도효과 (dromotropic effect)
변형적혈구증(poikilocytosis)
보유성혈관(capacitance vessels)
부전수축(asystole)
빈혈(anemia)
삼첨판막(삼첨판, tricuspid valve)
색전절제술(embolectomy)
섬유소(fibrin)
세동맥(arterioles)
세정맥(venules)
소적혈구증(microcytosis)
수축기(systole)
수축기압(systolic pressure)
수축촉진 효과(inotropic effect)
승모판막(승모판, mitral vavle)
시트르산[구연산]첨가혈액(citrated whole blood)
심계항진(palpitation)
심낭막(심막, percordium)
심막절제술(pericardiectomy)
심박조율기(심박동기, pacemaker)
심박출량(cardiac output)
심방(atrium)
심방사이막(심방중격, interatrial septum)
심방전도섬유(atrial conducting)
심실(ventricle)
심실사이막(심실중격, interventricular septum)
심장(heart)
심장근육(심근, cardiac m.)
심장기능상실(심부전, heart failure)
심장동맥(관상동맥, coronary artery)
심장바깥막(심외막, epicardium)
심장속막(심내막, endocardium)
심장예비력(cardiac reserve)
심장의 스탈링 법칙(Staling' law of the heart)
심장주기(cardiac cycle)
심장탐폰(cardiac tamponade)
심장학(cardiology)
심전도(electrocardiogram ECG)
알부민(albumin)
압력수용체반사(baroreceptor reflex)
온몸순환(체순환, systemic circulation)
용혈(hemolysis)
울혈성심부전(congestive heart failure)
율동성(rhythmicity)
응고(coagulation)
이완기압(diastolic pressure)
이첨판막(이첨판, bicuspid valve)
일회박출량(stroke volume SV)
자동성(automaticity)
자반(purpura)
저항성혈관 (resistance vessels)
저혈압(hypotension)
적혈구(erythrocytes, red blood cell)
적혈구대소부동증(anisocytosis)
적혈구용적률(헤마토크릿, hematocrit)
적혈구형성(적혈구조혈, eryhropoiesis)
전도계(conduction system)
전도성혈관(conductance vessels)
전부하(preload)
전신 혈관저항(systemic vascular resistance)
정맥(veins)
정맥관(ductus venosus)
정맥귀환량(venous retum)
정맥염(phlebitis)
정맥절개술(phlebotomy)
정맥조영법(venography)
조혈(hemopoiesis)
중성구(호중구, neutrophil)
중성호성백혈구증가증(neutrophilia)
지중해빈혈(thalassemia)
지혈(hrmostasis)
출혈성모세혈관확장(hemorrhagic telangiectasia)
타원구멍(난원공, foramen ovale)
태아순환(fetal circulation)
특수 순환 (special circulations)
판막절개술(valvotomy)
패혈증(septicemia)
폐부종(pulmonary edema, PE)
폐성심(cor pulmonale)
푸르킨예섬유(Purkinje fibers)
항혈우병성혈장(antihemophilic)
허파순환(폐순환, pulmonary circulation)
허혈(국소빈혈, ischemia pressure)
헤파린첨가혈액(heparinized whole blood)
혈관경련(angiospasm)
혈관수축(vasoconstriction)
혈관수축제(vasopressor)
혈관연결(anastomosis)
혈관확장(vasodilation)
혈색소(hemoglobin)
혈소판(platelet, thrombocytes)
혈압(blood pressure)
혈장(plasma)
혈전정맥염(thrombophlebitis)
혈청(serum)
호산구(eosinophil)
호염기구(basophil)
확장기(diastole)
확장기말 혈량(end-diastolic volume EDV)
후부하(afterload)
히스-푸르킨예 체계(His-Purkinje system)
힘줄끈(건삭, chordae tendineae)

CHAPTER

11

림프계통과 면역계통 (Lymphatic and Immune System)

학습목표

1. 림프계통의 구조와 기능을 알자.
2. 림프의 구성과 이동경로를 알자.
3. 림프절(목림프절, 겨드랑림프절, 샅굴림프절)의 위치를 알자.
4. 비특이면역에 대해 알자.
    - 포식작용, 염증 원인, 감염방어.
    - 신체방어에서 인터페론, 보체 단백질.
5. 특이면역에 대해 알자.
    - 특이면역과 비특이면역의 차이.
6. 알레르기, 자가면역, 동종면역의 기전을 알자.

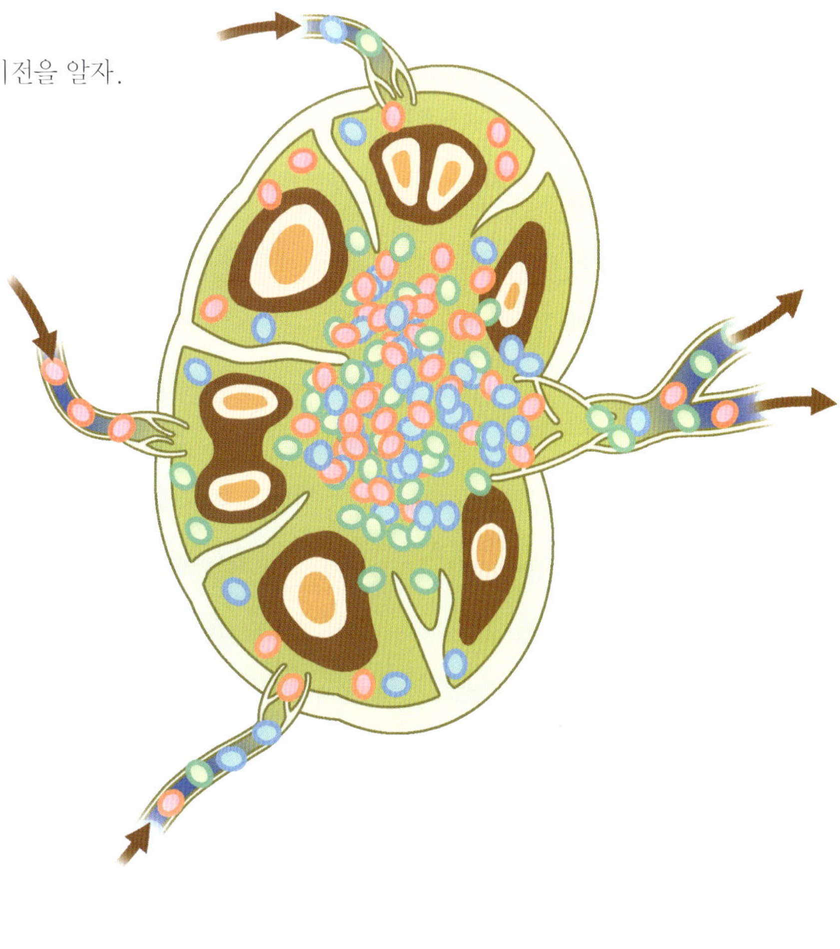

림프계통(LYMPHATIC SYSTEM)

림프계통은 전신에 분포해 있는 림프관(lymphatic vessel)과 림프관 중간 중간에 분포한 림프절(lymph nodes)로 구성되어 있다. 림프(lymph)의 큰 흐름은 림프모세관–림프관줄기(lymphatic trunk) – 정맥각(venous angle)으로 이어진다.

림프계통(lymphatic system)은 크게 우측 상체와 왼쪽 상체+하체의 2 계통으로 구분된다. 하나는 우측 팔과 우측 몸통 상부의 림프모세관(lymphatic capillary)을 합쳐 우측 림프관줄기(lymphatic trunk)를 형성한다.

다른 하나는 왼쪽 상체와 하체의 림프계통(하반신의 림프모세관)으로 허리 림프관줄기(lymphatic trunk)와 창자림프관줄기(intestinal trunk)로 합류해 가슴림프관팽대(cisterna chyli)에 수렴한다. (그림 11-1)

림프모세관(lymphatic capillary)

림프모세관은 림프이동체계(lymphdrainage system)의 시작이고, 모세혈관(실핏줄, capillary)과 매우 근접하게 위치한다. 림프모세관(lymphatic capillary) 은 흡수관이고 피부에는 림프모세관이 풍부하게 분포되어 있다.

따라서 피부(skin)가 손상을 입거나 어떤 물질(예: 벌레의 독)이 침입해 들어가면 이 이물질은 빠르게 림프계통으로 들어간다.

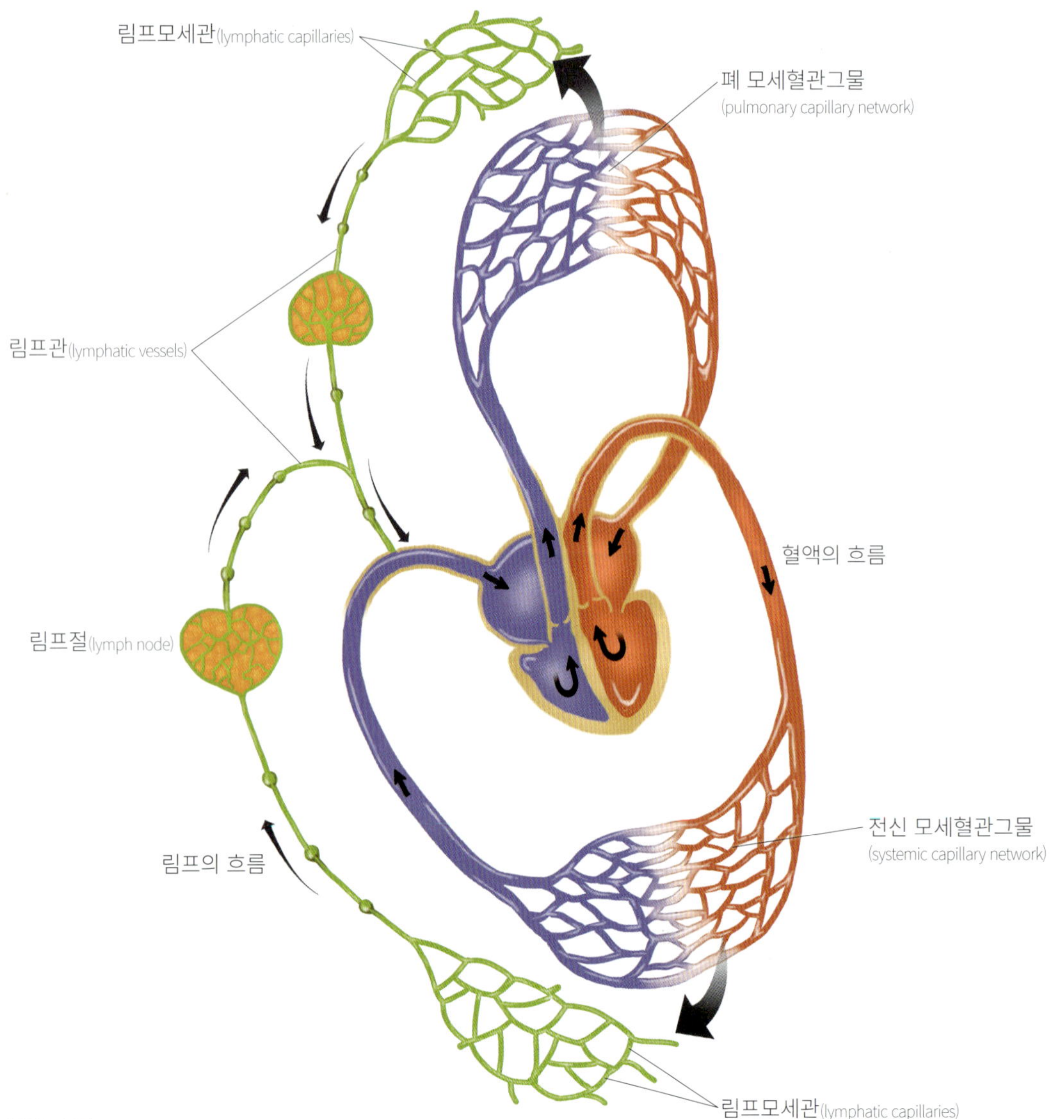

그림 11-1 림프 순환

림프계통(lymphatic system)의 조직

림프기관(lymphatic organ)은 림프절들이 모여서 독립적 기관을 이루는 것으로, 림프절(임파절, lymph node), 가슴샘(흉선, thymus), 지라(비장, spleen), 편도(tonsil) 등을 들수 있다. (그림 11-2)

림프기관은 면역 방어와 면역세포(immunocyte) 성숙에 도움을 주기 때문에 면역계통에 중요하다. 림프구조물들은 체액(body fluid)을 걸러내고 몸에 손상을 줄 수 있는 해로운 물질을 제거한다.

림프모세관(lymphatic capillary)은 끝이 막혀있는 미세한 관이 복잡한 그물을 형성하며, 세포사이 공간에 분포한다. 림프는 얇은 벽을 통해 림프모세관으로 들어오며, 유미관(lacteals)은 작은창자(소장, small intestine)의 융모(villus)에 있는 림프모세관이다.

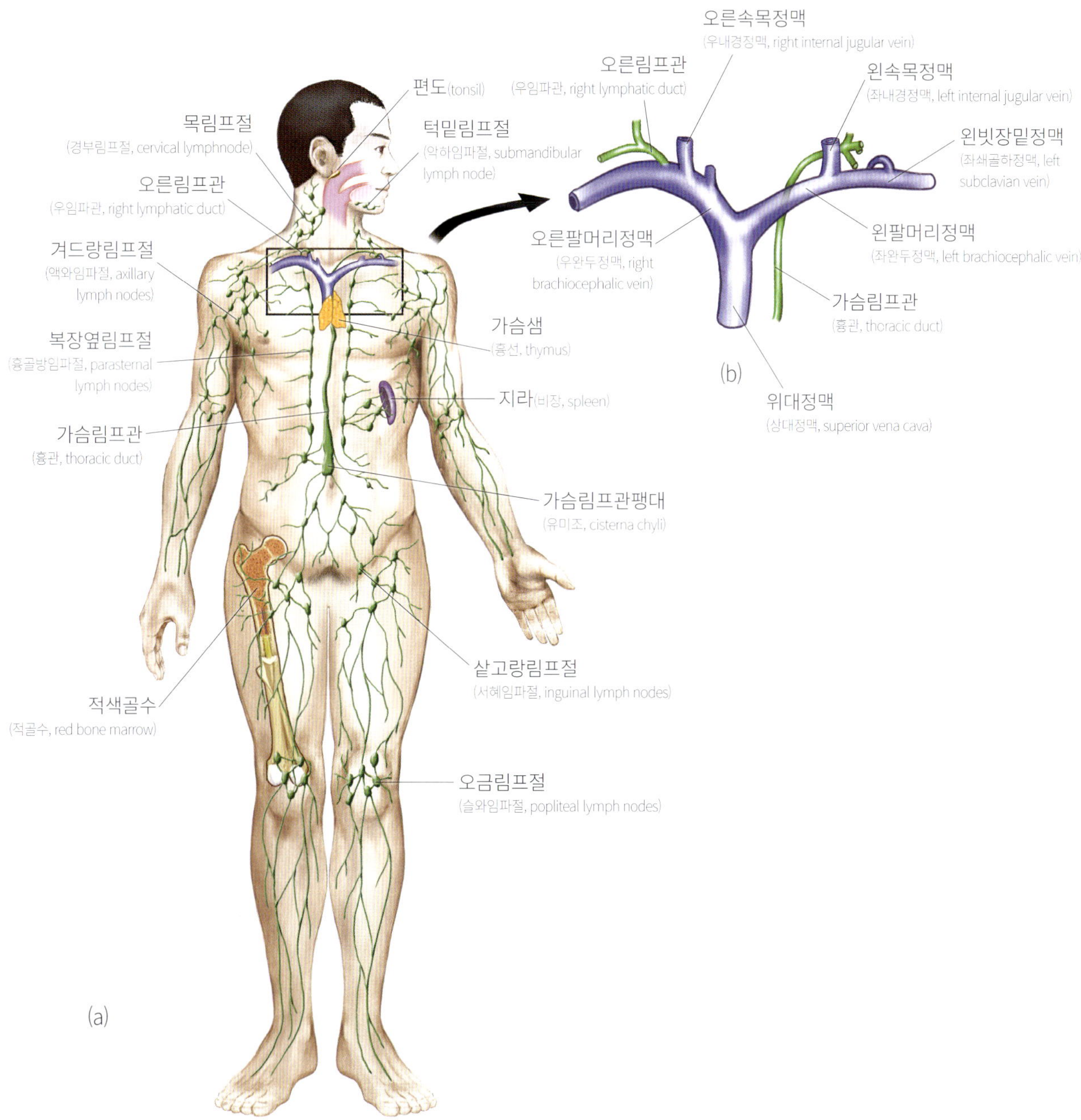

그림 11-2 림프계통 (a) 림프계 주요장기 (b) 우리몸의 혈액이 심장으로 되돌아 오기 직전에 주요 림프관에서 림프액이 정맥으로 배액되는 것을 보여주는 그림

림프(lymph)

림프는 알칼리 반응을 하는 무색의 액체이며 혈관과 비슷한 성분이나 혈장이 한번 더 여과된 상태라 할 수 있다. 모세혈관으로부터 조직으로 빠져나간 액체가 세포를 둘러싸는데 이 사이질액(조직액, intercellular fluid, tissue fluid)이 모세림프관(임파모세관, lymphatic capillary)으로 들어간 것을 림프라고 한다. 대부분의 사이질액은 모세혈관(blood capillary)벽을 통해 혈액으로 돌아가지만, 나머지 사이질액은 림프계통을 통해 혈액으로 되돌아간다. (그림 11-3)

림프와 사이질액(조직액, intercellular fluid, tissue fluid) 형성

- **사이질액**(조직액, intercellular fluid) **형성**: 혈장(blood plasma)으로부터 시작된 수분과 작은 분자들이 모세혈관(capillary) 압력에 의해 여과된 액체는 혈장(plasma)과 큰 단백질(protein)은 없다. 세포사이 공간으로 여과된 작은 단백질이 조직액의 삼투압(colloid osmotic pressure)을 형성한다. 조직액의 단백질 농도가 증가 할수록 콜로이드 삼투압이 증가한다. (그림 11-3)
- **림프**(lymph) **형성**: 사이질액이 세포사이액의 정수압을 증가시켜 사이질액을 림프모세혈관으로 이동시킴으로 림프를 형성한다. 림프형성은 사이질액이 과다하게 축적되는 것을 방지한다.

부종(edema)

부종은 조직 내에 림프액이나 조직의 삼출물 등의 액체가 고여 과잉 존재하는 상태로써, 신체의 세포와 세포 사이에 수분이 비정상적으로 축적된 상태를 말한다.

원인: 전신부종은 일반적으로 심장질환(heart disease), 신장질환(kidney disease) 간질환(liver disease)이 원인이 되는 경우가 많다. 국소부종은 국소적인 순환 이상에 의해 발생하며 림프부종(lymph edema)이나 정맥순환 이상 혹은 약물에 의한 원인 등도 고려해 볼 수 있다.

증상: 피부(skin)와 연부조직에 부종(edema)이 발생하면 피부가 부풀어 오르고, 푸석푸석한 느낌을 받는다. 누르면 피부가 일시적으로 움푹 들어간다.

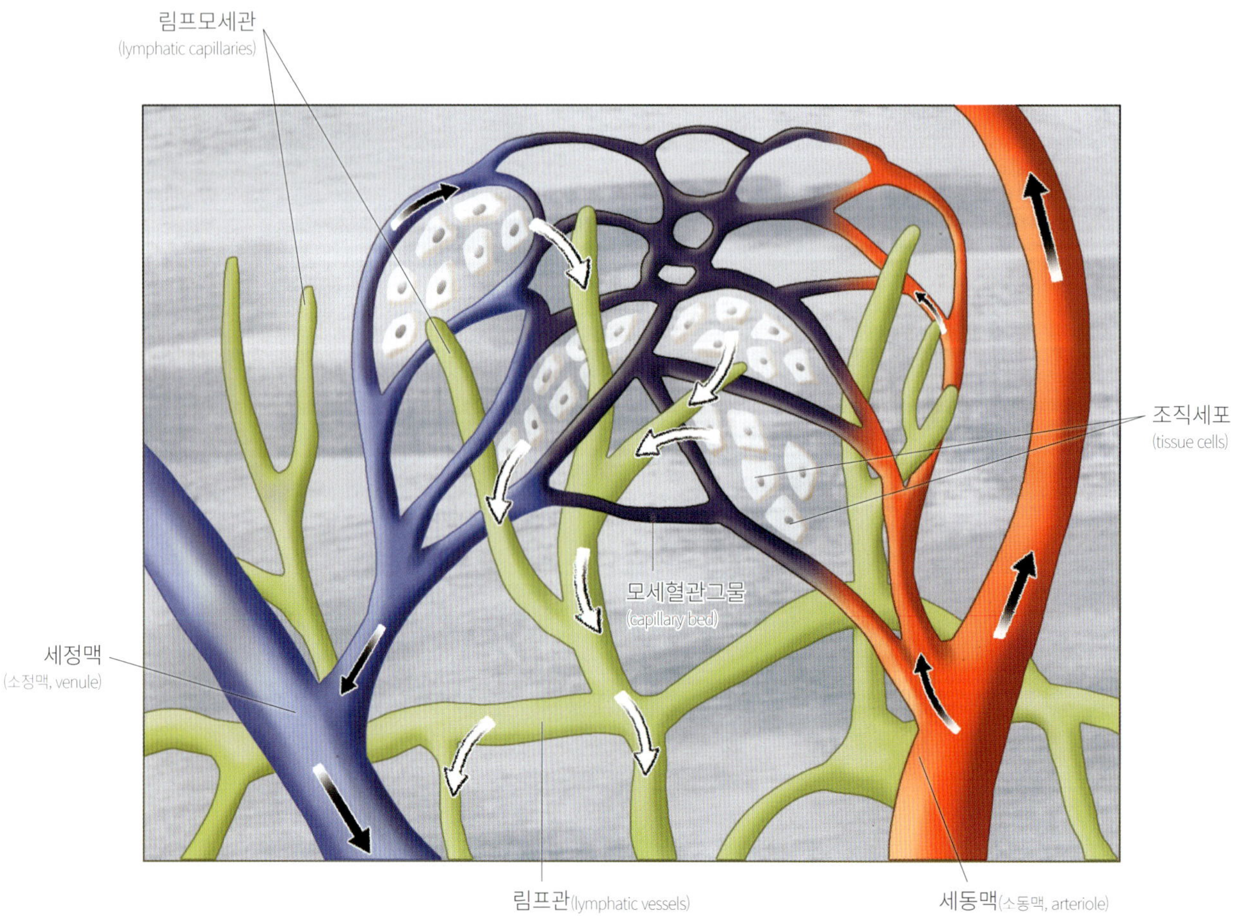

그림 11-3 림프모세관. 조직세포 주위에 혈류와 림프의 흐름.

림프 흐름(lymphatic capillary flow)

림프(lymph)는 낮은 정수압 아래에 있기 때문에 외부의 도움이 없이 림프관(lymphatic vessel)을 통해 흘러가기가 쉽지 않다. **림프**의 흐름은 신체 운동 시 뼈대근육(골격근, skeletal m.)의 작용과 호흡에 따른 압력의 변화 등에 의해 뼈대근육이 수축하면 림프관을 압박한다. 이러한 압착작용(squeeze)이 림프관 내의 림프를 이동하게 한다. 또한 큰 림프관 벽에 민무늬근(평활근, smooth m.)이 수축하면 내부의 림프를 눌러 림프가 앞으로 진행하게 한다. 세포사이 공간에서 조직액은 일정하게 유지된다. (그림 11-4)

림프 기능(lymph function)

림프(lymph)는 박테리아나 바이러스와 같은 이물질도 림프절(lymph node)로 이동시킨다. 단백질(protein)이나 이물질은 쉽게 모세혈관(capillary)으로 들어갈 수 없지만 림프모세관으로는 쉽게 들어간다. 이러한 이물질들을 파괴하여 신체를 외부의 침입자로부터 방어하는 것이 림프의 주요기능이다.

림프계통(lymphatic system)의 주요기능은 체액의 균형유지, 인체면역체계가 거처할 장소제공, 작은창자에서 소화된 지방질의 흡수를 조절하고 체내정맥으로 이동하는 것이다. 또한 림프계통은 탁월한 방어기전을 통해 병균에 의한 감염(infection)으로부터 몸을 보호하는 방어세포의 역할을 한다.

또한 **작은창자**(소장, small intestine)의 림프관(lymphatic vessel)들은 지방의 흡수에 중요한 역할을 하며, 작은창자의 림프는 흡수된 지방으로 인해 우유빛을 띠고, 이를 암죽(유미, chyle)이라 한다.

림프절병증(임파선병증, lymphadenopathy)

감염(infection)에 대한 반응으로 림프절(lymph nodes) 또는 림프선(lymphatic gland)에 부기(종창, swelling)이 생기며, 림프절이 세균이나 바이러스에 감염되면 부종(목, 사타구니, 겨드랑이)이 흔히 발견된다.

림프절 부기(림프절 종창, lymph nodes swelling)는 감염 증상이 없어지면 가라앉으며, 부기는 대부분 통증을 수반한다. 유방암(breast cancer), 림프종(lymphoma), 백혈병(leukemia)이 발생하면 림프절 부기가 지속적으로 나타날 수 있다.

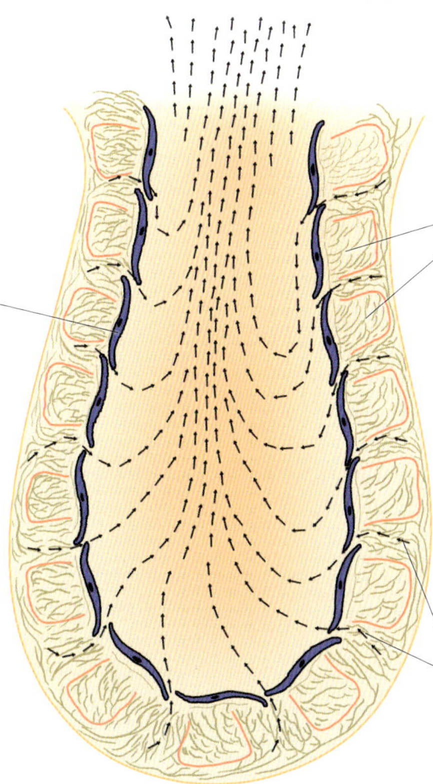

그림 11-4 상피세포 사이 림프 흐름도

림프(lymph)를 운반하는 림프줄기(lymphatic trunks)는 요부줄기(lumbar trunk), 장줄기(intestinal trunk), 늑간줄기(intercostal trunk), 기관지종격줄기(bronchomediastinal trunk), 쇄골하줄기(subclavian trunk), 경정맥줄기(jugular vein trunk)들은 두 개의 집합관(collecting ducts), 즉, 가슴관(thoracic duct)이나 우측림프관(right lymphatic duct) 중 하나와 합쳐진다. (그림 11-5)(그림 11-6)

가슴관(thoracic duct)은 왼쪽 빗장밑정맥(좌쇄골하정맥, left subclavian vein)으로 흘러 들어간다. 이 가슴관은 장줄기, 요부줄기, 늑간줄기 그리고 좌쇄골하줄기, 좌기간지종격줄기로부터 림프를 받아들인다. (그림 11-7)

우림프관(right lymphatic duct)은 오른쪽 빗장밑정맥(우쇄골하정맥, right subclavian vein)이 우측 바깥목정맥(외경정맥, external jugular vein)과 만나는 부위에서 흘러 들어가게 된다. 두 개의 집합관을 지나 림프는 오른심방(우심방, right atrium)으로들어가기 전에 혈장의 일부가 된다.

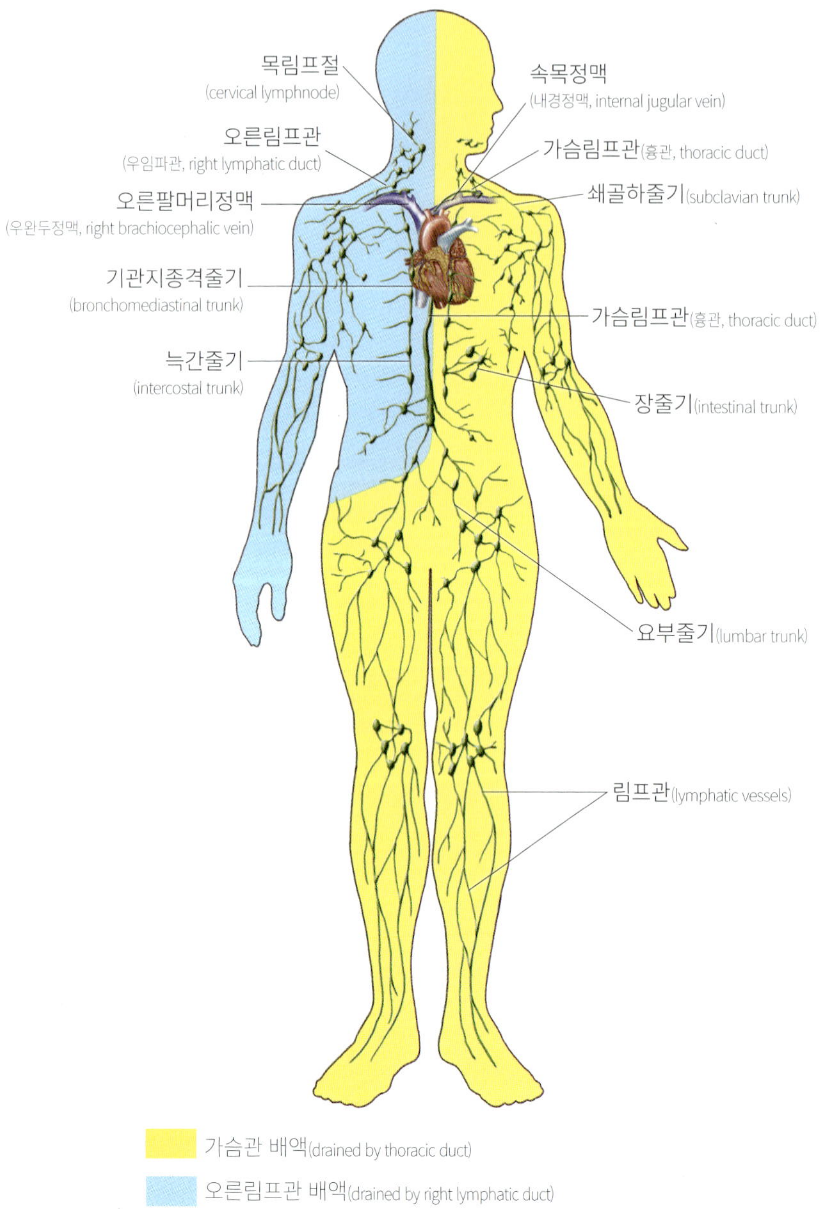

그림 11-5 신체의 림프관, 림프줄기, 집합관과 배액의 경로

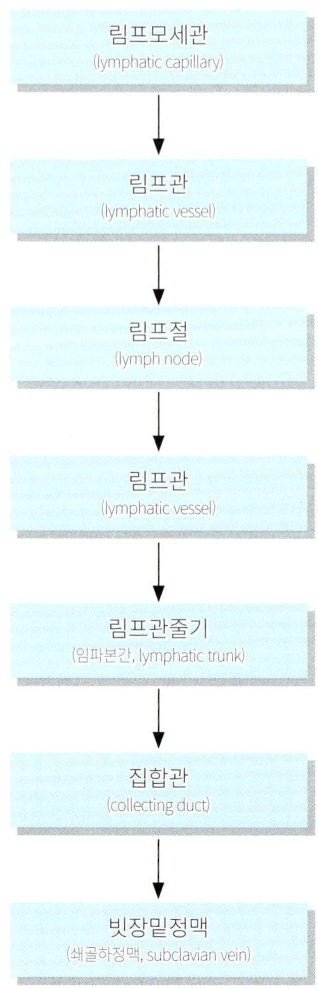

그림 11-6 림프 흐름

림프(lymph)의 여과 과정

림프절(lymph node)은 여과를 수행하며 림프에서 박테리아를 걸러낸다. 이것은 여과 과정에서 림프절을 통과할 때 림프는 세균, 악성세포 및 손상된 조직세포를 제거함으로써 이들 이 혈액속으로 들어가 혈액(blood)과 함께 순환하는 것을 방지한다. 즉 **포식세포**(phagocyte)가 박테리아를 잡아먹어 감염을 방지하는 것이다.

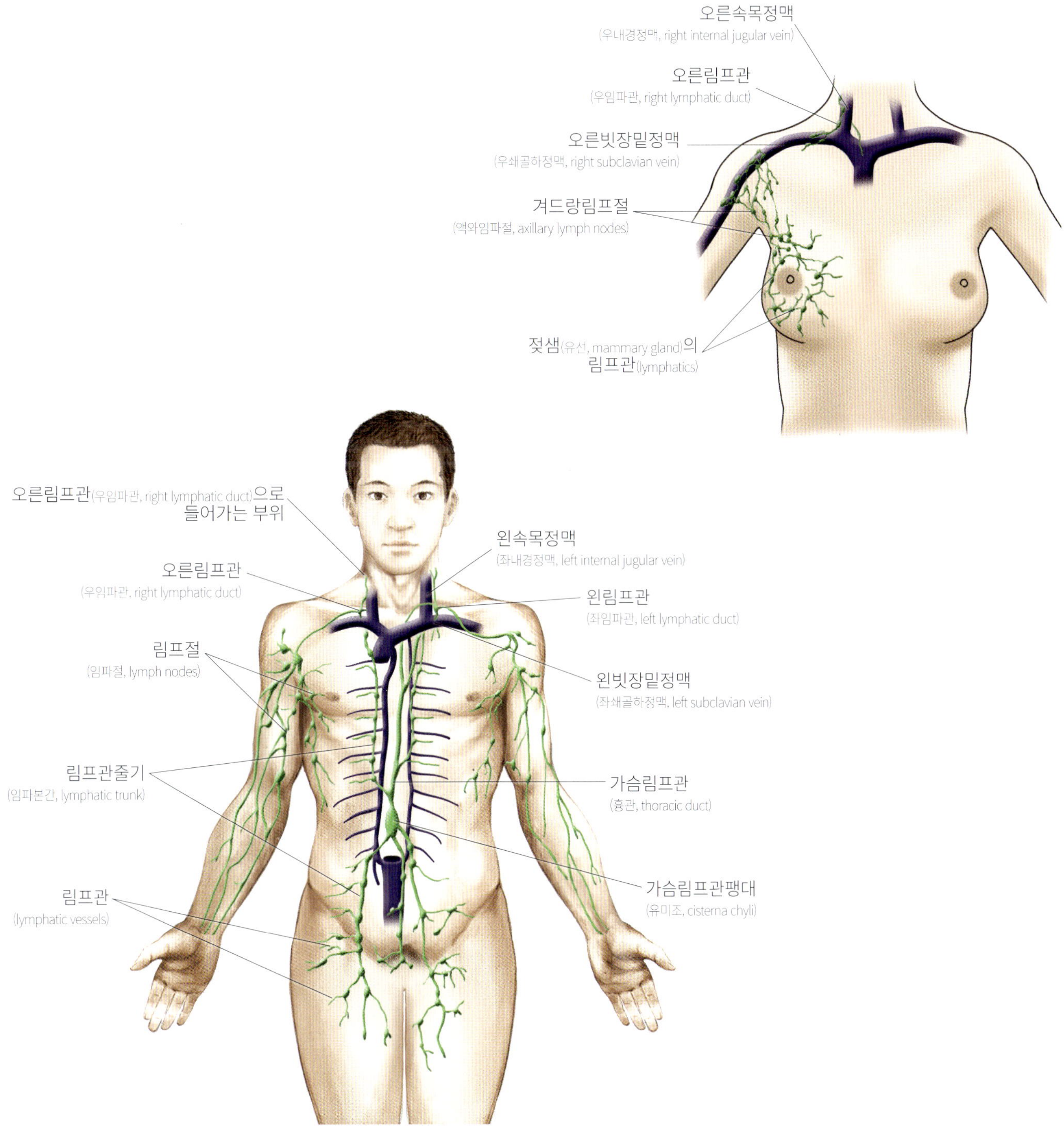

그림 11-7 (a) 신체의 상 우측 기타부위→가슴관 (b) 우측 유방으로부터 림프 유입

림프관(lymphatic vessel)

림프모세관(lymphatic capillary)은 끝이 막혀있는 미세한 관이 복잡한 그물을 형성하며 세포사이 공간에 분포한다. 림프(lymph)는 얇은 벽을 통해 림프모세관으로 들어오며, 유미관(lacteal)은 작은창자의 융모에 있는 림프모세관이다.

림프모세관이 합쳐서 형성된 림프관(lymphatic vessel)의 벽은 정맥벽과 유사하며 좀 더 얇고 반월판막(semilunar valves)이 있어 림프의 역류를 막아주고 있다. 큰림프관들은 림프절(lymph nodes)이라고 하는 특수화된 장기로 들어가서 더 큰 림프 줄기를 형성한다.

림프관(lymphatic vessel)은 반월판막(semilunar valves)이 있어 림프의 역류를 막아주고, 모세혈관과 마찬가지로 단층 편평상피세포(squamous epithelial cell)로 구성되어 있으며, 최종적으로 빗장밑정맥(쇄골하정맥, subclavian vein)으로 들어간다. (그림 11-8)(그림 11-9)

이식후 림프증식성질환

이식후 림프증식질환(post-transplant lymphoproliferative disease, PTLD)은 장기이식(leukemia) 또는 골수이식(bone marrow transplantation) 후 면역억제와 관련하여 발생하는 드문 합병증이다. 대개 엡스타인 바이러스감염과 관련된 경우가 많다.

원인: B 림프구 세포가 증식하여 발생한다.

증상: 발열, 체중감소, 복통(배앓이, abdominal pain), 목앓이(인후통, sore throat), 식욕부진, 림프절 증대 등이다.

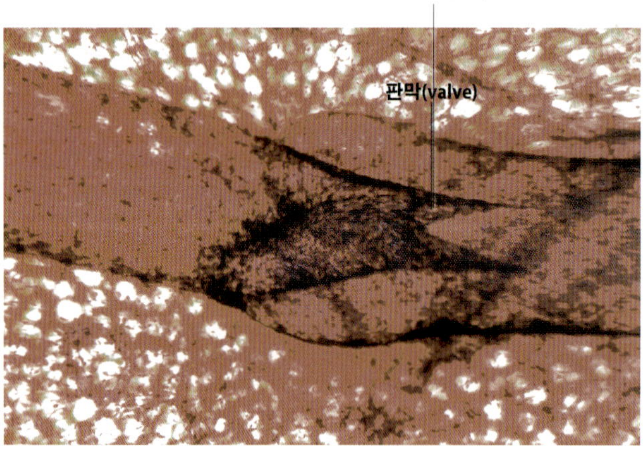

그림 11-8 조직세포 주위에 혈류와 림프의 작용

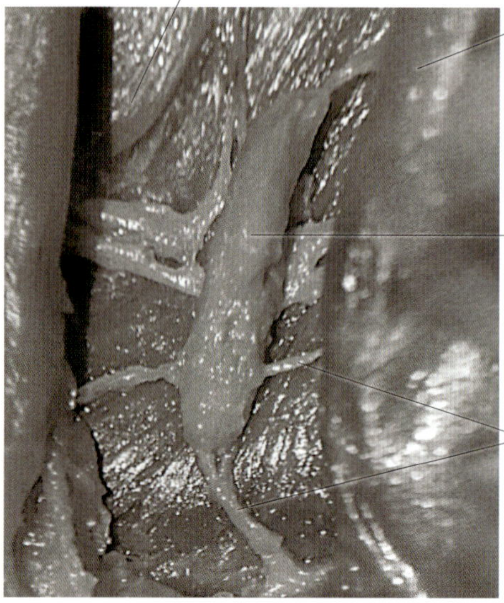

그림 11-9 림프관의 사진

림프기관(LYMPHATIC ORGAN)

림프절(lymph nodes)

림프절은 길이가 2cm 이하이며, 강낭콩 모양을 하고 있다. 림프절의 움푹 파인 부위를 문(hilum)이라 하며, 이 문은 혈관(blood vessel)과 신경에 연결된다.

주요 림프절은 목부위(cervical region), 겨드랑부위(axillary region), 서혜부위(inguinal region), 골반강(pelvic cavity), 복강(abdominal cavity), 흉강(thoracic cavity), 활차위부위(supratrochlear region)에 있다.

림프절의 중심부에는 활발하게 분열하는 림프구와 큰포식세포(대식세포, macrophage)들의 집단, 종자중심(germinal center)이 있다. 림프절은 호흡관(respiratory duct)이나 소화관(digestive duct)의 점막에 단독 또는 무리를 지어 나타난다. (그림 11-10)(표 11-1)

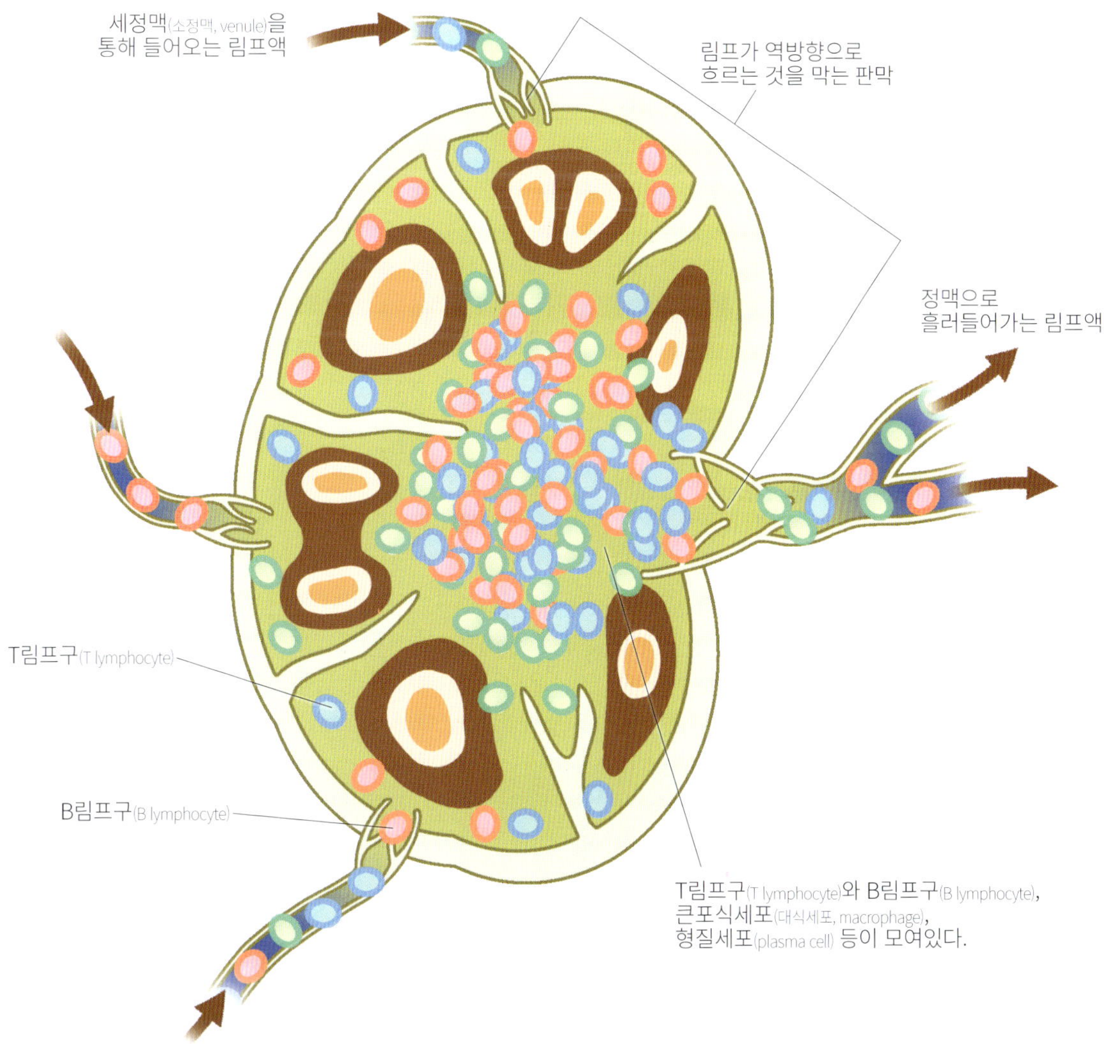

그림 11-10 림프절의 내부구조와 순환

림프절(lymph nodes) 기능

림프절은 림프(lymph)가 혈류로 돌아가기 전에 해로운 물질들을 걸러내고 체액을 모니터(면역감시, immune surveillance)하는 기능이 있다. 림프절은 이물질에 대항하는 항체를 생성하는 장소로 **큰포식세포**(대식세포, macrophage)가 존재한다.

림프절은 적색뼈속질(적색골수, red bone marrow)과 함께 림프구를 생성하여, 바이러스, 박테리아, 기생충을 공격한다. 림프절의 큰포식세포는 이물질, 손상받은 세포, 암세포, 세포찌꺼기를 삼켜서 파괴시켜 이들이 혈액(blood)으로 유입을 방지한다. (그림 11-11)

림프관은 혈관에 흡수되기 힘든 물질을 운반한다

혈관계통(혈관계, vascular system)으로 흡수되지 못하는 물질의 일부는 림프계로 흡수된다. 이것은 몸집이 큰 거인이 소형차를 타지 못하고 대형차를 타야하는 것과 비슷하다.

- **림프관**(lymphatic vessel)은 파수꾼 역할을 하는 림프절을 갖고 있다.
- **림프**(lymph)에는 조직액이나 림프구(lymphocyte)와 함께 창자에서 흡수된 지방방울도 포함된다. 따라서 림프는 황백색을 띠고 있어 이전에는 '암죽(유미, chyle)'이라고 하였다.

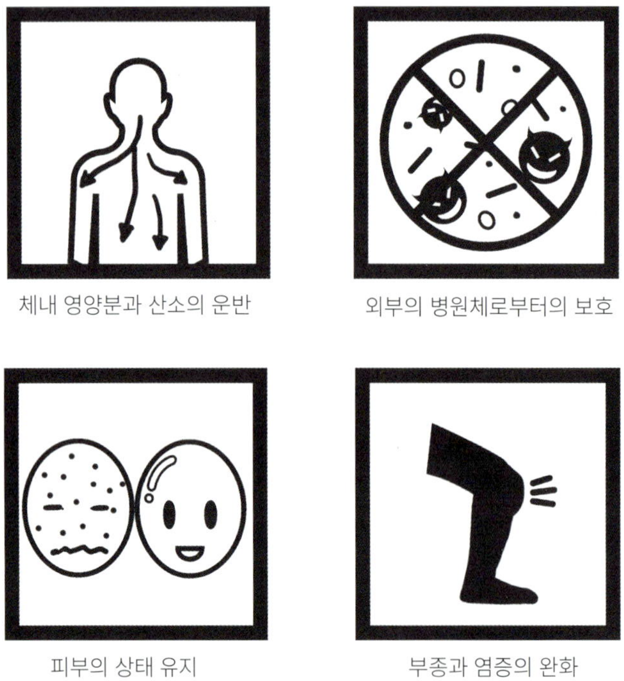

그림 11-11 림프절의 기능

표 11-1 림프계의 장기

장기	위치	기능
림프절	큰 림프관의 경로를 따라 무리를 짓거나 사슬모양	림프로부터 이물질과 찌꺼기를 걸러냄 림프에서 이물질을 파괴시키는 림프구를 생성하고 함유하고 있음 림프를 타고 온 이물질이나 세포찌꺼기를 포식하여 파괴시키는 큰포식세포를 함유.
가슴샘	종격 내에서 흉골의 위쪽 뒤쪽에 위치함	림프구를 함유; 가슴샘 세포를 T 림프구로 분화시킴
비장	복강의 좌상부에서 횡격막의 아래, 위의 뒤쪽, 옆쪽에 위치함	이물질, 손상적혈구, 세포찌꺼기를 제거하는 큰포식세포를 함유 림프구를 함유

가슴샘(흉선, thymus)

가슴샘은 가슴세로칸(종격, mediastinum)에 위치한 작은 림프조직으로 정중선을 따라 목의 위쪽에 붙는다. 가슴샘은 결합조직 피막(capsule)에 싸여있는 두 엽으로 구성되어 말랑말랑한 구조로 종격 내에서 대동맥활(대동맥궁, aortic arch)의 앞쪽, 복장뼈(흉골, sternum)의 윗부분의 뒤쪽에 위치하며 크기가 다양하고 어린 시기에 상대적으로 더 크다.

가슴샘(흉선, thymus)은 면역기전에서 매우 중요하여, 출생 전에는 림프구(lymphocyte)의 원천이고, 이 후, 일부 림프구의 성장과 성숙에 중요하다. 이러한 T 림프구(T lymphocytes)의 발달된 가슴샘에서 분비된 티모신(thymosin) 호르몬의 영향을 받는다.

가슴샘은 사춘기에 가장 크며, 나이가 들면서 사춘기 이후, 가슴샘(thymus) 조직은 점차적으로 지방과 결합조직(connective tissue)으로 대체되면서 줄어들며, 60세를 넘으면서 반 정도로 줄며, 80세 이후는 거의 없어질 수 있다.

가슴샘세포(흉선세포, thymocyte)의 대부분은 비활성화 되어 있으나 일부는 T 림프구(T lymphocyte)가 되어 가슴샘을 떠나 면역반응에 참여하게 된다. (표 11-1)(그림 11-12)

순환계에는 혈관계통과 림프계통이 있다

- **림프계통**(lymphatic system)은 혈관계통(vascular system)과으로 직접 들어오지 못한 물질을 회수 및 운반한다.
- **모세혈관**(blood capillary)에서 조직액으로 여과된 혈액성분의 일부는 모세혈관이 아닌 림프모세관(lymphatic capillary)에 흡수되어 림프(lymph)가 된다.
- **림프계통**(lymphatic system)도 마지막에는 정맥으로 흘러간다. 하루에 약 3ℓ의 조직액이 림프모세관을 통하여 흡수된다.
  흡수된 조직액(림프)은 림프관을 통과하며 마지막에는 빗장밑정맥(쇄골하정맥, subclavian vein)으로 흘러들어간다.
- **림프계**에는 심장(heart)과 같은 동력펌프가 없다. 주위의 근육(muscle)이 수축됨에 따라 림프관이 수축하여 내부의 림프가 보내진다. 이 장치를 근육펌프라고 한다.

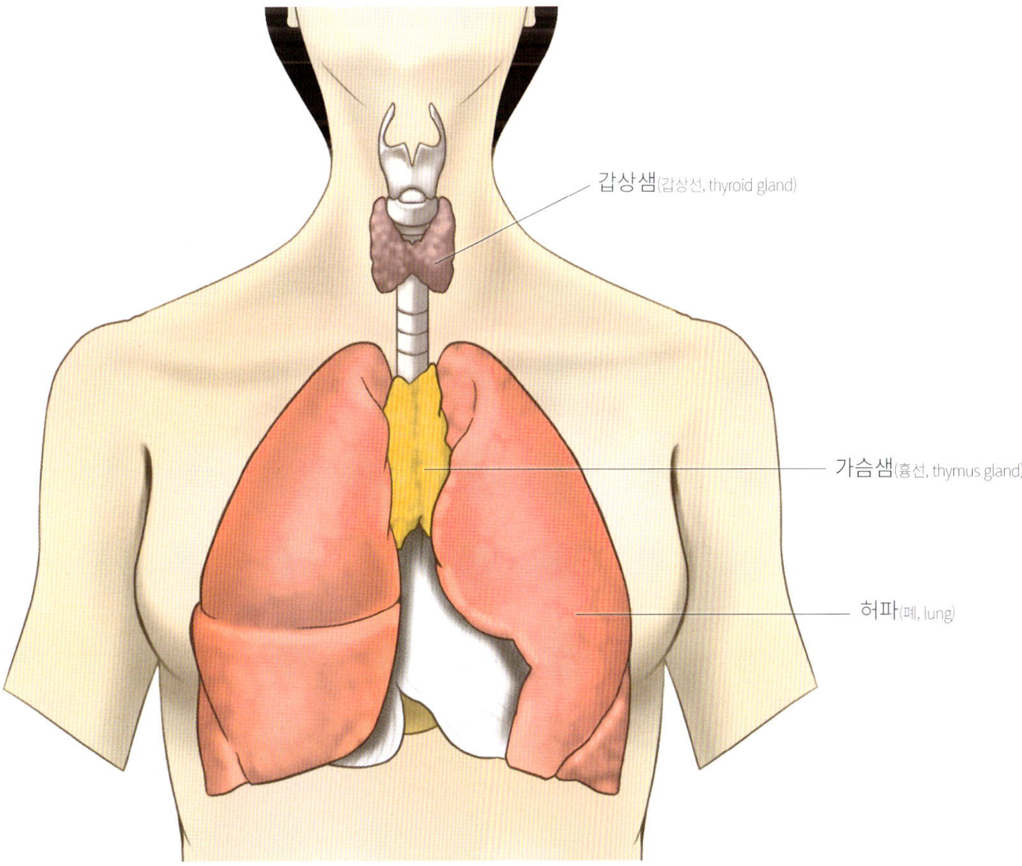

그림 11-12 가슴샘(흉선, thymus)의 위치

지라(비장, spleen)

지라는 림프기관 중 가장 크다. 지라는 복강(celiac)의 좌상부, 횡격막의 아래, 위(stomach)의 뒤쪽, 옆쪽에 위치하며, 큰림프관과 비슷한 모양으로 결합조직으로 싸여 있다. 또한 지라는 아래쪽 갈비뼈(늑골, rib)에 의해 보호되지만, 배 부위 외상으로 손상을 입을 수도 있다.

지라(비장, spleen)에는 혈관(blood vessel)과 신경(nerve)이 드나드는 문(hilum)이 있다. 지라의 소엽(lobule) 내 조직의 백색속질(white pulp)은 지라에서 작은 소절(비장소절, splenic nodules)로 구성되며, 많은 림프구를 함유하고 있다. 또한 소엽(lobule)내 공간에는 혈액으로 차 있다. **(그림 11-13)(그림 11-14)**

적색속질(red pulp)은 적혈구가 많이 있어 붉은 색깔을 나타내며, 그 외에 림프구(lymphocyte)와 큰포식세포(대식세포, macrophage)도 있으며, 적색속질 내의 모세혈관(capillary)은 투과성이 매우 높다.

지라(비장, spleen)의 기능은 림프구(lymphocyte)가 몸을 방어하는 역할을 하며, 또한 혈액을 저장하는 역할을 하고 필요할 때 저장된 혈액을 순환계통(circulatory system)으로 보낸다. 지라에서 수명이 다한 적혈구(erythrocyte)들은 파괴되며, 남은 세포찌꺼기는 비장정맥동(splenic sinus venosus) 내의 **큰포식세포**(대식세포, macrophage)가 제거한다. **(표 11-1)**

편도(tonsil)

편도는 입안(구강, oral cavity)과 목구멍(구강, throat) 뒤쪽 점막 아래에 있으며, 외부로부터 코안(비강, nasal cavity)과 입안(oral cavity)에 침범하는 세균의 침입을 방어하고 보호한다. 인두편도(pharyngeal tonsil)는 부종(edema)이 있을 때 기도 폐색을 일으킬 수 있다.

> **지라비대**(비장비대, splenomegaly)
>
> 지라비대는 성홍열(scarlet fever), 매독(syphilis), 등 감염질환에서 나타난다.

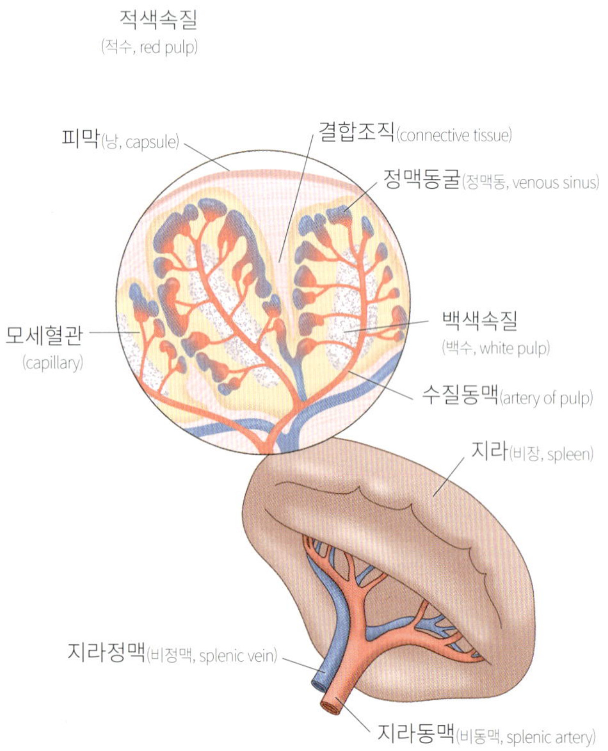

그림 11-13 지라

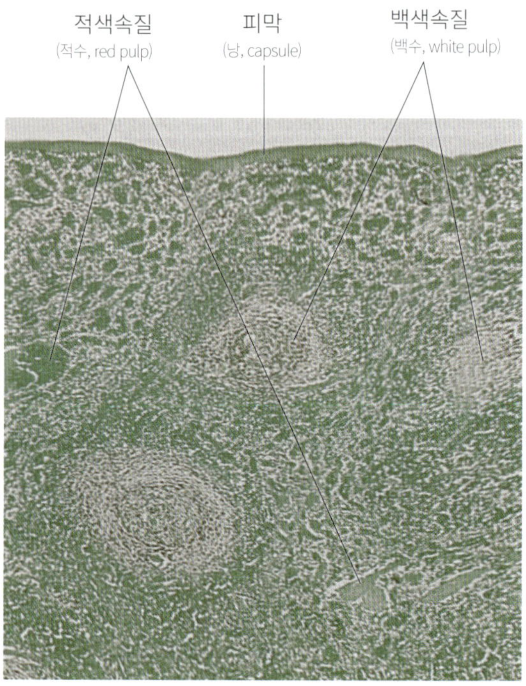

그림 11-14 지라 광학 현미경 사진

면역계통(IMMUNE SYSTEM)

면역(immunity)이라는 뜻은 유행병을 말하는 '역을 면한다'는 것이다. 흔히 알고 있는 유행병에 걸렸을 때 항체가 형성되어 재침입을 막는 일은 면역이 있어서 가능하다. 이는 생체를 지키기 위한 필요 시스템으로 면역계의 주요역할은 다음과 같다.

- 자기를 인식하는 동시에 자기(self)와 비자기(non-self)의 식별
- 항원(antigen)과 특이적(specific)으로 반응하는 항체(antibody)의 생산
- 자기와 다른 동종세포, 바이러스 감염세포, 종양세포를 특이적으로 공격
- 사이토카인(cytokine)을 통한 효과적인 생체방어
- 특이적 기억(memory)을 보존하여 다음에 같은 항원을 만나면 신속한 면역반응

면역담당자는 크게 2가지로, 하나는 **과립구**(granulocyte: 호중구, 호산구, 호염기구), **림프구**(lymphocyte), **큰포식세포**(macrophage; 대식세포) 같은 세포이고, 또 하나는 **항체**(antibody), **보체**(complement), **사이토카인**(cytokine) 같은 물질이다.

면역의 개념에는 항체가 주역이 되는 체액면역(humoral immunity)과 세포가 주역이 되는 세포면역(cellular immunity)이 있다.

선천면역

(비특이적면역, innate immunity ; 자연면역 natural immunity)

선천면역은 태어날 때부터 얻어진 면역으로 피부상피의 장벽이나 위액의 강한 산성에 의한 살균처럼 생체조직으로 침투하는 모든 병원체를 무작위적으로 방어한다.(표 11-2)

선천면역의 방어기전

- **종간의 저항성**(species resistance): 어떠한 종에 맞지 않아 질병을 일으키지 못하는 경우를 말하며, 예를 들면 우리 몸은 성홍열(scarlet fever), 유행귀밑샘염(볼거리, mumps), 임질(gonorrhea), 매독(syphilis) 등에 감염되기 쉬운 반면에 다른 종들은 그렇지 않다.
- **물리적 장벽**(mechanical barriers): 호흡기(respiratory), 소화기(digestive organ), 비뇨기(urinary organ), 생식기계통(reproductive system)의 통로를 덮고 있는 피부(skin)와 점막(mucous coat)은 병원체가 침입하는 것을 막아주는 **물리적 장벽**을 형성하고 있다.
- **화학적 장벽**(chemical barriers): 체액(body fluid)의 효소는 병원체에서 대해 화학적 장벽(chemical barrier)을 형성하는데, 예를 들어 **위액**(gastric juice)은 단백질 분해효소인 펩신(pepsin)을, **눈물**은 라이소자임(lysozyme)이라는 효소를 함유하고 있어서 병원체를 죽일 수 있다.
- **인터페론**(interferon): 인터페론은 림프구(lymphocyte)나 섬유모세포(fibroblast) 등 일부 세포들이 분비하는 호르몬과 유사한 펩타이드(peptide)이다.
  인터페론(interferon)은 포식작용(phagocytosis)을 촉진시키고 감염이나 종양(tumor)의 성장을 막는 세포들의 작용을 활성화한다.(표 11-3)
- **발열**(fever): 열은 면역작용을 강화시키고 병원체를 억제시킬 수 있다. 발열은 림프구(lymphocyte)가 바이러

표 11-2 비특이적 방어

종류	작용
종간의 저항성	어떠한 종은 다른 종은 걸리기 쉬운 질병에 대해 저항성이 있다.
물리적 장벽	손상받지 않은 피부나 점막(mucous membrane)은 감염물질이 침입하는 것을 방지한다.
화학적 장벽	다양한 체액(body fluid)의 효소는 병원체를 죽인다. 매우 높거나 낮은 pH와 농도가 높은 염류는 병원체에 유해하다. 인터페론(interferon)은 바이러스의 재생을 차단하는 단백질(protean)을 생성하고 포식작용을 자극하며, 감염(infection)이나 종양(tumor) 의 성장을 억제하는 세포들의 활성을 강화시킨다. 디펜신(defensin)은 박테리아의 세포벽과 막(membrane)을 파괴시킨다. 콜렉틴(collectin)은 미생물을 서로 부착하게 해준다.
발열	체온이 상승하면 미생물의 성장을 억제하고 포식작용을 증가시킨다.
염증	조직(tissue) 이 손상에 대하여 반응하여 감염원(infection source, infection source)이 주위조직으로 퍼져나가는 것을 막아준다. 체온이 상승하면 미생물의 성장을 억제하고, 포식작용(phagocytosis)을 증가시킨다.
포식 작용	호중성백혈구(중성호성백혈구, neutrophilic leukocyte), 단핵구(monocyte), 큰포식세포(대식세포, macrophage)는 이물질과 세포들을 삼켜 파괴시킨다.

스나 박테리아에 감염 시, 일시적으로 체온을 상승시키는 비특이성 방어 작용이다.

열이 나면 고체온으로 인해, 간(liver)과 지라(비장, spleen)에서 철분을 빼앗아 혈액 내 철분 양을 감소시켜 **세균의 성장**을 억제한다.

- **염증**(inflammation): 염증반응은 병원체를 분리하고 많은 면역세포가 빠르게 도착하도록 자극한다. 손상, 상해, 감염에 대한 조직의 반응인 염증은 국소적인 발적(redness), 부종(edema), 발열(fever) 그리고 통증을 유발한다.

  손상된 조직에서 유리된 화학물질들이 염증부위로 **백혈구**(white blood cell)를 끌어당긴다.

- **대식작용**: 큰포식세포는 탐식능력이 강하고 호중구(neutrophil)보다 수명이 길며, 호중구가 탐식하지 못하는 미생물 등에 대한 방어 작용과 세균이던 쓰레기 등 무엇이던 먹는다.

  단핵구(monocyte)는 골수계 세포에서 유래되는 세포로, 혈관 내로부터 조직 내로 이행하여 큰포식세포(대식세포, macrophage)나 가지세포(수지상세포, dendritic cell)로 분화한다.

적응면역

(특이면역, adaptive immunity ; 획득면역, acquired immunity)

위협적인 미생물 또는 여러 가지 독성물질의 방어기전을 **적응면역**(특이면역, adaptive mmunity)이라고 한다.

면역반응(immune reaction)을 일으키는 **항원**(antigens)은 단백질(protein), 다당류(polysaccharide), 당단백질(glucoprotein) 또는 당지질(glycolipid) 같은 것들이다. 면역반응을 일으키는데 가장 효과적인 항원은 반복되는 부위가 거의 없는 크고 복잡한 물질이다.

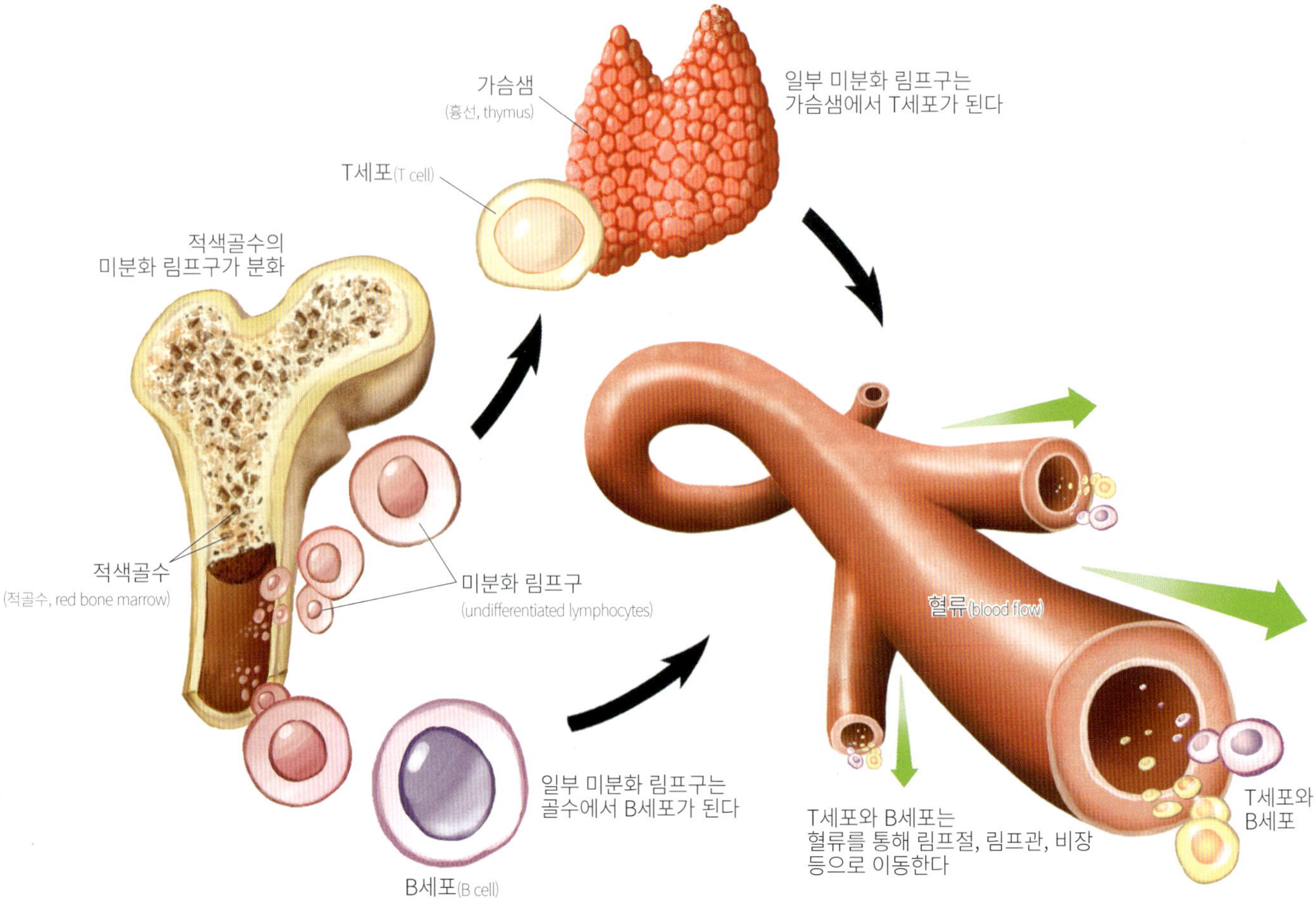

그림 11-15 골수에서 T세포, B세포 생성도

T 세포(T cell)와 세포매개면역

T 세포 발달은 출생 후, 뼈속질(골수, bone marrow)에서 기원한 T 세포가 가슴샘(thymus)에서 새롭게 형성된 후, 그곳에서 나와 혈액(blood)으로 들어가 주로 림프절(lymph node)에 거주한다.(그림 11-15)

다음 발달은, T 세포는 특이항원과 접촉되면, T 세포 표면에 있는 단백질(protein)과 결합하여 활성세포(activation cell)로 변환되며, 좀더 직접적으로 병원체를 공격하는 **T 세포**(helper T cells)는 세포와 세포사이에 직접 상호작용을 함으로써 항원이 반응하고, 이것을 **세포면역반응**(cellular immune response) 이라고 한다.

세포에서 분비하는 폴리펩타이드(polypeptide)로 이루어진 사이토카인(cytokine)은 선천면역이나 적응면역 반응을 유발하고 조절한다.(표 11-3)

- **T 세포 기능:** T 세포는 세포막에 존재하는 단백질 종류에 따라 크게 CD4 T 세포와 CD8 T 세포로 나누며, CD4는 일명 도움 T 세포(helper T cell, Th), CD8은 일명 세포독성 T 세포(cytotoxic T cell)와 억제 T 세포(suppressor T cell)로 나눈다. T 세포의 큰 기능은 항원제시세포에서 오는 정보를 인식하여 이물질인지 아닌지를 판단하는 T 세포 수용체(T cell receptor)가 담당한다.
  도움 T 세포(helper T cell, Th)의 Th1은 세포독성 T 세포(CTL)와 대식세포의 활성화를 통하여 세포매개면역으로 작용하며, Th2은 B세포의 분화와 항체생산 유도를 통하여 항체매개면역에 작용한다. 또한 세포독성 T 세포(CTL)은 바이러스감염세포와 종양세포의 파괴를 통하여 특이적인 기능을 한다.(그림 11-16)

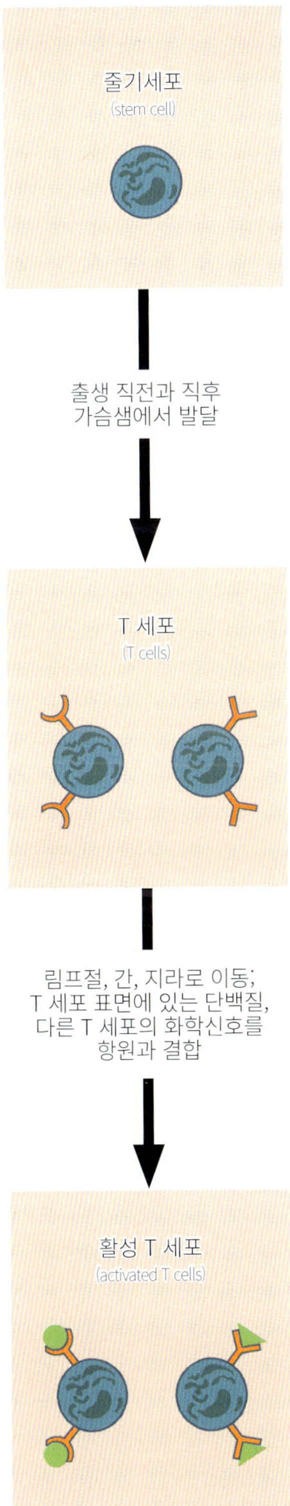

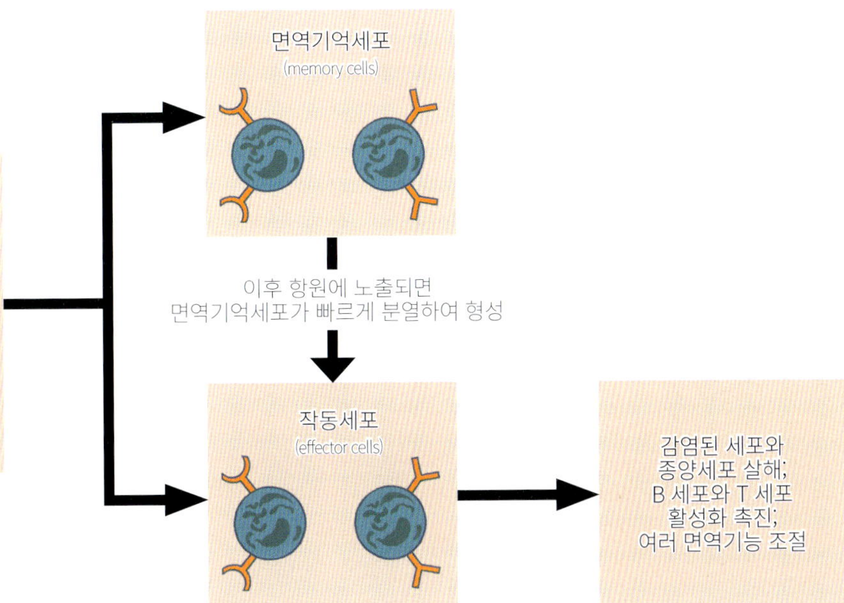

그림 11-16 T 세포 발달과정.

B 세포(B cell) 항체매개(체액)면역

B 세포(B lymphocyte)

B 세포는 림프구(lymphocyte)의 일종으로서, 성숙하면 형질세포(plasma cell)가 되어 항체를 생산한다. 하나의 B 세포가 생산하는 항체는 오직 하나의 항원(antigen)밖에 인식할 수 없다. B 세포의 세포막 표면에는 자신이 만든 항체가 성게 같은 모양으로 붙어 있으며, 표면의 항체에 결합한 물질을 흡수하고 분해하여 항원제시(antigen presentation)을 할 수 있다. (그림 11-17)

표 11-3 사이토카인

사이토카인	기능
콜로니 자극인자 (colony stimulating factors)	골수(bone marrow)가 림프구(lymphocyte)를 생성하도록 자극
인터페론(interferons)	바이러스의 복제를 차단, 큰포식세포(대식세포, lymphocyte)가 바이러스를 포식하도록 자극, 암세포를 공격하여 항체(antibody)를 형성하도록 B 세포를 자극
인터류킨(interleukins)	림프구의 분화와 성장을 조절
종양괴사인자 (tumor necrosis factor)	종양(tumor)성장을 중지시킴, 성장인자를 분비, 박테리아 감염시 발열반응을 유도, 림프구 분화를 자극

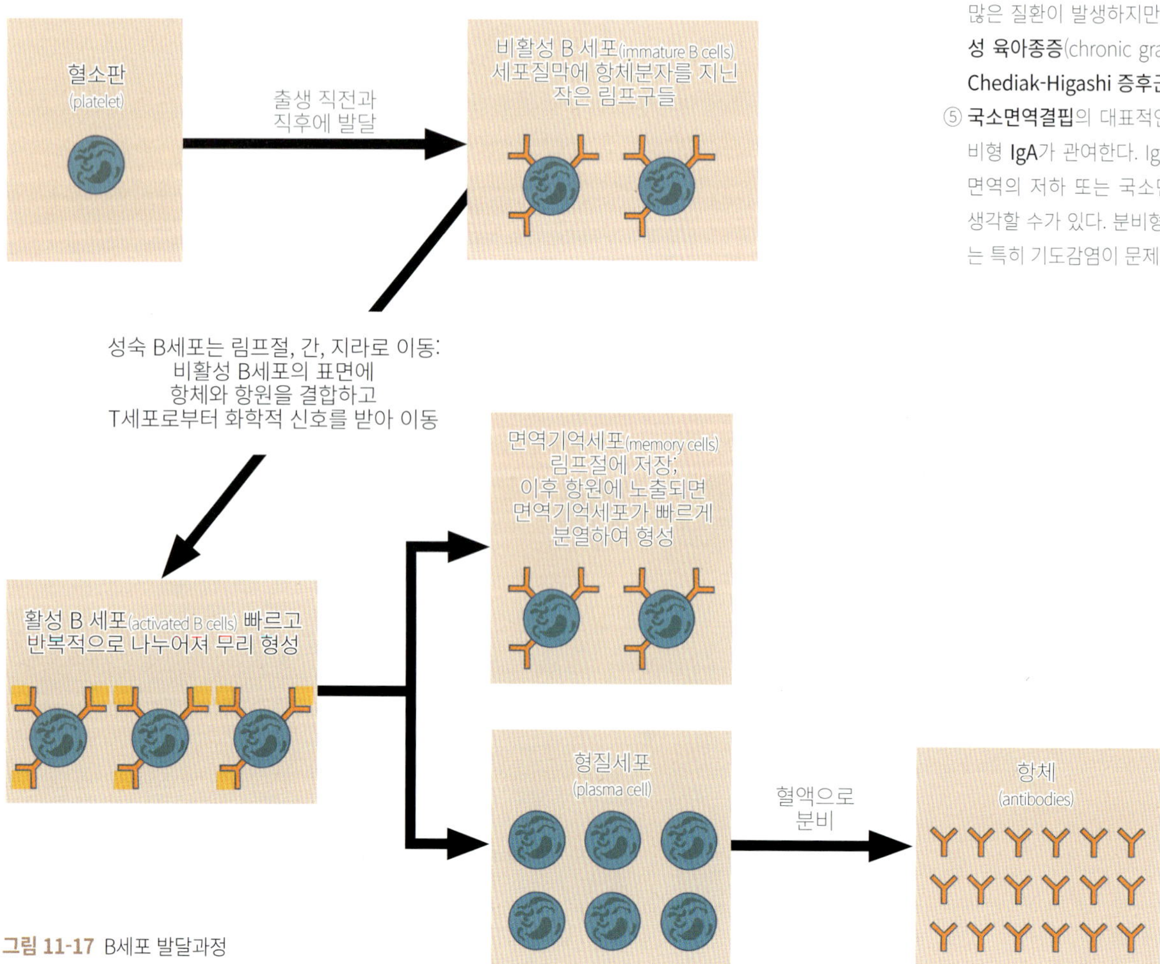

그림 11-17 B세포 발달과정

면역결핍증(immunodeficiency)

면역결핍증은 결손된 것을 기준으로 하는 것과, 면역기능결핍 원인의 2가지로 분류할 수 있다.

결손 및 기능이 저하

① **T세포 결손**(기능저하)은 체액면역(humoral immunity)과 세포면역(cellular immunity)의 2가지를 모두 저하시킨다. 이로 인해, 특히 감염성질환(infectious disease: 일반 바이러스 질환, 세포내 기생세균질환, 진균질환, 원충질환)이 발생한다.

② **항체(antibody) 결손**은 체액면역(humoral immunity)의 저하를 의미하며, 항체결손은 다음과 같은 이들을 발생시킨다.

- 세균에 항체가 달라붙지 않기 때문에, 식세포(phagocyte)가 먹기 어렵고, 보체(complement)도 달라붙지 않는다.
- 표류하는 바이러스를 공격할 수 없다

③ **보체(complement) 결손**으로 가장 큰 피해를 받는 것은 임균감염이다.

④ **호중구(neutrophil) 결손**은 일반 세균의 살인자(killer)인 호중구(neutrophil)가 기능을 상실하면 당연히 일반 세균의 감염성이 증가된다. 호중구의 기능부전증으로 많은 질환이 발생하지만, 그 중에서도 **만성 육아종증**(chronic granulomatosis)과 **Chediak-Higashi 증후군**이 중요하다.

⑤ **국소면역결핍**의 대표적인 국소면역은 분비형 **IgA**가 관여한다. IgA의 결손은 체액면역의 저하 또는 국소면역의 저하라고 생각할 수가 있다. 분비형 IgA의 결손에서는 특히 기도감염이 문제가 된다.

- **B 세포 기능:** 항체 생산과 외래성 항원의 제시하고, 항원 기억을 통하여 특이 항원을 인식하며, Th2 세포의 보조를 받아 형질세포로 분화해 항체를 생산하는 기능을 수행한다.(그림 11-18)

형질세포(plasma cell)

형질세포는 항체(antibodies) 또는 면역글로불린(immunoglobulin)이라고 하는 큰 구형단백질을 분비한다.

항체분자(antibody molecule)는 서로 다이설파이드결합(disulfide bonds)으로 결합된 한 쌍의 유황 원자에 의해 연결된 네 개의 아미노산(amino acid) 사슬로 구성되어 있다.

다른 단백질(protein)처럼 무거운 사슬과 가벼운 사슬의 아미노산 배열에 의해 각 면역글로불린(immune globulin)의 독특한 삼차원적 구조가 형성된다.

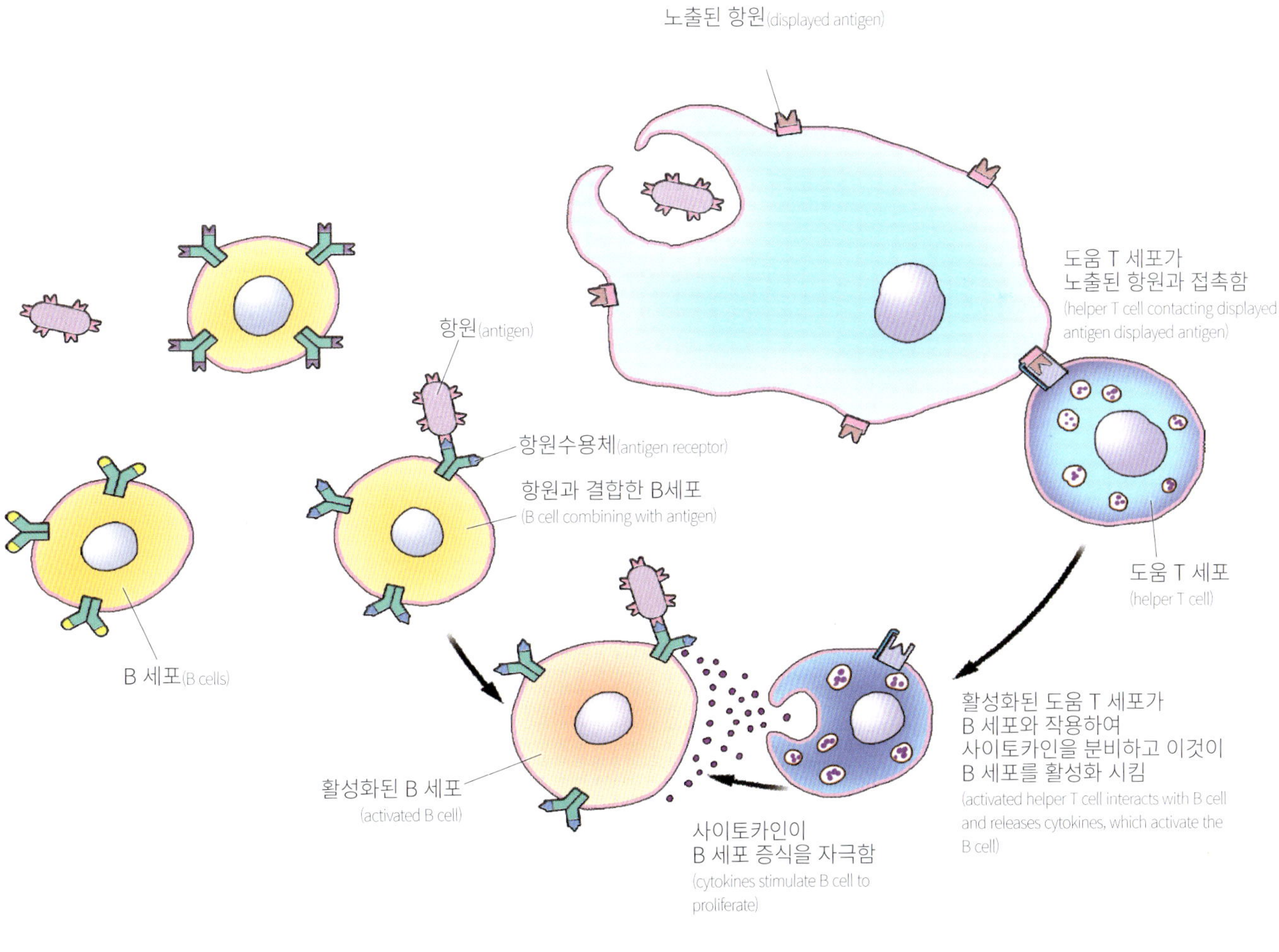

그림 11-18 T세포와 B 세포 작용

• **항체**(면역글로불린)**의 작용**(antibody actions): 항체(antibody)는 일반적으로 세 가지 방식으로 항원과 반응한다.

a. **항체**(antibody)는 직접 항원에 달라붙어 항원을 공격하는 일련의 효소보체들을 활성화시키거나, 항원의 확산을 막도록 국소적인 변화를 일으킨다.

b. **항체**는 항원과 직접 반응하여 응집(agglutinate)되거나 불용성(insolubility)물질을 형성한다(침전 precipitaton). 보체(complement)는 혈장이나 다른 체액에 존재하는 단백질 집단 IgG나 IgM이 보체의 활성화를 유도하는 일련의 반응을 일으킨다.

면역글로불린E(immunoglobulin E, IgE)는 조직에 손상을 입힐 정도로 강한 **염증**을 유발한다.

면역글로불린G(immunoglobulin G, IgG)은 혈장(plasma)과 체액(body fluid)에 있으며 박테리아, 바이러스, 독소 등에 특히 효과적이다. **(그림 11-19)(표 11-4)**

c. **보체**(도움체, complement)의 활성화된 단백질은 포식세포(phagocyte)를 끌어당기고, 감염된 세포들을 포식(phagocytosis)되기 쉽게 해주며 이물질이 **세포벽**을 용해시킨다. **(그림 11-20)**

표 11-4 주요 면역글로불린의 특징

종류	존재	부위주작용
IgG(면역글로불린 G)	조직액(tissue fluid)과 혈장(tissue fluid)	박테리아(세균, exocrine), 바이러스(virus), 독소(toxin) 등에 대한 방어; 보체를 활성화
IgA(면역글로불린 A)	외분비샘(외분비선, exocrine glands)의 분비물	적혈구(eythrocyte) 막에 나타나는 항원(antigen)과 반응; 보체(complement, 도움체)를 활성화
IgM(면역글로불린 M)	혈장	수혈 시 적혈구 막에 나타나는 항원과 반응; 보체를 활성화
IgD(면역글로불린 D)	대부분의 B 세포의 표면	B 세포의 활성화
IgE(면역글로불린 E)	외분비샘의 분비물	염증(inflammation)과 알러지(allergy) 반응을 증진시킴

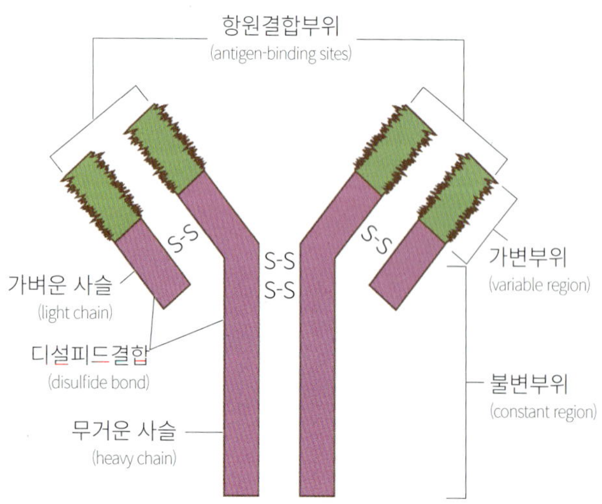

그림 11-19 면역글로브린

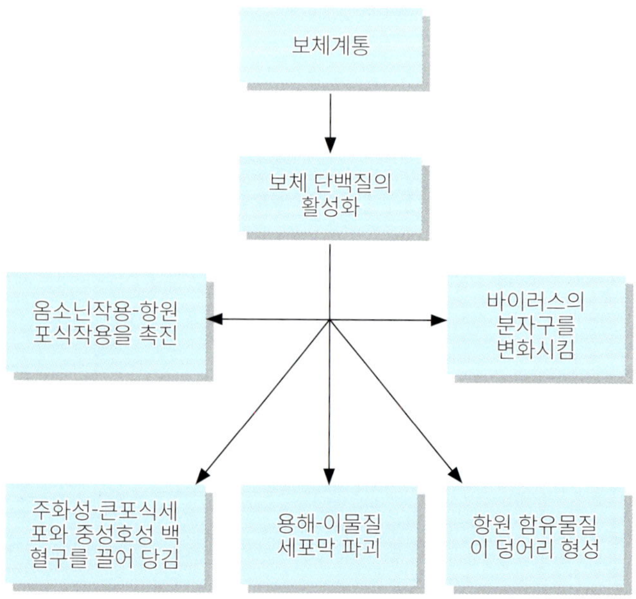

그림 11-20 보체작용

면역반응(imune responses)

B 세포나 T 세포가 항원을 처음 만나서 활성화되면 이 작용을 일차면역반응(primary immune response)이라고 한다. 일차면역반응 후 클론(clone)이 몇 주간에 걸쳐 증식하여 생성된 B 세포 중 일부는 소절가지세포(nodule dendritic cell: 수지상세포)의 도움을 받아 **기억세포**(memory cells)로 작용하게 된다.

기억 B 세포는 전에 서술한 기억 T 세포와 함께 이차면역반응(secondary immune response)을 일으킨다. (그림 11-21)(그림 11-22)

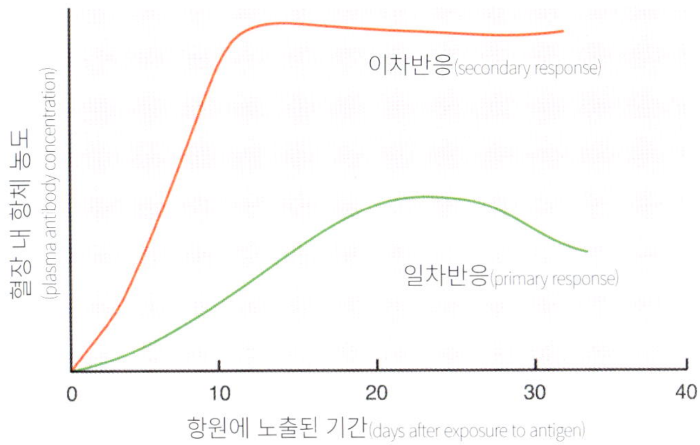

그림 11-21 일차, 이차 반응에 따른 항체 생성정도

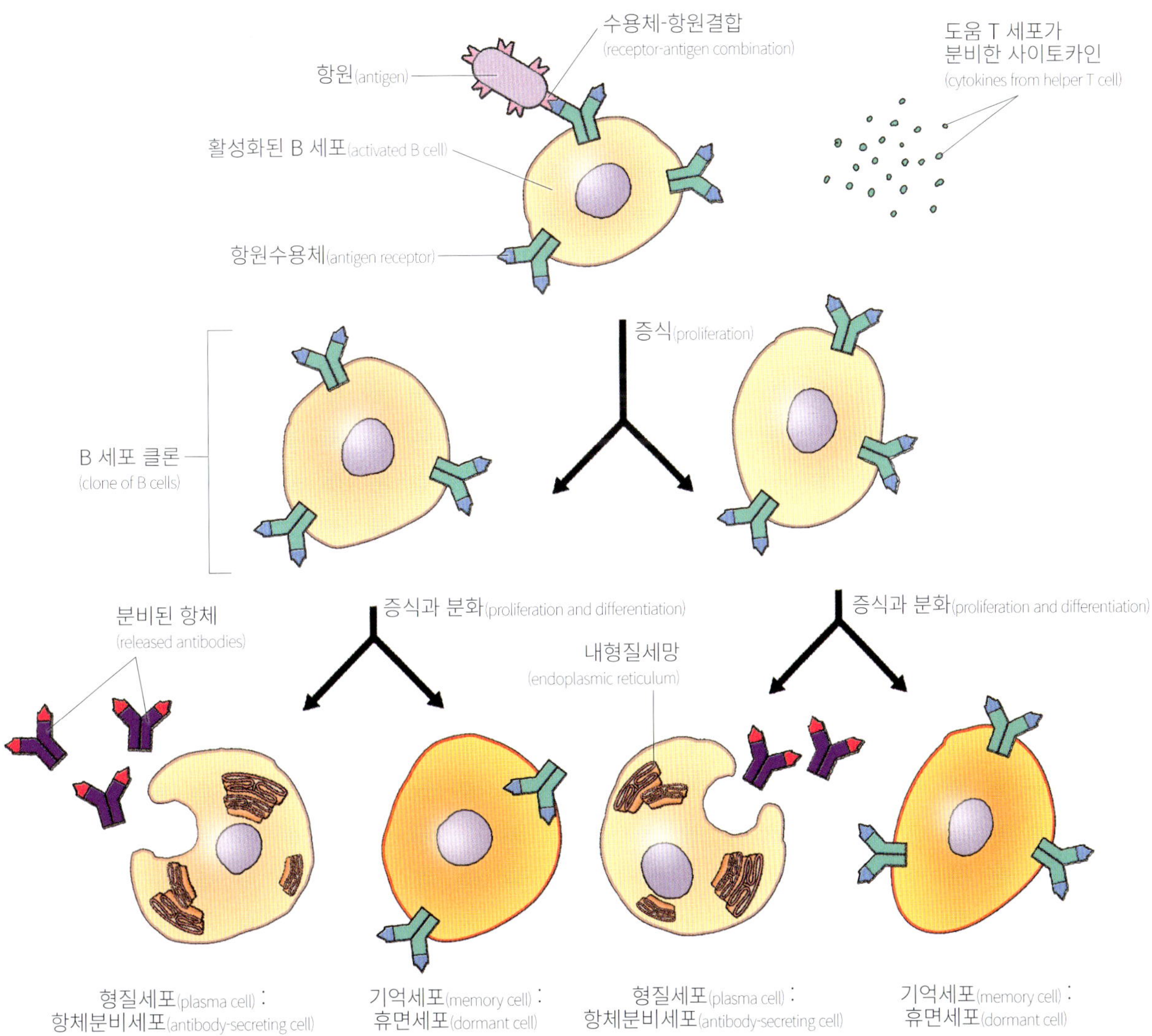

그림 11-22 항원과 결합된 B세포의 증식과 분화

알러지반응(allergic reactions)

알러지반응과 면역반응은 모두 림프구의 감작(sensitizing) 또는 항원과 항체의 결합을 필요로 한다. 알러지반응은 또한 지나친 면역반응인 과민반응(hypersensitivity reaction)에 의해 조직을 손상 시킬 수 있다. 알러지반응을 일으키는 항원을 **알러젠**(allergens)이라고 한다.

자가면역(autoimmunity)

자기와 비자기(self & nonself)를 구별하지 못해 자신의 항원에 대해서는 반응하지 않은 특성을 잃는 것을 말하며, 과민반응의 제Ⅲ형에 해당한다. 자가항체(auto antibodies)라는 항체를 생성하여 세포독성 T 세포(cytotoxic T cell)로 하여 자신의 조직이나 장기를 공격한다.

자가면역 질환은 바이러스 감염이나 잘못된 T 세포 발달 또는 자기항원(self antigen)을 닮은 **비자기항원**(nonself antigen)에 대한 반응 등으로 일어난다.

동종면역(alloimmunity)

동종면역은 같은 종의 다른 개체에서 온 항원에 대한 면역계통의 과도한 반응이다. 즉 동종항원에 반응하여 생긴 항체(antibody)의 발달로 획득한 면역을 말한다.

면역결핍(immune deficiency)

면역결핍은 병원체에 대한 면역(immunity)의 방어 실패로서, 주로 T 세포나 B 세포의 기능장애로 발생하며, 임상적 특징은 감염(infection), 면역결핍(immune deficiency), 종양(tumor) 등이다.

선천성면역결핍(immunodeficiency syndrome)은 출생 전 부터 면역과 관련된 유전자 결함에 의한 림프구(lymphocyte)의 이상에 의한 것으로, 줄기세포(stem cell)의 발달 과정에서 다양한 질병이 생긴다. B 세포가 부적절하게 발달하면 혈액 내 항체가 부족하거나 없을 수 있다.

후천성면역결핍(acuqired immune deficency syndrome, AIDS)은 비유전성(nonhereditary)으로 출생 후에 발생하며, 그 요인은 면역억제제(stem cell), 약물(drug), 영양결핍, 바이러스(virus) 감염, 스트레스 등 여러 가지가 있다. 대표적 질환은 후천면역결핍증후군(acuqired immune deficency syndrome, AIDS)이다.

혈구(hemocyte)와 림프구(lymphocyte)는 모두 골수(bone marrow)에서 만들어지며, 이것를 조혈(hematopoiesis)이라 한다.

골수(bone marrow)는 나이가 들면 조혈이 중지되고 지방(fat)으로 바뀐다. 조혈(hematopoiesis)이 왕성한 골수를 적색골수(red marrow)라 하고, 지방으로 바뀐 골수를 황색골수(황색뼈속질, yellow marrow)라고 한다.

태아의 경우에는 지라(비장, spleen) 간(liver)에서도 조혈이 이루어진다. 성인은 여기에서 조혈이 이루어지지 않는다.

표 11-5 이식의 종류

종류	공여자	예
동계이식(autotransplantation)	일란성 쌍둥이(enzygotic twin)	백혈병(leukemia)을 가진 사람이 건강한 쌍둥이 형제로부터 골수이식(bone marrow transplantation)을 받는 것
자가이식(autotransplantation)	자신	화상을 입었을 때 몸의 다른 부위에서 피부(skin)를 이식하는 것
동종이식(allograft)	같은 종	잘 맞는 공여자의 콩팥(신장, kidney)을 이식하는 것
이종이식(heteroplastic graft)	다른 종	돼지의 심장판막(heart valve)을 이식 받는 것

그렇구나!

장기이식에서 자기와 비자기 식별

자기(self)와 **비자기**(non-self)의 식별(discrimination)에 T세포의 역할이 중요하다. 피부(skin)와 장기(organ) 등을 이식할 때에 이식의 성공 여부를 결정하는 항원이 몇 개 있다. 그 중에서 가장 큰 영향을 미치는 항원이 주조직적합복합체(major histocompatibility complex, MHC)이다.

장기이식(organ transplantation)의 관점에서 보면 MHC란 항원으로서, 이식편(graft)이 갖는 MHC와 숙주(host)가 갖는 MHC가 일치할수록 이식이 성공할 확률이 높다.

이식편의 MHC가 숙주의 MHC와 크게 다르면, 이식편의 MHC는 이물질(비자기)로서 인식된다. 그 결과 이식편의 거부반응이 일어난다.

반대로, 이식편의 MHC가 일치했다고 하자. 이 경우에는 이식편의 MHC는 숙주에게 있어서 자기의 MHC와 구별이 안 되기 때문에, 이식편을 자기로서 받아들인다. 그 결과, 장기이식은 성공하게 된다.

따라서 장기이식의 성공 여부는 MHC의 일치 여부에 달려 있다고 할 수 있다. [보통 장기이식에서는 MHC보다는 HLA(human leukocyte antigen)라는 용어를 많이 쓴다](표 11-5)

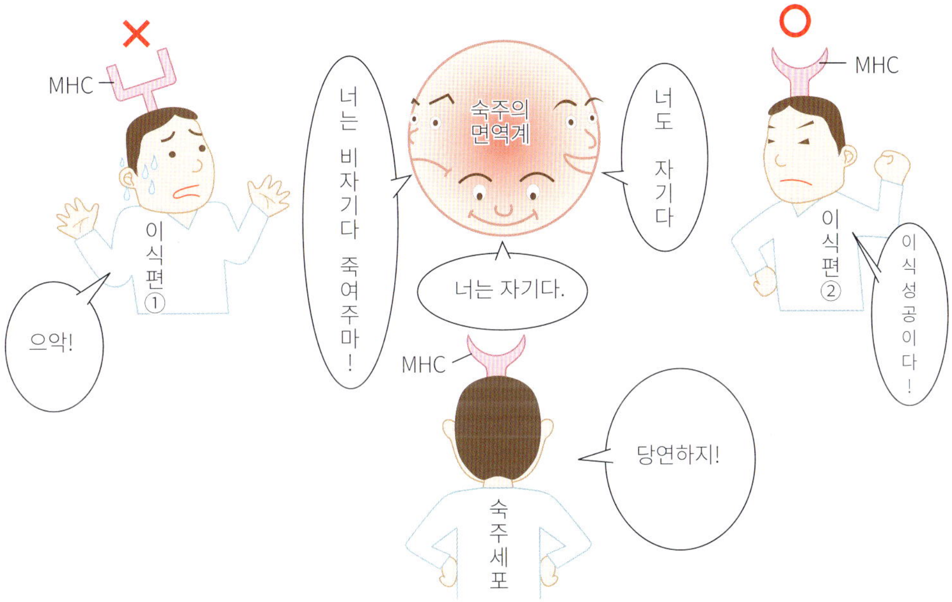

나이에 따른 변화(life-span changes)

나이 70이 되면 가슴샘(thymus)은 10세 때 크기의 1/10이 되며 면역계의 25% 만 활동이 가능하다.

노인들은 면역반응이 감퇴하므로 유행성 독감, 폐결핵(pulmonary tuberculosis), **폐렴**(pneumonia)과 같은 질환으로 죽기도 한다.

T 세포의 숫자는 나이가 먹음에 따라 약간 감소하지만 B 세포는 전혀 감소하지 않는다. 노인이 되면 면역계가 점점 쇠퇴하므로 항암화학요법 또는 염증치료에 스테로이드를 사용하는 것이 면역을 억제시키는데 효과적이지 않을 수 있다.

더보기

아토피 피부염(atopic dermatitis)

가려움증과 피부건조증을 주된 증상으로 하는 만성 염증성 피부질환으로 주로 영유아기에 시작된다.

아토피피부염은 나이가 들면서 호전되거나 없어지는 경우가 많지만 호전된 후에도 특정 물질이나 자극에 의해 쉽게 가렵거나 염증 반응이 나타나는 경향이 있다.

아토피피부염은 주로 유아기 혹은 소아기에 시작되는 만성 재발성의 염증성 피부질환으로 가려움증과 피부건조증, 특징적인 습진을 동반한다.

원인: 아직 확실하게 알려져 있지 않다. 환경적인 요인, 유전적 소인, 면역학적 이상 및 피부보호막의 이상 등이 주요 원인으로 추정한다.

증상: 아토피 피부염(반점 + 건조한 피부 + 가려움 + 피부염/습진)이 주요 증상이다. 피부 건조는 가려움증을 유발하고 악화시킨다. 가려워서 긁게 되면 습진성 피부 병변이 발생한다.

- **유아기**: 병변이 주로 진물, 딱지(급성 습진)가 얼굴, 머리, 팔다리의 바깥쪽에 잘 나타난다. 몸통은 거칠고 건조하다.
- **소아기**: 주로 팔다리의 접히는 부분(오금, 팔 오금), 목의 접히는 부위에 생기며 건조한 습진 형태로 나타나는 경우가 많다.
- **성인기**: 몸의 피부 증상은 호전되는 반면 얼굴에 홍반이 심한 습진으로 나타나는 경향이 있고, 접히는 부위는 오랫동안 긁어 피부가 두껍게 보이는 태선화 피부가 더욱 뚜렷해진다.

자가면역 질환(autoimmune dieases)

세균, 바이러스, 이물질 등 외부 침입자로부터 내 몸을 지켜주어야 할 면역세포가 자신의 몸을 공격하는 병이다.

원인: 자가면역 질환의 원인은 정확하게 밝혀지지 않았다. 심한 스트레스를 겪은 후로 보인다.

증상: 공통적인 증상은 만성 피로, 미열, 탈모, 피부 질환, 안구 증상, 수면 장애, 관절과 근육 이상, 우울증, 감각 이상, 기억력 감퇴, 식욕 변화 등이다.

용어

B림프구(B세포, B lymphocyte B cells)
T림프구(T세포, T lymphocyte T cell)
가슴관(흉관, thoracic duct)
가슴샘(흉선, thymus gland)
능동면역(active immunity)
림프(lymph)
림프관(lymphatic duct)
림프구감소증(lymphocytopenia)
림프구증가증(lymphocytosis)
림프소절(lymphatic nodule)
림프육종(lymphosarcoma)
림프절(lymph nodes)
림프절절제술(lymphadenectomy)
림프절증(lymphadenopathy)
림프종(lymphoma)
림프혈관(lymphatic vessels)
막창자꼬리(충수, appendix)
면역(immunity)
면역결핍(immunodeficiency)
면역글로블린(immunoglobulins)
면역내성 (immunotolerance)
면역적격(immunocomptence)
면역접종, 예방접종(immunization)
무비증(asplenia)
발열원(pyrogen)
백신(vaccine)
보체 단백질 (complement proteins)
비장염(splenitis)
비장절제술(splenectomy)
비절개술(splenotomy)
비종대(splenomegaly)
비특이면역(nonspecific immunity)
선천면역 (innate immunity)
세포 매개성 면역(cell-mediated immunity CMI)
수동면역(passive immunity)
알레르기 항원(allergen)
열(fever)
염증(inflammation)
예방접종(vaccination)
오른림프관(right lymphatic duct)
인공획득면역(artificially acquired immunity)
인터페론(interferon)
자가면역(autoimmunity)
자연살해세포(natural killer cells NK)
자연획득면역(naturally acquired immunity)
점막 관련 림프조직(mucosal-associated lymphatic tissue, MALT)
지라(비장, spleen)
큰포식세포(대식세포, macrophage)
클론(clone)
특이면역(specific immunity)
티모신(thymosins)
파이어판(Peyer's patches)
편도(tonsils)
포식작용(식세포작용, phagocytosis)
항원(antigen)
항원제시(antigen presentation)
항체 매개성 면역 (antibody-mediated immunity AMI)
항체(antibodies)
획득면역(후천면역, adaptive immunity)
흉선염(thymitis)
흉선제거술(thymectomy)

CHAPTER 12

호흡기계통
Respiratory System

학습목표

1. 입, 기도에서 허파까지의 위치와 구조를 알자.
2. 상부호흡계통과 하부호흡계통의 구조와 기능을 알자.
3. 후두의 위치와 구조와 기능을 알자.
4. 허파환기와 호흡에 대해 알자.
5. 호흡 중 가스교환의 기전에 대해 알자.
6. 노화에 따른 호흡계통에 대해 알자.

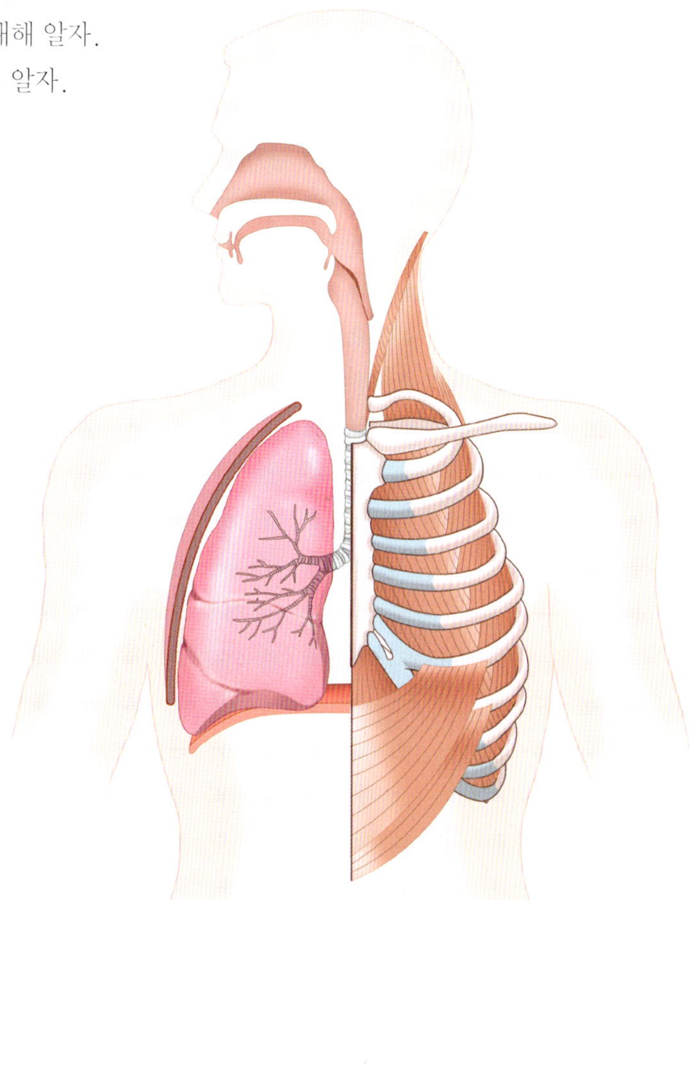

호흡기계통(RESPIRTORY SYSTEM) 개요

호흡(respiration)이란 산소의 공급과 이산화탄소의 배출 작용을 의미한다. 호흡계통은 공기와 혈액 사이에서 가스 교환을 통해 산소를 혈액으로 흡수하고 이산화탄소를 대기로 방출한다. 호흡기는 횡격막과 늑간근육에 의한 호흡운동에 의해 움직인다. 호흡관은 호흡계통을 통해 가스가 들어오고 나가는 경로이다.

또한 **호흡기계통**은 들이마신 공기를 여과, 가온, 가습한다. 성대(vocalcords)는 발성을 돕고, 코곁굴(부비동, sinuses)은 코안(비강, nasal cavity)과 통하여 발성을 돕는다.

구조

호흡기관(respiratory organ)은 코(nose), 인두(pharynx), 후두(larynx), 기관(trachea), 기관지(bronchi), 허파(lungs)이며, 기도는 상기도와 하기도로 구분되는데 상기도는 비강, 인두, 후두를 포함하며 하기도는 기관과 기관지를 포함한다.

호흡에서 **가스 교환**이 이루어지는 장소는 폐포(alveola)이며, 폐포의 **단순편평상피**(squamous epithelium)는 매우 얇은 조직으로, 들어 마신 공기가 허파 내 종착지인 허파꽈리에

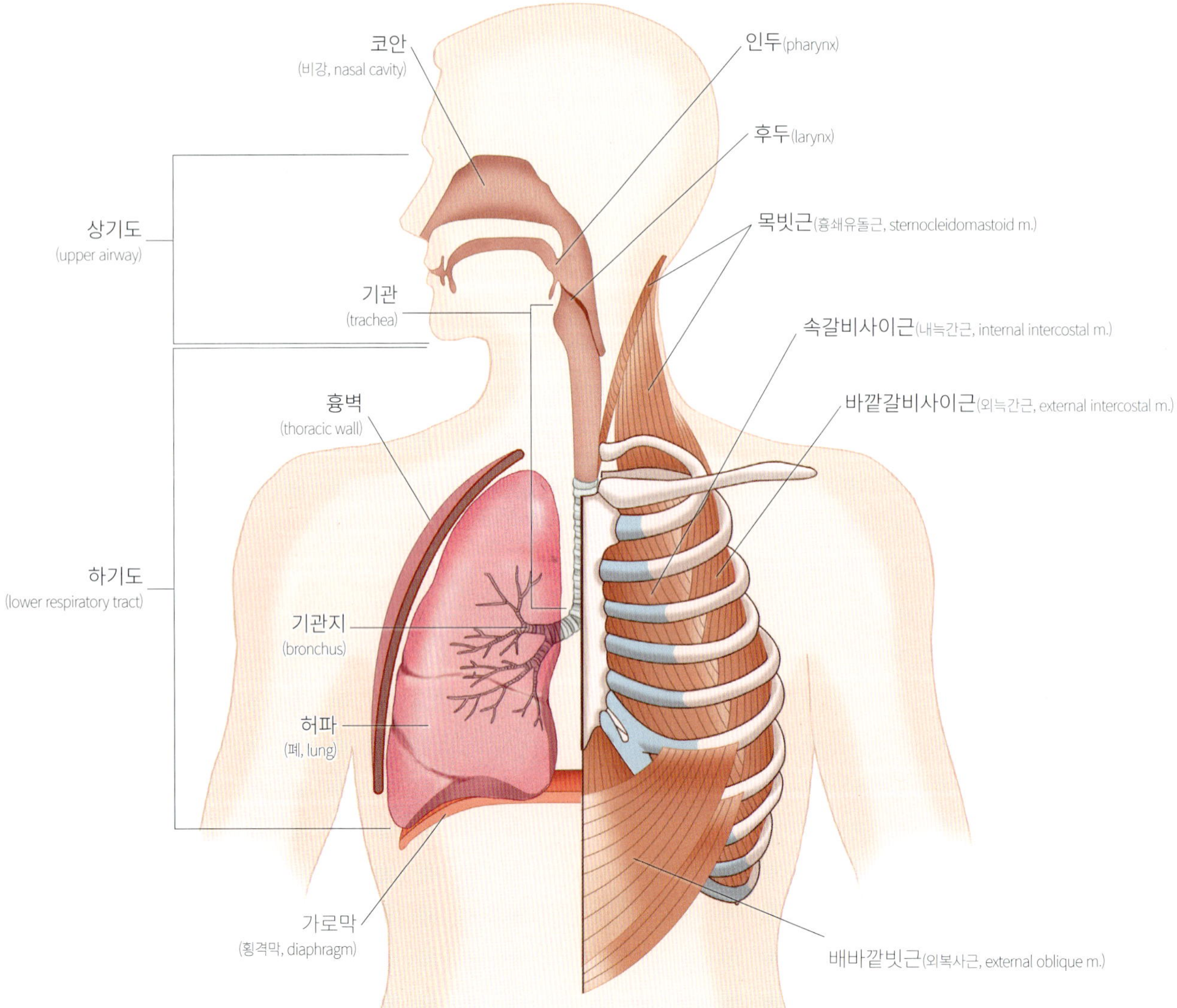

그림 12-1 호흡기계

도착하기 전에 공기정화 기전에 의해 거의 모든 오염물질이 제거 된다.

허파꽈리(폐포, pulmonary alveolus)는 공기와 혈액(blood) 사이에서 가스교환이 일어날 수 있도록 혈액에 충분한 공기를 제공한다. 가스확산은 산소와 이산화탄소의 분압차이에 의하여 일어난다. 호흡단위(respirtory unit)는 호흡세기관지(respiratory bronchiole), 허파꽈리관(폐포관, alveolar duct), 허파꽈리를 말한다. (그림 12-1)(표 12-1)

기능

환기작용을 위해서는 호흡기가 작동해야 한다. 허파(폐, lung)를 움직이는 흉곽운동을 호흡운동이라고 하며, 이는 가로막(횡격막, diaphragm)과 늑간근육(intercostal m.)에 의해 이루어진다.

호흡운동에 의해 폐포에 유입된 산소는 모세혈관에 있는 혈액으로 이동한다. 이 때 산소와 교환된 이산화탄소는 모세혈관에 있는 혈액에서 폐포로 이동하여 체외로 배출된다. 이 과정에서 적혈구(red blood cell) 내의 단백질인 헤모글로빈(hemoglobin)은 산소를 운반하는 중요한 기능을 한다.

내호흡(조직 호흡, internal respiration)은 운반된 산소가 조직세포에서 이산화탄소와 교환되는 과정을 말하며, **외호흡**(폐호흡, external respiration)과 구분한다.

가슴우리(흉강, thoracic cage)는 주로 호흡운동을 돕는다

- 숨을 들이마실 때에는 허파(폐, Lungs)를 확장시키기 위해 가슴우리가 움직여 가슴안(흉간)을 넓힌다. 이때, 복장뼈(흉골, sternum)는 앞위방향으로 움직이고 갈비뼈(늑골, costa)는 위로 올라간다.
- **호흡운동**에는 가로막(횡격막(diaphragm) 외에 갈비사이근(늑간근, intercostal m.)도 작용한다.
- **최대한으로(active inspiration) 숨 쉴 때**에는 목근육(경부근, muscle of neck) 까지도 이용한다.
- **가슴호흡**(흉식호흡, thoracic respiration)은 주로 갈비사이근육이 담당한다. 특히 격렬한 운동을 할 때에는 목갈비근육(사각근, scalene)과 목빗근(흉쇄유돌근, sternocleidomastoid muscle), 등세모근(승모근, subtrapezial) 등이 가슴우리를 들어올려 호흡을 돕는다.

* **만성심부전**(chronic heart failure) 환자는 최대로 숨(active inspiration)을 쉬기 위해 목빗근까지 사용하게 되므로 목빗근이 두꺼워지기도 한다.

표 12-1 호흡기계의 각 부위

부위	설명	기능
코(nose)	입 위에 있고, 미간(glabella, 눈섭활사이)의 아래쪽에 있는 얼굴의 한 부분	코구멍이 코안의 입구역할을 한다. 내측의 털이 들어오는 공기를 거른다.
코안(비강, nasal cavity)	코 뒤쪽의 빈 공간	인두(pharynx) 쪽으로 공기를 보내는 통로로서 점액층(slime layer)이 들어오는 공기를 거르고, 습기를 보충하고, 데운다.
부비동(paranasal sinuses)	두개골 내의 다양한 빈 공간	머리뼈(두개골, cranial bone)의 무게를 낮추며 공명의 역할을 한다.
인두(pharynx)	구강의 뒤쪽, 구강과 후두 사이의 공간	코안을 통해 뒤통수(후두, larynx)로 가는 공기의 통로; 입안(구강, oral cavity)에서 식도(esophagus)로 음식이 이동하는 통로
후두(larynx)	기관 및 윗부분의 넓은 부위	공기의 통로; 이물질이 기관으로 들어가는 것을 막으며 성대가 있다.
기관(trachea)	인두를 기관지와 연결하는 부분	공기의 통로; 점액층이 공기를 거른다.
기관지(bronchus)	기관으로부터 폐포로 이어지는 가지	허파꽈리(폐포, alveolar)로 공기를 전달한다; 점액층(esophagus)이 공기를 거른다.
허파(폐, lung)	부드러운 고깔 모양의 기관으로 흉곽의 대부분을 차지한다.	하부 호흡기계(respiratory system)의 공기 통로, 허파꽈리, 혈관(blood vessel), 결합조직(connective tissue), 림프관(lymphatic vessel), 그리고 신경(nerve)을 포함한다.

상기도(upper airway)

상기도는 공기가 코를 지나 폐(허파, lungs)에 도달하기까지의 통로이며, 코안(비강, nasal cavity), 인두(pharynx), 후두(larynx)로 구성되며, 인두는 다시 세 구역으로 분류된다. 인두에는 6개의 편도가 있으며 이 편도들이 발데이어 편도고리(Waldeyer's tonsil ring)을 형성하고 있다.

호흡에서 환기를 행하는 기관을 **숨길**(기도, respiratory tract)라 하며, 크게 상기도(upper respiratory)와 하기도(Lower respiratory)로 구분된다. (그림 12-2)

코(nose)

코는 피부로 덮여있고, 콧구멍(nares)은 공기가 들어가는 입구이다. 콧구멍을 통해 호흡관으로 들어온 공기는 호흡점막(respiratory mucosa)으로 덮혀 있는 코안(비강, nasal cavity)으로 들어간다.

코안(비강, nasal cavity)

- **코안**은 코중격(비중격, nasal septum)에 의해 좌우로, 사골(ethmoid bone)의 체판(cribriform plate)에 의해 두개강과 분리되며, 입안(구강, oral cavity)은 단단입천장(경구개, hard palate)에 의해 분리된다.
  코의 뒤쪽 공간인 코안은 중앙에서 나오는 코사이막(비중격, nasal septum)에 의해 좌우로, 벌집뼈(사골, ethmoid bone)의 체판(cribriform septum)에 의해 머리안(두개강, cranial cavity)과 분리되며, 입안(구강,oral cavity)과는 단단입천장(경구개, hard palate)에 의해 분리된다.
- **코안의 표면**은 점액으로 촉촉하고 혈액은 따뜻하며, 내부는 근육(muscle), 뼈대(골격, skeleton) 그리고 연골(cartilage)에 의해 지지된다. **코선반**(비갑개, nasal conchae)은 상·중·하비도(superior, middle and inferior meatus)를 구성한다. 코안의 상부 뒤쪽, 체판(cribriform plate)에는 구

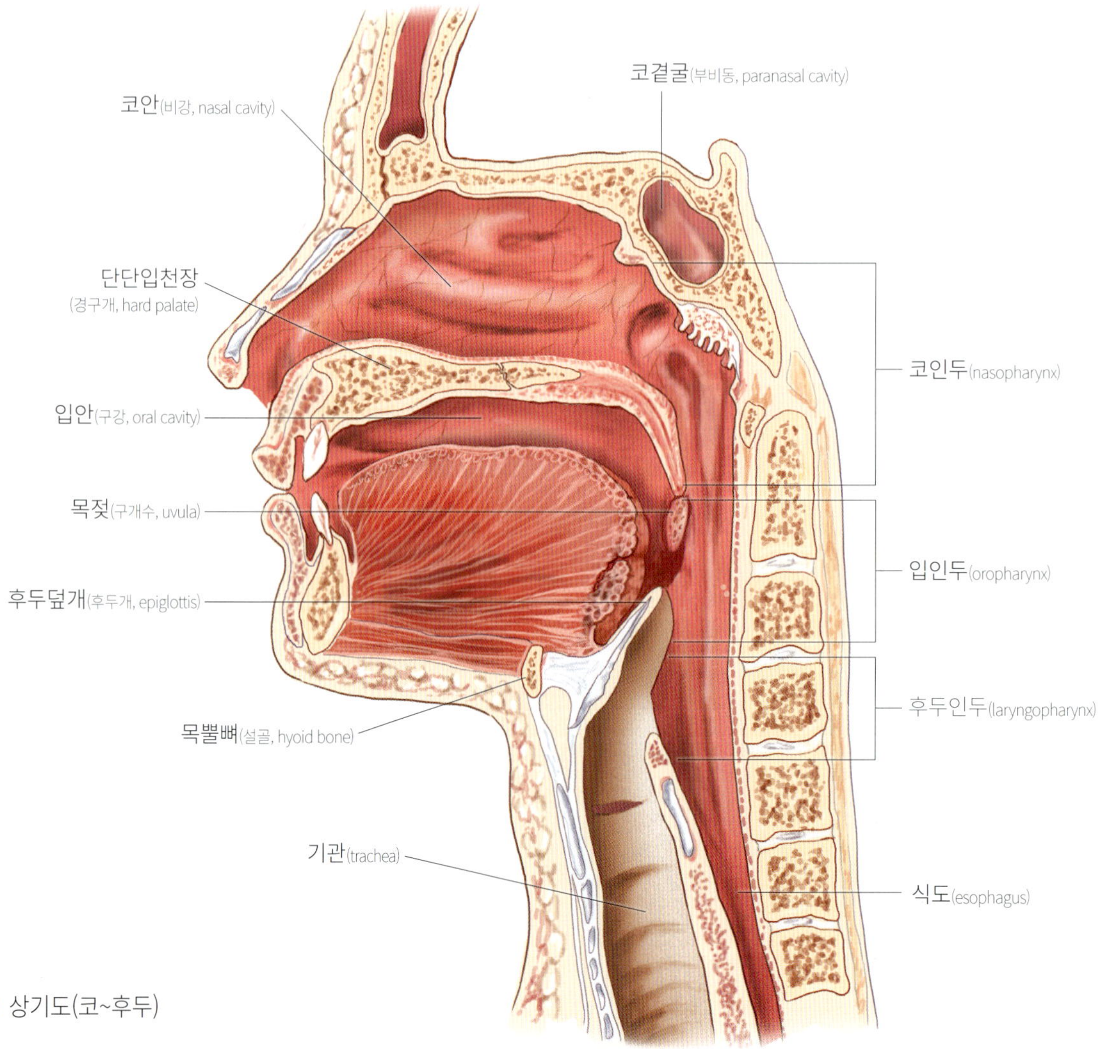

그림 12-2 상기도(코~후두)

멍이 있고 그 아래에는 후각(olfactory)을 느낄 수 있는 후각신경(후신경, olfactory nerve)의 수용체가 분포하고 있다.

- **코안**(비강, nasal cavity)을 덮고 있는 **점막**(mucous coat)에는 점액을 분비하는 술잔세포(goblet cell)가 풍부하다. 공기가 점막 위를 지나갈 때 공기의 온도를 체온 수준으로 높인다. 점막층(mucosa)에 호흡기계 감염을 막아주는 역할도 한다. (그림 12-3)
- **코안**으로 연결된 4개의 코곁굴(부비동, paranansl sinuses)은 점막(mucous coat)으로 덮혀있다. 감기가 발생하였을 때, 코곁굴은 섬모호흡점막(ciliated respiratory mucosa)으로 덮여있고 점막이 코안의 점막과 연결되어 있기 때문에 염증이 발생한다.

공기는 코안을 통과하면서 따뜻해지지만, 건조한 공기는 호흡곤란이나 숨길(기도, airway)에 자극을 준다. 건조한 산소의 공급은 점막을 건조하게 하여 호흡곤란 및 기도를 자극할 수 있다.

코곁굴(부비동, paranasal sinuses)

코곁굴은 머리뼈(두개골, cranial bone) 내에 있는 위턱뼈(상악골, maxillary), 이마뼈(전두골, frontal bone), 벌집뼈(사골, ethmoid bone), 나비뼈(접형골, sphenoid bone) 내의 공기가 차 있는 빈공간이다.

이들 공간은 코안과 연결되어 있고, 코안과 연속되는 점막으로 덮여있다. 코곁굴은 머리뼈(두개골, cranium)의 무게를 가볍게 해준다. 또한 목소리를 결정짓는 **공명**(resonant chamber) 역할을 하기도 한다. (그림 12-4)

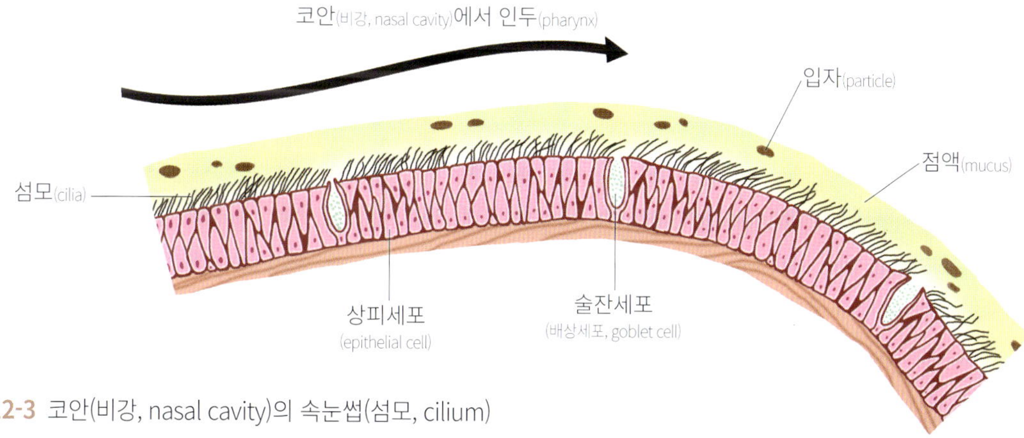

그림 12-3 코안(비강, nasal cavity)의 속눈썹(섬모, cilium)

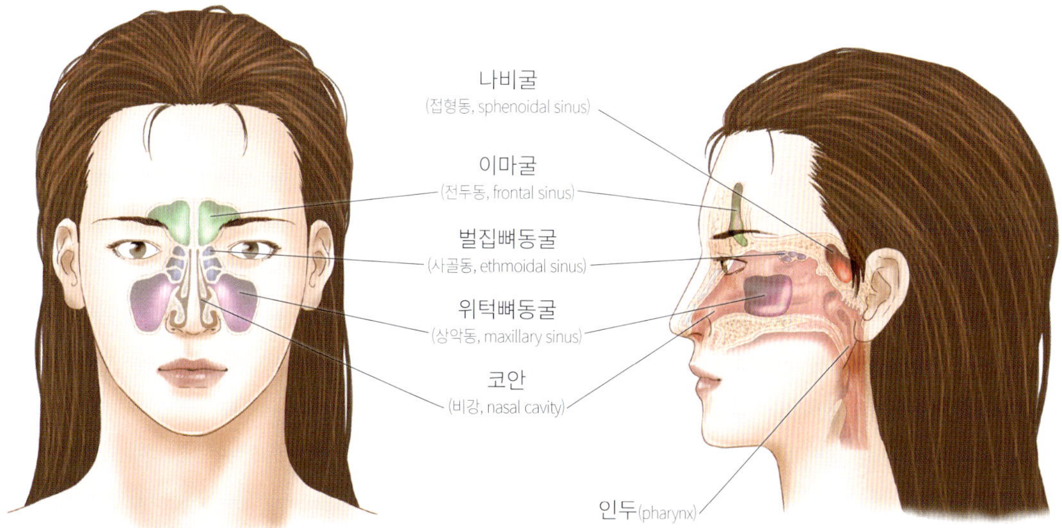

그림 12-4 코곁굴(부비동, paranasal sinuses)의 위치

인두(pharynx)

인두는 목구멍으로써 길이가 약 12.5cm 이며, 음식물과 공기가 지나가는 통로로서 발성을 도와준다. 인두는 아래로 숨길(기도, airway)과 식도(esophagus)로 연결되어 있으며, 입안(구강, oral cavity)의 뒤쪽과 코안(비강, nasal cavity)과 후두(larynx) 중간에 위치한다. 인두(pharynx)는 세부분으로 나뉜다.

- **인두**의 윗부분인 코인두(비인두, nasopharynx)
- **입** 뒤에 있는 입인두(구인두, oropharynx)
- **입** 아래에 있는 후두인두(laryngopharynx)

후두인두(laryngopharynx)는 소화관의 일부이기도 하며 공기와 음식물이 모두 이곳을 거친다. 다만 동시에 공기와 음식물이 통과할 수 없기 때문에 음식물을 삼킬 때는 기관의 입구에 있는 후두덮개(후두개, laryngopharynx)가 기도를 막아서 음식물의 덩어리가 기관으로 유입되지 않도록 한다.

인두(pharynx)에서 특징적인 것은 편도(tonsils)이다. 편도는 흡기 때 포함된 이물질에 대한 방어 기능을 하는 림프조직이며, 좌우 한 쌍의 구개편도(palatine tonsils), 상인두(epipharynx: 코인두)에 있는 인두편도(아데노이드: adenoid)와 이관편도(tubal tonsils), 후두인두에 있는 혀편도(설편도, lingual tonsil)가 있다.

이러한 **편도**(tonsil)들은 구강(oral cavity)과 코안(비강, nasal cavity)의 안쪽을 둘러싸도록 배치되어 있으며, 각각의 편도(tonsil)를 연결한 라인을 발데이어 고리(Waldeyer's ring)라 한다.

공기는 인두(pharynx)를 지나 **허파**(폐, lung)로 들어가고, 음식은 인두를 지나 **위**(stomach)로 들어간다. 코안(비강, nasal cavity) 점막에 염증이 생기면 **귀**에 염증이 생길 수 있으며, 감염으로 인두편도(pharyngeal tonsil)가 붓게 되면 코에서 목구멍으로 **공기이동**이 어렵게 된다.

후두(larynx)

후두는 인두 바로 아래에 있으며, 4번 목뼈(경추, cevical vertebra)와 6번 목뼈 사이에 5cm정도 되는 관이다. 근육(muscle)과 연골(cartilage) 로 구성되어 있고, 인두(pharynx) 아래쪽의 넓은 부분으로 공기가 통과한다.

목소리 상자인 후두는 성대(vocal cords)를 감싸고 있으며, 후두연골(laryngeal cartilage)에 붙어있는 근육이 긴장하면 **고음**이 되고, 이완되면 **저음**이 된다. 또한 이물질이 기관으로 들어오지 못하게 한다.

후두 내 위쪽의 전정주름(vestibular fold)에는 **거짓성대**(false vocal cords)가 있다. 이들 주름 안에 있는 근육섬유(근섬유, muscle fiber)는 음식이나 음료를 삼킬 때는, 거짓성대(false vocal cord)의 근육이 **성대문**(성문, glottis)을 닫는다. 아래쪽의 주름에는 **진성대**(true vocal cords)가 있으며, 이들 주름 사이를 지나갈 때 서로 진동하여 소리가 형성된다.(그림 12-5)(그림 12-6)

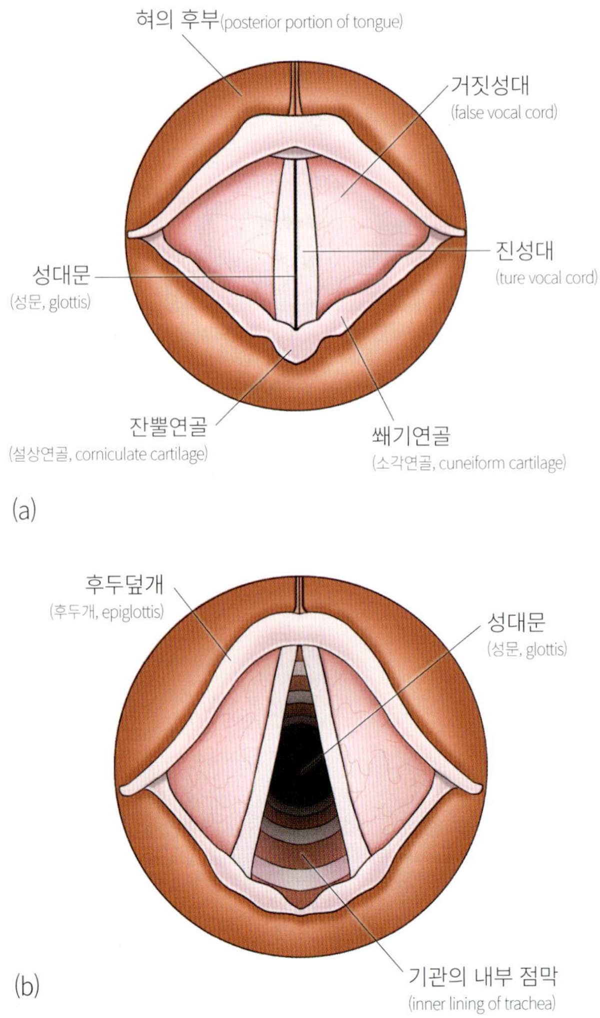

그림 12-5 성대 (a)성문이 닫힌 상태 (b)성문이 열린 상태

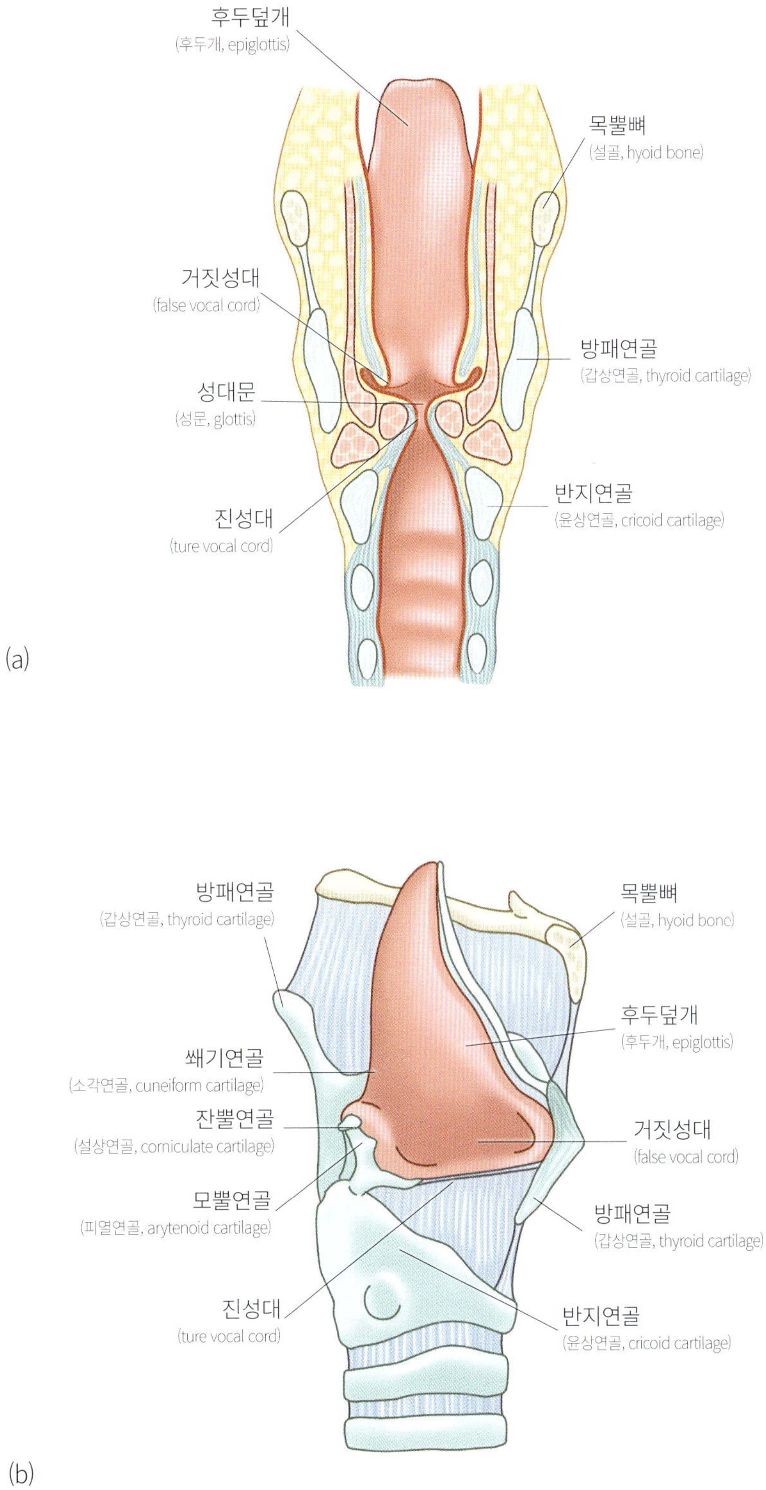

그림 12-6 후두의 (a) 관상절단면 (b) 시상절 단면

하기도(lower respiratory tract)

하기도는 기관(trachea)과 기관지(bronchus)로 구분된다. 기관의 앞면은 C 자형의 연골이 연결되어 지지하고 있다.

하기도는 공기가 코를 지나 허파(폐, lungs)에 도달하기까지의 통로이며, 후두(larynx) · 기관(trachea) · 기관지(bronchus)로 이어지는 부분이다.(그림 12-7)

기관(trachea)

기관은 호흡점막(respiratory mucosa)으로 덮혀있는 유동성이 있는 관 형태이다. 전면의 외부에는 16~20개 가량의 C자형 연골이 기관을 지지하고 후면은 식도에 접하고 있으며 연골이 없다. 기관은 목 안 후두(larynx)로부터 기관지(bronchus)까지 연결되며, 직경이 약 2.5cm, 길이가 약 12.5cm이며, 좌우 기관지로 나뉜다.

기관분기부(bifurcation of trachea)는 흉골각(sternal angle)의 위치에 있고, 분기 직후의 기관지(bronchus)를 주기관지라고 하며 그 각도는 왼쪽 주기관지 쪽이 오른쪽 주기관지보다 더 가파른 각도로 뻗어나가고 있다(우기관지 25도, 좌기관지 45도). 또한 길이도 우측(약 3cm)보다 좌측이 길다(4~5cm). 그러나 직경은 좌측이 더 가늘다. 이러한 비대칭 형태는 심장(heart)이 가슴의 왼쪽 가까이에 위치하고 있는 것과 관련이 있다.(그림 12-8)

기관지(brouchus)

기관은 기관지로 세분화 되는데 일차기관지가 허파(폐, lung)에 들어가면서 이차기관지를 형성하며, 다음에는 구역기관지라 부르는 삼차기관지가 된다.

삼차기관지는 종말세기관지(terminal bronchiole)를 만들며 종말세기관지의 벽은 민무늬근(평활근, smooth m.)조직에 의해 지배를 받게 되는데, 교감신경(sympathetic nerve) 흥분과 부신속질(부신수질, adrenal medulla)의 에피네프린(epinephrine)분비는 기관지확장(bronchodiation)을 유발하고, 반대로 부교감신경(parasympathetic nerve)흥분은 기관지수축(bronchocon striction)을 유발한다.

종말세기관지(terminal bronchiole)는 각각 한개의 허파소엽(pulmonary lobule)으로 공기를 운반한다. 허파소엽 안에서 종말세기관지는 분지하여 여러 개의 호흡세기관지(respiratory bronchiole)를 형성한다. 이들은 기관지나무(기관지목, bronchial tree)의 가장 얇고 가장 섬세한 가지이며, 이들은 허파의 **가스교환면**으로 공기를 운반한다.

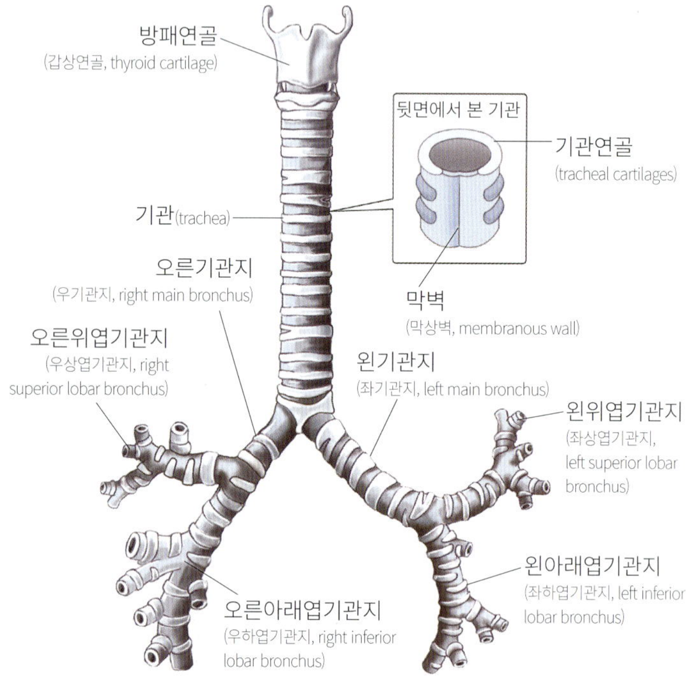

그림 12-7 하기도(기관~종말기관지)

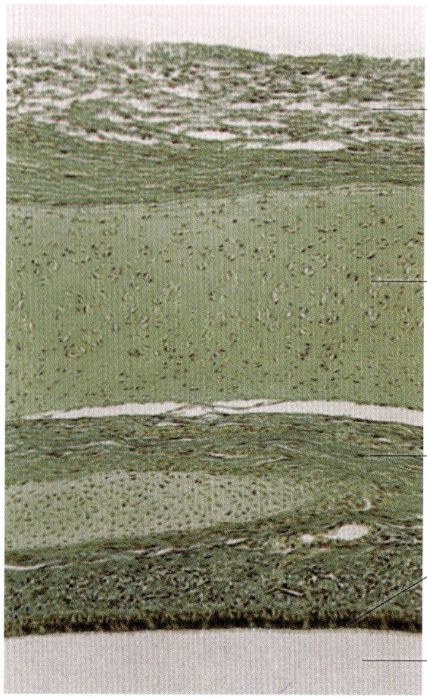

그림 12-8 기관벽 단면의 광학현미경 사진(x63)

기관지나무(bronchial tree)의 분지(그림 12-9)

- 좌우 일차기관지(right and left primary bronchi)
- 2차 또는 엽기관지(secondary or lobar bronchi)
- 3차 또는 분절기관지(tertiary or segmental bronchi)
- 소엽기관지(intralobular bronchi)
- 종말세기관지(terminal bronchioles)
- 호흡세기관지(respiratory bronchioles)
- 폐포관(alveolar duct)
- 폐포낭(alveolar sac)
- 폐포(alveoli)

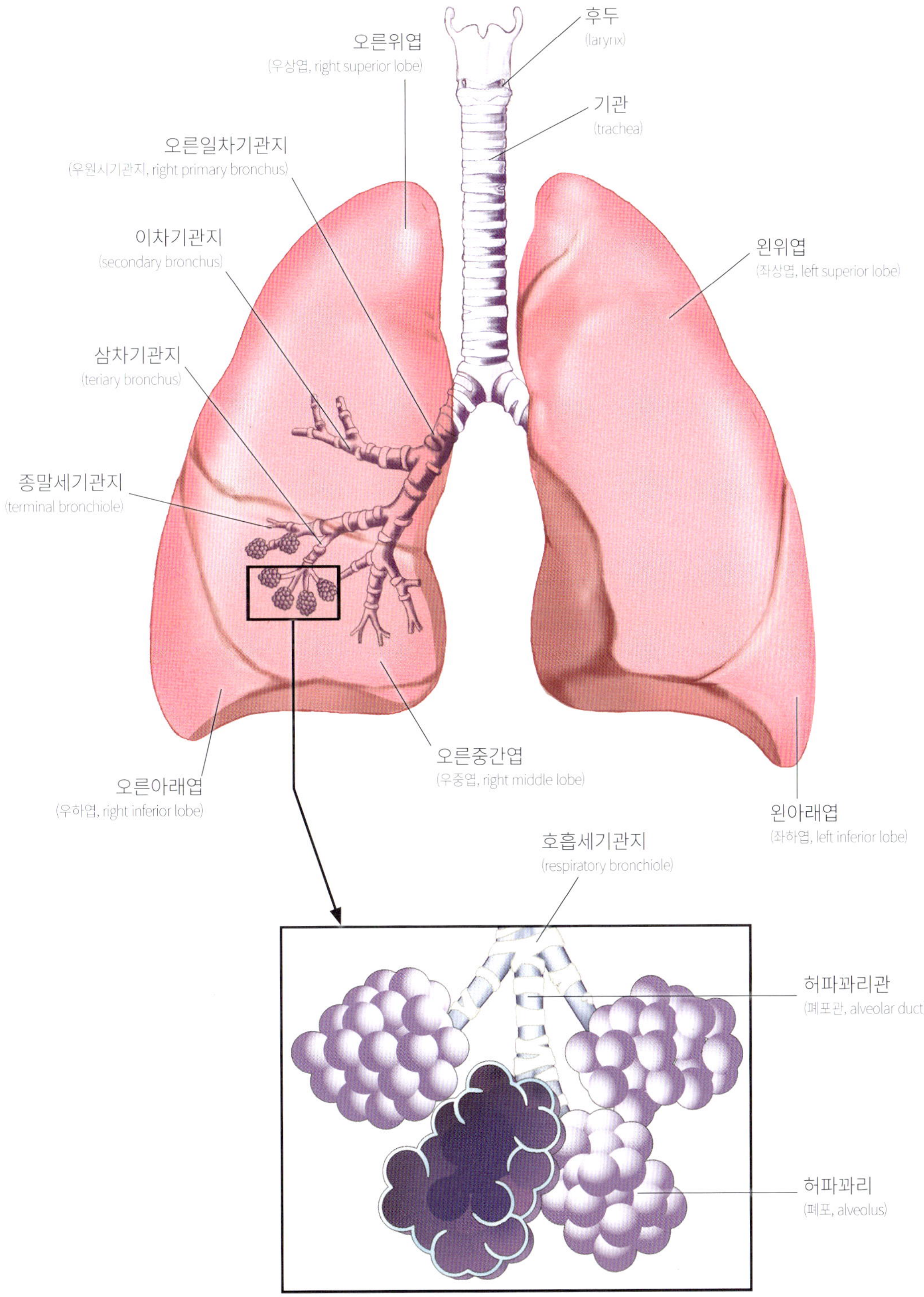

그림 12-9 허파의 구조와 허파 속의 기관 가지들

허파 · 허파꽈리(LUNGS & PULMONARY ALVEOLI)

허파(폐, lungs)

허파는 무딘 원뿔 모양으로 매우 큰 장기이다. 허파는 고랑(groove, 구: 틈새)에 의해 **오른허파**(우폐, right lung)와 **왼허파**(좌폐, left lung)로 나뉘며, 가로막(횡격막, diaphragma)과 가슴(흉곽, thorax)에 의해 싸여 있다.

허파(폐, lungs)는 가슴막(흉곽, pleura)에 의해 싸여 있는데, 내장쪽가슴막(내장측흉막, visceral pleura)의 장막(serosa)은 각 허파에 단단히 붙어 있으며, **벽쪽가슴막**(벽측흉막, parietal pleura)은 가슴세로칸(종격, mediastinum)의 일부가 되고, 흉곽(thorax)의 내면을 덮는다. 두 가슴막 사이에 가슴막안(흉막강, pleural cavity)이 있으며, 가슴막 안에서 생성된 소량의 장액(흉수, pleural fluid)이 있다.

가슴막염(흉막염, pleurisy)은 호흡곤란, 송곳으로 찌르는 것 같은 통증, 그리고 폐렴(pneumonia)이나 종양(tumor) 등을 유발시킬 수 있다. 그리고 가슴막이 파열되거나 가슴벽에 구멍이 생기면 **공기가슴증**(기흉, pneumothorax)이 생긴다. (그림 12-9)(그림 12-10)

허파엽(pulmonary lobe)

오른허파(우폐, right lung)는 3개의 위엽(superior lobe), 중간엽(middle lobe), 아래엽(inferior lobe)으로 구분된다. 수평틈새(수평열, horizontal fissure)는 위엽과 중간엽을 구분 지으며, 빗틈새(사상열, oblique fissure)는 위엽과 아래엽을 구분 짓는다.

왼허파(좌폐, left lung)는 위엽(superior lobe)과 아래엽(inferior lobe)의 단지 두 개의 엽을 가지고 있으며, 빗틈새(사열, oblique fissure)에 의해 나뉜다. (그림 12-9)

허파(폐, lung)에 해로운 물질

허파는 흡입된 물질에 대해 매우 민감하여 해로운 물질이 허파에 노출되면 기침(cough)에서 암(cancer)에 이르기까지 다양한 증상을 유발할 수 있다.

석면(asbestos)이 섬유로 잘게 부수어져 공기 속에 떠 있으면 호흡통로로 쉽게 들어와 호흡기질환(respiratory disease)을 일으킨다.

석면에 의한 질환들은 다음과 같다.

- **석면폐증(asbestosis)**: 허파에 반흔을 형성함으로써 호흡량 감소
- **폐암(lung cancer)**: 사망률이 매우 높음
- **중피종(mesothelioma)**: 가슴막에 생기는 희귀한 암 등

허파(폐, lung) 구역의 구분

허파는 오른허파(우폐, right lung)가 3엽, 왼허파(좌폐, left lung)가 2엽으로 나 뉘어져 있다. 각 엽은 또한 구역으로 나뉘어져 있다.

허파구역(폐구역, bronchopulmonary segments)은 segment(조각, 분절, 부분, 구역)이므로, 'S'라는 약자로 표기한다. 한편, 구역기관지(bronchus)는 'B'로 표기한다.

허파 발생학적으로는 본래, 오른허파와 같이 10개의 구역, 3개의 엽으로 되어 있는데, 왼허파가 발생 할 때는 같은 가슴안(흉강, thoracic cavity) 내 장기인 심장(hart)이 방해 하여 허파(폐, lung)의 발생에 지장을 준다.

	우폐	구역	기관지	좌폐	구역	기관지
상엽	폐첨구	S_1	B_1	폐첨후구	S_{1+2}	B_{1+2}
	후상엽구	S_2	B_2	전상엽구	S_3	B_3
	전상엽구	S_3	B_3	상설구	S_4	B_4
				하설구	S_5	B_5
중엽	외측중엽구	S_4	B_4			
	내측중엽구	S_5	B_5			
하엽	상하엽구	S_6	B_6	상하엽구	S_6	B_6
	내측폐저구	S_7	B_7	전폐저구	S_8	B_8
	전폐저구	S_8	B_8	외측폐저구	S_9	B_9
	외측폐저구	S_9	B_9	후폐저구	S_{10}	B_{10}
	후폐저구	S_{10}	B_{10}			

허파면(pulmonary surface)

가슴우리(흉강, thoracic cage)의 안쪽 윤곽을 따라 접하는 허파의 구부러진 일부분이 갈비면(늑골면, costal surface)이다. 가슴세로칸면(종격면, mediastinal surface)에는 허파문(폐문, pulmonary hilum)이 있고, 불규칙한 모양을 가지고 있다.

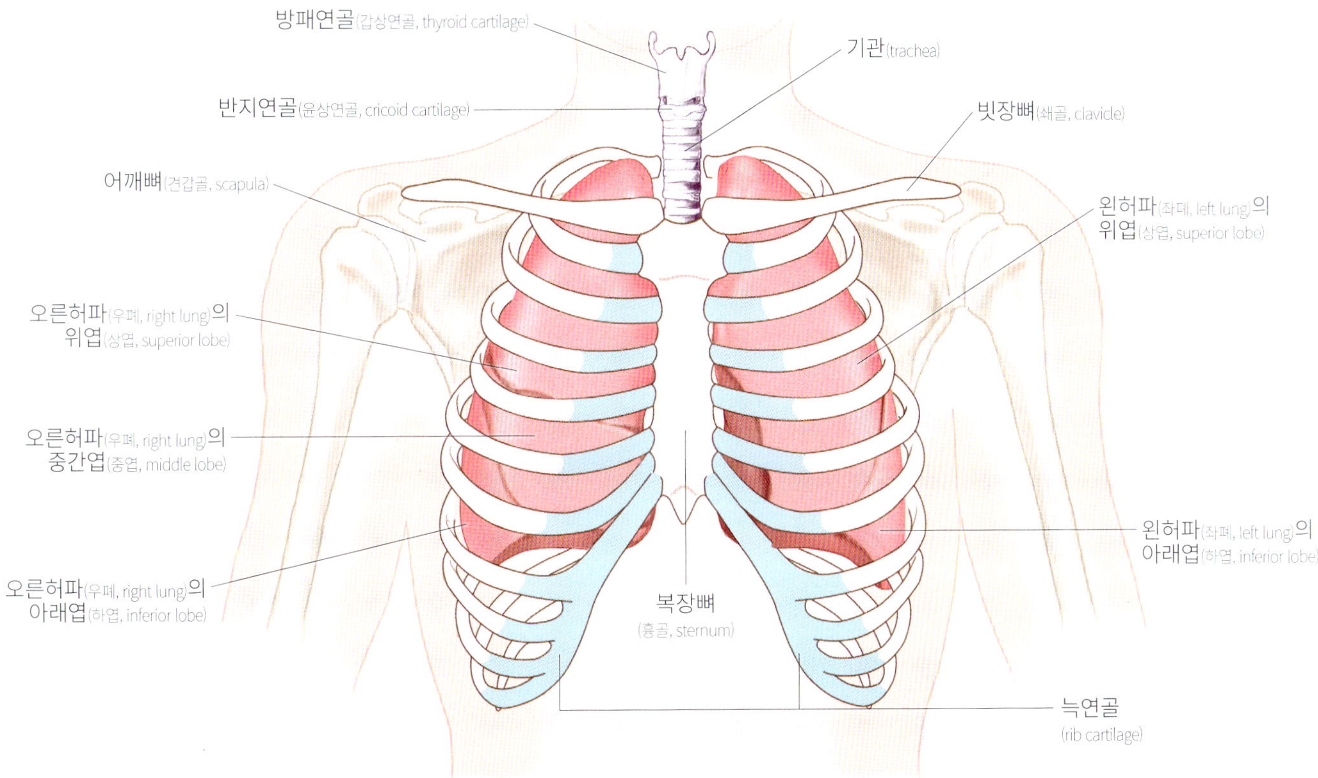

그림 12-10 허파(폐, lung) 위치

허파꽈리(폐포, pulmonary alveolus)

구조

허파꽈리는 세기관지의 말단으로 이어지는 작은 주머니 모양의 구조이다. 폐포의 표면은 모세 혈관으로 둘러싸여 있으며 가스 교환이 이루어진다. 가스 교환을 위한 혈관 외에도 폐에 영양을 보내는 혈관이 지나고 있다.

허파꽈리 하나하나는 작지만 그 집합은 매우 크며, 허파를 구성하는 허파꽈리는 호흡세기관지(respiratory bronchiole)에 포도송이 형태로 이어져있는 주머니 모양의 구조이다. 직경은 0.1~0.2mm 로 매우 미세하지만 1 개의 호흡세기관지에 이어지는 허파꽈리는 15,000~20,000 개, 좌우를 합하면 총 6억개에 달한다. 또한 모든 허파꽈리의 표면적을 합한 값(호흡면적)은 60~80㎡, 사람에 따라 약 100㎡에 이른다.

호흡세기관지(respiratory bronchiole)와 **허파꽈리**는 허파꽈리관(alveolar duct)으로 연결되며 허파꽈리와 허파꽈리 사이는 매우 얇은 허파꽈리사이막(interalveolar septum)으로 구분되어 있다. 허파꽈리의 표면은 모세 혈관이 그물모양으로 둘러싸고 있다. (그림 12-11)

기능

허파꽈리(폐포, pulmonary alveolus)의 표면은 허파꽈리사이막을 통해 가스 교환이 이루어지고 있다. 이 과정에서 폐포 내 산소는 혈액의 적혈구에 전달되며 혈장 중의 이산화탄소는 폐포 내로 이동한다.

산소를 전달받은 혈액은 폐정맥을 거쳐 심장으로 들어간 뒤 전신으로 퍼져나간다.

허파꽈리(폐포, pulmonary alveolus)는 가스 교환이 원활히 이루어질 수 있도록 표면적을 넓혀 주며, 허파꽈리의 내부표면은 표면활성제(계면활성제, surfactant)를 포함하는 체액으로 덮여 있어서 허파꽈리 체액의 표면 장력을 감소시킨다. 가스 교환을 하는 동안 산소는 허파꽈리벽(alveolar walls)을 통해 확산(diffusion)되며, 주변의 모세혈관(blood capillary)의 혈액 속으로 들어간다. (그림 12-12)

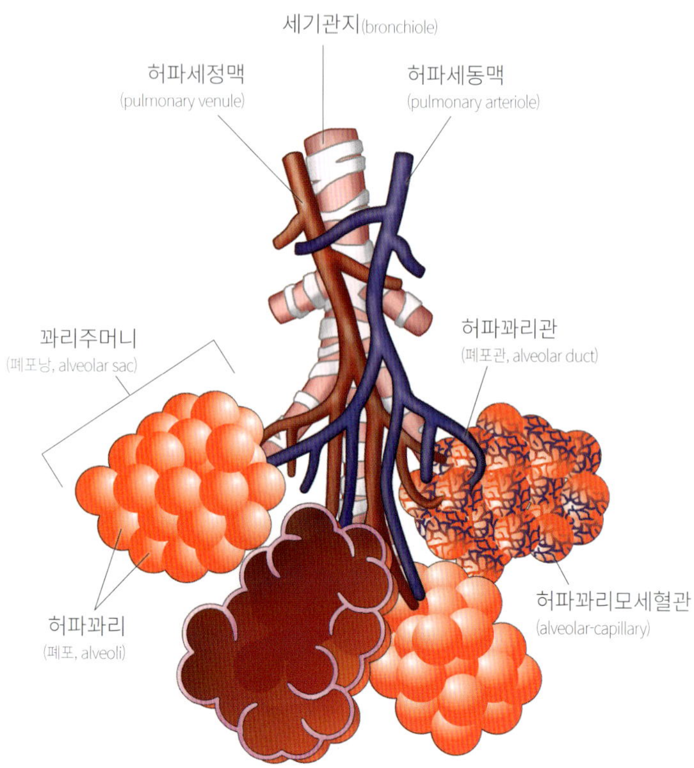

그림 12-11 허파꽈리

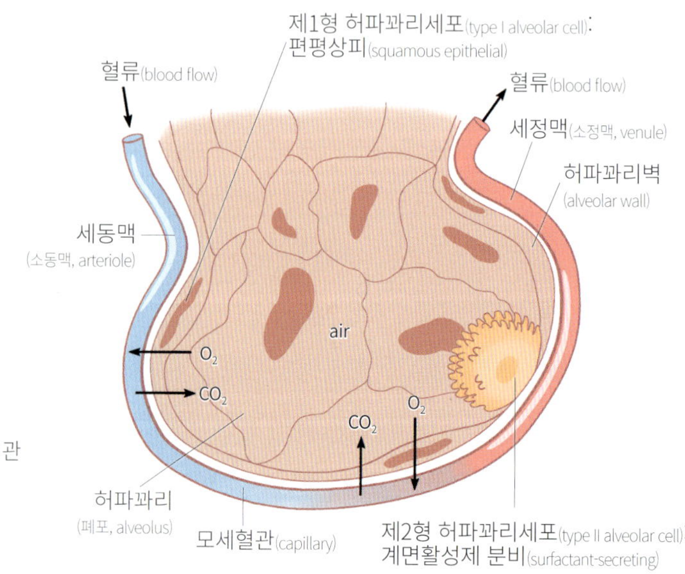

그림 12-12 허파꽈리(폐포, pulmonary alveoli)에서 가스교환

흉곽(THORAX)과 호흡운동

허파(폐, lungs)는 스스로 움직이지 못하며 갈비뼈 사이 갈비사이근(늑간근, intercostal m.)과 가슴 아래쪽 횡격막이 폐를 움직인다. 횡격막이 내려가는 것으로 흉강 내 압력이 감소하면서 흡기가 일어난다(복식 호흡). 흉곽이 바깥쪽으로 확장하는 경우에도 흡기가 일어난다(흉식 호흡).

호흡(respiration) 시 중요한 뼈대근육(골격근, skeletal m.)은 가로막(횡경막, diaphragm), 바깥갈비사이근(외늑간근, external intercostal m.), 속갈비사이근(내늑간근, internalcostal m.)이다.

호흡은 외부와 인체조직 사이에서 허파와 혈액(blood) 내 공기 사이에서 가스 교환이 발생하고, 이 혈액은 허파꽈리모세혈관막(폐포모세혈관막, alveolar-capillary membrane)으로부터 소정맥(세정맥, venule)을 지나 허파정맥(pulmonary vein)으로 들어가는 것이다. 호흡은 대부분 횡격막의 상하 운동, 횡격막(diaphragm)과 흉곽(thorax)의 작용에 의해 일어난다.(그림 12-13)

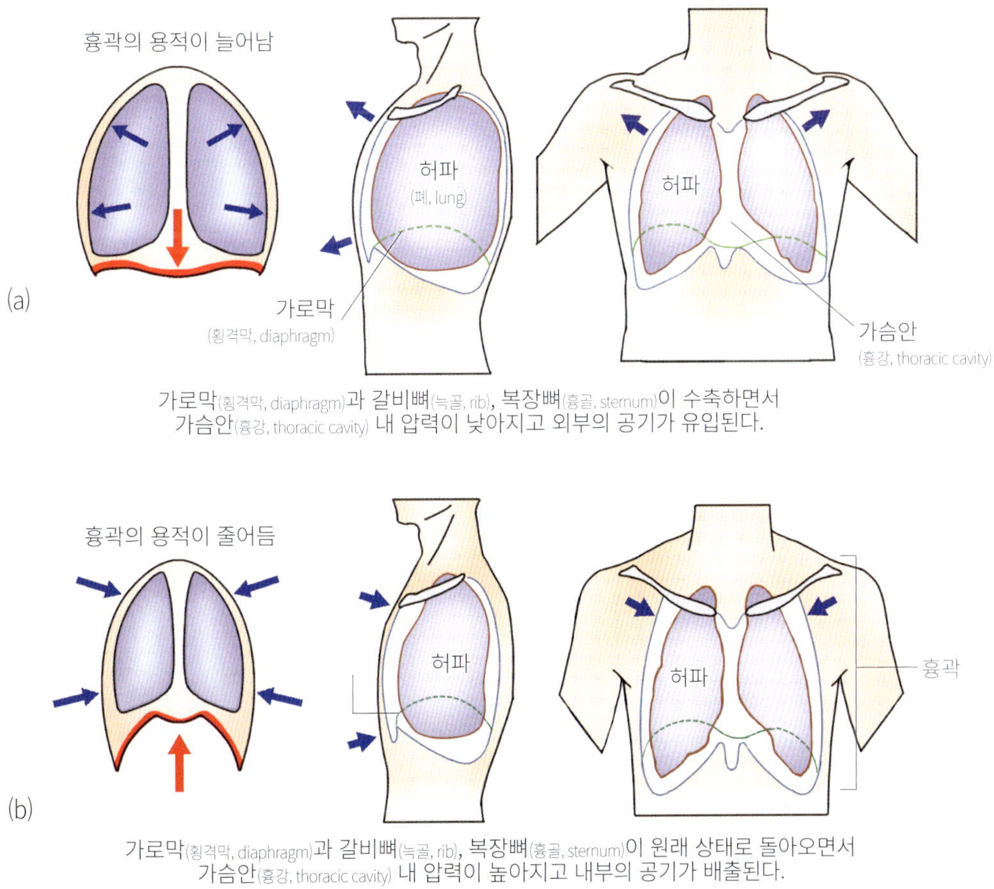

그림 12-13 흉곽과 호흡운동. (a) 호기 (b) 흡기

들숨(흡기, inspiration)

들숨 시 가로막은 수축하고 가슴 안 부피는 증가한다.

횡격막은 근육으로, 수축하면 중앙부가 배안(복강, abdominal cavity) 쪽으로 내려가면서 평평해진다. 이로 인해 가슴안(흉강, thoracic cavity) 내부의 압력이 낮아지고 폐포 내의 압력이 감소하면, 가슴우리가 커지면서 허파가 확장해 공기가 허파꽈리까지 들어온다.

날숨(호기, exhalation)

날숨 시 가로막이 원래 상태로 돌아오고 가슴 안 부피가 감소한다.

횡격막이 이완되면 탄력섬유는 가로막을 위로 밀어 원래 상태로 돌아가고, 다시 흉강 내의 압력도 상승하며 폐포 내 기체는 외부로 배출된다.

흉식호흡(thoracic respiration): 흉곽도 자체적으로 호흡운동을 한다. 외늑간근(바깥갈비사이근: external intercostal m.)이 수축하면 가슴이 전후좌우로 확장하여 흡기가 일어나며, 느슨해지면 흉곽은 원래대로 돌아가면서 호기가 일어난다. 호흡 운동은 복식호흡(abdominal respiration: 약 90%)과 흉식호흡으로 이루어진다.

허파(폐, lung)용적

폐활량측정법(spirometry)으로 폐용적(respiratory volumes)을 측정할 수 있다. 한 번의 **들숨**(흡기, inspiration)과 그에 따르는 **날숨**(호기, expiration)을 합하여 **호흡주기**(respiratory cycle)라 한다.

호흡주기 동안 허파(폐, lung)에 들어오거나 나가는 공기의 양을 **일회호흡용적**(tidal volume)이라 한다. 휴식 시 일회호흡용적은 약 500ml이다. (그림 12-14)

- 추가량의 공기를 **흡기예비용적**(inspiratory reserve volume)이라고 하며 약 3,000ml에 이른다.
- 최대로 공기를 내뱉으면 평상 호흡기량 외에 약 1,100ml의 공기가 허파(폐, lung)로부터 유출될 수 있다. 이 양을 **호기예비용적**(expiratory reserve volume)이라고 한다.
- 최대한 힘을 들여 공기를 내뱉은 후에도 약 1,200ml의 공기가 허파 안에 남는데 이것을 **잔기용적**(residual volume)이라고 한다.
- 흡기예비용적(3,000ml)과 일회호흡용적(500ml), 호기예비용적(1,100ml)을 합한 값을 **폐활량**(vital capacity, 4,600ml)이라고 한다. 일회호흡용적(TV, 500ml)과 흡기예비용적(IRV, 3,000ml)을 더한 값이 **흡기용량**(inspiratory capacity, 3,500ml)이다. 호기예비용적(ERV, 1,100ml)과 잔기용적(RV, 1,200ml)의 합은 기능적 **잔기용량**(functional residual capacity, 2,300ml)이다.
- 폐활량(VC)과 잔기용적(RV)의 합은 총폐용량(total lung capacity, 약 5,800ml)이다. 호흡 과정 중 폐포까지 도달하지 못하는 부피는 약 150ml로 기관, 기관지(bronchus), 세기관지(bronchiole) 등에 머무른다.

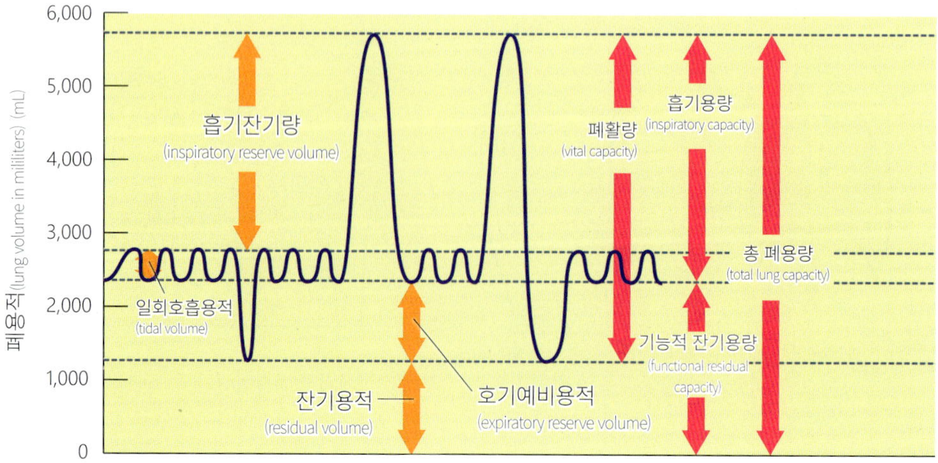

그림 12-14 호흡량과 호흡용량

폐포환기(alveolar ventilation)

매 분 호흡 기관을 통하여 들어오는 새로운 공기량을 **분당 환기량**(minute ventilation)이라 한다. 일회호흡용적(TV)이 500ml이고, 호흡수가 12회/min이면, 분당 환기량은 500ml × 12 = 6,000ml/min이다.

허파꽈리(폐포, pulmonary alveolus)까지 도달하여 가스 교환에 참여할 수 있는 공기의 양은 일회호흡용적(TV, 500ml)에서 생리학적 사강(dead pace ventilation: 죽은공간환기), 150ml을 뺀 값이 된다.

비호흡성 공기이동(nonrespiratory air movements)

호흡 외에 일어나는 공기의 이동을 비호흡성 공기이동(nonrespiratory movements)이라 하며, 기침(cough), 재채기(sneeze) 등이 있다. 비호흡성 공기이동은 반사(reflex)에 의해 일어난다.

- **기침**(coughing)은 깊이 숨을 들이쉬고, 후두(larynx)덮개를 덮고, 기도(숨길, respiratory tract)가 막힌 상태에서 허파(폐, lung)로부터 공기를 위로 밀어 올리는 과정이다.
- **재채기**(sneeze)는 상부기도의 이물질을 제거하는 기능을 한다.
- **웃음**(laughing)은 숨을 들이킨 후 여러 차례에 나누어서 공기를 내보내는 과정이다.
- **딸꾹질**(hiccup)은 후두덮개가 닫혀있는 상황에서 가로막(횡격막, diaphragm)의 순간적 발작성 수축으로 인한 갑작스러운 들숨(흡기, inspiration)에 의해 일어난다.
- **하품**(yawning)은 깊은 숨을 유발함으로써 호흡을 도와줄 수 있다.

저산소증(hypoxia)

저산소증은 호흡기능의 장애로 숨쉬기가 곤란하여 체내 산소 분압이 떨어진 상태로 동맥혈(arterial blood) 가스검사를 시행했을 때, 산소 분압이 60mmHg 미만이거나 산소 포화도가 90% 미만일 경우를 의미한다.

저산소증은 특히 중추신경계(central nervous system) 영역의 변화를 일으키며, 급성 저산소증의 경우 급성 알코올 중독과 비슷한 판단력 장애, 운동 실조 등의 증상을 유발할 수 있다.

원인: 급성 호흡 곤란 증후군(acute respiratory distress syndrome, ARDS), 빈혈(anemia), 천식(asthma), 폐색전증(pulmonary embolism), 선천성심장질환(congenital heart disease), 폐부종(pulmonary edema), 폐렴(pneumonia) 등이 원인이다.

증상: **호흡부전**은 허파(폐, lung)에서 혈액(blood)으로 충분한 산소가 전달되지 않을 때 발생한다. 호흡 곤란, 기침(cough), 천명음(wheezing), 두통(headache), 빠른 심장박동(cardiac impulse), 피부(skin), 입술(lip), 손톱(nail)에 푸른빛이 나타나는 등의 증상이 있다.

이 사람의 가슴은 왜 술통처럼 생겼을까?

이사람은 허파 하부조직의 손상과 허파꽈리(폐포, pulmonary alveolus)의 과도한 팽창을 특징으로 하는 폐기종(emphysema)을 앓고 있다. 허파가 충분한 양의 공기를 내보내지 못하여, 허파꽈리 안에 공기가 남아있다(폐기종은 '부풀어 오른' 허파꽈리를 의미한다). 결과적으로, 허파꽈리와 허파는 과도하게 팽창되고 가슴이 술통 모양이 된다. 심각한 폐기종(emphysema)이 있는 사람의 시진(inspection) 시 술통형 가슴을 볼 수 있다.

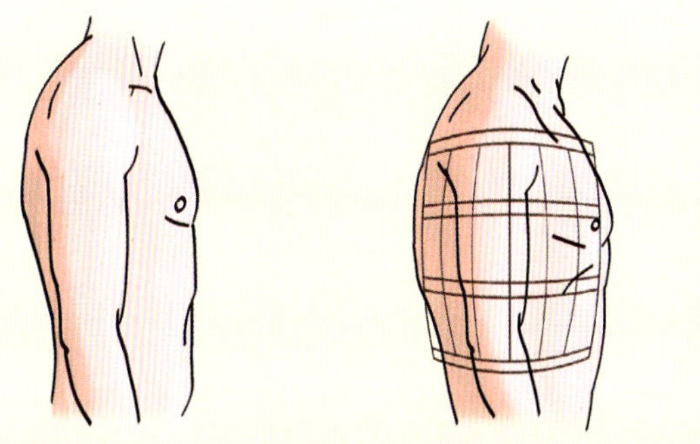

성인의 정상 가슴 형태 / 폐기종으로 인한 술통형 가슴

호흡 조절(respiration regulation)

호흡근육들은 수의적(voluntary)으로 조절할 수 있으나 정상호흡은 주기적이고 불수의적(involuntary)이다.

호흡중추(respiratory center)

뇌간(brain stem)의 숨뇌(연수, medulla oblongata)와 다리뇌(교뇌, pons)에 위치한 뉴런 집단이 호흡을 조절하는 호흡중추(respiratory center)를 이룬다. 연수는 호흡주기를 조절하고, 다리뇌는 호흡수를 조절하는 부위이다.

연수(숨뇌)의 호흡주기 조절부(medullary rhythmicity area)는 배측호흡군(dorsal respiratory group)과 복측호흡군(ventral respiratory group)의 뉴런 집단으로 구성되어 있다.

배측호흡군(dorsal respiratory group)은 기본적인 호흡주기(박자)에 관여하며, 복측호흡군(ventral respiratory group)은 좀 더 강한 호흡이 필요할 때 흡기와 호기 동작을 증가시키는 임펄스를 활성화시킨다.

호흡수조절부위(pneumotaxic area)의 뉴런(neuron)은 배측호흡군(dorsal respiratory group)에 끊임없이 정보를 전달하여 들숨의 기간을 조절한다. (그림 12-15)(그림 12-16)(표 12-2)

호흡기능검사

동맥혈(arterial blood)에서 얻을 수 있는 정보로는 산소분압, 이산화탄소분압, pH가 있다. 이들로부터 계산해 낼 수 있는 것으로, O_2 포화도 · HCO_3^-농도 · Base excess 등이 있다.

혈액(blood) 가스분석에 의해 가스교환능(gas exchange), 즉 산소섭취능 · 이산화탄소 배설능 등 호흡기계(respiratory system)의 능력을 파악할 수 있다. 또 전신의 대사, 콩팥(신장, kidney)에 의한 산염기 평형(acid-base balance = acid-base equilibrium)조절능력의 파악이 가능해진다.

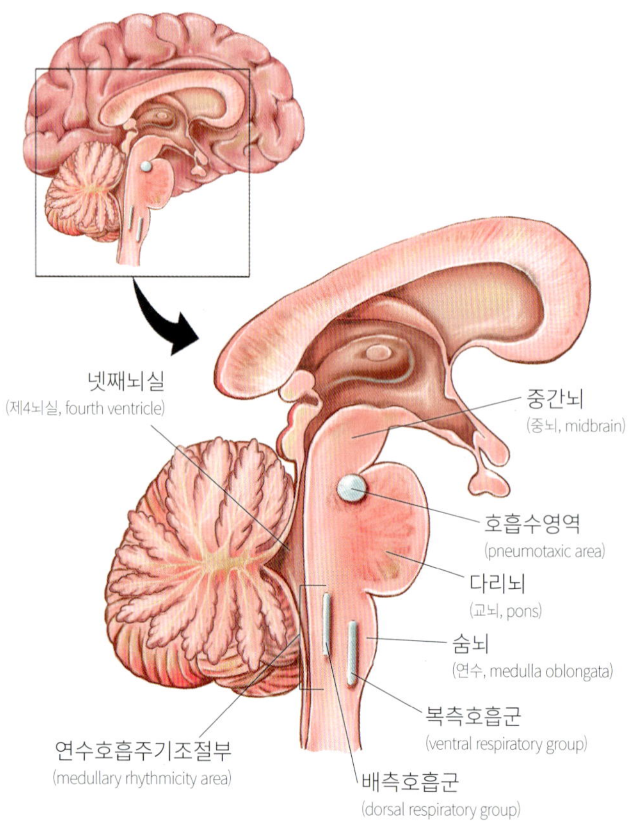

그림 12-15 호흡중추(연수와 교뇌)

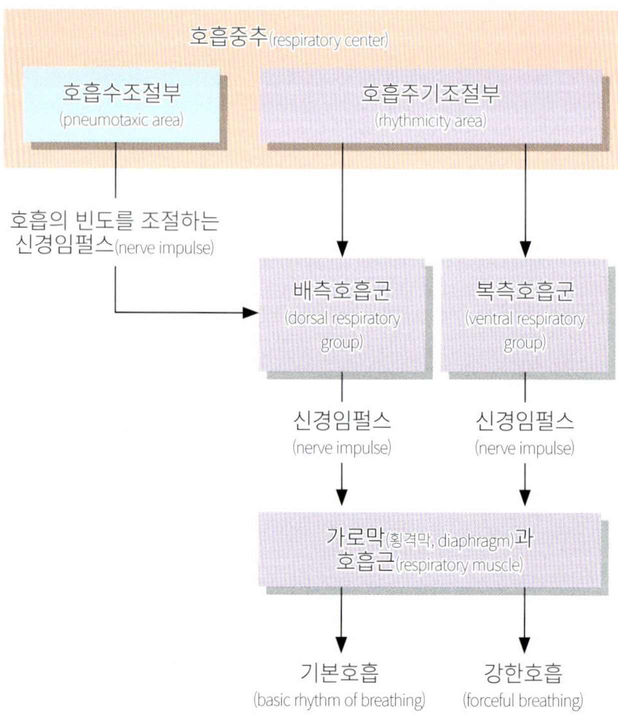

그림 12-16 호흡중추의 호흡 조절

호흡 인자(respiratory factors)

공기와 같은 **혼합기체**(mixed gas)에서 호흡에 영향을 끼치는 각 기체 하나하나의 압력을 **분압**(partial pressure)이라 한다. 공기 중의 기체 분자는 액체에 녹을 수 있으며, 흡입한 공기가 허파꽈리(폐포, pulmonary alveolus)의 **모세혈관**(blood capillary)으로 녹아 들어가는 경우에서 볼 수 있다.

호흡중추의 화학적 수용기인 **중추화학수용기**(central chemoreceptors)는 PCO_2와 혈중 pH의 변화에 매우 민감하다. (표 12-2)

표 12-2 호흡에 영향을 미치는 인자

인자	수용체	반응	효과
조직의 팽창	안쪽 늑막(pleura), 세기관지(bronchiole), 허파꽈리(폐포, bronchiole)의 신전 수용체	흡기 억제	숨을 깊이 들이쉴 때 과팽창을 방지한다.
혈중 PO_2의 저하	목동맥토리(경동맥토리, carotid body), 대동맥소체반사(대동맥소체, carotid body)의 화학수용체	허파꽈리 환기 증가	혈중 산소 농도 증가
혈중 PCO_2의 상승	호흡중추(respiratory center)의 화학수용체	허파꽈리 환기 증가	혈중 이산화탄소(carbon dioxide) 농도와 뇌척수액(cerebrospinal fluid, CSF)의 수소이온 농도 감소
뇌척수액 내의 수소 이온 농도 상승	호흡 중추의 화학수용체	허파꽈리 환기 증가	혈중 이산화탄소 농도와 뇌척수액의 수소 이온 농도 감소

호흡곤란(dyspnea) 증후군

호흡곤란이란 하나의 자각증상이며, 노력을 요구하는 호흡운동이 의식되는 경우를 말한다. 누구나 운동을 하면 그렇게 된다. 따라서 정상 이하의 운동으로 호흡곤란이 유발되는 경우가 문제가 되는데, 절대적인 지표가 없으며, Hugh-Jones의 분류가 사용된다.

Hugh-Jones의 분류

① **Grade 1**: 같은 연령의 건강한 사람들과 함께 일을 할 수 있고, 보행하고, 계단도 같이 오를 수 있다 (정상).
② **Grade 2**: 평지에서는 건강한 사람들과 같이 보행할 수 있지만, 언덕이나 계단은 나란히 오를 수 없다(가벼운 숨가쁨).
③ **Grade 3**: 평지에서조차 건강한 사람들과 나란히 걸을 수는 없지만, 자신의 페이스로는 1.6km 이상 걸을 수 있다(중등도의 숨가쁨).
④ **Grade 4**: 쉬엄쉬엄 가지 않으면 45m도 걸을 수 없다(고도의 숨가쁨).
⑤ **Grade 5**: 이야기를 하거나 옷을 벗거나 신변을 챙기기에도 숨이 가쁘다. 거의 누워있다(극히 고도의 숨가쁨).

원인: 호흡곤란은 반드시 호흡기질환에 의해서만 일어나지는 않는다. 이 밖에도 심장성(cardiogenic), 대사성(metabolic), 빈혈성(anemic) 호흡곤란이 있다.

폐활량(vital capacity)

허파(lung) 속에 포함되어 있는 공기는 호흡에 의해 바깥으로 나가거나 들어온다. 이렇게 들어오거나 나가는 공기의 양은 폐활량계(pneumatometer)를 이용해서 측정할 수 있다.

안정 시 호흡 때 허파로 들어가고 나오는 양을 **1회 환기량**(ventilation)이라고 하며, 약 500 mL이다.

들숨예비량(inspiratory reserve volume): 안정 들숨 상태에서 최대한 들어 마실 수 있는 양이다.

날숨예비량(expiratory reserve volume): 안정 날숨 상태에서 최대한 내뱉을 수 있는 양이다.

강제폐활량(forced vital capacity)은 최대한 뱉을 수 있는 공기의 양이며, **제한폐질환**은 폐활양이 모두 줄어드는 것이다.

가스(GAS)교환과 산소(OXYGEN) 운반

허파꽈리(폐포, aveoli) 가스 교환(gas exchange)

허파꽈리는 인접하고 있는 허파꽈리와 경계를 이루는 얇은 벽으로 둘러싸인 작은 공간으로 폐포공(alveolar pores)이라 불리는 작은 구멍은 다른 허파꽈리와의 연결 통로 역할을 한다.

허파꽈리큰포식세포(폐포식세포, alveolar macrophages)라 불리는 식세포(phagocyte)는 허파꽈리와 허파꽈리 사이를 연결하는 폐포공간(alveolar space)에 존재하면서 **허파꽈리**(폐포, aveoli) 벽의 내측면은 단층편평상피(simple squamous epithelium: I형 세포)로 조밀한 모세혈관그물(모세혈관망, capillay network)을 포함하고, 얇은 바닥막(기저막, basilar membrane)은 탄력섬유(elastic fiber)와 아교섬유(collagen fiber)가 있어 허파꽈리 벽을 지탱한다. 폐포막(respiratory membrane) 허파꽈리와 모세혈관막이 허파꽈리 내 공기와 혈액 간의 가스 교환을 한다.

폐포막(respiratory membrane)을 통한 확산

가스들은 높은 분압에서 낮은 분압쪽으로 확산된다. 허파모세혈관(폐모세혈관, pulmonary capillary wedge)으로 들어오는 혈중 PCO_2는 45mmHg이지만, 허파꽈리(폐포, alveolus) 속 공기내 PCO_2는 40mmHg이다.

분압차(gradient)로 인하여 이산화탄소는 분압이 높은 혈액으로부터 폐포막(respiratory membrane)을 지나 허파꽈리 내로 확산하고, **허파모세혈관**(폐모세혈관, pulmonary capillary)으로 들어가는 혈액의 PO_2는 40mmHg인데 반하여 허파꽈리 내 공기 속의 PO_2는 104mmHg이어서, 허파꽈리 내 산소가 혈액으로 녹아 들어가게 된다.

폐모막(respiratory membrane)은 일반적으로 매우 얇아(약 1㎛ 두께)기체 교환이 빨리 일어난다. 폐렴(pneumonia)과 같이 폐포막에 영향을 주거나 폐기종(pneumatosis pulmonum)과 같이 단면적을 줄이는 질환은 가스교환을 어렵게 한다. 질환의 치료법으로 PO_2를 증가시키기 위하여 산소를 공급한다.

산소(Oxygen) 운반

혈액 속의 모든 산소(98% 이상)는 적혈구(red blood cell)에 있는 헴(heme)과 글로빈(globin)이라고 하는 두개의 성분으로 구성된 헤모글로빈(hemoglobin)이라는 **단백질**(protein)에 결합하여 운반된다.

글로빈은 574개의 아미노산(amino acid)이 네개의 폴리펩타이드(polypeptide) 사슬 구조로 모인 **단백질**이며, **헴기**는 철 원자 하나를 가지고 있다. 철 원자는 산소 분자와 약하게 결합하여 옥시헤모글로빈(oxyhemoglobin)이 된다. 헤모글로빈 분자는 최대 4개의 산소 분자와 결합할 수 있다.

근육운동이 증가하면, 산소 이용률이 증가하고 그로 인하여 PCO_2가 증가하면 pH가 감소되고 주변 온도가 상승한다. 동시에 덜 활동적인 세포는 적은 양의 산소를 공급받는다.

만성폐쇄성폐질환(chronic obstructive pulmonary disease, COPD)

만성폐쇄성폐질환은 담배나 가스의 흡입에 의해 허파(폐, lung)의 비정상적인 염증반응이 발생 되는 호흡기질환이다.

허파 기능이 50% 이상 손실되기 전까지는 증상이 나타나지 않는다.

일단 증상이 나타나면 급속히 악화되고 어떠한 약물치료도 허파기능을 호전 시킬 수 없다. 중증이 되면 '산소요법'만이 생명을 연장시킬 수 있다. 한번 손상된 허파기능은 회복되지 않으므로 조기진단이 매우 중요하다.

원인: 흡연, 장기간 독성 가스나 입자에 노출(직업성 분진과 화학물질, 실내 외 대기 오염)로 추정하지만 확실히 밝혀지지 않았다.

증상: 기침(sore throat), 객담(가래, sputum), 호흡곤란, 천명(wheezing), 가슴압박 등이다.

기관지천식(bronchial asthma)

기관지천식은 만성적인 기도(숨길, respiratory tract) 염증에 의해 일시적으로 가역성 기도기류(airway)제한이 일어나는 질환이다. 이 기류제한은 천식발작(천식위기, asthmatic attack)이라 불리며 폐쇄성호흡장애를 유발한다.

원인: 상기도감염(upper respiratory infection: 가장 큰 원인), 집먼지진드기, 동물털, 곰팡이, 꽃가루, 음식, 알레르기원, 비스테로이계 항염증제(NSAIDs), 아스피린, 차갑거나 건조한 공기 등이다.

증상: 호흡곤란(dyspnea), 기침(cough), 가래(sputum), 천명(wheezing), 청색증(cyanosis), 빈맥(빠른맥, tachycardia), 땀남(발한, perspiration) 수면장애(sleep disorder) 등이다.

이산화탄소(carbon dioxide) 운반

혈중으로 들어온 **이산화탄소**는 세 가지의 형태로 폐로 이동하는데, ① 혈장(blood plasma)에 용해되거나 ② 헤모글로빈에 결합되거나 ③ 중탄산이온의 형태가 된다. 조직 내 PCO_2가 높을수록 혈장 내 이산화탄소의 농도는 증가한다. 그러나 이산화탄소 총량의 7% 만이 이러한 형태로 운반된다.

이산화탄소는 헤모글로빈 분자의 철 이온과 결합하는 산소와는 달리 분자의 아미노기(amino group)와 결합한다. 이산화탄소는 카르바미노헤모글로빈(carbaminohemoglobin)의 형태로 헤모글로빈과 약하게 결합한다.

이산화탄소 운반 형태는 중탄산이온(bicarbonate ion)으로 적혈구(erythrocyte)는 탄산탈수효소(carbonic anhydrase)를 함유하고 있어 이산화탄소와 물의 반응을 촉진한다.

$$H_2CO_3 \rightarrow H^+ + HCO_3^-$$

이산화탄소(carbon dioxide)의 70% 이상이 이러한 형태로 혈액(blood) 내에서 운반된다. 중탄산이온(bicarbonate ion)이 적혈구를 떠나 혈장(blood plasma)으로 들어가면 음전하를 띠는 염소이온(chloride ions)이 혈장으로부터 적혈구로 들어가게 된다.

적혈구(red blood cell)와 혈장내의 이온 균형을 **염소치환**(chloride shift)이라 한다. 혈장 이산화탄소 분압이 낮아지면 적혈구 내의 수소이온과 중탄산이온이 결합하여 탄산(carbonic acid)을 형성하고 탄산탈수효소(carbonic anhydrase)에 의하여 탄산은 **이산화탄소와 물**을 형성한다.(표 12-3)

$$H^+ + HCO_3^- \rightarrow H_2CO_3 \rightarrow CO_2 + H_2O$$

표 12-3 혈액 내로 가스의 이동

가스	반응	이동되는 형태
산소(oxygen)	헤모글로빈 분자의 철 이온과 결합한다.	옥시헤모글로빈
이산화탄소 (carbon dioxide)	약 7%가 혈장에 용해된다.	이산화탄소
	약 23%가 헤모글로빈 분자의 아미노기와 결합한다.	카르바미노헤모글로빈
	약 70%가 물과 반응하여 탄산을 만든다: 탄산은 다시 수소이온과 중탄산 이온으로 해리된다,	중탄산 이온

흡연이 호흡기에 미치는 영향

- **흡연**(smoking)으로 인한 호흡기계(respiratory system)의 손상은 천천히 진행되지만 치명적이다. 연기를 흡입하면 섬모(cilium)의 움직임은 느려진다. 시간이 지남에 따라 섬모는 마비되고 결국에는 모두 소실된다.
- **섬모**(cilium)가 소실되면 섬모가 더 이상 점액을 제거하지 못하므로 기침(cough)을 통해 제거해야 한다. 수면 중에 점액(mucus)이 계속 축적되므로 기침은 아침에 가장 심하다.
- **더 나쁜 것**은 점액이 과도하게 생산되고 축적되면 기도를 막게 되며, 이로 인해 정상적으로 제거되던 병원균이 호흡기 표면에 쉽게 도달하게 된다. 그 결과 폐울혈(lung congestion)이 발생하여 병균의 성장을 도와주게 된다. 이것이 흡연자가 비흡연자보다 더 자주 병에 걸리는 이유이다.
- **여기에 더하여** 흡연자가 기침을 자주하면, 호흡섬모(respiratory cili)가 더 파괴되어 만성기관지염(chronic bronchitis)을 일으킨다.
- **점액**(mucus) 생성은 증가하고 세기관지(bronchiole)의 벽은 두꺼워져 호흡이 어려워지고, 세기관지는 탄성을 잃어 더 이상 기침에 변화되는 압력을 견디지 못하게 되어 기침은 하파꽈리(폐포, pulmonary alveolus) 내 입력을 증가시켜 허파꽈리벽을 파괴시킨다. 이러한 상태를 흡연성폐기종(smokinginduced emphysema)이라고 한다.
- **허파꽈리**(폐포, pulmonary alveolus)가 파열되면 기침(cough), 피로, 천명(wheezing), 호흡곤란(dyspnea) 등은 더욱 악화된다. 하루 담배 한 갑을 피는 흡연자에서 비흡연자에 비해 폐기종이 15배나 흔하게 발생된다.
- 흡연을 계속하면 이러한 세포들은 바닥막(기저막, basement membrane)을 파괴하고 허파조직 내에서 분열하여 허파조직 전체, 뇌(brain), 뼈(bone) 등으로 확산될 수 있는 **종양**(tumor)으로 변형된다.

나이에 따른 변화(LIFE-SPAN CHANGES)

호흡기관의 변화는 노화로 인한 영향이 모두 누적된 결과이다. 더러운 공기에 노출되었던 사람들은 만성기관지염(chronic bronchitis), 폐기종, 혹은 폐암 등이 유발될 수 있다.

노화로 인해 섬모세포들이 감소하고 섬모의 운동이 약해지기거나 사라짐에 따라 폐와 기도의 보호작용이 떨어진다. 동시에 점액은 점성이 높아지고, 연하, 구토, 기침 반사가 느려지며, 대식세포의 식작용이 둔화된다.

노화는 흉골과 늑골의 연골들이 석회화 되어 흉곽이 술통모양(barrel chest)이 된다. 세기관지의 섬유성 결합조직이 평활근을 대체하여 탄성이 떨어지게 된다. 40세 경에 최대에 도달하는 폐활량의 경우 70세가 되면 1/3로 감소한다. 80세가 되면 최대 분당 환기량은 20세의 50%가 된다.

폐포의 수는 출생 시 2천 4백만 개이고, 8세에 최대가 되어 3억 개가 된다. 40세가 되면 폐포벽이 얇아지고 단면적이 매년 3 ft^2씩 줄어든다.

더보기

인플루엔자(influenza)

인플루엔자 전염성이 높은 급성 호흡기질환으로 바이러스에 의한 감염병(infectious disease)이다. 감기(common cold) 증후군 중에서 가장 중증에까지 이르는 병형이다. 일반적으로 독감(flu)으로 알려져 있는 인플루엔자는 매년 겨울에서 이른 봄에 걸쳐서 유행한다. 보통 감기에 비해 급속히 증세가 발병하며 전신증상도 강하게 나타난다. 소아나 고령자는 합병증에 의해 사망하는 경우도 있다.

원인: 보통은 비말감염(droplet infection)이지만, 공기감염이 되는 경우도 있다.

증상: 심한 전신증상(발열, 38°C 이상), 오한(chill), 두통(headache), 근육통(myalgia), 관절통(arthralgia), 전신피로감 등 이 급속히 나타나며 기침, 인두통(목앓이, sore throat) 콧물 등도 계속된다.

임상적으로는 증상이 호전되었음에도 불구하고 피로감이나 의욕저하가 장기간 나타나는 경우도 있는데 이를 **'인플루엔자 후 증후군'**이라고 한다.

보통의 감기에서는 상기도(upper airway) 증상이 전신증상에 선행하며, 증상이 **산발성**으로 발생한다. 이에 반해 인플루엔자(influenza)에서는 전신증상에 이어서 상기도 증상이 **동반되어** 나타난다.

용어

가로막(횡격막, diaphragm)
가로막신경(횡격막신경, phrenic nerve)
가슴막(늑막, 흉막, pleurae)
가슴막안(흉막강, pleural cavity)
가슴막안압력 (흉막강내압, intrapleural)
갈비사이근(늑간근, intercostal muscle)
계면활성제(surfactants)
과산소증(hyperoxia)
과탄산증(hypercapnea)
과호흡(hyperpnea)
과환기(hyperventilation)
기관(trachea)
기관절개(tracheotomy)
기관지(bronchus)
기관지나무(bronchial tree)
기관지염(bronchitis)
기흉(pneumothorax)
날숨(호기, exhalation)
대엽성 폐렴(lobar pneumonia)
들숨(흡기, inhalation)
무기폐(atelectasis)
무산소증(anoxia)
보일의 법칙(Boyle's law)
부분압(분압, partial pressure)
부비동염(sinusitis)
비염(rhinitis)
빈호흡(tachypnea)
상부호흡기도(upper respiratory tract)
성대(vocal cords)
성대문(성문, glottis)
세기관지(bronchioles)
순응도(compliance)
완서호흡(bradypnea)
인두(pharynx)
일회호흡량(일호흡량, tidal volume)
저산소증(hypoxia)
저산소혈증(hypoxemia)
정상호흡(eupnea)
진폐증(pneumoconiosis)
질식(asphyxia)
체인스토크스호흡(Cheyen-Stokes respiration)
폐활량(vital capacity)
표면장력(surface tension)
하부호흡기도(lower respiratory tract)
허파꽈리(폐포, alveolus)
혈흉(hemothorax)
호흡곤란(dyspnea)
환기(ventilation)
후두(larynx)
후두덮개(후두개, epiglottis)
흉막염(pleurisy)

CHAPTER

13

소화기계통과 영양
Digestive System and Nutrition

학습목표

1. 입에서 시작되어 항문까지 연결되는 소화기관에 대해 알자
   - 혀, 치아, 침샘의 구조.
   - 인두, 식도, 위의 구조.
   - 작은창자, 큰창자, 항문의 구조
   - 간, 쓸개, 이자의 구조.
2. 소화기관의 벽 구조를 알자.
3. 노화에 따른 소화기계통의 변화에 대해 알자

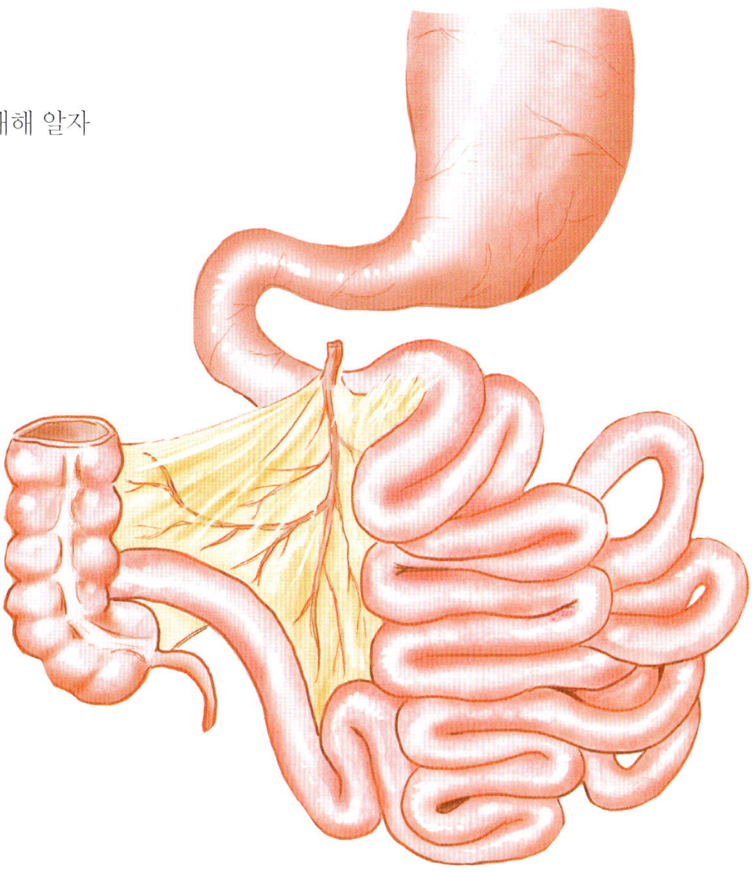

소화(DIGESTION) 개요

소화계통(digestive system)은 입(mouth)에서 항문(anus)까지 길고 양쪽이 열려있는 연속적인 근육관으로 이를 소화관(digestive tract)이라 한다. 소화계통은 우리 몸의 각 세포에 영양을 공급하는 기능을 수행하기 위해 다양한 기전을 사용한다.

소화(digestion)는 음식물이 물리적 작용을 하는 소화관에서 소화에 필요한 효소들을 생산하고 분비하며 화학적으로 분해하여 세포막(cell membrane)을 통해 흡수될 수 있는 상태로 만드는 과정이다. 소화와 흡수는 소화기 계통의 장기(organ)에 의해서, 대사(metabolism)는 체세포(somatic cell)에 의해서 일어난다.

섭취한 음식물은 위장관(gastrointestinal tract)으로 들어간 다음 영양소로 분해된다. 이 물리적 화학적 과정을 통해 생성된 영양소는 위장관 점막(mucous coat)을 통해 흡수된다. (그림 13-1)(그림 13-2)

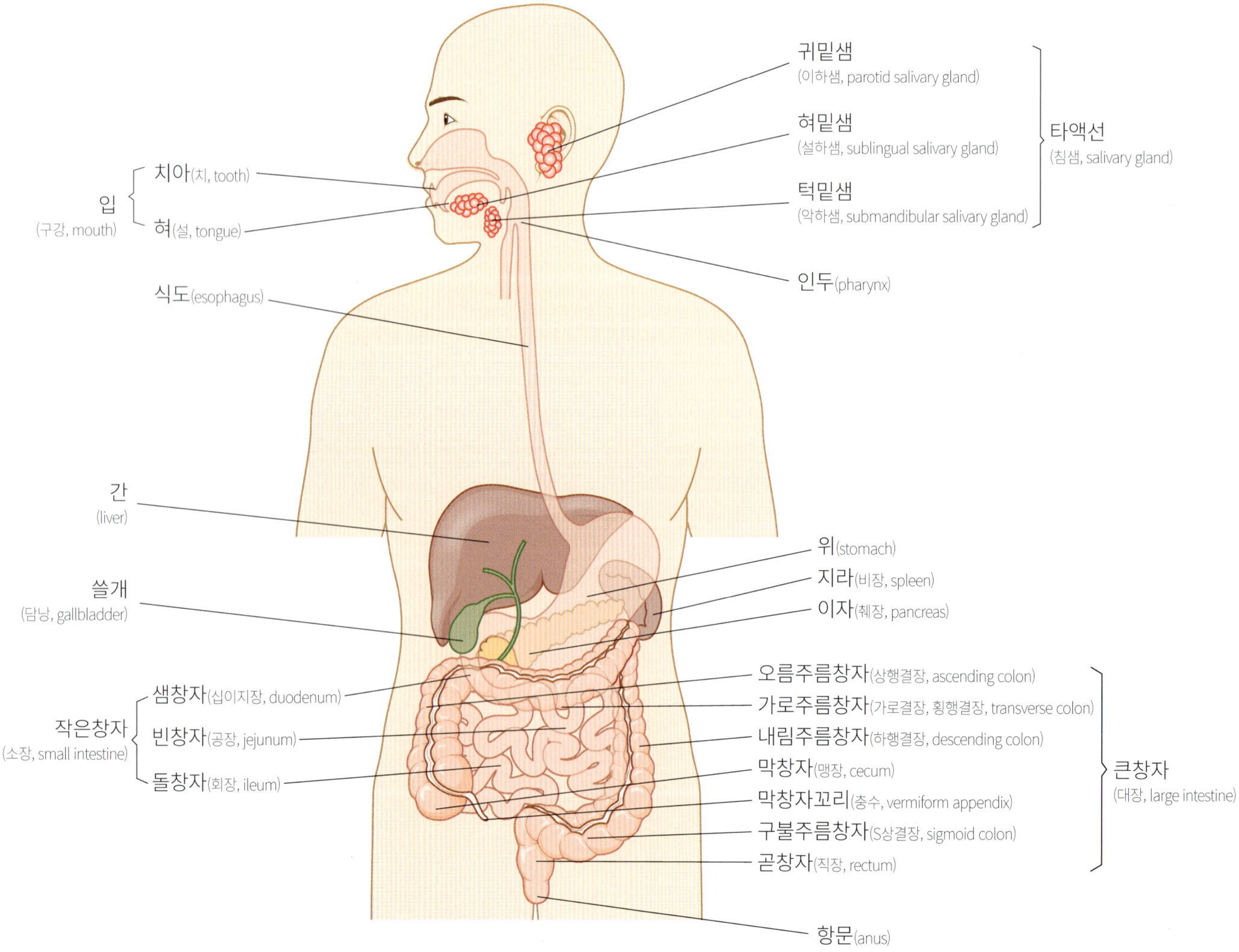

그림 13-1 소화기계 전체

소화관과 소화관벽(DIGESTIVE TRACT & DIGESTIVE TRACT WALL) 구조

소화관 구조

소화관(digestive tract)은 몸의 배쪽 몸안을 통과하는 약 9m 길이의 구불구불한 형태의 기관이며, 속이 빈 관모양으로 양쪽 끝이 열려있다.

소화관은 입(mouth), 인두(pharynx), 식도(esophagus), 위(stomach), 작은창자(소장, small intestine: 샘창자, 빈창자, 돌창자), 큰창자(대장, large intestine: 막창자, 잘록창자, 곧창자)의 순으로 되어 있으며, 항문(anus)까지를 말한다.

표 13-1 소화관 벽의 구조와 기능

층	구성	기능
점막 (mucosa)	상피(epithelium), 결합조직(connective tissue), 민무늬근(평활근, smooth m.)	방어, 분비, 흡수
점막밑층 (submucosa)	성긴아교결조직합(소성결합조직, loose connective tissue), 혈관, 림프관(lymphatic vessel), 신경(nerve)	주위 조직에 영양공급, 흡수된 물질의 이동
근육층 (muscle)	돌림방향과 세로방향으로 배열된 평활근 섬유	소화관과 그 내용물의 이동
장막(serosa)	상피세포(epithelial cell), 결합조직(connective tissue)	방어, 윤활

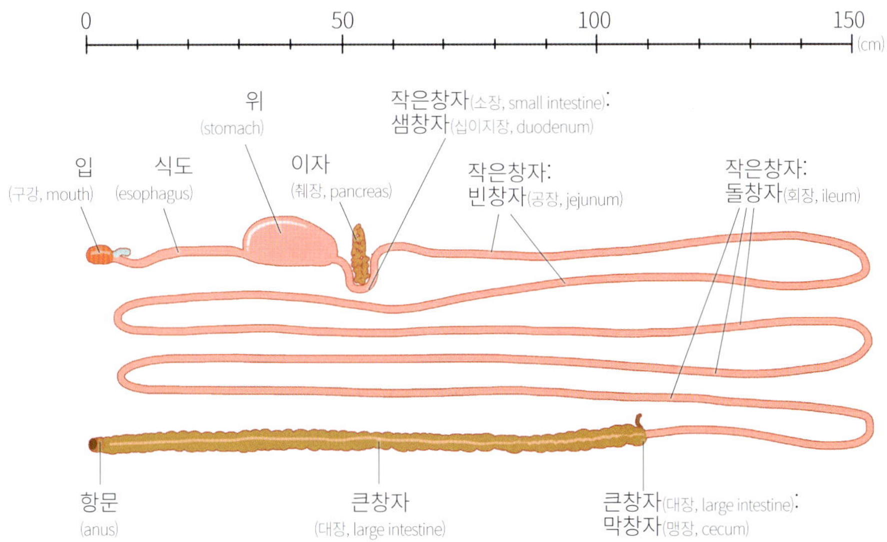

그림 13-2 소화관의 구성

역류성식도염(reflux esophagitis)

위의 내용물이 분문(cardia)을 넘어 식도로 역류하여 생긴 여러 가지 증상을 **위식도역류질환**(gastroesophageal reflux disease, GERD)이라고 한다. 하부식도에 나타나는 점막의 발적, 짓무름 등을 **역류성 식도염**(reflux esophagitis)이라고 한다.

위 내부의 산성 물질이 식도 점막을 손상시켜 역류성식도염이 발생한다. 이로 인해 인두(pharynx)와 후두부위(regio occipitali) 등에도 손상을 미친다.

구토(emesis)와 다른 점은 구토 시 위 내용물이 반드시 구역질을 동반하면서 역류한다. 이때 속이 울렁거리고 메슥거리지만(전조증상), GERD에서는 이와 같은 전조증상 없이 바로 음식물이 역류한다.

원인: 식도하부괄약근(LES)의 기능저하, 위산에 의한 식도(esophagus)점막 손상, 식도열공탈장(hiatal hernia), 흡연, 음주, 고지방 식이, 카페인, 약물복용(항콜린제 등), 비만, 임신 등이다.

증상: 주 증상은 **가슴쓰림**(heart burn)이며, **연하통**과 **위산역류**가 발생한다. 특히 작열감이 심할 때는 등, 목, 턱 등으로 통증이 방사되기도 한다. 이 밖에도, 목 건조, 쉰목소리, 만성 기침(cough) 등이 타난다.

소화관벽(digestive tract wall)의 구조

소화관벽은 4개의 뚜렷한 조직층(tissue layer)으로 구성되어 있다. (그림 13-3)(그림 13-4)(표 13-1)

- **점막층**(mucosa)은 마찰에 저항력이 있는 중층상피세포로 구성되어 있다. 소화관 나머지 부분의 점막층은 흡수와 분비에 적합한 단순원주상피세포로 되어 있다. 점막층은 점막아래의 조직을 보호하고 장에서 소화가 이루어진 음식물의 흡수를 위해 젖어 있으며 흡수기능을 수행한다.
- **점막밑층**(submucosa)은 점막 아래에 위치한 결합조직층이다. 점막밑층에는 많은 혈관, 림프관 및 신경이 들어있다. 조직에 영양을 공급하며 흡수된 물질을 운반한다.
- **점막내근육층**(muscular layer)은 혼합운동이 일어나고 있는 층으로 소화과정에서 위장관 운동에 중요한 기능을 한다. 위장관운동 시 꿈틀운동은 소화관의 내부 경로를 통해 섭취한 음식물을 앞으로 밀어내고, 분절은 영양소를 소화액과 섞고 큰 음식물의 분해를 돕는다. 꿈틀운동과 분절은 번갈아가며 일어나며, 위장관을 따라 서서히 영양소 흡수를 촉진한다.
- **장막**(serosa) 또는 **장막층**(serosa layer)은 소화관 바깥을 덮고 있으며, 장막을 이루는 세포는 조직을 보호하고 장액(serous fluid)을 분비하여 소화관이 자유롭게 움직일 수 있게 한다.

지방(fat)의 소화 흡수

지방의 내용물: 음식물 속의 지방은 대부분 트리글리세라이드(triglyceride: 중성지방)로 이루어져 있으며, 그 외에도 콜레스테롤(cholesterol), 인지질(phospholipid)이 포함되어 있다. 트리글리세라이드는 글리세롤(glycerol)과 지방산(fatty acid)의 에스테르(ester) 결합체이다.

췌장효소에 의한 가수분해: 트리글리세리드(triglyceride)는 지질분해효소(lipase)에 의해 모노글리세라이드.(monoglyceride)와 지방산(fatty acid)으로 가수분해된다.

쓸개즙산과 미포(Micelle)형성: 모노글리세라이드 지방산은 물에 녹기 힘든 분자이며, 솔가장자리(brush border)막에서 흡수된다. 그러나 막 위에는 물층이 있어, 솔가장자리막까지 도달할 수 없다. 그래서 등장하는 것이 쓸개즙산(bile acid)이다

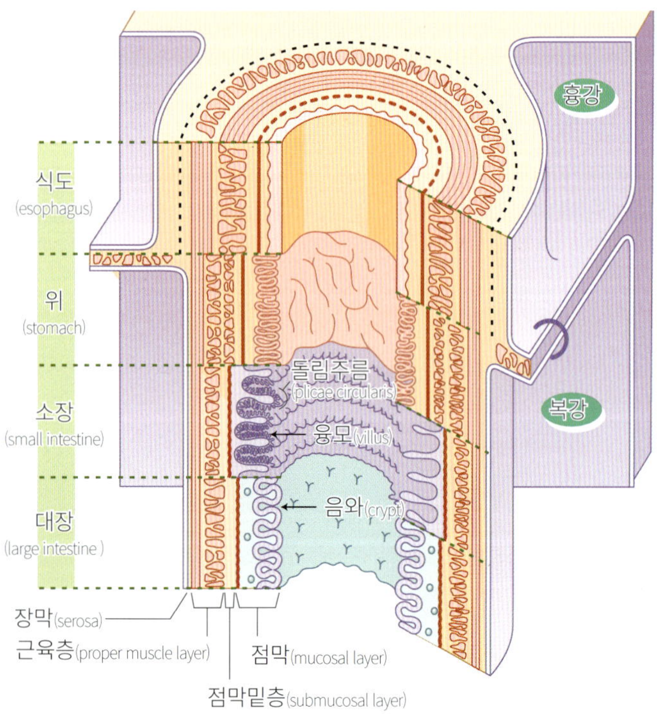

그림 13-3 소화관 벽의 구조는 각 장기에 따라 조금씩 다르다

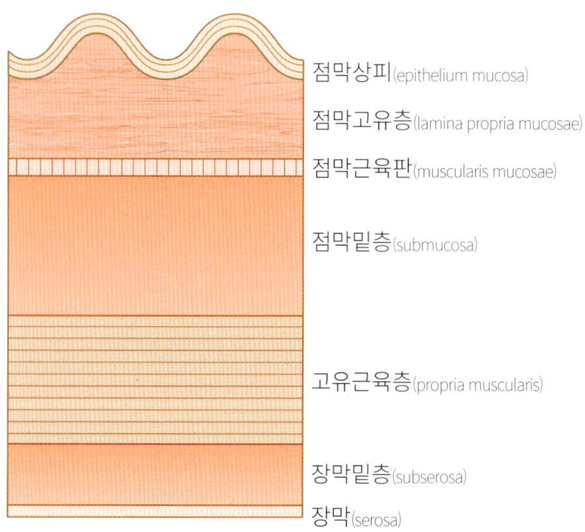

그림 13-4 소화관벽의 기본 구조

소화기관(DIGESTIVE ORGAN) 구조와 기능

입(mouth)

구조

입은 천장, 바닥, 벽으로 이루어진 속이 빈 공간이다. 입천장은 단단입천장(경구개, hard palate)과 물렁입천장(연구개, soft palate)로 구성된다.

단단입천장은 입천장뼈와 위턱의 앞부분으로 형성된 뼈구조물이며, 물렁입천장은 입 뒷부분 위에 위치하고 주로 근육으로 되어 있으며 부드럽다.

입 바닥은 혀(tongue)와 혀의 근육으로 구성되며, 혀는 점막(mucous coat)으로 덮인 뼈대근육(골격근, skeletal m.)으로 머리뼈(두개골, skull)와 목뿔뼈(설골, hyoid bone)에 고정되어 있다. 목젖(uvula)은 물렁입천장 중심에 걸쳐 있다. (그림 13-5)(표 13-2)

기능

입안은 소화계통(digestive system)의 입구로서 하악의 상하 운동에 의한 씹기, 혀의 굴림 등에 의해 음식물을 혼합하며 타액에 의해 음식물을 맥아당으로 분해한다.

소화관(digestive tract)호르몬과 그 작용

소화관의 분비와 운동을 조절하기 위해 호르몬이 생산되고 있는데, 이것들을 소화관호르몬이라고 한다. 이것들은 모두 폴리펩티드(polypeptide)이며 분자구조상 가스트린(gastrin)족과 세크레틴(secretin)족으로 나눌 수 있다.

일반적으로 소화관호르몬은 분비부위에서 입쪽 소화관으로는 **억제적**으로 작용하고, 분비부위를 포함한 항문(anus)쪽 소화관으로는 **촉진적**으로 작용한다.

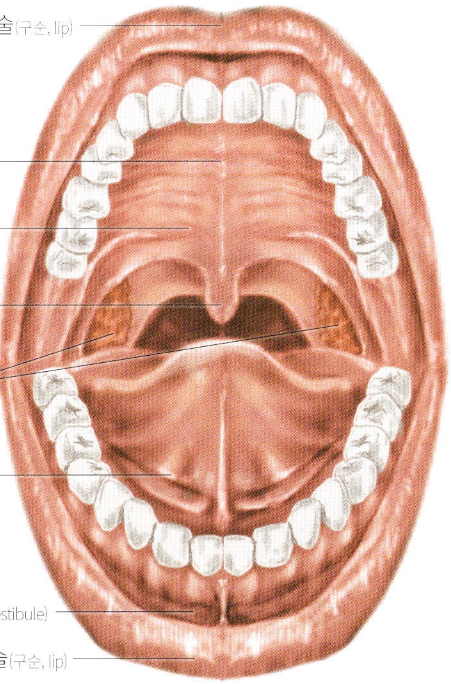

그림 13-5 입의 구조(앞면)

표 13-2 입안의 각 부분과 소화 기능

부분	위치	기능
뺨(cheek)	입안(구강, oral cavity)의 외측벽을 구성	구강내의 음식 보관
입천장(palate)	비강(nasal cavity)의 바닥과 구강(oral cavity)의 천장에 해당하는 부분	구강내의 음식 보관; 음식을 인두로 인도
혀(tongue)	구강 바닥에 붙어있음	타액과 음식물을 혼합; 인두로 음식 이동; 미각 수용체 포함
입술(lip)	입의 입구를 둘러쌈	음식의 특성을 판단하는 감각 수용체 포함
치아(teeth)	아래턱뼈(하악골, mandible)과 상악골의 치조돌기에 존재	음식을 작은 조각으로 분쇄; 저작운동에 의해 음식물이 침과 섞이는 것을 도움

혀(tongue)

구조

혀(tongue)는 두꺼운 근육기관으로 입안 바닥에 위치하며 많은 수의 작은 돌기들이 돌출되어 있다. 혀 표면에는 거친 융기인 유두(papillae)로 덮여 있고, 내부에는 미뢰(맛봉오리, taste bud)가 4,000~5,000여개가 있다. (그림 13-6)

기능

혀(tongue)는 음식물을 타액과 섞고 인두(pharynx)쪽으로 운반하며, 미각(taste sense)과 발성(phonation) 작용에 중요한 역할을 한다.

혀의 안쪽에 있는 성곽유두(유곽유두, circumvallate papilla)에서는 쓴맛, 옆의 잎새유두(엽상유두, papillae foliate)에서는 신맛, 혀끝에 많이 분포하는 버섯유두(심상유두, fungiform papilla)에서는 단맛, 그리고 혀의 가장자리에서는 짠맛을 감지한다.

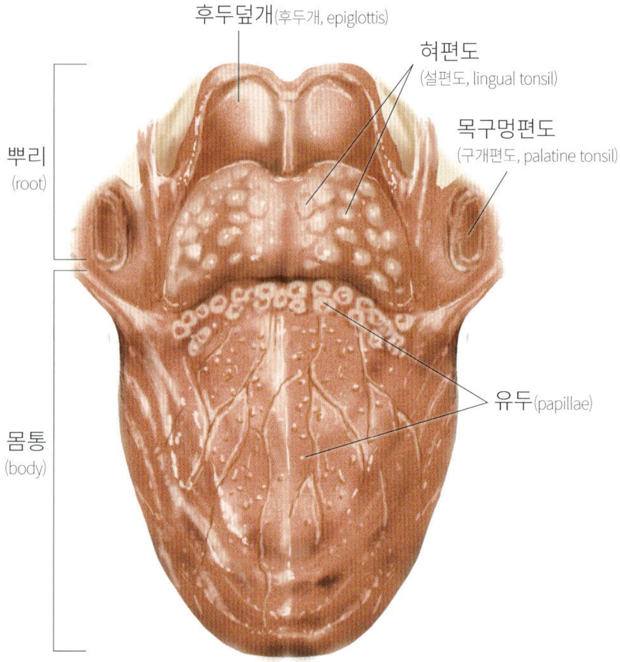

그림 13-6 혀 표면

입천장(구개, palate)

구조

입천장(구개, palate)은 단단입천장과 물렁입천장으로 구성된다.

단단입천장(경구개, hard palate)은 입천장뼈와 위턱뼈의 앞부분으로 구성된 뼈 구조물이다.

물렁입천장(연구개, soft palate)은 근육성 아치를 이루고 있으며, 뒤쪽 아래쪽으로 확장되어 목젖(uvula)이라는 원뿔 모양의 가시(돌기, spur)를 형성한다.

기능

물렁입천장(연구개, soft palate)은 목젖(구개수, uvula)과 함께 음식 및 액체 등이 코 안으로 들어가는 것을 막고 발성과 삼킴을 돕는다. (그림 13-5)(그림 13-7)

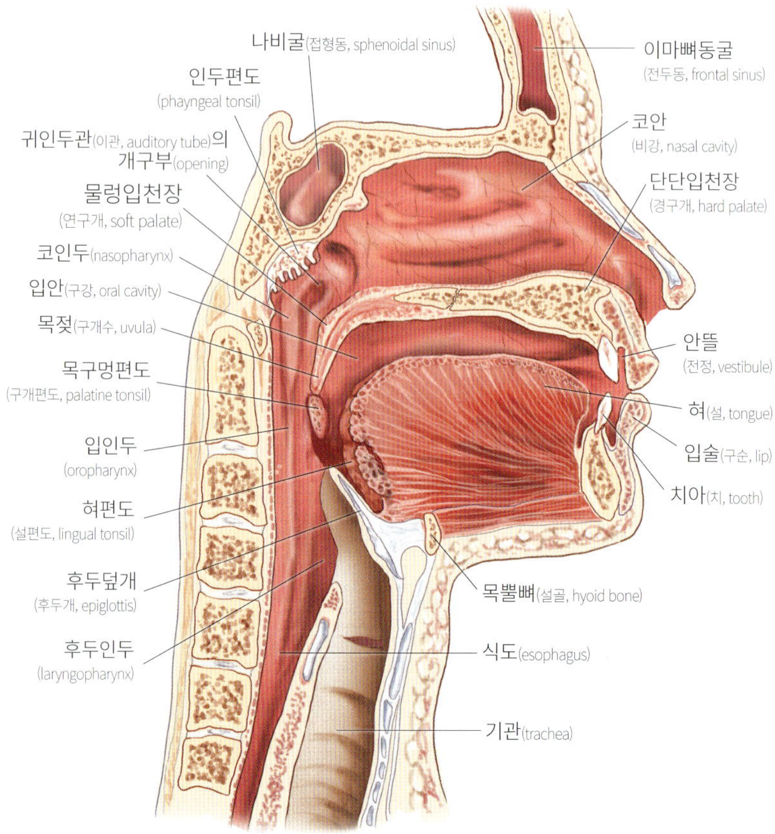

그림 13-7 구강, 비강, 인두의 시상단면

이(치아, teeth)

태어난 후 3세까지 상하 20개의 젖니(탈락치아)가 먼저 자라며, 유년기에 젖니(유치, milk tooth)가 난 후에 순차적으로 영구치(간니, permanent teeth)로 교체된다.

구조

이(치아, teeth)는 아래턱뼈(하악골, mandible)와 위턱뼈(상악골, maxilla)의 이틀돌기(치조돌기, alveolar process) 속에서 발생한다.

이의 기본적인 구조는 치아머리(치관, dental crown), 치아목(치경, dental neck), 치아뿌리(치근, dental root)의 3부분으로 나누어진다.(그림 13-8)

총 32개의 치아는 다음과 같이 구성된다.

- **앞니**(절치, incisor tooth: 위아래 8개)
- **송곳니**(견치, canine: 상하좌우 4개)
- **작은어금니**(소구치, bicuspid tooth: 상하좌우 8개)
- **큰어금니**(대구치, molar tooth: 상하좌우 12개)

* 성인이 되어 가장 안쪽에 자라는 제3대구치(사랑니)는 입 안에 노출되지 않고 잇몸 아래에 잠복한 상태로 남는 경우도 있다.

* 기본적인 내부구조는 법랑질(enamel)과 상아질(dentin)의 두 개의 층으로 구성된다.

기능

이(치아, teeth)는 음식물을 잘게 부수어 소화작용에 노출되는 표면적을 넓히면서 물거나 잡아 뜯거나 가는 등의 다양한 방법으로 음식물을 저작한다.

송곳니(견치, canine)는 음식물을 작은 크기로 찌르거나 뚫기에 적합하다.

2개의 **작은어금니**(소구치)와 3개의 **큰어금니**(대구치)는 거친 섬유질 음식을 잘게 부술 수 있다.

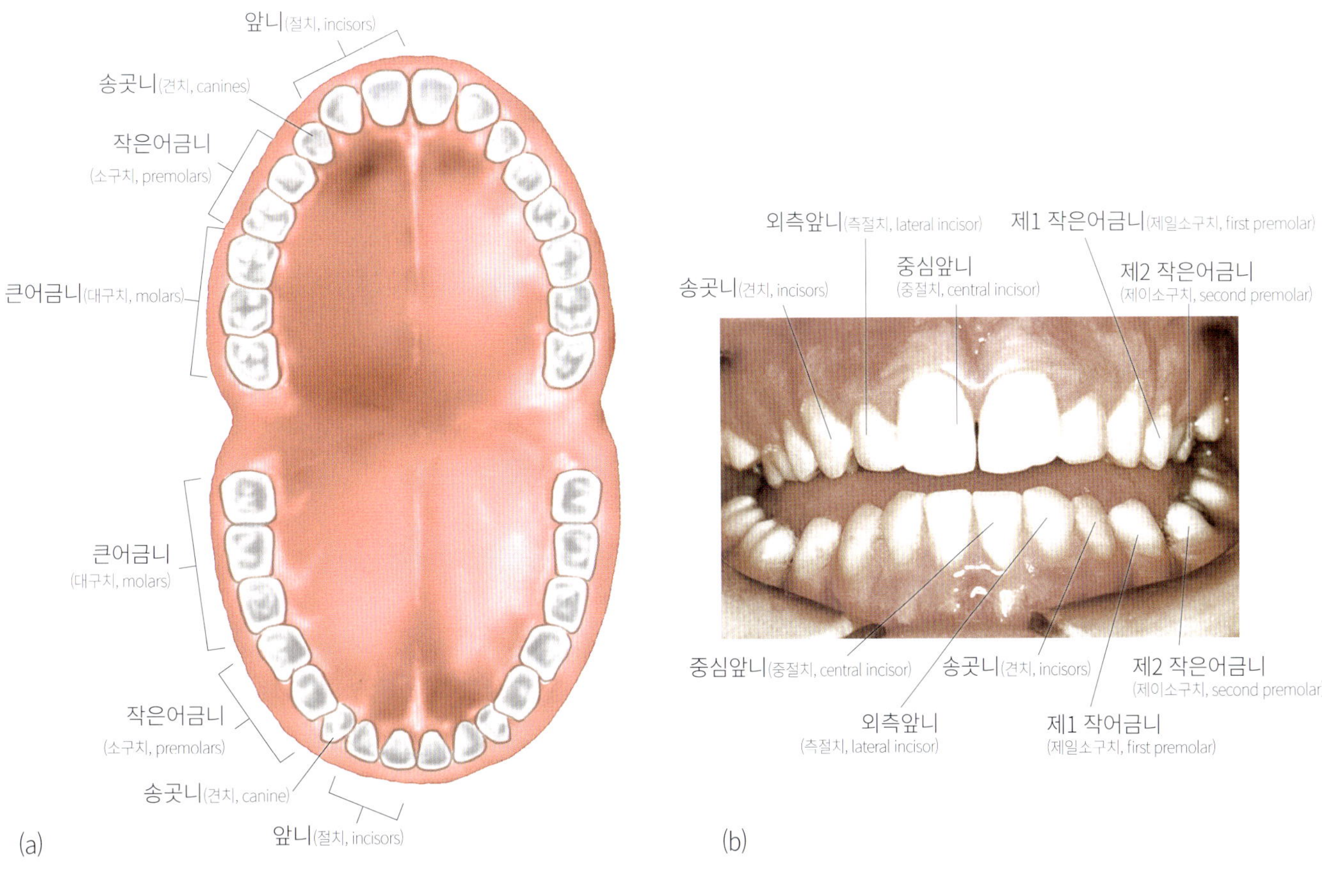

그림 13-8 (a) 상악과 하악의 영구치 (b) 영구치 전면

침샘(타액선, salivary gland)

구조

침샘(타액선, salivary gland)은 음식물을 분해하여 맛을 느낄 수 있도록 입안(구강, mouth)과 치아를 청결하게 한다. 침은 점액과 복합탄수화물 분해과정을 시작하는 아밀라제(amylase)라는 소화효소를 지니고 있다. (그림 13-9)

성인의 침샘에는 3개의 귀밑샘(이하선, parotid gland), 턱밑샘(악하선, submandibular gland), 혀밑샘(설하선, sublingual gland)이 있으며, 하루에 약 1L의 침을 분비한다.

기능

- **귀밑샘**은 침샘 중 가장 크며, 바깥귀 및 아래턱뼈각 앞에 위치한다. 귀밑샘은 중탄산나트륨(sodium bicarbonate)을 분비하여 세균의 산성을 중화시키는 역할을 한다.
- **턱밑샘**은 아래턱 내면 입안 바닥에 위치한다.
- **혀밑샘**은 혀 아래쪽 입안 바닥에 위치한다.

침샘(타액선, salivary gland)도 훌륭한 소화샘이다

침(타액, saliva)에 함유된 효소를 통해 소화를 돕거나 미각을 돕는다.

귀밑샘(이하선, parotid gland)은 가장 큰 침샘으로 장액성(serosity)의 침을 분비한다. 턱밑샘(악하선, submandibular gland)과 혀밑샘(설하선, sublingual gland)은 점액(mucus)과 장액(serous fluid)이 섞인 침을 분비한다.

침 분비는 미각이나 냄새 등의 자극에 반응하며, 자율신경계(autonomic nervous system)의 지배를 받는다.

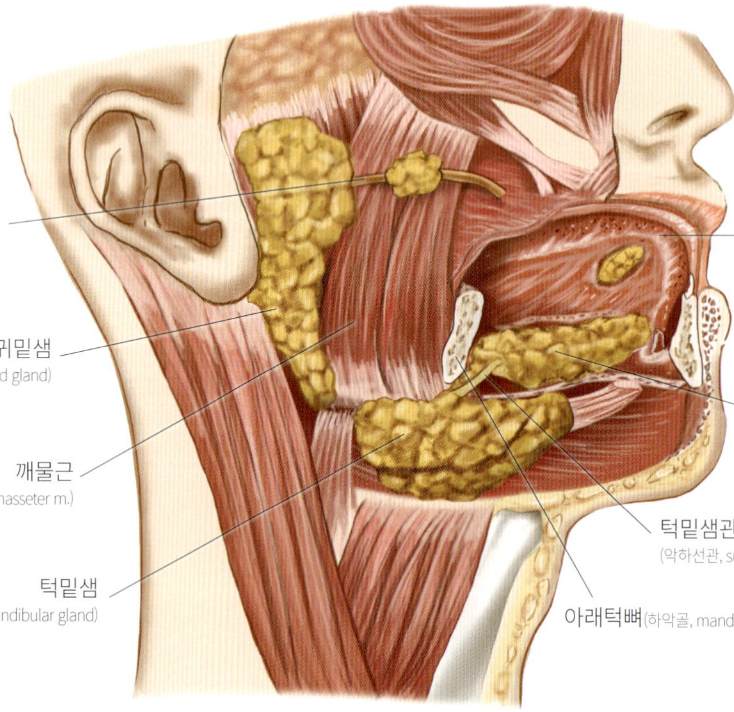

그림 13-9 타액선

인두(pharynx)

구조

인두(pharynx)는 입안 뒤 공간으로 점막(mucous coat)으로 덮인 근육관이며, 전체적으로 코인두(비인두, nasopharynx), 입인두(구인두, oropharynx), 후두인두(laryngeal pharynx)로 나뉜다.

인두는 코안(비강, nasal cavity)을 후두(larynx)와 입안(구강, oral cavity)을 식도(esophagus)로 연결시켜 주며 보통 목구멍(throat)이라 한다. 길이는 12.5cm 정도이며, 식도와 위로 이어진 음식물의 통로로 작용한다. 인두벽(pharyngeal wall)에는 위 · 중간 · 아래 인두수축근이 있다.(그림 13-10)

기능

인두벽(pharyngeal wall)의 2개 근육막(섬유근육막, fibromuscular fascia)은 교대로 수축하면서 꿈틀운동(peristalsis)을 한다. 음식물은 식도와 위로 이어진 음식물 통로를 통해 인두를 거쳐 식도로 내려간다.

인두근육(pharyngeal m.)은 뼈대근육(골격근, skeletal m.)이지만 연하(swallow)를 시작할 때만 수의적(voluntary)으로 조절할 수 있다.

급성 인두염(acute pharyngitis)

바이러스나 세균 등의 감염에 의해 인두(pharynx)에 염증이 생긴 경우를 인두염이라고 한다.

원인: 주로 피로 및 과로, 열성질환, 과도한 온도 차이, 체질허약과 면역저항성을 감소시키는 질환 등으로 인해 발병한다. 대부분 세균, 바이러스, 곰팡이에 의한 감염으로 발생한다.

또한 과도한 흡연, 음주, 과로, 탈수 등에 의해서도 발생할 수 있다. 이 외에 자극성 물질이나 증기의 흡입, 인접 부위의 염증 파급 등으로 인해 유발된다.

증상: 초기에는 인두의 이물감, 건조감, 가벼운 기침 정도의 증세가 나타나고, 심해지면 통증, 연하곤란(음식을 삼키기 어려운 증상), 고열, 두통, 전신 권태, 식욕 부진 등을 호소하게 된다. 또한 입에서 냄새가 나고, 혀에 설태가 끼거나, 귀 밑 부분에 통증이 발생하고, 심한 경우에는 경부 림프절 종대와 통증을 호소할 수 있다.

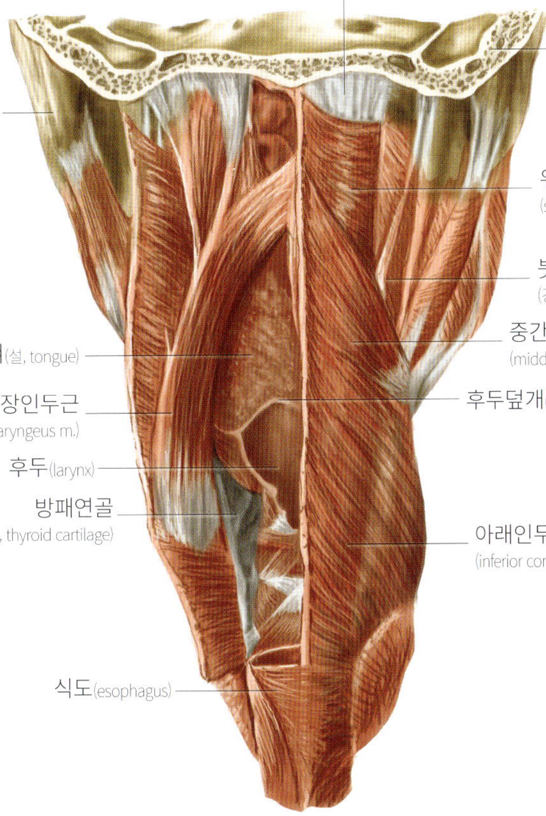

그림 13-10 인두벽의 근육들

식도(esophagus)

구조

식도(esophagus)는 인두(pharynx)에서 위(stomach)까지 연결되는 점막으로 덮힌 약 25cm의 근육관(muscular canal)으로, 인두에서 가로막(횡경막, diaphragm)을 지나 위창자(gastroenteric: 위장)의 입구인 들문(분문, cardia)까지 이른다.

식도(esophagus)는 경부식도(cervix esophagus: 5cm), 흉부식도(thoracic esophagus: 16~18cm), 복부식도(abdomen esophagus: 2~3cm)의 3부위로 나뉘며, 총 3개 위치(식도 입구부, 대동맥 교차부, 가로막 관통부)에서 수축된다.

식도협착(esophagostenosis)은 식도 입구부 협착, 대동맥 교차부 협착, 가로막 관통부 협착의 3 부위이다.

연동운동을 일으키는 근육층의 전반부는 가로무늬근(횡문근, striated m.), 후반부는 민무늬근(평활근, smooth m.: 불수의근)으로 구성되어 있고, 내층과 외층의 이중구조로 되어있다.

내층과 외층은 서로 역방향의 나선 모양으로 뻗어있으며, 식도구멍(식도열공, hiatus esophageus)의 약간 위쪽에는 하부식도조임근(식도괄약근, esophageal sphincter)이 형성되어 있다.

식도벽(esophagus wall)은 다른 소화기관과 마찬가지로 점막(mucous membrane), 근층(muscular layer), 바깥막(외막, tunica externa)의 3개의 층으로 이루어져 있으며, 바깥막은 배막(복막, peritoneum)에 덮여있지 않고 주변의 기관들과 직접 접촉된다.

기관(trachea)의 뒤쪽으로 가슴우리(흉곽, thorax)와 가슴세로칸(종격, mediastinum)을 통과하여, 아래로 주행한 식도는 식도열공(esophageal hiatus)을 통해 가로막을 뚫고 가로막의 복부 쪽에 있는 위와 연결된다.(그림 13-11)

기능

위식도조임근(upper esophageal sphincter)은 호흡 시 공기가 위장관(gastrointestinal)으로 들어오는 것을 막으며, **아래식도조임근**(lower esophageal sphincter)은 위 내용물이 역류하는 것을 막는다.

연하 기전(swallowing mechanism)

첫 번째 단계는 수의적으로 음식을 씹고 침과 혼합하는 과정이다.

두 번째 단계는 음식이 인두에 도달하여 인두 입구 부근의 감각수용체를 자극하여 연하반사를 일으키는 과정이다.

세 번째 단계에서는 연동운동에 의해 음식물이 식도와 위로 내려간다. 연하반사는 순간적으로 환유를 억제한다.

식도와 위가 만나는 곳 하부식도괄약근(lower esophageal sphincter) 또는 분문괄약근(cardiac sphincter)을 형성한다.

식도 먼쪽부분(원위부, distal part)에 있는 돌림근(회전근, rotator m.) 섬유는 음식물을 다시 식도로 **역류하지 못하게 한다**.(그림 13-12)

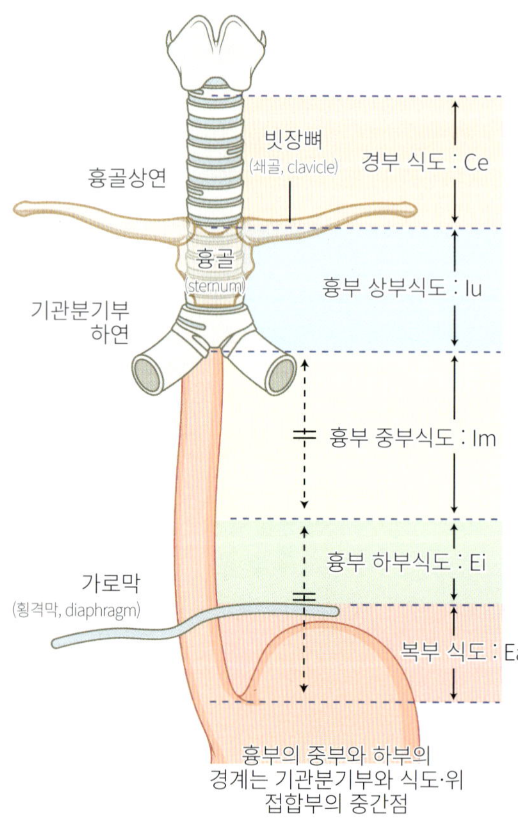

그림 13-11 식도암 취급규약에 의한 식도의 분류

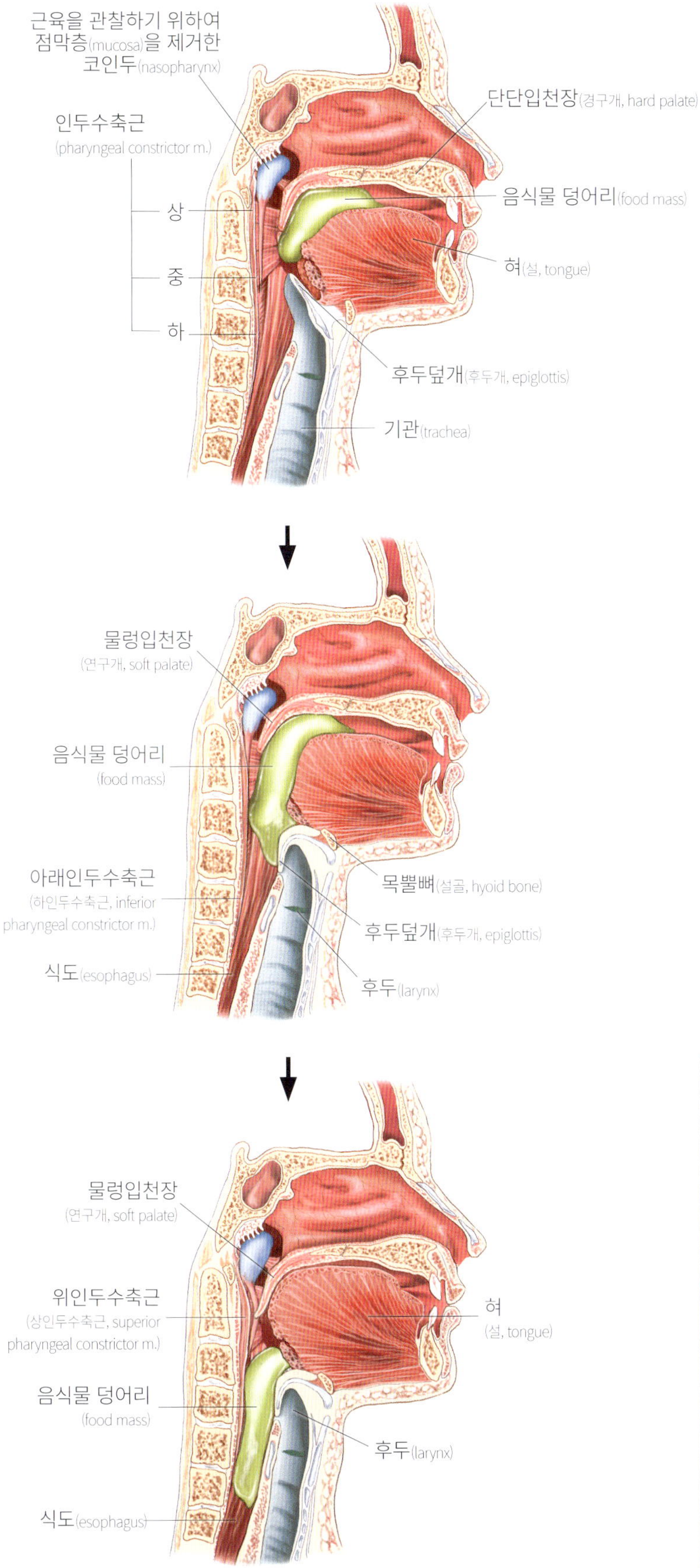

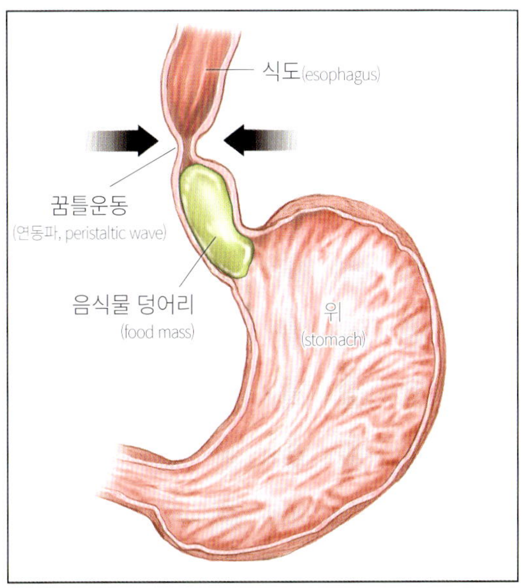

그림 13-12 음식물의 연하과정. 식도로 들어간 음식물은 인두수축근의 꿈틀운동(peristaltic wave)을 통하여 위로 전달된다.

토혈(hematemesis)과 하혈(흑색변; melena)

소화관에서 출혈이 발생하면 출혈된 혈액은 대변에 섞여 항문으로 나오거나 또는 구토에 의해서 입으로 나온다.

항문을 통해서 관찰되는 소화관의 출혈을 하혈이라고 하고, 입을 통해서 관찰되는 소화관의 출혈을 토혈이라고 한다. 즉, 소화관에서 출혈이 일어나기 때문에 토혈이나 하혈이 나타나는 것이다. 출혈 부위에 따라 토혈과 하혈로 나뉜다.

토혈은 Treitz ligament(십이지장제근) 상부의 소화관 출혈로 나타나고, 하혈은 소화관 모든 부위의 출혈로 나타난다. 여기에서 다시 한 번 십이지장제근의 장소를 확인해 두자(답 : 십이지장과 공장의 경계).

결국 십이지장제근 상부의 출혈에서는 토혈, 하혈 모두 발생한다. 그러면, 어떤 경우에 토혈이 되고 어떤 경우에 하혈이 되는가?

일반적으로는 출혈량이 많을 때 토혈이 일어나는데 토혈을 할 때에는 하혈도 동시에 일어난다. 그러나 하혈만 일어날 때에는 출혈량이 그다지 많지 않다. 다시 말해, 토해야 할 정도의 출혈량은 아니라는 것이다.

입을 통해서 관찰되는 출혈에는 객혈(hemoptysis)도 있다. 객혈은 기도에서의 출혈이 입을 통해 관찰되는 것이다.

위(stomach)

위는 소화기관 중 가장 큰 장기로써, 근육(muscle)과 혈관(blood vessel)이 잘 발달되어 있으며, 혈액(blood)이 풍부하게 공급된다. 평소에는 줄어들어 있지만 음식물이 들어오면 위벽(gastroparietal)이 늘어나면서 음식물을 일시 저장하고 각종 소화효소와 위산(gastric acid)을 분비하여 소화와 살균을 한다.

구조

위는 약 25~30cm의 역C자 모양으로 가로막 아래 배안 왼쪽 윗부분에 위치한다. 위의 용량은 1.0~ 2.5L로서 신축성이 있다.

위는 들문(유문, cardia), 위바닥(위저, fundus), 위몸통(위체, body), 날문(유문, pylorus)의 네 부분으로 구성되며 음식물을 샘창자(십이지장, duodenum) 까지 배출할 수 있도록 각각 그 기능을 수행한다. 위가 샘창자로 이어지는 부분을 날문(유문, pylorus)이라 한다.

위에는 내돌림층과 바깥세로층의 두 민무늬근(평활근, smooth m.)층이 있으며, 이외에도 경사섬유(oblique fiber) 의 근육층이 가장 안쪽에 존재한다. (그림 13-13)(그림 13-14)

위궤양(Gastric ulcer: GU)

궤양(ulcer)이란 점막근육판(lamina muscularis mucosae)을 넘어 조직이 결손되는 상태를 말한다. 소화액에 직접 접해 있는 점막(mucosao)은 소화액에 대해 강력한 저항력을 가지고 있다.

일반적으로 위궤양이라고 하면 '**만성 위궤양**'을 의미한다.

① **급성 위궤양(acute gastric ulcer):** 스트레스의 영향을 많이 받는다는 것을 반드시 기억하자.

② **만성 위궤양(chronic gastric ulcer):** 호발 부위는 위각(gastric angle)이다.

원인: 점막방어기전의 파괴(위궤양), 위산과다분비(십이지장궤양), 스트레스(급성 궤양에 많다), 음주, 약물 복용, Helicobacter 감염, 위수술 등이다.

증상: 좌측 명치통증(상복부통증epigastralgia), 식후·공복 시 통증, 오심(nausea), 구토(emesis), 복부팽만감, 가슴쓰림, 설사(diarrhea), 변비(constipation) 등이다.

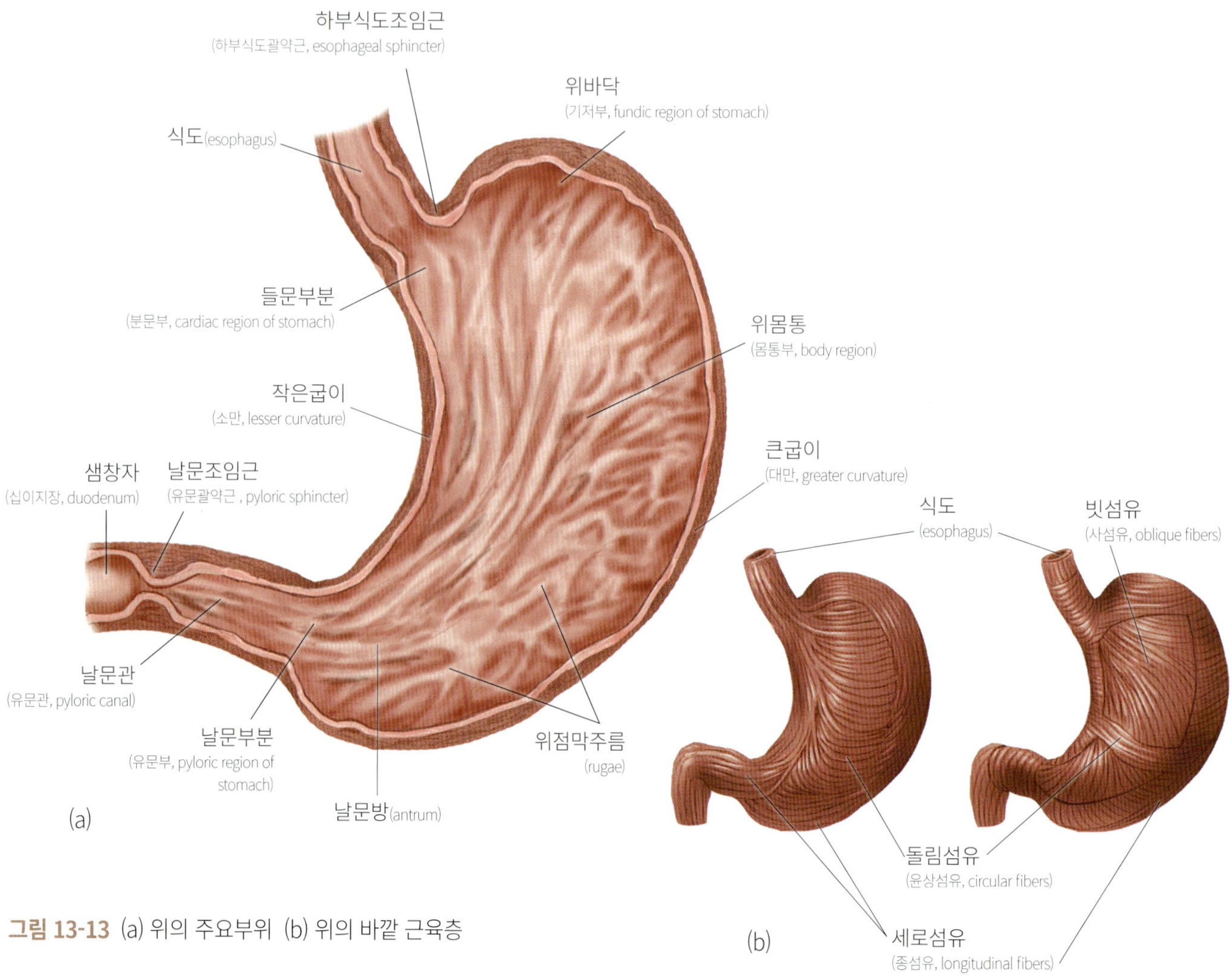

그림 13-13 (a) 위의 주요부위 (b) 위의 바깥 근육층

위는 네 부위로 나누어져 있다.

- **들문부분**(분문부, cardiac region)는 식도가 열리는 부분의 작은 부위이다.
- **위바닥**(기저부, fundic region)는 분문부 상부에 볼록한 부분이다.
- **위몸통**(몸통부, body region)는 기저부와 유문부 사이에 위치한다.
- **날문부분**(유문부, pyloric region)는 작은창자(소장, small intestine)로 연결되면서 유문관(pyloric canal)이 된다.

날문 끝에는 돌림근(회전근, rotator m.)층이 두꺼워져 날문조임근을 형성한다.

위점막(stomach mucosa)에는 위에 염산(hydrochloric acid)과 위액(gastric juice)을 분비하는 수천 개의 위샘(gastric gland)이 있다. 위가 비워져 있으면 그 안은 주름이 잡힌다.

위벽(gastroparietal) 구조

위벽은 위(stomach) 의 안쪽에서 부터 점막층(mucosa), 혈관(blood vessel)과 림프관(lymphatic vessel)이 풍부한 점막밑층(점막하층, submucosa), 여러 겹의 근육층(muscular layer), 그리고 가장 바깥쪽의 장막층(serous layer)으로 구성되어 있다.

점막층(mucosa)은 음식물과 직접 맞닿는 부위로 융모 모양으로 구성되어 있으며, 위산(gastric acid)을 분비하지만 위산으로부터 스스로는 손상되지 않도록 보호막을 형성하며, 각종 호르몬과 소화 효소를 분비한다.

기능

위는 섭취한 음식물을 위액(gastric juice)과 혼합하여, 일부는 흡수하고 나머지는 작은창자(소장, small intestine)로 내보낸다.

위근육벽의 수축은 삼켜진 물질을 위액과 섞어 유미즙으로 분해하며, 이 유미즙(chyme)은 날문조임근(유문괄약근, pyloric sphincter)에 의해 부분 소화를 진행한다. 유미즙이 단백질로 분해되면 **작은창자**로 이동한다.

날문(유문, pylorus)에는 날문조임근(유문괄약근, pyloric sphincter)이 있어 음식물이 십이지장으로 배출되는 것을 조절한다.

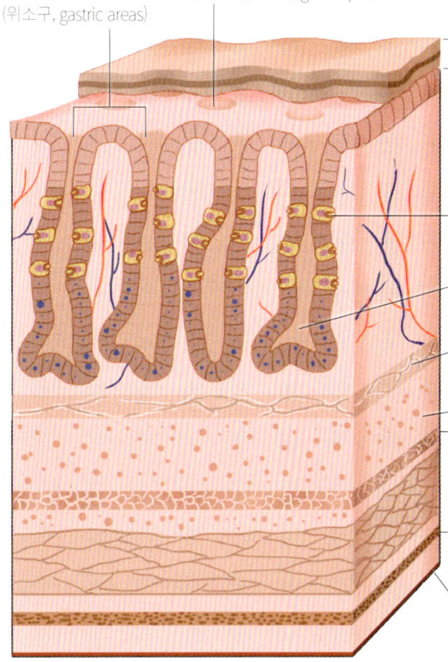

그림 13-14 위벽의 단면 구조

위염(gastritis)

위점막(gastric mucosa)의 염증성 질환을 통틀어 위염(gastritis)이라고 한다. 발병이 급격한가 완만한가에 따라 급성, 만성으로 분류하고, 이 분류에 해당되지 않는 것을 특수 위염으로 취급한다. 50~60대 남성에게서 호발한다.

급성 위염과 만성 위염

급격한 위 증상을 동반하고, 내시경에서 위점막에 이상 소견이 나타난다.

원인

① 급성 위염은 헬리코박터가 주 원인이다. 약물(NSAIDs, 강심제, 항암제 등), 나쁜 식사 습관(알콜, 커피, 뜨겁거나 자극적인 음식 등), 신부전 등이다.

② 만성 위염은 위산 분비 저하, 표재성위염(염증, 재생의 반복), 위축성 위염(악성 빈혈 초래) 등이다.

증상

① **급성 위염**은 명치통증(상복부통증, epigastralgia) 복부팽만(abdominal distention), 식욕부진, 오심(nausea), 경련(convulsio), 트림(belching), 구토(emesis), 토혈(혀액구토, hematemesis), 위출혈(gastrorrhagia), 설사(diarrhea) 등이다.

② **만성 위염**의 증상은 급성위염과 거의 같다.

위액(gastric juice)의 염산

위액의 염산은 살균작용을 하며, 소화효소인 펩신은 단백질(protein)을 분해한다.

위액의 주성분인 염산은 위 내부를 살균한다. 이 염산은 위액에 포함된 펩시노겐(pepsinogen)을 펩신이라는 소화효소로 변화시켜 그 작용으로 단백질을 분해한다.

위의 흡수(gastric absorbtion)

위(gaster)에서는 흡수가 잘 일어나지 않고, 위는 단지 소량의 물과 약간의 염분, 특정한 지용성(fat-soluble) 약제를 흡수한다. 대부분의 영양분은 작은창자에서 흡수된다.

혼합과 배출 작용(mixing and emptying actions): 음식 섭취 후 위벽(gastroparietal)의 혼합운동은 음식과 위액의 반고형(semisolid) 반죽인 유미즙(chyme)을 형성한다. 유미즙이 날문조임근(유문괄약근, pyloric sphincter) 근처에 축적되면 이 근육이 이완되기 시작한다. 위가 한 번 수축하면 유미즙은 작은창자(소장, small intestine)로 약 5~15ml 씩 밀려 내려간다.

위가 비워지는 속도는 유미즙의 유동성과 음식의 종류에 따라 다르다. 지방식은 3~6 시간이나 위에 남아있게 된다. 탄수화물은 대체로 지방이나 단백질 보다도 더 빨리 통과한다.

유미즙(chyme)이 샘창자(십이지장, duodenum)에 도달하면 작은창자벽의 감각 수용체를 자극하여 장위반사(enterogastric reflex)를 유발한다. 또한 장위반사(작은창자위반사)는 상부가 채워지고 작은창자(소장, small intestine)에서 시작해서 위에서 연동운동이 끝난다. **(그림 13-15)**

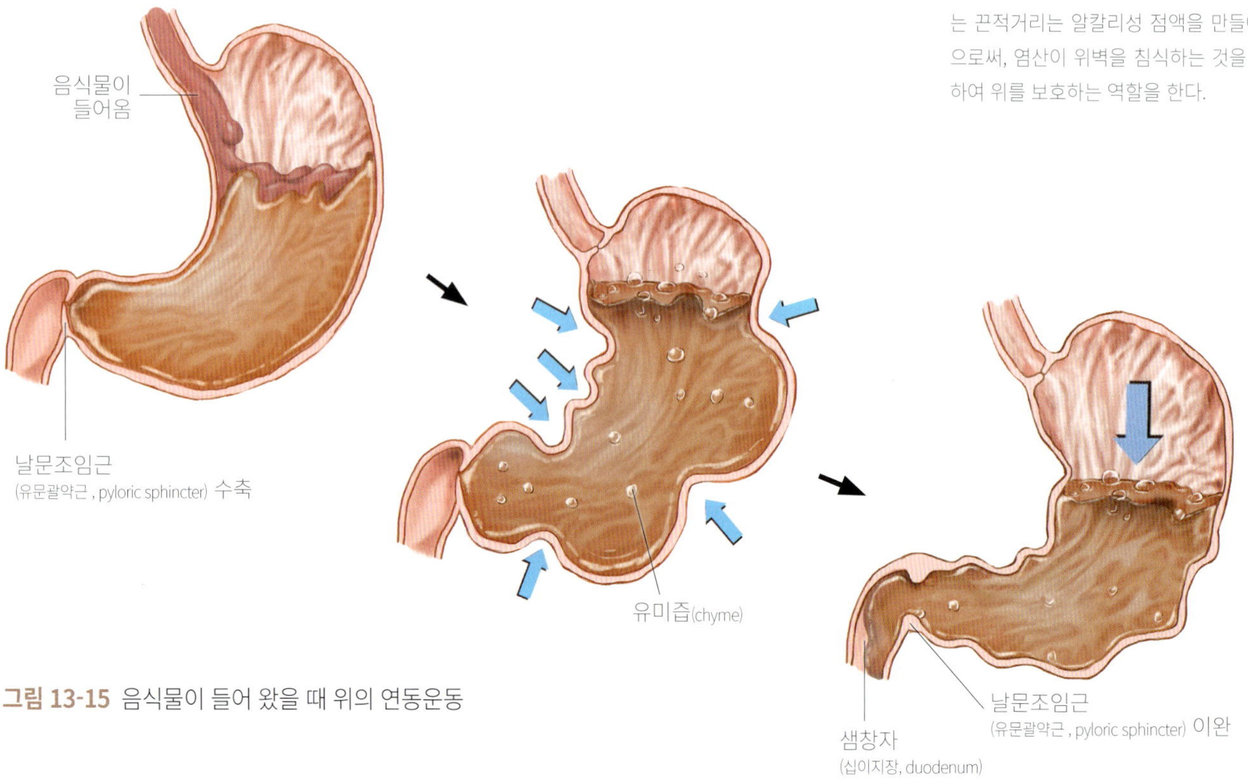

그림 13-15 음식물이 들어 왔을 때 위의 연동운동

위암(gastric cancer)

위암은 위점막(gastric mucosa) 상피세포에서 발생하는 악성종양이다. 샘암종(선암종, adenocarcinoma)이 많으며(90%) 50~60세 남성에게서 많이 발생한다.

원인: 위염(gastritis), 유전적요소, 흡연, 식습관(맵고, 짜고 뜨거운 음식, 비타민 부족, 등이다.

증상: 무증상인 경우가 많다, 증상이 늦게 나타나 위암(gastric cancer) 진단이 늦게 된다.

자각증상: 명치부위 통증, 위 불편감, 소화불량, 빈혈(anemia), 체중감소, 구역질, 구토, 삼킴곤란(연하곤란, aphagopraxia) 음식물 통과장애, 전신권태감 등이다.

위의 소화작용 세포

위(stomach)는 소화작용을 계속하며 그 기능을 도와주는 세포에는 아래의 3가지가 있다.

- **으뜸세포**(주세포, chief cell)는 단백질 소화효소인 펩시노겐(pepsinogen)을 분비한다.
- **벽세포**(벽세포, parietal cell)에 의해 분비 된 위산은 펩시노겐을 활성화시켜(펩신으로 활성화) 단백질 소화를 돕고 비타민 B_{12}의 흡수에 필요한 내재성 인자(intrinsic factor)를 분비한다.
- **점액세포**(mucous cell)는 거기에서 분비되는 끈적거리는 알칼리성 점액을 만들어 냄으로써, 염산이 위벽을 침식하는 것을 방지하여 위를 보호하는 역할을 한다.

이자(췌장, pancreas)

구조

이자(췌장, pancreas)는 회색 빛이 도는 분홍색 샘으로 길이 12~15cm 이고 무게 60gm 정도로 배의 왼쪽 지라(비장, spleen)에서 배 부위를 오른쪽으로 가로질러 샘창자(십이지장, duodenum) 까지 이른다. (그림 13-16)

기능

이자액 분비 조절(regulation of pancreatic secretion)

신경계(nervous system)와 내분비계(endocrine system)는 부교감신경(parasympathetic nerve)의 임펄스(impulse)에 의하여 소화 효소 호르몬인 세크레틴(secretin)을 자극하며, 유미즙이 샘창자(십이지장, duodenum)에 도달하면 이자(췌장, pancreas)에서 다량의 이자액을 분비하도록 한다.

이자액(췌액, pancreatic juice)은 탄수화물, 지방, 단백질, 핵산을 소화시키는 효소를 가지며, 탄수화물 분해효소인 췌장아밀라제(pacreatic amylase)는 녹말(전분, starch)과 글리코겐(당원, glycogen)을 **이당류**(disaccharide)로, 지방분해효소인 췌장리파아제(pancreatic lipase)는 중성지방을 **지방산**(fatty acid)과 **모노글리세라이드**(monoglyceride)로 분해한다.

췌장암(pancreatic cancer)

일반적으로 췌장암이라 하면 **췌관암**을 말한다. 그리고 췌내분비종양(islet cell tumor)에는 글루카곤종(glucagonoma), 인슐린종(insulinoma), 소마토스타틴종(somatostatinoma) 외에도 가스트린종, VIPoma가 포함된다. 60~70%가 췌장머리에서 발생한다.

췌장암은 암 진단 후 5년 생존율이 가장 낮은 암으로 조기 발견을 위해 정기적인 검사가 필요하다. 예방을 위해서는 고지방·고칼로리 음식을 절제하고, 과일과 채소를 충분히 섭취한다.

원인: 췌관의 암 발생, 외부환경인자(흡연, 식습관, 음주 등), 내부환경인자(당뇨병, 만성 췌염 등의 합병증) 등이다.

증상: 등쪽의 통증, 명치통증(상복부통증, epigastralgia) 식욕부진, 오심(nausea), 구토(emesis), 황달(icterus), 체중감소, 밤중에 자주 깸 등이다.

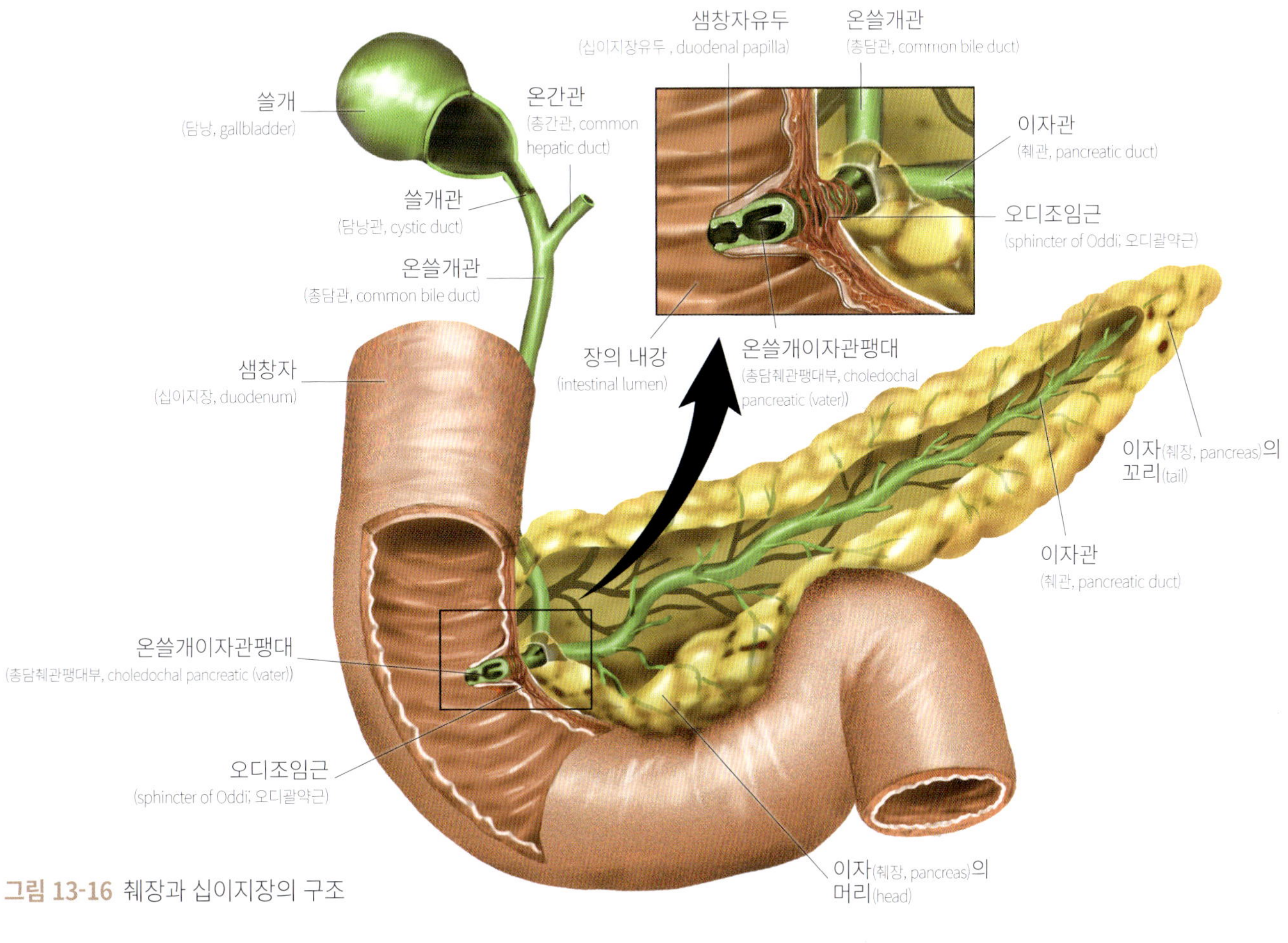

그림 13-16 췌장과 십이지장의 구조

간(liver)

구조

간은 인체의 샘(선, gland)에서 가장 큰 내장기관으로 외분비샘으로 분류된다. 무게는 약 1.5kg이고, 가로막(횡경막, diaphragm) 아래 배안(복강, abdominal cavity) 오른쪽 영역을 거의 차지하며 일부분만 왼쪽을 차지한다.

간 내에서는 가로막과 유착되어 있는 머리쪽 등면의 일부를 제외하고 대부분이 복막(배막, peritoneum)으로 덮여 있다. 간의 우엽과 좌엽은 해부학적으로는 낫인대(겸상인대, falciform ligament)에 의해 구분되지만 기능적으로는 칸틀리선(Cantlie line)에 의해 나누어진다. 칸틀리선은 하대정맥과 쓸개(담낭, gallbladder)를 연결하는 선으로 간의 구역 분류에 중요한 지표가 된다.

기능

간(liver) 기능

간은 기능적으로는 **칸틀리선**(Cantlie line)에 의해 나누어진다. 칸틀리선은 하대정맥과 쓸개(담낭, gallbladder)를 연결하는 선으로 간의 구역 분류에 중요한 지표가 된다. 간에는 교감신경과 부교감신경 섬유가 분포되어 있다.

간은 소화관으로부터 오는 혈액을 받아들이고, 쓸개즙(담즙, bile juice)을 생산하여 소화를 돕는다.

당류, 아미노산 외에도 약물, 방부제 등을 흡수하고 분해한다.

혈액응고물질 생성과 조혈 및 적혈구를 처리한다.

간세포는 굴모양혈관(동양혈관)으로 흘러가는 혈액(blood)과 물질을 교환하고 활발한 대사활동을 담당한다. 물질대사에 중요한 간 기능 4가지는 다음과 같다.

① 포도당(glucose)을 글리코겐 형태로 일시적으로 저장하고 혈당을 안정화 시킨다.
② 혈당단백질(blood glucose protein)의 대부분을 합성한다.
③ 지질단백질(lipid protein)에 지질(중성지방, 콜레스테롤)을 결합시킨다.
④ 쓸개관(담관, bile duct)을 통해 쓸개즙을 소화관으로 배출시킨다.

간에서 여러 가지 중요한 대사작용이 일어난다.

- 간은 매우 빠른 속도로 지방산을 산화시켜 지방대사에 관여한다.
- 간에서 합성된 지방은 혈액을 통해 지방조직으로 운반되어 저장된다.
- 간에서 처리된 물질은 혈액순환을 통해 온몸으로 보내지거나 쓸개즙과 함께 쓸개관으로 보내진다.

간 기능 중 단백질 대사에 관련된 것이 중요하다.

- 간은 글리코겐, 철, 비타민 A, D, B12 등을 저장한다. 철은 페리틴(ferritin)의 형태로 저장된다.

간엽(hepatic lobe) 혈행

간(liver)을 외부에서 보면, 세로로 균열이 있다는 것을 알 수 있다. 이 균열(간원인대틈새, fissura ligamenti teretis)은 간을 좌우로 나누는데, 이것이 해부학적인 왼엽(좌엽, left lobe)과 오른엽(우엽, right love)이다.

간(liver)으로 가는 혈액(blood)은 간문(porta hepatis)에서 문맥(portal v.)과 고유 간동맥(proper hepatic a.)의 두 줄기로 들어간다.

이 두 혈관(blood vessel)은 간 속에 나란히 뻗어 있다. 문맥과 고유 간동맥은 간으로 들어간 다음 좌우로 갈라져 각각 기능적 오른엽과 왼엽에 영양을 공급한다.

간경화(liver cirrhosis)

간경변(hepatic cirrhosis)은 만성간염(chronic hepatitis) 등 만성으로 진행되며 간 실질 세포의 퇴행과 파괴가 특징인 간질환의 종말 소견이다.

그래서 자각증상이 거의 없는 상태인지 또는 만성 간염(hepatitis)의 증상이 어느 정도 있거나, 간부전(hepatic failure) 증상이 나타났는지에 따라 크게 2가지로 분류할 수 있다.

임상적으로 경미한 증상을 **'보상성 간경변'**이라고 하고, 간부전(hepatic failure)증상이 나타난 것을 '**비보상성 간경변**(hepatic cirrhosis)'으로 구별하고 있다.

원인: 만성 B형 간염(약 70%), 알콜성간염, 만성 C형 간염(chronic hepatitis C), 간경변(hepatic cirrhosis), 혈색소증(hematochromatosis), 알콜, 저영양, 스트레스 등이다.

병태: 간기능 장애, 간세포의 죽음과 재생이 반복됨, 간세포 괴사, 등이다.

증상: 대사장애, 소화불량, 오심(nausea), 구토(emesis), 간비대(hepatomegaly) 피로감, 식욕부진, 체중감소, 복부 불편감, 황달(jaundice), 복수(ascites) 등이다.

• 간은 손상된 적혈구를 파괴하고 외부 항원을 포식한다. 또한 혈액 내 알코올과 같은 독성물질을 제거한다. 혈액 저장고 역할도 하며, 간에서 쓸개즙을 생성하여 소화를 돕는다. (그림 13-17)

쓸개(담낭, gallbladder)

구조

쓸개는 쓸개주머니관(담낭관, cystic duct)과 연결되며 쓸개주머니관은 간관(hepatic duct)과 합쳐진다. 쓸개의 용량은 30~50ml이고 내면은 원주상피(columnar epithelium)로 벽에는 근육층이 발달되어 있다.

기능

쓸개(담낭, gallbladder)는 쓸개즙을 저장, 농축하고 수축을 통해 십이지장으로 배출하는 기관이다.

간세포에서 쓸개즙을 생산하면 쓸개에서 쓸개즙을 저장, 농축(수분흡수, 점액분비)한다. 십이지장에 음식물이 들어오면 콜레시스토키닌(cholecystokinin, CCK)이 분비되어, 쓸개가 수축하고 오디조임근(sphincter of Oddi; 오디괄약근)이 이완된다. 이렇게 되면 쓸개즙이 십이지장으로 배출되어 소장에서 지방의 소화와 흡수를 촉진한다.

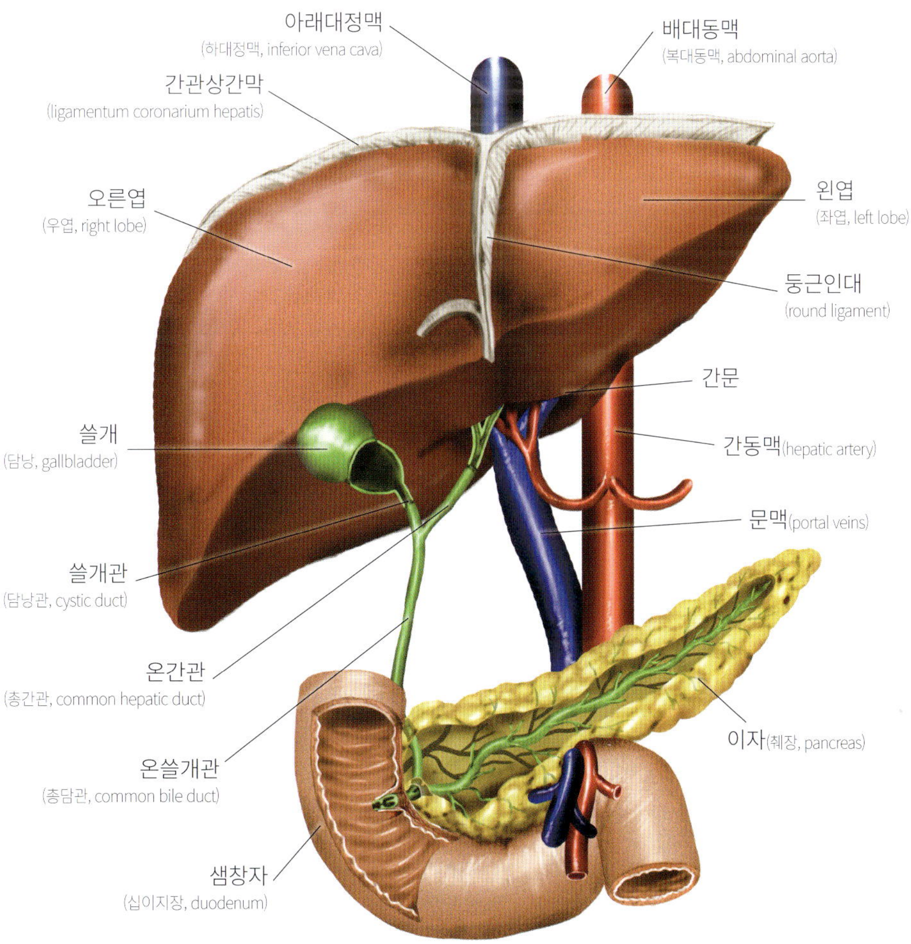

그림 13-17 간, 쓸개(담낭), 담도의 위치와 구조

작은창자(소장, small intestine)

구조

작은창자는 위의 날문에서 막창자(cecum, 맹장)에 이르는 긴 소화기관으로 배안(복강, abdominal cavity) 아래에 위치한다.

작은창자(소장, small intestine)는 날문조임근(유문괄약근, pyloric sphincter)에서부터 큰창자(대장, large intestine) 시작부위까지 이어진 장기로 긴장도가 없을 때 길이는 약 7m이며, 살아있는 사람에서는 그 반 정도에 불과하다.

작은창자는 **샘창자**(십이지장, duodenum), **빈창자**(공장, jejunum), **돌창자**(회장, ileum)로 이루어져 있다. (그림 13-18)

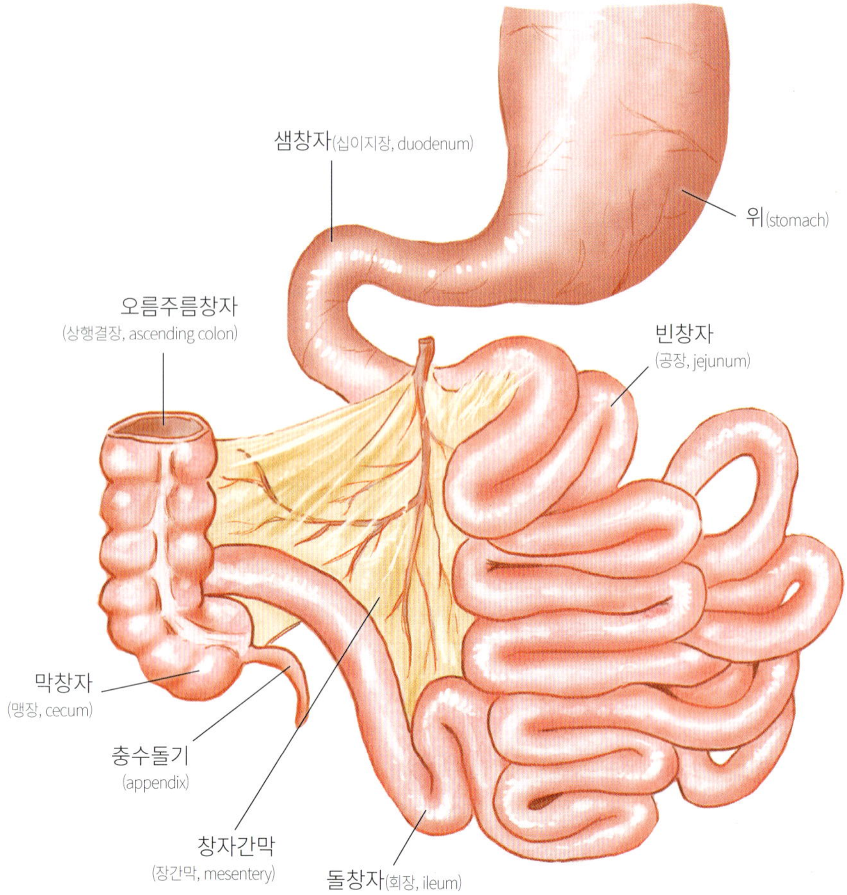

그림 13-18 작은창자(십이지장, 공장, 회장)

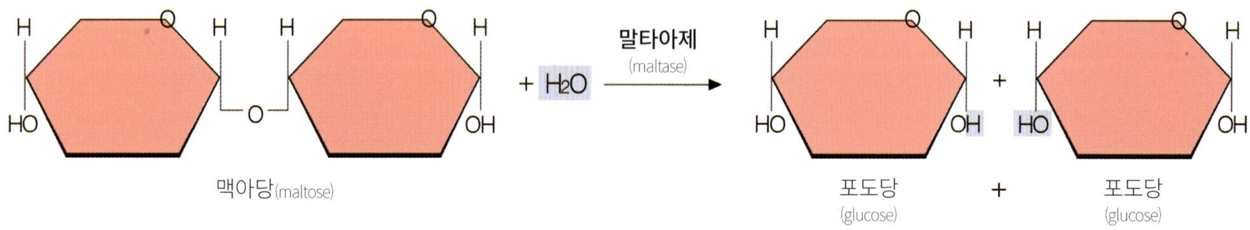

그림 13-19 말타아제(maltase)는 맥아당을 두 분자의 포도당으로 가수분해(hydrolysis) 한다.

탄수화물의 소화 흡수

탄수화물(carbohydrate)이란 탄수화물의 최소단위는 포도당(glucose)을 비롯한 탄소수 6개의 단당류이다. 이 단당류(monosaccharide)를 포함한 집합체를 탄수화물이라고 한다.

예를 들어 전분(amylose, 다당류), 맥아당(maltose), 자당 (sucrose), 유당(lactose)의 이당류, 그리고 포도당, 젖당(galactose), 과당(fructose) 등의 단당류를 일괄하여 탄수화물이라고 한다.(그림 13-19)

소장(small intestine)의 **상피세포**(epithelial cell)는 탄수화물이 단당 상태가 되어야 비로소 흡수할 수 있다. 그러므로 입으로 섭취한 탄수화물을 단당류로 이루어진다.

기능

작은창자 점막(mucous coat)에는 수천개의 미세한 분비샘이 있으며, 이곳에서 풍부한 소화액과 물, 전해질을 분비한다.

작은창자(소장, small intestine) 돌림주름에는 수천개의 미세한 분비샘이 있으며, 융모(villus)로 덮혀있다. 각 융모에는 모세혈관망(capillary network)이 형성되어, 탄수화물과 단백질을 소화하는 당분과 아미노산을 흡수한다. 점막층(mucosa) 안으로 돌출된 융모는 창자에서 빠르게 혈액(blood)과 림프(lymph)로 영양분을 흡수할 수 있게 한다.

꿈틀운동(연동운동, peristalsis): 작은창자 벽에 있는 민무늬근육(평활근, smooth m.)의 꿈틀운동으로 유미즙(chyme)을 큰창자(대장, large intestine)로 이동시킨다. 또한 간(liver)으로부터 쓸개즙(bile juice: 담즙)을 만들고 이자(췌장, pancreas)로부터 이자액(pancreatic juice), 창자벽으로부터 장액(serous fluid)을 받아, 체내에 필요한 영양분을 대부분 흡수한다.

분할운동(분절운동, segmentation): 몇개의 분할된 창자관(intestinal canal)에 의해 음식물을 혼합한다.

소화액 분비: 작은창자(소장, small intestine)에는 점액을 분비하는 술잔세포(배상세포, goblet cell)가 풍부하며 샘창자(십이지장, duodenum), 몸쪽(근위부, proximal)의 점막밑층(점막밑층, submucosa)에는 점액분비샘(mucus-secreting gland, 브루너샘(Brunner's gland)이 존재한다.

장샘(crypt): 장샘은 소화효소가 거의 없는 물같은 액체를 분비한다. 그러나 이 분비물은 유미즙(chyme)을 융모로 이동시키는 매체로 작용한다. 장리파아제(intestinal lipase)는 지방을 지방산과 글리세롤(glycerol)로 분해한다.

작은창자의 흡수(absorption in the small intestine): 탄수화물(carbohydrate) 소화는 침 속의 아밀라제(amylase)에 의해 시작되며 단당류는 융모에서 흡수되어 촉진확산(facilitated diffusion) 또는 능동수송에 의해 흡수된다. **(그림 13-19)**

단백질의 소화 흡수

단백질(protein)은 췌장효소에 의해 1/3은 아미노산이 되고 나머지 2/3는 작은 펩티드(peptide)가 된다.

아미노산은 솔가장자리(brush border)막에 존재하는 각각의 아미노산에 대응하는 운반체를 매개로 하여 소장 상피세포((epithelial cell) 내로 흡수된다.

작은 펩티드(peptide)는 한편으로는 솔가장자리막 위의 펩티다아제에 의해 다시 소화되어 아미노산이나 더 작은 펩티드가 된다.

한편, 작은 펩티드는 그 형태 그대로 세포 내로 흡수된다.

그 **작은 펩티드**는 세포질(cytoplasm)에 존재하는 펩티다아제에 의해 아미노산으로 가수분해된다.

단백질(protein)은 이처럼 최종적으로는 아미노산이 되어 문맥(portal v.)으로 운반된다.

샘창자(십이지장, duodenum)

구조

샘창자는 오른쪽 콩팥(신장, kidney)과 상부 3개 허리뼈(요추, lumbar vertebra)의 앞을 지나며, 길이는 약 25cm로 C자 형이고 지름이 약 5cm이다. 벽측복막(parietal peritoneal) 뒤 후복막(retroperitonea)에 위치한다.

기능

샘창자(십이지장, duodenum)에서 대부분의 화학적 소화가 이루어진다

샘창자는 쓸개즙(bile)과 이자액(췌액, pancreatic juice)을 음식물에 전달하는 중요한 역할을 한다. 쓸개즙은 간(liver)에서 만들어지며 소화효소가 포함되어 있지 않으나 지방을 유화시키며, 리파아제(지질분해효소)의 효과를 높인다.

이자액(췌액, pancreatic juice)은 이자(췌장, pancreas)에서 만들어지며, 지질분해효소 외에 당질을 분해하는 소화효소를 포함하고 있다.

십이지장팽대(십이지장구, duodenal bulb) 부위는 샘창자궤양(십이지장궤양, duodenal ulcer)이 잘 발생하는 곳이다.

빈창자와 돌창자(jejunum & ileum)

구조

빈창자(공장, jejunum)는 약 2.5m 돌창자(회장, ileum)는 약 3.5m이며, 장간막(mesentery)에서 뒤배벽으로 연결되어 있다. 작은창자(소장, small intestine)의 특징인 내벽의 돌림주름(윤상주름, plicae circularis)과 융털은 빈창자에 특히 많이 분포하고 있다. 또한 빈창자와 돌창자는 장간막에서 뒤배벽에 걸쳐 분포되어 있으며, 두 장을 총칭하며 장간막소장(intestinum tenue mesoteniale)이라고도 한다. (그림 13-18)

기능

영양분은 돌림주름(윤상주름, plicae circularis)의 표면을 덮는 수많은 융털에서 흡수된다. 윤상주름은 작은창자내부에 폭넓게 퍼져있는 주름으로 음식물의 영양분은 돌림주름의 표면을 덮는 수많은 융털에서 흡수된다.

작은창자(소장, small intestine) 벽 구조

작은창자 벽은 점막밑층(점막하층, submucosa), 안쪽돌림근(내주근, intrinsic rotator m.), 바깥쪽세로근(외주근, lateral longitudinalis m.), 민무늬근(평활근, smooth m.)으로 구성되어 있다. 작은창자 벽의 부드러운 근육은 꿈틀 운동을 일으키며, 이 수축력으로 유미즙을 큰창자로 이동시킨다.

작은창자의 내벽은 창자융모(장융모, intestinal villi)라고 하는 많은 점막주름으로 이루어져 있다. 융모는 표면적을 넓혀서 혼합과 흡수를 돕는 역할을 하며, 소화관의 내강(lumen) 쪽으로 돌출 되어있다. (그림 13-20)

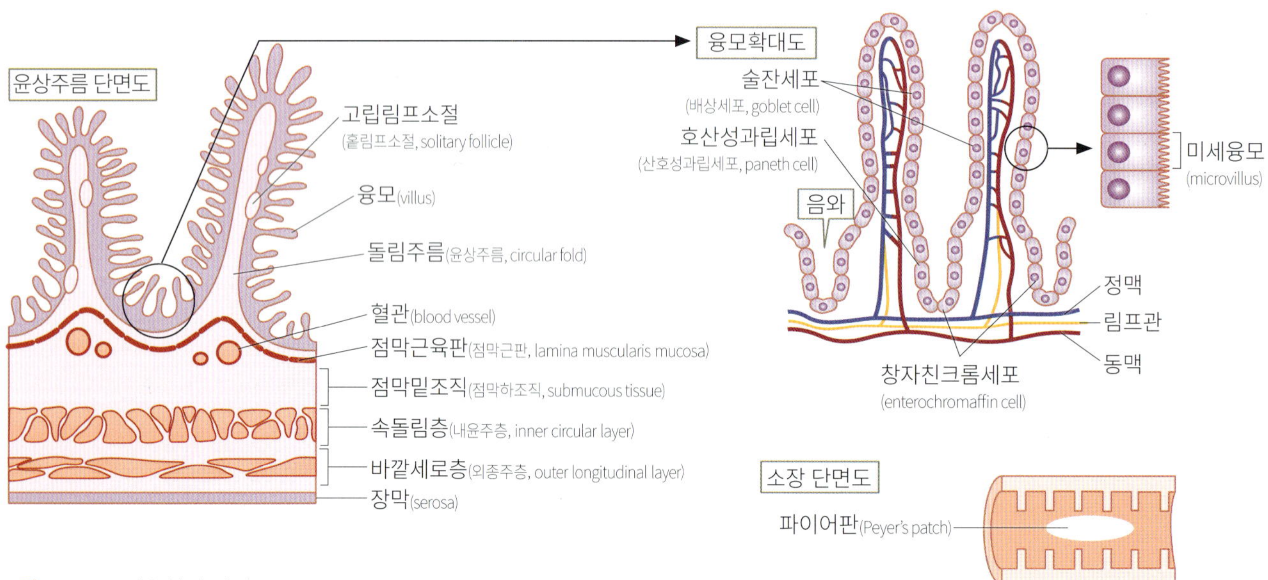

그림 13-20 작은창자 벽의 구조

큰창자(대장, large intestine)

큰창자는 막창자(맹장, cecum), 주름창자(결장, colon), 곧창자(직장, rectum)으로 나뉘며, 길이는 약 1.5m 이고 작은창자보다 지름이 크며, 소화관 아랫부분을 형성한다. 작은창자를 통과한 유미즙(음식물)은 큰창자에서 소금과 수분이 재흡수되면서 고체 형태로 변한다.

구조

큰창자(대장, large intestine)는 막창자(맹장, caecum), 주름창자(결장, colon), 곧창자(직장, rectum), 항문관(anal canal)으로 구성되어 있으며, 돌창자(회장, ileum)의 말단에서 항문까지를 말한다.

큰창자는 막창자(맹장, cecum), 잘록창자(결장, colon), 곧창자(직장)와 항문관(anal canal)으로 구분된다. (그림 13-21)

변비(constipation)

일반적으로 변비라고 하면 변이 잘 나오지 않는 것으로 생각하지만 의학적으로 보면 변이 장기간 장관 내에 머물러 수분이 지나치게 흡수되어 대변 중의 수분량이 매우 적어진 상태이다.

대장질환 호발부위

크론병: 회맹장부분(입에서 항문까지 발생할 수 있다)
궤양결장염: 전체 결장(소장, 항문에는 발생하지 않는다)
위막성 결장염: S상결장, 직장
급성 출혈성 장염: 횡행결장
대장암: 직장, S상결장의 순서
허혈결장염: 왼쪽 결장의 비장만곡부, S상결장
가족성 선종성 폴립증: 대장 전체 영역에 다발(위, 십이지장, 소장에서도 볼 수 있다)

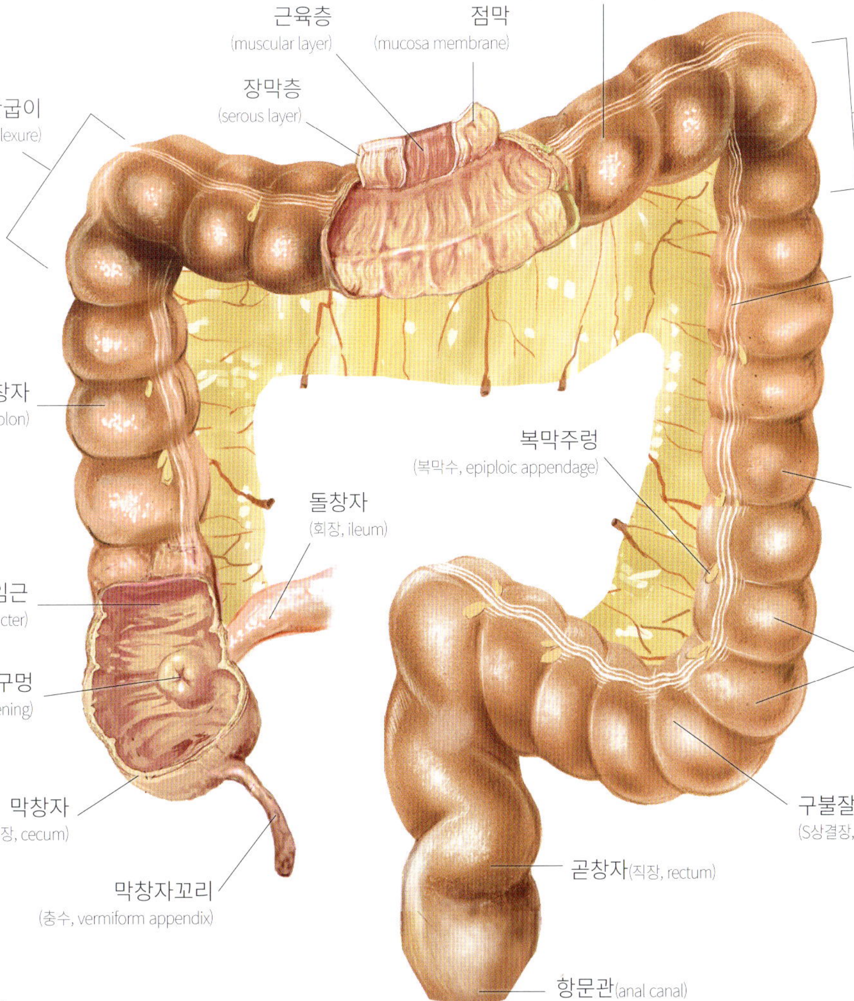

그림 13-21 큰창자의 구조

큰창자는 대변이 통과하는 순서에 따라 아래와 같이 세분화 한다.

- 막창자(맹장, cecum)
- 오름잘록창자(상행결장, ascending colon)
- 가로잘록창자(횡행결장, transverse colon)
- 내림잘록창자(하행결장, descending colon)
- 구불잘록창자(s상 결장, sigmoid colon)
- 곧창자(직장, rectum)
- 항문관(anal canal)

기능

큰창자(대장, large intestine)의 주 기능은 수분을 흡수하며 대변을 생성한다

작은창자(소장, small intestine)에서 영양분이 흡수된 음식물은 대장으로 보내어진다. 큰창자(대장, large intestine)는 소화기능이 거의 없다. 큰창자 점막에는 융모가 없으며 관상샘(관상선, tubular gland)이 존재한다. 큰창자의 유일한 분비액은 점액이다.

점액이 큰창자 벽을 보호한다. 또한 대변을 형성하는데 도움을 주고 큰창자 내 pH를 조절한다. 물리적 자극과 부교감신경임펄스에 의해 점액분비 속도가 조절된다.

큰창자의 세균은 소화 역할 외에 혈액응고에 필요한 비타민 K의 합성과 비타민 B 복합체 형성에 관여한다. 창자균은 질환으로부터 면역력을 강화시킨다.

큰창자(large intestine) 운동

큰창자의 혼합운동(mixing movement)과 꿈틀운동(연동운동, peristaltic movement)은 수분과 전해질의 흡수를 돕는다. 큰창자의 연동운동은 하루에 2~3회만 발생한다. 큰창자벽(대장벽)을 강하게 수축시키는 이러한 집단운동(mass movements)은 장 내용물을 곧창자(직장, rectum)로 밀어낸다.

대변(stool)

대변은 소화되지 않거나 흡수되지 않은 물질들과 수분, 전해질, 점액, 세균 등으로 구성된다. 대변의 약 75%는 수분이고 세균의 작용에 의해서 변한 쓸개즙(담즙, bile) 색소의 색을 띤다. 대변의 불쾌한 냄새는 페놀(phenol: 석탄산), 황화수소(hydrogen sulfide), 인돌(indole), 스카톨(skatole), 암모니아(ammonia) 등의 성분에 의해 발생한다.

막창자(맹장, cecum)은 무용지물인가?

과거에는 맹장은 무용지물이라 여겨, 맹장염을 예방하기 위해 맹장을 절제하는 사람도 있었다. 그러나 염증을 일으키는 조직은 맹장 아래 붙어있는 충수의 림프조직이기 때문에 맹장을 절제하는 것은 바람직하지 않다.

최근에는 맹장이 인체에 유익한 박테리아의 저장소로서 유의미한 기능을 갖고있다는 것이 발견되어 주목받고 있다.

치질(hemorrhoid)

항문관 내벽에는 정맥이 집중되는 부분이 있는데 이 곳의 혈류는 막히기가 쉬우며(울혈) 출혈 또한 발생하기 쉽다. 이것이 바로 치질이다.

항문의 개폐에는 항문괄약근이 작동한다. 이것은 불수의근육인 내항문괄약근과 수의근육인 항문괄약근으로 이루어져있다.

항문(anus)

항문의 구조와 기능

항문은 곧창자(직장, rectum)의 대변을 몸 밖으로 배출한다. 직장에 대변이 쌓이면 평상 시 수축된 상태의 항문조임근(항문괄약근, anal sphincter)이 이완되면서 대변이 밖으로 배출된다.

항문관(anal cana)은 길이가 3~4cm 정도이며 항문관 주변에는 배변과 관련이 있는 항문내조임근, 항문외조임근, 항문올림근(항문거근, levator ani m.) 등이 있다. 항문내조임근은 민무늬근(평활근, smooth m.)이며 자율신경계(autonomic nervous system)의 지배를 받는다.

항문조임근(항문괄약근, anal sphincter)은 평상시 속·바깥항문조임근이 서로 협동하여 수축함으로써 항문을 굳게 닫고 있으나 직장 내로 대변이 내려와 변의가 유발되면, 안쪽의 속항문조임근(내항문괄약근, internal ani sphincter m.)은 대변을 내보내기 위해서 이완을 하고 그 바깥쪽의 바깥항문조임근(외항문괄약근, external anal sphincter m.)은 필요에 따라 변을 참기 위해 속항문조임근의 이완을 일시 정지시키도록 수축할 수 있다. (그림 13-22)

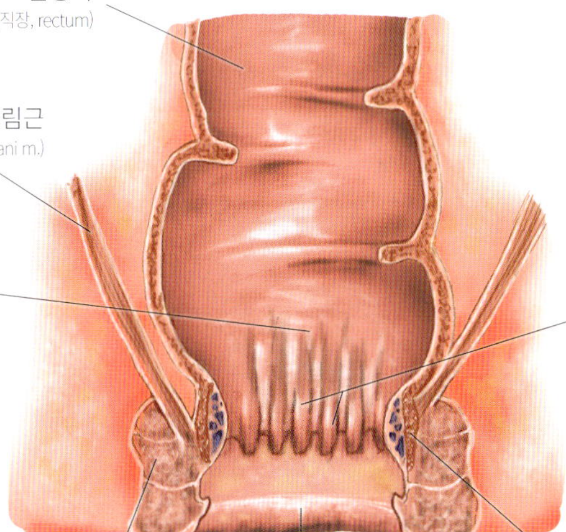

그림 13-22 곧창자(직장)와 항문관의 구조

충수염(appendicitis)

충수염은 맹장(막창자) 끝에 달린 가느다란 돌기인 충수(막창자꼬리)에 염증이 발생하는 것을 말한다. 처음에는 명치부위, 배꼽을 중심으로 한 둔통, 산통으로 시작하여 염증이 복막까지 파급되면 오른쪽 아랫배에 국한된 예리한 통증으로 진행된다.

원인: 충수관강 폐쇄, 충수의 꼬임, 장벽의 섬유상태

증상: McBurney's point 지점의 통증(Rovsing's 징후), 내장통증에서 몸통증으로 진행, 복막자극증상, 무력장폐색증, 단단한 복부 촉지(급성 충수염 증상), 통증 후 구역, 구토, 식욕 저하, 발한, 백혈구(WBC)증가

과민성 대장증후군(irritable bowel syndrome)

장관(intestinal canal) 중에서 특히 대장의 기능성 질환으로, 복통과 함께 변통이상 및 다양한 복부이상을 호소하지만 장관에서는 이들 증상을 설명할 수 있는 기질적 병변이 발견되지 않는 증후군이다. 대표적인 심신증의 하나로 스트레스, 성격 등이 크게 관여한다.

원인: 주로 사춘기의 여성이나 40대의 남성 등에서 스트레스에 의해서 나타난다. 복통을 동반하는 변비, 설사, 교대성 통변이상이 나타나며 배변에 의해 증상이 호전된다.

이 질환은 소화관 평활근의 기능이상이라는 신체적 요인과 신경증적 경향의 정신적 요인에 스트레스 등이 가중되어 일어난다.

증상: 복통(abdominal pain)과 함께 변통(purge)이상이 나타나는데 변통이상에는 설사형, 변비형, 설사변비 교대형이 있으며, 배변 후에는 증상이 완화되는 것이 특징이다.

또 체중감소를 나타내는 경우는 거의 없다는 것도 특징이다. 스트레스를 받는 상황에서 병세가 악화되는 특징이 있으며 사춘기에 많이 발생하고 우울, 불안 등의 정신증상이 동반되기도 한다.

영양(NUTRITION)

영양(nutrition)은 인체가 섭취한 음식과 그 안에 포함된 물질을 말하며, **영양소**(nutrients)란 각 개체가 생존을 위해 우리 몸을 소화시키고 흡수하는 식품의 화합물이다.

탄수화물(carbohydrate), **지방**(fat), **단백질**(protein)은 에너지 생산을 위한 기본 3가지 영양소(protein)이며, 이 영양소들은 많은 양이 필요하기 때문에 대량 영양소라 하고, **비타민**(vitamin)과 **무기질**(mineral) 같이 소량만 필요한 영양소는 소량영양소라 말한다. 또한 **물**(수분, water)은 음식물의 약 60%를 차지하지만, 물은 주 영양분이라고 할 수 없다.

동화(assimilation)는 두 가지 영양소(대량영양소와 소량영양수)가 이용되기 전에 먼저 동화되어 영양소 분자가 세포 안으로 들어가 에너지를 생산하는 화학적 반응 과정이다.

이화(dissimilation)는 영양소 분자를 더 작은 분자로 분해시키는 과정으로 에너지를 발생시키는 모든 화학적 반응 과정이다.

대사(metabolism)는 합성대사작용(anabolism)과 분해대사작용(catabolism)을 통해 영양소를 화학적으로 변화시키는 것이다. 섭취된 음식은 정교하게 조율된 항상성 기전에 의해 영양소를 얻는 것에 사용된다.

영양소는 2가지 방법으로 이용되는데 하나는 **에너지원**으로 또 하나는 **복합화학물**을 만들기 위한 기본 요소로 이용된다.

이와 같은 과정은 시상하부(hypothalamus)의 활꼴핵(궁상핵, arcuate nucleus)과 뇌실옆핵(paraventricular nuclei)에서 조절하며, 여기서 분비되는 신경펩타이드 Y(neuropeptid Y)는 렙틴(leptin), 인슐린(insulin), 콜레시스토키닌(cholecystokinin), 글루코코르티코이드(glucocorticoid)의 농도를 조절한다.

탄수화물(carbohydrate) 과다 섭취

탄수화물의 과다섭취는 인슐린을 지나치게 분비시켜 체내 지방(fat) 및 콜레스테롤을 축적시키므로, 당뇨(glycosuria)나 고혈압(hypertension), 심장병(heart disease), 비만(obesity) 등을 유발할 수 있다.

다이어트 중 3대 영양소의 이상적인 섭취 비율은 탄수화물(carbohydrate) 55~60%, 단백질(protein) 20~25%, 지방(fat) 15~20%이다.

지방(fat) 과다 섭취

지방을 필요 이상으로 섭취할 경우 몸지방(체지방, body fat)으로 쌓여 비만(obesity)을 야기합니다.

또한 지방과 콜레스테롤을 과량 섭취하면 혈관(blood vessel) 벽에 콜레스테롤이 축적되고 혈액(blood)이 원활하게 운반되지 못하여 심장병(heart disease), 심근경색(myocardial infarction), 심장기능상실(심부전,heart failure), 뇌출혈(hematencephalon) 등의 심혈관계 질환의 위험도가 증가합니다.

탄수화물(carbohydrate)

탄수화물은 인체의 에너지원이며, 그 분자는 대개 포도당(dextrose, glucose)이라 부른다. 이 포도당은 충분한 에너지원으로 공급된다.

탄수화물은 에너지를 공급하는데 일차적으로 사용되는 유기화합물로서 **당**(sugar)과 **전분**(starch)이 있다. 탄수화물, 즉 당분(과일, 설탕 등)과 녹말(곡물, 콩류 등)은 모두 식물에서 얻을 수 있다.

탄수화물은 다양한 형태로 섭취된다.

복합탄수화물(compound carbohydrate)은 다당류(polysaccharide)이며 곡류나 채소의 전분 또는 육류의 글리코겐(당원, glycogen) 등에서 얻을 수 있다.

장벽(barrier)을 자극하며 장(bowel) 내용물의 이동을 촉진하는 중요한 역할을 하는 셀룰로스(cellulose)는 복합탄수화물로 음식에 풍부하게 존재한다. 반셀룰로스(hemicellulose), 펙틴(pectin), 리그닌(lignin)도 섬유소를 제공하는 식물성 탄수화물이다. 포도당 분해대사작용(gluscose catabolism)은 3가지 화학반응으로 구성되며, 다음 과정을 거친다.

- **해당작용**(glycolysis)
- **시트르산회로**(citric acid cycle)
- **전자전달계**(eletron transpot systerm, ETS)

단순탄수화물(simple carbohydrate)에는 유당, 사탕수수와 사탕무우의 설탕, 당밀(molass) 등에 있는 이당류(disaccharide)와 꿀과 과일 등에 있는 단당류(monosaccharide)가 있다.

해당작용(glycolysis)은 포도당 이화과정의 첫 단계로서 각 세포의 세포질(cytoplasm) 안에서 일어나는 무산소 화학반응으로 이 과정을 혐기성(anaerobiotics) 과정이라고 한다.

해당작용은 6개의 탄소원자로 구성된 한분자의 포도당을 분해하여 두 개의 피루브산 분자를 형성하고, 각각의 피루브산은 3개의 탄소원자를 갖는다. 이때 특정한 효소가 각 반응에 촉매작용을 하고, 이를 통하여 ATP(adenosine triphosphate)가 생산된다.

시트르산회로(구연산회로, citric acid cycle)는 두 개의 아세틸분자로 이루어진 6개의 탄소를 가진 포도당을 다시 4개의 이산화탄소와 6개의 물분자로 전환하는 과정으로, 효소에 의해 매개되는 화학반응이며, 미토콘드리아(mitochondria)에서 발생한다.

해당작용은 에너지 효율이 매우 떨어지는 과정이기 때문에 시트르산회로에 의한 화학작용을 거쳐야 에너지가 효율적으로 생성된다.

탄수화물의 대사조절

혈액(blood) 속 영양소의 양은 장시간 동안 음식물을 섭취하지 않거나, 운동 시 에너지를 얻기 위해 다량의 음식물을 섭취하여도 영양소의 양은 크게 변하지 않는다.

탄수화물의 대사조절을 돕기 위해 몇 가지 호르몬은 혈당을 정상 수준으로 유지시킨다. 이 중에서 **인슐린**이 가장 중요하다.

포도당(glucose) 수송을 촉진하는 인슐린 분비가 증가하면, 포도당은 혈액을 떠나 세포 중에서 특히 간세포(hepatocyte)로 들어간다.

당뇨병(diabete mellitus) 환자는 인슐린 분비가 너무 적어서 혈액을 떠나 세포로 들어가는 포도당의 양이 줄어들면, 포도당이 혈액 속에 많이 남는다. 따라서 세포에서 물질대사를 일으키는 포도당은 줄어든다. **인슐린**(insulin)은 혈당을 낮추는 유일한 호르몬인 반면 다른 호르몬은 혈당을 높인다.

당분(sugar) 과다 섭취

① **피부 문제:** 피부에 여드름(acne), 건조, 피부 불균형을 초래한다.
② **피곤:** 자주 피곤함, 혈당(blood sugar)이 오르락내리락한다.
③ **비만:** 몸의 지방(fat)을 만드는 주범은 당분이다.
④ **감기:** 면역체계를 억제하기 때문에 감기(common cold) 및 스트레스와 만성질환이 생길 수 있다.
⑤ **우울:** 당분은 우울증(우울기분, depression)이나 불안증(anxiety) 같은 기분장애의 가장 큰 원인 제공자이다.

영양실조(malnutrition)

영양실조는 영양소 소비가 부족하거나 불균형을 이루는 상태이다. 예를 들어, 적색 육류를 먹지 않으면 철분(iron), 구리(copper), 아연(zinc), 비타민 B_{12}의 공급원이 차단된다. 그러므로 채식주의자들은 철분을 보충해야 한다.

이상지질혈증(dyslipidemia)

이상지질혈증은 지단백(lipoprotein)의 대사 이상에 의해 발생하는 질환으로, 혈액(blood) 중에 지질(lipid) 또는 지방(fat) 성분이 과다하게 많이 함유된 상태이다. 콜레스테롤이 혈액 내에 과다하면 혈관(blood vessel)이 좁아져 동맥경화(arteriosclerosis)를 일으킬 수 있다. 동맥경화증이 생기면 각종 혈관 질환이 발생할 위험이 높아집니다.

원인: 일차성은 원발성 고지혈증(hyperlipidemia)이며, 이차성은 갑상선기능저하증(hypothyroidism), 만성간질환(chronic liver disease), 콩팥증후군(신증후군, nephrotic syndrome), 약물, 임신 등이다.

증상: 협심증(가슴조임증, angina pectoris), 심근경색(myocardial infarction), 뇌졸중(중풍, stroke), 뇌경색(brain infarct) 등이며 그 외 간비대(hepatomegaly), 콩팥비대(신장비대, nephromegaly) 등이 나타날 수 있다.

지질(lipids)

지방(fat)대사

지방은 지방조직에서 지방산(fatty acid)과 글리세롤(glycerol)로 분해되어 혈류로 들어가며, **지방산**(fatty acid)은 세포에서 아세틸 조효소A(acetyl coenzyme A)가 되어 시트르산회로(구연산회로, citric acid cycle)로 들어가고, 글리세롤은 화합물로 전환되어 포도당신합성(gluconeogenesis) 경로로 들어간다.

지질(lipids): 지질은 에너지를 공급하고 세포 구조를 만드는 유기화합물로서 음식에는 인지질(phospholipid), 지방(fat), 기름(oil), 콜레스테롤(cholesterol) 등의 유기화합물이 포함되어 있다. 가장 흔한 지질은 트리글리세라이드(triglyceride)이다. 간(liver)과 지방조직은 트리글리세라이드의 대사를 조절할 수 있다. (그림 13-23)

지질분해대사(lipid catabolism)는 일련반응의 과정으로 중성지방은 먼저 가수분해되어 지방산과 글리세롤을 만든다.

또한 **지질합성대사**(lipid anabolism)는 지방형성이라고도 하며, 중성지방, 콜레스테롤 인지질, 프로스타글라딘 같은 다양한 형태의 지질합성으로 이루어진다. 그리고 중성지방과 인지질은 지방산과 글리세롤, 혹은 여분의 포도당이나 아미노산에서 합성된다.

지방산 대부분은 몸에서 합성되며, 일정양의 불포화 지방산은 음식을 통해 반드시 섭취해야 하므로 필수지방산(essential fatty acids)이라고 한다.

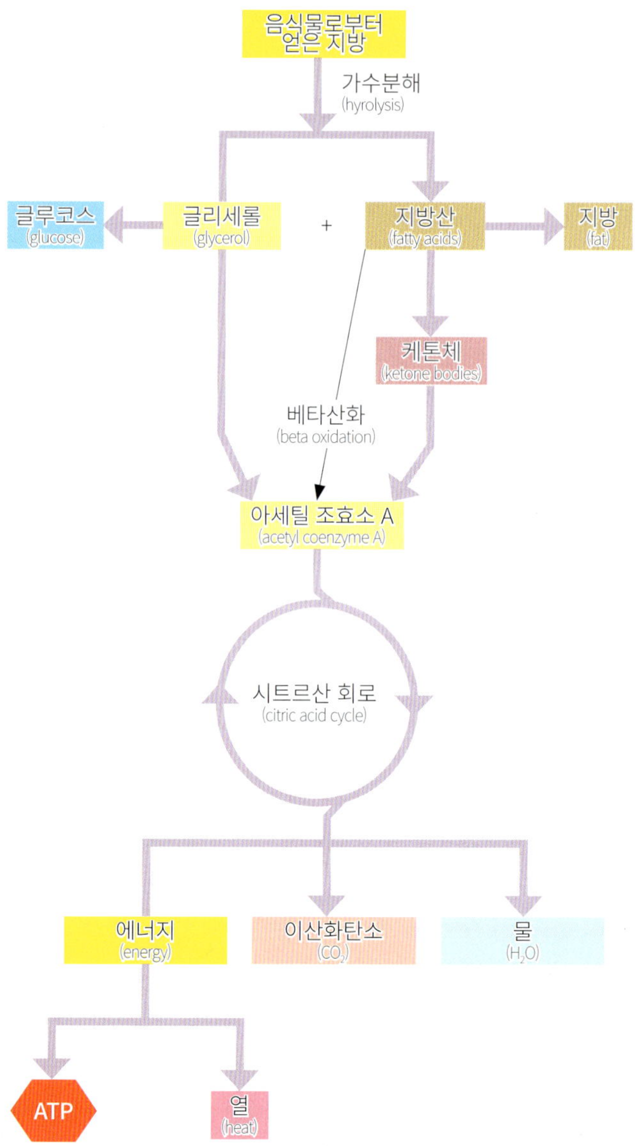

그림 13-23 음식물로부터 얻은 지방이 ATP와 열을 생성하는 화학적 과정

단백질(protein)

단백질을 구성하는 아미노산(amino acids)은 분해되면서 포도당 형태로 전환되어 시트르산회로(citric acid cycle: 구연산회로)에 들어간다. 이러한 과정은 주로 간세포(hepatocellular)에서 이루어진다.

단백질(protein)은 최소한 20여 종류의 아미노산으로 이루어지며, 이 중에서 절반 정도의 비필수아미노산(nonessenttial amino acids)은 인체에서 합성되어 만들어지기 때문에 음식을 섭취하지 않아도 된다. 그러나 나머지 아미노산, 특히 필수아미노산(essential amino acids)은 반드시 음식물을 섭취해야 한다.

단백질(protein) 공급원

단백질이 풍부한 음식에는 고기, 생선, 닭 등의 조류, 치즈, 견과류, 우유, 계란, 시리얼 등이 있으며, 콩에는 소량의 단백질이 들어 있다.

완전단백질(complete protein)은 우유나 고기, 계란 등에 포함되어 있으며, 조직을 유지하고 성장을 촉진시키기 위해 필요한 모든 필수 아미노산을 적당량 포함하고 있다.

불완전 단백질은 한 가지 혹은 그 이상의 필수아미노산을 적절하게 포함하지 못한 단백질이다. 성인에서는 8가지, 소아의 10가지를 필수아미노산(essential amino acids)이라 한다. 아래 표에는 필수아미노산이 표시되어 있다.(표 13-3)

단백질 요구량(protein requirements)

분자를 합성하는데 필요한 질소와 필수아미노산(essential amino acid) 공급에 단백질 아미노산(amino acid)이 필요하며, 단백질 결핍 결과는 성장기 소아에서 특히 심각하다.

단백질이 결핍되면 조직 소모, 그리고 혈장 단백질 감소로, 혈장(blood plasma)의 콜로이드(colloid) 삼투압이 감소되며, 이로 인해 조직으로 수분이 들어가 **영양부족**(nutritional edema)이 생긴다.(표 13-4)

표 13-3 식품내에서 필수 아미노산과 비필수 아미노산

필수	비필수
류신(leucine)	알라닌(alanine)
라이신(lysine)	아르기닌(arginine)
메티오닌(methionine)	아스파라긴(asparagine)
페닐알라닌(phenylalanine)	아스파르트산(aspartic acid)
트레오닌(threonine)	시스테인(cysteine)
트립토판(tryptophan)	글루탐산(glutamic)
타이로신(tyrosine)	글루타민(glutamine)
발린(valine)	글리신(glycine)
히스티딘(histidine)	프롤린(proline)
이소류신(isoleucine)	세린(serine)

단백질(protein) 결핍

단백질 결핍은 신체 기능의 거의 모든 측면에 영향을 미칠 수 있다. 특히 영유아의 경우 단백질 부족은, 팔다리는 심하게 말라 가늘어져 머리와 배만 커다랗게 되며, 피부가 약해져서 염증이 잘 생긴다.

증상

① **부종(edema)**: 단백열량부족증(kwashiorkor)의 주요 증상은 부종과 부어 오른 복부이다.

② **지방간(fatty liver)**: 지방간이나 간세포의 지방 축적이다. 알코올과다섭취로 인해 주로 발생하며 간기능장애(dyshepatia)를 일으킬 수 있다.

③ 심한 단백질(protein) 결핍은 **피부에 영향을 주어** 홍조, 피부색 변화 및 색소침착(pigmentation), 깨지기 쉬운 손톱, 털빠짐증(탈모, alopecia)가 유발될 수 있다.

④ **근육(muscle) 질량 손실**: 근육량 감소는 부적절한 단백질 섭취의 첫 징후 중 하나이다.

⑤ **골절(fracture)**: 단백질은 뼈의 강도와 밀도를 유지하는 데 도움이 된다. 불충분 한 단백질 섭취는 골밀도가 낮아지고 골절 위험이 증가한다.

⑥ **어린이 성장 둔화**: 불충분한 단백질 섭취는 아이들의 성장을 지연 시키거나 방해한다.

⑦ **감염(infection)**: 지나치게 적은 단백질(protein)을 섭취하면 감기 같은 감염과 싸울 수 있는 신체의 면역력이 저하 될 수 있다.

* **콰시오커**(kwashiorkor)는 극심한 단백질-에너지 영양실조의 한 형태이며 부종(edema)이나 수종(hydrops), 과민성(irritability: 흥분성), 식욕부진, 피부궤양(dermal ulcer), 그리고 지방간(fatty liver)을 유발시키는 특징을 가지고 있다.

에너지(energy) 소비

식품의 에너지 값(energy values of foods)은 칼로리로 표현되며 1cal는 1g의 물을 1℃ 올리는데 필요한 열량을 말한다. 에너지를 표시하는 Cal은 1,000g의 물을 1℃ 올리는데 필요한 열량으로 4.184 줄(joules)과 같다.

연소열량계(bomb calorimeter)는 식품에서 방출된 열의 양이며 칼로리로 계산될 수 있다. 평균적으로 1g의 탄수화물에서 약 4.1Cal, 1g의 단백질에서 4.1Cal, 1g의 지방에서 9.5Cal의 열량이 얻어진다. 에너지 요구량(Energy requirements)에 영향을 주는 요인에는 기초대사량(metabolism), 근육활동(muscular activity), 체온(body temperature), 질소(nitrogen) 평행(parallel) 등이 있다.

단백질(protein) 관련질병

성인의 경우 장기간의 단백질 결핍 시, 가슴샘(흉선, thymus) 편도(tonsil: 혀, 인두) 등의 면역기관의 퇴화와 함께 면역세포의 수가 감소되어 저항력이 약화된다.

체중감소, 피로, 초조감 등의 초기증상을 보이며 나중에는 부종(edema), 저혈압(hypotension), 빈혈(anemia), 피부의 색소변화, 성욕감퇴까지 진행되는 것으로 보고된다.

특히 **영유아**의 경우 단백실이 부속하면, 팔다리는 심하게 말라 가늘어져 머리와 배만 커다랗게 되는 증상과 피부가 약해져서 염증은 잘생기지만 잘 아물지 않는 현상을 보이는 콰시오커(kwashiorkor)가 발병하기도 한다.

이 질병은 대개 1-4세까지의 영유아에게 필요한 영양의 섭취가 부족할 때 잘 나타난다.

표 13-4 탄수화물, 지질, 단백질의 공급원과 역할

영양소	공급원과 성인 요구량	g당 열량	이용	과잉시	결핍시
탄수화물 (carbohydrate)	녹말(전분, starch)과 식물 기원의 음식 내에 있는 당, 고기내의 글리코겐 (glycogen, 당원) 0.8g/kg	4.1	에너지를 위한 산화; 리보스(ribose), 디옥시리보스(deoxyribose), 유당으로 이용됨; 간(liver)과 근육(muscle)에 글리코겐(glycogen, 당 원)으로 저장; 지방(fat)으로 전환되어 지방조직에 저장	비만(obesity), 충치 (dental caries) , 영양결핍	대사성 산증 (metabolic acidosis)
지질(lipid)	고기, 달걀, 우유, 돼지기름, 식물성 기름 80~90g	9.5	에너지를 위한 산화; 트리글리세라이드(triglyceride), 인지질(phosphatide), 지단백(lipoprotein)과 콜레스테롤(cholesterol) 생산, 지방조직에 저장; 지방 분자의 글리세롤(glycerol) 부분은 글루코스(glucose, 포도당) 합성에 사용	비만, 혈장(plasma) 콜레스테롤증가, 심장병(heart disease) 위험도 증가	체중감소, 피부 질환
단백질 (protein)	고기, 치즈, 견과류, 우유, 달걀, 곡류, 콩류 125~175g	4.1	단백질(protein) 분자의 생산하여 세포구조 건설, 효소(enzyme)나 호르몬 기능; 산소 운반, 수분 균형 조절, pH 조절, 항체(antibody) 생성; 아미노산(amino acids)은 분해 되어 에너지 공급을 위해 산화되거나 탄수화물(carbohydrate)이나 지방(fat)으로 전환되어 저장됨	비만(obesity)	심각한 체중감소, 수척해짐, 빈혈 (anemia), 성장지연 (growth delay)

미량 영양소(MICRONUTRIENT)

비타민(vitamin)

비타민은 유기 영양물로서 몸 전체의 정상적인 신진대사를 위해 필요한 소량의 유기분자이다. 대부분의 비타민은 **보조효소**(조효소, coenzyme)로 효소와 함께 작용해서 특정 촉매구실을 수행한다.

비타민은 정상 대사과정에서 요구되는 유기화합물(탄수화물, 지질, 단백질 제외)로 세포가 충분한 양을 합성할 수 없는 소량의 물질을 말한다. 대부분의 비타민은 **필수 영양소**이다.

지용성 비타민(fat-soluble vitamins)은 간(liver)에 저장했다가 나중에 사용하지만, 수용성 비타민(water-soluble vitamins)은 체내에서 합성되지 않고, 저장할 수 없기 때문에 식품을 통해서 섭취해야 한다.

비타민 결핍은 신진대사에 심각한 문제를 일으킬 수 있다. **표 13-5, 6**에는 잘 알려진 비타민이 들어 있는 식품, 기능 및 결핍증에 대해 제시 하였다.

지용성 비타민(fat-soluble vitamins)

지용성 비타민은 지방(fat)에 잘 용해되기 때문에 지질(lipid)과 연관되어 있다. 지용성 비타민은 지질 흡수에 영향을 주는 인자들의 영향을 받으며, 비타민 A, D, E, K 등이 있다. 지용성 비타민은 각종 조직 내에 적당량이 있으며, 대체로 열, 조리, 가공에 강해서 쉽게 파괴되지 않는다.(표 13-5)

비타민 A는 망막(retina)의 감각세포(sensory cells)에서 빛을 감지하는 역할을 하고, **비타민 D**는 호르몬으로 전환하며, 비타민 E는 항산화제(antioxidant)로 작용한다.

수용성 비타민(water-soluble vitamins)

수용성 비타민에는 비타민 B와 C로, 비타민 B군에는 정상세포 대사에 필수적인 여러가지 화합물이 있다. 이들은 세포호흡을 하는 동안 탄수화물, 지질, 단백질의 산화를 돕고, 대체로 B는 음식에 함께 존재하므로 비타민B 복합체라고 하지만 각각의 비타민들은 화학적으로도 기능적으로도 다르다.(표 13-6)

에너지 요구량(enegy requirements)

대사활동을 유지하기 위한 에너지 요구량은 사람에 따라 다르다. 에너지 요구량에 영향을 줄 수 있는 요인에는 개인에 따른 기초대사율(basal metabolic rate)의 차이, 근육활동 정도, 체온, 성장속도 등이 있다. **기초대사율**(basal metabolic rate, BMR)이란 신체가 기초 상태에서 에너지를 소모하는 정도를 말하며, **기초상태**란 사람이 밤에 식사하지 않은 상태에서 깨어 있으나 편안하고 조절된 환경에서 쉬고 있는 상태이다. 기초대사율은 주어진 시간 동안 뇌(brain), 심장(heart), 폐(lung), 간(liver), 신장(kidney)과 같은 기관의 활동을 유지하는데 필요한 **총에너지량**을 의미한다. 특히 추운 날씨에 체온을 유지하기 위해서는 추가적인 에너지의 소비가 필요하다.

비만(obesity)

비만한 사람, 즉 나이, 성별, 체격을 고려한 인구 통계에 근거하여 이상적인 체중의 20%를 초과하는 사람은 당뇨병(diabete mellitus), 소화기질환(digestive organ disease), 심장질환(heart), 신부전(renal insufficiency), 고혈압(hypertension, 뇌졸중(strok: 중풍), 여성생식기암, 쓸개암(담낭암, gallbladder cancer) 등의 위험도가 훨씬 증가한다.

매우 긴 혈관이 과체중 신체에 영양을 공급하기 위해 필요하며, 신체는 과중한 무게를 지탱하기 위해 극성한 스트레스를 받는다.

식이와 운동: 식사 제한과 운동을 이용한 체중 감소의 안전한 목표는 1주일에 1파운드 정도이다. 1파운드의 지방은 3500 칼로리의 에너지에 해당하므로 칼로리 제한과 운동을 적절하게 병행하면 충분히 소모시킬 수 있다.

이는 하루에 500칼로리를 덜 섭취하거나 하루에 500칼로리를 소모하는 운동을 하는 것을 의미한다. 실제로는 수분이 지방과 함께 소모되기 때문에 1파운드 이상의 체중이 감소한다.

식이조절은 에너지를 공급하는 영양소에만 해당되고, 비타민과 무기질에 적용되어서는 안 된다. 경험적으로 보아 단백질(protein) 칼로리의 비율은 같거나 반으로 줄이고 탄수화물(carbohydrate)은 1/3로 줄여야 한다. 각각 250~500칼로리로 나누어 3~4회의 균형 잡힌 식사를 하도록 음식을 선택해야 한다.

약물요법: body mass index, BMI가 30을 넘거나, 고혈압(hypertension), 당뇨(glycosuria), 고지혈증(hyperlipidemia)이 있으면서 BMI가 27을 초과하는 사람에게 의사는 약물요법을 권장한다.

중독의 위험이 있는 암페타민(amphetamine)이나 심장판막질환(cardiac valvular disease. prosthesis)을 일으킬 수 있는 펜플루라민(penfluramine)과 펜터민(phentermine) 등의 "살빼는 약(diet drug)"은 더 이상 사용 되지 않는다.

표 13-5 지용성 비타민

비타민	특성	기능	성인에서 권장되는 식품과 권장량(RDA)	과잉시	결핍시
비타민 A	여러 종류가 있음; 카로틴(carotene)으로부터 합성; 간(liver)에 저장; 열, 산, 염기에 안정, 빛에 불안정	시각 색소, 점액단백질(mucoprotein), 점액다당류(polysaccharide)의 합성에 필요한 항산화제(antioxidant); 뼈와 치아의 정상 발달에 필요; 상피세포(epithelial cell)의 유지	간(liver), 생선, 우유, 버터, 계란, 녹색 채소, 황색 채소, 과일 4,000~5,000 IU	구역(오심, nausea), 두통(headache), 어지러움(현기증, giddiness, dizziness), 탈모(털빠짐, alopecia), 선천성 기형	야맹증(밤소경증, nyctalopia), 외피 조직의 변성
비타민 D	스테로이드(steroid) 의 일종; 열, 산화, 산, 염기에 안정; 간(liver), 피부(skin), 뇌(brain), 지라(비장, lien), 뼈(bone)에 저장	칼슘(calcium)과 인의 흡수 촉진; 치아(이빨, teeth)와 뼈(bone) 발달 촉진	자외선에 노출되는 피부에서 생성; 우유, 난황(vitellus), 생선 간유, 강화 식품 400 IU	설사(diarrhea), 연조직의 석회화, 콩팥(신장, kidney) 손상	구루병(rickets), 뼈의 석회화, 뼈의 약화
비타민 E	열과 가시광선에 안정; 산소나 자외선에 불안정; 근육(muscle)과 지방조직(adipose tissue)에 저장	항산화(antioxidation)물질; 비타민 A와 고도불포화지방산(unsaturated fatty acid)의 산화를 방지; 세포막(cell membrane)의 안정성 유지	곡류의 씨에서 얻어진 기름, 샐러드유, 마가린, 쇼트닝, 과일, 견과류, 채소 30 IU	고혈압(hypertension)	매우 드물고 불확실함
비타민 K	여러 종류가 있음; 열에는 안정적이나 산, 염기, 빛에 의해 파괴; 간(liver)에 저장	혈액응고(blood clotting, blood coagulation)에 관여하는 프로트롬빈(prothrombin)의 합성에 필요	녹황색 채소, 난황, 돼지간, 콩기름, 토마토, 컬리플라워 55~70μg	알려진 것은 없음	멍이 쉽게 듬, 쉽게 출혈

표 13-6 수용성 비타민

비타민	특성	기능	공급원과 성인권장량	과잉시	결핍시
티아민 (비타민 B_1)	열과 산, 특히 알칼리에 의해 쉽게 파괴	탄수화물의 산화에 필요한 조효소의 일부분; 리보스의 합성에 필요한 조효소	육류의 살코기, 간, 계란, 정제 안된 곡류, 녹황색 채소, 콩류 1,5mg	없음	각기병, 근육약화, 심장비대
리보플라민 (비타민 B_2)	열, 산, 산화에 인정; 염기와 자외선에 의해 파괴	FAD와 같은 효소와 조효소을 구성하여 글루코스, 지방산의 산화와 세포 성장에 작용	육류, 유제품, 녹황색 채소, 정제 안된 곡류 1.7mg	없음	피부염, 복시
니아신(니코틴산)	열,산,염기에 인정; 세포에 의해 니아신아마이드로 전환; 트립토판으로부터 합성	글루코스의 산화와 단백질, 지방, 핵산의 합성에 필요한 NAD, NADP와 같은 조효소를 구성	간, 육류의 살코기, 땅콩, 콩류 20mg	고혈장증, 혈관확장, 통풍	펠라그라, 광민감성 피부염, 설사, 정신장애
판토텐산 (비타민 B_5)	열, 산, 염기에 의해 파괴	탄수화물과 지방의 산화를 위해 필요한 조효소를 구성	육류, 정제 안된 곡류, 콩류, 우유, 과일, 채소 10mg	없음	드묾, 식용부진, 우울증, 근육경련
피리독신, 피리독살, 피리독사민 (비타민 B_6)	세 화합물로 구성; 염산에 안정; 산화, 염기, 자외선에 의해 파괴	단백질과 아미노산 합성을 위한 조효소, 트립토판을 니아신으로 전환, 항체 생성, 핵산 합성	간, 육류, 바나나, 아보카도, 콩, 땅콩, 정제안된 고류 2mg	저림	드묾, 경련, 구토, 지루성 피부염
시아노코발아민 (비타민 B_{12})	코발트 함유 복합화합물; 열에 안정적; 빛, 강상, 감염기에 의해 불활성화; 위샘의 내인성인자에 의해 흡수가 조절됨	핵산 합성과 탄수화물 대사를 위한 조효소; 수초 합성; 정상적 혈구 생산에 필요	간, 육류, 우유, 치즈, 달걀 3~6μg	없음	악성빈혈
엽산	여러 형태로 존재.산성환경에서 산화에 의해 파괴되거나 알카리 환경에서 열에 의해 파괴,간에서 폴리닌산으로 전환되어 저장	일부 아미노산의 대사와 DNA합성에 필요한 조효소; 정상 적혈구 생산 촉진	간, 녹황색 채소, 정제 안된 곡류, 콩류 0.4mg	없음	거대적아구성 빈혈
비오틴	열, 산, 빛에 안정; 산화와 염기에 의해 파괴	아미노산과 지방산의 대사와 핵산 합성에 필요한 조효소	간, 난황, 견과류, 콩류, 버섯류 0.3mg	없음	드묾, 고콜레스테롤혈증, 오심, 피로, 식욕부진
아스코르빈산 (비타민 C)	화학적으로 단당류와 유사; 산에 안정적이나 산화, 열, 빛, 염기에 의해 파괴	콜라겐 합성, 엽산을 폴리닌산으로 전환, 일부 아미노산의 대사에 필요, 철분의 흡수 촉진, 콜레스테롤에서 생성되는 호르몬 합성을 촉진	산, 과일, 토마토, 감자, 녹색 채소 60mg	통풍의 약화, 신장 결석	드묾, 고콜레스테롤혈증, 오심, 피로, 식욕부진

무기질(mineral)

무기질은 생명과 건강에 필수 영양소로서 비타민처럼 효소에 붙어서 효소의 활동을 돕는다. 무기질은 생명유지에 필수인 다양한 화학작용을 하며, 나트륨(natrium), 칼슘(calcium) 등의 **근섬유**(muscle fiber) **수축**에 필요하다. 만약 무기질이 없으면 뇌(brain), 심장(heart), 호흡근육은 기능이 정지될 것이다.

무기질은 뼈(bone)와 치아(teeth)의 형성, 체액(body fluid)의 산(acid) · 염기(base) 평형과 수분 평형에 관여하며, 신경자극(neural input) 전달물질, 호르몬의 구성 성분 등으로 쓰인다. 이처럼 우리 몸에 유익한 무기질도 필요 이상으로 섭취하면 생명을 위협하는 **독약**이 될 수 있다. 주요 무기질인 칼슘, 인, 칼륨, 나트륨은 800mg~2,500mg 정도가 하루 권장량이나, 코발트, 아연, 철분, 망간 등은 0.15mg~18mg의 미량이 권장된다.(표 13-7)(표 13-8)

표 13-7 주요 무기질

무기질	분포	기능	공급원과성인권장량	과잉시	결핍시
칼슘 (Ca)	뼈(bone)와 치아(이빨, teeth)의 무기염에 주로 분포	뼈와 치아의 구조; 신경자극전도, 근수축(근육수축, muscle contraction), 혈액응고에 필수적, 세포막(cell membrane) 투과성 증가, 특정 효소 활성화	우유, 유제품, 녹색채소 800mg	신장결석 (콩팥돌, nephrolith)	발육부진, 뼈의 기형, 골절 위험 증가
인 (P)	뼈와 치아의 무기염에 주로 분포	뼈와 치아의 구조; 거의 모든 대사 작용의 구성요소; 핵산(nucleic acid)과 단백질(protein), 효소, 비타민의 구성 성분; 세포막, ATP, 체액(body fluid)에 인산으로 존재	고기, 치즈, 견과류, 정제 안된 곡류, 우유, 콩류 800mg	없음	발육부진
칼륨 (K)	광범위하게 분포, 세포 내에 고농도로 존재	세포내 삼투압 유지, pH 조절; 대사촉진(excitometabolic); 신경자극 전달과 근섬유(muscle fiber) 수축에 필요	아보카도, 말린 살구, 육류, 견과류, 감자, 바나나 2,500mg	없음	근육(muscle)약화, 심장기형 (cardiamorphia), 부종(edema)
황 (S)	광범위하게 분포; 피부(skin), 두발(biped), 손톱(nail)에 풍부	아미노산(amino acids), 티아민(thiamine), 인슐린(insulin), 비오틴(biotin), 점액다당류의 필수적인 요소	육류, 우유, 계란, 콩류 확실하지 않음	없음	없음
나트륨 (Na)	광범위하게 분포; 세포외액에 대부분 존재, 뼈에서는 무기염과 결합	세포바깥액(세포외액, extracellular fluid)의 삼투압을 유지하고 수분의 이동을 조절; 신경자극의 전달과 근섬유 수축에 필요; pH조절과 세포막(cell membrane)을 통한 물질 이동에 관여	소금, 절인 햄, 절인 양배추, 치즈, 크래커 2,500mg	고혈압 (hypertension), 부종	구역(오심, nausea), 근육(muscle)경련, 경련(convulsion, 발작)
염소 (Cl)	나트륨(sodium)과 밀접한 연관; 뇌척수액(cerebrospinal fluid, CSF)과 위액에 가장 높은 농도로 존재	세포바깥액의 삼투압 유지와 pH조절, 전해질 균형 유지; 염산 형성에 필수적; 적혈구(eythrocyte)에서 이산화탄소(carbon dioxide) 운반	나트륨(sodium)과 같다 확실하지 않음	구토(emesis)	근육경련
마그네슘 (Mg)	뼈(bone)에 풍부	ATP 생산과 관련된 미토콘드리아(mitochondria, 사립체)에서의 대사 작용에 필요; ATP를 ADP로 분해	우유, 유제품, 콩류, 견과류, 녹색채소 300~350mg	설사(diarrhea)	신경근육(신경근, neuromuscular) 이상

표 13-8 미량원소

미량원소	분포	기능	공급원과 성인 권장량(RDA)	과잉시	결핍시
철분 (Fe)	혈액(blood)에 주로 존재; 간(liver), 지라(비장, spleen), 골수(bone marrow)에 저장	헤모글로빈(hemoglobin) 분자 구성; 비타민A 생성촉매; 효소들과 결합	간, 육류의 살코기, 말린 살구, 건포도, 정제 안된 곡류, 콩류, 당밀 10~18mg	간(liver) 손상	빈혈 (anemia)
망간 (Mn)	간, 콩팥(신장, kidney), 이자(췌장, pancreas)에 가장 높은 농도로 존재	지방산(fatty acid)과 콜레스테롤(cholesterol) 합성, 요소(urea) 생성, 신경계의 정상 기능에 필요한 효소에 존재	견과류, 콩류, 정제 안된 곡류, 녹색잎 채소, 과일 2.5~5mg	없음	없음
구리 (Cu)	간, 심장(heart), 뇌(brain)에 가장 고농도로 존재	헤모글로빈 합성, 뼈(bone) 성장, 멜라닌(melanin) 생산	간, 굴, 게살, 견과류, 정제 안된 곡류, 콩류 2~3mg	드뭄	드뭄
요오드 (I)	갑상샘(갑상선, thyroid gland)에 가장 높은 농도로 존재	갑상선호르몬(thyroid hormone) 합성에 필수적	지역에 따라 토양에 존재하는 정도가 다양, 소금에 첨가 0.15mg	갑상선호르몬 합성 감소	갑상샘종양
코발트 (Co)	신체에 널리 분포	시아노코발아민(cyanocobalamin)의 구성요소; 효소의 합성에 이용	간, 육류의 살코기, 우유 아직 알려 있지 않음	심장질환 (heart disease)	악성빈혈 (pernicious anemia)
아연 (Zinc)	간, 신장, 뇌에 고농도로 분포	소화, 호흡, 뼈대사, 간대사에 필요한 효소를 구성; 정상 상처치유와 피부의 유지에 필요	육류, 곡류, 콩류, 견과류, 채소류 15mg	언어장애 (dysphasia), 보행장애 (걸음장애, gait disturbance)	면역억제, 미각 및 후각소실, 학습장애
불소 (F)	주로 뼈와 치아에 존재	치아(이빨, teeth) 구조의 구성성분	불소첨가 수돗물 1.5~4mg	치아 착색	없음
셀레니움 (Se)	간과 콩팥에 고농도로 분포	효소에서 발견	육류의 살코기, 생선, 곡류 0.05~2mg	구토(emesis), 피로(fatigue)	없음
크롬 (Cr)	신체에 널리 분포	탄수화물(carbohydrate) 이용에 필수	간, 육류의 살코기, 포도주 0.05~2mg	없음	없음

더보기

위와 위샘(gastric gland)의 기능

위는 위암(gastric cancer) 등으로 위 전체를 적출해도 살아갈 수 있기 때문에, 생명유지에 필수 장기는 아니다. 그렇지만 섭취할 수 있는 음식물의 양은 줄어든다. 위는 꿈틀운동으로 음식물을 섞이게 한 후 일시적으로 저장하고 다음 단계인 샘창자로 조금씩 내려 보낸다. 소화와 흡수는 작은창자에서 이루어진다.

위의 점막(mucous coat)에는 위샘(gastric gland)이 있다. 대부분의 위샘은 단순한 관 모양을 지니고 있으며, 점액분비, 염산분비, 펩신의 전구물질분비, 가스트린 등의 소화관호르몬을 분비한다.

위액의 염산과 펩신 때문에 세균이 생존하기 어려워 위에 저장된 음식물의 부패를 방지할 수 있다.

더보기

식도암(carcinoma of the esophagus)

식도암은 주로 60~70대의 연령층에서 발생하며 우리나라에서는 남성이 13:1의 비율로 발생율이 높다.

식도암의 경우, 연하곤란은 종양이 커지지 않으면 나타나지 않는다. 조기에는 증상이 확실하지 않은 것이 특징이며, 종양(tumor)이 커져 내강을 막게 되면 삼킴곤란(연하곤란, aphagopraxia)이 나타난다. 식도이완불능증(esophageal achalasia)과 달리 고제(고형물, solid)에 대한 삼킴곤란(연하곤란, aphagopraxia)이 뚜렷하다.

원인

① **편평상피암**(,squamous cell carcinoma, SCC)은 흡연 및 음주(식도암 발생률을 6배 증가시킴), 발암물질(질소화합물 등), 물리적 요인에 의한 점막이 손상(뜨거운 음식이나 음료, 부식 식도염 등)된다.

② **선암종**은 위식도역류(gastroesophageal reflux: 식도염, 식도 궤양, 비만) 등이다.

증상

① **조기 증상**은 확실하지 않은 것이 특징이다. 삼킬 때에 위화감이 주로 나타나며, 「따가운 느낌」, 「음식물이 가슴 속을 쓸어내리는 느낌」, 「경미한 가슴의 통증」 등을 호소한다.

② **만기 증상**은 종양이 커져 내강을 막게 되면 삼킴곤란(연하곤란, dysphagia)이 나타나고, 고형물에 대한 삼킴곤란이 뚜렷하다. 또한 종양세포의 증식과 삼킴곤란이 겹쳐서 체중감소 현상이 뚜렷해진다.

간암(hepatoma)

간암이란 간에 생기는 모든 악성 종양을 말하며 크게 **원발성**과 **전이성**으로 나눌 수 있다. 원발성 간암에는 간세포암종, 담관암종, 간모세포종 등이 있으며 이 중에서 간세포암종은 원발성 간암의 90%를 차지한다.

원인: B형, C형 간염 바이러스로 인한 만성간염(hronic hepatitis), 혈색소증(hemochromatosis), 경구피임약, 알콜, 약물, 간경변증, 지방성 간질환 등이다.

증상: 영양·대사기능장애, 쓸개즙의 생성과 배설장애, 혈액응고 기능장애, 식도(esophagus)·위(stomach) 정맥류, 복수(ascites), 간비대(hepatomegaly), 황달(jaundice) 등이다.

간(liver)의 대사기능

소화관(alimentary tract)에서의 정맥 혈류는 직접 심장(heart)으로 가지 않고 간을 한 번 경유한다. 이것은 어떤 의미일까?

소화관에서 흡수하는 것에는 당류, 아미노산이 있다. 그 외에도 합성 착색료나 방부제 성분, 그리고 약물 등도 흡수한다. 이들 물질은 문맥 (portal v.)을 통해서 간으로 들어간다.

간(liver)에 들어가면 우선, "필요한 것", "필요하지 않은 것"으로 나뉘며, "필요한 것"은 다시 합성의 재료로 쓸 것과 저장할 것으로 분류된다.

또 "필요하지 않은 것"은 쓸개관(담관, bile duct)으로 운반되어 소화관으로 되돌려 보내지거나, 물에 녹기 쉽게 만들어져 신장(kidney)으로 버려진다.

이들을 분류하는 기능을 **대사**라고 한다.

잇몸(gingiva) & 플라크(plaque)

수십 년 동안 열심히 일한 대가로 심혈관계, 소화기계 등 모든 장기에 '정비하시오!'라는 빨간 불이 들어오기 시작하는 것이다. 그 중에서도 치아(이빨, teeth) 및 구강계는 빼놓을 수 없는 재정비 기관 중의 하나다.

중년 이후 구강(oral cavity) 내의 증상을 보면 잇몸(gingiva)이 붓고 피가 나며 잇몸 사이가 벌어지거나 치아뿌리 부분이 마모되어 찬물이나 과일을 먹을 때 시린 증상을 호소하기도 한다. 만약 위의 증상들이 심해지면 치아 주위에 통증 또는 불편감을 느끼게 되고 치아 사이가 점차 벌어지게 되는데, 이때는 잇몸 질환이 상당히 진행된 상태이다.

잇몸(gingiva) 손상이 진행되어 치조골이 상실되고 나면, 다시 회복할 수 없게 된다. 따라서 치아 주위의 이틀뼈(치조골, alveolar bone)이 파괴되기 전에 미리 예방하는 것이 무엇보다도 중요하다.

플라크(plaque)란 치아 표면에 쌓이는 세균 덩어리로 칫솔질로 제거가 가능하지만, 플라크가 굳어져 치석(tartar)으로 변하면 칫솔질로는 제거가 불가능하다. 회전식 칫솔질은 먼저 잇몸과 치아 사이에 45도 각도로 칫솔을 위치 시킨 후 좌우로 약간의 진동을 주어 플라크가 떨어지게 한 후 치아가 난 방향을 향해 돌리면서 닦아주는 방법이다. 치아의 안쪽도 같은 방법으로 닦아주며 음식을 씹는 면은 앞뒤로 왕복해 닦아준다.

더보기

영양소와 그 흡수 부위

흡수부위		영양소		결핍에 의한 대표적 장애·질환
위		(알코올)		-
소장	십이지장~공장	수분 (전체의 80~90%)		탈수
		전해질	Na	저Na혈증(두통, 간대성 경련, 의식장애)
			K	저K혈증(주기성 사지마비, 부정맥)
			Ca, Mg	테타니(간헐성 사지강직성 경련)
			P	골연화증, 구루병(뼈의 석회화 부전 → 유골 증가)
			Fe	철결핍빈혈(설유두 위축, 숟가락손발톱, 고박출성 심부전)
		탄수화물		설사, 체중감소
		단백질		부종, 복수
		지방		지방변성 설사
		지용성 비타민	A	야맹증(암순응 반응이 어려움)
			D	골연화증, 구루병
			E	용혈빈혈(미숙아)
			K	혈액응고인자 II, VII, IX, X 저하 → 출혈경향
		수용성 비타민	B_1	각기(다발성 신경염, 부종, 심부전), Wernicke뇌증(기억장애, 지남력상실, 작화증 <confabulation>, 안구운동이상 등)
			B_2	구각염, 설염
			B_6	말초신경장애
			니코틴산	펠라그라(홍반, 설사, 치매)
			C	괴혈병(출혈경향)
		엽산		거대적혈모구성 빈혈(악성 빈혈, Hunter 설염, 백발)
	회장 말단	비타민 B_{12}		거대적혈모구성 빈혈(아급성 연합성 척수변성증, 심부감각, 추체로장애)
		쓸개즙산		지방흡수장애
대장		남은 수분, 전해질		설사, 쇠약

더보기

문맥이 막혔을 때의 혈류

- **소화관**에서 오는 혈류는 전부 문맥(portal v.)을 통과해서 간으로 들어간다. 만일 문맥(portal v.)이 막혔다면 간(liver)으로 들어가야 할 혈액(blood)은 어떻게 될까? 혈액이 간으로 들어가지 못할 뿐만 아니라 심장(heart)으로 돌아가지도 못하게 된다.
- **측부혈행로**의 곁순환(측부순환, collateral circulation)이 형성되고 식도정맥류도 형성된다.
- **문맥압**(portal blood pressure)이 항진되는 질환(특발성 문맥압 항진증, 간경변, 일본주혈흡충증) 등이다.

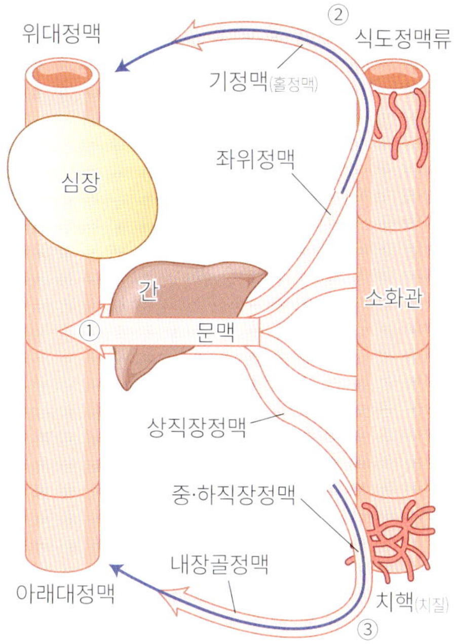

곁순환(측부순환, collateral circulation)

정상에서는
① 처럼 소화관에서 나온 정맥은 문맥을 흐르지만,
문맥압 항진 시에는 측부혈행로 ②, ③을 경유해서 심장으로 돌아간다.

용어

가스트린(gastrin)
간소엽(liver lobule)
꿈틀운동(연동운동, peristalsis)
돌창자(회장, ileum)
리파아제(지질분해효소, lipase)
막창자(맹장, cecum)
막창자꼬리(충수, appendix)
무기질(미네랄, mineral)
미생물군(microbiota)
미즙(chyme)
분절운동(segmentation)
비타민(vitamin)
빈창자(공장, jejunum)
삼킴(연하, deglutition)
샘창자(십이지장, duodenum)
세크레틴(secretin)
소화 (digestion)
소화관(식도, 위, 소장, 대장, digestive tract)
식도(esophagus)
쓸개계(담도계, biliary tree)
쓸개주머니(담낭, gallbladder)
쓸개즙(담즙, bile)
씹기(저작, mastication)
아밀라아제(amylase)
암죽(chyle)
영양관(alimentary canal)
온쓸개관(총담관, common bile duct)
위(stomach)
위액(gastric juice)
위장관(gastrointestinal tract, GI tract)
유화(emulsification)
융모(villus)
이당류(disaccharides)
이자(췌장, pancreas)
잘록창자(결장, colon)
창자신경계통(enteric nervous system)
침샘(타액선, salivary glands)
콜레시스토키닌(cholecystokinin)
프로테아제(단백분해효소, protease)
혈당지수(glycrmic index)
흡수(absorption)

CHAPTER

14

비뇨기계통과 체액
Urinary System and Fluid

학습목표

1. 비뇨기계를 구성하는 기관의 이름을 알자.
2. 콩팥, 방광, 요도의 구조를 이해하자.
3. 콩팥 내의 토리, 토리쪽곱슬세관, 콩팥세관고리의 구조를 알자.
4. 노화에 따른 비뇨기계통의 변화를 알자.
5. 연령과 성별에 따른 체액의 변화에 대해 알자.
6. 몸 안에서의 수분의 경로에 대해 알자.
7. 체액 내 전해질의 중요성을 이해하자.

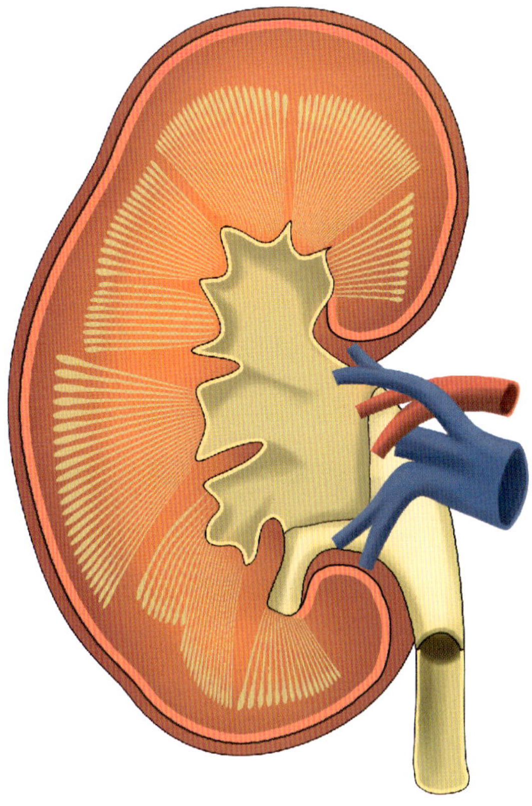

비뇨기계통(URINARY SYSTEM) 개요

비뇨기계(urinary system)는 콩팥(신장, kidney) 2개, 요관(ureter) 2개, 방광(urinary bladder) 1개 및 요도(urethra)로 구성되어 있다. 이중 가장 중요한 역할을 하는 것이 신장으로 혈액 속 노폐물을 제거하는 정화 시스템의 역할을 하는 기관이다. 신장에서 걸러진 노폐물을 체외로 배출하는 기관들로 요로(urinary tract), 요관(ureter), 방광(urinary bladder)이 있다. 요로는 남성의 경우 음경 끝부분에 열려 있고 여성은 외음부에 개방되어 있다. **(그림 14-1)**

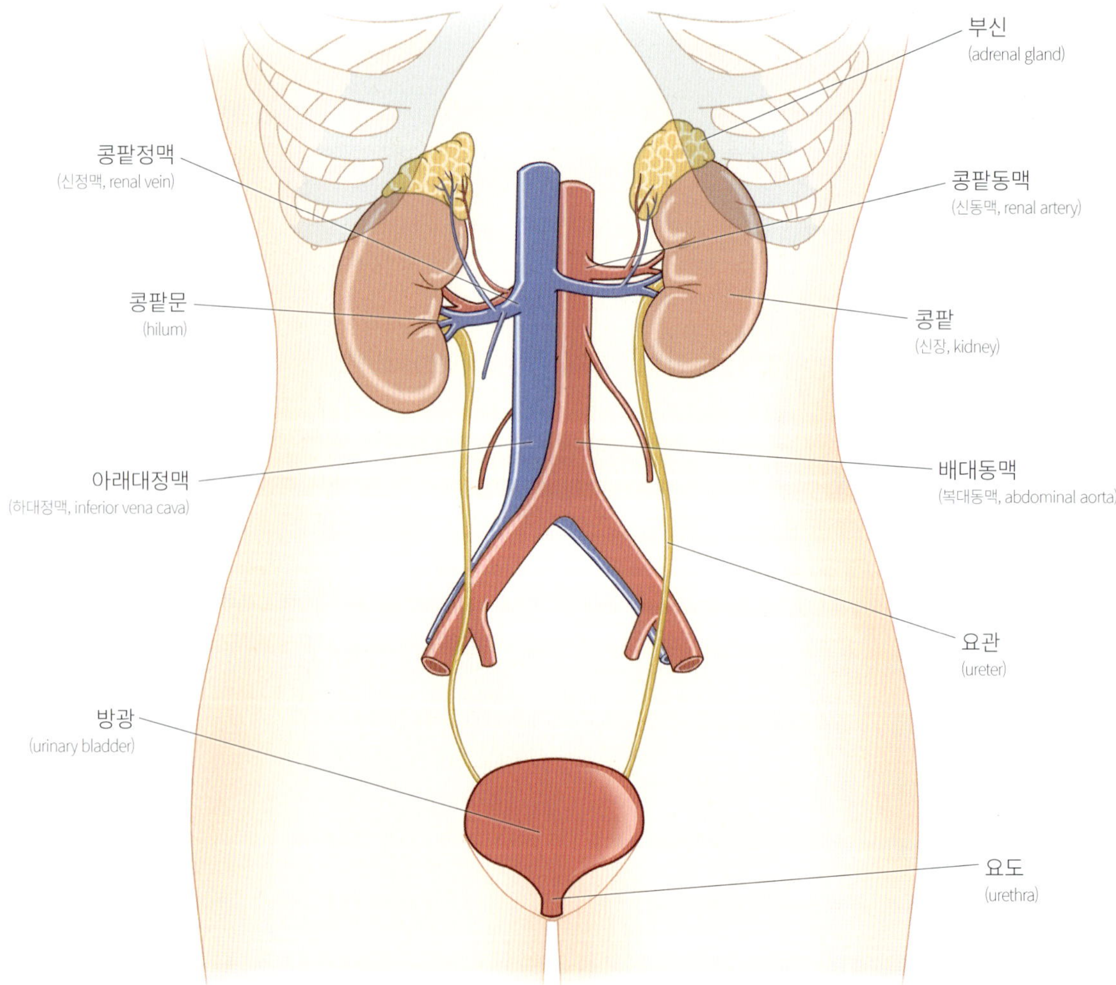

그림 14-1 비뇨기계(urinary system)

콩팥(신장, KIDNEY)

콩팥(신장, kidney) 위치

콩팥은 선 자세에서 둔부에 손을 올려놓았을 때 척추에서 엄지손가락이 만나는 부위로서, 배안(복강, abdominal cavity) 뒤벽 윗부분, 척주(vertebral column) 양쪽의 각각 12번째 등뼈(흉추, thoracic vertebra)와 3째 허리뼈(요추, lumbar vertebra) 사이, 척주(spinal column)의 가쪽에 위치한다.

위치는 팔꿈치의 높이에 해당하지만 오른쪽 콩팥은 왼쪽 신장보다 1.5~2cm 아래에 위치하며, 좌측 콩팥은 우측 콩팥보다 약 1.5~2cm 높게 위치하고, 벽측 배막(복막, peritoneum) 뒤에 위치한다.

신장은 지방조직(adipose tissue)과 결합조직(connective tissue)으로 둘러 쌓여있다. (그림 14-2)

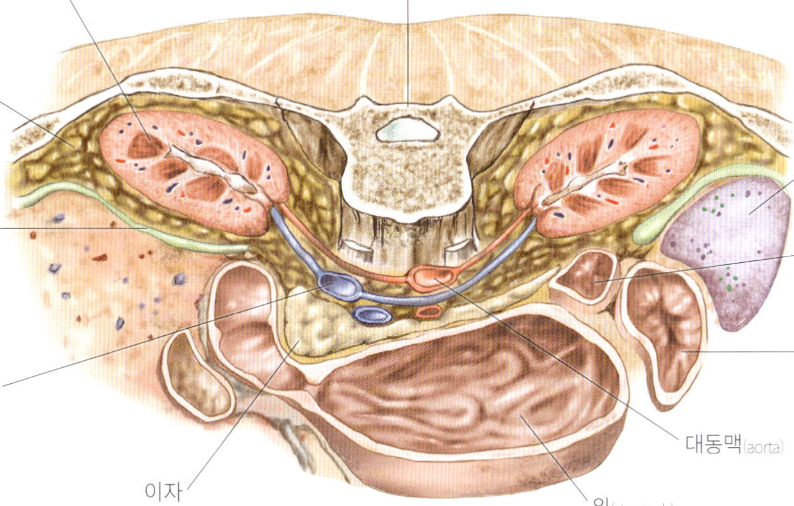

(a)

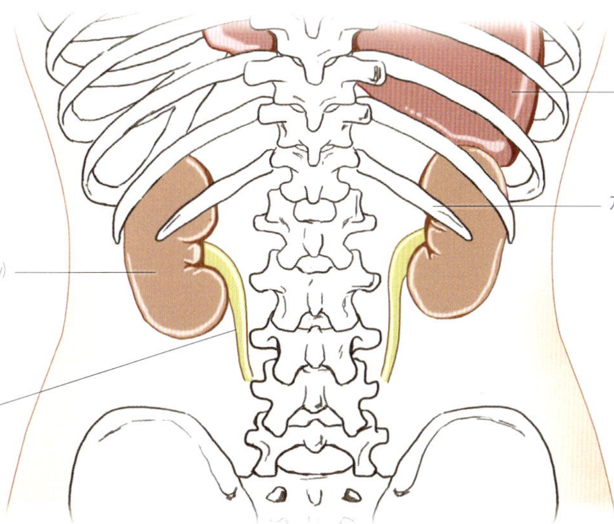

(b)

그림 14-2 (a) 콩팥(신장, kidney)이 있는 뒤 복강(abdominal cavity)의 가로단면 (b) 척추 뒷면에서 본 콩팥의 위치

콩팥(신장, kidney)의 육안적 구조

콩팥은 작고 검붉으며 완두콩 모양의 기관으로 크기는 약 세로 12cm, 너비 6cm, 두께 3cm이고, 무게는 100g 정도이며, 질긴 섬유질(fiber) 껍질로 싸여 있다.

콩팥의 외측면은 볼록한 반면, 안쪽은 오목하게 들어가 있으며 이 부분을 콩팥문(신문, renal hilum)이라고 한다. 이 콩팥문을 통해 혈관(blood vessel), 신경(nerve), 요관(ureter)과 연결된다.

안쪽 **콩팥깔대기**(신우, renal pelvis)는 콩팥큰술잔(대신배, major calyx)이 되고, 각각 여덟에서 열 네 개의 콩팥작은술잔(소신배, minor calyx)으로 갈라지며, 콩팥유두(renal papilla)라고 하는 작은 돌기(가시, spur)들이 각각의 술잔(배, calyx) 쪽으로 있다.

콩팥의 바깥쪽은 섬유피막(capsule)이 둘러싸고 있으며, 피질은 섬유성 막인 콩팥피막(신피막, renal capsule)으로 둘러싸여 있다. 이는 콩팥의 모양을 유지하고 보호하는 기능을 한다.

콩팥속질(수질, renal medulla)은 콩팥피라미드(renal pyramid)라고 하는 원뿔 모양의 조직으로 이루어져 있다.

콩팥겉질(신피질, renal cortex)은 과립상(granular)으로 수질(renal cortex)을 싸준다.

콩팥피라미드(renal pyramid): 삼각형 모양의 콩팥속질로서 콩팥겉질을 콩팥기둥(신주, renal column)이라고 한다.

콩팥깔때기(신우, renal pelvis): 요관 위쪽 끝 부위이며, 방광으로부터 소변이 배출되는 관이다.

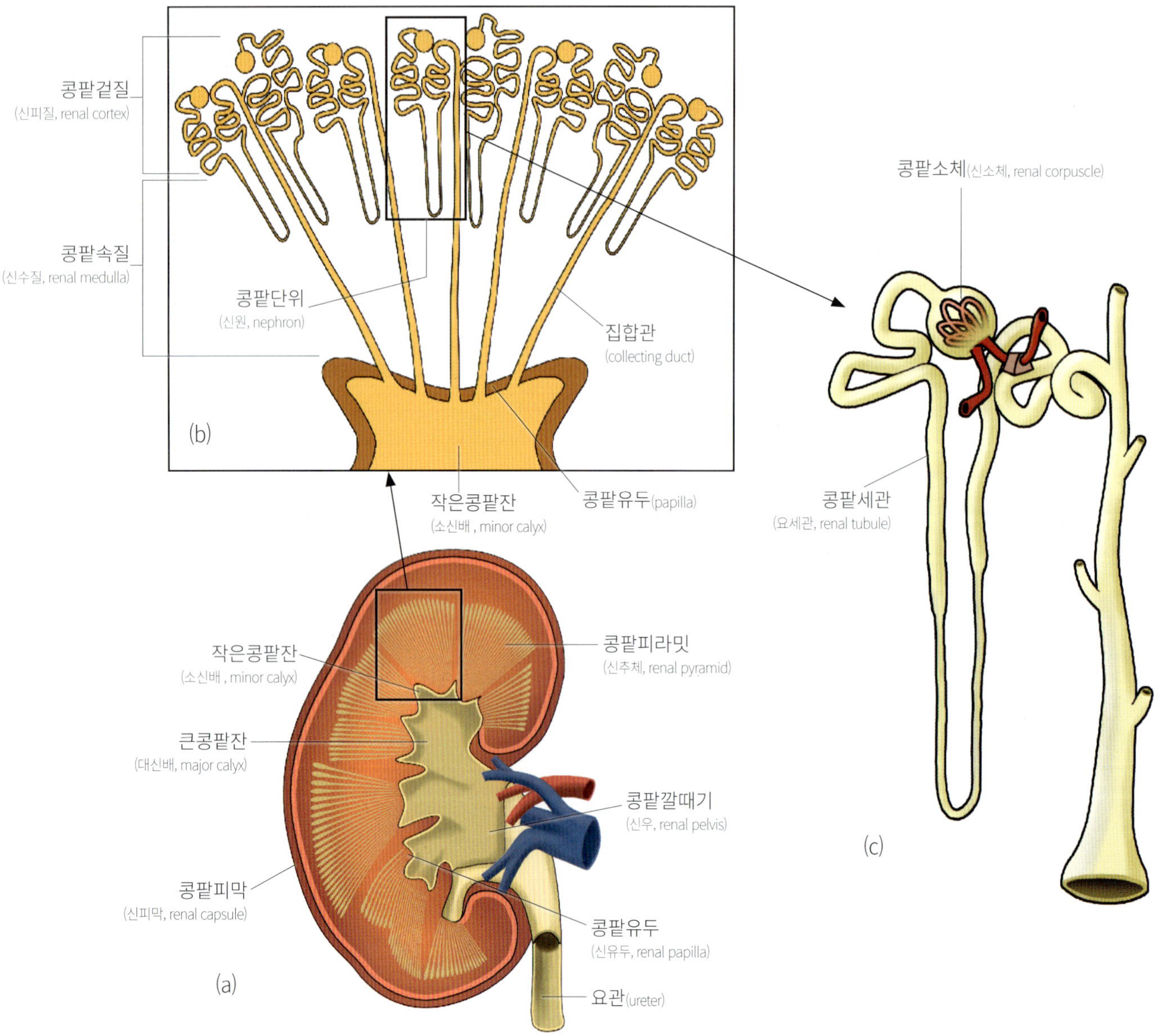

그림 14-3 (a) 콩팥(신장, kidney)의 세로단면 (b) 콩팥 피라미드(renal pyramid)의 구조 (c) 콩팥단위(신원, nephron)의 구조

콩팥술잔(신배, renal calices): 콩팥깔때기로부터 갈라진 것으로 피라미드 유두는 각각의 콩팥술잔으로 열린다.

콩팥유두(신유두, renal papilla): 피라미드의 좁고 길숙한 곳이다. (그림 14-3)

콩팥(신장, kidney)의 현미경적 구조

콩팥단위(신원, nephron)는 좌우 각각 100만 개 이상의 구조적 및 기능적 미세단위로 콩팥의 내부를 이루고 있으며, 오줌생산을 담당하는 기능적 단위이다. 콩팥겉질(신피질, renal cortex)에는 작은공 모양의 콩팥소체(신소체, renal corpuscle) 가 들어 있다. 콩팥단위는 콩팥소체와 콩팥세관(뇨세관, renal tubule)의 2개의 구성요소로 이루어져 있다.

콩팥소체(신소체, renal corpuscle)

1개의 콩팥소체는 토리주머니(사구체낭, glomerular capsule)와 그 속에 구불구불한 토리(사구체, glomus)로 구성되어 있다. (그림 14-4)(그림 14-5)(그림 14-6)

토리주머니(사구체낭, glomerular capsule): 콩팥단위의 주머니 모양의 토리주머니는 토리를 둘러싸고 있다.

토리(사구체, glomerulus): 토리주머니의 안팎 두 겹으로 되어 있고, 두 막 사이에 보우만공간(Bowman space)이 있으며 모세혈관(capillary)의 그물로 이루어져 있다.

콩팥세관(renal tubule)

- **토리쪽곱슬세관**(근위곡세뇨관, proximal convoluted tubule): 콩팥세관(renal tubule)의 첫 번째 구역으로 세관(소관, tubule)은 겉질(피질, cortex) 속을 구불구불하게 달리고 있다.
- **콩팥세관고리**(신원고리, Henles loop): 토리쪽 세관에서 연장된 부위이며 직선 모양의 하행 세관가지, U자 모양의 굽은 세관가지, 직선 모양의 상행 세관가지로 구성되어 있다.
- **먼쪽곱슬세관**(원위곡세뇨관, distal convoluted tubule): 겉질로 되돌아온 세관은 겉질내에서 다시 구불구불하게 달린다. 콩팥세관고리의 오름먼쪽가지 부위에 있다.
- **집합세관**(collecting duct): 콩팥세관에서 직선 부위로써, 몇 개의 세관이 모여서 집합관이 결합된다. 소변은 집합관에서 모아진 후 콩팥술잔(신배, renal calices)과 콩팥깔때기(신우, renal pelvis)를 거쳐서 요관(ureter)으로 이동된다.

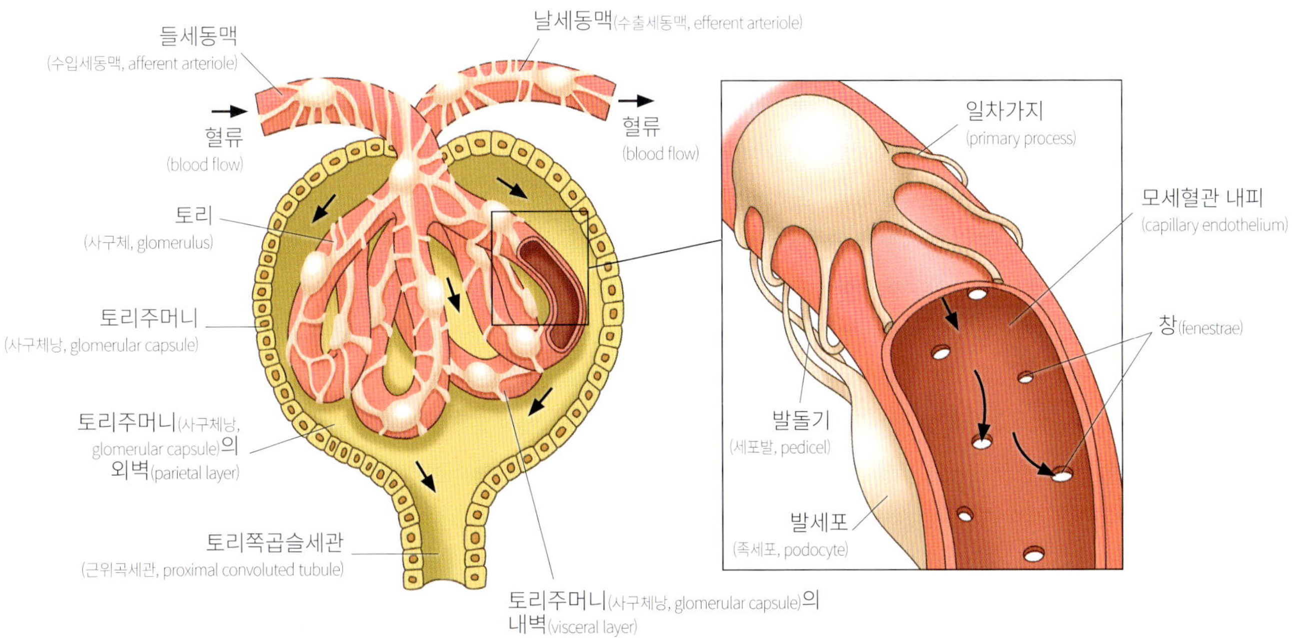

그림 14-4 (a) 토리주머니(사구체주머니, glomerular capsule) (b) 사구체 내의 모세혈관(capillary)과 내피세포(endothelial cell)

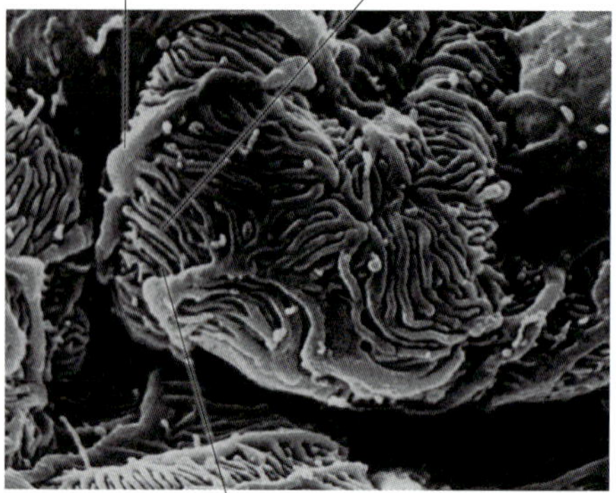

그림 14-5 토리(사구체, glomus)의 일부분의 주사전자현미경 사진(x 8,000)

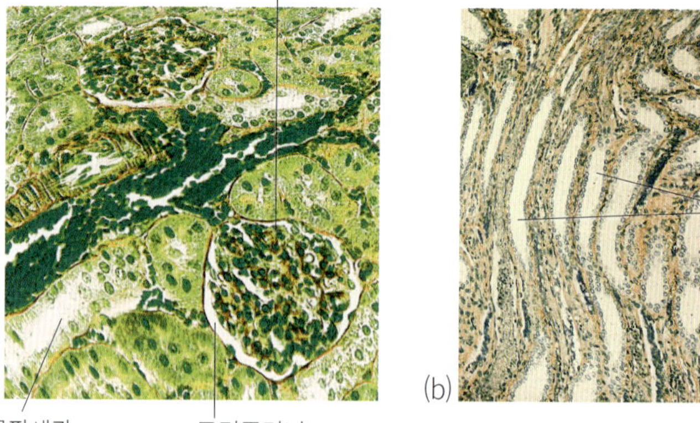

그림 14-6 (a) 콩팥겉질(콩팥피질, renal cortex)의 광학현미경 사진(x220)
(b) 콩팥속질(renal medulla)의 광학현미경 사진(80x로 촬영한 사진을 200배로 확대)

콩팥(신장, kidney) 기능

콩팥의 주 임무는 인체의 노폐물을 제거하는 것으로, 콩팥을 통한 혈류속도는 인체에서 가장 빠르다.

콩팥(신장, kidney)의 주된 기능은 체액의 양, 구성성분, 그리고 수소이온농도(pH)를 조절하는 것이다. 그 과정에서 대사산물(metabolite)을 혈액으로부터 제거하여 체외로 배설하게 된다. 콩팥 기능에서 특히 중요한 것은 독성물질(toxic substance), 요소(urea), 암모니아(ammonia) 같은 질소(nitrogen)의 배설이다. 또한 염화물(chloride), 나트륨(sodium), 중탄산염(bicarbonate) 등의 화학물질의 농도를 조절하고, 수분 및 나트륨 양을 조절한다.

또한 **콩팥**은 에리트로포이에틴(erythropoietin) 호르몬을 분비하여 적혈구(red blood cell)의 생성을 조절한다. 또한 레닌(renin)이라는 호르몬을 분비하여 혈압을 조절하고, 비타민 D를 활성화시켜 칼슘이온의 흡수를 돕는다.

콩팥은 체액의 양과 성분을 조절하면서 인체의 전해질(electrolyte), 수분(물, water) 및 산-염기 균형을 유지하는 역할을 한다.

콩판의 기능적 단위를 콩팥단위(신원: nephron)라 하며 콩팥소체와 세관에서는 여과(filteration), 세관재흡수(tubular reabsorption), 세관분비(tubular secretion)의 과정을 통하여 소변을 형성한다.

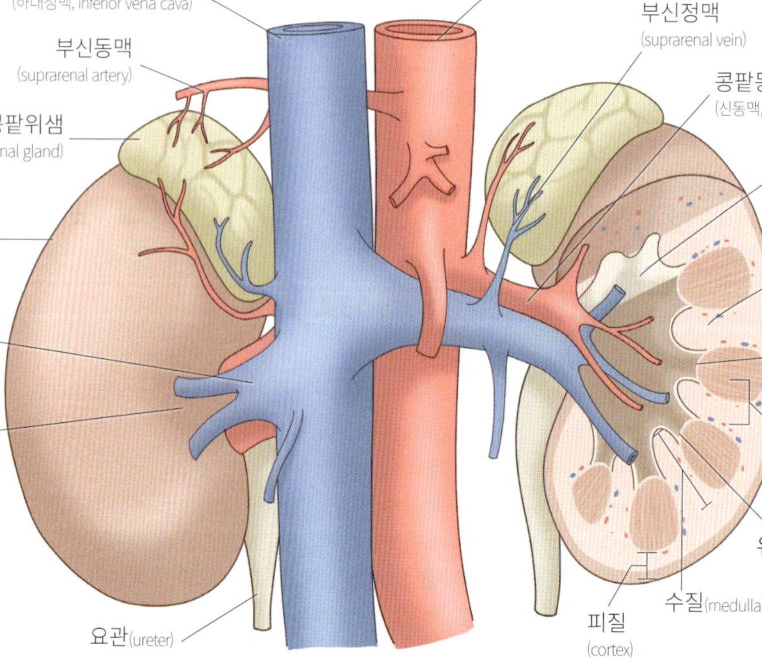

그림 14-7 콩팥(신장, kidney)과 콩팥위샘(부신, adrenal gland)

콩팥 혈관(renal blood vessels)

콩팥동맥(renal arteries)은 배대동맥(복부대동맥, abdominal aorta)에서 시작되는 혈관으로 콩팥에 혈액을 공급한다. 콩팥의 무게가 체중의 1%인 것에 비하여 콩팥동맥은 총 심박출량의 15%~30%를 콩팥으로 운반한다. (그림 14-7)

콩팥동맥(renal arteries)은 콩팥피라미드(신장피라미드, renal pyramid) 사이를 지나 속질(수질, medulla)과 겉질(피질, cortex)이 만나는 부위에서는 아치(arch)형의 엽사이동맥(엽간동맥, interlobar artery)으로 분지하여 활꼴동맥(궁상동맥, arcuate artery)이 되며, 다시 소엽사이동맥(소엽간동맥, interlobular artery)으로 분지하게 된다.

정맥혈(venous blood)은 콩팥동맥과 반행하여 아래대정맥(하대정맥, inferior vena cava)과 만나게 된다. (그림 14-8)(그림 14-9)

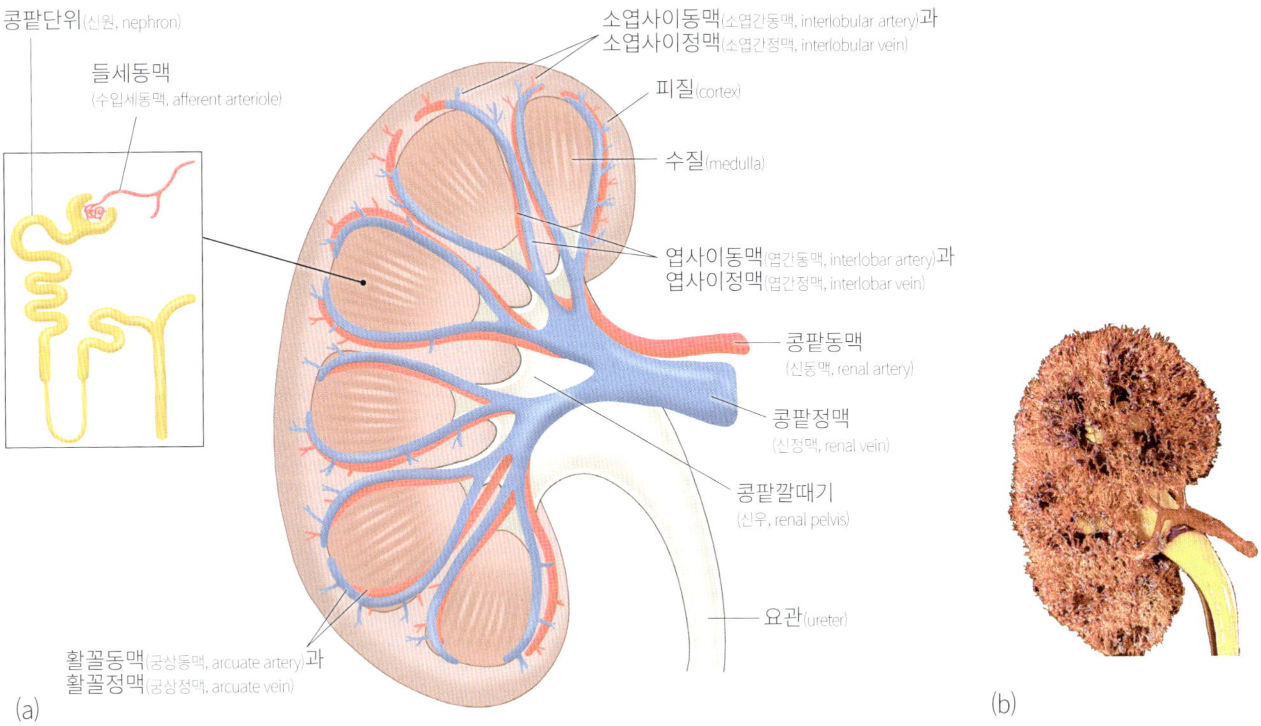

그림 14-8 (a) 콩팥동맥(renal arteries)과 정맥 (b) 콩팥동맥계의 부식 주형(corrosion cast)

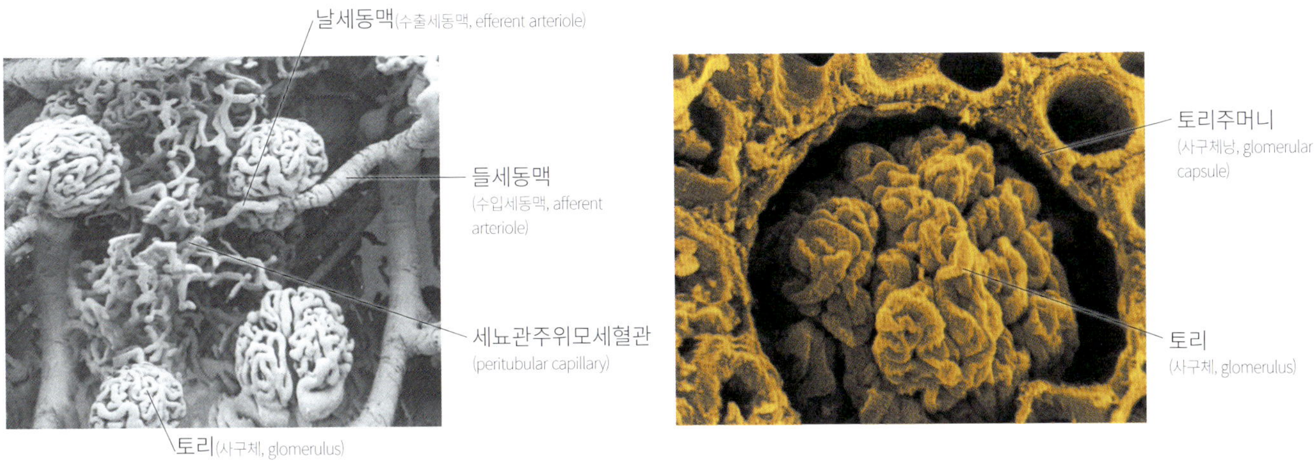

그림 14-9 (a) 콩팥혈관의 부식 주형(corrosion cast)의 주사전자현미경 사진(x200) (b) 토리주머니(사구체머니, glomerular capsule)의 주사전자현미경 사진(x480)

Advance Study

신원(콩팥단위)의 혈액공급(blood supply of a nephron)

토리(사구체, glomerulus) 모세혈관(blood capillary)의 혈압은 다른 어느 곳의 모세혈관보다도 높다. 수출소동맥(원심소동맥, efferent arteriole)의 요세관주위모세혈관계(peritubular capillary system) 가지는 수질곁신원(juxtamedullary nephron)의 수출소동맥(원심소동맥, efferent arteriole)으로부터 혈액을 받는다.

또한 곧은 혈관이라고 하는 모세혈관 고리를 이루어 요세관(uriniferous tubule)을 둘러싸고, 곧은 혈관(직혈관, vasa recta)이라는 모세혈관 고리는 수질(medulla) 속으로 깊이 들어갔다 나온다.(그림 14-10)(그림 14-11)

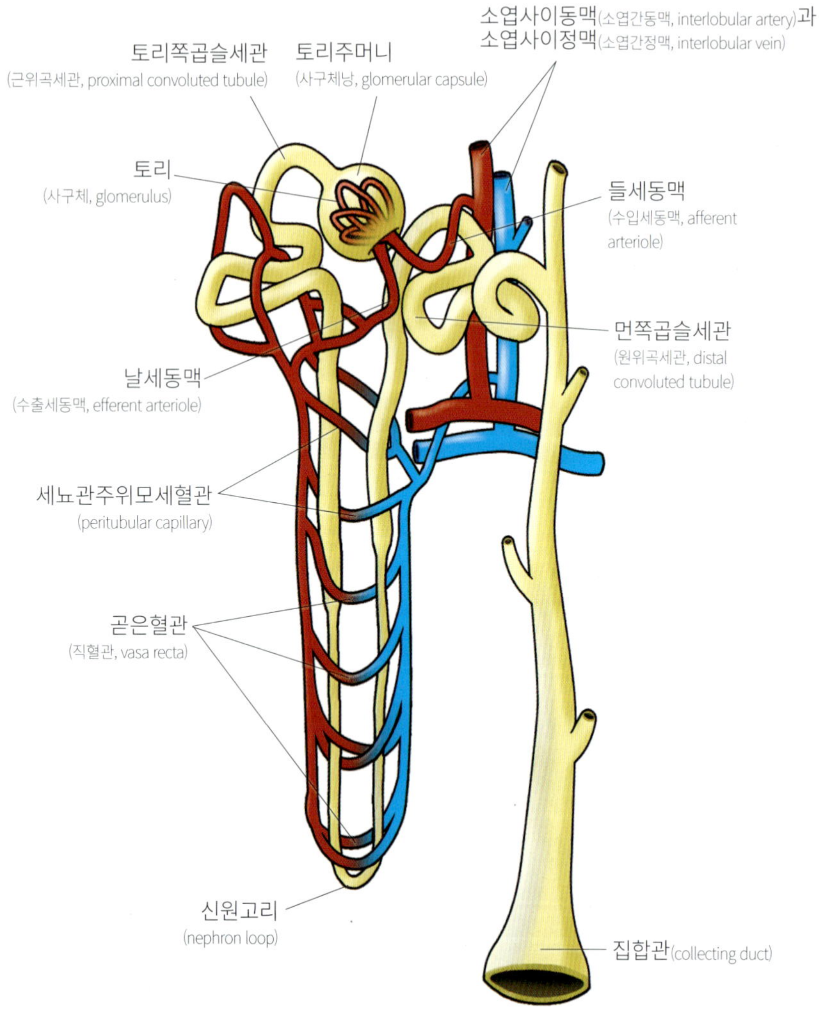

그림 14-10 곧은 콩팥단위(신원, nephron) 주위의 혈관망

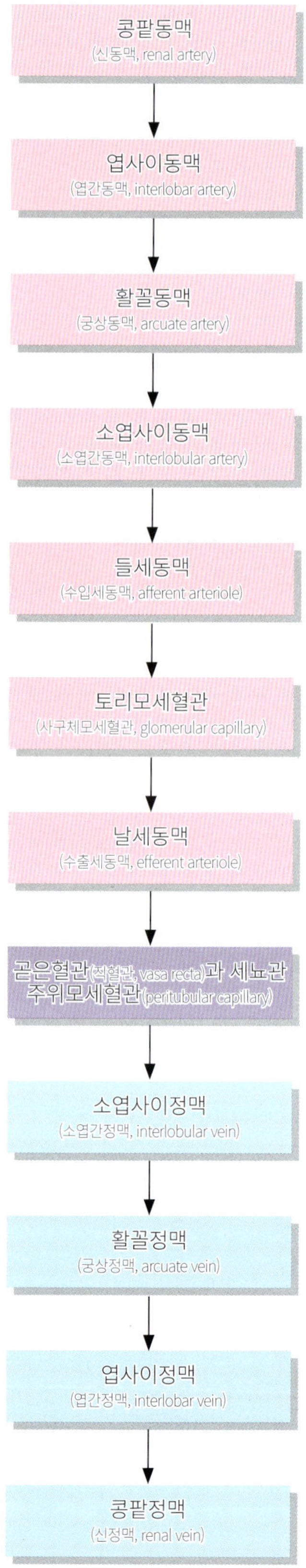

그림 14-11 콩팥(신장, kidney)의 혈관(blood vessel)들을 통과하는 혈액(blood)의 경로

오줌(URINE) 형성

콩팥 속 토리(사구체, glomerulus)의 콩팥단위(신원, nephrons)는 여과, 재흡수, 분비를 통하여 오줌(urine: 소변)을 형성하고 배출한다.(표 14-1)

또한 **좌우 콩팥**에 있는 2백만개 이상의 콩팥단위(신원, nephron)는 혈장(blood plasma) 조성의 균형을 이루는 중요한 기능을 수행한다.

토리(사구체, glomerulus) 여과

오줌(urine) 형성의 첫 단계인 토리 여과(사구체 여과, glomerular filtration)는 혈액의 흐름에 영향을 미치며, 토리의 혈압은 수분을 밀어내고, 토리 내의 노폐물을 분해하여 토리주머니로 밀어낸다.

배출량 = 토리(사구체) 여과 + 요세관 분비 - 요세관 재흡수

토리주머니(사구체낭, glomerular capsule)는 토리 여과액(glomerular filtrate)을 받게 되는데 여과액은 대부분이 물이고, 일부 고분자 단백질을 제외한 포도당, 나트륨, 각종 영양소 및 이온물질 등의 성분이 토리주머니 속에서 여과되어 나온다.

콩팥(신장, kidney)은 휴식상태에서 심박출량의 약 25%를 받으며, 토리 모세혈관을 통과하면서 혈장의 20%가 여과된다. 양쪽 콩팥의 평균 여과율은 약 125mℓ/min 혹은 180,000mℓ/day 이다.

여과압력(filtration pressure)과 여과율(filtration rate)

여과압력은 토리 내 혈장의 삼투압(osmotic pressure)과 토리주머니 안 정수압에 의해서도 영향을 받으며, 토리의 모세혈관 정수압 증가는 **여과율**을 증가시킨다.

토리 혈장의 교질삼투압(colloid osmotic pressure)도 **최종여과압력**과 여과율에 영향을 줄 수 있다. 여과액의 대부분이 재흡수 되고, 남은 소량의 여과액은 림프액(lymph)으로 전환된다.

토리여과율(사구체여과율, glomerular filtration rate, GFR)은 장기나 조직이 동맥압(arterial pressure: 동맥혈압)의 변화에 따라 혈류를 유지해줄 수 있는 능력인 자가조절(autoregulation)을 통해 일정하게 유지된다.(그림 14-12)

교감신경계(sympathetic nervous system)는 혈압과 혈액량이 감소할 경우, 들세동맥(수입소동맥, afferent arteriole)을 수축시켜 여과압력을 감소시키고 GFR(토리여과율, glomerular filtration rate)을 내린다. 이것은 결과적으로 오줌의 생성률을 적절하게 낮춘다.

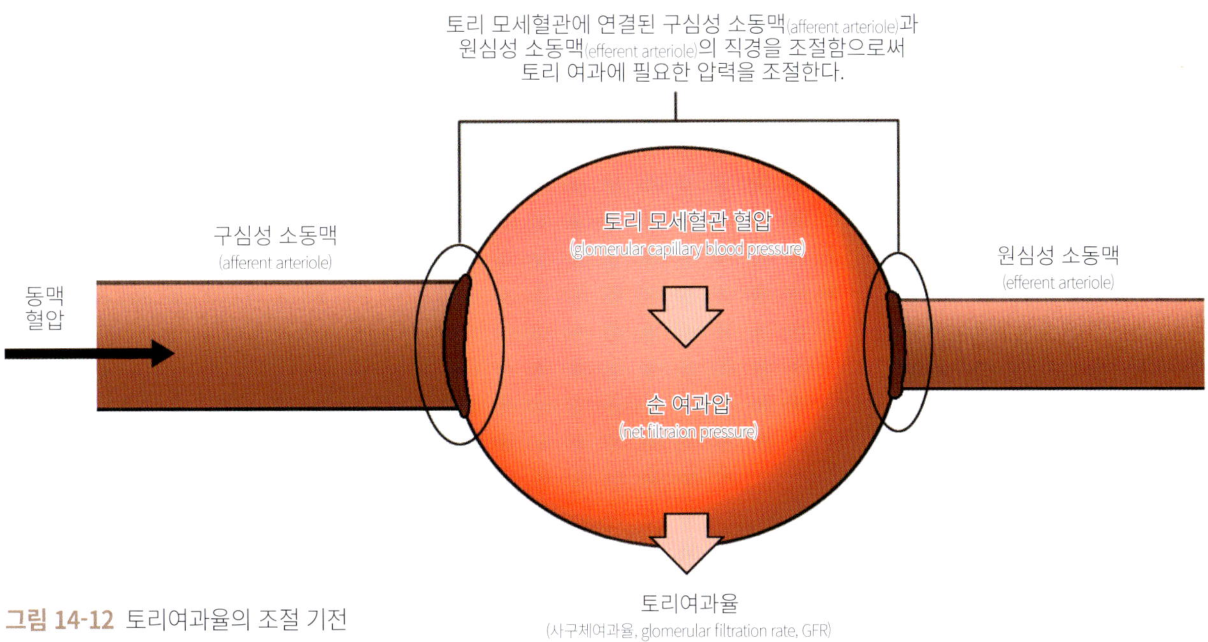

그림 14-12 토리여과율의 조절 기전

재흡수(tubular reabsorption)

요세관 재흡수(tubular reabsorption)는 콩팥세관(요세관, nephric tubule)의 수분, 염분, 당분, 영양소 등의 물질이 다시 혈액으로 유입되고, 여과된 모든 포도당이 모세혈관(blood capillary)으로 다시 흡수, 이동하는 것이다. 하루 여과 량은 180L인데 배설되는 오줌 량은 1~1.8L에 불과한 것은 세관에서 99% 이상 재흡수하기 때문이다.

콩팥세관(요세관, nephric tubule)에서 능동적으로 재흡수되는 것은 나트륨 이온(Na^+)이며 염소 이온(Cl^-) 은 수동적으로 재흡수된다. 콩팥세관 주위의 모세혈관(blood capillary)은 다른 모세혈관에 비하여 투과성이 높다.

물의 재흡수는 주로 토리쪽세관(근위요세관, proximal convoluted tubule)에서 삼투현상에 의해 수동적으로 이루어진다. 물은 요세관의 이온들을 따라 요세관 주위 모세혈관으로 삼투현상에 의해 저농도(hypotonic)에서 고농도(hypertonic)의 구역으로 세포막(cell membrane)을 통과하여 확산하게 된다.

나트륨 재흡수는 대부분 능동수송(나트륨 펌프 기전 sodium pump mechanism)에 의해 요세관(uriniferous tubule)의 근위부에서 일어난다. 토리(사구체, glomerulus) 여과액으로부터 요세관으로 들어온 대부분의 나트륨과 물(97~99%)은 오줌으로 배설되기 전에 재흡수 된다.(그림 14-13)

혈액투석(hemodialysis)

며칠에 한 번 실시하는 방법으로, 한 번 시행할 때의 속박시간이 길어 신체에 부담을 준다. 혈액투석은 혈액(blood)을 체외에서 순환시켜 투석기를 이용해서 투석(dialysis)을 실시하는 방법이다.

일반적으로는 주 3회 통원해 1회당 약 4시간의 투석을 실시한다.

복막투석: 지속적 복막투석

복막투석은 신장기능이 없는 신부전(renal insufficiency) 환자에게서 몸 안의 노폐물과 수분을 제거하기 위해 시행하는 투석(dialysis)의 일종이다. 복막투석의 한 방법인 **지속적 복막투석**(continuous peritoneal dialysis, CAPD)치료는 복강 내 용액을 교환하는데 한 번에 30~45분이 소요되며, 하루 3, 4회를 실시한다. 이 치료는 환자 스스로 실시할 수 있지만, 지속적이면 복막염의 치명적인 합병증이 발생할 수 있다.

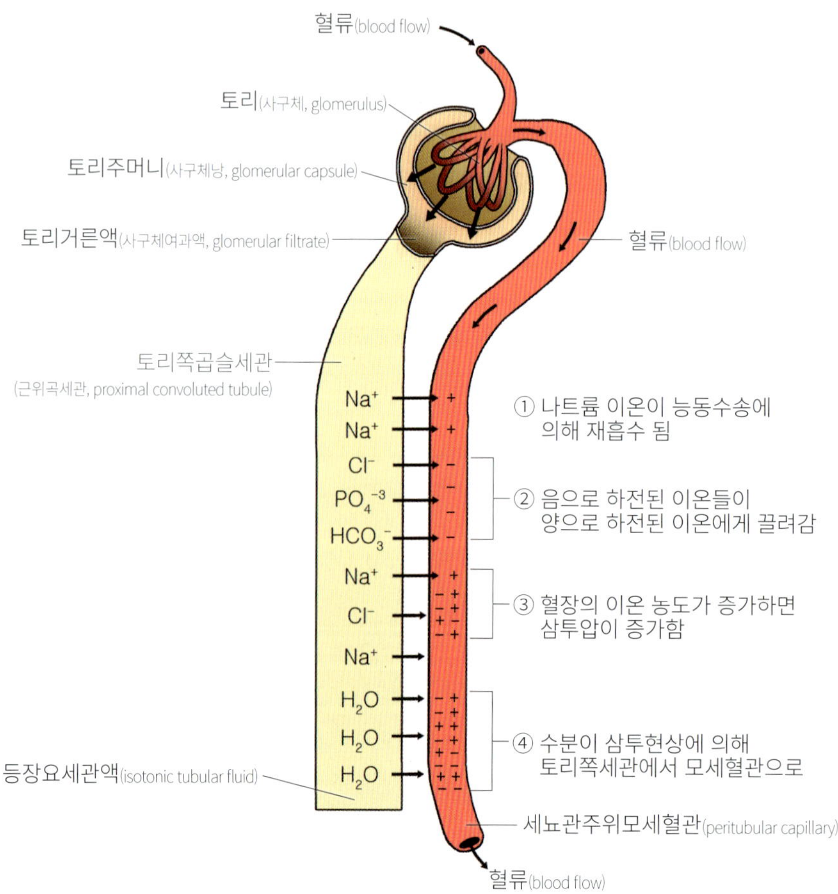

그림 14-13 토리쪽곱슬세관(근위곡세관, proximal convoluted tubule)의 재흡수 기전

분비(secreton)

요(urine)**분비**는 재흡수와 반대작용으로 혈액에서 먼쪽세관이나 집합세관으로 노폐물질을 이동하여 오줌(urine: 소변)의 형태로 배출시키는 것이다.

요세관분비(tubular secretion)에 의해 일부 물질들이 혈장으로부터 요세관액으로 이동되고, 수소 이온은 신요세관 전반에 걸쳐 능동수송(active transport)을 통해 배설된다. 수소 이온의 배설을 조절하는 것은 체내 수소이온농도의 유지에 매우 중요하다.

오줌(urine: 소변) 농도와 배설량의 조절

오줌의 용질농도는 나트륨(sodium) 농도의 경우 알도스테론(aldosterone), 심방나트륨이뇨인자(atrial natriuretic factor, ANP)에 의해 조절된다. 대부분의 나트륨이온은 오줌으로 배출되기 전 재흡수되며, 염소(chlorine) 이온의 역류기전에 의하여 콩팥(신장, kidney) 수질(medulla)에서 농축된다.

요소와 요산 배설(urea and uric acid excretion): 요소(urea)는 간(liver)에서 형성된 아미노산(amino acid) 대사물(metabolite)이고, 혈중 요소의 양은 음식물 내의 단백질의 양을 반영한다. 요소는 여과에 의해 요세관(uriniferous tubule)으로 들어간다. 그 중 약 50%는 확산에 의해 수동적으로 재흡수 되며, 나머지가 오줌으로 배설된다.

소변성분은 콩팥(신장, kidney)이 몸의 항상성을 유지하기 위해 제거 또는 유지해야 하는 물과 용질의 양을 반영한다. 오줌의 95%는 물이고, 아미노산(amino acid)의 대사산물인 요소(urea)와 핵산(nucleic acid)의 대사산물인 요산 및 크레아틴(creatine)의 대사산물인 크레아티닌(creatinine) 등을 포함한다. (표 14-1)

요로결석증(urolithiasis)

소변(오줌, urine) 성분의 일부가 침전하고 결정화해서 요로 내(신장, 요관, 방광, 요도)에서 비정상적으로 침착하고 커져, 돌 모양으로 형성된 구조물을 **요로결석**(urolithiasis)이라 한다. 대부분의 요로결석은 신장의 소변성분에 의해 만들어진다.

원인: 이물질의 결정형성 억제인자가 저하되어 결석이 형성(억제인자는 인산염, 구연산, Mg 등)된다.

오줌에 포함되어 있는 결정염을 더욱 과포화 상태에 이르게 하는 환경과 포화로 이끄는 환경인자(식이습관, 신장기능, 대사상태, 해부학적 이상 등)에 놓인다. 갑상선호르몬(thyroid hormone) 과잉, 비타민 D, 오랜 부동자세, 가족력 등이다.

증상: **결석**(calculus)의 크기가 작을수록 잘 움직여 통증이 심하며, 일반적으로 예리하고 심한 통증이 갑자기 발생한다. 허리 심부에서 시작하여 허리 옆쪽이나 주위로 방사된다. 오심, 구토, 복부통 등의 증상도 있다.

토리(사구체, glomerulus)기능검사

토리의 여과기능을 나타내는 중요한 지표로서 사구체여과율(토리여과율, glomerular filtration rate : GFR)이 있다.

GFR의 정상범위는 분당 90~120ml 정도이며 이보다 낮은 수치가 나올 경우 신장기능이 떨어진 것으로 간주한다. 그러나 인종, 성별, 연령에 따라 정상범위를 판정하는데 유연성을 둘 필요가 있다는 주장도 많다.

표 14-1 콩팥단위 각 부분의 기능

부위		기능
콩팥소체 (renal corpuscle)	토리(사구체)	• 혈장(plasma)으로부터 수분과 용해된 물질을 여과시킴
	토리(사구체)주머니	• 토리(사구체, glomerulus) 여과액을 받아들임
콩팥요세관 (renal tuble)	근위곱슬세관 (근위세뇨관)	• 능동수송으로 글루코스(glucose, 포도당), 아미노산(amino acids), 크레아틴(creatine), 젖산(lactic acid), 시트르산, 요산(uric acid), 인, 황(sulfur), 칼슘(calcium), 칼륨(potassium), 나트륨(sodium) 이온을 재흡수 • 삼투작용에 의해 수분 재흡수 • 전기화학주성에 의해 염소이온(chlroride Ion)과 다른 음으로 하전된 이온을 재흡수 • 페니실린, 히스타민(histamine), 크레아티닌, 수소 이온과 같은 물질을 능동석으로 분비
	콩팥세관고리(신원고리, Henle's loop)의 내림가지	• 삼투작용(osmotic action)에 의한 수분 재흡수
	콩팥세관고리의 오름가지	• 나트륨, 칼륨, 염소이온을 능동수송에 의해 재흡수
	원위곱슬세관 (원위세뇨관)	• 능동수송에 의해 나트륨 이온을 재흡수 • 삼투작용에 의해 수분 재흡수 • 수소 이온을 능동적으로 분비 • 칼륨 이온을 능동적으로 분비하거나 전기화학주성에 이해 분비
	집합세관	• 삼투작용에 의해 수분 재흡수

오줌(URINE: 소변) 배출

오줌은 요관(ureter)을 통해 방광(bladder)으로 운반되고 오줌이 방광에 많이 모이면 방광벽이 확장되면서 방광내압이 높아지면, 배뇨반사(micturition reflex)와 함께 방광의 바깥조임근(외괄약근, external sphinter mucsle)이 이완되어 소변이 배출된다.

요관(ureters)

요관은 약 25cm 길이의 좁고 긴 관으로 콩팥깔때기(신우, renal pelvis)에서 시작된다. 몸의 뒤편 아래쪽으로 진행하여 척추(vertebral)와 평행하게 내려간다. 이후 골반안(골반강, pelvic cavity)에 위치한 방광의 아랫부분으로 들어간다.

요관(ureters) 벽 안쪽의 **점막층**(mucous coat)에는 신축성 있는 이행상피(transitional epithelium)로 이루어지며, 중간층인 **근육층**(muscular coat)은 민무늬근(평활근, smooth m.) 섬유로, **바깥층**은 섬유성막(fibrous coat)의 결합조직으로 이루어져있다.(그림 14-14)

콩팥깔때기(신우, renal pelvis)에 오줌이 있으면 꿈틀운동(peristaltic movement: 연동운동)이 시작되며, 꿈틀운동의 파동이 방광(bladder)에 이르면, 오줌을 방광 내로 밀어낸다. 덮개 모양의 점막 주름이 밸브 역할을 하며 방광에서 요관(ureter)으로의 역류를 방지한다.

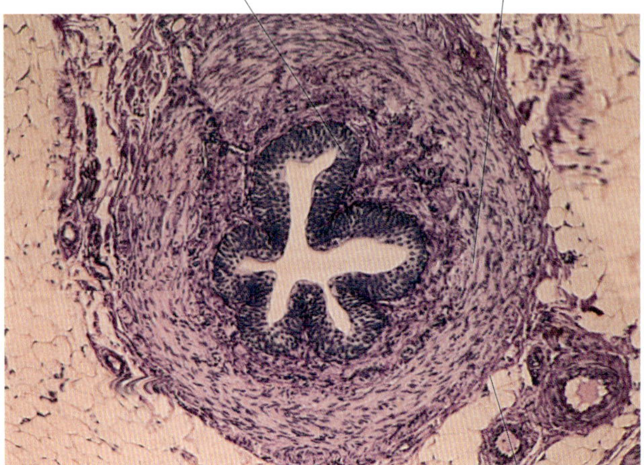

그림 14-14 요관(ureter)의 가로 단면

방광(urinary bladder)

방광은 속이 빈 확장성 기관으로, 골반안(골반강, pelvic cavity) 내에 두덩결합(치골결합, symphysis pubis) 후방 **벽측복막**(parietal peritoneum) 아래에 자리 잡고 있다. 남성의 경우, 방광의 뒤쪽은 **곧창자**(직장, rectum)에 닿아 있으며, 여성에서는 자궁(uterus)과 질(vagina)의 앞벽에 맞닿아 있다.(그림 14-15)

앞쪽 개구부(opening)는 방광목(bladder neck)이라 불리고 요도로 향하는 출구가 된다. 방광의 벽의 탄력성 섬유와 근육섬유(근섬유, muscle fiber)는 이행상피(transitional epithelium)로 이루어져, 방광이 수축과 팽창에 따라 소변을 배출하거나 유지하기에 적합한 기능을 수행한다.(그림 14-16)

요도(urethra)

요도는 점막으로 덮여있으며 소변이 방광(bladder)에서 체외로 배출되는 통로로 요관 하부에 위치하며, 세로로 배열된 민무늬근섬유(평활근섬유, smooth m. fiber)를 함유한다. 요도는 좁은 관의 형태로 여성은 약 4cm이며, 남성은 약 20cm정도의 길이이다.

남성요도(male urethra)는 전립샘 요도부분(전립성요도, prostatic urethra), 막성 요도부분(요도부, urethral part), 음경 요도부분(요도부, urethral part)의 세부분으로 나뉠 수 있다.

음경 요도부(penile urethra)는 약 15cm이며, 발기 조직에 의해 둘러 싸여있는 음경해면체(corpus cavernosum penis)를 통과한다. 요도(urethra)는 음경(penis)의 끝부분으로 열린다. 남성 요도는 비뇨생식기계통의 끝 부위이며 정액의 배출통로이기도 하다.(그림 14-16)

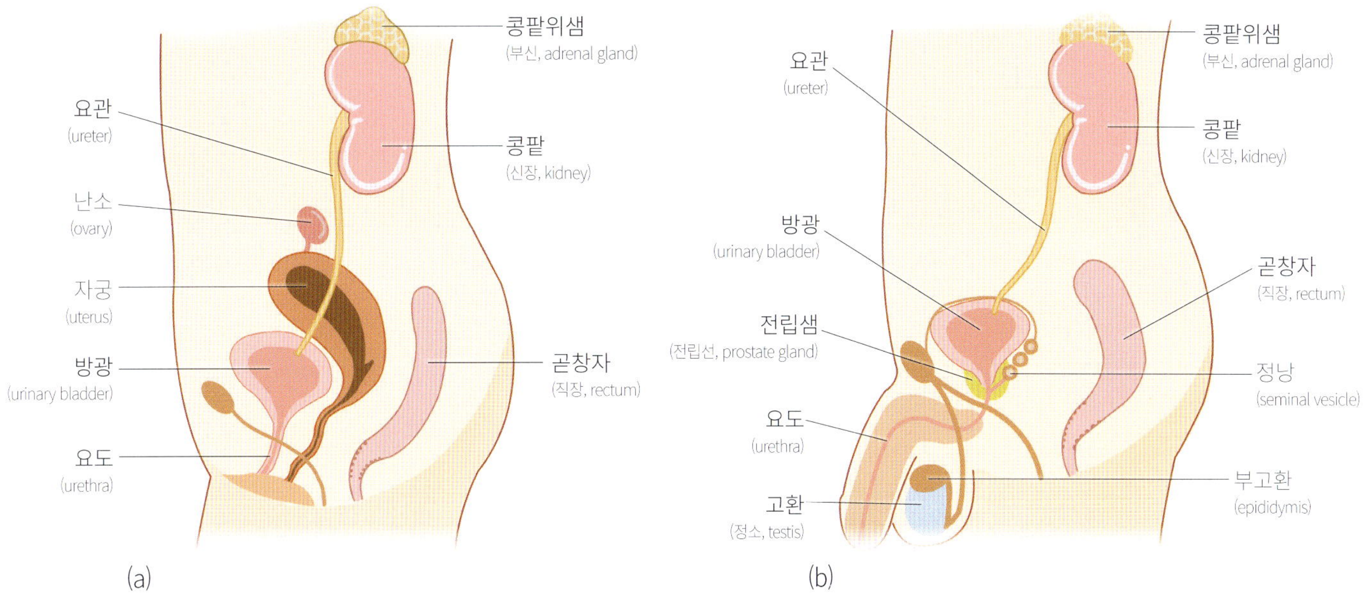

그림 14-15 남성과 여성비뇨기의 시상단면 (a) 여성 비뇨기의 구조 (b) 남성 비뇨기의 구조

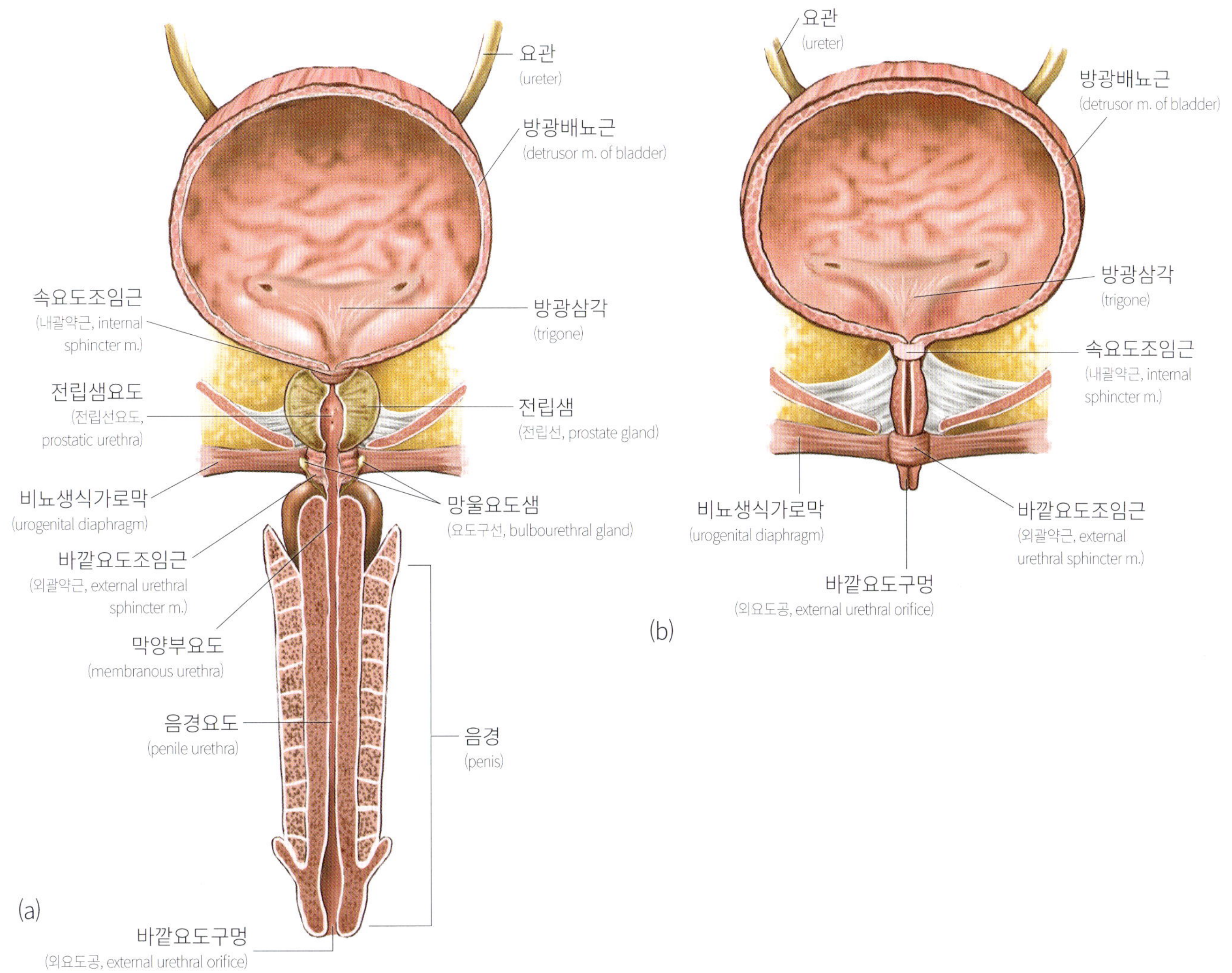

그림 14-16 방광(bladder)과 요도(urethra) (a) 남성 (b) 여성

배뇨(mcturition)

오줌(urine)이 방광(bladder)에 많이 모이면 방광벽이 확장되면서 방광내압(intravesical pressure)이 높아진다. 이때 배뇨반사(micturition reflex)와 함께 방광의 바깥조임근(외괄약근, external sphinter m.)이 이완되어 오줌이 배출된다.

배뇨근(detrusor m.)의 수축과 함께 배벽(복벽, abdominal wall)의 근육과 골반바닥(pelvic floor)의 수축, 그리고 흉벽(chest wall)과 가로막(횡격막, diaphragma)의 고정이 배뇨에 도움이 된다. 배뇨 시에는 수의적 외요도괄약근(external urethral sphincter) 역시 이완된다.(그림 14-17)

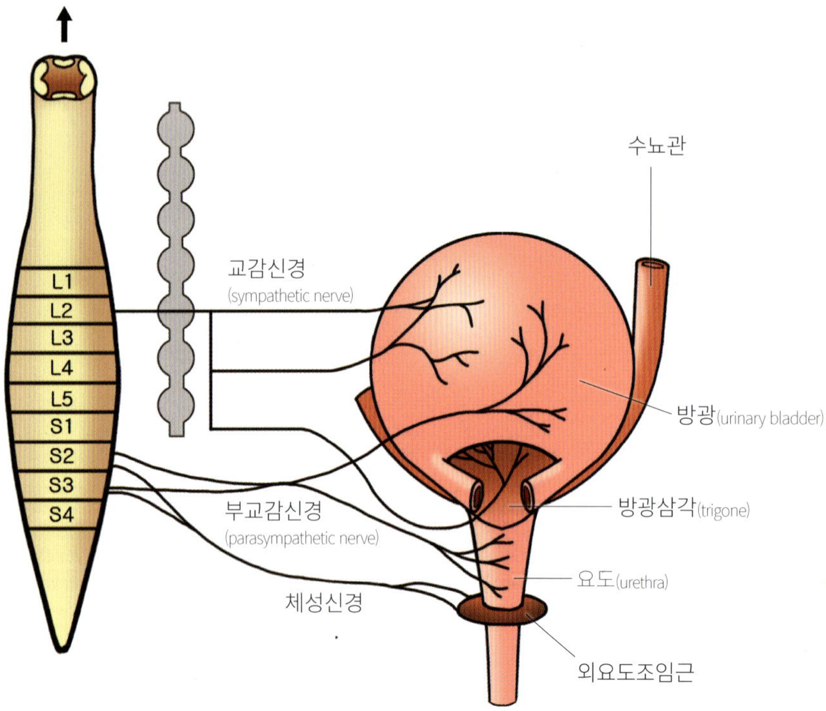

그림 14-17 방광의 신경 조절기전

오줌의 특징

- 색은 옅은 **황색**이 정상이다.
- **혼탁하지 않은 것**이 정상이다. 혼탁뇨를 보았을 때에는 이상이 있는 것이므로 원인을 감별해야 한다.
- **요산**(uric acid)은 열을 가하면 소실된다는 것을 우선 기억하자. 인산염(phosphate)과 탄산염(carbonate) 등 아세트산(보다 약산으로 형성된 염은 아세트산(acetic acid) 쪽이 강하기 때문에 용해되지만, 그보다 강한 옥살산염(oxalate)은 녹지 않는다. 따라서 옥살산염은 더 강한 **염산**(hydrochloric acid)에 녹는다.

오줌의 육안적 특징에 따른 분류

담황색, 혼탁 없음 (투명)	· 정상 소변
무색투명	· 희석뇨
황갈색	· 농축뇨 · 빌리루빈뇨 등
적색 ~적갈색	· 혈뇨(육안적 혈뇨, macroscopic hematuria) · 헤모글로빈뇨(hemoglobinuria) · 미오글로빈뇨(myoglobinuria) · 포르피린뇨(porphyrinuria) 등
암갈색	· 메트헤모글로빈뇨 (methemoglobinuria)
녹색	· 비타민 B_2 투여 · 세균뇨(bacilluria) 등
청색	· 에반스블루(Evans blue) 투여 (림프관 조영)
혼탁	· 세포성분이나 염류의 존재(고름뇨 등)

요로감염증(urinary tract infection)

요로감염증은 기저질환을 가지고 있지 않은 환자에게서 발생하는 **단순요로감염증**(여성에게 많이 발병) 과 기저질환을 가지고 있는 환자에게서 발생하는 **복합요로감염증**으로 분류된다.

요로(urinary tract)는 자정작용이 있으나 어떤 원인으로 요류(urinary flow)나 배뇨(voiding)가 장애를 받으면 요로가 세정되지 않으며 세균이 정착하고 증식하기 쉬워진다.

원인: 점막이 물리적으로 장애를 받거나 면역능력이 저하되면 점막의 기능이 약해져 세균이 정착하고 증식이 쉬워진다.

탈수가 되면 요류(urinary flow)가 저하되기 때문에 요로감염(infection, urinary tract)의 위험요인이 된다. 요로감염증의 원인균인 대장균(E. coli)은 급성 신우신염의 80%를 차지한다.

증상: 급성신우신염(깔대기콩팥염, nephropyelitis: 발열, 고열), 오한(추위, chill), 전율, 허리 및 등 통증, 메스꺼움, 구토(emesis), 두통(headache), 전신쇠약감, 백혈구(leukocyte) 증가, 세균뇨, 고름뇨(농뇨, pyuria) 등이다.

만성신우신염(심한 세균뇨, 조기의 요농축력, 고혈압, BUN(혈중요소질소)↑, CCr↓ 등. 자각증상은 없거나 가벼운 경우가 많음).

체액(BODY FLUID) 분포

인체를 구성하고 있는 화합물 중에서 가장 많은 것은 물(water)이다. 우리 몸이 수분을 충분히 섭취하지 못하면 갈증이 생기는 것은 체액(body fluid) 및 전해질(electrolyte)의 균형이 깨졌기 때문이며, 건강과 질병도 전해질의 균형에 달려있다.

부위별, 구획별 수분과 용액안에 있을때 분해되거나 해리되어 전하를 띠는 입자인 이온이나 화합물인 전해질 평형을 유지시키기 위해 수분과 전해질의 유입량과 배출량이 같아야 한다.

체액량은 연령, 인체의 지방함량, 성별에 따라 다르며, 평균 성인의 체액은 여성 체중의 약 50%이고, 남성 체중의 약 60%이다. 또한 체액의 구분을 기능적 수준에서 세포외액과 내액으로 나눌 수 있다.

세포외액(extracellular fluid, ECF)

세포외액(ECF)에는 세포 주위를 둘러싼 세포 사이질액 (간질액, interstitial fluid), 혈관 내 혈장(blood plasma), 림프관 내 림프(lymph), 뇌척수액(cerebrospinal fluid), 관절액(joint fluid), 안방수(humors of the eye)와 같은 체강액을 말한다. 세포외액은 총 체액(body fluid) 부피의 약 35%를 차지한다.(그림 14-18)

혈장(blood plasma)은 고농도의 나트륨(sodium), 염소(chloride), 중탄산(bicarbonate) 이온을 함유하며, 칼륨(potassium), 칼슘(calcium), 마그네슘(magnesium), 인산(phosphoric acid)), 황산(sulfuric acid) 이온 등은 저농도로 함유되어 있다. 혈장은 세포사이액(간질액, interstitial fluid)이나 림프보다 단백질을 더 많이 함유하고 있다.

세포내액(intracellular fluid, ICF)

세포내액(ICF)은 체액의 가장 큰 부분으로 모든 세포내에 위치하며, 다양한 기능과 용매(solvent) 역할을 수행한다. 특히 세포 내 화학반응에 관계하는 용매 역할을 수행한다. 세포내액은 세포막이 싸고 있는 체액(body fluid)과 전해질(electrolyte)이 포함된 세포내액 속 용액을 말한다.

전해질(electrolyte)

수용액 상태에서 이온으로 분화되어 전하를 운반하는 무기실. 대표적인 전해질로는 염화나트륨, 황산, 염산, 수산화나트륨, 질산나트륨 등이 있다.

수분평형 이상으로 인한 질환

탈수, 수분중독, 부종은 체액의 수분 평형이 깨졌을 때 가장 흔히 나타나는 증상들이다.

탈수(dehydration)

탈수는 물의 배출량이 섭취량을 초과할 때 발생한다. 운동선수나 군인, 중노동에 종사하는 사람들이 땀을 많이 흘리거나 장시간 물을 마시지 못하면서 수분의 배출만이 가능할 때 나타날 수 있다. 이 때 수분이 소실되면서 탈수, 구토, 설사 등의 증상에 나타날 수 있다.

탈수 시 피부와 구강내 점막이 건조해지고 체중이 감소한다. 땀으로 배출할 수분이 부족하여 체온조절 능력 상실로 심각한 고체온증이 유발 될 수 있다. 심각한 탈수 시 대사산물이 세포외액에 축적되어 정신착란(mental confusion), 섬망(delilium), 혼수(coma)등의 중추신경계 장애가 나타날 수 있다.

부종(edema)

부종은 체액이 세포간질(intercellular substance)에 과량으로 존재할 때 발생한다. 이는 혈장단백질(plasma protein)의 감소(저혈당담백증), 림프관(lymphatic vessel) 폐쇄, 정맥압(venous pressure) 상승, 모세혈관(capillary)의 투과성 증가 등 다양한 원인으로 인해 발생할 수 있다.

부종은 염증(inflammation)으로 인하여 모세혈관의 투과성이 증가하여 일어날 수 있다. 염증은 조직손상의 대한 반응이며 손상 세포로부터 히스타민과 같은 화학물질을 분비시킨다.

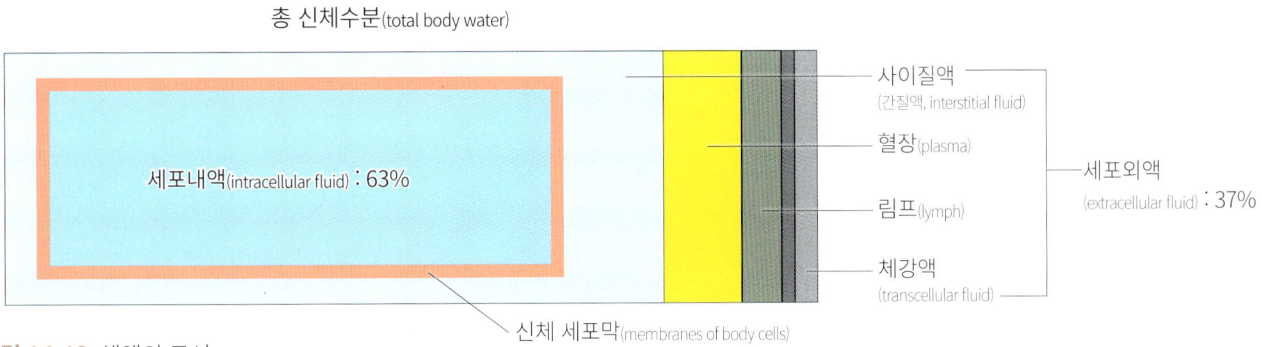

그림 14-18 체액의 구성

체액(body fluid) 균형 기전

인체의 수분에 대한 항상성(homeostasis)에서 **수분의 흡수**는 마시는 물, 음식 속의 물, 영양소의 이화작용(catabolism)에 의해 생성된 물이며, **수분의 배출**은 호흡 시 증기(가스)로 배출, 땀의 형태로 피부로 배출, 오줌(소변, urine)의 형태로 방광으로 배출, 대변에 포함된 수분으로 배출된다.

혈액(blood) 내 체액 교환

인체에서 국소적 체액 불균형이 일어나면 혈장 단백질은 삼투압(osmotic pressure)을 유발하며, 세포사이질액(간질액, interstitial fluid)에서 혈액으로 수분이 들어오게 한다. 모세혈관압(capillary pressure)이 클수록 혈액의 체액량(body fluid volume)은 감소하고 세포사이질액의 체액량은 증가한다.

체액(body fluid)의 이동

신체 구획 간 수분과 전해질(electrolyte) 이동에는 **정수압**(hydrostatic pressure)과 **삼투압**(osmotic pressure)이라는 두 가지 요소가 관여한다. 체액은 모세혈관(capillary)의 동맥 말단에서 혈장(blood plasma)을 떠나 정수압(hydrostatic pressure)에 의해 세포간질(intercellular substance)로 들어간다.

정수압(hydrostatic pressure)은 체액을 림프관(lymphatic vessel)으로 들여보낸다.

삼투압(osmotic pressure)은 세포막의 한 쪽에 비투과성 용질(solute)이 존재할 때 생기는 힘이다. Na^+/K^+ 펌프 때문에 나트륨(세포외)과 칼륨(세포내)이 비투과성 물질로 작용하므로 삼투압을 형성하고 세포내 · 외로의 체액(body fluid)이동을 조절한다. (그림 14-19)

이뇨제(diuretics)

이뇨제는 소변의 생성을 증가시키는 물질이다. 흔히 접 할 수 있는 물질들. 예를 들어 커피나 차 속의 카페인 등은 체액의 부피를 줄이기 위해 사용되는 약제들이 그렇듯이 이뇨효과가 있다.

이뇨제는 종류에 따라 다른 방법으로 효과를 나타낸다. 몇몇 제제, 예를 들어 알코올이나 마약성 약품은 항이뇨 호르몬을 억제함으로써 소변의 생성을 증가시킨다.

또한 카페인은 요세관 내의 삼투압이 증가하여 물의 흡수를 억제하고, 결국 소변의 양을 증가시킨다.

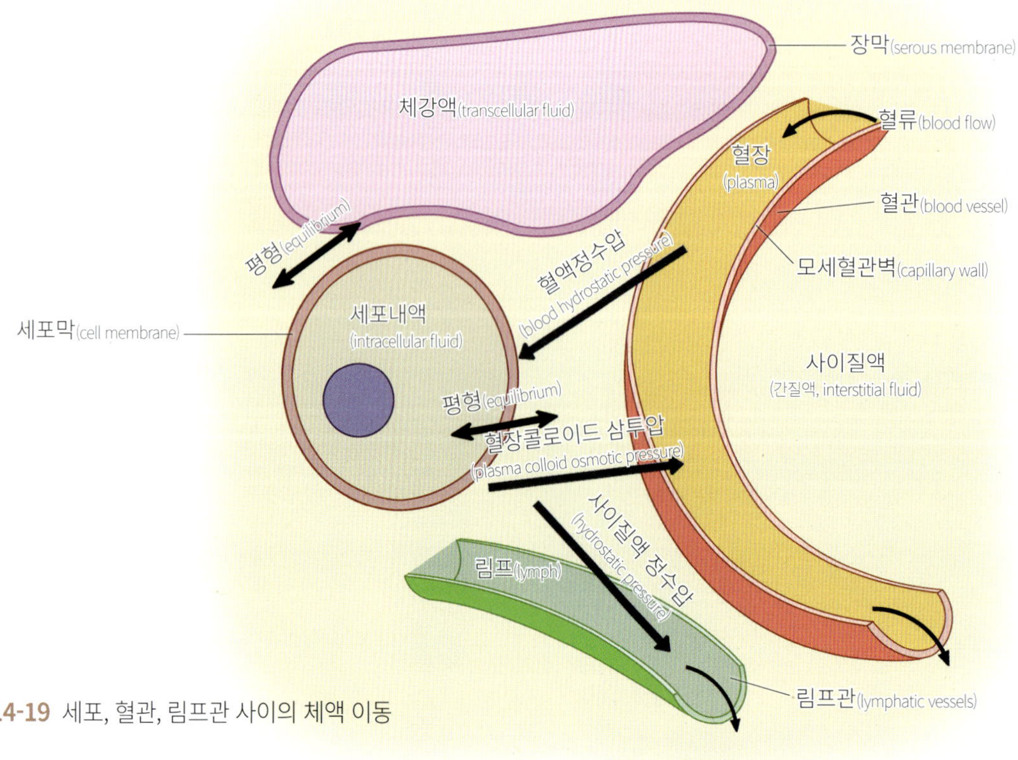

그림 14-19 세포, 혈관, 림프관 사이의 체액 이동

수분(water) 배출

수분 배출의 중요 기관은 콩팥(신장(kidney)), 허파(lung), 피부(skin), 창자(intestine)이다. 인체는 섭취한 수분과 주로 콩팥을 통한 배출로 수분균형(water balance)을 유지한다.

항이뇨호르몬(anti-diuretic hormone; ADH)은 콩팥세관(요세관, nephric tubule)에서 수분의 재흡수를 증가시켜 소변 배출을 감소시킨다. **알도스테론**(aldosterone)이라는 항이뇨호르몬은 신장의 피질집합관에서 K^+의 분비를 증가시키고 Na^+채널을 증가시키므로 콩팥세관에서 나트륨 이온의 재흡수를 증가시킨다. 수분은 나트륨 이온과 함께 이동하기 때문에 수분의 재흡수가 증가되는 것이다.

심방나트륨이뇨펩티드(atrial natriuretic peptide)는 심방으로부터 분비되는 펩티드 호르몬으로, 혈액량이 정상보다 증가하면 심방(atrium)을 확장시켜 콩팥세관(요세관, nephric tubule)에서 사구체의 여과율을 높임으로서 나트륨 배설을 증가시킨다.

수분(water) 섭취 조절

갈증(thirst)은 세포바깥액(세포외액, extracellular fluid)의 삼투압과 시상하부(hypothalamus)의 갈증중추(thirst center)에서 비롯된다. 갈증 기전은 총 체액(body fluid)이 적게는 1% 정도만 감소하여도 유발된다. 탈수(dehydration) 시 세포바깥액이 감소하고 삼투압(용질 농축)이 증가된다.

이로 인해 뇌(brain) 및 인체 각 부위의 감각수용기(sensory receptor)가 작동되어 체액 수분과 농도를 감지되며 이 정보가 시상하부(hypothalamus)에 전달되면, 갈증(dipsesis)을 유발시켜 수분을 섭취하게 된다.

수분(water) 섭취량은 사람에 따라 다르며, 평균적인 성인이 보통의 환경에서 2,500ml를 섭취하게 된다. 이 중 60%는 물이나 음료수를 통해 섭취하고, 30%는 음식에 포함되어 섭취된다. 나머지 10%는 영양분의 산화 과정에서 섭취한다. (그림 14-20)

수분(water) 배출 조절

수분은 **오줌**(urine: 소변), **대변**(stool), **땀**(sweat), **호흡**(breath)의 형태로 배출된다.

수분의 약 69%는 오줌(urine 소변)을 통해 배출되며, 6%는 대변(stool)을 통해 배출되고, 6%는 땀(sweat)을 통해 배출, 나머지 27%는 피부(skin)와 호흡기(respirator)를 통해 증발된다. 이러한 비율은 온도, 상대습도, 그리고 운동량에 따라 달라지며 오줌 생성이 수분 배출을 조절한다.

세뇨관(tubular)에서 일어나는 수분과 염분의 재흡수 과정에서 오줌의 양이 결정되며, 오줌의 양은 주로 세뇨관에 작용하는 호르몬에 의해 조절된다. (그림 14-21) (표 14-2)

혈중칼슘 농도

- **혈중칼슘 농도**의 비정상적인 상승(고칼슘혈증 hypercalcemia)은 종종 부갑상샘기능항진증에 의해 뼈의 재흡수가 촉진된 결과로 유발된다.

  고칼슘혈증은 골수, 유방, 폐, 혹은 전립샘에서 시작된 암에 의해 유발되기도 한다. 혈중 칼슘 농도의 비정상적인 감소(저칼슘혈증 hypocalcemia)는 부갑상샘 제거로 인한 PTH의 감소 혹은 비타민 D의 결핍이 원인이 된다. 비타민 D 결핍은 위장수술 후 흡수가 감소되거나 신장질환으로 분비가 과다할 때 올 수 있다.
- **고칼슘혈증**은 대체로 암이 뼈로부터 칼슘이온을 유출시키는 과정에서 일어난다. 또는 암세포가 부갑상샘 호르몬과 유사한 기능을 가진 화학물질을 생성하는 경우도 있으며 이는 특히 폐암에서 두드러진다.

  암 유발 고칼슘혈증의 증상으로는 허약, 피로, 지적 능력의 저하, 두통, 오심, 요량의 증가 및 다음다갈증(polydipsia)등이 있다.

표 14-2 수분 배출의 조절

탈수	수분섭취 과다
• 세포바깥액(세포외액, extracellular fluid)이 삼투적으로 더 농축된다. • 시상하부(hypothalamus)의 삼투수용기(후각수용기, osmoceptor)가 체액(body fluid)의 삼투압증가에 의해 자극된다. • 시상하부는 신경뇌하수체뒤엽(뇌하수체후엽, pituitary posterior lobe)이 이 신호를 보내 항이뇨호르몬(anti-diuretic hormone; ADH)을 분비하게 한다. • 혈액(blood)은 항이뇨호르몬(anti-diuretic hormone; ADH)을 콩팥(신장, kidney)으로 운반한다. • 항이뇨호르몬은 원위곱슬세관과 집합세관(집합관, collecting tube)에서 수분재흡수를 증가시킨다. • 오줌(소변, urine) 배출은 감소하고 수분손실은 최소화 된다.	• 세포외액이 삼투적으로 덜 농축된다. • 이러한 변화는 시상하부에 있는 삼투수용기를 자극한다. • 신경뇌하수체뒤엽(뇌하수체후엽, pituitary posterior lobe)에서 항이뇨호르몬 분비가 감소한다. • 요세관에서 수분재흡수가 감소한다. • 오줌 배출이 증가하고 과다한 수분이 배출된다.

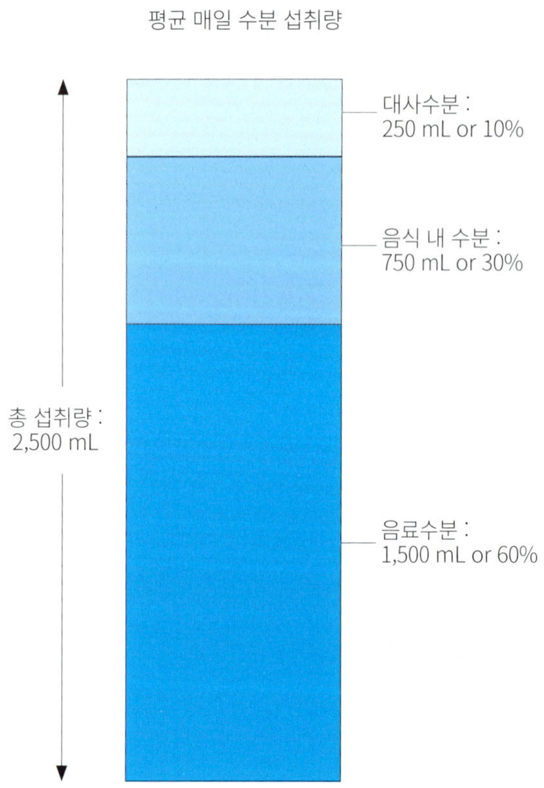

그림 14-20 체내 수분 수입 구성

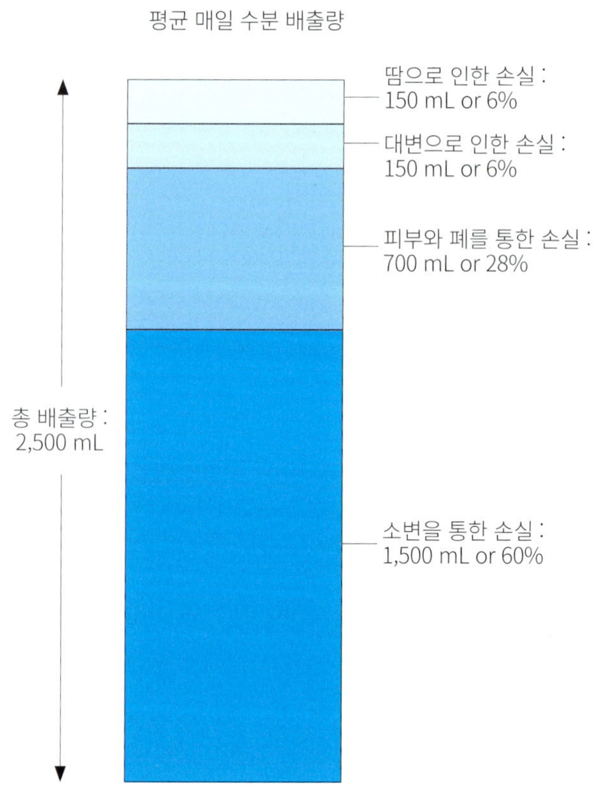

그림 14-21 체내 수분 수출 구성

전해질(ELECTROLYTE)

전해질(electrolyte)과 비전해질(nonelectrolyte)

포도당(glucose), **설탕**(sugar) 등을 물에 넣으면 분자가 흩어져 물속에 고루 퍼지며 녹지만 전기가 통하지 않는다. 이러한 물질을 **비전해질**(nonelectrolyte)이라고 한다. 반면에 소금이 물에 녹으면 전하(electric charge)를 갖는 두 종류의 이온(Na^+, 와 Cl^-)으로 만들어진 전류가 흐르며, 이것을 **전해질**(electrolyte)이라고 한다. 한 전해질의 분해된 입자를 **이온**(ion)이라고 한다. Na^+은 양전하를 나타내어서 양이온(cations)이라 하고, $C1^-$은 음전하를 나타내어서 음이온(anions)이라고 한다. 중요한 양이온에는 Na^+, Ca^{++}, K^+, Mg^{++}이 있고, 음이온에는 Cl^-, HCO_3^-, HPO_4^-과 단백질이 있다. (그림 14-22)

전해질(electrolyte)흡수

전해질은 음식으로부터 섭취되거나 음용수나 음료수에도 존재하고, 또는 대사산물(metabolite)로 생기기도 한다.

정상적으로는 배고픔과 갈증에 대한 반응으로 전해질(electrolyte)을 적절히 섭취할 수 있다. 전해질이 많이 부족하면, 염분 섭취 욕구가 생겨 전해질 흡수가 조절된다.

전해질(electrolyte) 배출

인체는 발한과 대변을 통해서도 전해질이 소실될 수 있다. 많은 양의 전해질 배출은 오줌(urine) 생성에 의해 이루어진다. 체온과 운동량에 따라 배출되는 양이 달라지고, 대부분의 전해질은 콩팥(신장, kidney)을 통해 제거된다.

전해질 배출 조절에는 체액내의 나트륨(Na^+), 칼슘(Ca^{++}), 칼륨(K^+) 이온 농도가 특히 중요하게 작용하며, 칼륨은 신경(nerve)과 심장(heart)의 안정막전위(resting membrane potential)를 유지하는 데에 필수적이다. 비정상적인 칼륨의 농도는 세포기능의 이상을 초래한다. (그림 14-23)

전해질이상(electrolyte disorders)

인체 내에 녹아있는 전해질의 농도의 수치가 높거나 낮은 경우를 말하며, 심한 경우 심장마비, 경련, 혼수 등 생명이 위험할 수도 있다.

원인

설사, 심한 구토, 과다한 땀 흘림 등으로 인한 체액(body fluid) 손실,

특정 약물 복용, 만성콩팥기능상실(만성신부전, chronic renal failure)과 같은 기저질환(underlying disease).

증상

전해질이상이 심해질 때 나타난다.

피로, 무기력함, 심박수이 불규칙하거나 빠름, 구토(emesis), 발작(episode), 복통(abdominal pain), 근육경련(cramp) 무감각(insensibility), 위약감(weakness), 혼수(coma) 등

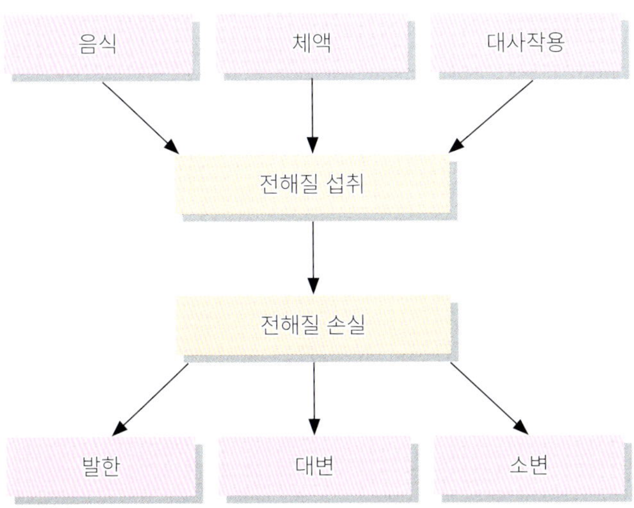

그림 14-22 전해질 평형

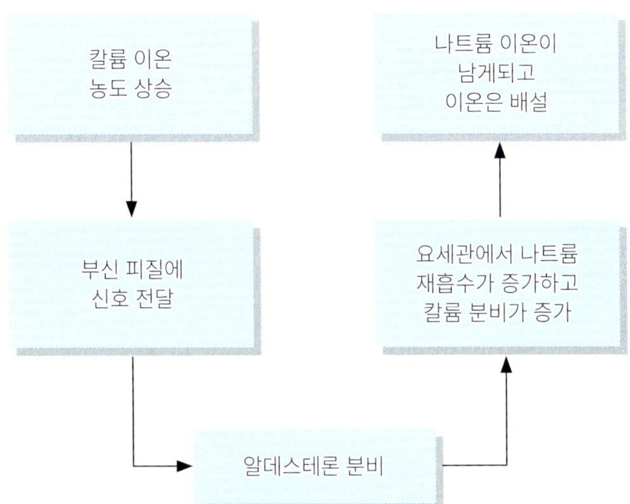

그림 14-23 칼륨 조절

산-염기(ACID-BASE) 균형

산의 생성

산(acid)은 대부분 대사과정 동안 일어나는 화학반응으로부터 나온다. 모든 산들은 대사에 참여하는 세포에 의해 만들어진다. 신체는 산염기의 균형을 유지하기 위해 탄산(carbonic acid), 젖산(lactic acid), 케토산(ketoacid), 황산(sulfuric acid) 등의 과잉 산(acid)을 중화하거나 배설해야 한다.

pH(수소이온 농도) 조절

인체의 pH를 조절하는 기저에는 완충제, 호흡(허파), 및 콩팥기능이 함께 작용한다. (그림 14-24)

완충제(buffer)

완충제는 pH 조절의 첫 번째 방어선이며, pH 수준의 현저한 변화를 막아주는 화학물질이다. 완충제는 염기와 산으로 구성되는 완충짝이라 불리는 두 부분이 있다.

완충짝(buffer pair)은 혈액에서 H^+가 증가하면 완충제의 염기 부분이 혈액으로부터 H^+을 제거하고, H^+이 감소하면 완충제의 산부분이 혈액으로 제공된다.

H^+ 제거와 첨가에 의하여 완충짝은 정상 산도를 유지하도록 도울 수 있다. 인체에는 많은 완충짝이 있으며, 그중에 중요한 것은 중탄산염 완충제, 인산 완충제, 헤모글로빈 및 혈장 단백질이다.

허파(폐, lung)

호흡계통은 pH 조절의 두 번째 방어선이다. 매일 혈액에서 많은 양의 산이 효율적으로 제거되는 것은 이산화탄소를 처리하는 방식으로 한다. pH의 호흡조절을 잘 알기 위해서는 호흡활동과 pH의 관계를 잘 관찰해야 한다.

- pH 변화의 원인에 따른 호흡활동의 변화
- pH 변화의 교정에 따른 호흡활동의 변화

pH 변화의 원인에 따른 호흡활동의 변화

이산화탄소는 물과 결합하여 탄산을 형성한 이후 H^+ + HCO_3^-로 분해, 반대로 H^+와

+ HCO_3^-는 결합하여 $H_2CO_3^-$을 형성하고 그것은 물과 이산화탄소를 분해한다.

pH 변화의 교정에 따른 호흡활동의 변화

호흡활동은 pH 변화를 유발할 뿐만 아니라 pH 변화를 교정하거나 보상할 수도 있다.

예: 조절되지 않은 당뇨병에서 당뇨병 케톤산증(대사성 산증)에 대한 호흡성 보상(respiratory compensation)이다.

콩팥(신장, kidney)

콩팥은 pH 조절의 세 번째 방어선이며, 필요에 따라 H^+을 재흡수하고 배설하여 pH를 조절한다. 또한 중요한 완충제인 중탄산염(HCO_3^-)의 조절도 돕는다.

콩팥은 필요에 따라 중탄산염을 재흡수하거나 생산할 수 있고, 소변으로 과잉의 중탄산염을 배설한다. 콩팥은 H^+을 배설하는 중요한 장기이므로 콩팥기능상실 환자들은 일반적으로 산증의 상태가 된다.

산-염기(ACID-BASE) 불균형

신체가 'pH'를 조절하지 못하게 되면, 산-알카리성 불균형이 생긴다. 혈액 내의 산-알카리 불균형을 산증과 알칼리증이라고 한다. 이런 산-알칼리 불균형은 일반적이지만, 전신에 영향을 미치기도 하고 종종 생명에 위협을 주기도 한다.(표 14-3)

산증(acidosis)

혈장 'pH'가 7.35 이하로 내려가면 산증이다. 산증에는 호흡성산증과 대사성산증이 있다.

- **호흡성산증**(respiratory acidosis)은 호흡계통 활동의 억제 및 지속적인 호흡저하를 일으키는 상황에서 발생할 수 있다.(예: 만성폐질환, 마약성 약물 복용, 숨뇌 상해 등은 호흡활동을 감소시킨다.)
- **대사성산증**(metabolic acidosis)은 호흡계통의 기능장애 외에 다른 원인으로 일어나는 'pH'의 감소이다.(예: 콩팥질환, 당뇨병, 지속적인 구토나 설사로 인한 중탄산염 소실 등이 원인이다.)

알칼리증(alkalosis)

혈장 'pH'가 7.45 이상으로 올라가면 알칼리증(alkalosis)이다. 알칼리증에는 호흡성알칼리증과 대사성알칼리증이 있다.

- **호흡성알칼리증**(respiratory alkalosis)은 과다환기에서 시작되어, 그 결과로 혈장 CO_2 및 H^+이 감소하며, 불안과 아스피린 중독 등이 원인이다. 완충제는 혈장에 H^+을 내놓고 pH를 감소시킨다. 콩팥은 H^+의 배설을 감소시키며, 또한 중탄산염의 배설을 증가 시킨다.
- **대사성알칼리증**(metabolic alkalosis)은 호흡계통의 기능장애 외의 다른 원인으로 유발되는 pH의 증가이다. 대사성 알칼리증은 제산제나 중탄산염이 포함된 약물의 과다복용, 위 내용물의 지속적인구토(염산 소실), 잦은 비위관 흡인(염산 소실) 등에 의해 일어날 수 있다.

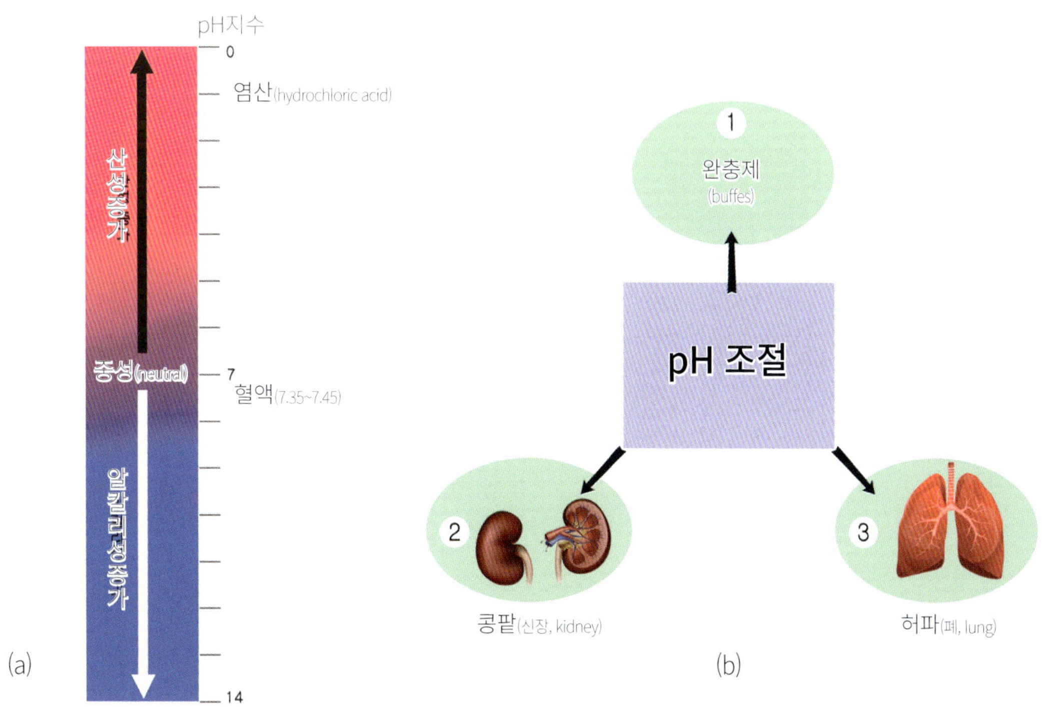

그림 14-24 (a) pH 지수 (b) 완충제, 허파, 콩팥에 의한 pH 조절

표 14-3 pH 불균형

불균형		원인	보상
산증 (pH < 7.35)	호흡성 산증	저환기를 일으키는 모든 상황(폐기종, 천식과 같은 만성 폐질환, 흉부 부목, 마약성 약물의 과다복용, 중증근무력증)	콩팥은 H^+을 배설하고 HCO_3^-을 재흡수(호흡성 산증에 대한 콩팥 보상)
	대사성 산증	콩팥질환, 설사, 당뇨병 케톤산증, 젖산증, 장 내용물의 구토	CO_2를 내보내기 위해 호흡수 증가: 쿠스마울 호흡(대사성 산증에 대한 호흡 보상)
알칼리증 (pH > 7.45)	호흡성 알칼리성	과다 환기를 유발하는 상황(불안)	콩팥은 H^+을 보유하고 HCO_3^-을 배설(호흡성 알칼리증을 위한 콩팥 보상)
	대사성 알칼리증	내용물의 지속적인 구토(HCl의 소실), 위 흡인, 제산제나 중탄산염이 포함된 약물의 과다복용	CO_2를 보유하기 위한 호흡의 감소(대사성 알칼리증에 대한 호흡 보상)

나이에 따른 변화(life-span changes)

전박적으로는 콩팥은 질소함유물과 독소를 제거하는 속도가 느려지고, 항상성을 유지하기 위한 변화에 대한 보상속도가 둔해진다.

콩팥(kidney)의 위축은 40세까지는 그다지 뚜렷하지 않다. 약 80세가 되면 콩팥은 1/3 정도의 부피를 소실하게 된다. 콩팥의 위축은 40세가 되면 사구체의 약 5%가 비정상이고, 90세에는 약 37%가 비정상이 된다. 30대에 들어서면서부터 사구체 여과율이 감소하게 된다.

75세부터는 사구체 여과율이 젊은 성인의 반 정도에 불과하다. 노인의 약 1/3에서 단백뇨(proteinuria)가 발견된다.

20세에서 시작하여 콩팥의 혈류량은 매년 약 1%씩 감소한다. 콩팥에서 분비되는 레닌도 감소하여 삼투압, 혈압, 혈중 나트륨과 칼륨 농도의 조절이 어려워진다. 방광, 요관, 요도 역시 나이에 따라 변화한다.

노년층에서는 젊은 층에 비하여 야간의 배뇨 횟수가 증가한다. 소아는 대개 2~3세 경에 소변을 조절하는 법을 배운다. 요실금은 65세 이상 여성의 15~20%, 모든 남성의 반 수에서 발생한다.

더보기

토리콩팥염(사구체신염, glomerulonephritis)

토리(사구체, glomerulus)는 신장(kidney)에서 혈액(blood)을 여과하는 기본 단위인 모세혈관 덩어리로 이루어진 조직이다. 토리콩팥염은 면역 기능 이상에 의해 토리에 염증 반응이 일어났을 때 발생한다.

원인: 매우 다양하며, 주로 면역학적 기전에 의해 발생한다. 그 외에 대사장애, 혈류역학적 손상, 독성 물질, 감염 및 유전 등이다.

증상: 주 증상은 단백뇨(proteinuria), 전신부종(anasarca), 혈뇨(hematuria)이다.

① IgA 신증
② 콩팥증후군(신증후군, nephrotic syndrome: 심한 단백뇨와 부종)
③ 급성 감염 후 토리콩팥염(핍뇨, 혈뇨와 단백뇨, 신기능 저하, 부종 및 고혈압 등)
④ 급속 진행형 사구체신염(수주~수개월 내 신부전으로 진행)
⑤ 무증상성 요 이상(증상 없이 요 검사상 혈뇨 또는 가벼운 단백뇨(proteinuria) 발견)

만성 신부전(chronic renal failure)

만성 신부전은 노폐물을 제거하는 신장이 제 기능을 못해 정상으로 회복될 수 없는 단계의 질환이다. 신장 기능은 결국은 신 대체요법(투석이나 신이식술)이 필요한 말기 신질환(kidney disease)으로 진행된다.

원인: 어린이의 경우 나이가 어릴수록(5세 미만 경우) 선천성일 가능성이 높으며, 5세 이상의 경우 후천성 사구체질환(glomerular disease: 사구체신염, 용혈성 요독 증후군, 유전성 신질환) 등이 주 원인이다.

성인의 경우 당뇨병(diabete mellitus: 50% 이상), 고혈압(hypertension), 토리콩팥염(사구체신염, glomerulonephritis) 등의 순서로 나타난다.

증상: 모든 장기에서 감각 및 운동 장애, 고혈압(hypertension), 동맥경화증(vascular sclerosis), 부종(edema), 식욕 감퇴, 복수(ascites), 부갑상선기능항진증(hyperparathyroidism), 면역 기능 저하 등 다양한 전신증상이 나타날 수 있다.

용어

고나트륨혈증(hypernatremia)
고요산혈증(hyperuricemia)
고질소혈증(azotemia)
고칼륨혈증(hyperkalemia)
고혈당증(hyperglycemia)
나트륨 이뇨 펩티드(natriuretic peptides)
나트륨뇨 배설항진(natriuresis)
농뇨(pyuria)
다뇨증(polyuria)
단백뇨(proteinuria)
당뇨(glucosuria)
레닌(renin)
무뇨증(anuria)
박테리아뇨증(균뇨증 bacteriuria)
방광(urinary bladder)
방광경(cystoscope)
방광배뇨근(detrusor muscle)
방광절개술(cystotomy)
방광절제술(cystectomy)
배뇨곤란(dysuria)
비중(specific gravity)
빈뇨증(oliguria)
세관주위모세혈관(peritubular capillaries)
세뇨관(신세뇨관, renal tubules)
신우결석제거술(pyelolithotomy)
신우신염(pyelonephritis)
신우절개술(pyelotomy)
아세톤뇨(acetonuria)
아세톤혈증(acetonemia)
안지오텐신 II (angiotensin II)
알도스테론(aldosterone)
알부민뇨(albuminuria)

요(소변, urine)
요관(ureter)
요관염(ureteritis)
요도(urethra)
요도염(urethritis)
요독증(uremia)
요비중(urinary specific gravity)
요실금(incontinence)
요의(micturition)
유뇨증(enuresis)
이뇨(diuresis)
이뇨제(diuretic)
저혈당증(hypoglycemia)
전신부종(anasarca)
제산제(antacid)
집합관(집합세관, collecting duct)
케톤뇨(ketonuria)
케톤산증(ketosis)
콩팥(신장, kidneys)
콩팥결석(nephrolithiasis)
콩팥단위(신원, nephron unit)
콩팥동맥(renal artery)
콩팥세관고리 (헨레고리, loop of Henle)
콩팥절제술(nephrectomy)
콩팥정맥(renal vein)
콩팥하수증(nephroptosis)
크레아티닌(creatinine)
토리(사구체, glomerulus)
토리결장치 (사구체옆기구, juxtaglomerular apparatus)
투석(dialysis)
항이뇨호르몬(antidiuretic hoemone ADH)
혈뇨증(hematuria)

CHAPTER

15

생식기계통: 남성, 여성, 유전

Reproductive System: Male, Female, Heredity

학습목표

1. 남성과 여성생식기관의 위치를 알자.
2. 남성과 여성생식기의 구조를 비교하여 알자.
3. 남성과 여성생식기의 기능을 비교하여 알자.
4. 노화에 따른 생식기계통의 변화에 대해 알자

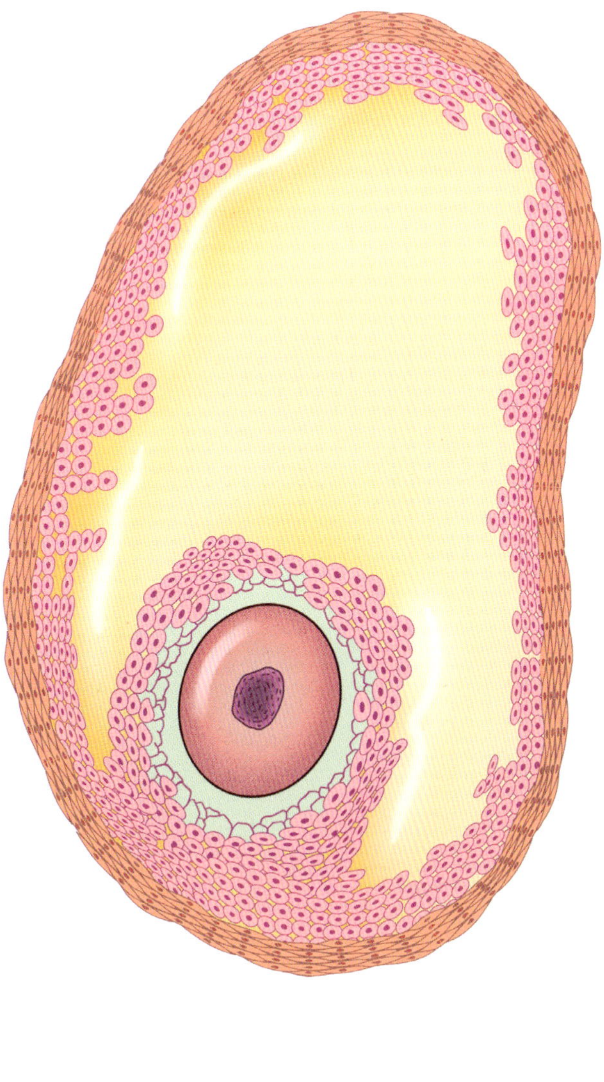

남성생식기관(MALE GENITAL ORGANS)

남성생식기는 고환(testis), 부고환(epididymi), 정관(deferent duct), 음경(penis) 등으로 구성된다. 생식기(genitalia)는 내부 생식기와 외부 생식기로 구분된다.

일차 성기관으로는 고환(testis) 그리고 부속생식기관으로 부고환(epididymis), 정관(deferent duct), 부속생식샘(accessory genital glands) 등이 있고 외부생식기(외음부, pudendum)에는 음경(penis)과 음낭(scrotum)이 있다. (그림 15-1)(그림 15-2)

정자(sperm)는 **고환**(testis)에서 형성되며, **부고환**에서 정관과 요도(urethra)를 통해 사정된다. 사정 시 음경(penis)은 내부에 있는 해면체의 충혈에 의해 발기한다. 또한 고환은 테스토스테론(testosterone; 남성호르몬)을 합성하고 분비하는 내분비기능도 수행한다.

생식기계통(genital system)은 자손을 만들기 위해 부모로부터 필요한 염색체의 절반을 얻어오는 유성생식(sexual reproduction)을 통하여 유전자(gene)를 다음 세대로 이어주도록 구조되어 있다.

전립샘비대증(benign prostatic hyperplasia)

전립샘비대증은 주로 50세 이상의 남성에서 나타나는 방광의 배출장애이다.

원인

아직 명확하게 밝혀지지 않았으며,, 고환의 노화에 의한 것이다. 유전적 요인, 가족력 등이며, 신체활동, 비만, 흡연, 음주 등은 논란이 있다. 전립선은 남성 호르몬 의존 기관으로, 남성호르몬이 생성되지 않으면 전립선은 위축된다.

증상

- 하루 8회 이상 소변을 보는 **빈뇨**, 야간 **빈뇨**
- 강하고 갑작스럽게 오줌이 마려운 **요의**
- 소변이 마려우면 참을 수 없는 **절박뇨**
- 뜸을 들여야 소변이 나오는 **지연뇨**
- 소변의 흐름이 끊기는 **단절뇨**
- 배뇨 시 힘을 주어야 하는 **복압배뇨**
- 소변줄기가 가는 **세뇨, 약뇨**
- 소변이 중간에 끊기는 **단축뇨** 등

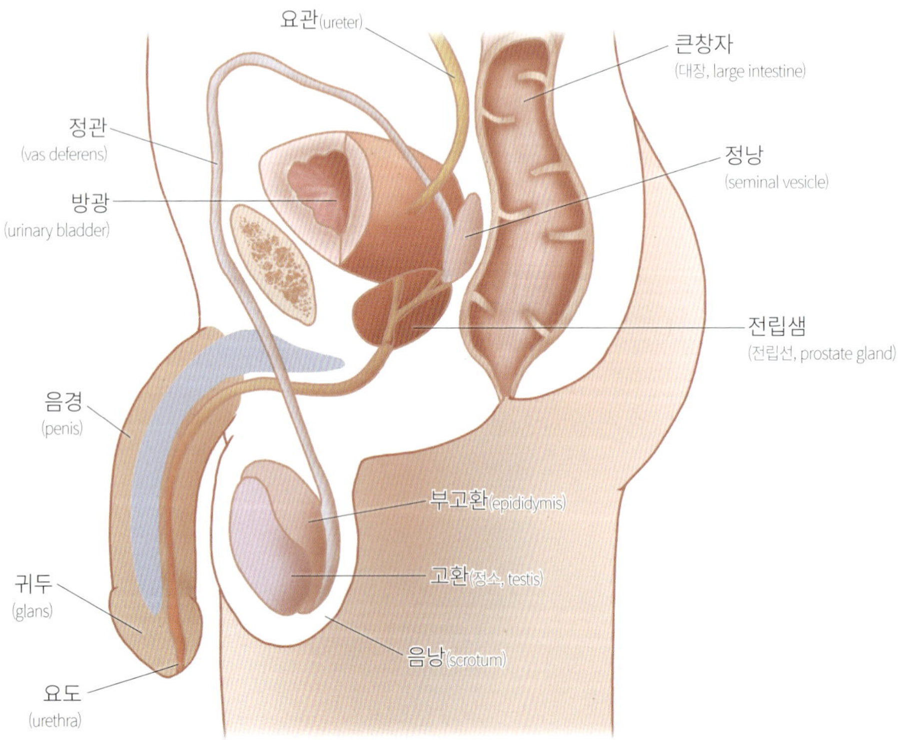

그림 15-1 남성생식기의 시상단면

일차 성기관(primary sex organd)인 생식샘(genital gland, gonad)으로 남성은 고환(testis)이고 여성은 난소(ovary)이다. 생식샘에서는 성세포(생식세포, sex cell)를 만들고, 성호르몬을 분비한다.

남성 생식기능을 수행하기 위한 생식기관은 다음과 같다.

- **생식샘**(gonad): 고환 내에서 생식자(gamete; 생식세포)와 호르몬 생성
- **생식관**(genital duct): 고환(testis)에서 밖으로 정자를 운송하는 통로로서 생식자를 받아들이고 저장하며 이동시키는 관
- **부속샘 및 기관**: 정자(sperm)를 보호하고 성숙시키는 생식계통 내의 기관
- **바깥생식기**(외부생식기): 생식기(음경과 음낭)와 연관된 살(inguinal region of abdomen; 서혜부).

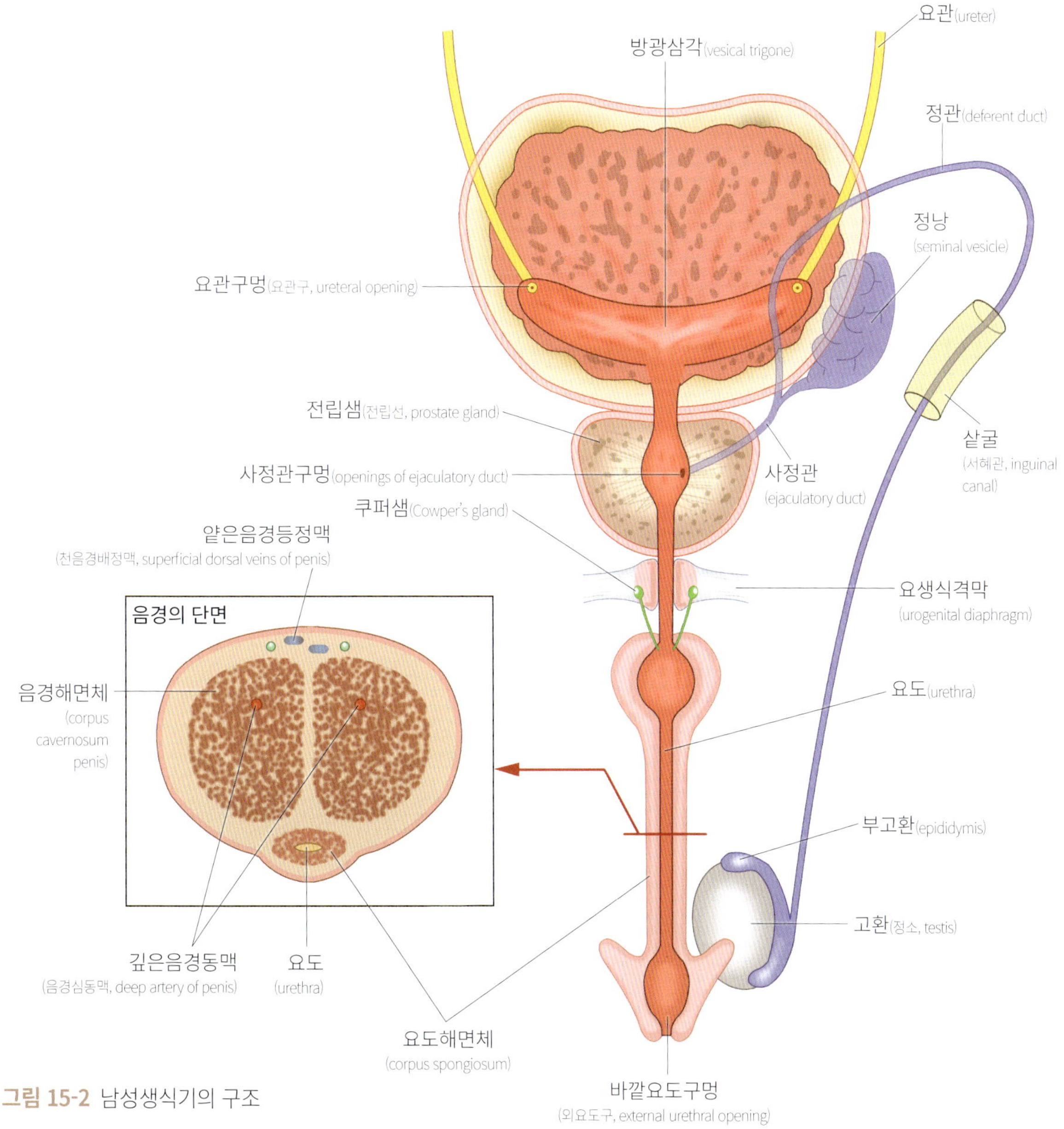

그림 15-2 남성생식기의 구조

샅(회음, perineum)

남성의 샅은 넓적다리 사이에 있는 다이아몬드 형태를 가진 부위로 두덩결합(치골결합, symphysis pubis)의 앞에서 꼬리뼈(미골), 궁둥결절(좌골결절, ischial tuberosity)에 이어지는 형태이다. 이 부위는 비뇨생식부위(urogenital triangle)와 항문부위(anal triangle)로 나눌 수 있다.

고환(정소, testis)

고환의 정세관(seminiferous tubule)에서 정자가 형성된다. 정모세포가 분열하는 과정에서 저장하는 염색체 수가 반감된다. 정자는 형성된 후 운동 기능과 생식 기능을 갖는다.

구조

고환은 한 쌍의 생식샘으로 음경(penis) 뒤 주머니 모양의 음낭(scrotum) 속에 있다. 고환(testis)은 작고, 길이가 약 4~5cm, 폭은 약 2.5cm, 무게는 약 10~15g 정도 되는 타원형의 분비샘이며 심부 체온보다 약 1~3도가 낮다. 이것은 정자(sperm)의 정상적인 생성과 생존에 적합한 환경을 제공하기 위함이다.

고환은 음경 뒤 주머니 모양의 정낭 속에 있으며, 고환(정소, testis)의 발생은 발생중인 콩팥(신장, kidney) 근처의 벽측 배막(복막, peritoneum) 뒤쪽에 있는 조직집단으로부터 기원한다. 출생 한두 달 전에 고환은 배안(복강, abdominal cavity)으로 내려와 배벽(복벽, abdominal wall)을 뚫고 음낭(scrotum)으로 내려간다.

치밀한 섬유결합조직(connective tissue)의 흰색섬유피막인 백색막(백막, tunica albuginea)이 고환을 둘러싸고 있으며, 약 200~250개의 소엽(lobule)으로 나누어진다.

하나의 소엽(lobule)에는 1~4개의 매우 심하게 꼬인 곡정세관(convoluted semininiferous tubule)과 소엽에 흩어져 있는 사이질세포(interstial cell, Leydig cell)를 포함하며 남성호르몬을 생성 · 분비한다.

정세관(seminiferous tubule)은 정자발생세포와 버팀세포(지지세포, supporting cell)로 구성되며, 정세관에 포함된 수많은 미세관 중 하나의 관을 풀면 75cm 이상을 뻗을 수 있는 길이로, 이들이 서로 합쳐서 고환그물(rete testis)를 형성하며, 이는 다시 부고환(epididymis)으로 들어가기 위해 백색막(white coat)을 통과한다. **(그림 15-3)**

기능

사춘기 전의 고환(정소, testis)에서는 전구세포(정조세포, spermatogonia) 수를 증가시킴으로써 정자 생성을 준비한다. 또한 정세관 속 사이질세포(Leydig cell)는 남성호르몬인 테스토스테론(testosterone)을 생산한다. **(그림 15-4)**

테스토스테론(testosterone)

고환 기능은 정자형성뿐만 아니라 남성 호르몬인 테스토스테론(testosterone)을 분비하는 것이다. 테스토스테론은 남성 특유의 기능을 수행한다.

- 아동청소년기 시절 남성의 목소리로 변성
- 전립샘(prostate gland), 정낭(seminal vesicles) 등 남성 부속기관의 발달
- 단백질(protein) 동화를 자극하여 남성의 근육발달과 근력 향상

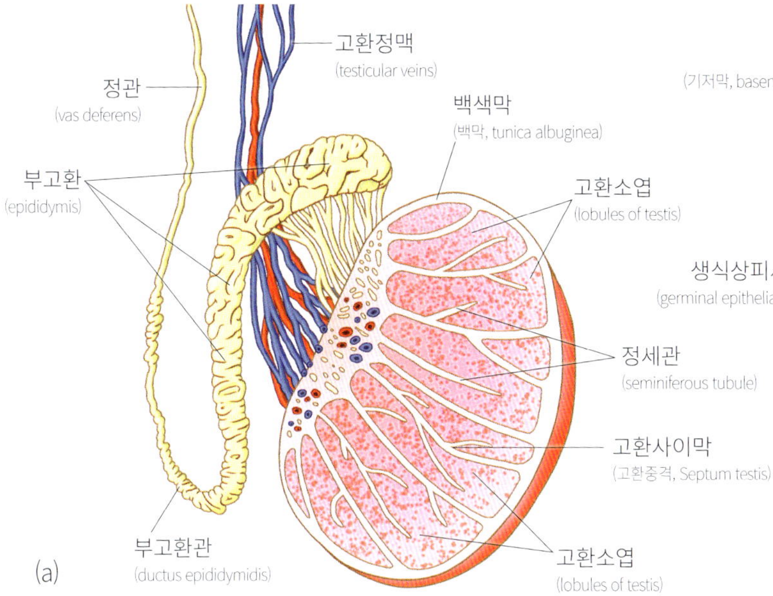

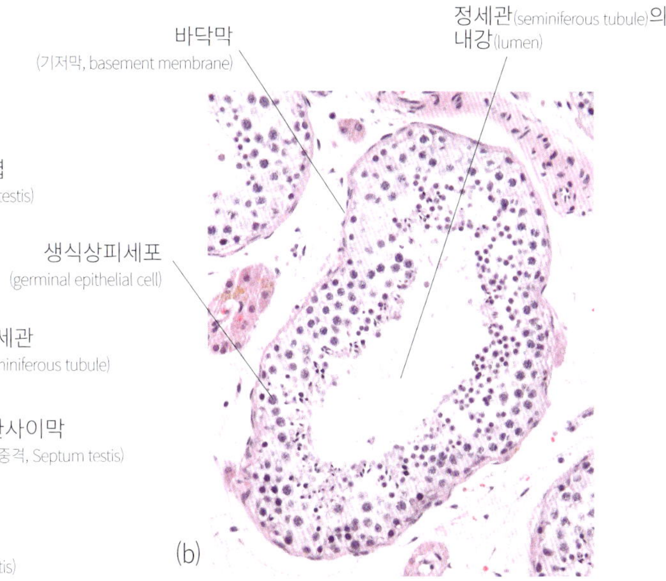

그림 15-3 (a) 고환(testis)과 부고환 관의 시상단면 (b) 정세관(seminiferous tubule)의 가로절단

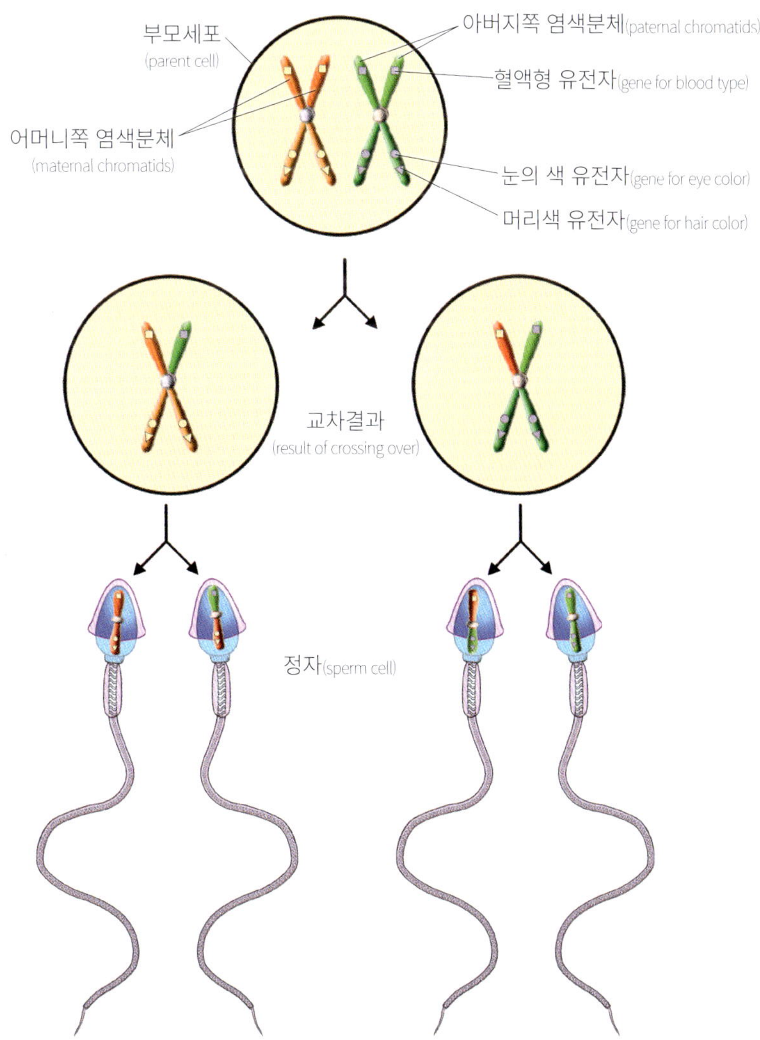

그림 15-4 교차결과에 의해 정자와 난자에 있는 유전정보가 달라진다.

정자(sperm cell)

정자(sperm cell)는 길이가 약 0.06mm인 편평한 머리와 원통형의 몸체, 그리고 이에 이어지는 꼬리로 이루어져 있으며, 인체에서 가장 작고 매우 독특한 세포 중 하나이다.

'sperm'이라는 용어는 '씨앗 동물'이라는 의미로 라틴어에서 유래 되었다.

타원형(난원형, oviform)의 머리는 주로 핵(nucleus)으로, 23개의 염색체(chromosome)로 구성된 밀집된 염색질(chromatin)이 있다. 머리 앞쪽 첨단체(acrosome)는 정자(sperm)가 난자(ovum)를 뚫고 들어가도록 도와주는 하이알루론산분해효소(hyaluronidase) 등 여러 효소들이 있다.

중간부분(midpiece)에 촘촘하게 배열된 많은 미토콘드리아(mitochondria)가 있다. 꼬리(편모, flagellum)는 미세소관(microtubules)으로 세포막(cell membrane)이 둘러싸고 있으며, 정상적인 정자의 운동은 1~4mm/min의 속도로 유영액(fluid medium)에서 추진시킨다. (그림 15-5)

정자의 기원이 되는 정조세포(spermatogonia)는 유사분열 과정을 통해 그 수가 증가한다.

한 개의 부모세포(parent cell)는 정상적인 46개의 염색체를 나타내는 유전물질의 완벽한 복사본을 포함하고 있는 두 개의 딸세포로 분화된다.

딸세포 중 하나는 정조세포로 남아 있고, 다른 하나는 1차 정모세포(primary spermatocyte)를 형성한다. 이 1차 정모세포는 감수분열 과정을 거쳐 정자가 된다.

감수분열(meiosis) 동안 2번의 세포분열이 일어나고 정세포(spermatids)라고 하는 4개의 딸세포를 형성한다. 유사분열로 만들어진 두 개의 딸세포와는 달리, 정자로 발달하게 될 네 개의 정세포는 체세포(somatic cell) 염색체의 절반(23개)을 지닌다.

정자는 고환(testis)과 부고환(epididymis)에 머무를 때에는 운동성이 없으나, 부속샘들의 분비물과 섞이면서 운동을 시작한다.

정자는 남성생식관(male reproductive tract) 내에서는 수 주일 동안 살 수 있지만 배출된 후에 여성의 생식기(genitalia) 내에서 하루나 이틀 정도만 살 수 있다.

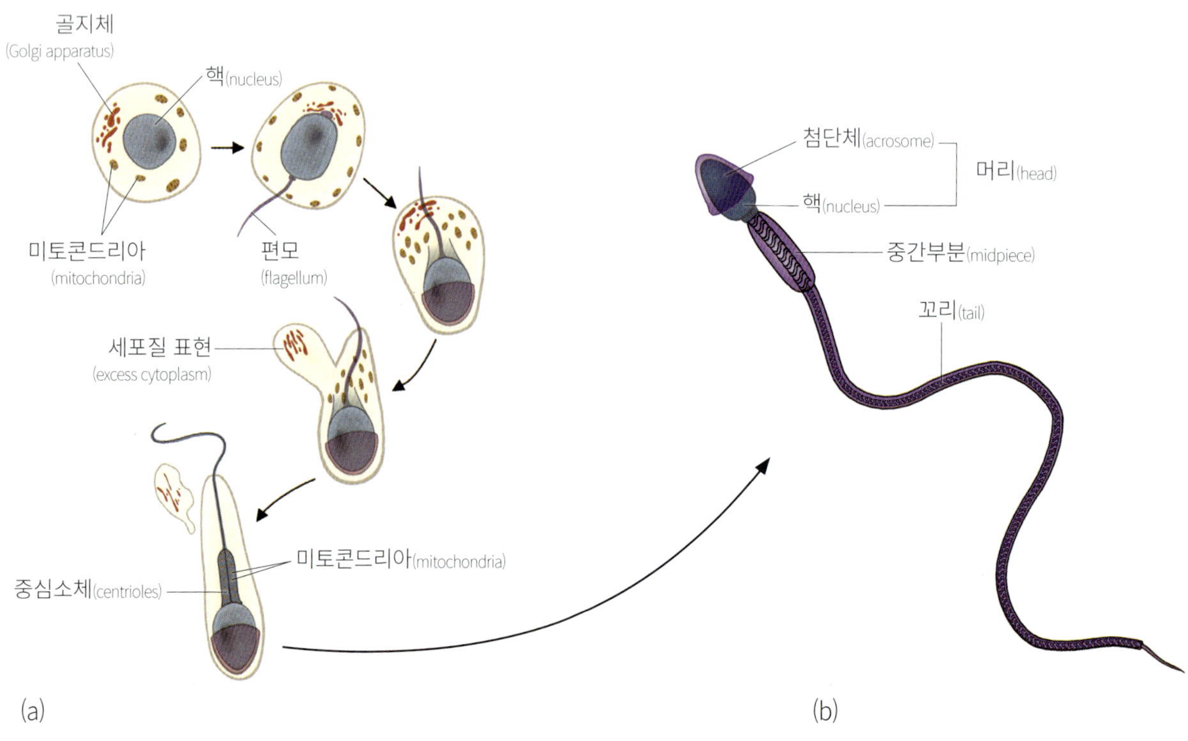

그림 15-5 (a) 정자 형성 세포 (b) 성숙한 정자

부속생식기관

부고환(epididymis)

부고환은 고환의 바깥쪽에 빽빽하게 꼬인 길이가 약 6m 정도의 관으로, 고환과 연결되어 정관(vas deferens)으로 이어진다. 정자는 부고환을 통과할 때 헤엄칠 수 있는 능력이 생긴다.

부고환(epididymis)세포는 정자(sperm)가 부고환을 지날 때 1~3주간 정자를 저장하며, 정자 성숙에 필요한 **영양물질**을 분비한다. 사용하지 않은 정자는 약 3주후 몸으로 재흡수 된다.

정관(deferent duct, vas deferens)

정관은 부고환(epididymis)에 연속된 관으로, 부고환을 나와 사정관(ejaculatory duct)을 형성한다. 정관은 정자가 부고환에서 나가고 음낭(scrotum)을 통과하여 배안(복강, abdominal cavity) 속으로 상행하도록 한다.

이 관은 길이가 약 45cm인 근육성 관으로 혈관과 신경이 포함된 결합조직의 덮개인 정삭(spermatic cord)의 일부가 된다. 각각의 정관은 두껍고, 부드럽고, 강한 근육과 운동성을 가지고 있다.(그림 15-6)

사정관과 요도(ejaculatory ducts & urethra)

사정관은 전립샘을 지나 요도에서 끝나는 1cm정도의 짧은 관이다. 또한 남성의 요도는 방광에서 소변을 운반하고, 생식관에서 정자를 가진 정액을 운반하는 일을 한다. 정자는 음경을 지나, 바깥요도구멍(외요도공, external urethral orifice)으로 배출된다.

사정(ejaculation)

정액(semen)은 요도(urethra)로부터 방출된다. 발기는 음경해면체(corpus cavernosum)에 혈류가 집중되면서 충혈이 발생하며, 성적으로 흥분하면 근육이 이완되면서 다량의 혈액이 해면체(cavernosum)에 유입된다.

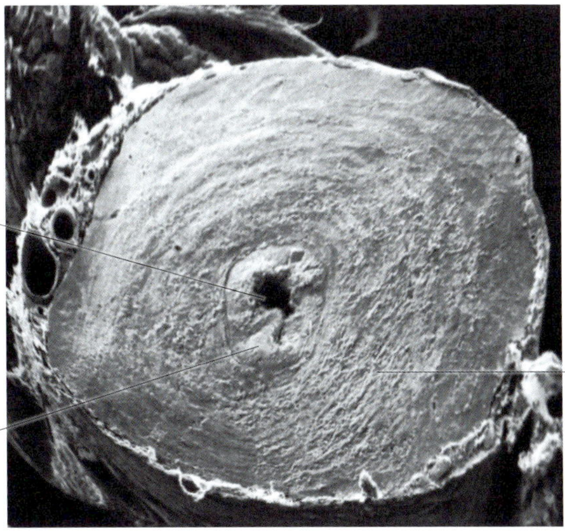

그림 15-6 가로절단한 정관(vas deferens)의 주사전자현미경 사진(x85)

고환(epididymal duct)은 음낭주머니에 들어 있다

- **넓적다리**(넙다리, thigh) 안쪽을 문지르면 같은 쪽 음낭(scrotum)이 올라가며(고환올림근 반사), 고환올림근(고환거근, cremaster m.)이 수축한다.
- **두려움**을 느끼거나 깜짝 놀라면 고환은 올라간다. 고환의 음낭은 민무늬근육(평활근, smooth m.)으로 이루어져 있으며, 이 근육은 자율신경(autonomic nerve)의 지배를 받기 때문에 놀라면 교감신경(sympathetic nerve)이 흥분하여 수축된다.
- **고환**을 부딪치면 배꼽 부근에 통증이 느껴지는 경우가 있다. 고환의 교감신경섬유(sympathetic nerve fiber)에는 감각섬유(sensory fiber)도 포함되어 있기 때문에 통증이 유발될 수 있다

정낭(seminal vesicle)

정낭은 방광(urinary bladder) 뒷면의 정관팽대부(ampullae ductus deferentis) 옆에 있는 구불구불하게 주름진 주머니 모양의 구조로, 길이는 약 5cm, 폭 2cm 정도이다.

정낭은 한쌍으로 이루어져 정액(semen)의 약 60%를 구성하는 알카리의 점성이 있는 노란 점액성 체액이다. 정액의 분비물은 과당(fructose)이 풍부하며, 이 과당은 고온의 운동성을 가진 정자의 에너지원이다.

또한 **정낭**(seminal vesicle)은 정자(sperm)에 에너지를 제공하는 단당류(monosaccharide)인 프룩토스(fructose)와 프로스타글란딘(prostaglandin)을 분비하며, 사정(ejaculation) 시 정자와 함께 배출된다.

정액(semen)

정액은 고환으로부터 형성되어 나온 정자(sperm)와 정낭(seminal vesicle), 전립샘(prostate gland) 그리고 망울요도샘(bulbourethral gland)으로부터 나온 분비물로 이루어져 있다.

정액은 약알칼리성(pH 약 7.5)으로 프로스타글란딘(prostaglandin)과 영양물질이 조금 담겨 있으며, 정낭(seminal vesicle)에서 분비되는 과당이 에너지원으로 사용된다.

정액은 여성생식기관(female genital organ)에 들어갈 때까지는 난자(ovum)를 수정 시킬 수 없다. 정액에는 세균의 번식을 막아주는 화학물질이 있으며, 대체로 알칼리성(alkaline)을 띄고 여성 질(vagina) 속의 산성을 중화시켜 정자(sperm)를 보호해 준다. 또한 정액(semen)은 성적 자극에 의해 분비되며, 성교(intercourse, coitus)를 준비하는 음경(penis)의 끝을 매끄럽게 하는 액체를 분비한다.

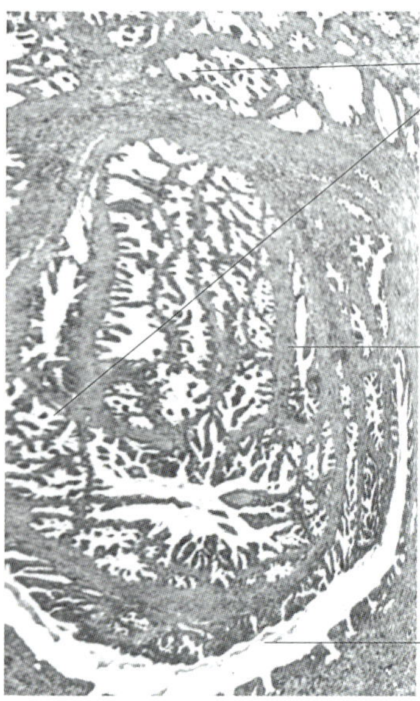

그림 15-7 전립샘(prostate gland)의 광학현미경사진(x10)

전립샘(전립선, prostate gland)

전립샘은 방광(urinary bladder)의 바로 밑에 붙어 있으며, 도넛 모양과 같다. 전립샘은 요도(urethra)의 시작부위를 둘러싸는 구조로, 폭 2cm, 길이 5cm, 두께가 1.5cm, 무게 15g으로, 작은 복합대롱꽈리샘의 집합체이다.

또한 전립샘은 밤꽃 냄새가 나는 남성 특유의 묽은 우유빛의 알칼리성 액체를 분비하며, 전립샘은 총 정액량의 약 30%를 차지한다. (그림 15-7)

사정관(ejaculatory duct)이 통과하는 전립샘은 정자(sperm)의 운동성과 활동성을 유지시켜 준다.

전립샘에 있는 알칼리성 분비물은 저장된 정자가 생성한 산성 대사산물을 중화시키며, 부고환(epididymis)의 산성 내용물 내에서 비교적 운동성이 없이 머물러 있던 정자(sperm)의 운동을 증진시킨다.

이 액체는 질(vagina)에서 분비되는 산성의 분비물을 중화시켜 여성생식관(female reproductive tract)으로 들어간 정자의 생명이 유지되도록 해준다.

망울요도샘

(요도구선, bulbourethral gland; 쿠퍼샘, Cowper's gland)

망울요도샘은 직경이 약 1cm인 두 개의 작은 구조로 모양과 크기가 완두콩과 비슷하다. 전립샘(전립선, prostate gland)의 아래쪽, 막성요도(membranous urethra) 옆 외요도조임근(외요도괄약근, external urethral sphincter)에 싸여있다. 이 분비물은 요도의 음경 부분으로 방출된다.

망울요도샘에서는 맑고 진한 점액(분비물)을 음경 요도(penis urethra)로 내보내며, 요도의 음경 부분으로 방출된다. 이 분비액은 남성이 성적으로 흥분 했을 때 먼저 요도로 흘러 나간다.

망울요도샘(bulbourethral gland)의 점액과 같은 분비물은 요도에 잔존해 있는 산성 소변에서 정자를 보호하고, 사정 시 마찰로 인한 정자의 손상을 감소시키기 위해, 요도(urethra)의 끝부분에서 윤활작용을 한다.

남성바깥생식기관(외부생식기관, external genital organ)

음낭(scrotum)

음낭은 피부로 고환(testis)과 부고환(epididymis) 및 정관(deferent duct)의 일부를 싸고 있는 피부로 덮힌 주머니이다. 음경(penis)의 뒤쪽에 있으며, 서혜부에 매달려 있다.

음낭 **벽**의 피하조직(hypoderm)에는 지방이 없고 민무늬근섬유(평활근섬유, smooth m. fiber)로 이루어지고, 온도에 민감한 음낭근(dartos m.)이 있으며, 음낭은 중간격막(medial septum)에 의해 2개의 방에 각각의 고환이 들어있다.

남성 고환은 정상 체온에서는 생존할 수 있는 **정자**를 만들어 내지 못한다. 음낭 주름은 열을 흡수할 수 있으며, 고환은 체온보다 약 3℃ 정도 낮아야 **정자**를 만들어 낼 수 있다.

음경(penis)

음경은 성적 욕구가 발동 시, 발기하여 성교 중에 정자는 여성의 질에 들어갈 수 있다. 음경(penis)은 정자(sperm)를 여성생식기관(female genital organ)으로 전달하기에 적합하게 구조되어 있다. 요도(urethra)는 오줌(소변, urine)과 정액(semen)을 몸의 바깥쪽으로 배출하는 기관이다.(그림 15-8)

음경표면은 신축성 있는 피부로 덮혀 있으며 **음경몸통**(음경체, body of penis)과 **음경귀두**(glans penis)로 구성된다.

음경줄기는 발기조직(erectile tissue)으로 3개의 기둥이 있는데, 배측에 있는 한쌍의 음경해면체(corpus cavernosum)와 배측(복측, ventral)에 있는 하나의 요도해면체(corpus spongiosum)가 세 기둥을 이룬다.

백색막(tunica albuginea)이 각각의 기둥을 둘러싸며, 음경의 뿌리는 골반궁(pubic arch)과 회음부(perineum)의 막에 붙어 있다.

요도해면체(corpus spongiosum penis)는 말단 부위(distal end)에 자극에 민감한 원뿔모양의 음경귀두(glans penis)를 형성한다. 귀두(glans)의 피부는 매우 얇으며 털이 없고 성적 자극에 대한 감각수용체(sensory receptor)를 가지고 있다. 음경포피(prepuce, foreskin)는 귀두(glans)의 바로 뒤에서 시작하여 앞쪽으로 귀두를 덮어준다. 이 조직은 **해면조직**으로서 성적 흥분이 되면 혈액이 찬다.

음경해면체(corpus cavernosum penis)는 회음부(perineum)에서 옆으로 갈라져 두덩활(치골궁, pubic arch) 아래가지의

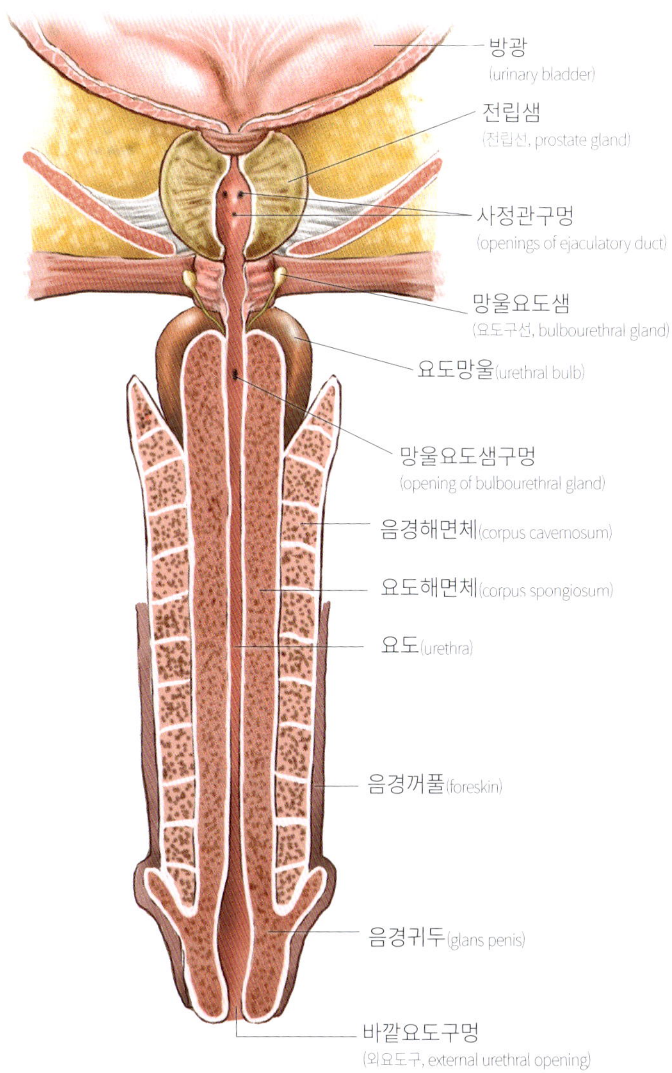

그림 15-8 음경

안쪽 면에 붙는다. 갈라진 부위가 음경각(crus penis)을 형성한다. 음경해면체 안쪽은 발기조직이다.

발기, 오르가즘 및 사정

(erection, orgasm and ejaculation)

성적으로 자극되면 **부교감신경**(parasympathetic nerve)**임펄스**(impulse)는 동맥을 확장시켜 발기조직으로 가는 혈류의 양을 증가시킨다. 동맥(artery)의 혈액(blood)은 발기조직(erectile tissue)의 공간으로 들어가 음경의 정맥(vein)을 압박하여 음경으로 부터 나가는 정맥 혈류(blood flow)의 양을 감소시킨다. **(그림 15-9)**

오르가즘(orgasm)은 성적자극이 최고에 달했을 때이며, 이때 생리적 만족감을 얻는다.

남성은 오르가즘을 느낄 때 정액이 분사(emission)되고 사정(ejaculation)을 하게 된다. 분사(emission) 시 척수로부터 나오는 교감신경(sympathetic nerve)임펄스에 반응하여, 고환(testis) 속의 분비관(testicular duct), 부고환(epididymis), 정관(deferent duct) 그리고 사정관(ejaculatory duct) 등의 벽을 구성하는 민무늬근(평활근, smooth m.)들이 연동성수축(peristaltic contraction)을 한다.

동시에 다른 교감신경임펄스는 정낭(seminal vesicles)과 전립샘(전립선, prostate gland)이 수축하도록 자극한다. 이는 발기조직(erectile tissue) 내의 압력을 증가시켜 정액이 요도를 통해 몸 밖으로 배출되도록 도와준다. 이 과정을 **사정**(ejaculation)이라고 한다. **(그림 15-10)**

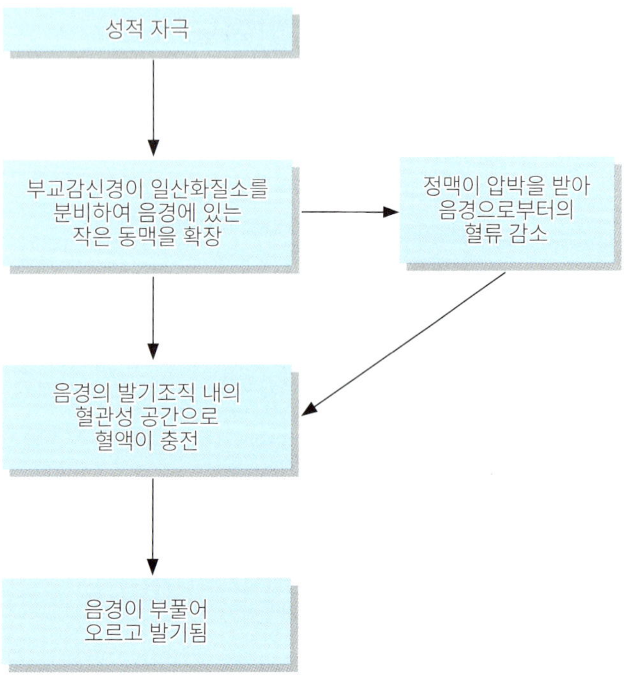

그림 15-9 음경(penis)의 발기 기전

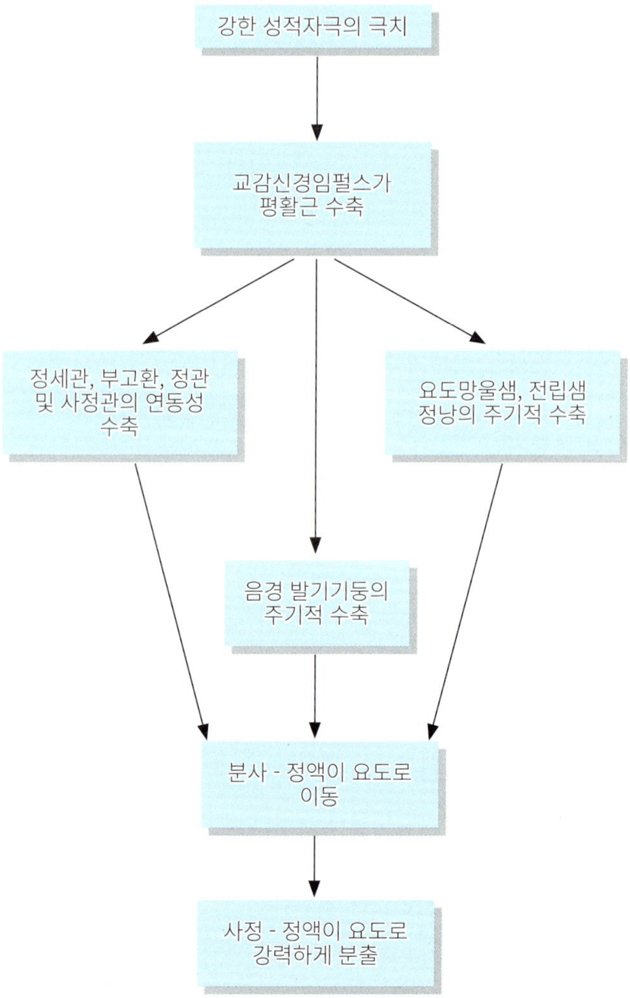

그림 15-10 정자사출(emission)과 사정(ejaculation)의 기전

남성생식기(male reproductive system)의 호르몬 조절

시상하부와 뇌하수체 호르몬 (hypothalamus and pituitary hormone)

시상하부(hypothalamus)에서 분비되는 호르몬은 아래와 같이 기능을 한다.

- **뇌하수체 전엽**(anterior pituitary gland)에 분포하는 성샘자극호르몬분비촉진호르몬(gonadotropin releasing-hormone, GnRH)에 반응하여 뇌하수체전엽에서는 황체형성호르몬(luteinizing hormone, LH)과 난포자극호르몬(follicle stimulating hormone, FSH)이라는 성샘자극호르몬(gonadotropin)분비한다.
- **황체형성호르몬**(LH)에 있는 간질세포(라이디히세포, cells of Leydig)의 발달을 촉진시켜 성호르몬을 분비한다.
- **난포자극호르몬**(FSH)은 정세관(seminiferous tubule)에 있는 지지세포(sustentacular)가 분화하여 테스토스테론(testosterone)에 반응한다. 버팀세포(지지세포, supporting cell)들은 인히빈(inhibin)이라는 호르몬을 분비하여 난포자극호르몬(FSH)이 과도하게 분비되는 것을 막는다. (그림 15-11)

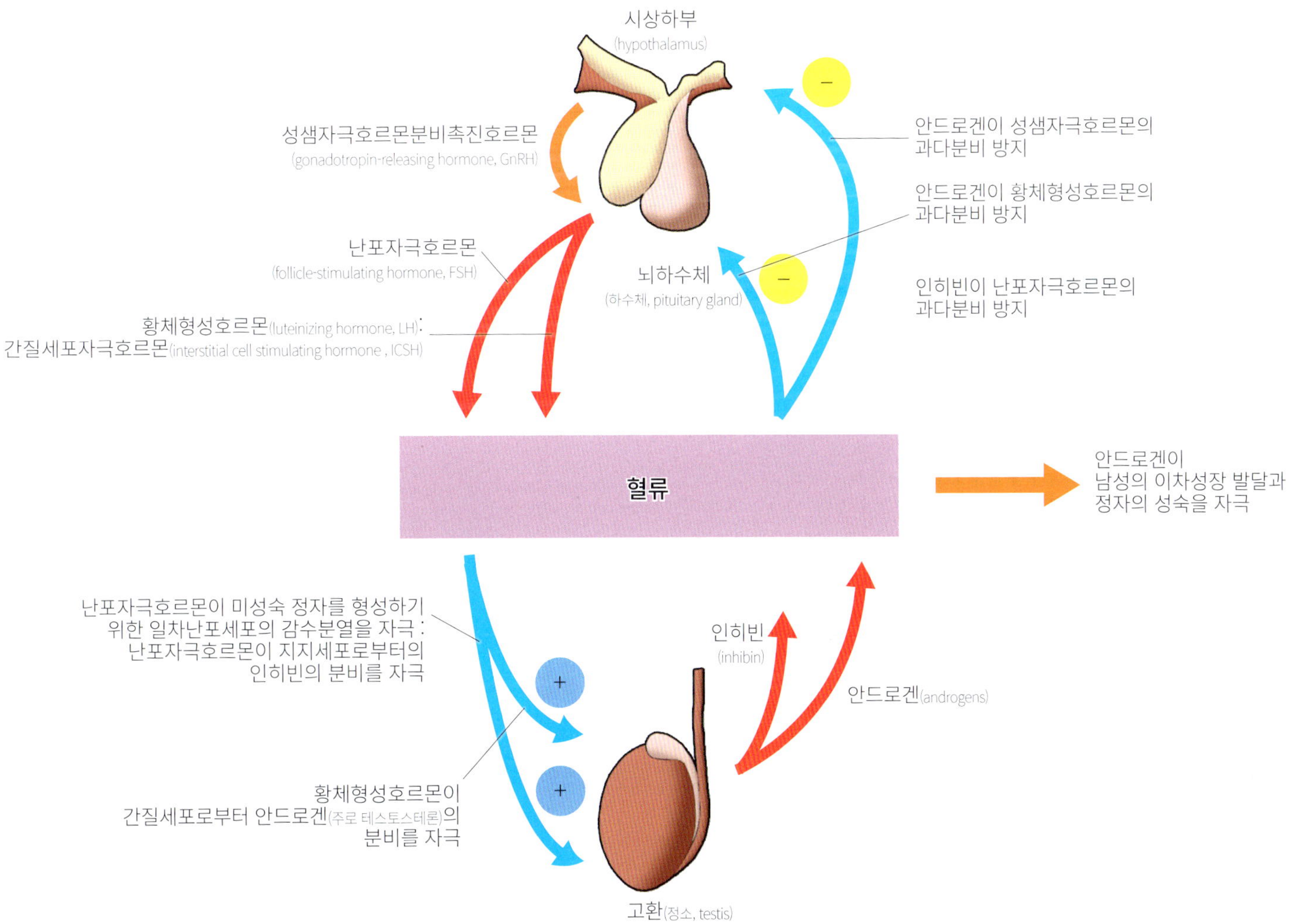

그림 15-11 남성호르몬 조절의 음성 피드백기전

남성호르몬(male sex hormones)

남성호르몬인 **안드로겐**(androgen)은 고환(testis)에 있는 사이질세포(간질세포, interstitial cell, Leydig cell)에서 생성된다. 테스토스테론 호르몬은 혈액으로 분비·전달되어 혈당단백질에 느슨하게 부착한다.

테스토스테론(testosterone)은 전립샘(전립선, prostate gland)이나 정낭(seminal vesicle), 다른 부속 생식기관(genital organ)에서 먼저 디하이드로테스토스테론(dihydrotestosterone)이라는 다른 종류의 안드로겐(androgen)으로 전환되어 표적세포(target cell)를 자극한다. 또한 안드로겐은 **간**(liver)에서 대사되어 **배설된다**.

테스토스테론(testosterone) 생산

사이질세포(간질세포, interstitial cell, Leydig cell)는 정세관(seminiferous tubule) 사이에 있는 성긴결합조직(loose connective tissue)에 무리를 이루고 있는 세포로서, 고환(testis) 에서 생산되는 호르몬 중 가장 중요한 **테스토스테론**을 생산한다.

발생 8주 경에 처음 테스토스테론을 분비하기 시작하며, 출생 후 2~3주 분비되다가 소아기 동안은 분비가 멈춘다. 13세에서 15세 사이에 안드로겐 생산은 촉진된다. 이때 음경(penis), 음낭(scrotum), 전립샘(전립선, prostate gland), 정낭(seminal vesicles) 그리고 남성생식기관의 형성을 자극하며, 또한 고환의 하강을 유발한다.

사춘기 동안 남성 이차성징(secondary sex characteristics)의 발달을 자극하며, **남자의 이차성징은 아래와 같다.**

- 얼굴(face), 가슴(thorax), 겨드랑(axilla)이, 그리고 두덩뼈(치골, pubis) 부위에 있는 몸의 털의 성장이 촉진된다.
- 후두(larynx)가 커지고 소리의 톤(음조)이 낮아진다.
- 뼈가 굵어지고 강해진다.
- 남성호르몬(male sex hormones)을 조절한다.
- 근육)의 성장이 촉진되어 어깨가 넓어지고, 허리가 가늘어 진다.

갑상선기능항진증(hyperparathyroidism)

갑상샘기능항진증은 갑상샘호르몬(thyroid hormone)이 과잉 분비되어 생기는, 가장 흔한 호르몬 질환이다. 남성보다 여성에서 7-10배 정도 많이 발생하며, 대부분 20-50세에서 발생한다.

원인

- **그레이브스병:** 면역체계 이상으로 갑상선 호르몬을 과잉 생산하는 자가면역 질환으로, 갑상선 기능항진증의 3/4를 차지하고 있으며, 유전적 질환으로 보고 있다.
- 흔하지는 않지만 백반증, 악성빈혈 등과 같은 면역질환과 함께 발생하기도 한다.

증상

체중 감소, 더위를 참지 못함, 맥박이 빨라짐(빈맥), 두근거림, 손 떨림, 대변 횟수가 증가, 피로감, 불안 및 초초함, 가슴(통증, 숨이 참), 근력 저하, 안구 건조, 복시 등이 생이생긴다(환자의 상태에 따라).

갑상선기능저하증(hypothyroidism)

갑상선기능저하증은 갑상선호르몬이 부족하여 나타나는 질환이다.

원인

갑상샘에 이상이 생겨, 갑상선호르몬의 생산이 감소 및, 뇌에 문제가 생겨 갑상선자극호르몬(TSH)의 생산이 감소하여 발생한다.

갑상선 수술, 방사성 요오드 치료 후, 자가면역질환(하시모토 갑상선염), 선천적 갑상선 결함, 갑상선 염증, 바이러스 감염 등으로 생길 수 있다.

증상

피부(건조, 창백), 체중증가, 피로감, 근육통, 식욕부진, 월경과다, 전신부종, 대사기능 저하, 추위에 약함, 땀 흘림 과다, 의욕상실, 집중력 저하, 기억력감퇴, 식욕감퇴, 얼굴과 손발이 붓는다. 또한 팔다리가 저리고 쑤시며 근육이 단단해지고 근육통이 생긴다.

* 부종은 손가락으로 눌러도 들어가는 자리가 생기지 않는다.

성감염증(STD, sexually transmitted disease)

성감염증은 성교(coitus)에 의한 성병(venereal disease) 및 성교와 유사한 성행위로 감염되는 모든 질환이다.

성행위의 다양화에 따라, 성기에서 성기로 감염 외에 동성 간의 성행위 및 구강(oral cavity) 성기행위의 감염도 포함된다. 때문에 **'성기감염증=성감염증(STD)'**은 아니다.

성감염증(STD)은 성기에 생기는 증상 외에 구강(oral cavity)이나 항문(anus)주위의 발진 등이 있으며 요도분비물(morning drop)을 보이는 경우와 피부(skin) 및 점막(mucous coat)의 이상, 매독(syphilis), 바이러스성 간염(hepatitis)과 같이 전신성감염증을 초래하는 것 등이 있다.

여성생식기관(FEMALE GENITAL ORGAN)

여성생식기관은 자손의 생산에 얼마나 직접적으로 관여하는지 여부에 따라 난자(ovum)를 생성하는 난소(ovary)인 일차 성기관(primary sex organ)과 부속기관(accessory organ)으로 나뉜다.

난자(ovum)는 난소에서 형성되고, 자궁관에서 수정되어 자궁(uterus)에 착상한다. 질(vagina)은 교접기관이자 태아의 산도이기도 하며 질어귀(질전정, pronaus)에서 열려있다. (그림 15-12)

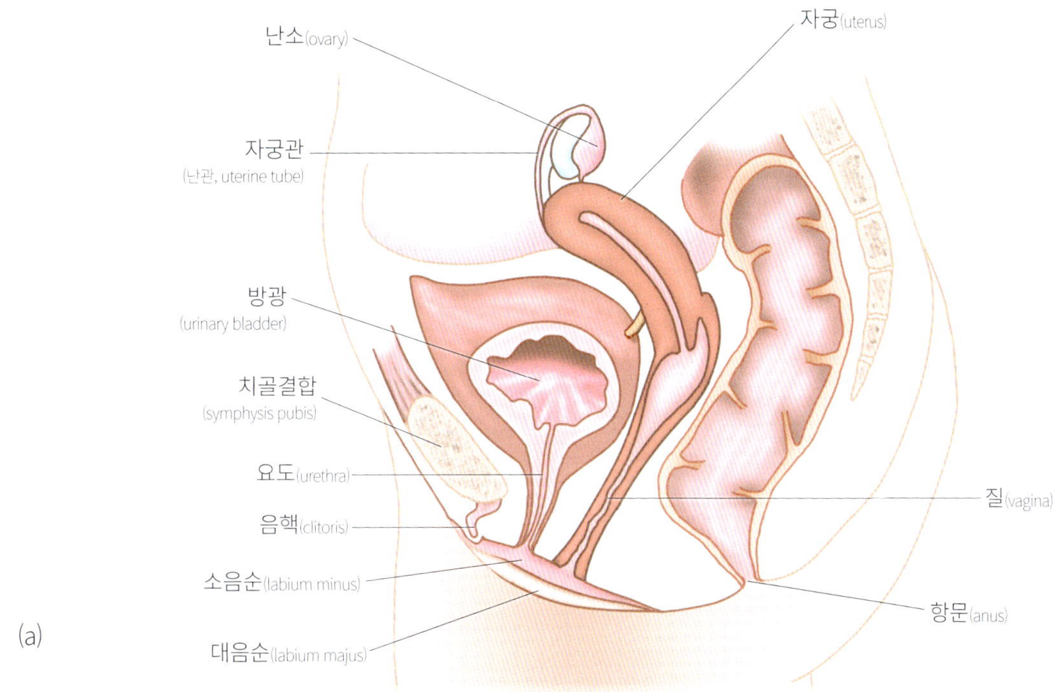

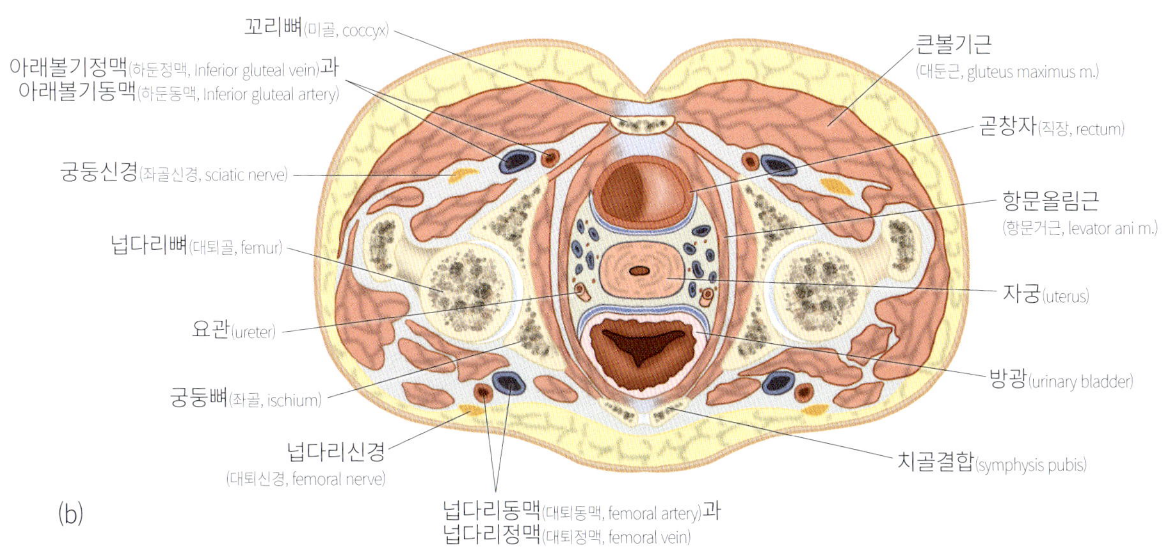

그림 15-12 (a) 여성생식기관의 시상단면 (b) 여성 골반강(pelvic cavity)의 가로 단면

일차 성기관

• **생식샘**(성선, gonad): **한쌍의 난소**(ovary)

여성생식기의 필수기관인 난소는 에스트로겐과 프로게스테론을 생산하며 여성 성세포인 난자는 난소에서 생성된다.

부속기관

내부 부속기관으로 한쌍의 난관(uterine tube), 자궁(uterus), 질(vagina)이 있다.

외부 생식기관으로는 대음순(labium major), 소음순(labium minor), 음핵(clitoris), 전정샘(vestibular gland) 등이 있다.

젖을 분비하는 젖샘(유선 + 피지선, mammary gland + sebaceous gland)은 부가적인 샘이다.

샅(회음, perineum)

여성의 샅(회음)은 넓적다리(대퇴, thigh), 질입구(질구, vaginal orifice), 항문(anus) 사이의 다이아몬드 모양의 부위에 있는 근육성 부분으로, 이는 두덩결합(치골결합, pubic symphysis), 꼬리뼈(미골, coccyx), 궁둥뼈결절(좌골결절, ischial tuberosity)의 선을 잇는 형태로 비뇨생식부위(요생식부, urogential triangle), 항문부위(항문부, anal triangle)로 나눌 수 있다.

난소(ovary)

여성 성세포(sex cell)인 난자(ovum)는 난소에 있는 조직이며, **1차 난포**에서 형성된 배란으로의 발달 과정에서 난세포(ootid) 주위의 과립세포(granule cell)층 두께가 더 두꺼워짐으로써 속이 빈 난포주머니(난포낭, follicular cyst)가 생겨, **2차 난포**가 형성된다.

여성은 임신(pregnancy) 기간을 뺀, 나머지 기간 동안 약 350~500개만 성숙난포로 발달하며, 이 성숙난포가 배란되어 난자를 방출한다. 그러나 성숙되지 못한 난포(follicle)는 퇴화되어 난소조직으로 재흡수 된다.

구조

한 쌍의 난소(ovary)는 여성의 **생식샘**(성선, gonad)으로 납작한 타원형으로 주름져 있고 표면이 균일하지 않다. 길이 3~4cm, 너비 2cm, 두께 1cm, 무게 2~3g 정도이다.

난소는 자궁(uterus)의 양쪽 모서리, 골반강(pelvic cavity) 외측 벽, 양쪽에 얕게 함몰된 부위(난소와 난소오목, ovarian fossa)에 자리 잡고 있으며, 골반(pelvis)안 인대(ligamentum)로 고정되어 있다. (그림 15-15)

기능

난자(ovum) 발생은 사춘기가 시작하면서 난모세포(oocyte)에서 감수분열이 다시 진행되며, 일차난모세포(primary oocyte) 감수분열로 부모의 세포가 가진 염색체 수의 반(23개)을 갖는다. 이와 같이 여성의 성세포 생산을 **난자발생**(oogenesis)이라고 한다.

난자의 발달 과정에서 수정 직후까지 2번의 감수분열(meiotic division)이 일어나며, 풍부한 세포질을 함유한 난자는 신체에서 가장 큰 세포 중 하나이고, 자궁(uterus)에 착상될 때까지 배아(embryo)의 **영양 공급원**이다.

에스트로겐(estrogen)과 **프로게스테론**(progesterone)의 분비는 여성의 2차 성징을 발달시키고 자궁(uterus) 속 상피세포(epithelial cell)의 **성장**을 자극한다. 사춘기에 접어들 때 에스트로겐과 프로게스테론이 함께 월경주기 시작에 기능된다.

에스트로겐(estrogen)의 주된 기능은 다음과 같다.

- 바깥생식기관(외부생식기, external genitalia), 여성 생식기관의 발달과 성숙
- 유방(breast), 엉덩이(hip), 피부(skin) 등의 부위에 지방을 추가적으로 공급하여 여성 신체의 외형 발달
- 음부(pudendum) 털의 출현과 유방 발달, 첫 월경(menstruation) 시작

난포성숙(follicle maturation): **원시난포**(primordial folicles)에서 출생 전 발생기 동안 **일차난모세포**(primary oocyte)는 감수분열을 시작하지만 이 과정은 일시적으로 사춘기까지 중단되며, 난모세포(ovocyte)는 전 생애를 통해 계속 감소한다.

최초 3백만~5백만 개의 난모세포는 출생 시 에는 백만개 정도이며 사춘기에는 약 40만개 정도 존재한다. 이들 중 500개 이하의 난모세포만이 생식 능력이 있는 시기 동안 배란될 수 있다.

난포자극호르몬(follicle stimulating hormone: FSH)의 자극으

로 난소의 원시난포(follicle)가 성숙된다. 난모세포(ovocyte)와 과립층세포(granul cell)들 사이에는 투명층(zona pellucida)과 당단백질(glycoprotein) 층이 형성된다. 이 시기의 난포를 **일차난포**(primary follicle)라고 한다.

이차난모세포(secondary oocyte)는 수정가능 난자(egg cell, ovum)이다. 수정이 일어나면 난자(ovum)는 크기가 아주 작은 이차극체(second polar body)와 크기가 큰 수정된 난자 즉 **접합자**(zygote)를 생산한다. 접합자는 분열, 발달하여 **배자**(embryo)가 된다. 배자란 모든 기관의 원기(rudiment)가 형성되는 출생 전 발달시기를 말한다.

난포세포(follicle cell)들은 계속 증식하여 6~12층 까지 되어 액체가 채워진 공간이 난포동(antrum)을 형성하며 난모세포는 난포의 한 쪽으로 밀리게 된다. 이 시기에 난포의 직경은 약 0.2mm이며 이를 **이차난포**(secondary follicle)라고 한다. **(그림 15-13)**

난포(follicle)가 성숙하는데는 10~14일이 걸린다. 성숙난포(mature follicle) 배란전난포(preovulatory follicle) 또는 그라프난포(Grafian follicle)는 직경이 1~1.5cm 내외이다. 성숙난포 안에 있는 난모세포는 부챗살관(방사관, corona radiata)에 붙어있다.

난포가 성숙할 때, 일차난모세포(primary oocyte)는 일차 감수분열(meiosis Ⅰ)을 하여 이차난모세포와 일차극체(first polar body)가 된다. 난모로부터 이 세포들이 배출되는 과정을 **배란**이라고 한다. **(그림 15-14)**

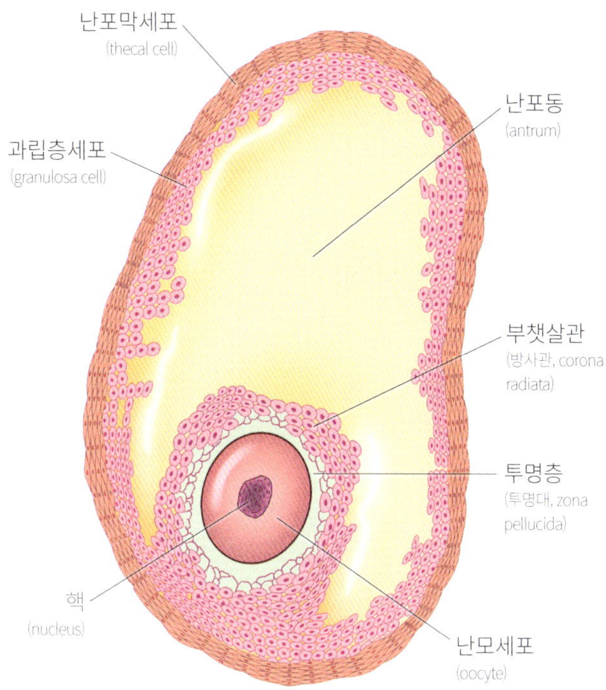

그림 15-13 성숙난포(그라피안, Graafian follicle)의 구조

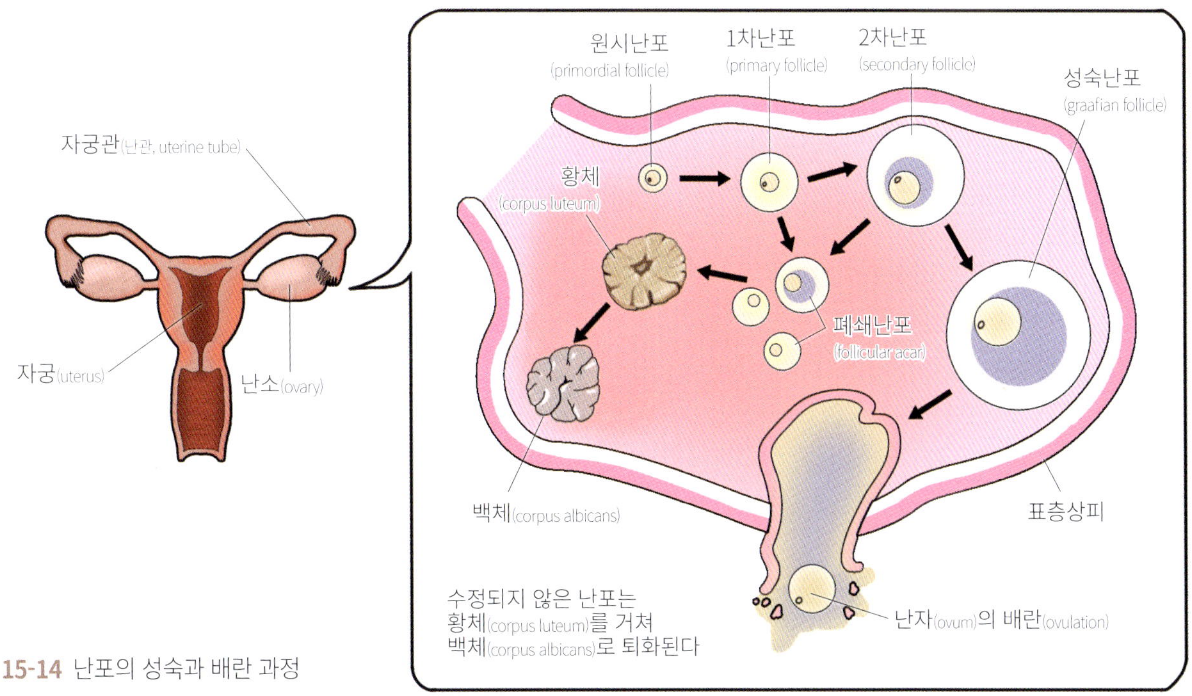

그림 15-14 난포의 성숙과 배란 과정

여성내부 부속기관(female internal accessory organs)

자궁관(난관, uterine tube)

자궁관(나팔관, fallopian tube)은 길이가 약 10cm, 직경이 0.7cm이며 협부(isthmus), 팽대부(ampulla), 깔때기부(infundibulum)들은 자궁(uterus)의 내측으로 뻗어 자궁벽을 뚫고 자궁안(uterine cavity)으로 열린다.

난소(ovary) 근처에서 자궁관은 자궁관 깔때기(infundibulum of uterine tube)를 형성하며 가장자리에는 **자궁관술**(난관체, fimbriae of uterine tube)이라고 하는 불규칙하게 가지를 친 돌기들이 많이 있다. (그림 15-15)(그림 15-16)

자궁관의 벽 **점막층**(mucosa layer)은 내강을 덮고 있으며, 많은 세로주름(longitudinal fold)과 섬모(ciliated)를 가지고 있다. 섬모의 운동과 자궁 근육층의 주기적인 연동성 수축은 난자(ovum)가 자궁 쪽 개구부로 이동하도록 해준다.

자궁(uterus)

자궁은 자궁근육층(myometrium)으로 구성되며, 길이 7cm, 너비 5cm 정도이며, 조롱박 모양을 한 주머니 구조의 기관으로 자궁관(uterine canal)을 통해 좌우 난소와 연결되어 있다.

자궁(uterus)은 방광에 기대는 것처럼 앞쪽으로 기울어져 있으며 직장과 방광 사이에는 직장자궁와(rectouterine pouch)와 방광자궁와(vesicouterine pouch)라는 오목한 공간이 있다. 이러한 공간은 임신에 따른 자궁의 팽창에 대응하기 위해 존재한다. 또한 자궁은 전체가 복막에 덮여있다. (그림 15-12)

자궁은 크게 2부위로 구분된다.

상단 3분의 2를 자궁체(uterine body)라 하며 질로 통하는 하단 3분의 1을 자궁경(uterine cervix)이라 한다.

자궁은 자궁관(난관, uterine tube) 안에서 수정되어 형성된 배자(embryo)를 받아들이며 이 배자를 발달시킨다. 임신기간 동안 자궁은 몇 배로 자라서 **아기**와 많은 양의 **양수**를 담기에 충분하다.

임신 기간을 제외하고 자궁은 방광 뒤 골반 안에 놓여있지만 임신 말기에는 배안 윗부분까지 크게 확대되기 때문에, 임신 말기의 자궁은 가로막 아래에 있는 **간**(liver)을 밀어낸다. 이로 인해 임신 후기에 깊은 호흡이 힘들어진다.

자궁벽(uterine wall)은 3개 층으로 이루어져 있으며 안쪽부터 자궁속막, 자궁근육층, 자궁외막으로 구분된다.

자궁속막(자궁내막, endometrium)은 점막이며 자궁관에서 이동해온 수정란이 여기에 접촉한 후 점막에 착상된다. 자궁속막은 착상시기에 맞춰 주기적으로 두께가 늘어나며, 착상하지 않으면 두꺼워진 부분이 박리(이 때 출혈을 동반한다)되어 질을 통해 체외로 배출된다. 이것을 **월경**(menstruation)이라 한다.

자궁근육층(자궁근층, myometrium)은 두꺼운 평활근층으로(약 1cm) 태아의 성장에 의한 자궁내강의 팽창에 대응하고 있다.

자궁외막(perimetrium)은 얇은 장막층으로 자궁 바깥을 둘러싸면서 자궁 전체를 보호하고 있다.

월경주기(menstrual cycle)

월경주기는 28일이며, 거의 규칙적으로 반복된다. **뇌하수체호르몬**(항체형성호르몬, pituitary hormone)의 변화에 따라 난소에서 분비되는 호르몬(hormone)의 양이 변화한다.

월경증식기(menses proliferative phase): (제5~14일; 전반부)

난포(folliculus ovarii)가 성숙되면서 월경(menses)으로 탈락한 자궁속막이 증식해서 점차 두터워진다. 제14일 무렵에 항체호르몬의 분비가 급상승하고, 이로 인해 배란이 일어난다.

월경분비기(menses secretory stage): (제15~28일; 후반부)

난포(folliculus ovarii)가 황체(corpus luteum)로 바뀌고, 수정란(fertilized ovum)의 착상을 준비한다.

불임(infertilily) 시 황체가 퇴화하면서 월경이 시작된다. 월경주기(1~4일) 무렵에는 자궁내막(endometrium)의 조직이 괴사하여 기능층(functional layer)이 혈액과 함께 배출된다(월경).

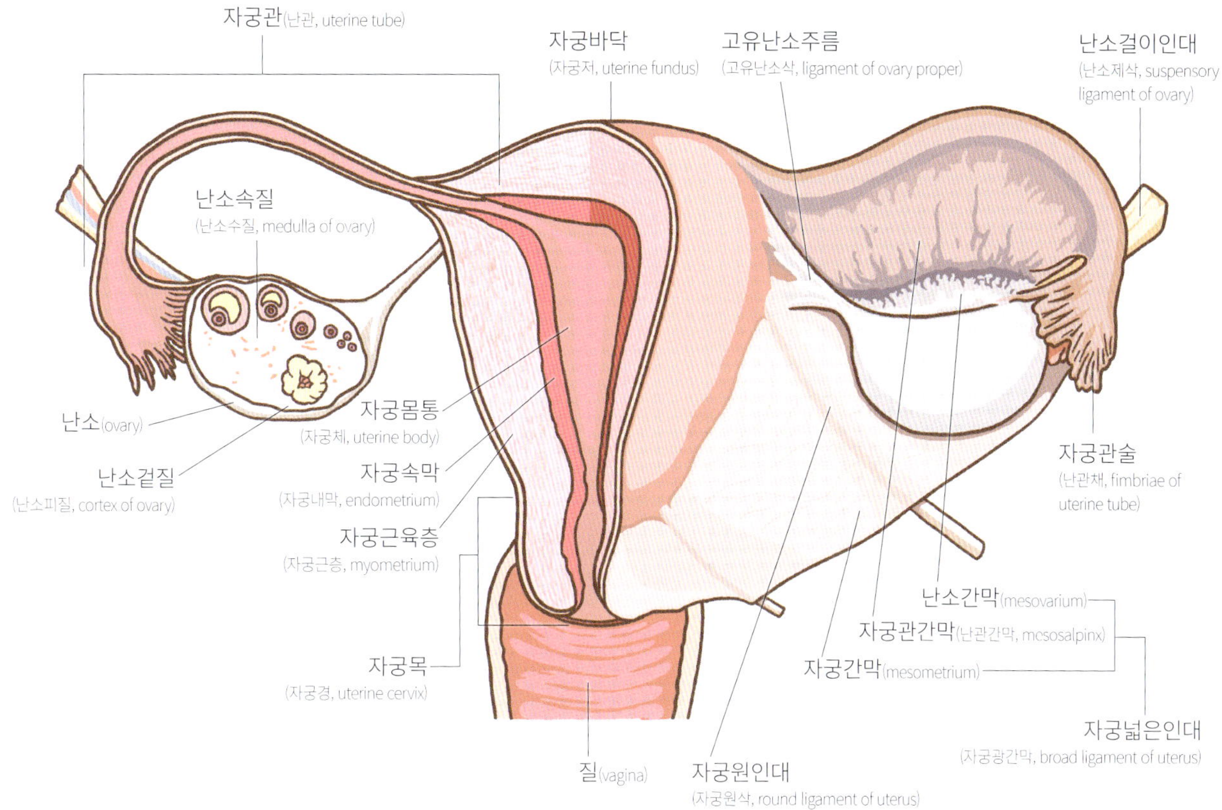

그림 15-15 난관

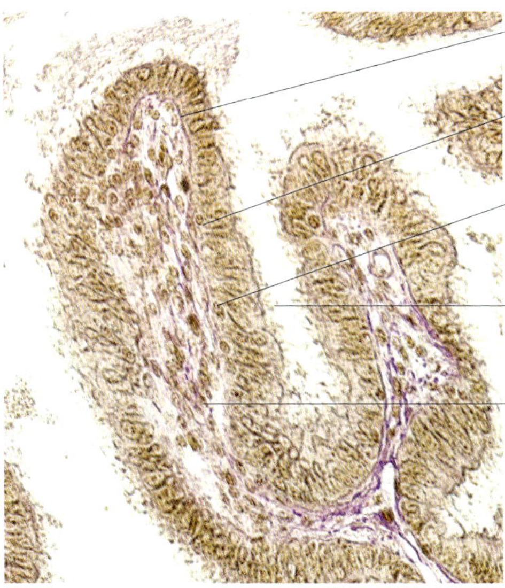

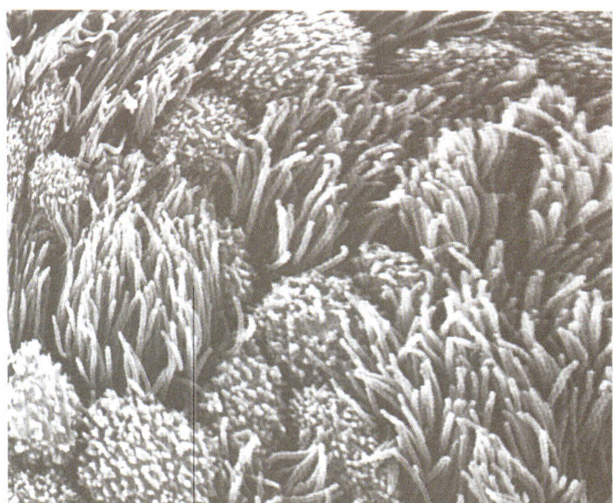

그림 15-16 (a) 난관(uterine tube)의 광학현미경 사진 (b) 난관 섬모세포(ciliated cell)의 주사현미경 사진(x40,000)

여성바깥부속기관(external accessory genitalia)

여성 바깥생식기관은 질 바깥에 위치한 부위로, **음부**라고 하며, 여성의 주요 바깥생식기관(음부, external genitalia)은 다음과 같다. (그림 15-17)

대음순(labia majora)은 남성의 음낭(scrotum)에 해당되며 지방조직과 얇은 민무늬근층으로 구성되며, 두덩털로 덮인 넓은 피부주름으로 지방이 많다. 바깥쪽 피부에는 털(pilus), 땀샘(sweat gland) 그리고 피지샘(sebaceous gland)이 있고, 지방과 결합조직으로 색소침착이 되어 있으며, 안쪽의 피부는 더 얇고 털이 없다.

소음순(labia minora)은 대음순(labia majora) 사이에 있는 납작한 세로 주름이며 그 사이에는 전정(vestibule)이라고 하는 공간이 있다. 혈관이 잘 발달되어 분홍색을 띤다.

음핵(clitoris)은 발기조직으로 소음순 사이의 앞쪽 끝에서 조그맣게 돌출된 구조로 보통 길이가 약 2cm이고 직경이 0.5cm이며 주변조직에 파묻혀 있다.

음핵은 남성의 음경(penis)에 해당되며 그 구조도 유사하다.

질어귀(질전정, vestibule of vagina)는 소음순에 의해 둘러싸여 있다. 그리고 질의 바로 앞쪽에 큰질어귀샘(대전정선, greater vestibular gland; 바르톨린샘, Bartholin gland)의 도관이 개구한다.

처녀막과 소음순 사이에서 성적 자극이 있을 때 점액을 분비한다. 전정샘(vestibular gland)은 **임균**(gonococcus)에 의해 감염이 잘 될 수 있다.

요실금(오줌찔끔증, urinary incontinence)

요실금은 배뇨(voiding) 조절의 실패를 의미한다. 긴장성 요실금(urinary incontinence)은 방광(오줌보, urinary bladder)에 가해지는 압력에 의한 것으로 출산 경험이 있는 경우에 잘 생기며, 특히 체중 증가가 심했을 때 자주 온다.

효과적인 치료법으로는 하루에 수차례씩 방광을 지지하는 근육을 수축시키는 케겔(kegel) 운동을 적어도 두달 간 이상 실행하는 것이 좋다.

분만 후 호르몬 분비

뇌하수체 뒤엽(뇌하수체후엽, posterior pituitary)에서 옥시토신(oxytocin)이 분비된다. 옥시토신(oxytocin)은 혈액을 타고 유방에 도달하여 근상피세포(myoepithelial cell)가 수축 되도록 자극한다. 모유가 분비되고 있는 한 프롤락틴(prolactin)은 계속 분비된다.

수유(lactation) 기간 중에는 여러 달 동안 배란을 하지 않는다. 이것은 프롤락틴이 뇌하수체앞엽으로부터 생식샘자극호르몬(성선자극호르몬, gonadotropin)의 분비를 억제하기 때문이다.

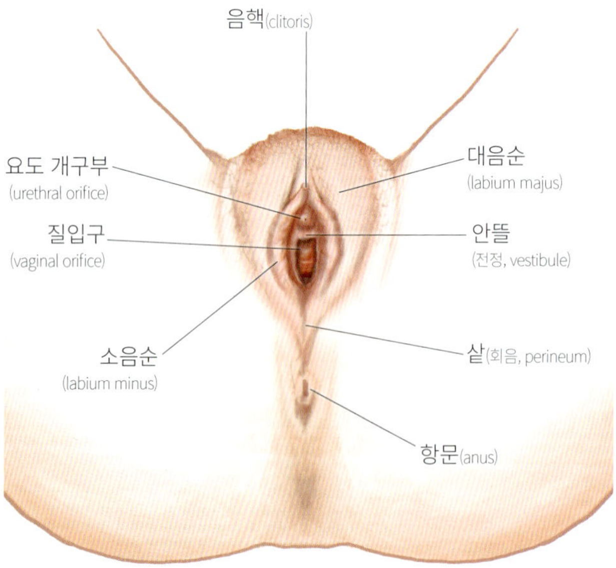

그림 15-17 여성의 외부생식기관

질(vagina)

질은 곧창자(직장, rectum), 요도(urethra), 방광(urinary bladder) 사이에 위치하며 자궁(uterus)과 전정을 연결하는 길이가 약 9cm 정도의 신축성 있는 관이다. 질은 자궁의 분비물을 운반하고, 성교(coitus) 시 발기된 음경을 받아들이며, 출산 시 아기가 나오는 통로가 된다.(표 15-1) **질 입구**(vaginal orfice)에는 처녀막(hymen)이 있으며, **점막층**(mucosal layer)은 많은 융기(질 주름, vaginal rugae)들이 있다. **중간근육층**(muscular layer)은 민무늬근섬유(평활근섬유, smooth m. fiber)들로 이루어져 있다. **바깥섬유층**(fibrous layer)은 탄력섬유(elastic fiber)가 서로 얽혀 있는 치밀결합조직(dense connective tissue)으로 이루어져 있다.

여성생식기관(female genital organ) 질환

여성생식기관인 난소(ovary), 난관(uterine tube), 자궁(uterus), 자궁경부, 질(vagina), 음부(외음부, pudendum) 기능에 이상이 생기면 불임을 초래할 수 있다. 이 질환들은 주로 감염, 물리적 손상, 호르몬 불균형 등으로 인해 발생한다.

여성생식기관(female genital organ)에 영향을 주는 질환들

첫 번째 질환: 골반염과 자궁 내막증.
두 번째 질환: 난소, 자궁, 자궁경부 관련 질환.
세 번째 질환: 외음부의 질환은 비교적 흔한 질환으로 일생 동안 적어도 몇 번 걸린다(쉽게 치료).

유방(젖, breast)

유방은 앞가슴의 피부밑조직(피하조직, hypoderm) 안에 위치하며 2~6번째 갈비뼈(늑골, costa) 사이에서 큰가슴근(대흉근, pectoralis major) 위에 놓여 있고 복장뼈(흉골, sternum)와 겨드랑이 사이에 걸쳐있다.

유두(nipple)는 4번째 갈비뼈(늑골, costa)사이 공간(intercostal space)에서 양쪽 유방의 정점 근처에 위치하며 젖무리(유륜, areola)라고 하는 색소가 침착된 피부가 이를 둘러싸고 있다.

젖샘(유선, mammary glands)은 15~20개의 엽(lobe)으로 구성되어 샘(포상샘)과 분비관(lactiferous duct)이 있으며, 분비관은 유두(nipple)로 열린다. **걸이인대**(제인대, suspensory ligament)라고 하는 질긴 결합조직 끈이 유방(젖, breast)의 진피(dermis)층으로부터 근막(fascia)까지 안쪽으로 뻗어 유방의 무게를 지탱해 준다.

유방(젖, breast) 발달

에스트로겐(estrogen)에 의해 여성에서 젖샘이 발달하게 된다.

프로게스테론은 분비관의 끝에서 포상샘(alveola gland)의 발달을 촉진하며, 태반락토젠(placental lactogen) 역시 이러한 변화를 증진시킨다.

임신 5주가 시작될 무렵 뇌하수체 앞엽(pituitary anterior lobe: 뇌하수체 전엽)에서는 프롤락틴(prolactin)의 분비가 시작하여 출산 시 최고에 이른다.

모유의 생산과 분비(milk production and secretion)

출산 후 태반호르몬(placental hormone)의 농도가 감소하며, 프로락틴(prolactin)은 많은 양의 모유가 분비되도록 젖샘을 자극한다. 출생 후 2~3일에는 초유(colostrum)라고 하는 묽은 액체가 분비된다.

초유(colostrum)는 단백질 특히 항체가 풍부한 반면 탄수화물과 지방의 농도는 일반 모유에 비해 낮다. 어린아이가 젖을 빨거나 젖꼭지(유두, mamillary, nipple) 또는 젖무리(유륜, mammary areola)를 자극하는 등에 대한 반사작용으로 이러한 과정이 조절된다.

여성호르몬(female sex hormones)

생식샘자극호르몬분비호르몬(gonadotropin-releasing hormone, GnRH)은 대략 10세 이후에 분비하기 시작하며 난포자극호르몬(FSH)과 황체형성호르몬(LH)을 분비하도록 **뇌하수체**(hypophysis)**전엽**을 자극한다.

에스트로겐(estrogen)은 난소(ovary)뿐만 아니라 질(vagina), 자궁(uterus), 자궁관(난관, uterine tube) 등의 부속기관과 외부생식구조들의 크기가 커지도록 자극하고, 여성의 **이차성징**(secondary sexual characteristics)을 발달시키고 유지하는 기능을 한다. 뇌하수체앞엽(뇌하수체전엽, pituitary anterior lobe)으로부터 **성샘자극호르몬**(gonadotropic hormone)의 분비 조절을 도와준다.

프로게스테론(progesterone)은 여포자극호르몬, 황체형성호르몬, 에스트로겐과 함께 여성의 생식주기를 조절한다.

난소(ovary)는 프로게스테론의 일차합성장소이다. 프로게스테론은 여성생식주기에 따라 자궁(uterus)에서 나타나는 변화를 촉진시킨다.(그림 15-18)

표 15-1 여성생식기관(female reproductive organ)의 기능

기관(Organ)	기능(Function)
난소(ovary)	난자(ovum, ova)와 여성호르몬(female hormone) 생산
난관(uterine tube)	난자를 자궁(uterus) 쪽으로 이동시킴; 수정(fertilization) 이 일어나는 장소; 발달 중인 배아(배자, embryo)를 자궁으로 운반
자궁(uterus)	임신기간 동안 배자를 보호하고 유지시킴
질(vagina)	자궁의 분비물을 몸밖으로 운반; 성교 동안 발기된 음경(penis)을 받아들임; 아기가 태어나는 과정 동안 아기가 엄마 몸밖으로 나오는 열린 통로
대음순(labia majora)	다른 바깥생식기관(외부생식기관, external genital organ)들을 에워싸고 보호
소음순(labia minora)	질전정의 가장자리를 형성; 질과 요도(urethra)의 개구부를 보호
음핵(clitoris)	귀두(glans)에는 성적 자극이 있는 동안 쾌감을 느끼도록 하는 감각신경종말(sensory nerve ending)이 풍부하게 분포되어 있음
전정(vestibule)	질(vestibule)과 요도(vestibule)의 개구부가 있는 소음순(labium minor) 사이의 공간
전정샘(vestibular glands)	질전정을 적셔주고 매끄럽게 해주는 액체를 분비

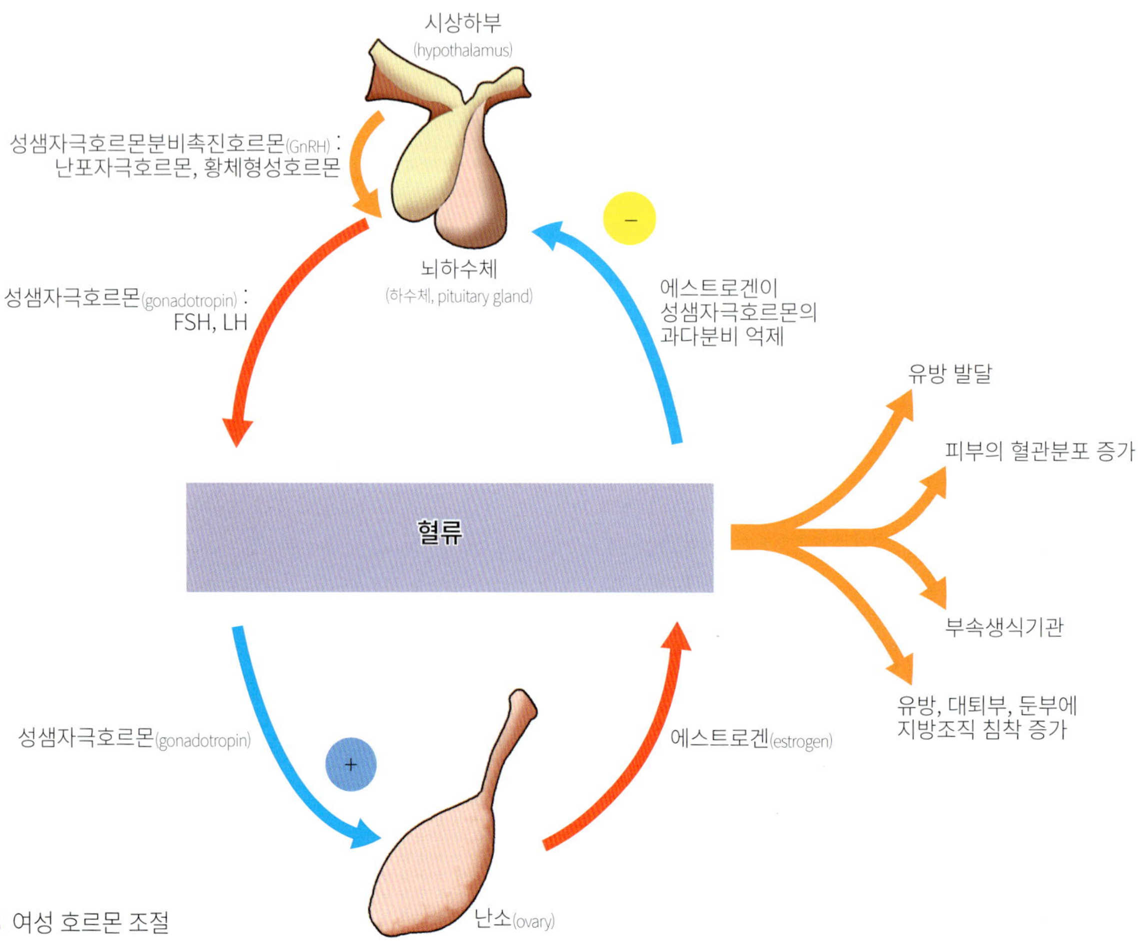

그림 15-18 여성 호르몬 조절

여성생식주기(female reproductive cycle)

월경(catamenia, menses)이 일어나는 것을 **여성생식주기**라고 한다.

대부분의 여성은 가임기 동안 거의 규칙적으로 자궁(uterus)과 난소(ovary), 질(vagina), 젖샘(유선, mammary glands), 뇌하수체앞엽(pituitary anterior lobe)의 호르몬 분비에서 많은 변화를 동반한다.

월경주기는 보통 28일이며, 주기 중간 보통 14일째쯤에 배란이 일어난다.

에스트로겐은 월경주기의 특성을 발달시키고 유지시킨다.

프로게스테론은 에스트로겐과 함께 월경주기를 조절하며, 자궁속막(자궁내막, endometrium)이 태아가 자라기에 좋은 환경을 제공하는 영양물질과 전해질이 충분한 상태를 만들어 준다.

배란(ovulation)

배란 시 배출된 난자(ovum)가 수정이 되지 않으면 황체(corpus luteum)는 월경주기의 24일 경에 퇴화가 시작되어 결합조직(connective tissue)으로 대체된다. 이러한 황체의 잔여물을 **백색체**(corpus albicans)라고 한다.

월경(catamenia)은 자궁내막 밑에 위치한 혈관이 붕괴되면서 출혈이 일어나 질 밖으로 빠져 나오는 것이다. 보통 월경주기 중 28일 째에 시작되며 3~5일 정도 계속된다.

여성의 발기, 윤활, 오르가즘(erection, lubrication and orgasm)

성적 자극이 충분히 강한 경우, 부교감신경임펄스(parasympathetic nerve)는 질어귀샘(전정샘, vestibular gland)을 자극하여 전정(vestibule)으로 점액을 분비하도록 하며, 음핵(clitoris)의 **발기조직**(erectile tissue)과 질어귀망울(전정구, vestibular bulb)은 충혈되고 부풀어 오른다.

점액분비(muciferous)는 성교 동안 질(vagina)이 마른상태로 있을 경우 조직이 심한 자극으로 인해 손상 받는 것을 방지해 준다.

음핵(clitoris)에는 감각신경섬유(sensory nerve fiber)가 풍부하게 분포되어 자극에 의한 **극치감**(오르가즘, orgasm)을 주며, 생리적 또는 심리적 쾌감을 느낀다. 회음부(perineum), 자궁(uterus) 및 자궁관(난관, uterine tube)의 근육은 리드미컬하게 수축한다.(그림 15-19)

월경이 시작된다는 것은 하나의 월경주기가 끝나고 다시 새로운 주기가 시작된다는 것을 알려주는 것이다.

폐경기(menopause)

40대 후반이나 50대 초반이 되면 난소(ovary)의 난포자극호르몬(FSH)에 대한 반응의 감소로 월경주기는 불규칙해지며, 50대에 월경주기가 완전히 끝나게 된다. 이 시기를 폐경기(menopause; 여성 갱년기, female climacteric)라고 한다.

폐경기(menopause)의 원인은 난소의 노화 때문이다

폐경기 시 난포(follicular)는 더 이상 성숙되지 않아 배란이 일어나지 않으며, 에스트로겐(estrogen)의 혈중 농도는 심하게 떨어진다.

또한 유방(젖, breast), 질(vagina), 자궁(uterus) 및 자궁관(난관, uterine tube)이 위축되고 두덩부위(치골부, pubic region)와 겨드랑이의 털이 가늘어진다. 또한 비뇨기관(비뇨기, urinary organ)과 생식기관(생식기, genitalia)의 내면을 덮어주는 상피(epithelium)도 얇아진다. 전체 여성 중 50% 정도가 50세에 전후하여 폐경기를 맞는다.

폐경기에는 에스트로겐(estrogen) 농도가 낮으므로 여성들은 **에스트로겐 보충치료**(estrogen replacement therapy, ERT)를 받아야 한다.

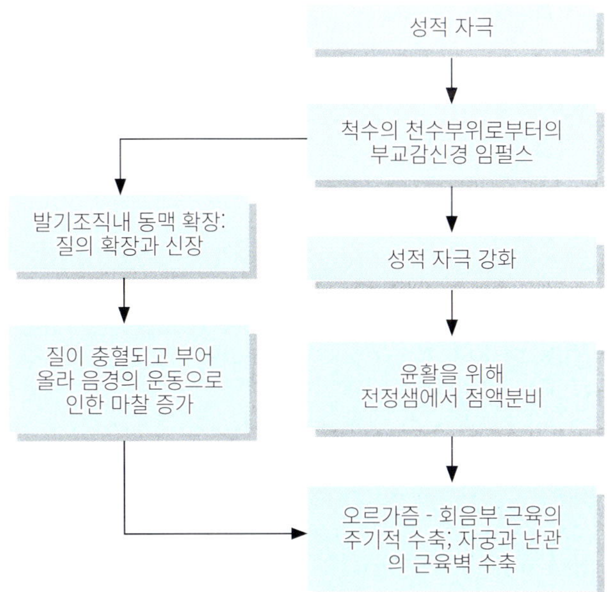

그림 15-19 여성발기(erection), 윤활(lubrication), 오르가즘(orgasm)의 기전

태아 발생 및 성장

출생전기(prenatal period)

성장이란 크기가 **증가**하는 것이며 발달이란 생명이 한 단계에서 다른 단계로 **변화**하는 과정을 말한다.

수정과 태반(fertilization and placenta) 형성기

출생(birth) 전 발달의 시작은 난자(ovum)와 정자(sperm)의 핵(nucleus)이 합쳐지는 시기로써, 즉 **수정이 완성되는** 시점에서 시작하여, **출생에 이르는 과정** 즉 하나의 미세한 세포에서 시작해서 완전한 개체로서 옮겨가는 약 39주 후 출생이 이루어질 때까지의 경이로운 발달 과정을 말한다. (그림 15-20)

수정(fertilization)과 착상(implantation)

- **배란**(ovulation) 후 배출된 난자는 먼저 골반 안으로 들어가 곧 자궁관(uterine tube)으로 들어가며, 사정된 정자는 난자를 향해 자궁관을 수영하여 이동한다.
- **자궁관** 안에 있는 동안 난자는 정자와 수정되어 단세포(unicellular) 집합체를 형성한다. 그 후 며칠 동안 유사분열(mitosis)이 끝난 접합자(zygocyte)는 곧 세포분열(cell division)을 시작하여, 약 3일이 지나면 **오디배**(morula)라는 단단한 세포덩어리가 만들어진다.
- **수정란**(fertilized egg)이 자궁(uterus)에 이를 때면 오디배(세포덩어리) 안에 공간이 생기는데, 이를 **주머니배**(포배, blastocyst)라고 하며, 주머니배로 발달하면서 착상된다.
- **양막공간**(amniotic cavity) 및 **태반**(placenta)은 주머니배(blastocyst)가 발달하면서 난황주머니(yolk sac)와 양막공간(amniotic cavity)이라는 두 개의 공간이 생긴다.
- **태반**(placenta)이 만들어지기까지 자궁(uterus) 내 분비물이 배아에게 영양분을 제공하기 때문에 난황주머니는 영양과 관련된 기능을 가지고 있지 않다. 양막공간(amniotic cavity)은 액체로 채워진 충격흡수주머니 또는 물주머니로 발달 중인 배아(embryo)가 그 안에 떠 있다. 융모막(chorion)은 태반에서 중요한 태아막(fetal membrane)으로 발달한다.

  태반(placenta)은 중요한 기능을 가진 독특한 구조물로서, 발달중인 태아(fetus)를 자궁(uterus)에 연결하고 엄마와 아기 사이에 영양과 노폐물을 교환하는 '다리'를 제공한다. 또한 영양(nutrition), 분비(secretion)작용, 호흡(respiratory)작용, 내분비기관(endocrine organ)으로 기능한다.
- **태반조직**(placental tissue)은 엄마의 혈액과 태아의 혈액을 분리하는 역할, 엄마의 혈액(blood)을 통해 태아(fetus) 쪽으로 들어가는 해로운 물질 차단 및 태아를 보호하는 '장벽' 역할을 한다. 그러나 알코올과 일부 감염성(infectibility) 미생물은 태반(placenta) 장벽을 뚫고 들어가 태아를 손상시킬 수 있다.

발달시기 구분

약 39주의 임신 기간을 편의상 3개월씩 나누어 임신의 첫 번째 석달을 난할기(period of cleavage), 두 번째 석달을 배아기(embryonal stage), 세 번째 석달을 태아기(fetal period)라고 한다. (그림 15-20)

임신 첫 번째 3개월 간 난할기에 사용되는 **중요한 용어**를 설명하면

- **접합자**(zygote): 정자세포에 의해 수정된 후의 난자를 말한다.
- **오디배**(morula): 난자의 세포분열이 약 3일이 경과한 후 세포의 수가 많아지면서 **오디배**가 형성되어 자궁으로 들어간다.
- **주머니배**(blastocyst): 오디배는 계속되는 세포분열과 분화를 통해 **주머니배**로 발달하며, 이 상태에서 **착상**이 이루어진다. (그림 15-21)

난할기(period of cleavage)

배아단계(horizon)의 맨 처음 모든 세포는 줄기세포(stem cell)이다. 이 세포는 많은 종류의 줄기세포를 생성할 수 있다. 난할기 초기에는 줄기세포들이 **내배엽**(endoderm: 속층), **중배엽**(mesoderm: 중간층), **외배엽**(ectoderm: 바깥층) 등 3개의 층으로 구성된다.

각 층은 피부(skin), 신경조직(nervous tissue), 근육(muscle), 소화기관(digestive organ)과 같은 뚜렷한 주조를 만들며, 조직이 만들어지는 과정을 **조직발생**(histogenesis), 기관이 만들어지는 과정을 **기관발생**(organogenesis)이라고 한다.

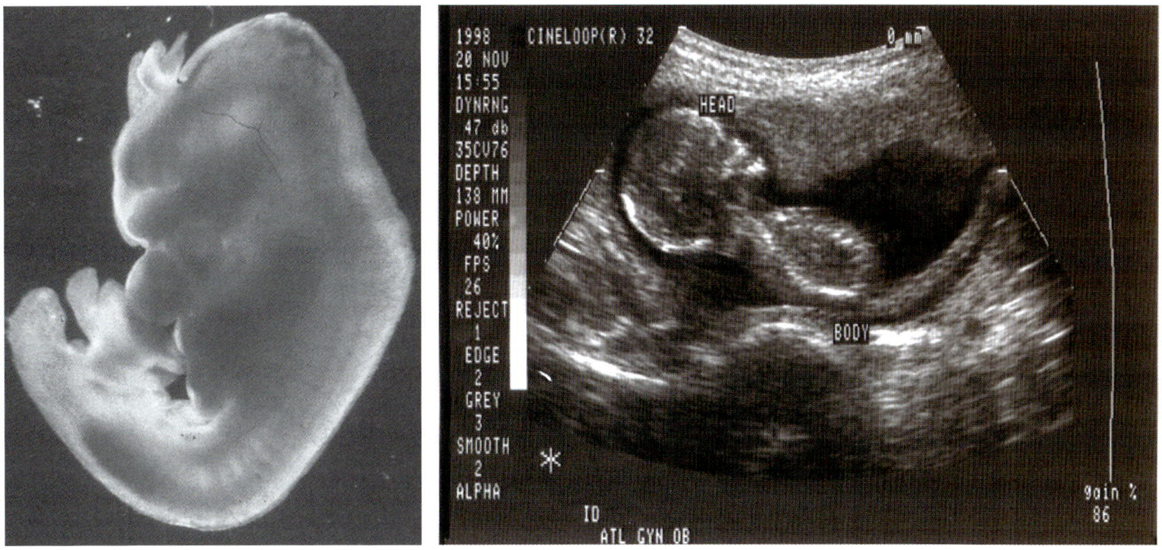

그림 15-20 발생 28일의 사람 배자와 4개월 된 태아의 초음파사진

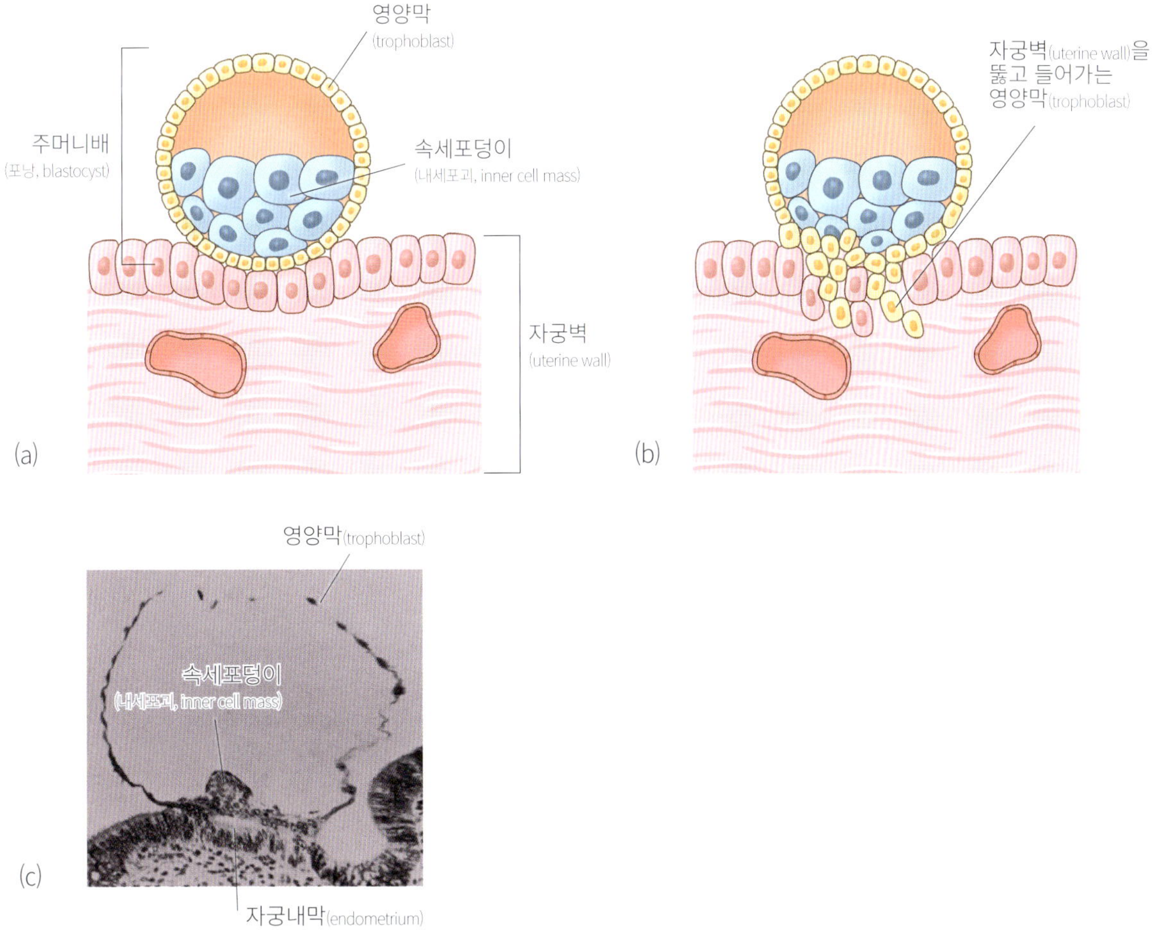

그림 15-21 (a) 수정란 발생 6일째 (b) 착상 시작 (c) 주머니포배(포배, blastocyst) 형성

배아기(배자기, embryonics stage)

배아기(embryonic stage)는 발생 2주부터 8주까지의 기간으로 태반(placenta)이 형성되며 내부 기관이 발생되고 신체 주요 부분이 나타나게 된다. 영양막 사이에 형성된 공간인 양막강(amnionic cavity)과 내세포집합체는 납작해져 배자원반이 된다.

배자원반(배자반, germinal disk)은 원통모양으로 발달되며 연결줄기에 의해 발달중인 태반에 부착이 이루어진다. 그리고 바깥쪽의 외배엽(ectoderm), 안쪽의 내배엽(endoderm), 세 번째 세포층인 **중배엽**(mesoderm)이 형성되며, 외배엽은 감각세포 · 신경계로, 중배엽은 근육 · 골격 · 순환기관 · 배설기관으로, 내배엽은 **소화기관**과 **호흡기관** 등으로 발달한다.(그림 15-22)

태아기(fetal stage)

태아기는 발생 8주말부터 시작되어 출생 때까지 성장이 매우 빠르게 일어나 신체 각 부위의 구성 비율이 상당히 변한다. 발생부터 출생 과정을 요약하면 아래와 같다.

- **발생 3개월**에는 신체길이 성장이 가속화되고 머리성장은 느려진다. 태아(fetus)의 팔은 골화 중심(ossification center)이 나타난다.
- **12주째**에 바깥생식기관(외부생식기관, external genital organ)이 형성되어 성별을 구분할 수 있게 된다.
- **4개월**에 신체는 매우 빠르게 성장하여 길이가 20cm에 달하며 몸무게는 약 **170g이 된다**.(그림 15-23)
- **5개월**에는 태아(fetus)의 움직임을 감지하게 된다. 태아의 머리에는 약간의 머리카락이 자라고 솜털(lanugo)이라고 하는 가느다랗고 부드러운 털이 피부를 덮는다. 태아는 몸무게 450g, 길이 30cm 정도의 몸을 웅크려 태아자세(fetal position)를 취한다.
- **6개월**에 눈썹(eyebrow)과 속눈썹(섬모, cilium)이 나타나며 피부는 주름져있고 투명하다.
- **7개월**에 피하조직(hypodermis)에 지방(fat)이 침착하면서 피부는 좀 더 매끄러워진다. 신장(kidney) 근처에서 발생된 고환(testis)이 하강하여 샅굴(서혜관, inguinal canal)을 통해 음낭(scrotum)에 이르게 된다.
- **약 266일**(수정 후)이 지나면 아기는 태어날 준비를 한다. 이때 태아(fetus)는 길이 50cm, 몸무게 2.7~3.6kg 정도가 된다. 피부(skin)에서는 솜털(lanugo)이 없어지며, 태아의 머리는 자궁경부(cervical) 쪽을 향해 자리 잡는다.

태아혈액과 순환(fetal blood and circulation)

태아(fetus)시기 동안 모체의 혈액(blood)은 태아에게 산소와 영양분을 공급한다. 배설물은 태반막(placental membrane)을 통해 모체혈액과 태아(fetus)혈액 사이에서 확산되며, 탯줄혈관(제대혈관, umbilical cord blood vessel)은 모체와 태아 사이에서 이 물질들을 운반한다.

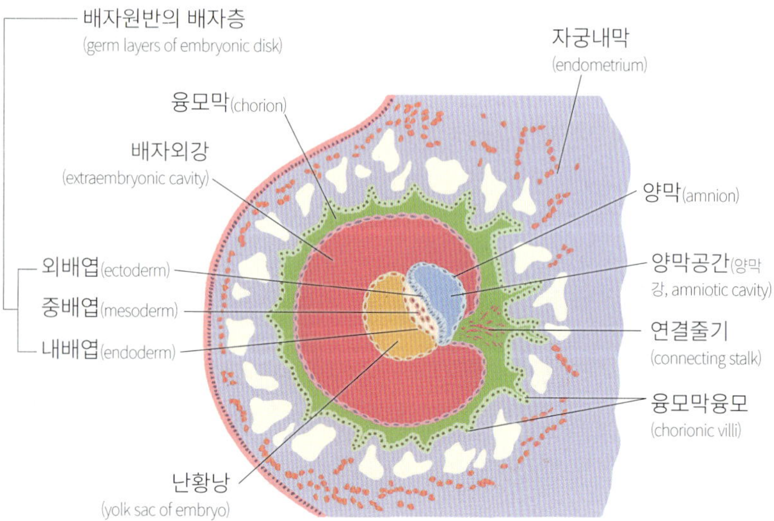

그림 15-22 배자기(배아기, embryonic period)의 초기

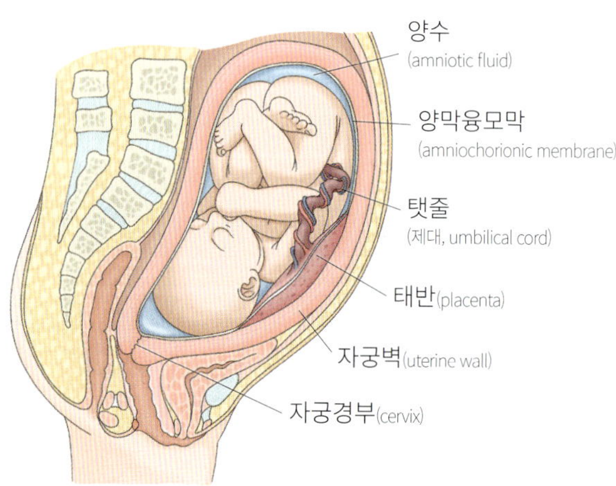

그림 15-23 임신 말기

출생후기(postnatal period)

신생아기(neonatal period)

출생 전 태아(fetus)는 간(liver)이 미성숙한 상태이므로 모체 혈액의 글루코스(glucose)나 지방산(fatty acid)으로부터 에너지를 얻는다. 영양분과 항체(antibody)가 풍부한 **초유**(colostrum)가 분비될 때가 되면 신생아는 이를 소화할 수 있도록 생리적 적응을 한다.

태어나면서부터 첫 4주까지의 기간은 신생아기(neonatal period)로 신생아(newborn, neonate)는 호흡, 영양분 소화, 배설물 배출, 체온조절 등을 스스로 해결해야만 한다.

신생아(newborn)의 허파(폐, lung)는 허탈상태(collapse)에 있으며, 기도(airway)가 좁아 공기의 흐름에 대해 상당한 저항성이 있으므로 첫 호흡은 다소 강제적으로 이루어진다. 힘찬 첫 호흡에 의해 허파가 확장된 후 호흡이 수월해 진다.(그림 15-24) (그림 15-25)

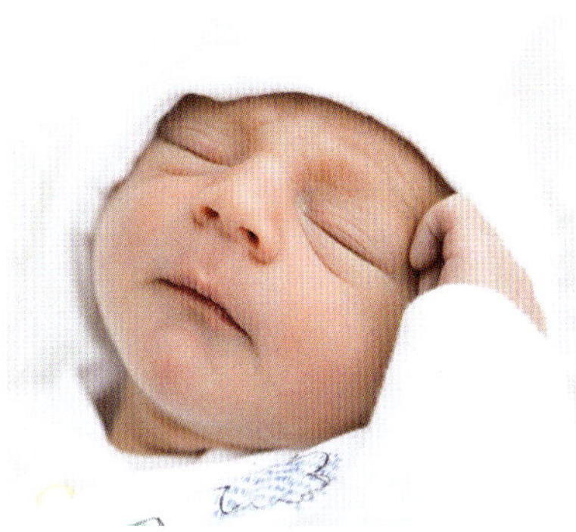

그림 15-24 신생아기는 출생으로 부터 생후 4주 말까지 지속된다.

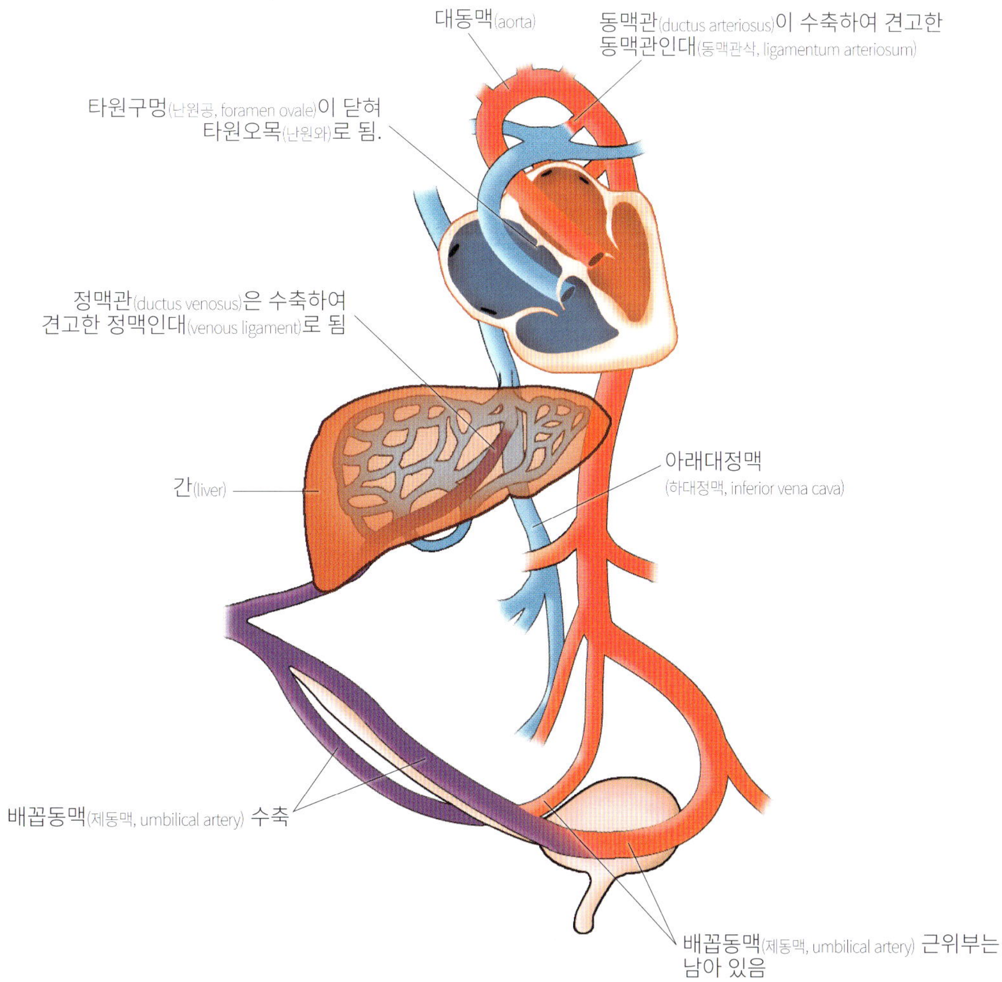

그림 15-25 출산 후 순환계 변화

유아기(infancy)

출생(childbirth) 첫 4주 말부터 생후 1년까지 계속되는 기간을 유아기(infancy)라고 한다. 아기는 빠르게 자라서, 근육계(muscular system)와 신경계(nervous system)가 성숙되며, 협동운동이 가능해지고 의사 표현도 할 수 있으며, 몸무게도 출생 시의 약 3배가 된다.

유아기에는 아기의 성장이 빨라서 에너지 공급 뿐 아니라, 적당량의 단백질(protein), 비타민(vitamin), 미네랄(mineral) 등의 충분한 양의 영양공급이 필요하다. 생후 4개월이 되면 대부분의 헤모글로빈(hemoglobin)이 어른의 형태로 된다.

소아기(childhood)

소아기는 생후 1년 말에 시작하여 **사춘기**(puberty)에 끝난다. 유치(primary teeth)가 나오고 영구치(permanent teeth)로 대체된다.

어린아이는 말을 통해 효과적으로 의사를 전달하는 방법을 배우고 점차 쓰고 읽는 것을 배우며 객관적인 판단을 내릴 수 있게 된다. 동시에 어린아이는 정서적으로도 성숙되어 간다.

청년기(adolescence)

청년기(adolescence)는 사춘기와 장년기 사이의 발달시기이다. 생식기관(genital organ)의 기능이 활발해짐으로써 신체가 구조적 생리적으로 많은 변화를 나타낸다.

청년기 초에는 여성이 남성보다 키도 크고 힘도 더 세지만 청년기 초가 끝나면서 반전되어진다. 또한 운동의 숙련도가 증가하고 지적능력이 향상되며 감정적 성숙이 이루어진다.

빠른 성장이 일어나는 시기는 여성의 경우 11~13세 사이이며 남성의 경우 13~15세 사이로 이 시기에 많은 영양분의 공급을 필요로 한다.

장년기(adulthood)

장년기는 청년기에서 노년기 사이의 기간이다. 특정한 기관의 구조와 기능이 최고에 달하는 시기가 기관계(system)에 따라 다양하다는 점에 주목할 만하다.

- 남성은 **18세**가 되면 성호르몬인 테스토스테론(testosterone)이 가장 많이 분비되어 성적 욕구가 강해진다. 20대에는 남성과 여성 모두에서 근력이 최고조에 이른다.
- **30대 말**이 되면 퇴행성(regressive) 변화가 시작하여 근력이 저하되고 순환계(circulatory system) 효율이 떨어지며 피부(skin)가 탄력을 잃기 시작하는 조짐이 처음으로 나타난다. 30세를 시작으로 해서 신체기능의 효율성이 해마다 약 0.8%씩 감소하는 것으로 알려졌다.
- **40대**에는 대사가 느려지고 운동능력이 떨어져 20대에 비해 몸무게가 5~9kg 이상 증가되지만, 키는 0.3cm 정도 작아진다.
- **50대 초**에 신체의 기능이 더 떨어진다. 손톱(nail)과 발톱(toenail)의 성장이 느려지며 피부는 계속 탄력을 잃어간다. 50대의 남성은 25세 때 비하여 위팔(상완, arm) 근육의 힘이 반으로 줄어들며 허파(폐, lung) 기능도 반으로 떨어진다. 키도 2cm 정도 작아진다.
- **60대**가 되면 수십억개 이르는 사람의 뇌세포는 2~5%가 소실된다. 70대가 되면 키가 2.5cm 정도 줄어든다.

노년기(senescence)

노년기에는 장년기 동안 시작된 퇴행성 변화가 지속되는 시기이다.

노화에 의해 중추신경계(central nervous system)의 기능도 저하되며, 노인은 일부 지적 기능을 상실할 수도 있다. 또한 신경계(nervous system)의 생리적(physiologic) 조절능력이 감소되어 효과적인 생체항상성기전이 작용하지 못할 수도 있다. 감각기능 역시 저하된다.

의학에서 유전학(MEDICAL GENETICS)

의학유전학은 20세기 후반부터 미국을 중심으로 발전하기 시작하였다. 유전학이 발달하면서 우생학의 오류들이 바로잡아지고, 유전적 질환에 대한 궁금증이 자연스럽게 의학유전학에 적용되었다.

의학유전학(medical genetics)

의학유전학은 생물학의 한 분야인 유전학을 응용하여 유전성 질환을 치료하는 것을 목적으로 연구 및 임상 활동을 전개하는 의학의 한 분야이다.

의학유전학은 개인 및 가족을 포함하는 분야로, 주로 유전적 장애나 질병에 대한 것을 연구한다. 진단은 주로 기형학과 같은 특성, 혈통 및 가계도 분석, 질병궤적 분석, 핵형분석, 유전형 분석 및 염기서열 분석을 통해 이루어진다.

의학유전학(임상유전학)은 유전질환의 원인, 진단과 치료를 의료에 적용하는 학문이며, 유전학, 분자유전학과 진단유전학 등을 특정 가족이 보유한 염색체(chromosome)의 특이한 변이나 배열 등을 분석한다. 또한 유전적 변화가 인간의 건강과 질병에 어떤 관련이 있는지 알아본다.

의학유전학의 대표적인 유전적 질환으로는, 선천적 결함, 자폐증(autism), 암(cancer), 내분비샘(endocrine gland), 심혈관계(cardiovascular system), 폐(lungs), 신장(kidney), 정신병(folie), 피부질환(cutaneous disorder) 및 신경섬유종증(neurofibromatosis), 터너증후군(turner's syndrome), 다운증후군(down syndrome) 등이 포함되며, 환경의 변화에 따라 점점 더 많이 일반 질병과 관련되어지고 있다.

인간 유전체(human genome)

인간 유전체는 인체의 각 세포에 있는 유전물질이다. 사람은 22쌍의 상염색체와 1쌍의 성염색체를 핵에, 다른 유전체(genome)를 미토콘드리아에 가진다.(그림 15-26)

약 30억 개 염기쌍을 가진 사람의 염색체 디엔에이(DNA)의 모든 염기 서열을 해독하는 프로젝트는 1988년 국제 연구 단체인 인간 유전체 기구가 설립되어, 2003년에 완료되었다고 선언하였다.

인간 유전체 프로젝트의 목적은 인간 유전자의 종류와 기능을 밝히고, 이를 통해 개인, 인종, 환자와 정상인간의 유전적 차이를 비교하여 질병의 원인을 규명하는데 있다. 이렇게 알아낸 유전정보(genetic information)는 질병 진단, 난치병 예방, 신약 개발, 개인별 맞춤형 치료 등에 이용될 수 있다는 점에서 큰 의의가 있다.

인간 유전체 프로젝트의 결과는 의학과 과학 분야에 많

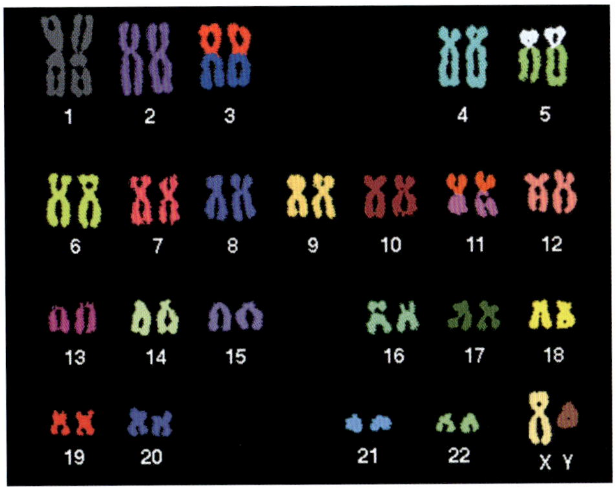

그림 15-26 유전자의 23쌍

모든 것은 유전자에 (It's All in the Genes)

- 피부색, 머리털(uncombable hair) 색깔과 모양, 흉한 모양의 발가락, 치아가 있거나, 인체부의 각 부위별 특징(치아, 눈썹, 속눈썹, 코뼈) 또는 지문이 없는가? 등의 특별한 유전형질에 대한 학술자료는 존즈-홉킨즈 대학의 유전학자인 **빅터 맥쿠식**이 펴낸, 사람의 「**멘델유전(Mendelian Inheritance of Man)**」 책에 기술되어 있다.
- **이 책에는** 10,000가지 이상의 사람 유전형질의 변이가 목록화 되어있고, 이 목록에는 유전에 의해 결정되는 형질을 머리에서 발끝까지 찾아볼 수 있다.
- **머리**가 금발인지, 갈색인지 아니면 검은색인지, 붉은 기가 도는지, 직모인지 곱슬인지는 유전자에 의해 결정된다. 솟은이마(widow's peaks)나 머리, 소용돌이눈썹, 흰앞머리(white forelock) 등도 가계를 따라 유전되는 형질이다.

은 충격을 주었고, 이 결과로 많은 질병의 원인이 되는 유전자의 염색체 상에서의 위치를 이해할 수 있게 되었다.

인간 유전체의 최신 연구에서, 인간 유전체에서 새로 발견된 수백 개의 유전자는 원래 박테리아였던 것 같다고 보고되었다. 인간 유전체에 의해 암호화 된 단백질의 전체 그룹을 **인간 프로테옴**(proteome)라고 부른다.

어떤 질병이 예를 들어, 혈우병은 혈액응고장애의 유전자코드를 갖고 있는 부모로부터 자식에게 유전된다는 것이 밝혀졌다. 어떤 질병은 유전자에 의해 부분적으로 유전된다. 예를 들어, 피부암과 관련된 유전자 코드를 갖고 있는 사람은 피부가 자외선에 심하게 노출되었을 때에만 질병에 걸릴 수 있는 것이다.

유전자 발현(gene expression)

유전자 발현이란 정보를 담고 있는 유전자로부터 단백질, RNA 등과 같은 최종적인 유전자 산물이 생성되어 표현형으로 나타나는 과정을 뜻한다.

멘델은 완두콩을 가지고 실험한 결과, 유전된 소질/ 성질은 각각 부모로부터 받은 비슷한 두유전자(세트)에 의해 조절된다는 것을 발견하였다.

예를 들어, 한 개의 보통염색체가 머리카락 색에 대한 유전자를 갖고 있다면, 그 짝도 보통염색체와 같은 위치에 머리카락 색에 영향을 미치는 유전자를 갖고 있다는 것이다. 즉 두 유전자가 똑같은 머리카락 색을 나타내지 않는다는 것이다.

우성(dominant)과 열성(recessive)

유전법칙을 처음 세운 멘델에 의해 우성과 열성이라는 용어도 만들어졌다.

어떤 유전자(gene) 는 우성(dominant)이고, 어떤 유전자는 열성(recessive) 인가의 그 유전자가 조절하는 특성을 발견했다.

멘델: 노란 완두콩(우성)과 녹색 완두콩(열성)을 교배했을 때 노란 완두콩이 주로 나온다는 것이나, 둥근 완두콩(우성)과 주름진 완두콩(열성)을 교배했을 때 둥근 완두콩이 주로 나온다는 것을 알았다.

즉 완두콩의 색깔을 결정하는 과정이 있고, 그 유전자는 녹색과 노란색을 띠게 하는 특성이 있는데, 이 중 노란색을 띠게 하는 유전자가 더 자주 발현된다는 것을 통해, 유전형질의 발현에서도 우선순위가 있다는 것을 파악한 것이다.

그렇기 때문에 이러한 서로 다른 두 가지 형질에서 한

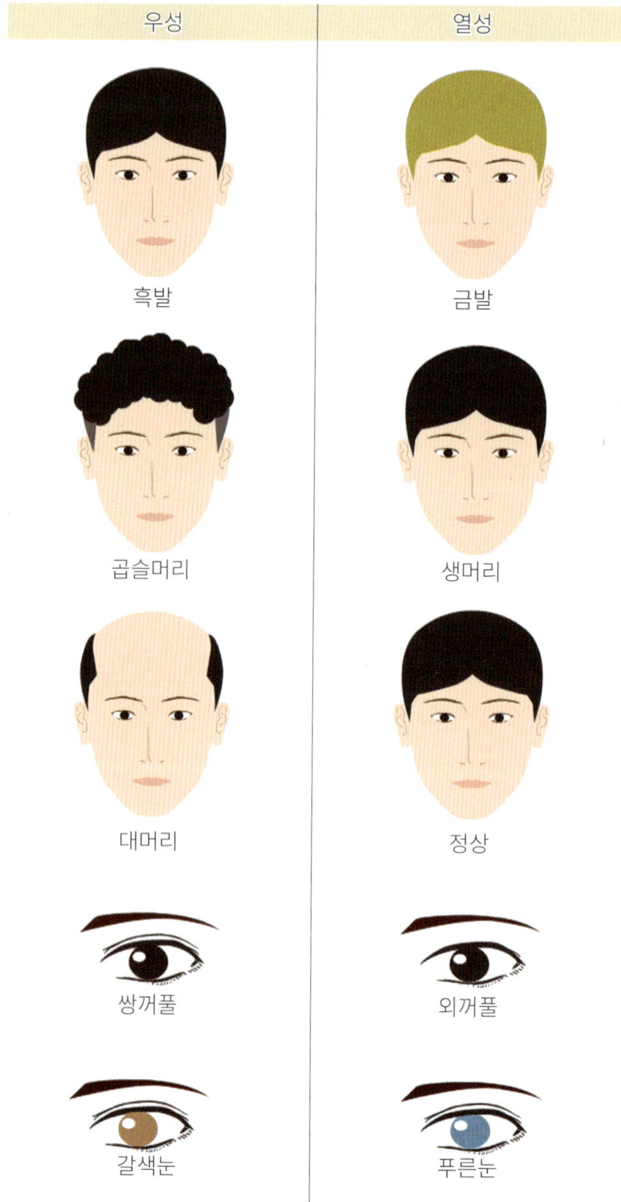

우성	열성	우성	열성
흑발	금발	귓볼 분리	귓볼 부착
곱슬머리	생머리	습한 귀지	건조한 귀지
대머리	정상	보조개 있음	보조개 없음
이마선 곡선	이마선 직선	갈라진 턱선	둥근 턱선
갈색 눈	푸른색 눈	혀 말기 됨	혀 말기 안됨
쌍꺼풀	외꺼풀	육손	정상
주근깨 있음	주근깨 없음	오른손잡이	왼손잡이

그림 15-27 인간에 나타나는 우성과 열성의 예

가지 형질이 주된 분포를 차지했기 때문에 **우성**(dominant)이라고 했고 잘 드러나지 않는 형질은 **열성**(recessive)이라고 하였다. 실제로 우성과 열성은 단지 대립유전자(allelic gene) 간의 표현 관계일 뿐이지, 우월이나 열등 같은 의미가 담겨 있는 것은 아니다.

열성유전자(recessive gene)의 효과가 드러나기 위해서는 열성유전자가 rr의 형태로 한 쌍을 이루어야 하는데, 동일한 유전자가 두 개 모여서 열성을 나타내기 때문에 이를 열성호모(recessive homozygote) 형태라고 한다. 이러한 열성호모 개체는 유전형(genotype)을 알아보기 위한 검정교배에 사용하기도 한다. 때로는 인간이 원하는 특성을 얻기 위해서 동물이나 식물에서 의도적으로 열성유전자가 나타나도록 교배하기도 한다.

예: 눈에 멜라닌 색소가 전혀 없는 백반증 증상을 가진 사람은 어두운 색소의 침착이 부족하므로 시각에 이상이 있으며, 직사광선에 타지 않도록 주의해야 한다. 이 경우 정상적으로 멜라닌을 생산하는 유전자는 우성이며, 반면에 백반증을 일으키는 유전자는 열성이다. **(그림 15-27)**

공동우성(co-dominance)

공동우성은 우성인자와 열성인자의 힘이 비슷비슷해서 서로 자기의 형질이 나타나는 것이다. 이를테면 닭의 바둑판모양 털을 들 수 있다. 또, ABO식 혈액형 또한 공동우성의 예가 된다. (A=B>O)

예: 밝은 피부색의 유전자를 갖게 하는 가진 'A'와, 어두운 피부색의 유전자를 갖게 하는 'B'의 경우 'A'와'B'의 유전자를 가진 사람은 밝은색 피부와 어두운색 피부의 **중간 피부색**을 나타낼 것이다.

유전자와 염색체

유전자는 DNA(Deoxyribo-Nucleic Acid) 분자에 있는 일련의 뉴클레오티드(nucleotide) 염기(base) 서열이다. 각 유전자는 유전부호를 갖고 있으며, 유전부호는 리보솜(ribosome)에서 특정 단백질분자의 형태로 해독된다. 또한 유전자는 인체의 구조와 기능을 결정한다.

각 유전자는 전령RNA(messenger RNA or mRNA)를 복사한 유전부호를 갖고 있다. 유전부호는 리보솜에서 특정 단백질 분자의 형태로 해독한다.

유전자는 생물 형질에 대한 유전 정보가 담겨 있는 DNA의 특정한 부분이다.

매우 긴 DNA는 일정한 규칙을 갖고 있으며 단백질에 감겨있다. 세포가 분열할 때 염색체가 더 꼬이고 응축되어 형성된 막대 모양의 구조인 염색체를 알아본다. **(그림 15-28)**

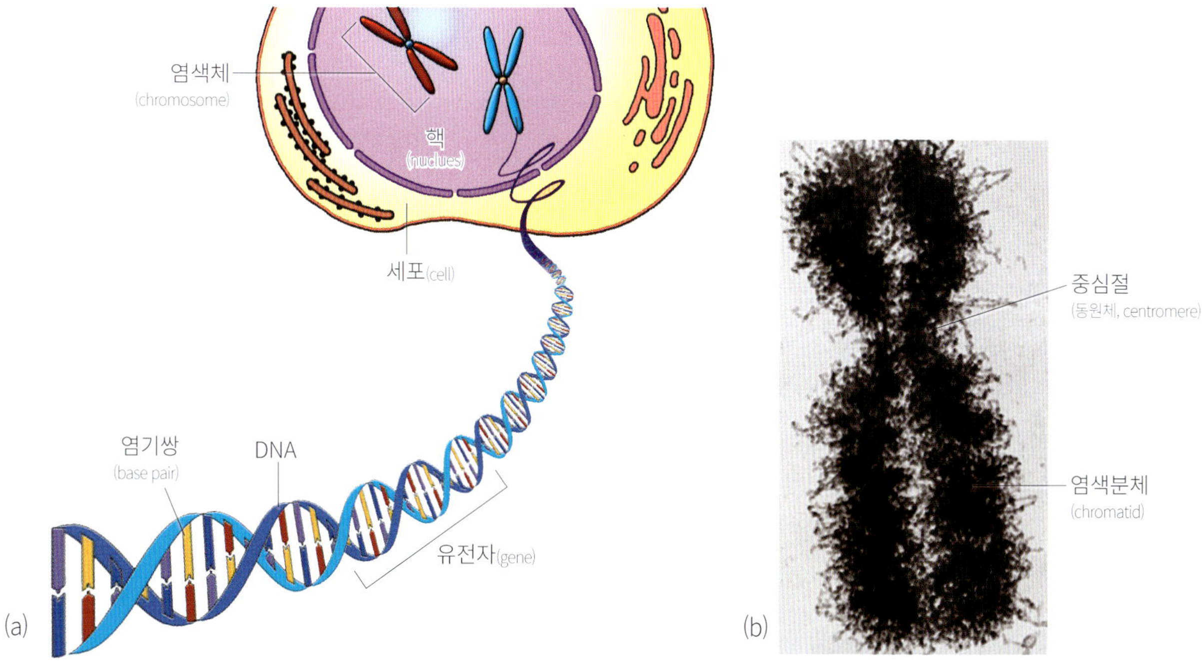

그림 15-28 (a) DNA 이중나선 구조 (b) 염색체 투과전자현미경 사진

유전자치료(GENE THERAPY)

유전적 변이나 유전물질이 도입된 세포를 통해 질병을 예방하거나 치료하는 것을 뜻한다.

유전자치료의 핵심은 부작용이 없으면서도 체세포나 생식세포에 정상 유전자를 원하는 부위에 정확하게 삽입하는 운반체(vector)를 선정해야 하는 것이다.

국내에서는 생명윤리법에서 유전자 치료 연구를 허용하는 범위를 유전질환이나 암, 후천성면역결핍증(acquired immune deficiency syndrome, AIDS) 희귀성과 난치성병 등으로 제한하고 있다.

생명윤리법 제2조에 따르면 유전자치료는 질병의 예방 또는 치료를 목적으로 인체 내에서 유전적 변이를 일으키거나, 유전물질 또는 유전물질이 도입된 세포를 인체로 전달하는 행위를 말한다. 유전자 치료 방법에는 체내 유전자 치료, 체외 유전자 치료, 유전자가위 등이 있다.

- 체내 유전자 치료는 질환을 치료하는 유전자 정보가 담긴 DNA를 바이러스에 주입하고, 이 바이러스는 몸속에 투입해 치료하는 방식이다.
- 체외 유전자 치료는 환자로부터 세포를 채취해 질환을 치료하는 유전자 정보가 담긴 DNA를 주입해 이를 다시 환자 몸속으로 투입하는 방식이다.
- 유전자 교정 기술인 유전자가위는 환자의 유전체(genome)에서 특정 염기서열을 인식한 후 해당 부위의 DNA를 정교하게 잘라내는 기준이다.

인간유전체(human genome)

인간 유전체의 모든 유전자 지도인 **인간 게놈 프로젝트**(human genome project)가 2003 년에 완성되었다. 이로 인해 인간유전체가 약 19,000개로 이루어져 있음을 알게 되었다. 이 연구를 통해 2% 미만의 **DNA**만 유전자를 운반하고 **단백질**을 암호화한다는 것을 알게 되었다.

유전자 치료(간)

간(liver)은 유전자치료(gene therapy)에서 매우 중요한 장기이다. 왜냐하면 간은 많은 신체기능을 조절하고 있다.

또한 재생될 수 있기 때문이다. 유전자치료에서 10조의 간세포(hepatocellular) 중 단지 5%만을 교정해도 효과가 나타난다.

유전자치료(gene therapy)의 수단

치료를 위한 DNA는 질환의 원인 유전자가 제거된 바이러스에 결합되어 투입되거나, 리포좀(liposome)이라 하는 지방거품(fatty bubbles) 안에 넣어져, 또는 다른 지방분자와 결합되어 투입될 수 있으며, 또한 금속입자와 함께 주입되거나 DNA 자체로 직접 투입할 수 있다. (그림 15-29)

골수조직(myeloid tissue)에는 모든 혈구세포(hematocyte cell)의 전구세포(precusor cell)가 있기 때문에 면역결핍(immune deficiency)이나 혈액(blood)질병을 치료하기 위한 수단으로 사용된다.

피부(skin)는 이식(skin graft)을 통해 응고인자(coagulation factor)나 성장인자(growth factor) 또는 효소와 같은 결핍된 단백질을 분비하는 세포를 보충할 수 있다.

내피세포(endotherium)는 모세혈관(capillary: 실핏줄)이나 다른 혈관(blood vessel)의 내부를 둘러싸고 있으며, 내피세포를 변형시켜 직접 혈류(blood flow)로 물질을 분비하게 할 수 있다.

간(liver)은 유전자치료(gene therapy)에서 매우 중요한 장기이다. 왜냐하면 간은 많은 신체기능을 조절하고 있으며, 또한 재생될 수 있기 때문이다. 유전자치료에서 10조의 간세포(hepatocellular) 중 단지 5%만을 교정해도 효과가 나타난다.

폐(lung)의 유전자(gene)는 에어로졸(aerosol: 분무제)을 통해 직접적으로 호흡관(respiratory trumpet, respiratory tract)의 세포에 도달할 수 있고, 이를 변형시켜 재생성할 수 있기 때문에 호흡관(respiratory tract)은 유전자치료(gene therapy)를 위한 가장 좋은 대상이 된다.

신경조직(nerve tissue)은 신경세포가 일반적으로 분열하지 않기 때문에 유전자치료시 문제점이 많다.

암(cancer)의 유전자치료는 종양세포(tumor cell)가 면역물질을 생성하게 하거나 면역계(immune system)로부터 쉽게 인식될 수 있도록 암세포(cancer cell)를 표지하는 방법이다. 이를 암백신(cancer vaccine)이라고도 한다.

유전(inheritance)과 질병

의학의 발달로 **유전자**(gene) 때문에 발생하는 여러 질병이 밝혀졌다.

혈우병(hemophilia)인 혈액응고장애(hemostatic disorder: 지혈장애)는 혈우병 유전자를 갖고 있는 부모로부터 자식으로 유전된다.

또한 **피부암**(skin cancer)과 관련된 유전자 코드를 가진 사람은 피부가 태양의 자외선에 심하게 노출되었을 때에 질병에 걸릴 수 있다.

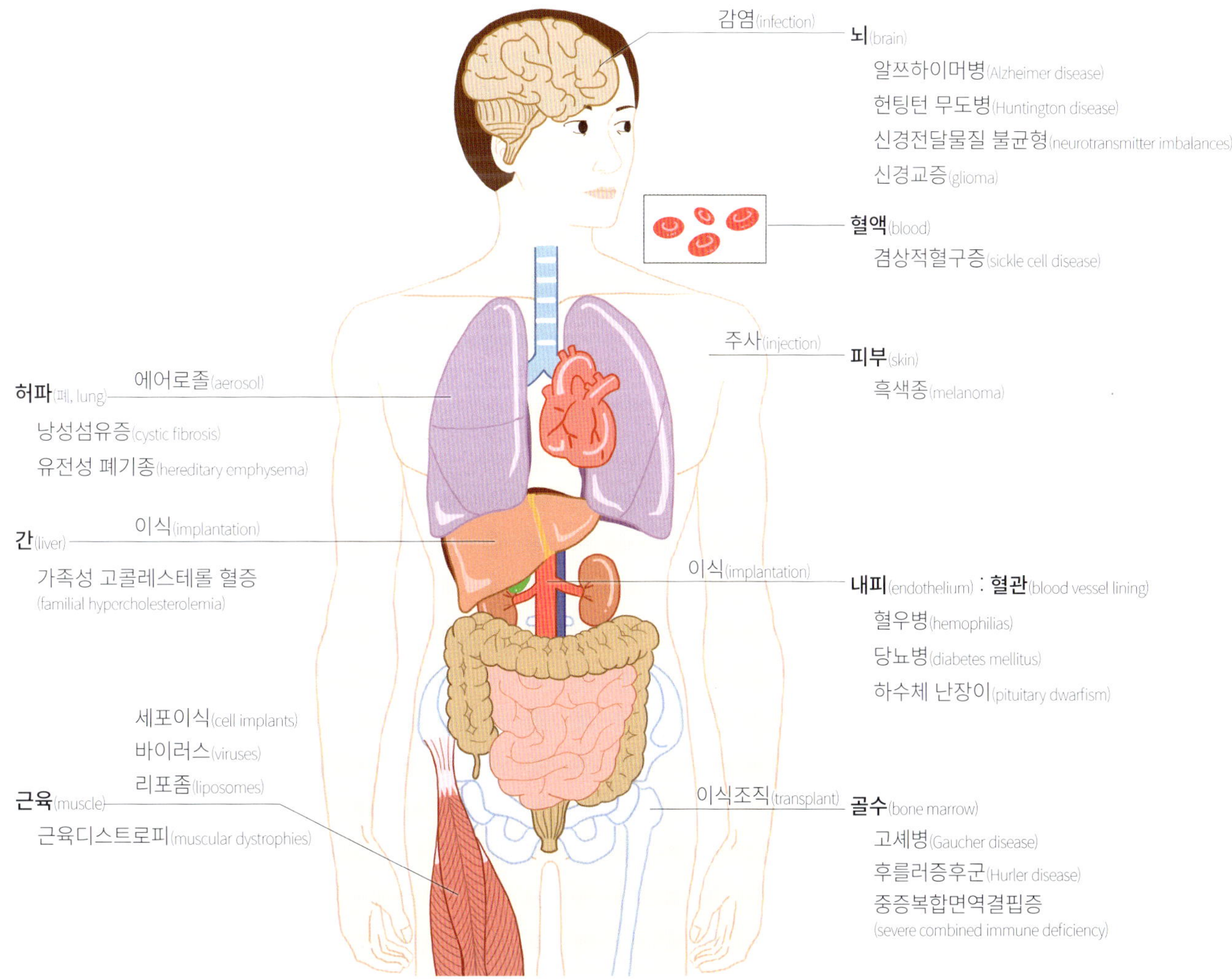

그림 15-29 유전자치료 부위와 정상 DNA를 도입하는 방법

더보기

성장호르몬 결핍증(growth hormone deficiency)

성장호르몬(growth hormone)은 뇌하수체에서 분비된다. 성장호르몬 결핍증은 뇌하수체(hypophysis, pituitary)에서 분비되는 성장호르몬이 충분히 분비되지 않아 성장 속도가 평균에 미치지 못하고 대사 효과가 감소하는 질병이다.

원인: 성장호르몬 분비 결핍, 출생 시 머리의 충격, 유전적인 결함, 뇌하수체 종양, 후천적인 뇌 손상, 뇌염, 방사선 치료에 의한 손상 등이다.

증상: 저신장증이다. 정상적으로 성장한 사람에 비해 약 50~60% 정도인 선에서 키가 멈춘다. 몸통이 커 보이는 배(복부, abdomen) 비만, 어려 보이는 모습, 쉽게 피곤해하며, 허약하고, 활발하지 못하고, 사춘기도 늦을 수 있다.

용어

갈증 (thirst)
고칼륨혈증(hyperkalemia)
고환 (testes)
과다환기(과호흡, hyperventilation)
난포 (난소여포, ovarian follicle)
대사성 산증(metabolic acidosis)
대사성 알칼리증(metabolic alkalosis)
배란 ovulation)
배설 (output)
부고환 (epididymis)
사이질액(간질액, interstitial fluid)
산증(acidosis)
생식샘 (성선, gonads)
생식샘자극호르몬 (성성자극호르몬, gonadotropins)
섭취 (intake)
성숙난포 (그라프여포, 포상난포, graafian follicle)
세포내액(intracellular fliud)
세포외액(extracellular fluid)
알카리증(alkalosis)
에스트로겐 (estrogen)
완충제(buffer)
월경 (menses)
음낭 (scrotum)
자궁 (uterus)
자궁관 (나팔관, 난관, fallopian tube)
자궁근층 (myometrium)
자궁목 (자궁경부, cervix)
자궁속막 (endometrium)
저칼륨혈증 (hypokalemia)
저환기 (호흡저하, hypoventilation)
전립샘 (전립선, prostate gland)
전해질 균형(electrolyte balance)
정관 (vas deferens)
정액 (semen)
정자발생 (정자형성, spermatogenesis)
체강액(transcellular)
칼륨배설이뇨제(kaliuretic)
콩팥 보상(renal compensation)
쿠스마울 호흡(kussmaul respirations)
탈수(dehydration)
테스토스테론 (testosterone)
폐경 (menopause)
프로게스테론 (progesterone)
피부 긴장도(skin turgor)
혈관내액(intravascular fluid)
호흡 보상(respiratory compensation)
호흡성 산증(respiratory acidosis)
호흡성 알칼리증(respiratory alkalosis)

참고문헌

- 이법이 외(2019), 기초해부생리학. 학지사.
- 박정현 외(2019), 표준해부학, 아카데미.
- 조영욱 외(2020), 보건인을 위한 인체생리학, 의학꾜육.
- 박억승 외(2020), 해부학,
- 권영은 외(2020), 알기쉬운 해부학.
- 강대길 외(2002), 의학생리학
- 김원규 외(2010). 알기쉬운 사람해부학. 현문사
- 대한해부학회(2009). 우리몸 해부그림. 현문사
- 대한해부학회(2014). 알기쉬운 사람해부학 2판. 현문사
- 이원택 외(2004) 인체해부생리학. 정담
- 백두진 외(2005) 백두진 외
- 리타 카터 저, 장성준 역(2010). 뇌(The Brain Book). 21세기북스.
- 박희준(1996). 동양의학의 기원. 하남출판사
- 설근희(2014). 해부생리학. 현문사.
- 정인혁 외(2011). 사람해부학 5판. 현문사.
- 조병필 외(2013). 핵심인체해부학. 고문사.
- 해부생리학교수협의회(2012). 사람해부학 3판. 현문사.
- 가네코 우시노스케 외(2020) 일본인체해부학. 남산당
- Alan Stevens etc. (2002). Human Histology. Elsevier.
- Elaine N. Marieb and Katja Hoehn. (2013). Human Anatomy & Physiology 9th. Pearson.
- Gale Sloan Thompson etc.(2013)Understanding Anatomy & Physiology. F.A.Davis.
- Keith L. Moore and Anne M. R. Agur. (2013). Clinically Oriented Anatomt 7th. Lippincott Williams Wilkins.
- Saladin etc.(2010). Anatomy and Physiology 5th edition. McGROW-HILL.
- Shier, Butler, Lewis (2013). Hole's Essentials of Human Anatomy & Physiology 11th. McGROW-HILL.

A

B

C

D

E

F

G

H

I

J

K

L

M

N

O

P

T

U

V

W

X

Y

Z

ㄱ

ㄹ

ㅁ

ㅂ

ㅇ

ㅈ

ㅊ

기타